临床病理住院医师规范化培训实践系列教材

临床病理学典型案例诊断图谱

主　编　应建明　石素胜　杨　琳

副主编　鲁海珍　薛学敏　胡春芳　赵　焕　邹霜梅

编　委（以姓氏笔画为序）

马沛卿　方　庆　石素胜　冯小龙　曲　杨
朱玥璐　农　琳　孙　利　杜　强　李　卓
李　琳　杨　琳　邹霜梅　应建明　宋　艳
张　虹　张　爽　张永明　周　全　郑　波
赵　焕　胡春芳　饶　薇　郭　蕾　郭嫦媛
梁　晶　鲁海珍　薛学敏

编写工作组（以姓氏笔画为序）

王　欣　王亚希　王炳智　王晓军　文亚茹
冯梓桐　刘文超　刘晓琪　齐　丹　李　卓
李丽红　杨召阳　初丽霞　张　毅　袁　培
贾　佳　曹　铮　曹　琪　曹雨青　程　娜
曾　华　潘　怡　穆嘉莉　戴洪甜　魏家聪

秘　书　王亚希　齐　丹　饶　薇

人民卫生出版社

·北京·

图书在版编目（CIP）数据

临床病理学典型案例诊断图谱/应建明，石素胜，杨琳主编. —北京：人民卫生出版社，2023.9

临床病理住院医师规范化培训实践系列教材

ISBN 978-7-117-35608-4

Ⅰ.①临… Ⅱ.①应…②石…③杨… Ⅲ.①病理学-诊断学-图谱-职业培训-教材 Ⅳ.①R446.8-64

中国国家版本馆 CIP 数据核字（2023）第 228950 号

人卫智网	www.ipmph.com	医学教育、学术、考试、健康，购书智慧智能综合服务平台
人卫官网	www.pmph.com	人卫官方资讯发布平台

临床病理学典型案例诊断图谱

Linchuang Binglixue Dianxing Anli Zhenduan Tupu

主　　编：应建明　石素胜　杨　琳

出版发行：人民卫生出版社（中继线 010-59780011）

地　　址：北京市朝阳区潘家园南里 19 号

邮　　编：100021

E - mail：pmph @ pmph.com

购书热线：010-59787592　010-59787584　010-65264830

印　　刷：天津市光明印务有限公司

经　　销：新华书店

开　　本：787×1092　1/16　印张：57.5

字　　数：1328 千字

版　　次：2023 年 9 月第 1 版

印　　次：2025 年 3 月第 1 次印刷

标准书号：ISBN 978-7-117-35608-4

定　　价：328.00 元

打击盗版举报电话：010-59787491　E-mail：WQ @ pmph.com

质量问题联系电话：010-59787234　E-mail：zhiliang @ pmph.com

数字融合服务电话：4001118166　E-mail：zengzhi @ pmph.com

主编简介

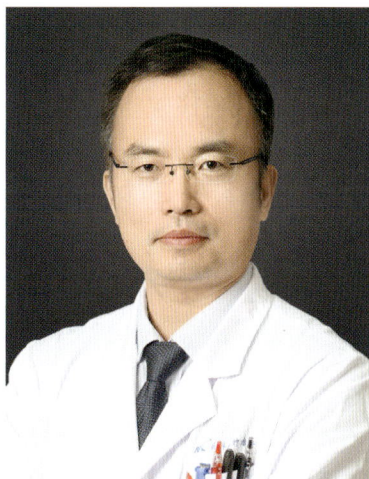

应建明,主任医师,博士生导师

- 国家癌症中心/中国医学科学院肿瘤医院病理科主任
- 分子肿瘤学全国重点实验室 PI
- 国家高层次人才特殊支持计划科技创新领军人才
- 国务院政府特殊津贴专家
- 中国抗癌协会肿瘤病理专业委员会主任委员
- 中国抗癌协会个案管理专业委员会副主任委员
- 中国临床肿瘤协会肿瘤病理专业委员会副主任委员
- 中国研究型医院学会超微与分子病理专业委员会副主任委员
- 国家肿瘤质控中心单病种质控专家委员会委员、病理工作组组长
- 国家药品监督管理局医疗器械技术审评专家咨询委员会委员
- 中国合格评定国家认可委员会(CNAS)评审专家、评定专家

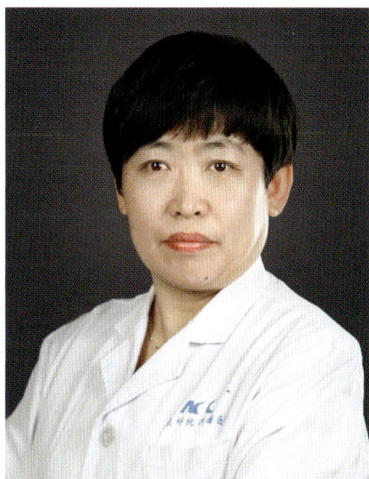

石素胜,主任医师,硕士生导师

- 国家癌症中心/中国医学科学院肿瘤医院病理科副主任
- 职业教育专业委员会副主任委员
- 中国抗癌协会肝癌专业委员会病理学组委员
- 中国研究型医院学会超微与分子病理专业委员会常务委员
- 中国医疗保健国际交流促进会神经内分泌肿瘤学分会常务委员
- 中国医疗保健国际交流促进会结直肠病学分会常务委员
- 北京肿瘤学会病理专业委员会常务委员
- 北京市住院医师规范化培训委员会委员
- 《肝癌电子杂志》编委
- 《肿瘤术中病理诊断图谱及解析》主编

主编简介

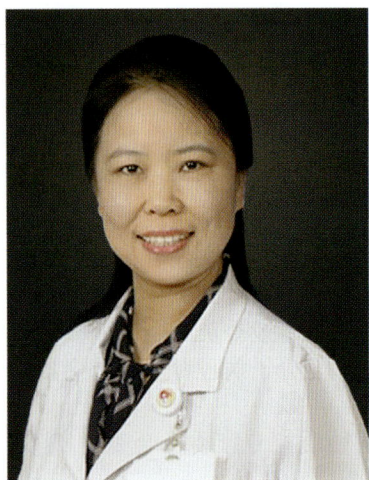

杨　琳,主任医师,硕士生导师

- 国家癌症中心/中国医学科学院肿瘤医院临床病理基地教学秘书
- 国家癌症中心区域医疗中心河南医院首批派驻专家（2024 年 5 月至今）
- 美国得克萨斯大学西南医学中心访问学者（2016—2017）
- 国际肺癌联盟成员
- 中国老年医学病理学分会委员
- 北京医学会病理学分会胸心学组委员
- 北京整合医学会肺癌专业委员会副主任委员
- 北京肿瘤学会肺癌专业委员会委员
- 北京癌症防治学会肺癌免疫治疗专业委员会委员
- 教育部研究生学位论文评审专家

序　一

　　临床病理学(诊断病理学)作为病理学的一个重要分支,是临床医学的重要组成部分;病理诊断是大多数疾病的最后诊断,在临床医学发展和日常医疗服务中发挥着十分重要和不可替代的作用。掌握病理学知识、创新病理诊断技术、提高疾病诊断水平,是提升医疗质量与水平的重要保证。疾病种类繁多,表型复杂;疾病谱不断变化,同病又存在异质性。病理医师不仅承担大量常见疾病的病理诊断任务,而且面对种种疑难和罕见病诊断的挑战。另外,临床治疗技术进步和新药不断涌现,精准治疗方案的选择和确定对病理精准诊断的要求越来越高。

　　当今生命科学进展与信息技术进步有力地促进了疾病诊疗理念转变和技术变革。随着基因测序、甲基化分析和时空组学技术进步,以及分子病理检测、生信分析、人工智能辅助的病理诊断技术逐步成熟和应用,传统诊断病理学正在向更加精准和智慧的"下一代诊断病理学"迈进。新的疾病诊断"金标准"病理表型组的智慧诊断需要与影像、检验等跨尺度多组学结果相融合。因此,病理医师需要积极主动学习相关学科领域知识和技术,参与多学科诊疗讨论活动,积极发挥临床病理学主导作用。

　　积累病理诊断典型案例,交流诊断经验,对于病理医师培训和水平提升十分必要。这需要从临床病理科住院医师规范化培训(住培)抓起。住培作为医学生成长为合格临床医师的必经之路,已被国际医学界广泛认可。我国已经建立了住培制度与相关标准(包括培训内容标准和住培基地标准),尽管起步晚,但经过十余年努力,已经走上规范化发展之路。建设住培基地教学案例库、完善培训和考核体系,是保证住培质量的根本要求。

　　这本《临床病理住院医师规范化培训实践系列教材:临床病理学典型案例诊断图谱》正是在这样的需求背景下问世的。本书汇集了大量典型病例,包括人体各系统常见的肿瘤和非肿瘤疾病。这些病例是经过编者精心挑选和详细分析后确定的,从基本临床资料、大体和显微形态、免疫组化结果,到最后诊断意见的形成,为读者展示了临床病理诊断的技术内涵和思路过程,体现了临床病理专家的严谨态度和业务水平。书中大量高质量图片、典型形态和多层次疾病特征,能使读者直观理解临床病理知识并掌握相关诊断技能。我相信读者一定能从中感悟宝贵的经验和智慧。

　　本书不仅为临床病理科住培医师提供丰富的病理诊断实践案例,而且也将为我国临床病理学教育乃至整个医师队伍水平提高和诊断病理资源积累做出积极贡献。感谢中国医学科学院肿瘤医院病理科全体同仁,他们的辛勤努力和无私奉献成就了本书。期待广大住培学员、带教老师和病理同仁在阅读中学习、提高并指出可能的不足。

中国科学院院士(生命科学和医学学部)

陆军军医大学第一附属医院(西南医院)病理科

全军临床病理学研究所

2024年元月于重庆

序 二

住院医师规范化培训是医学生向合格临床医师转变的必经阶段,也是医学生将医学知识逐渐内化为熟练执业技能的重要过程。就临床病理住院医师培训而言,系统学习各种疾病的形态学表现和分子改变,掌握常见疾病的病理学诊断和鉴别诊断是必经之路。同时,临床病理学是一门实践性极强的学科,丰富的临床经验和扎实的理论基础同样重要。《临床病理住院医师规范化培训实践系列教材:临床病理学典型案例诊断图谱》正是基于这样的理念,通过一系列典型案例,为临床病理住院医师提供宝贵的理论知识和实践经验。

本书案例重点选自中国医学科学院肿瘤医院病理科积累的丰富病例资源,汇集了病理科医师多年的诊断智慧,涵盖了临床病理诊断实践中的常见问题。这些案例不仅具有很高的诊断理论依据,同时也向读者展现了宝贵的实践经验。本书按照临床诊断思路,将病例的诊断过程、思考逻辑和最终结论融为一体,为读者提供了宝贵的学习资料。读者可以从经典病例中学习诊断要点,从疑难病例中探究诊断思路;通过这些案例的分析和讨论,可以更好地理解和掌握病理学知识,提高自身的诊断能力和水平。

同时,本书作为临床病理实践教材,具有很强的实用性和针对性,不仅阐述了丰富的临床病理学知识,还为读者提供了实用的诊断技巧和策略;无论针对初入病理学领域的住院医师,还是对于有经验的病理学专家,都是一本宝贵的实战参考书。

衷心祝贺本书顺利出版,我相信本书将成为临床病理学领域实践教材的重要组成部分,也期待临床病理医师尤其是临床病理住培医师能从中受益,并在实践中不断探索和进步。

北京协和医学院长聘教授
中国医学科学院、北京协和医学院学位委员会委员及第二临床分委会主席
北京医师协会病理医师分会会长

序 三

医学发展的道路是漫长而艰巨的,需要医者不断积累经验和知识。现今已进入了精准医疗时代,面对大量医疗信息的挑战,病理科如何培养和造就合格的临床病理人才特别值得我们思考和关注。临床病理住院医师规范化培训(住培)是培养病理学人才的必经之路,住培首先要大力度强化临床病理专业基础知识的教育,使年轻的病理工作者特别是住院医师能够在规定时间内掌握尽可能多的病理形态学知识,学会从病理形态学改变中去探询疾病的本质。同时也要求病理医师尽快学习和掌握相关的分子病理学知识,利用病理形态学和分子病理学两种武器去探索疾病的病因学和发病机制。在疾病的诊疗过程中,能更加精准地诠释病理学的意义。

《临床病理住院医师规范化培训实践系列教材:临床病理学典型案例诊断图谱》一书,以临床病理学经典案例的形式,汇集了全身各系统的主要实体肿瘤和非肿瘤性病变,采用高清数字切片图谱,展示各种病变的形态特征,并概括诊断和鉴别诊断要点;为住院医师提供了宝贵的学习资源和指导,是培养未来临床病理学专家的重要工具之一。系统地学习疾病的诊断和鉴别诊断技能,有助于培养年轻医师应对复杂临床病理问题的能力;同时,本书展示的经典病例和诊断解析也可成为病理科医师的实践经验和理论归纳的载体,有助于住院医师规范化培训教学质量的提升。本书适用于住院医师,也将为基层医院的病理医师、进修医师以及各个级别的医师提供有力的支持和帮助。我相信,这本诊断图谱将成为病理医师学习的重要工具,能够帮助更多医学专业人士在学术和临床工作中取得更好的成绩和进步。

希望本书能成为年轻临床病理工作者的案头助手,特别期盼年轻同行迅速成长,在新时代不负韶华,同具使命与担当。

卢德宏

2024 年元月

前　言

    中国医学科学院肿瘤医院临床病理住院医师规范化培训基地成立于 2006 年,是北京市首批住院医师规范化培训基地,也是国家卫生健康委员会首批批准的住院医师培训基地。基地自成立以来,通过科室全体师生的不断努力,得到了医院的高度重视和病理科同仁的大力支持。基地不断完善制度,重视师资队伍建设,提高教学能力水平,在 2021 年获评"国家临床住院医师规范化培训重点基地"。住院医师是临床病理工作的重要支柱力量,住院医师的培养一直是科室重点工作之一,其培养质量也是我们最关注的重点。十多年来,我们在病理住培教学方面取得了一些成就和宝贵经验,但也明白还有改进的空间。

    临床病理学是一门高度依赖显微镜下实时解释的经验性学科。由于时间和空间的限制,多头镜教学的受益人数有限。科室每年的外检量和会诊数量在国内名列前茅,积累了大量的常规经典病例,以及少见、疑难和非典型病例,这些病例也常用于基地内教学以及全国学术会议交流。遗憾的是,常年以来我们一直未能将这些资源系统整理,以分享给更多的基地和学员。

    经过整理,2021 年,临床病理住院医师规范化培训实践系列教材的首册——《肿瘤术中病理诊断图谱及解析》正式出版。如今,我们再次将基地十余年来积累的丰富病例资源进行系统整理和筛选,凝聚全科基地住院医师和带教老师的智慧和努力编写了本图谱。本书的编撰以国家住院医师规范化培训理论考核大纲的病种要求为总体依据,精选了本基地教学案例数据库、日常质控和早读讨论的典型病例。每一例病例的切片都经过住院医师和带教老师的共同筛选,以确保诊断无争议。从典型病例的准入、诊断复核,到挑选典型的 HE 染色切片以及必要的免疫组化和特殊染色切片等,都是一项耗时许久、需要协作、挑战巨大的工程。我们设计了金字塔式的教学框架,以住院医师的初筛工作为基础,由主治医师、副主任医师、主任医师和教学主任层层把关,带领基地住院医师一起参与书稿的整理、撰写和修改。这个过程实际上是一个阶梯式的教学实践过程,全书的编撰过程也为我们积累了丰富的"教与学"相长的实践经验。

    本书分为 19 个章节,涵盖全身各系统的主要实体肿瘤和非肿瘤性病变,适用于住培学员和临床病理科医师,也将为基层医院的病理医师、进修医师以及各个级别的医师提供有力的支持和帮助。我们希望这本图谱能成为病理医师学习的重要工具,促进更多病理学专业人士的学术和学科发展。

2023 年 6 月

目　　录

第一章　口腔及涎腺疾病 ··· 1

第二章　消化道疾病 ··· 48

第三章　鼻腔及咽喉疾病 ··· 115

第四章　气管及肺疾病 ··· 152

第五章　心脏、纵隔及胸膜疾病 ··· 197

第六章　肝、胆及胰腺疾病 ··· 250

第七章　腹膜、网膜及肠系膜疾病 ··· 288

第八章　内分泌疾病 ··· 306

第九章　泌尿系统疾病 ··· 345

第十章　男性生殖系统疾病 ··· 400

第十一章　女性生殖系统疾病 ··· 422

第十二章　乳腺疾病 ··· 509

第十三章　淋巴结、脾及骨髓疾病 ··· 553

第十四章　软组织疾病 ··· 621

第十五章　骨和关节疾病 ··· 692

第十六章　神经系统疾病 ··· 716

第十七章　皮肤疾病 ··· 756

第十八章　耳和眼疾病 ··· 795

第十九章　细胞学技术及诊断 ··· 804

索引 ··· 901

第一章

口腔及涎腺疾病

口腔及牙源性肿瘤／2

病例1　鳞状细胞乳头状瘤／2

病例2　鳞状细胞原位癌／3

病例3　疣状癌／4

病例4　成釉细胞瘤（复发）／5

病例5　成釉细胞癌（淋巴结转移）／7

涎腺上皮性肿瘤／8

病例6　多形性腺瘤／8

病例7　基底细胞腺瘤／10

病例8　肌上皮瘤／12

病例9　嗜酸细胞瘤／14

病例10　Warthin瘤／15

病例11　囊腺瘤／16

病例12　腺泡细胞癌（复发）／18

病例13　黏液表皮样癌／20

病例14　腺样囊性癌／22

病例15　上皮-肌上皮癌／24

病例16　肌上皮癌（复发）／26

病例17　（涎腺导管癌）癌在多形性腺瘤中／28

病例18　涎腺导管内癌／30

病例19　多形性腺癌／32

非肿瘤及软组织疾病／34

病例20　嗜酸性淋巴肉芽肿／34

病例21　淋巴上皮性涎腺炎／36

病例22　坏死性涎腺化生／38

病例23　鳃裂囊肿／39

病例24　黏液囊肿／40

病例25　甲状舌管囊肿／41

病例26　牙龈瘤／42

病例27　淀粉样变／43

病例28　颗粒细胞瘤／45

病例29　血管畸形／46

病例30　淋巴管畸形／47

口腔及牙源性肿瘤

病例 1 鳞状细胞乳头状瘤

基本资料 男,50岁,声音嘶哑。喉镜检查显示:口咽左、右侧壁可见小乳头状瘤。

大体检查 灰白组织3粒,直径均0.2cm。

镜下所见 低倍镜显示肿瘤呈外生性生长(图1-1A);高倍镜可见纤维血管轴心形成,鳞状上皮从基底层至表层形态分化良好无异型性(图1-1B),炎症反应轻微。

病理诊断 鳞状细胞乳头状瘤。

诊断依据 乳头状外生方式,细胞形态温和,无异型。

鉴别诊断

(1)尖锐湿疣:具有挖空细胞和细胞轻-中度异型性。

(2)鳞状细胞原位癌:表皮全层细胞有重度异型性,缺乏间质浸润。

(3)疣状癌:鳞状上皮高度增生伴有不同程度异型,基底部呈推进式浸润生长。

知识拓展 鳞状细胞乳头状瘤可由病毒感染诱发或单纯机械刺激所致。

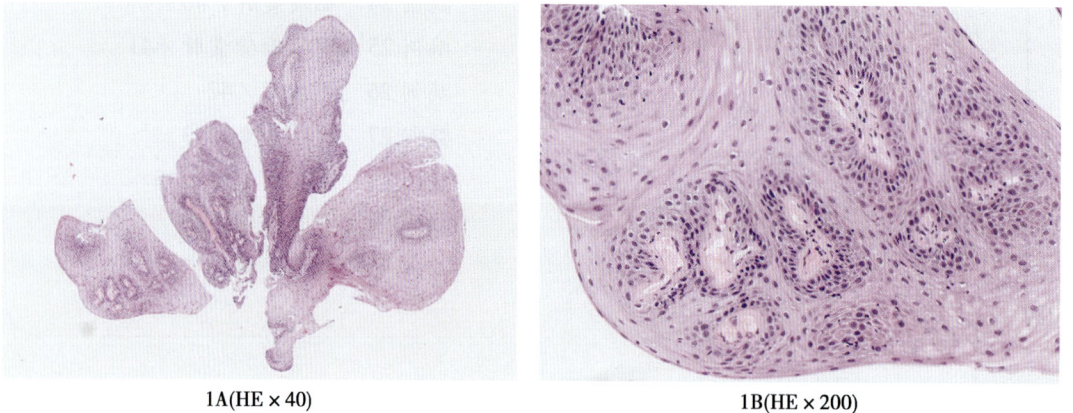

1A(HE×40)　　　　1B(HE×200)

图 1-1 鳞状细胞乳头状瘤

病例 2　鳞状细胞原位癌

基本资料　男,61 岁。口咽可见菜花样肿物,表面粗糙。

大体检查　灰白组织 3 粒,直径 0.05~0.1cm。

镜下所见　鳞状上皮全层细胞重度异型,极向紊乱(图 1-2A),上皮脚扩大但基底膜轮廓仍清晰(图 1-2B)。

病理诊断　鳞状细胞原位癌。

诊断依据　近全层鳞状上皮细胞重度异型增生,缺乏间质浸润证据。

鉴别诊断

(1) 鳞状细胞癌:有间质浸润证据,如不规则小巢或单个细胞浸润、融合迷路样结构和间质反应等。

(2) 扁平苔藓:棘层上皮细胞肥厚,但缺乏细胞异型性,固有层淋巴细胞带状浸润。

知识拓展　目前国内推荐高级别鳞状上皮异型增生用于喉癌前病变诊断,包括 1/2 层以上的中-重度异型增生及原位鳞状细胞癌,与鳞状上皮黏膜癌前病变的诊断用语可有交叉。

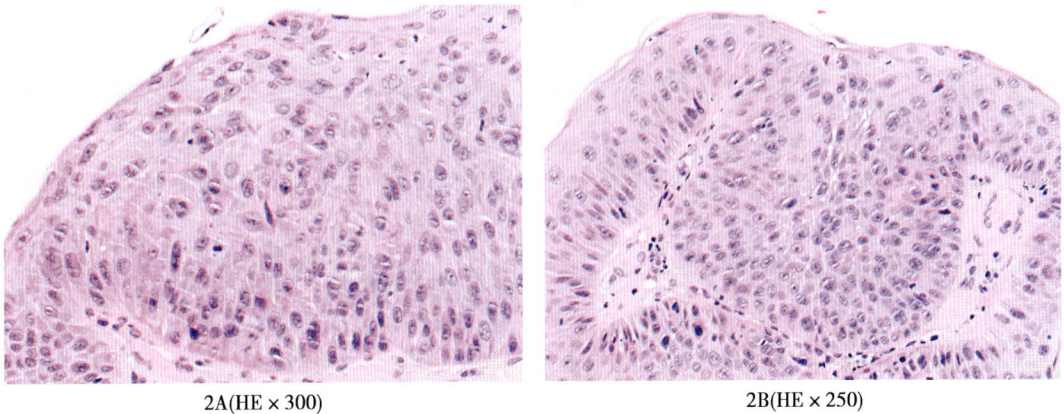

2A(HE × 300)　　　　2B(HE × 250)

图 1-2　鳞状细胞原位癌

3

病例 3　疣 状 癌

基本资料　男,57 岁。下唇皮肤颜色改变(呈白色)1 年余。

大体检查　皮肤组织,大小 1.7cm×1.5cm×0.6cm,皮肤表面中央见一灰白色肿物,大小 1cm×0.9cm×0.3cm,突出皮肤表面,距离横轴切缘最近 0.2cm,距离纵轴切缘最近 0.3cm。

镜下所见　鳞状上皮层高度乳头状增生伴角化过度(图 1-3A),细胞有广泛异型,上皮脚杵状膨大,以同一水平向固有层推进式生长,间质大量炎症细胞浸润(图 1-3B)。

病理诊断　疣状癌。

诊断依据　疣状外生性生长,基底部呈推进式浸润。

鉴别诊断

(1) 鳞状细胞乳头状瘤:细胞无明显异型,炎症轻微,缺乏推进式生长方式。

(2) 脂溢性角化病:发生于皮肤表面,仅基底部或激惹性区域呈现细胞增生活跃征象,缺乏间质浸润。

(3) 普通型鳞状细胞癌:缺乏外生疣状结构及基底推进式浸润方式。

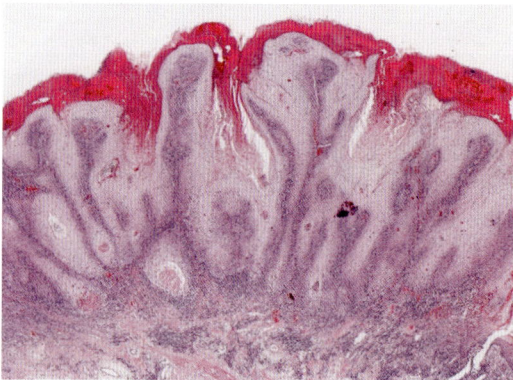 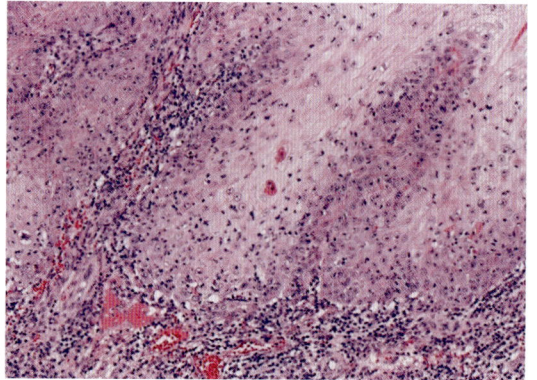

3A(HE×15)　　　　　　　　　　　　3B(HE×100)

图 1-3　疣状癌

病例 4　成釉细胞瘤（复发）

基本资料　男,64 岁。外院行左上颌骨成釉细胞瘤术后 11 年,复发 4 个月。

大体检查　灰白灰褐破碎组织一堆,大小 4cm×3.5cm×1.3cm,部分组织呈结节状,切面灰白质硬,部分似为黏膜组织。部分区域似有骨组织。另见破碎骨组织一堆,大小 2.5cm×1.5cm×0.6cm。

镜下所见　滤泡型结构最为典型(图 1-4A),上皮巢外周呈栅栏状排列,中央由互相吻合的星状细胞或棱形细胞构成,可发生囊变;外周上皮细胞核远离基底膜方向,呈现极向倒置或核下空泡的形态(图 1-4B);本例局部上皮巢中可见显著角化或角化珠形成,呈棘皮瘤形态(图 1-4C);成釉细胞瘤易复发,常见骨侵犯(图 1-4D),并非恶性转化的征象。

病理诊断　成釉细胞瘤(复发)。

诊断依据　典型滤泡型结构和上皮巢周边细胞核极向倒置的特征。

鉴别诊断

(1) 牙源性囊肿:缺乏滤泡型结构和极向倒置特点。

(2) 基底细胞癌:好发于皮肤,缺乏滤泡型结构。

(3) 鳞状细胞癌:原发于颌骨内罕见,缺乏典型成釉细胞瘤成分。

知识拓展　成釉细胞瘤的突变基因主要位于丝裂原激活的蛋白激酶(mitogen-activated protein kinase,MAPK)信号通路,*BRAF* V600E 是最常见突变形式。

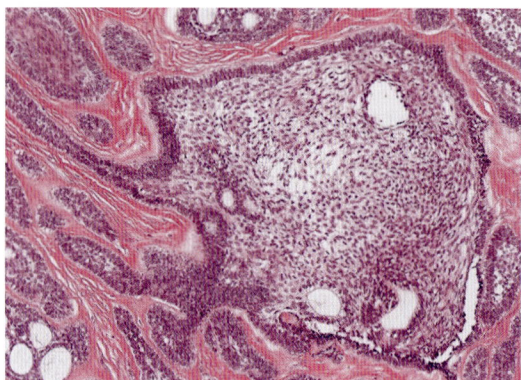

4A(HE×100)

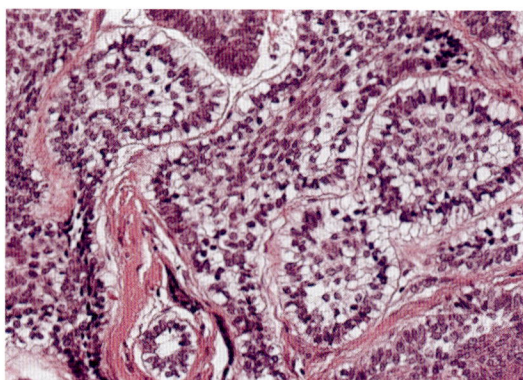

4B(HE×250)

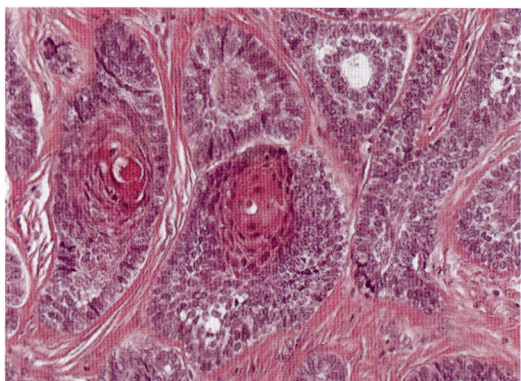

4C(HE×200)

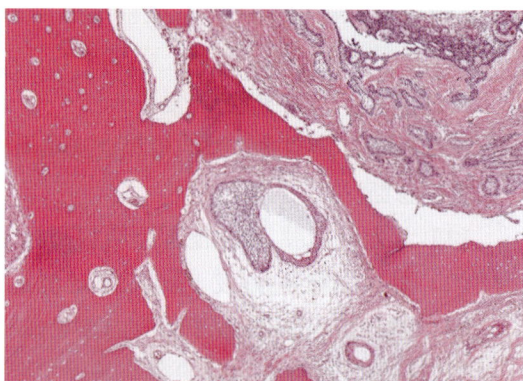

4D(HE×40)

图1-4 成釉细胞瘤(复发)

病例 5　成釉细胞癌（淋巴结转移）

基本资料　女,49 岁。外院行上颌骨成釉细胞癌术后,放疗后,发现右颈部肿物 3 月余。

大体检查　灰褐脂肪组织一块,大小 4cm×3cm×2cm,找到淋巴结数枚,直径 0.8~2cm。

镜下所见　淋巴结转移癌,呈高度恶性实性细胞巢伴中心粉刺样坏死(图 1-5A),高倍镜下核分裂象和核碎屑易见,但缺乏显著鳞化特征,并且染色质呈粗块状(图 1-5B)。

病理诊断　成釉细胞癌(淋巴结转移)。

诊断依据　高度恶性征象,缺乏鳞化和神经内分泌分化的组织学证据,本例主要诊断依据为组织学形态、既往成釉细胞癌病史和免疫组化结果(仅有 CK 和 Vim 强表达,神经内分泌标记物不表达)。

鉴别诊断

（1）成釉细胞瘤:缺乏高度恶性特征,如坏死、核异型性以及核分裂象显著增多等情况。

（2）鳞状细胞癌:原发骨内罕见,具有鳞状分化特征,缺乏成釉细胞分化特征。

（3）小细胞癌:细胞核染色质细腻,核分裂象多,表达神经内分泌标记物。

知识拓展　*BRAF* 突变在成釉细胞癌中有报道。

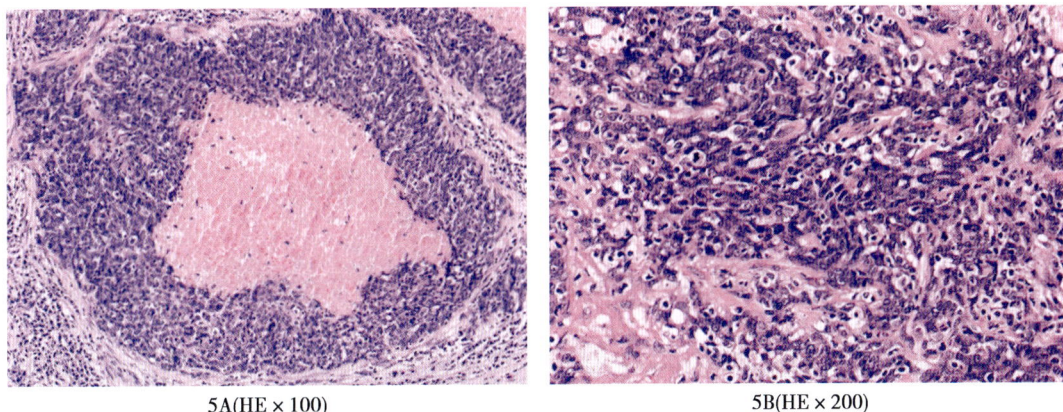

5A(HE × 100)　　　　　5B(HE × 200)

图 1-5　成釉细胞癌(淋巴结转移)

涎腺上皮性肿瘤

病例 6　多形性腺瘤

基本资料　女,25 岁,发现颌下肿物 2 年余。

大体检查　白实性质韧肿物,大小 3.5cm×3cm×3cm,包膜光滑。

镜下所见　多形性腺瘤是典型上皮-肌上皮双相分化的涎腺肿瘤,双层腺样结构是经典组成成分(图 1-6A);丰富的黏液软骨样间质也是其特征性组织学表现,只是陷入间质的细胞实际为肌上皮分化细胞而不是真正的软骨陷窝(图 1-6B);肌上皮分化的肿瘤细胞常常为主要细胞成分,注意其毫无规律的"熔化"入黏液样间质的方式(图 1-6C);有些实性结构区域的肿瘤细胞可呈现不同程度鳞化特征,细胞间桥最常见(图 1-6D),也会有明显角化出现(本例没有)。

病理诊断　多形性腺瘤。

诊断依据　上皮-肌上皮双相分化,丰富的黏液软骨样间质,细胞有不同程度鳞化特征,而异型性不显著。

鉴别诊断

(1) 基底细胞腺瘤:可见到基底样细胞呈栅栏状排列,黏液软骨样间质不是主要成分。

(2) 腺样囊性癌:细胞形态偏单一的基底样,以特征性筛状结构为主,有明确恶性浸润周围正常组织的征象。

(3) 上皮-肌上皮癌:双层管状结构更显著,肌上皮成分通常透明化,相对缺乏黏液样间质,有明确恶性浸润生长方式。

知识拓展　多形性腺瘤容易出现多结节状生长或包膜侵犯的情况,并不是恶性指征;另外多形性腺瘤中出现细胞异型明显增加或明确浸润的情况应注意鉴别,包括癌在多形性腺瘤中、涎腺导管癌等。

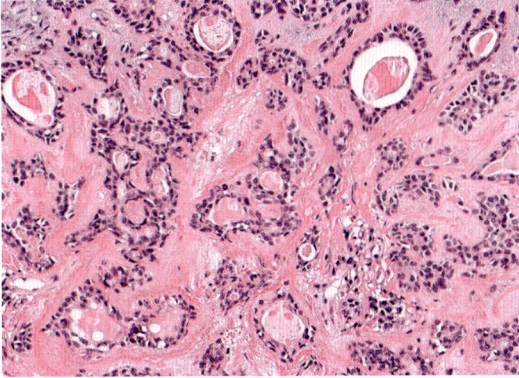

6A(HE × 200)

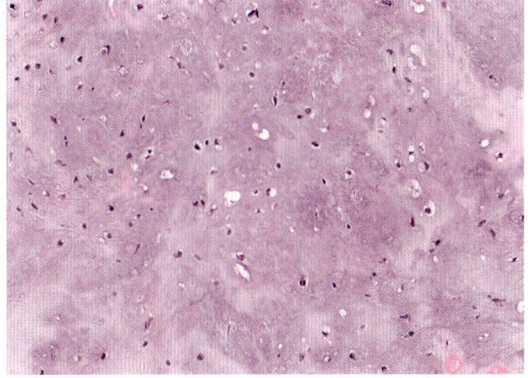

6B(HE × 200)

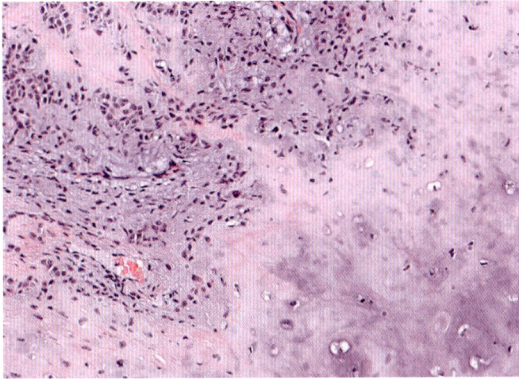

6C(HE × 200)

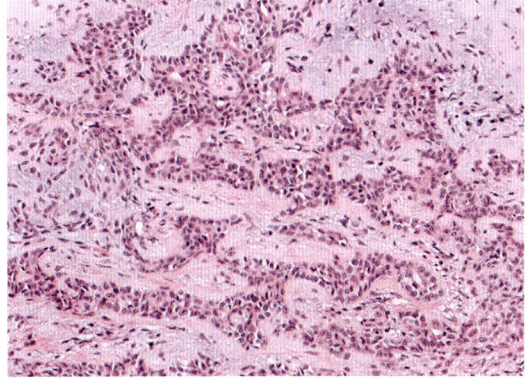

6D(HE × 200)

图 1-6　多形性腺瘤

病例7　基底细胞腺瘤

基本资料　男,63岁,发现右侧颌下腺肿物2年,无特殊不适。

大体检查　灰黄不整形组织,大小6.5cm×3cm×2.5cm,切面局部灰白实性质韧,范围2cm×1.8cm×1.5cm。

镜下所见　基底细胞腺瘤通常具有很厚的纤维包膜(图1-7A),它由基底样细胞以实性、梁状和管状的混合结构组成,可见到外周细胞的栅栏样排列(图1-7B);部分细胞可具有偏嗜酸的细胞质,局灶细胞出现明显的鳞化特征(图1-7C),局部也可以有黏液样间质存在(图1-7D)。

病理诊断　基底细胞腺瘤。

诊断依据　肿瘤细胞排列成基底样或栅栏状,通常为单结节,有厚包膜,呈非浸润生长方式。

鉴别诊断

(1)多形性腺瘤:黏液样间质占据肿瘤主体,包膜较薄。

(2)基底细胞腺癌:细胞异型性明显和核分裂象增高,出现坏死和明确恶性浸润征象。

(3)腺样囊性癌:缺乏包膜结构,管状、筛状或实性结构,有明确恶性浸润征象,通常缺乏鳞化。

知识拓展　基底细胞腺瘤可以有局灶黏液样间质和筛状结构出现,但并非主体,应与其他易混淆疾病鉴别;基底细胞腺瘤免疫组化表达广谱细胞角蛋白,并且腔内腺上皮强于周围基底/肌上皮细胞,后者表达calponin、SMA、p63等肌上皮标记物。此外,膜型基底细胞腺瘤容易出现包膜浸润和多结节状生长,复发率和恶变率更高,应注意与常见的基底细胞腺瘤加以区分。

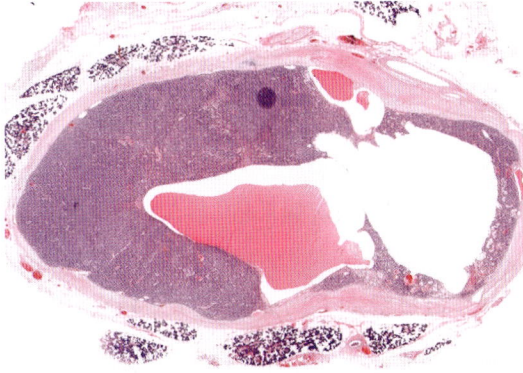

7A(HE × 4)

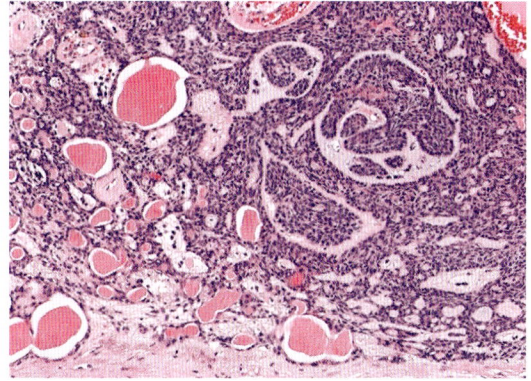

7B(HE × 100)

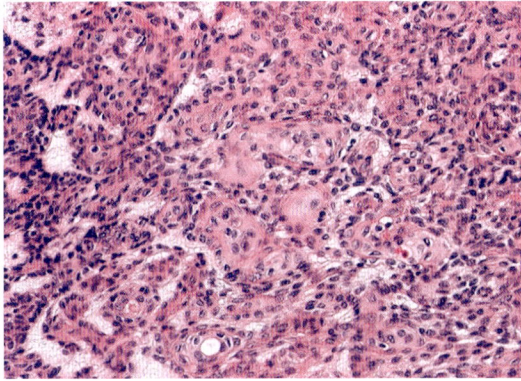

7C(HE × 200)

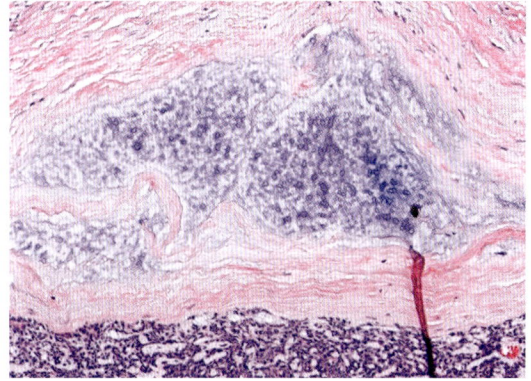

7D(HE × 100)

图 1-7 基底细胞腺瘤

病例8　肌上皮瘤

基本资料　男,56岁,发现左腮部肿物6月余。核磁显示左腮腺区结节,短径约1.5cm×1.4cm,淋巴结与腮腺内病变待鉴别。

大体检查　结节样物大小1.5cm×1.5cm×1.2cm,切面灰白灰褐质硬,界欠清,周围腮腺组织灰黄分叶状。

镜下所见　肌上皮瘤几乎只有肌上皮单一分化,通常缺乏上皮腺腔成分和黏液软骨样间质,但并非不可以出现黏液样间质,如本例(图1-8A);而肌上皮细胞本身具有多种形态,在肌上皮瘤中以某一形态为主的情况更常见。本例中肌上皮成分以实性上皮样形态为主(图1-8B);此外,也会有梭形为主(图1-8C,非本例)和浆样为主(图1-8D,非本例)的肌上皮瘤形态。

病理诊断　肌上皮瘤。

诊断依据　主要由单一肌上皮分化细胞组成的良性肿瘤,可以有上皮样形态、梭形形态、透明细胞形态和浆样形态的细胞出现。

鉴别诊断

(1) 肌上皮癌:细胞异型性增大,核分裂象升高,出现坏死和恶性浸润成分。

(2) 透明细胞癌:好发于口腔部位小涎腺,肿瘤出现明显浸润生长。

(3) 多形性腺瘤:以双相分化成分和黏液软骨样间质为主。

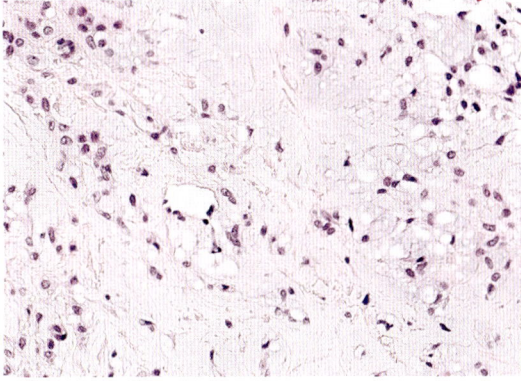

8A(HE × 200)

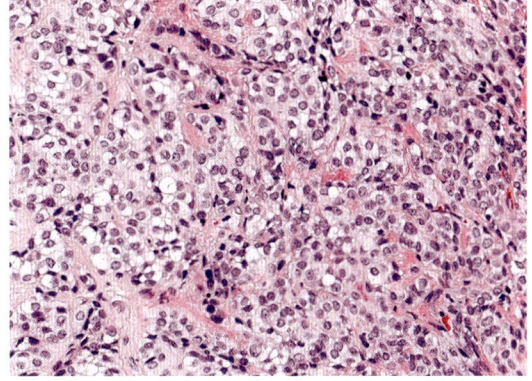

8B(HE × 200)

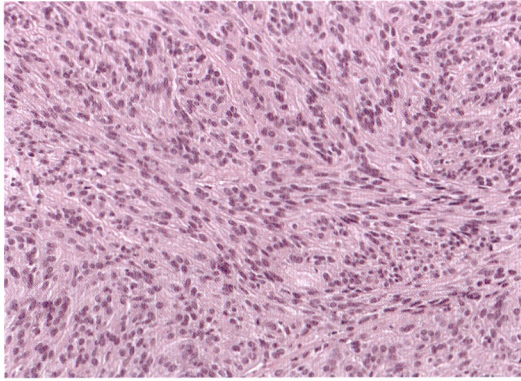

8C(HE × 200)

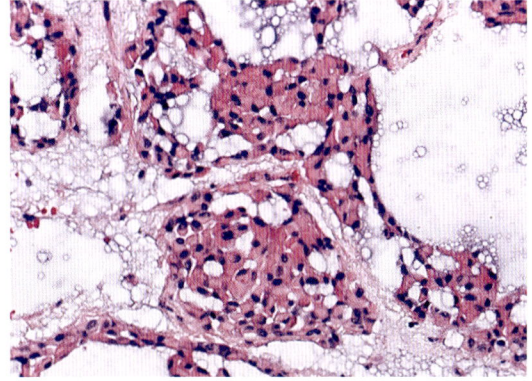

8D(HE × 200)

图 1-8 肌上皮瘤

病例 9 嗜酸细胞瘤

基本资料 女,65 岁。超声显示:右侧腮腺浅叶探及一低回声结节,大小 1.6cm×1.3cm× 1cm,形态不规则,分叶状,回声欠均匀。

大体检查 涎腺组织,大小 5cm×4cm×1.5cm,多切面切开,可见一肿物,大小 1.5cm× 1.5cm×1.2cm,灰红质软,界欠清,紧邻被膜。周围涎腺组织灰黄质中。

镜下所见 嗜酸细胞瘤呈膨胀性生长,失去正常涎腺小叶结构(图 1-9A),肿瘤由单一的嗜酸细胞巢团构成,与正常涎腺组织构成推挤式边界(图 1-9B)。

病理诊断 嗜酸细胞瘤。

诊断依据 单一嗜酸细胞组成的实性肿瘤,与周围边界呈挤压膨胀式关系。

鉴别诊断

(1) 涎腺嗜酸细胞增生:以小叶为单位增生,不形成真性肿瘤。

(2) 嗜酸细胞癌:应有明确向周围涎腺组织浸润的证据。

(3) 其他嗜酸细胞为主的涎腺肿瘤:沃辛(Warthin)瘤和嗜酸型黏液表皮样癌等,应出现相应肿瘤组织结构特征而不是单一的嗜酸细胞实性成分。

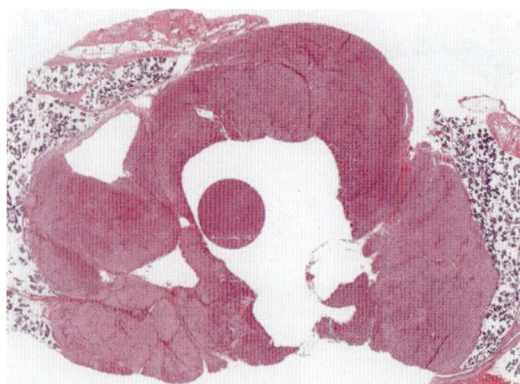

9A(HE × 6)

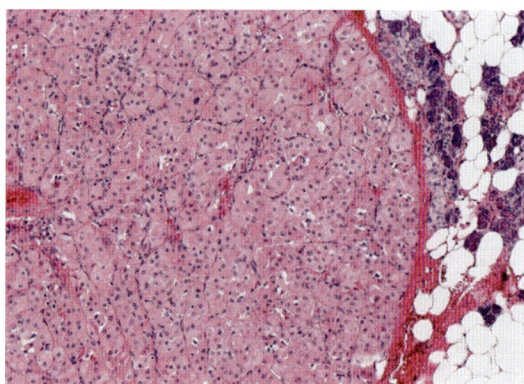

9B(HE × 100)

图 1-9 嗜酸细胞瘤

病例10 Warthin 瘤

基本资料 男,60岁,发现左腮腺肿物3年。超声显示:左侧腮腺区探及大小约1.6cm×0.8cm低回声结节,边界清晰,回声均匀。

大体检查 灰红组织,大小5cm×2.5cm×2cm,多切面切开,见一肿物,大小3.5cm×2cm×1.7cm,灰褐实性质韧,周围腮腺灰红质中。

镜下所见 低倍镜下Warthin瘤呈现囊腔内壁乳头状结构为主的形态(图1-10A),经典双层嗜酸性上皮是重要的诊断依据(图1-10B)。

病理诊断 沃辛(Warthin)瘤。

诊断依据 Warthin瘤通常发生于腮腺,由双层嗜酸性上皮和丰富的淋巴样间质构成。

鉴别诊断

(1) Warthin瘤样型黏液表皮样癌:一般显示双层或多层嗜酸性上皮形态,有不典型区域,具有 *MAML2* 基因重排。

(2) 坏死性涎腺化生:好发于腭部等口腔部位,以小叶为单位的鳞化为突出特征。

(3) 囊腺瘤:缺乏丰富的淋巴样间质。

知识拓展 Warthin瘤因为破裂继发感染可发生鳞状化生和黏液化生,识别出经典嗜酸性上皮成分对其诊断有重要意义。

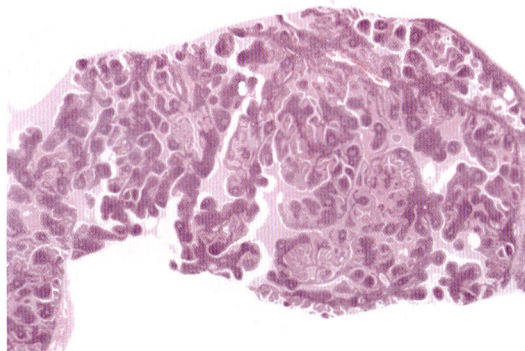

10A(HE × 8)

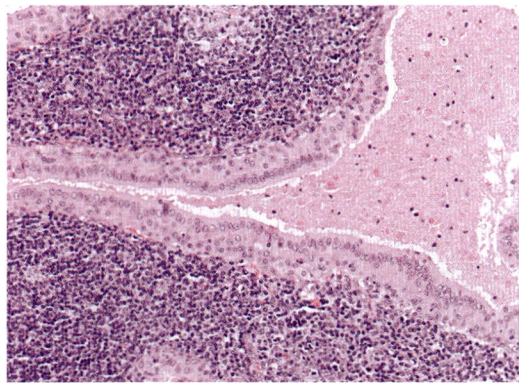

10B(HE × 200)

图1-10 Warthin 瘤

病例 11 囊 腺 瘤

基本资料 女,52 岁,发现腮腺肿物 6 个月。超声显示腮腺下极囊实性肿物,约 2.1cm× 1.6cm,边界清。

大体检查 灰红组织大小 7cm×5cm×2cm,局部见一质硬区大小 2.5cm×2cm×1.5cm,切面囊实性,囊内含灰红黏稠液体,实性区灰黄质韧。

镜下所见 囊腺瘤低倍下边界清楚(图 1-11A),大小不等的多个囊壁由纤维间质隔开(图 1-11B),被覆上皮通常嗜酸性变(图 1-11C);本例中部分上皮乳头样增生伴细胞密集但整体形态仍偏良善(图 1-11D)。

病理诊断 囊腺瘤。

诊断依据 囊腺瘤是较为罕见的涎腺良性肿瘤,呈多囊状,被覆上皮以嗜酸性变的乳头状增生上皮为主。

鉴别诊断

(1) 黏液囊肿:好发于口唇部位,内衬立方或扁平上皮细胞,缺乏显著增生的表现。

(2) 黏液表皮样癌:由黏液细胞、中间细胞和表皮样细胞构成,细胞有异型性,有浸润性生长。

(3) 涎腺导管内癌:肿瘤分布欠规则,可以有不同程度细胞异型性出现,肌上皮染色显示肿瘤巢周分布形式。

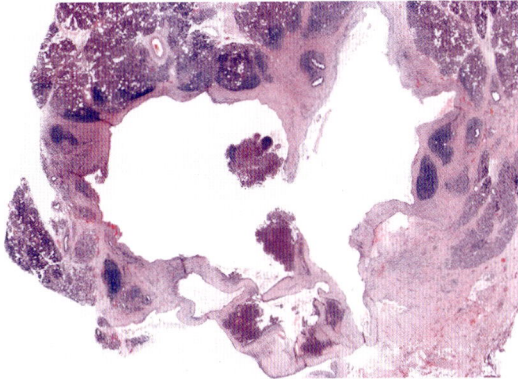

11A(HE × 7)

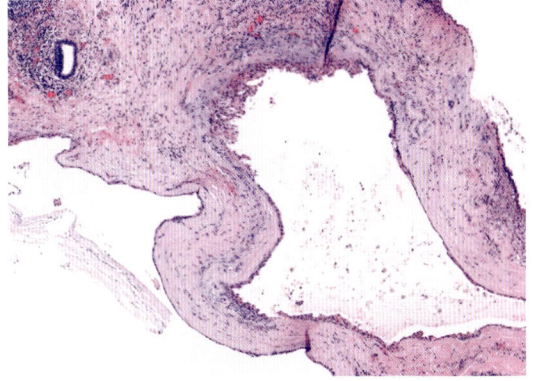

11B(HE × 40)

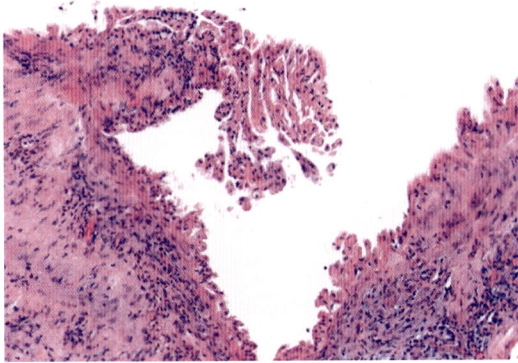

11C(HE × 100)

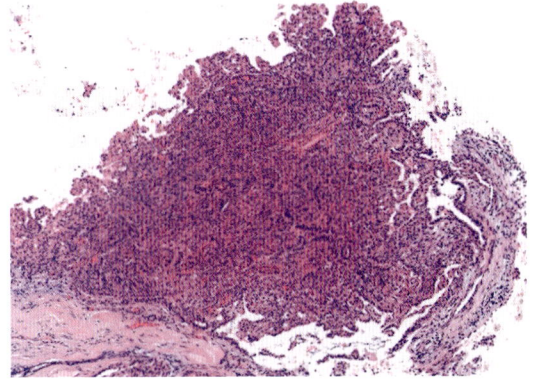

11D(HE × 60)

图 1-11 囊腺瘤

病例12　腺泡细胞癌（复发）

基本资料　女,65岁,左侧腮腺恶性肿瘤术后,左耳部疼痛6月余。CT显示:左侧腮腺术区、左侧外耳道至左侧颈静脉孔旁肿物,大小约3.7cm×2.5cm×2.3cm,病变侵犯颅底骨质,考虑肿瘤复发。

大体检查　左耳及皮肤,大小6cm×4.5cm×3cm,于中耳见一肿物,大小2.5cm×1cm×2cm,切面灰白质硬,突向外耳道。

镜下所见　肿瘤细胞的细胞质丰富,可呈透明细胞样和嗜酸样改变,可见囊内乳头样结构形成(图1-12A)。肿瘤巢可排列成实性、滤泡样和微囊样等多种形态(图1-12B);但最具特征性的表现是总能找到具有嗜碱性粗颗粒样细胞质的细胞成分(图1-12C),类似于正常涎腺腺泡细胞的组织学特征。

免疫组化　DOG1染色呈现细胞连接界面的阳性着色方式有提示意义(图1-12D),类似于正常涎腺腺泡细胞的着色方式。

病理诊断　腺泡细胞癌(复发)。

诊断依据　肿瘤细胞内可查见嗜碱性粗颗粒物质,具有腺泡细胞分化特征。

鉴别诊断

(1) 分泌性癌:肿瘤缺乏嗜碱性颗粒状细胞质,可表达mammaglobin,但不表达DOG1,具有特征性*ETV6-NTRK3*融合基因。

(2) 转移性甲状腺乳头状癌:有相关病史,表达TG和TTF1。

(3) 非特异性腺癌:缺乏腺泡细胞分化特征。

知识拓展　腺泡细胞癌可以发生去分化,但同时应具有典型腺泡细胞癌成分。

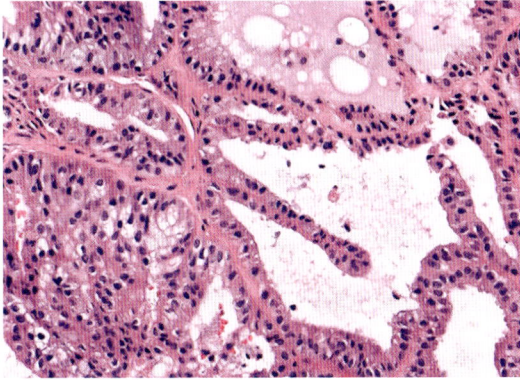

12A(HE × 200)

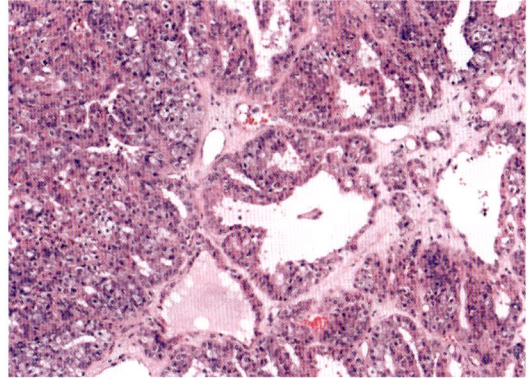

12B(HE × 100)

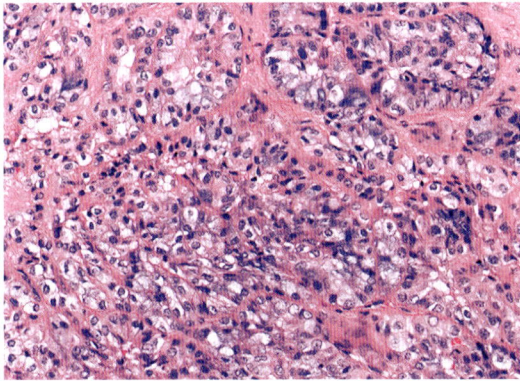

12C(HE × 200)

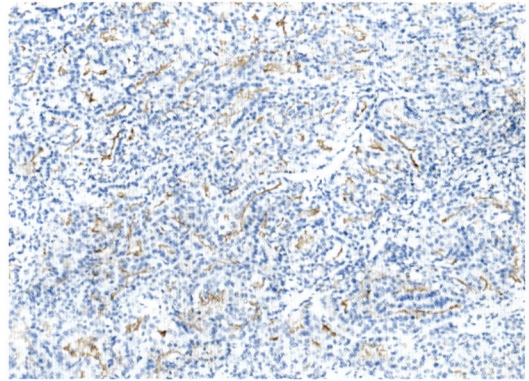

12D(DOG1 × 40)

图 1-12 腺泡细胞癌(复发)

病例 13 黏液表皮样癌

基本资料 女,55岁,发现腮腺肿物2月余。CT显示:左侧腮腺结节,大小约1.5cm×1.4cm,强化欠均匀,边缘不光整,边界欠清晰。

大体检查 涎腺组织一块,大小4cm×3.5cm×1.5cm,多切面切开,见一肿物,大小1.5cm×1cm×1cm,肿物切面灰粉质韧、界不清,其余涎腺组织灰黄质软。

镜下所见 肿瘤与周围边界欠清,呈浸润性生长方式(图1-13A),黏液上皮细胞构成囊腔或腺腔是其特征性表现(图1-13B);黏液囊腔容易破裂导致间质黏液外溢和炎症反应较重(图1-13C),部分区域有轻微角化但不会出现角化珠等显著角化特征是黏液表皮样癌的重要特点(图1-13D)。

病理诊断 黏液表皮样癌。

诊断依据 黏液表皮样癌由黏液细胞、中间细胞和表皮样细胞构成不规则癌巢,*MAML2*基因重排具有诊断意义。

鉴别诊断

(1) 黏液囊肿:好发于口唇部位,细胞形态单一良善,而大涎腺部位出现黏液外溢的情况时应充分取材,注意查找三种细胞成分,此种情况下,诊断结果更可能为表皮样黏液癌。

(2) 腺鳞癌:通常具有鳞状上皮黏膜的高级别上皮内瘤变,腺癌成分也可以独立存在。

(3) 分泌性癌:广泛表达S-100,缺乏表皮样细胞和形成黏液腺腔的上皮成分,分子改变与黏液表皮样癌不一样。

知识拓展 黏液表皮样癌除了三种经典细胞成分外,还可以出现嗜酸细胞、透明细胞、梭形细胞、纤毛细胞等多种细胞形态。当以不典型细胞形态为主时,应仔细查找黏液细胞成分,免疫组化染色高分子CK和p40等可以标记表皮样细胞成分。此外,对于疑难病例进行*MAML2*基因检测也是非常必要的。

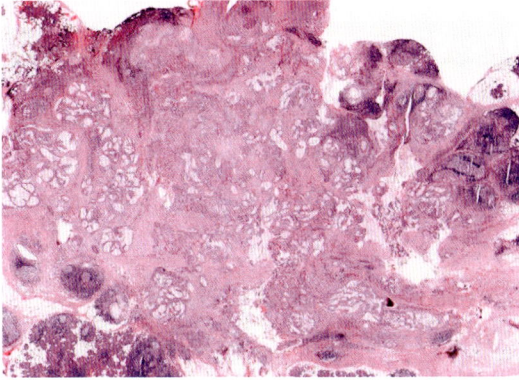

13A(HE×10)

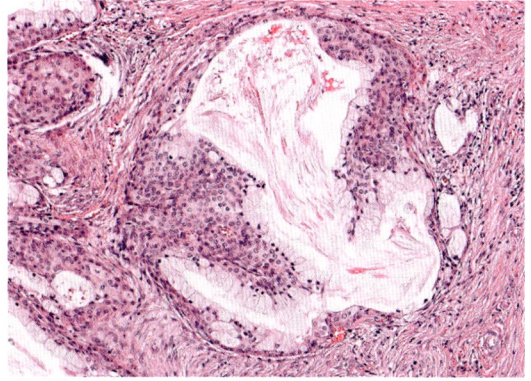

13B(HE×150)

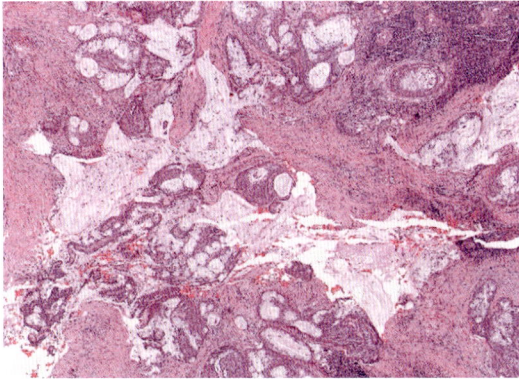

13C(HE×40)

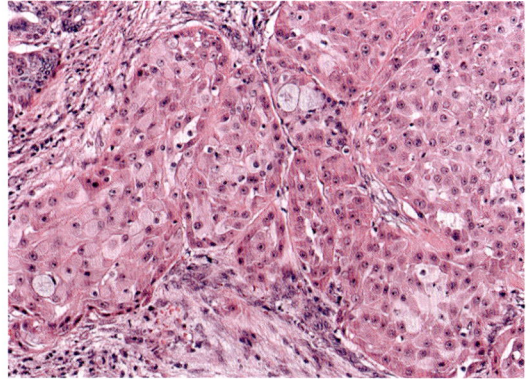

13D(HE×200)

图 1-13　黏液表皮样癌

病例 14　腺样囊性癌

基本资料　女,45 岁,发现右侧耳下肿物 5 年余,伴疼痛。CT 显示:右侧腮腺浅叶见片状软组织密度影,最大截面 3cm×2.8cm,中度强化,内部密度较均匀。

大体检查　灰黄不整形涎腺组织,大小 4.8cm×4cm×4.3cm,多切面切开,可见一灰褐质韧区,范围 2.2cm×1.5cm×0.8cm,周围涎腺灰黄质韧。

镜下所见　腺样囊性癌是上皮-肌上皮双相分化的涎腺型癌,筛状结构是最具特征的形态,神经侵犯也较常见(图 1-14A);所谓间质的黏液变和透明变其实也来源于筛状区假囊腔旁肌上皮分化细胞的分泌物质过度堆积(图 1-14B);管状成分往往以混合形态出现,那些缺乏黏液样或基底膜样物或者有少量嗜酸物质浓缩的管腔结构即为上皮细胞组成的真管腔(图 1-14C);CD117 染色标记的正是这些上皮分化成分,实性成分占比越多提示腺样囊性癌的预后越差;CD117 染色可以明确看到浸润周围正常涎腺小叶的恶性生长方式(图 1-14D)。

病理诊断　腺样囊性癌。

诊断依据　肿瘤细胞呈偏一致的细胞质稀少的基底样形态,构成筛状(通常为主)、管状和实性结构不同比例混合的形态,免疫组化染色呈现上皮-肌上皮双相分化。

鉴别诊断

(1) 基底细胞腺瘤:缺乏恶性浸润征象,通常具有鳞化和嗜酸的局部改变,筛状结构仅可以局部出现。

(2) 基底细胞腺癌:具有基底细胞腺瘤的部分分化特征,如细胞巢鳞化,栅栏样排列。

(3) 多形性腺瘤:肌上皮"熔化"入黏液样间质成分,注意与硬化间质为主的腺样囊性癌鉴别(硬化间质呈肿瘤岛结节状分布而不是"熔化"的特征)。

知识拓展　腺样囊性癌具有 *MYB* 基因特征性重排,可以发生去分化/高级别转化,诊断时应同时具有经典腺样囊性癌成分,注意分型和分级。

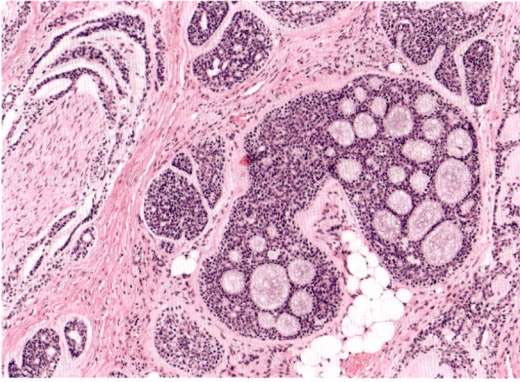

14A(HE × 100)

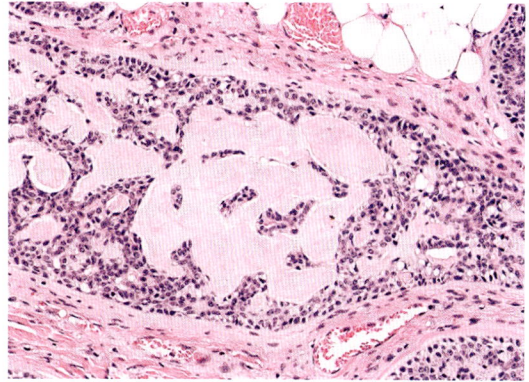

14B(HE × 200)

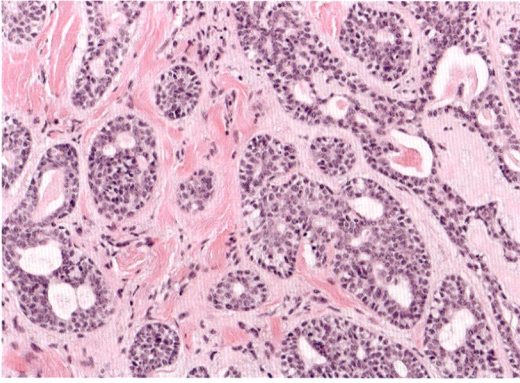

14C(HE × 200)

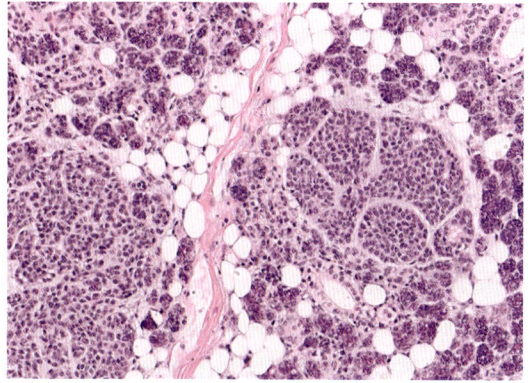

14D(HE × 200)

图 1-14　腺样囊性癌

病例 15　上皮-肌上皮癌

基本资料　男,67 岁,右腮腺肿物术后 30 年,局部复发增大近 1 年。CT 显示:右侧耳后及腮腺区肿物,边缘略模糊,强化不均,约 4.2cm×2.8cm,肿物边缘可见点状钙化,邻近皮肤增厚。

大体检查　右耳大小 8cm×4cm×1cm,右耳后见一肿物,大小 6.5cm×5cm×3.5cm,似累及右耳乳突,多切面切开肿物,切面灰黄质硬界欠清。

镜下所见　上皮-肌上皮癌的双层结构非常明显,通常外围宽大且细胞质透明的肌上皮细胞层,内衬细胞质嗜酸的上皮细胞层(图 1-15A);肿瘤呈多结节状,具有显著硬化间质,局部区域也可以呈上皮层更显著于肌上皮层的情况(图 1-15B)。

免疫组化　染色 CK7(图 1-15C)和 CD117(图 1-15D)显示内层上皮细胞分化,而 S-100(图 1-15E)和 SMA(图 1-15F)则显示外层肌上皮分化,这种差异性表达在上皮-肌上皮癌中尤为明显。

病理诊断　上皮-肌上皮癌。

诊断依据　上皮-肌上皮双相分化的双层结构,常伴有间质硬化。

鉴别诊断

(1) 肌上皮癌:缺乏上皮分化的组织学特征。

(2) 腺样囊性癌:可局部出现上皮-肌上皮癌类似形态,但具有更多的筛状结构和基底样细胞形态。

(3) 多形性腺瘤:局部可出现类似上皮-肌上皮癌形态成分,但通常有鳞化和软骨样间质特征,缺乏恶性浸润征象。

知识拓展　上皮-肌上皮癌伴有高级别成分时应行 *MYB* 基因易位检测,如果为阳性,提示其应归入腺样囊性癌的诊断更为合适。

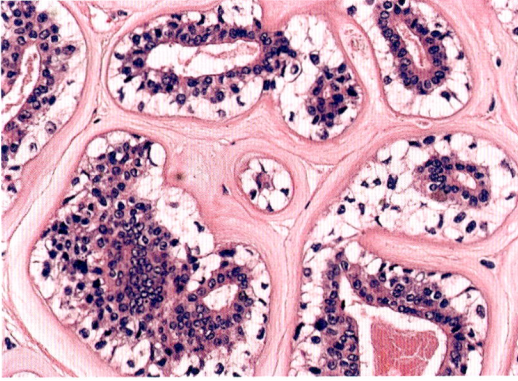

15A(HE×200)

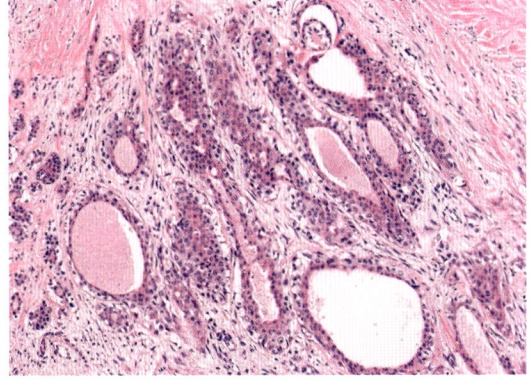

15B(HE×80)

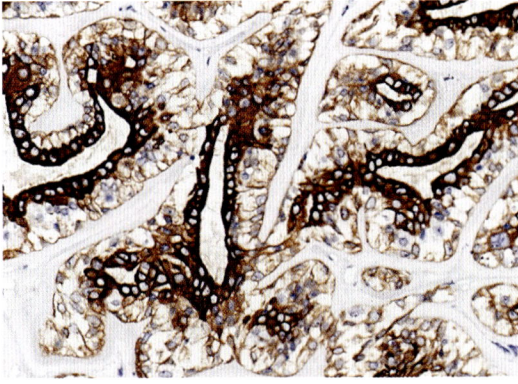

15C(CK7×200)

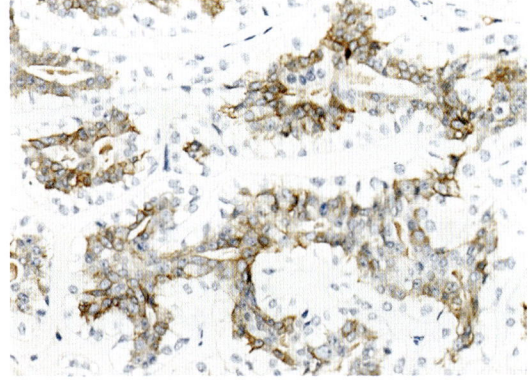

15D(CD117×200)

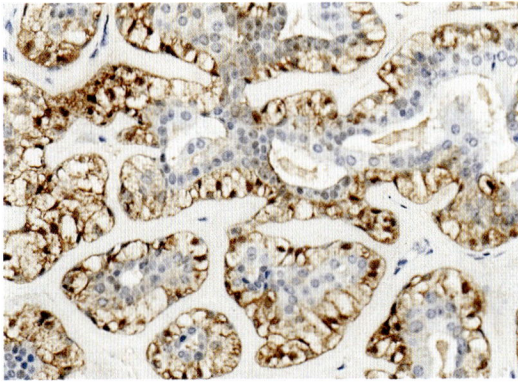

15E(S-100×200)

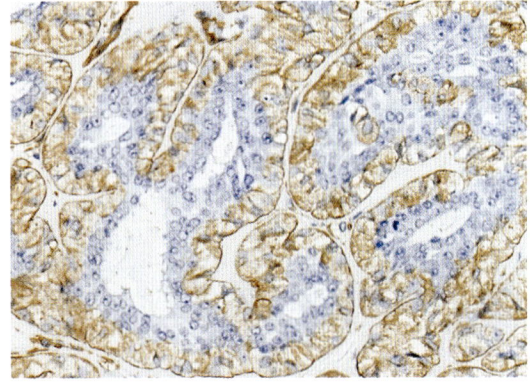

15F(SMA×200)

图 1-15　上皮-肌上皮癌

病例 16　肌上皮癌（复发）

基本资料　女,34 岁,上颌窦癌术后复发。

大体检查　结节样物一枚,大小 6cm×5cm×4.5cm,一侧面光滑,切面灰白实性质硬,累及部分骨组织。

镜下所见　低倍镜下呈欠规则的多结节状肿瘤细胞巢(图 1-16A),拉花状/花彩样结构(festooning)具有特征性,可见外周密集的肿瘤细胞巢向中心部过渡到玻璃样变/黏液变间质为主而细胞成分相对稀疏的形态(图 1-16B);肌上皮细胞分化方向致间质玻璃样变/黏液样物质沉积,形成条索状或单个细胞分布(图 1-16C)以及小梁状细胞分布(图 1-16D)的形态;高倍镜下肿瘤细胞的细胞质偏嗜酸或呈透明样,细胞具有不同程度异型性,可见核分裂象(图 1-16E)。

免疫组化　肌上皮癌可不同程度表达多种肌上皮标记物,通常 calponin(图 1-16F)和 SMA(图 1-16G)等表达较弱,而 CK5/6(图 1-16H)和 S-100 等表达较强,可多染几种肌上皮标记物以提高阳性率。

病理诊断　肌上皮癌(复发)。

诊断依据　肌上皮癌是由单一肌上皮方向分化构成的恶性肿瘤,花彩状结构、间质黏液变/玻璃样变和肌上皮标记物表达是诊断的重要依据。

鉴别诊断

(1) 肌上皮瘤:缺乏细胞异型性增加和恶性浸润征象。

(2) 腺样囊性癌和上皮-肌上皮癌:可局部具有肌上皮癌分化特征,但主要是上皮-肌上皮双相分化肿瘤。

(3) 涎腺透明细胞癌:好发于口腔部位小涎腺,缺乏花彩状结构等肌上皮分化特征性改变,除了 CK5/6、p40 和 p63 可以表达,不表达其他肌上皮标记物。

知识拓展　肌上皮癌可以与腺样囊性癌、上皮-肌上皮癌、多形性腺瘤等形态混合出现,既往有诊断杂合瘤的情况,但肌上皮癌的特征性分子改变为 *EWSR1* 基因重排,且肌上皮癌预后相对更差,因此仍要重视肌上皮癌形态的出现,可以注明成分或行进一步分子检测。

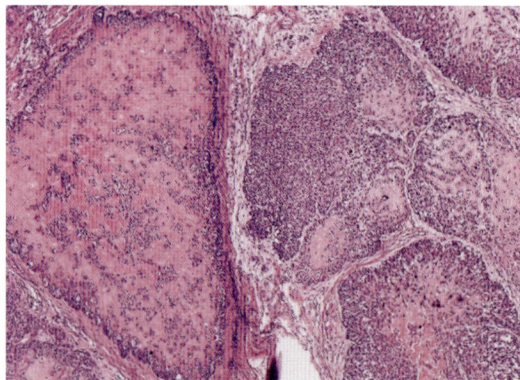

16A(HE × 40)

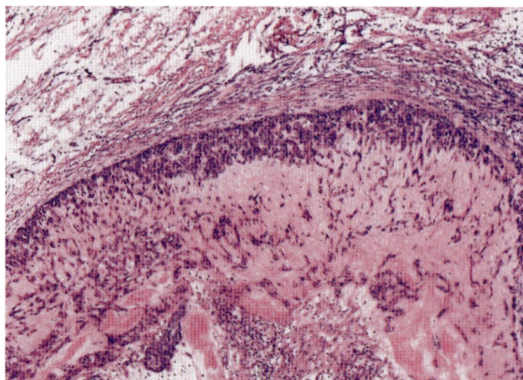

16B(HE × 50)

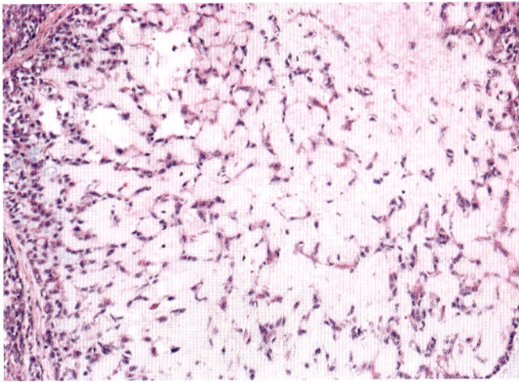
16C(HE×100)

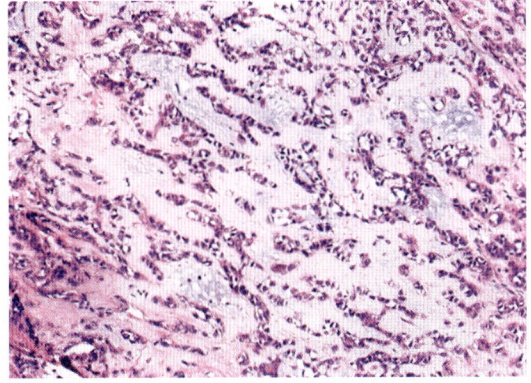
16D(HE×100)

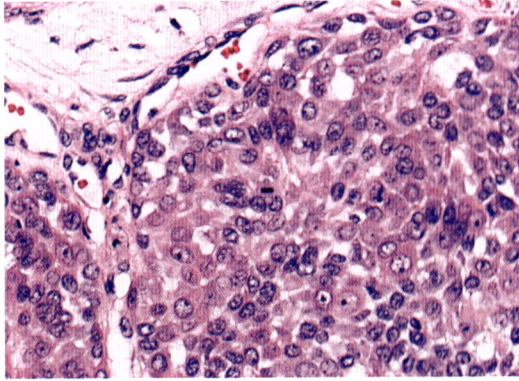
16E(HE×300)

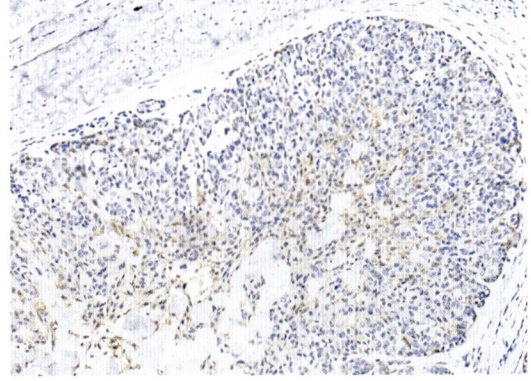
16F(calponin×100)

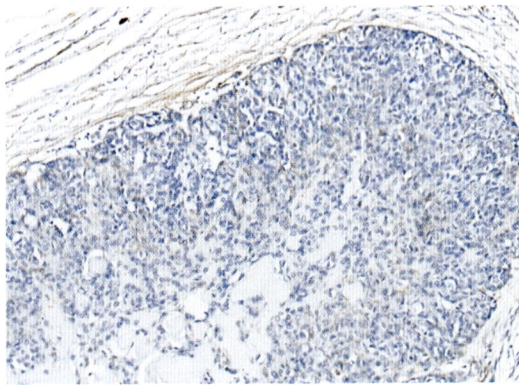
16G(SMA×100)

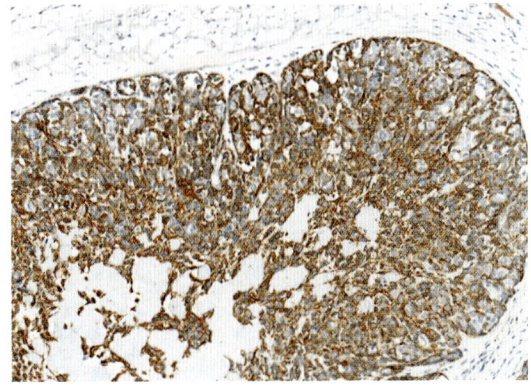
16H(CK5/6×100)

图 1-16　肌上皮癌（复发）

![病例17 （涎腺导管癌）癌在多形性腺瘤中]

基本资料　男,60岁,左侧腮腺肿瘤术后30年。超声显示:左侧耳前多个低回声结节,成串状排列,部分内见颗粒状强回声,其余回声较均匀。

大体检查　灰褐肿物,大小7cm×4cm×2cm,多结节状,切面灰白。

镜下所见　肿瘤呈多结节状,部分区域可见典型多形性腺瘤成分(图1-17A),部分区域见涎腺导管癌成分,以腺管结构为主,细胞异型显著,细胞质丰富嗜酸(图1-17B)。

免疫组化　涎腺导管癌区域免疫组化染色显示HER2强阳性表达(图1-17C),GCD-FP15(图1-17D)、GATA3(图1-17E)以及AR表达(图1-17F)。

病理诊断　(涎腺导管癌)癌在多形性腺瘤中。

诊断依据　多形性腺瘤形态和高级别癌形态共同存在于肿瘤中。

鉴别诊断

(1) 涎腺导管内癌:高级别导管内癌可与涎腺导管癌并存,根据外周是否存在肌上皮加以区分。

(2) 非特异腺癌:主要呈囊腺癌形态,缺乏丰富的嗜酸细胞质和GCDFP15、GATA3、AR及HER2等特征性表达。

(3) 转移性乳腺癌和前列腺癌:因涎腺导管癌可表达乳腺相关标记和前列腺特异性抗原(prostate specific antigen,PSA),注意补充病史信息除外转移。

知识拓展　癌在多形性腺瘤中以涎腺导管癌和肌上皮癌最多见,如果癌成分位于多形性腺瘤包膜内提示预后要好于侵出包膜界限的情况,应在诊断中加以说明。

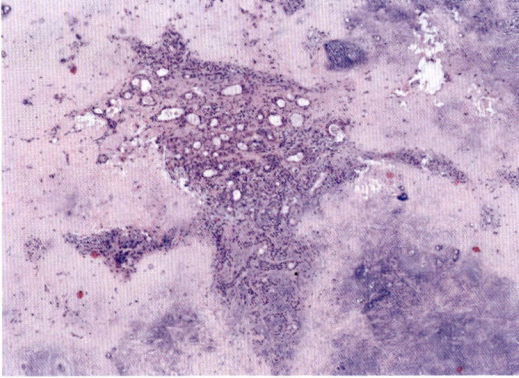
17A(HE × 40)

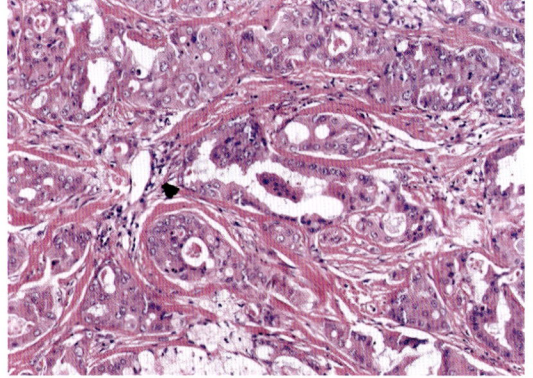
17B(HE × 100)

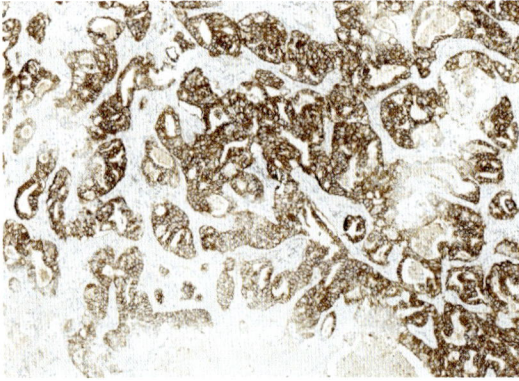
17C(HER2 × 40)

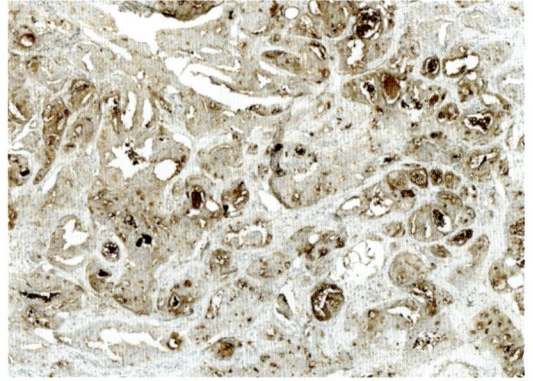
17D(GCDFP15 × 100)

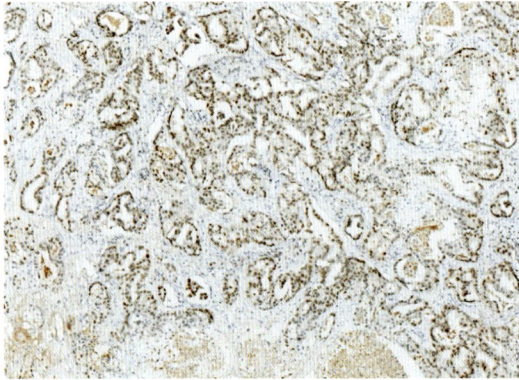
17E(GATA3 × 40)

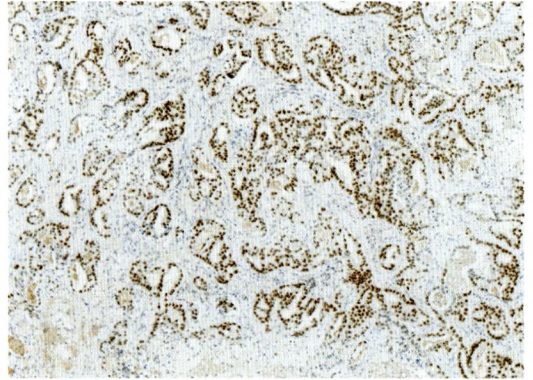
17F(AR × 40)

图 1-17 （涎腺导管癌）癌在多形性腺瘤中

病例 18　涎腺导管内癌

基本资料　男,65 岁,发现右腮腺肿物 2 月余。

大体检查　灰黄组织,大小 7cm×6cm×3cm,多切面切开见一肿物,大小 1.8cm×1.5cm×1cm,质硬,界不清,局部呈囊性。

镜下所见　涎腺导管内癌(旧称低度恶性筛状囊腺癌)由大小不等导管内增生性病变构成,类似乳腺的导管内癌,有的区域可呈囊状扩张伴融合乳头样增生(图 1-18A),有的区域腔内上皮高度增生呈筛状或实性结构(图 1-18B);高倍镜下部分细胞的细胞质内可见黄褐色素沉积(图 1-18C);本例肿瘤可见沿大神经束生长(图 1-18D),导致患者出现面神经麻痹症状。

免疫组化　肌上皮标记物 calponin 呈现导管周围阳性着色(图 1-18E),S-100 呈弥漫阳性表达是其特征性表现(图 1-18F)。

病理诊断　涎腺导管内癌。

诊断依据　导管内乳头状、筛状和实性增生结构,伴有低级别细胞形态,导管周围肌上皮染色呈阳性表达形式,S-100 呈弥漫阳性表达。

鉴别诊断

(1) 囊腺瘤:当导管内癌以囊性结构为主时,注意对比囊内和周围有没有复杂融合乳头结构的出现,良善的缺乏异型性的少许乳头结构更符合囊腺瘤的表现。

(2) 涎腺导管癌:可能会伴发少量高级别导管内癌,但大部分肌上皮表达是缺失的,而且肿瘤细胞整体的异型性非常显著,侵袭力也更显著。

(3) 非特异腺癌:主要是高级别形态的囊腺癌和乳头状腺癌等,缺乏外周肌上皮表达,肿瘤细胞呈高级别形态。

知识拓展　新近研究发现,涎腺导管内癌(主要指以低级别形态为主的闰管型)具有 *RET* 基因重排,而且是导管上皮成分和肌上皮成分均具有重排,高度提示其外周肌上皮成分也是肿瘤性成分。这一发现可以从一定程度上解释导管内癌低概率发生的一些低侵袭行为,如微浸润和周围神经生长等现象。

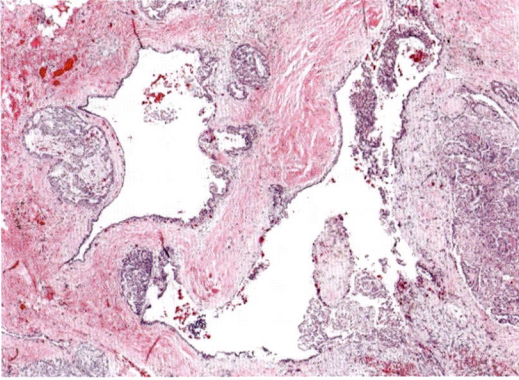

18A(HE × 20)

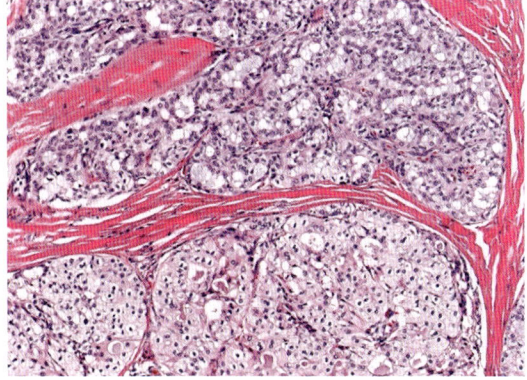

18B(HE × 100)

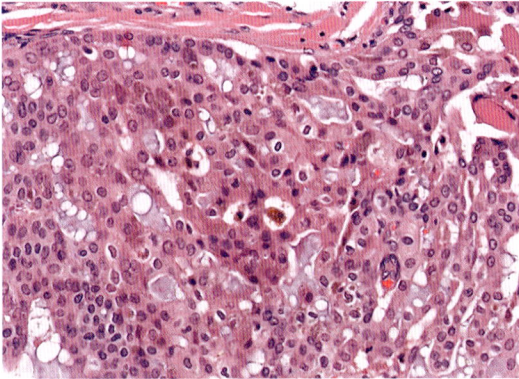

18C(HE × 200)

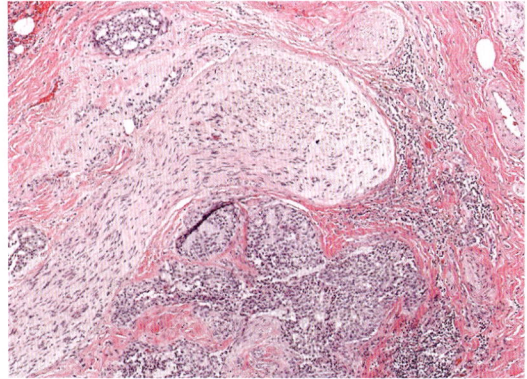

18D(HE × 55)

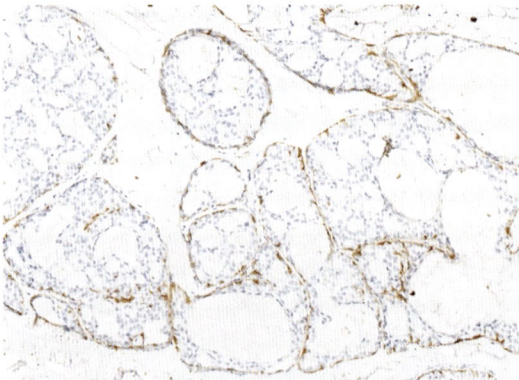

18E(calponin HE × 90)

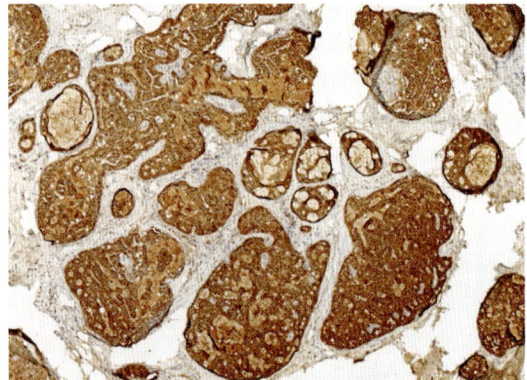

18F(S-100 HE × 40)

图 1-18　涎腺导管内癌

病例19　多形性腺癌

基本资料　女,51岁,发现右侧上颌窦咽旁占位病变。

大体检查　灰白破碎组织,切面大部分灰白质软,局部可见骨组织。

镜下所见　多形性腺癌的多形指的是组织结构,可形成囊腔乳头、管梁状结构(图1-19A)和筛状、微囊状及实性结构(图1-19B);但在高倍镜下细胞形态偏向一致,部分细胞质可以嗜酸,缺乏上皮-肌上皮双层结构(图1-19C);本例部分区域肿瘤细胞核膜厚而清晰,染色质淡染,呈毛玻璃样改变(图1-19D)。

免疫组化　CK7(图1-19E)和S-100(图1-19F)呈弥漫强阳性表达,而p63呈现无规律的部分阳性着色(图1-19G),这与CK5/6的仅散在阳性(图1-19H)并不一致,提示其并非真性肌上皮分化模式的表达。

病理诊断　多形性腺癌。

诊断依据　好发于口腔等小涎腺部位,肿瘤组织结构多样而细胞形态单一,CK7和S-100弥漫阳性,缺乏上皮-肌上皮双相分化特征。

鉴别诊断

(1) 腺样囊性癌:具有上皮-肌上皮双相分化,免疫组化呈现差异性表达方式。

(2) 肌上皮癌:当肌上皮癌相对缺乏透明细胞形态而以梭形形态为主时,注意识别特征性花彩状结构和进行多项肌上皮标记物染色。

(3) 非特异腺癌:是排除性诊断,通常具有高级别癌特点,缺乏S-100弥漫阳性表达。

知识拓展　多形性腺癌中有一类筛状亚型被认为具有特征性毛玻璃样核,经典多形性腺癌大多出现 *PRKD1* E710D基因热点突变,而筛状亚型大多出现 *PRKD1/2/3* 基因重排并更具有淋巴结转移倾向,二者的从属关系尚有争议,拟诊断多形性腺癌而存疑的病例可进行基因检测协助诊断。

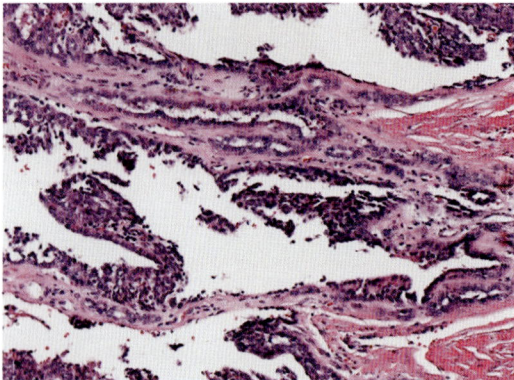

19A(HE × 100)

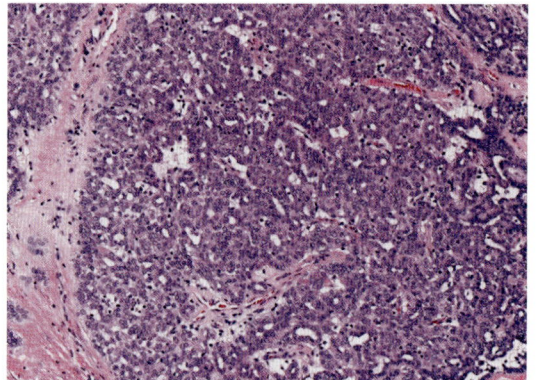

19B(HE × 100)

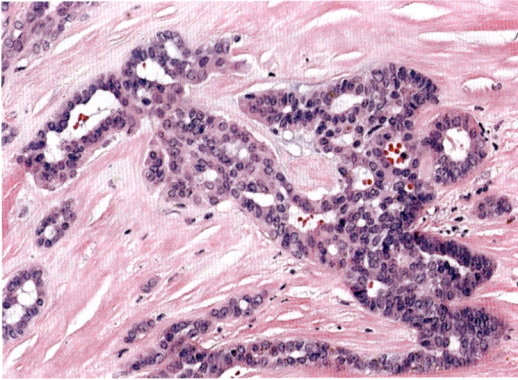
19C(HE × 200)

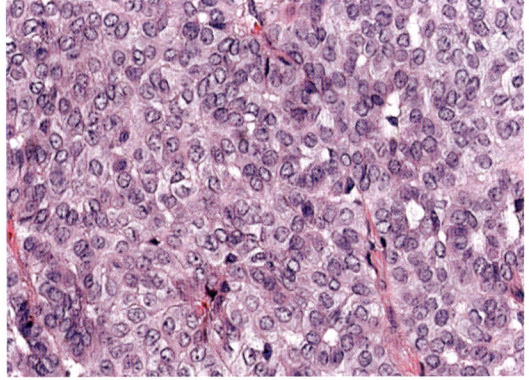
19D(HE × 300)

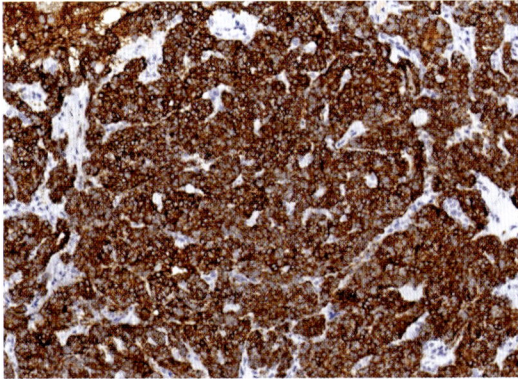
19E(CK7 × 100)

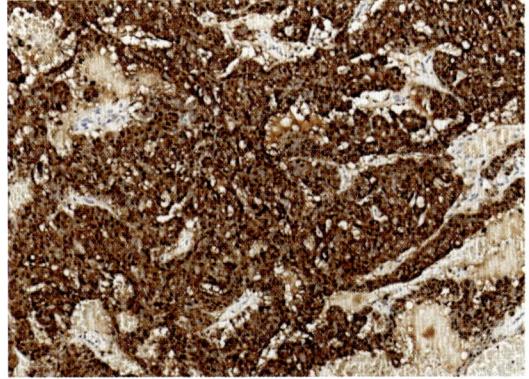
19F(S-100 × 100)

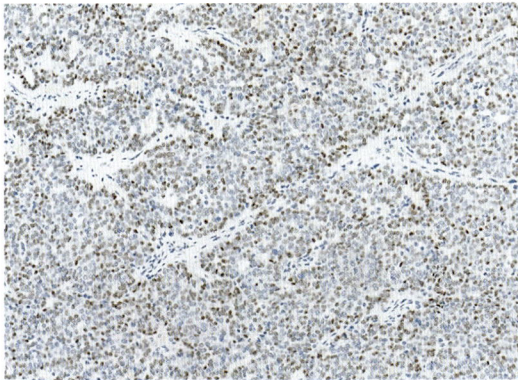
19G(p63 HE × 100)

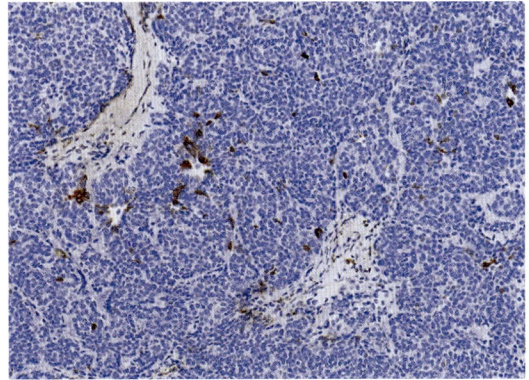
19H(CK5/6 HE × 100)

图 1-19　多形性腺癌

非肿瘤及软组织疾病

病例20 嗜酸性淋巴肉芽肿

基本资料 男,53岁,双耳后肿物渐进性增大20年余。

大体检查 结节样物一枚,大小3cm×2cm×1.5cm,切面灰黄质软,局灶略灰白。

镜下所见 病变累及的淋巴组织有明显滤泡结构增生(图1-20A);滤泡内(图1-20B)和滤泡间(图1-20C)大量嗜酸性粒细胞浸润,形成嗜酸性脓肿形态;高倍下可见薄壁小血管呈血管瘤样增生且嗜酸性粒细胞浸润血管壁呈血管炎的表现(图1-20D)。

病理诊断 嗜酸性淋巴肉芽肿。

诊断依据 具有淋巴滤泡增生、大量嗜酸性粒细胞增生和薄壁小血管增生的特点,应除外寄生虫感染或肿瘤等继发性、伴随性嗜酸性粒细胞浸润淋巴组织的情况。

鉴别诊断

(1)嗜酸性肉芽肿:又称朗格汉斯细胞组织细胞增生症,可见朗格汉斯组织细胞。

(2)寄生虫性淋巴结炎:可见寄生虫虫体。

(3)混合型霍奇金淋巴瘤:可见霍奇金细胞。

知识拓展 嗜酸性淋巴肉芽肿又称Kimura病(木村病),注意上皮样血管瘤(既往旧称为血管淋巴样嗜酸粒细胞增生症)应与嗜酸性淋巴肉芽肿区别。二者均好发于头颈部位,但上皮样血管瘤具有肿胀的组织细胞样内皮细胞而不是薄壁血管,并且不伴随淋巴滤泡增生,属于软组织肿瘤。

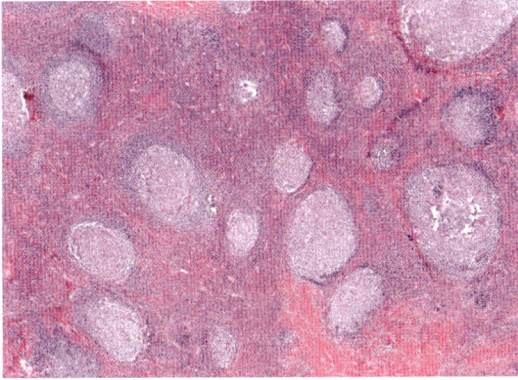

20A(HE × 20)

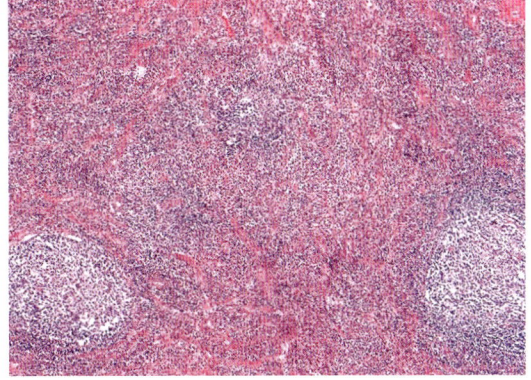

20B(HE × 50)

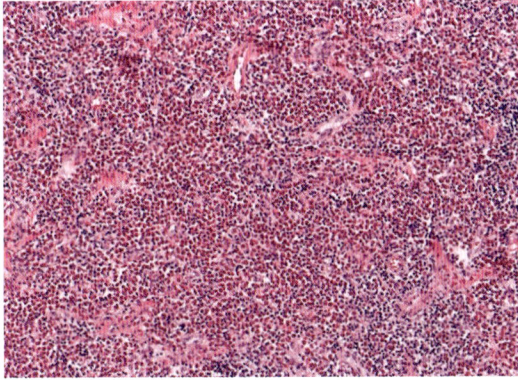

20C(HE × 100)

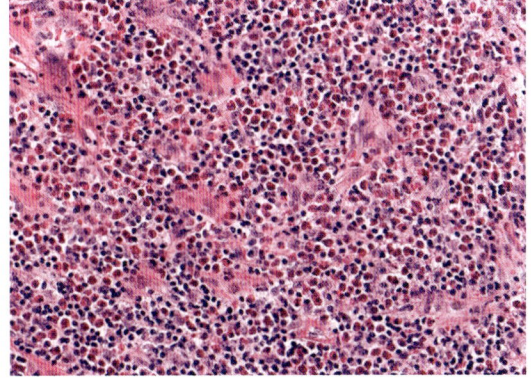

20D(HE × 200)

图 1-20　嗜酸性淋巴肉芽肿

病例 21　淋巴上皮性涎腺炎

基本资料　女,44 岁。发现右耳下肿物 2 周。

大体检查　涎腺组织大小 3.5cm×3.5cm×1.5cm,切面见一质地略韧灰红区,大小 0.8cm×0.6cm×0.5cm。

镜下所见　涎腺组织中大量淋巴细胞浸润但小叶轮廓尚存(图 1-21A),腺泡萎缩而导管上皮区域呈岛状增生伴淋巴上皮病变(图 1-21B);本例个别导管囊状扩张,仍见淋巴细胞浸润管壁的淋巴上皮样形态(图 1-21C);高倍下可见淋巴细胞以单核样形态为主并疑似浸润小叶纤维间隔(图 1-21D),应行单克隆重排检测除外早期淋巴瘤的可能。

病理诊断　淋巴上皮性涎腺炎。

诊断依据　涎腺小叶内淋巴组织高度增生,腺泡萎缩,导管上皮增生呈上皮岛样,可见淋巴上皮病变。

鉴别诊断

(1)黏膜相关淋巴组织淋巴瘤:B 细胞克隆性重排,可见单核样 B 细胞形态,淋巴组织高度增生可破坏小叶间隔和浸润神经。

(2)淋巴上皮癌:上皮细胞异型明显,呈显著恶性表现。

(3)慢性硬化性涎腺炎:缺乏淋巴上皮病变,硬化更显著,IgG4+浆细胞增多。

知识拓展　淋巴上皮性涎腺炎又称良性淋巴上皮病变(Mikulicz 病),是干燥综合征的表现之一,可进展为淋巴瘤。

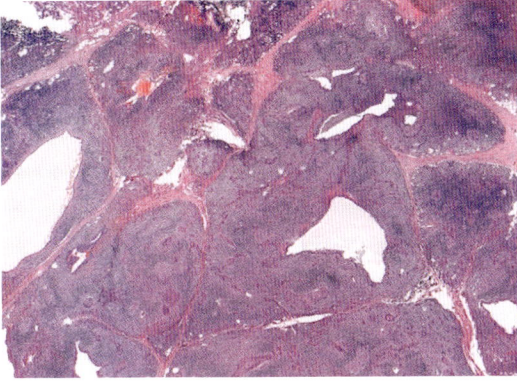

21A(HE×10)

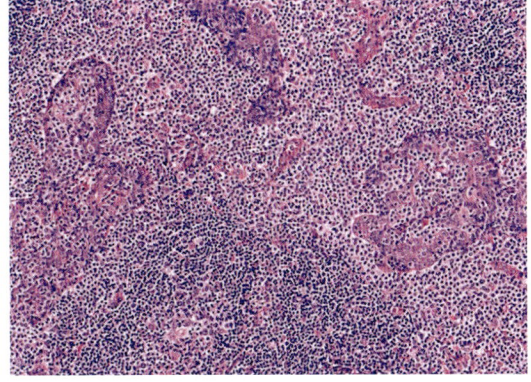

21B(HE×100)

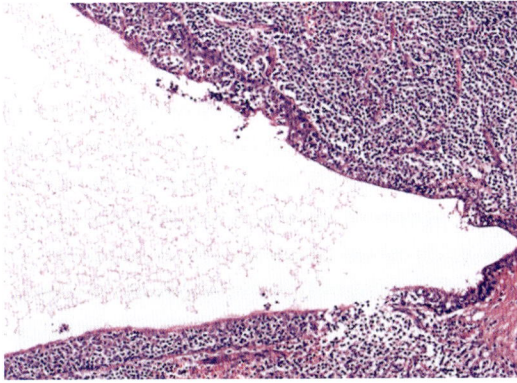

21C(HE×100)

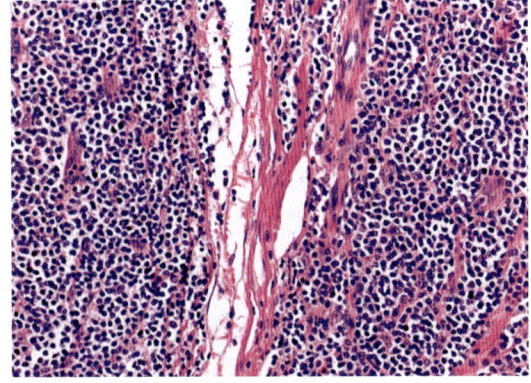

21D(HE×200)

图 1-21　淋巴上皮性涎腺炎

病例 22　坏死性涎腺化生

基本资料　男,60 岁,外院行右颌下腺癌术后 2 周,颌下瘢痕区范围 4cm×2.5cm。

大体检查　灰黄质韧组织一块,大小 6cm×5cm×2cm。

镜下所见　低倍镜下仍可见涎腺小叶轮廓(图 1-22A),腺泡坏死、导管上皮基底细胞样改变(图 1-22B);间质有多量中性粒细胞浸润,可见坏死的腺泡和导管被鳞化的细胞巢取代,细胞具有角化和轻度异型,可见核分裂象(图 1-22C);化生区域常与正常存留涎腺组织并存(图 1-22D)。

病理诊断　坏死性涎腺化生。

诊断依据　涎腺小叶轮廓留存,小叶内腺泡和坏死的导管被化生的鳞状细胞巢取代。

鉴别诊断

(1) 黏液表皮样癌:破坏小叶结构,具有多种类型的细胞成分,鳞化不显著。

(2) 鳞状细胞癌:细胞异型性显著,呈恶性浸润性生长。

(3) 涎石阻塞性涎腺炎:大导管可见鳞化,缺乏以小叶为单位的广泛鳞化表现。

知识拓展　坏死性涎腺化生因血管损伤引起,可继发于手术或创伤、感染等,自发性易出现在腭部,由咀嚼压力损伤血管引起。

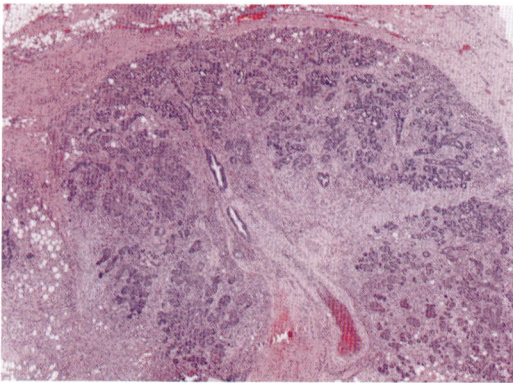

22A(HE × 20)

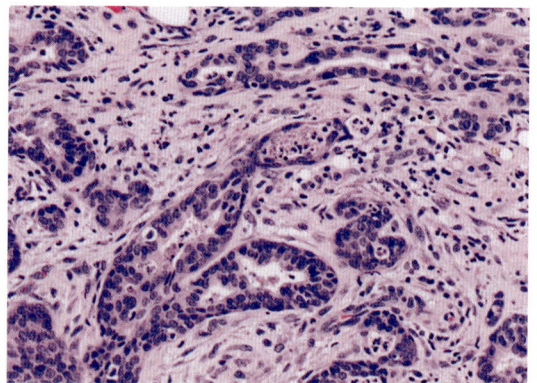

22B(HE × 200)

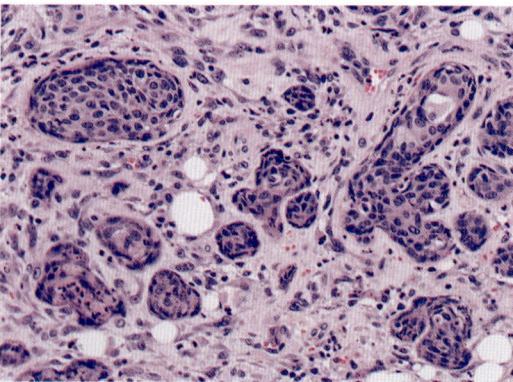

22C(HE × 200)

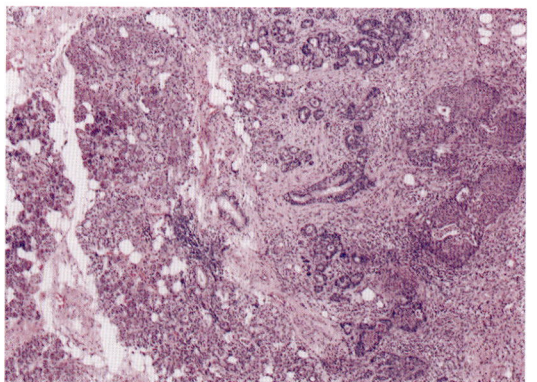

22D(HE × 40)

图 1-22　坏死性涎腺化生

病例23 鳃裂囊肿

基本资料 女,21岁,发现颈部肿物6月余。

大体检查 囊壁组织一块,大小4cm×4cm×2cm,囊壁已剖开,内为浑浊液体,囊壁厚0.1~0.2cm,局灶附少许豆渣样物,未见毛发。

镜下所见 囊肿壁内衬鳞状上皮,囊壁可见密集淋巴细胞聚集(图1-23A),部分区域可见淋巴滤泡形成(图1-23B)。

病理诊断 鳃裂囊肿。

诊断依据 发生于胚胎鳃弓、鳃裂对应部位,囊壁内衬鳞状上皮或假复层纤毛柱状上皮,囊壁由淋巴组织包绕。

鉴别诊断

(1)表皮样囊肿:囊壁缺乏淋巴细胞浸润。

(2)化生性Warthin瘤:发生于腮腺,间质可见显著继发炎症反应。

(3)淋巴结转移性鳞状细胞癌:转移癌细胞具有明显的细胞异型性。

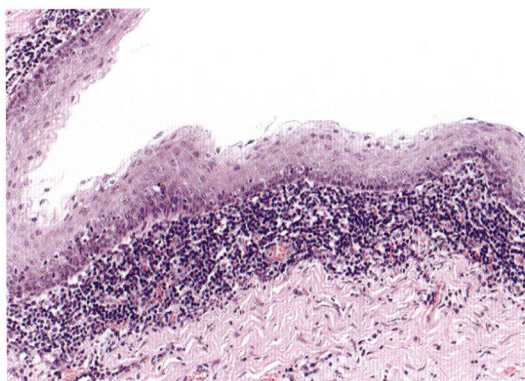 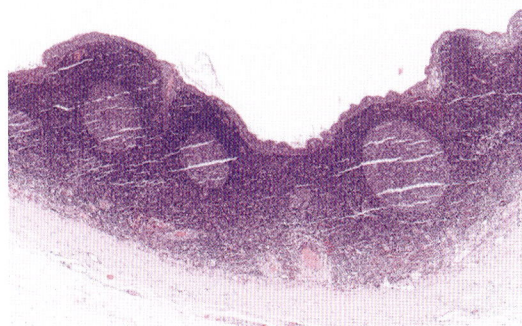

23A(HE×200) 23B(HE×50)

图1-23 鳃裂囊肿

病例24　黏液囊肿

基本资料　男,35 岁,外院行右颌下肿物术后 1.5 年,右颌下咽旁隆起 1 年。

大体检查　不整形组织一块,大小 5cm×4.7cm×1cm,一侧可见疑似囊壁,面积 3cm×1cm,厚 0.2~0.4cm,内壁光滑。

镜下所见　黏液腺为主的涎腺组织中可见导管囊状扩张内有黏液聚集(图 1-24A),符合潴留性囊肿,囊壁内衬单层立方或扁平上皮,局部囊壁有淋巴细胞浸润(图 1-24B)。

病理诊断　黏液囊肿。

诊断依据　黏液囊肿分外渗性囊肿(导管破裂,黏液外溢,囊内衬组织细胞,间质炎症重)和潴留性囊肿(导管阻塞,囊腔被覆上皮,炎症轻)。

鉴别诊断

(1) 囊腺瘤:囊壁内衬细胞多为乳头状结构和嗜酸性变。

(2) 黏液表皮样癌:具有多种细胞类型和异型性。

(3) 鳃裂囊肿:被覆鳞状上皮或假复层纤毛柱状上皮,囊壁完全被淋巴组织包绕。

知识拓展　好发于口腔小涎腺的黏液囊肿和发生在舌下腺的舌下囊肿属于同类疾病,外伤、手术、炎症导致涎腺导管损伤或阻塞可以是引起发病的原因。

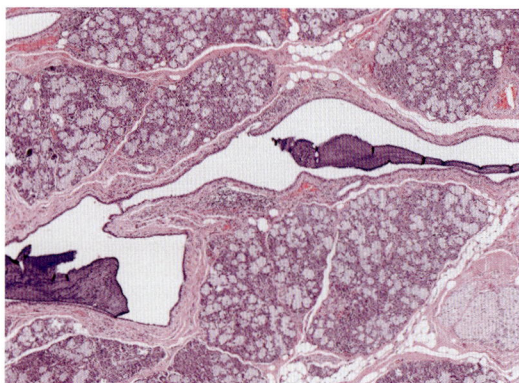 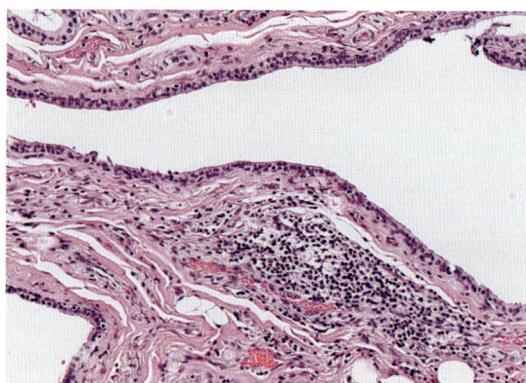

24A(HE × 50)　　　　　　　　　24B(HE × 200)

图 1-24　黏液囊肿

病例 25　甲状舌管囊肿

基本资料　男,63 岁,发现颈部肿物 1 个月。

大体检查　灰红不整形组织,大小 4cm×3cm×2.5cm,切面呈囊性,内含淡黄黏稠物,内壁呈多房,内壁光,壁厚 0.1~0.2cm。

镜下所见　囊壁内衬以假复层纤毛柱状上皮为主,囊壁可见甲状腺组织(图 1-25A),囊壁间质有少量淋巴细胞浸润,有炎症反应(图 1-25B)。

病理诊断　甲状舌管囊肿。

诊断依据　位于颈前中线部位,囊壁内衬纤毛上皮、鳞状上皮或立方柱状上皮等,囊壁有少量淋巴细胞浸润,部分囊肿壁可见甲状腺组织。

鉴别诊断

(1) 鳃裂囊肿:囊壁淋巴组织密集可由淋巴滤泡形成。

(2) 黏液囊肿:好发于口唇或舌下腺。

(3) 表皮样囊肿:囊壁内衬仅为鳞状上皮,发生部位并非甲状舌管所在区域。

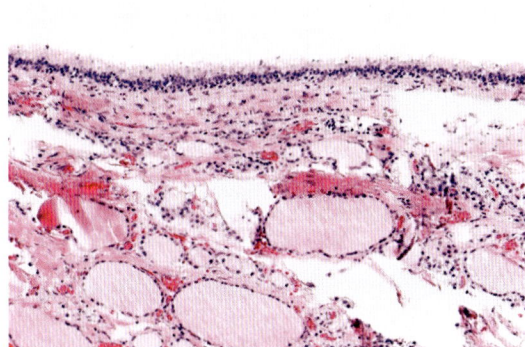 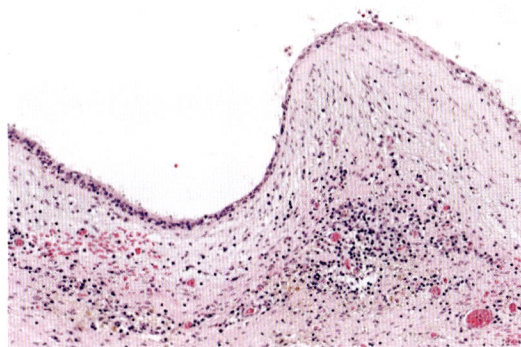

25A(HE×200)　　　　　　　25B(HE×100)

图 1-25　甲状舌管囊肿

病例 26　牙 龈 瘤

基本资料　男,61 岁,发现口腔肿物 1 月余。核磁显示:右侧上颌骨舌侧牙龈处见软组织影,突向口腔。

大体检查　结节样物一枚,大小 2.2cm×1.8cm×1.5cm,一侧灰红似为基底,结节表面及切面灰白灰红,切面实性质韧。

镜下所见　病变表面可见溃疡和肉芽组织形成(图 1-26A),鳞状上皮下慢性炎症细胞浸润伴纤维增生(图 1-26B),呈瘤样改变。

病理诊断　牙龈瘤。

诊断依据　牙龈瘤因慢性炎症和长期机械性刺激引起牙龈组织增生,可见不同比例的肉芽组织、纤维、小血管增生,有时可见多核巨细胞分布。

鉴别诊断

(1) 黏膜白斑:属于癌前病变,鳞状上皮有不同程度的异型增生,棘层肥厚。

(2) 鳞状上皮乳头状瘤:鳞状上皮良性乳头状增生。

(3) 韦氏(Wegener)肉芽肿:以坏死性血管炎为特征。

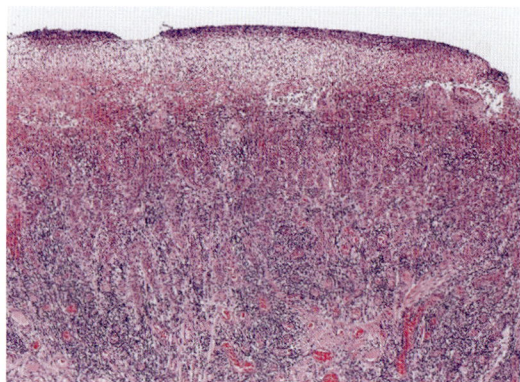

26A(HE × 40)

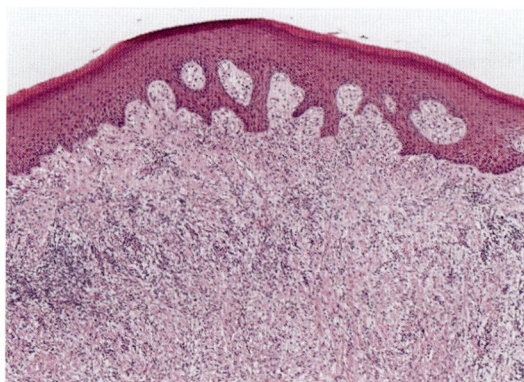

26B(HE × 40)

图 1-26　牙龈瘤

病例27　淀粉样变

基本资料　男,60岁,无明显诱因出现硬腭肿物7个月。

大体检查　灰红不整形组织,大小5cm×4.3cm×1.5cm,一侧附黏膜,面积4.5cm×4.2cm,表面隆起,尚光滑,小灶可见溃疡,切面可见一灰白灰黄实性肿物,大小4.2cm×3.8cm×1.5cm,质中,略呈胶冻样。

镜下所见　黏膜上皮层外的间质中有广泛淀粉样物质沉积(图1-27A),呈块状粉染无结构(图1-27B),缺乏胶原纤维,部分区域可见以淋巴细胞为主的慢性炎症细胞增生(图1-27C),小涎腺呈萎缩表现。

免疫组化　淀粉样物质在刚果红特殊染色偏振光下呈现苹果绿色(图1-27D)。

病理诊断　淀粉样变。

诊断依据　粉染无定形物质在间质中堆积,刚果红染色阳性。

鉴别诊断

(1)牙龈瘤:间质以肉芽组织和纤维增生为主,缺乏淀粉样物质。

(2)颗粒细胞瘤:细胞质呈颗粒状的肿瘤性病变而不是无定形的淀粉样物质堆积。

(3)慢性硬化性涎腺炎:间质硬化胶原增生,IgG4+浆细胞增多,而不是淀粉样物质沉积。

知识拓展　淀粉样变可能继发于浆细胞异常,进而与浆细胞疾病或淋巴瘤相关,必要时应进行骨髓活检、生化检查和克隆性重排检测等寻找潜在原因。

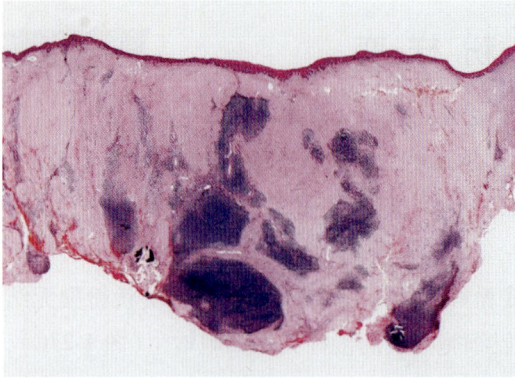

27A(HE × 35)

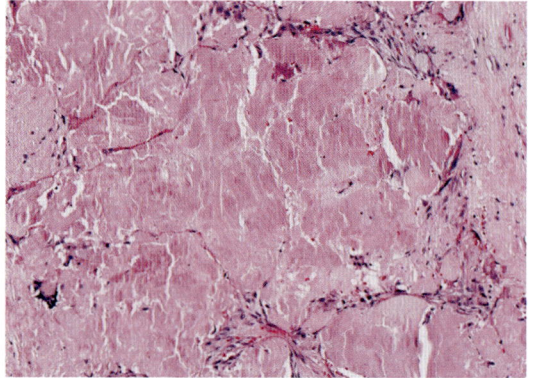

27B(HE × 100)

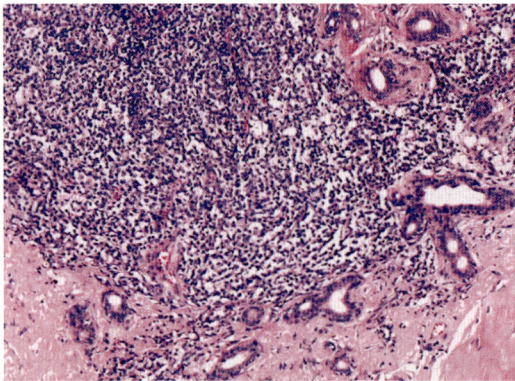

27C(HE × 100)

27D(刚果红 × 400)

图 1-27　淀粉样变

病例 28　颗粒细胞瘤

基本资料　女,57 岁,发现左颌下肿物 3 月余。

大体检查　灰黄灰红组织一块,大小 3.5cm×2.5cm×1.5cm,多切面切开,可见灰白结节一枚,大小 0.8cm×0.6cm×0.5cm,位于脂肪及肌肉组织间,界不清,距切缘最近为 0.2cm。

镜下所见　细胞具有丰富的颗粒状细胞质(图 1-28A),肿瘤细胞常与横纹肌穿插融合(图 1-28B),并非恶性浸润征象。

免疫组化　肿瘤细胞呈 S-100 弥漫强阳性(图 1-28C),也可以表达 NSE(图 1-28D)。

病理诊断　颗粒细胞瘤。

诊断依据　肿瘤细胞具有丰富的颗粒状细胞质,常与横纹肌组织关系密切,免疫组化 S-100 呈强阳性表达。

鉴别诊断

(1) 鳞状细胞癌:颗粒细胞瘤病变邻近黏膜者会伴随鳞状上皮的假上皮瘤样增生,应与真正的鳞状细胞癌鉴别。

(2) 牙龈瘤:是瘤样病变,主要为肉芽组织和纤维增生,S-100 不表达。

(3) 纤维组织细胞瘤:缺乏颗粒状宽大的细胞质,CD68 等阳性而并非 S-100。

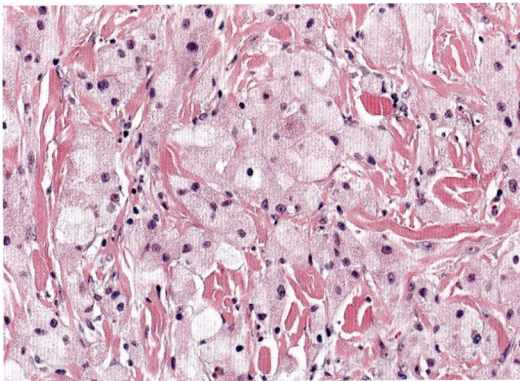

28A(HE×200)

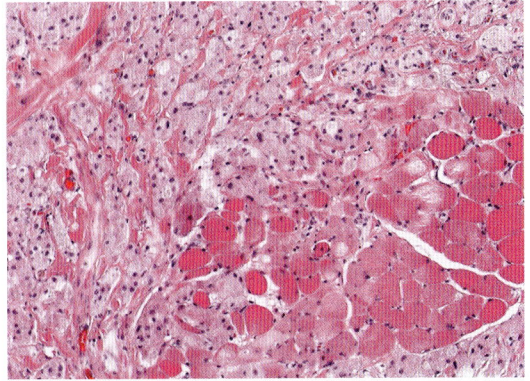

28B(HE×100)

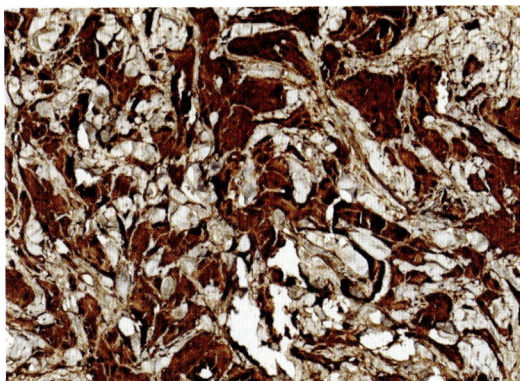

28C(S-100×1 000)

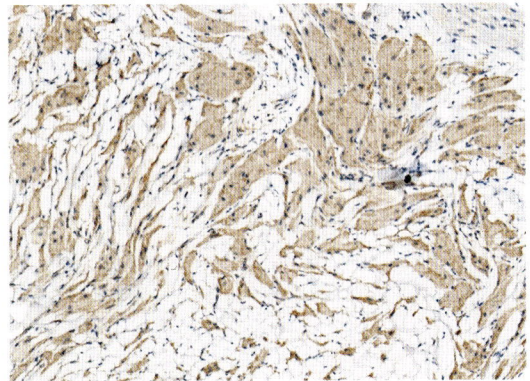

28D(NSE×100)

图 1-28　颗粒细胞瘤

病例 29　血 管 畸 形

基本资料　女,64 岁,发现右颌下肿物 5 年,质软,活动性好,无按压痛。

大体检查　涎腺组织,大小 3.5cm×3cm×1.2cm,切面见一肿物,大小 2.2cm×1.6cm×1.2cm,灰白色,略呈蜂窝样。

镜下所见　管腔大小不一的畸形血管(图 1-29A)呈海绵状血管瘤表现,可见血栓形成(图 1-29B)。

病理诊断　血管畸形。

诊断依据　头颈部位好发血管瘤,被认为是先天性血管畸形所致。

鉴别诊断

(1) 淋巴管畸形:管壁薄,无血栓形成。

(2) 上皮样血管瘤:血管内皮肿胀呈组织细胞样,间质有多量嗜酸性粒细胞浸润。

(3) 血管肉瘤:肿瘤细胞高度异型,管腔相互融合,单个细胞可形成管腔。

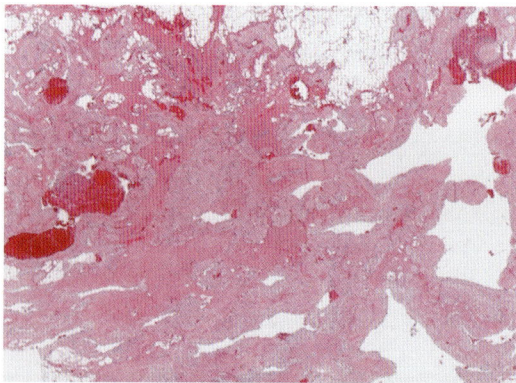

29A(HE×10)

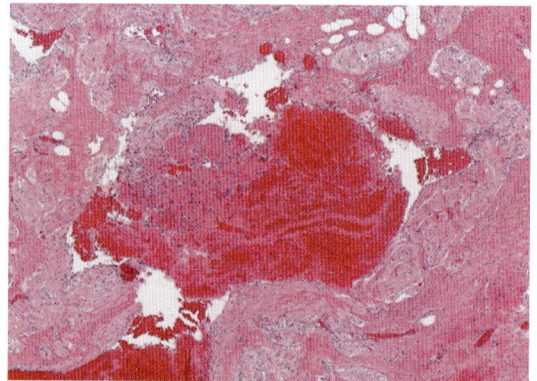

29B(HE×40)

图 1-29　血管畸形

病例 30　淋巴管畸形

基本资料　女,36 岁,发现颈部肿物 2 周。

大体检查　灰黄组织一块,大小 6cm×3cm×1.8cm,可见囊腔形成,大小 5cm×5cm×2.5cm,内含胶冻样物,囊壁尚光滑,壁厚 0.1~0.5cm。

镜下所见　管腔分布增多、结构紊乱,部分管壁可见淋巴细胞聚集(图 1-30A),管壁平滑肌不完整,腔内可见淋巴液残留(图 1-30B)。

病理诊断　淋巴管畸形。

诊断依据　头颈部位好发淋巴管瘤,被认为是先天性淋巴管畸形所致。

鉴别诊断

(1) 甲状舌管囊肿:被覆纤毛柱状上皮等,非淋巴管内皮细胞。

(2) 黏液囊肿:被覆组织细胞或柱状上皮,有黏液潴留。

(3) 鳃裂囊肿:囊壁内衬鳞状上皮,囊壁覆盖致密的淋巴组织。

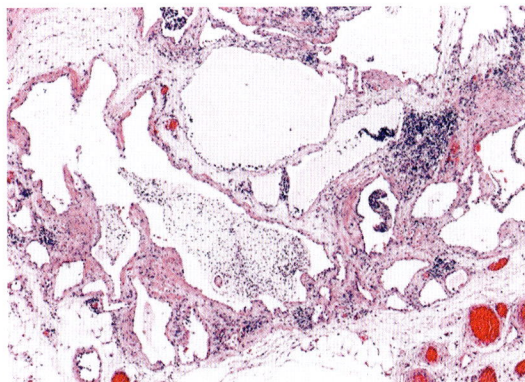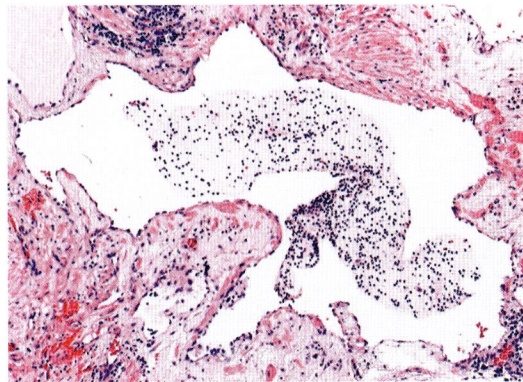

30A(HE×40)　　　　　　　30B(HE×80)

图 1-30　淋巴管畸形

（朱玥璐　程娜）

（审校:农琳）

第二章

消化道疾病

食管 / 50

　非肿瘤性疾病 / 50

　　病例 1　Barrett 食管 / 50

　肿瘤性疾病 / 52

　　病例 2　食管鳞状上皮低级别上
　　　　　　皮内瘤变 / 52

　　病例 3　食管鳞状上皮高级别上
　　　　　　皮内瘤变 / 53

　　病例 4　食管鳞状细胞癌 / 54

　　病例 5　食管梭形细胞鳞状细胞
　　　　　　癌 / 55

　　病例 6　基底样鳞状细胞癌 / 57

　　病例 7　食管腺癌 / 58

　　病例 8　食管腺鳞癌 / 60

　　病例 9　平滑肌瘤 / 62

　　病例 10　颗粒细胞瘤 / 64

胃 / 66

　非肿瘤性疾病 / 66

　　病例 11　慢性浅表性胃炎 / 66

　　病例 12　慢性萎缩性胃炎伴肠
　　　　　　上皮化生 / 67

　　病例 13　胃黄色瘤 / 68

　肿瘤性疾病 / 69

　　病例 14　胃黏膜低级别上皮内
　　　　　　瘤变 / 69

　　病例 15　胃黏膜高级别上皮内
　　　　　　瘤变 / 70

　　病例 16　增生性息肉 / 71

　　病例 17　胃底腺息肉 / 73

　　病例 18　胃腺癌 / 74

　　病例 19　印戒细胞癌 / 75

　　病例 20　胃肠道间质瘤 / 76

　　病例 21　胃黏膜相关淋巴组织边
　　　　　　缘区 B 细胞淋巴瘤 / 78

　　病例 22　弥漫大 B 细胞淋巴瘤 /
　　　　　　80

小肠 / 82

　非肿瘤性疾病 / 82

　　病例 23　十二指肠胰腺异位 / 82

　肿瘤性疾病 / 84

　　病例 24　十二指肠管状绒毛状
　　　　　　腺瘤 / 84

　　病例 25　Peutz-Jeghers 息肉 / 85

　　病例 26　节细胞性副神经节瘤 /
　　　　　　87

阑尾 / 90

　非肿瘤性疾病 / 90

　　病例 27　慢性阑尾炎 / 90

　肿瘤性疾病 / 91

　　病例 28　阑尾腺癌 / 91

　　病例 29　腹膜假黏液瘤 / 92

结直肠 / 93

　非肿瘤性疾病 / 93

　　病例 30　肠结核 / 93

　　病例 31　溃疡性结肠炎 / 95

　　病例 32　克罗恩病 / 97

病例 33　结肠黑变病 / 99

病例 34　痔 / 100

肿瘤性疾病 / 101

病例 35　幼年性息肉 / 101

病例 36　结直肠腺癌 / 102

病例 37　肛管恶性黑色素瘤 / 103

消化道神经内分泌肿瘤 / 105

病例 38　神经内分泌瘤

NET G1 / 105

病例 39　神经内分泌瘤

NET G2 / 107

病例 40　大细胞神经内分泌癌 / 109

病例 41　小细胞癌 / 111

病例 42　混合性神经内分泌-非神经内分泌肿瘤 / 113

食 管

非肿瘤性疾病

病例 1 Barrett 食管

基本资料 男,71 岁。内镜所见:食管全周鳞柱状上皮交界线上移。

大体检查 食管鳞柱状上皮交界线上移,鳞状上皮处出现橘红色柱状上皮区域,柱状上皮呈天鹅绒样,表现为环形、岛状、指状及舌状突起。

镜下所见 被覆柱状上皮的黏膜下方可见食管黏液腺体及导管(图 2-1A、C),表面柱状上皮腺体结构轻度异常,细胞核长型,拥挤,位于基底部,核分裂象少见(图 2-1B、D)。

病理诊断 巴雷特(Barrett)食管伴腺上皮低级别上皮内瘤变。

诊断依据 ①大体,鳞状上皮处出现橘红色柱状上皮区域,柱状上皮呈天鹅绒样,表现为环形、岛状、指状及舌状突起。②柱状上皮,可为胃型上皮或肠型上皮,可与鳞状上皮间插分布。③上皮可因反应性改变而略为扭曲、分支以及锯齿状的增生表现。④化生的柱状上皮腺体结构轻度异常,细胞核长型,拥挤,位于基底部,核分裂象少见,呈低级别上皮内瘤变。

鉴别诊断

(1) 胃贲门炎:需要结合临床病理与内镜所见。

(2) Barrett 食管伴高级别上皮内瘤变:化生的柱状上皮腺体出现分支,扭曲,细胞异型性明显。

知识拓展 食管远端黏膜的鳞状上皮被化生的柱状上皮替代。可为胃型上皮也可为肠型上皮。必须详细注明柱状上皮化生组织学类型和是否存在肠上皮化生及上皮内瘤变。按长度分为 3 类,①长节段:>3cm。②短节段:1~3cm。③超短节段:<1cm。

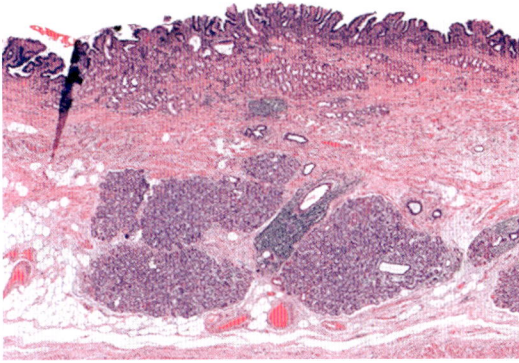

1A(HE × 20)

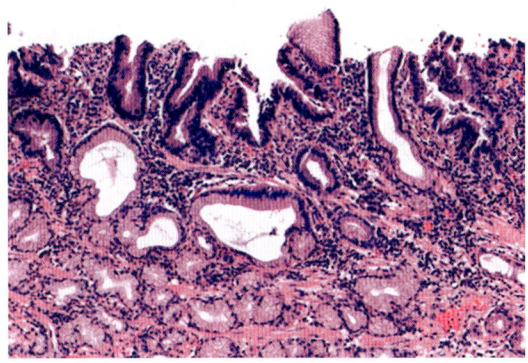

1B(HE × 100)

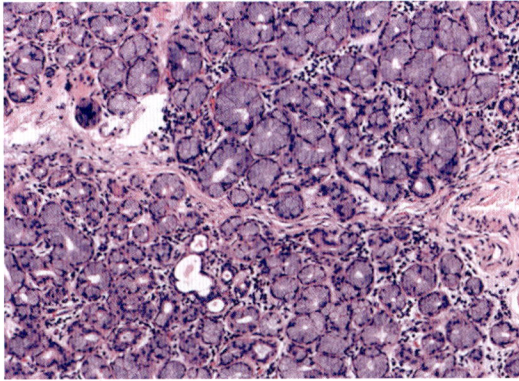

1C(HE × 100)

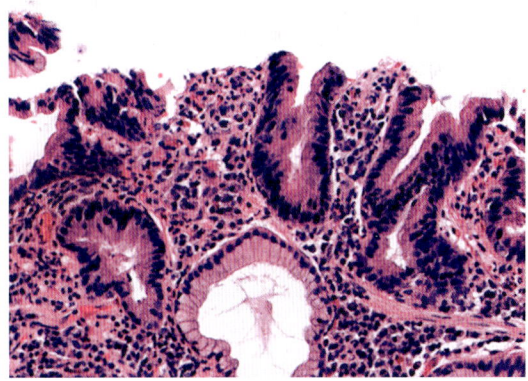

1D(HE × 200)

图 2-1　Barrett 食管

肿瘤性疾病

病例2　食管鳞状上皮低级别上皮内瘤变

基本资料　男,52岁。内镜:食管(距门齿24cm)碘染色阳性。

镜下所见　上皮下1/2细胞核深染(图2-2A、B),大小不一,极性消失(图2-2C、D)。

病理诊断　食管鳞状上皮低级别上皮内瘤变。

诊断依据　肿瘤累及上皮下1/2,具有轻度的细胞异型性。

鉴别诊断

(1) 食管鳞状上皮基底细胞增生:超过全层的15%(约1/6),细胞可稍大,但比较一致,无明显异型性。

(2) 食管鳞状上皮高级别上皮内瘤变:异型增生累及1/2以上的上皮或存在严重的细胞学异型性(无论上皮受累的程度)。

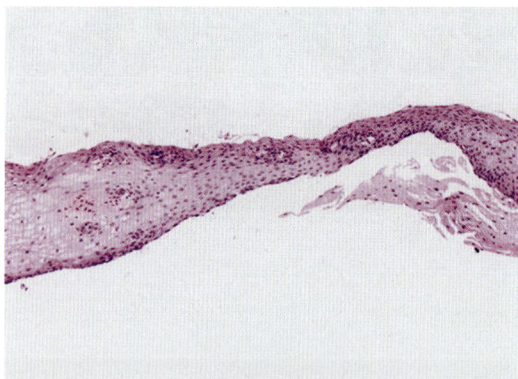
2A(HE×100)

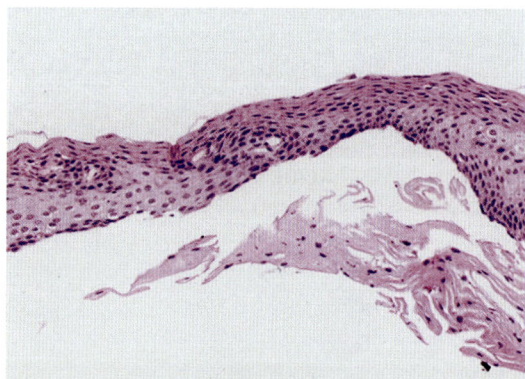
2B(HE×200)

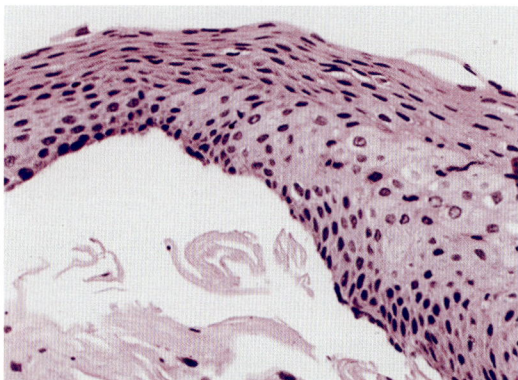
2C(HE×400)

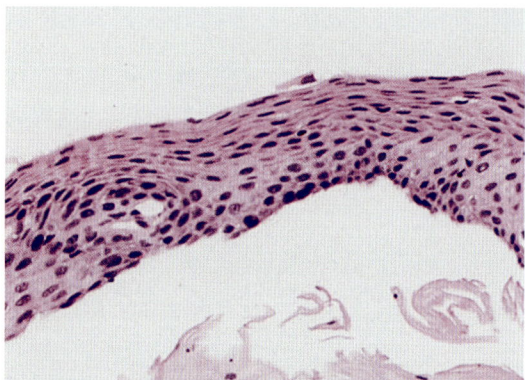
2D(HE×400)

图2-2　食管鳞状上皮低级别上皮内瘤变

病例3 食管鳞状上皮高级别上皮内瘤变

基本资料 男,59岁。内镜:食管(距门齿24~25cm)碘染色阳性。

镜下所见 鳞状上皮异型增生超过上皮下1/2,甚至达全层(图2-3)。

病理诊断 食管鳞状上皮高级别上皮内瘤变。

诊断依据 超过上皮下1/2的细胞核深染,极性消失,核分裂象增加。

鉴别诊断

(1)反应性增生:多有显著的炎症背景,表面分化成熟,多无异常角化现象,不存在上皮内瘤变时肿瘤性上皮与非肿瘤性上皮之间的截然分界现象。

(2)早期浸润癌:突破基底膜,发生浸润。

(3)紫杉醇相关改变:可见基底层细胞呈非典型表现,可见环状有丝分裂和显著细胞凋亡。

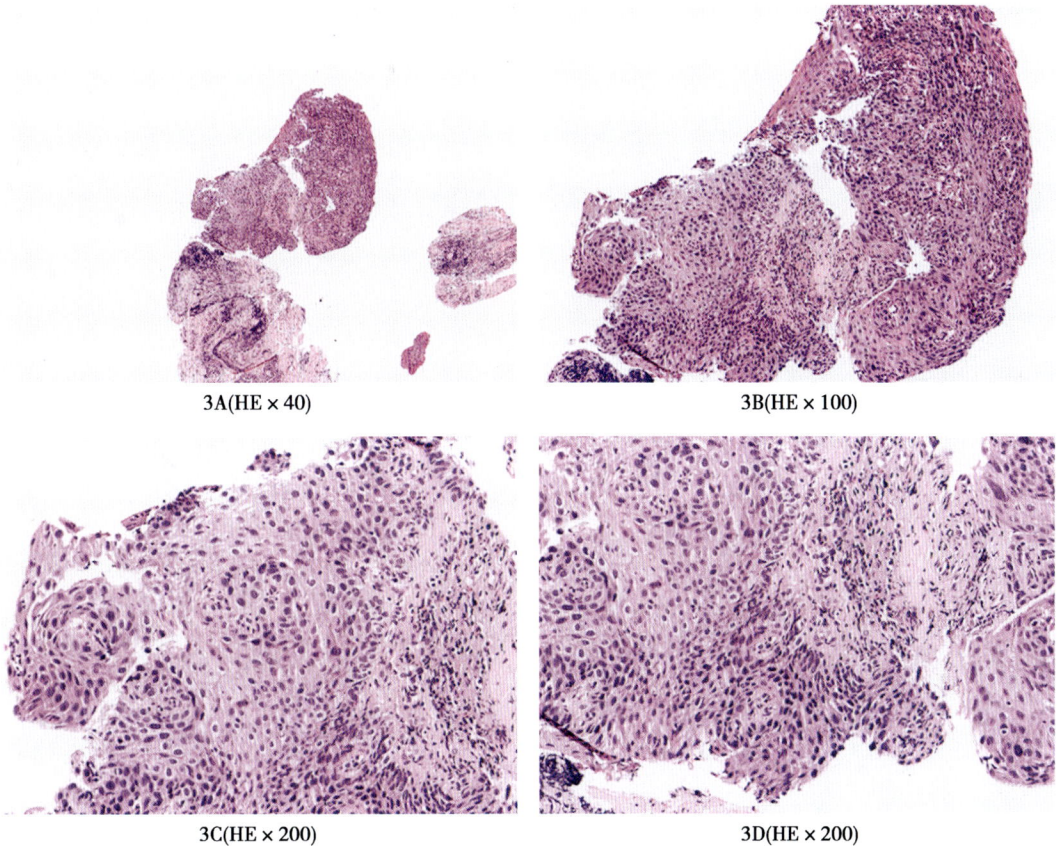

3A(HE×40)

3B(HE×100)

3C(HE×200)

3D(HE×200)

图2-3 食管鳞状上皮高级别上皮内瘤变

病例4　食管鳞状细胞癌

基本资料　男,65岁,吞咽不顺6个月。

内镜所见　距门齿26~28cm处12点至7点位食管可见一不规则隆起性肿物,肿物基底宽、无活动性,肿物表面破溃、糜烂,肿物质脆、触之易出血。

大体检查　髓质型肿物,大小3cm×2.5cm×(0.2~0.9)cm,切面灰白、质硬、界不清,侵及肌层。

镜下所见　肿瘤呈巢片状分布(图2-4A、B),细胞多角形、圆形,浸润性生长(图2-4C、D)。

病理诊断　食管中-低分化鳞状细胞癌。

诊断依据　肿瘤浸润性生长,呈巢片状分布,细胞多角形、圆形,周围合并鳞状上皮高级别上皮内瘤变。免疫组化肿瘤细胞表达CK5/6、p40和p63。

鉴别诊断　食管腺癌,肿瘤细胞呈腺管状排列,表达CK7、CK20。

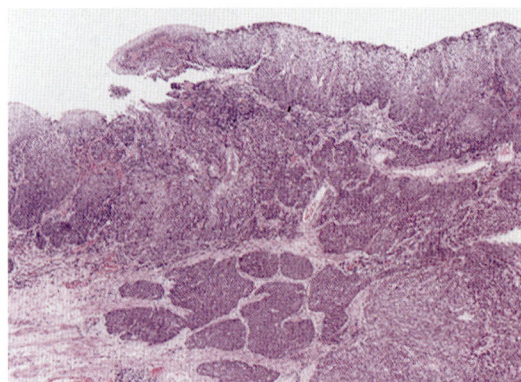

4A(HE×40)

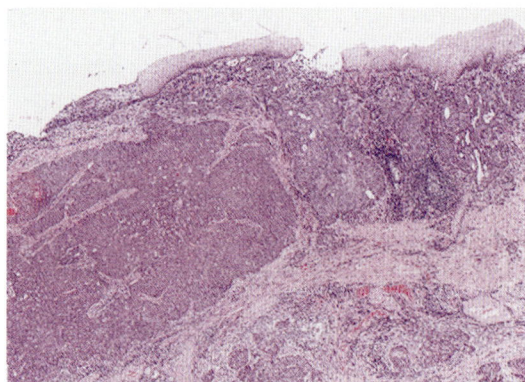

4B(HE×40)

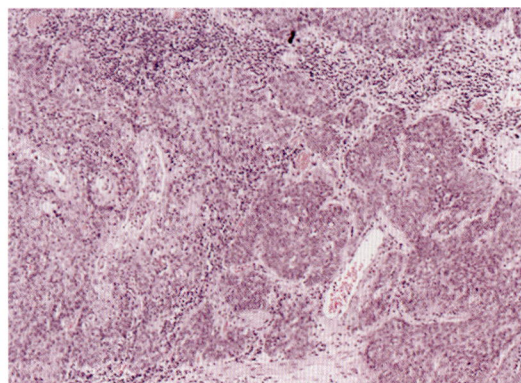

4C(HE×100)

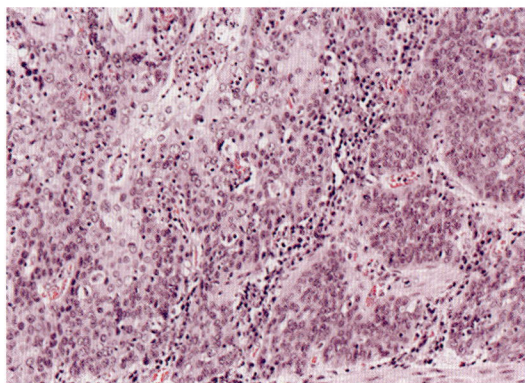

4D(HE×200)

图2-4　食管鳞状细胞癌

病例5 食管梭形细胞鳞状细胞癌

基本资料 男,60岁。

大体检查 表浅隆起型肿物,大小1.5cm×1cm×0.6cm,切面灰白、质硬,侵及黏膜下层。

镜下所见 类似高级别多形性肉瘤(图2-5A、C、D),癌旁可见连续的鳞状上皮高级别上皮内瘤变(图2-5B)。

免疫组化 AE1/AE3(3+)(图2-5E)、Vimentin(3+)(图2-5F)、CK5/6(3+)(图2-5G)、p40(2+)(图2-5H)。

病理诊断 食管梭形细胞鳞状细胞癌。

诊断依据 通常呈息肉状生长模式。在显微镜下,肿瘤呈鳞状细胞和梭形细胞双相分化,鳞状细胞癌成分通常为高-中分化,或有时仅是原位癌。梭形细胞成分是高级别恶性肿瘤,可能伴有骨、软骨或骨骼肌分化。

鉴别诊断 肉瘤,上皮标记物阴性,一般不合并鳞状细胞癌或原位癌成分。

知识拓展 尽管这些肿瘤往往较大,但其预后会优于相同大小的普通鳞状细胞癌,主要是由于此类肿瘤呈腔内生长而不是向深处浸润性生长。

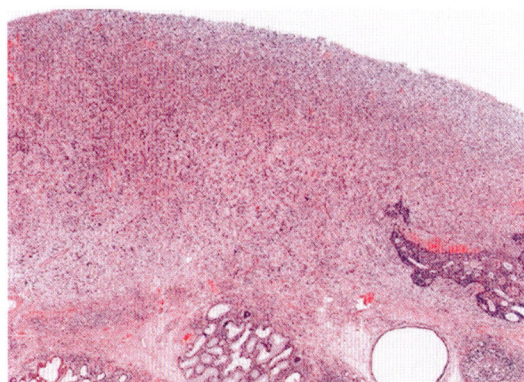

5A(HE×20)

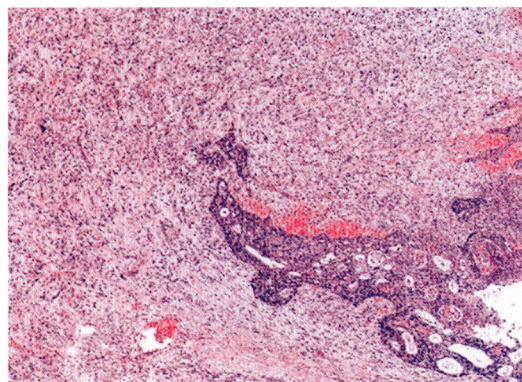

5B(HE×40)

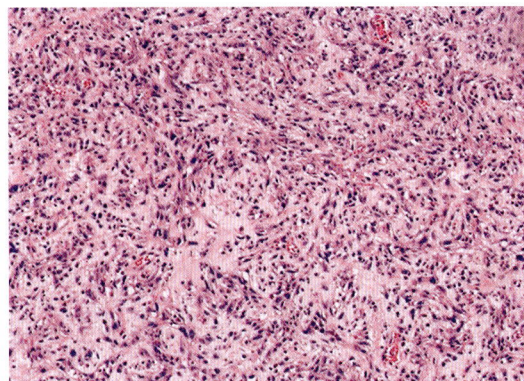

5C(HE×100)

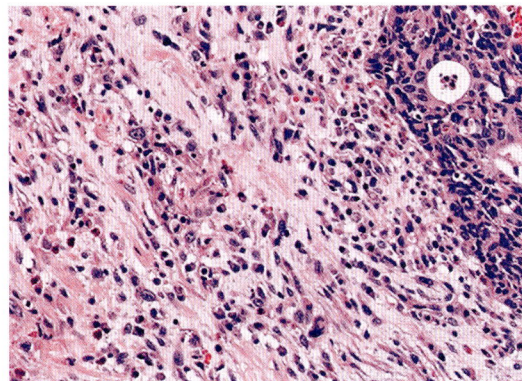

5D(HE×200)

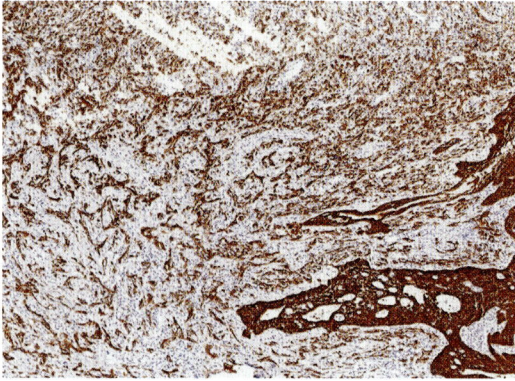
5E(AE1/AE3 × 100)

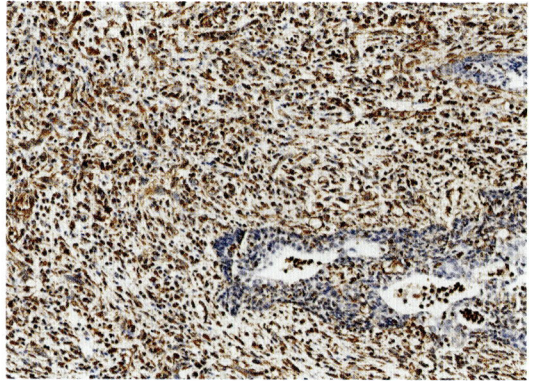
5F(Vimentin × 100)

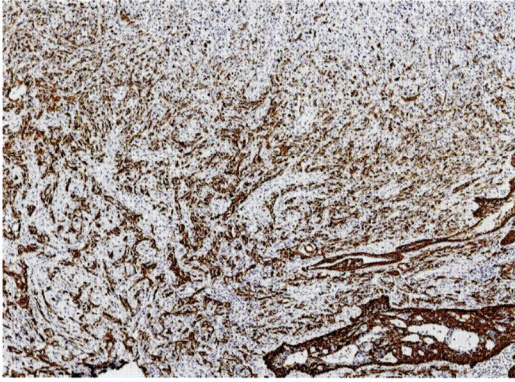
5G(CK5/6 × 100)

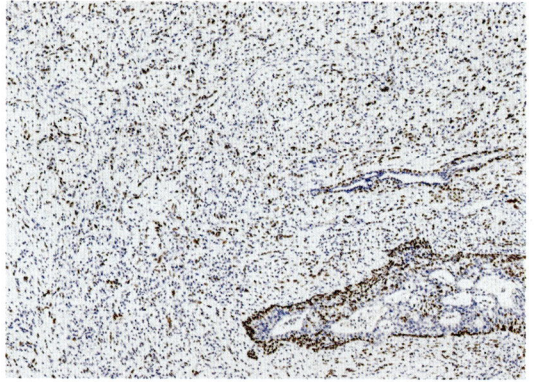
5H(p40 × 100)

图 2-5 食管梭形细胞鳞状细胞癌

病例6　基底样鳞状细胞癌

基本资料　男,65 岁,进食哽噎 1 个月。

大体检查　蕈伞型肿物,大小 3cm×3cm×1.5cm,切面灰白、质硬、界欠清。

镜下所见　基底细胞呈实性或巢状生长模式(图 2-6A),伴中央粉刺样坏死(图 2-6D),部分呈假腺样或筛状结构(图 2-6B),可见基底膜样物质(图 2-6C)。

病理诊断　食管基底样鳞状细胞癌。

诊断依据　镜下主要为肿瘤细胞排列紧密,核深染,细胞质少,嗜碱性。肿瘤细胞呈实性、筛状结构及小腺腔样结构;可见粉刺样坏死及基底膜样物质。

鉴别诊断

(1) 腺样囊性癌:很少有鳞状细胞成分、中央坏死或明显的核分裂,而基底样鳞状细胞癌 SMA 和 S-100 染色均阴性。

(2) 神经内分泌癌:表达神经内分泌标记。

知识拓展　肿瘤进展快,易远处转移。

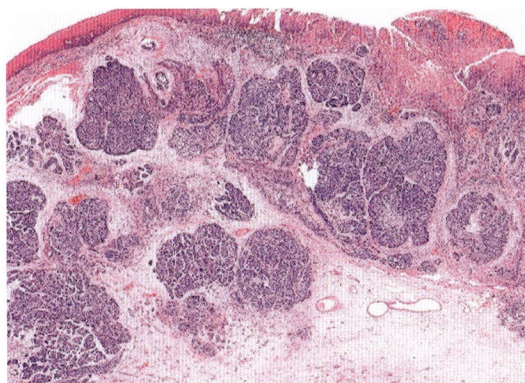

6A(HE × 10)

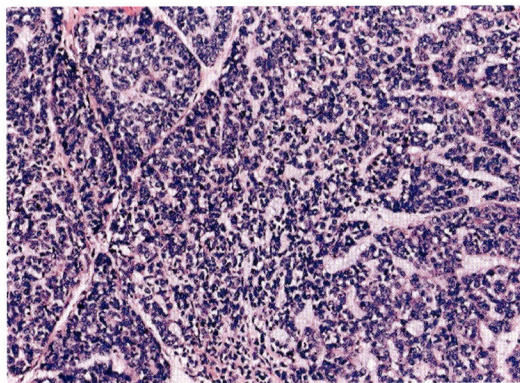

6B(HE × 100)

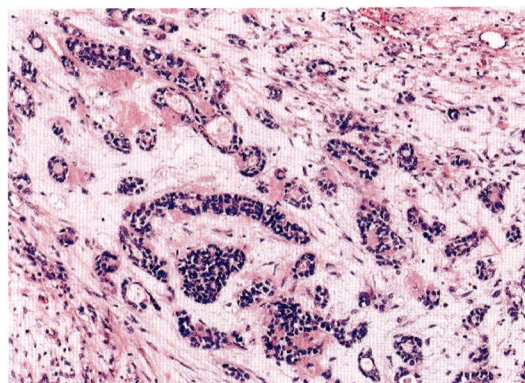

6C(HE × 100)

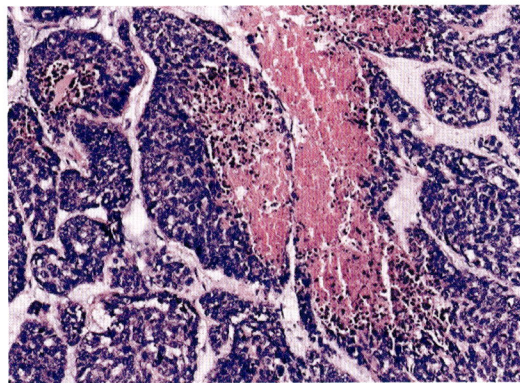

6D(HE × 100)

图 2-6　食管基底细胞样鳞状细胞癌

病例 7 食 管 腺 癌

基本资料 男,47 岁。内镜:食管全周鳞柱状上皮交界线上移(距门齿 31～37cm),局部可见表浅凹陷型病变(距门齿 34～36cm)。

大体检查 食管胃交界上方黏膜灰白粗糙,范围 4.3cm×3.5cm,呈碘不着色。

镜下所见 肿瘤排列呈管状结构,浸润性生长,细胞异型性较小(图 2-7A～C),周围伴 Barrett 食管(图 2-7D)。

病理诊断 食管高分化管状腺癌。

诊断依据 食管腺癌是具有腺性分化的恶性食管上皮肿瘤,主要起源于食管下段的 Barrett 食管,占食管癌的 5%～10%。高、中分化呈典型乳头状、管状结构;低分化呈弥漫性生长,极少有腺体结构。

鉴别诊断

(1) 腺鳞癌:混合腺癌和鳞状细胞癌成分。

(2) Barrett 食管伴异型增生:低级别异型增生表现为表面上皮黏液丢失,核大深染。高级别异型增生可见上皮缺乏成熟,腺体拥挤且细胞学异常。

知识拓展 当腺癌组织周围可见 Barrett 黏膜时称为 Barrett 腺癌,多为分化型腺癌,组织学表现可以是不同分化的管状腺癌或乳头状腺癌,偶见印戒细胞癌。少数情况下食管腺癌可发生于异位胃黏膜组织、黏膜或黏膜下腺体,可出现于食管上 1/3,其中大部分与食管入口斑(inlet patch)相关。

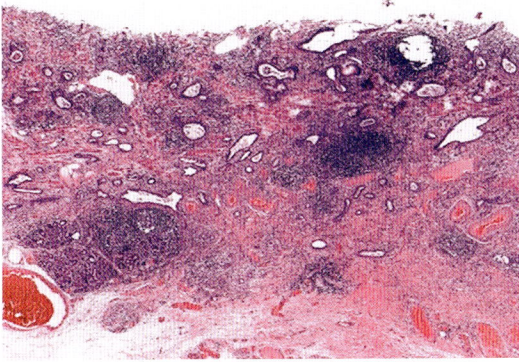

7A(HE × 20)

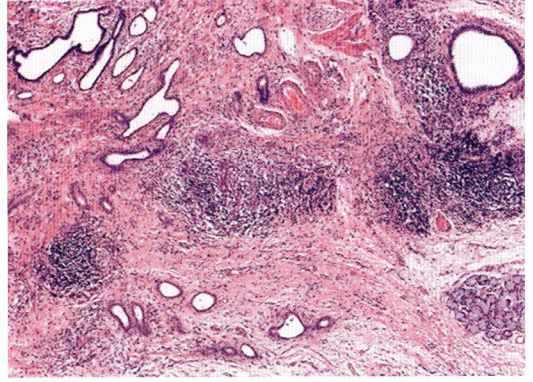

7B(HE × 40)

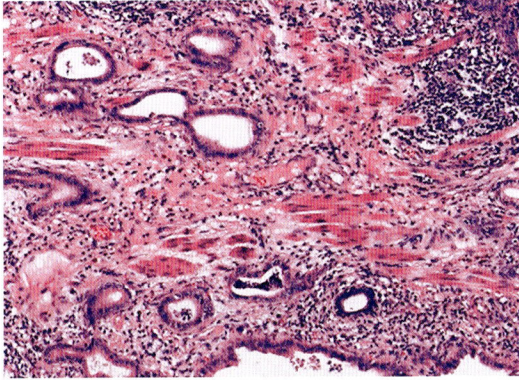

7C(HE × 100)

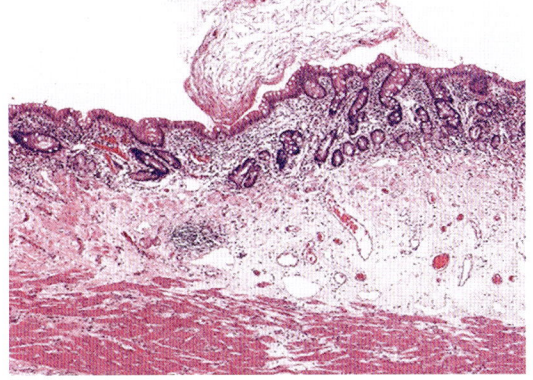

7D(HE × 40)

图 2-7　食管腺癌

病例8　食管腺鳞癌

基本资料　男,56岁,进食后出现胸骨后烧灼感6个月。内镜:食管隆起型病变,距门齿32～35cm。

大体检查　隆起型肿物,大小1.8cm×1.1cm×0.5cm,切面灰白、质韧,侵及黏膜下层。

镜下所见　肿瘤由两种成分构成(图2-8A、B),实性巢状(图2-8C)及腺管样结构(图2-8D)混合分布。

免疫组化　CK5/6(3+)(图2-8G)、CK7(3+)(图2-8H)、p40、p63(显示部分伴腺导管分化)(图2-8E～F)。

病理诊断　食管低分化腺鳞癌,部分为鳞状细胞癌(占50%),部分为伴腺导管分化的腺癌(占50%)。

诊断依据　食管腺鳞癌具有明确的鳞癌和腺癌成分,两者混合存在。

鉴别诊断　黏液表皮样癌:鳞状细胞癌成分与分化良好的腺上皮成分呈一体化形式存在,难以明确分辨两者的界限,同时伴有中间型细胞,没有角化现象。

知识拓展　临床特征和生物学行为与一般的鳞状细胞癌或腺癌没有差别。

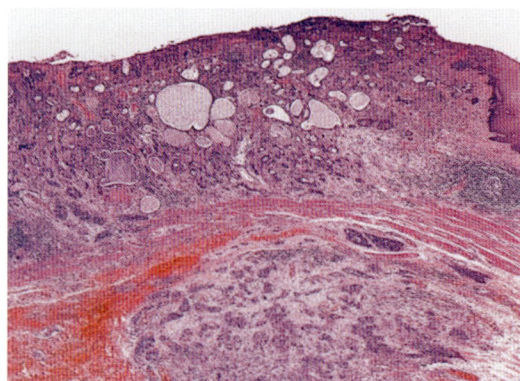

8A(HE × 20)

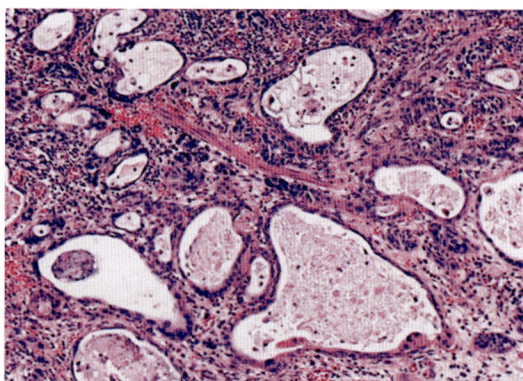

8B(HE × 100)

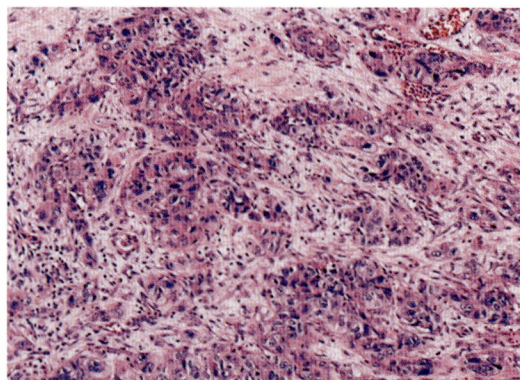

8C(HE × 100)

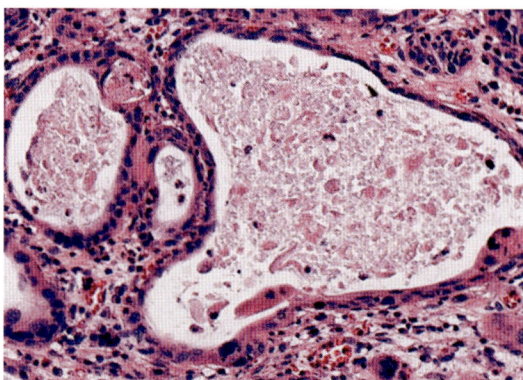

8D(HE × 200)

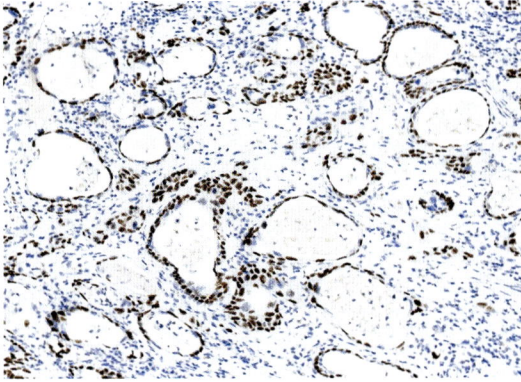

8E(p40 × 100)

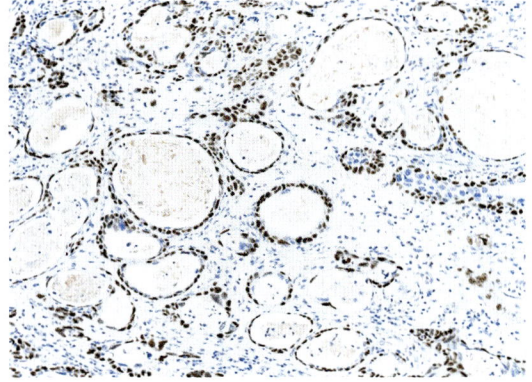

8F(p63 × 100)

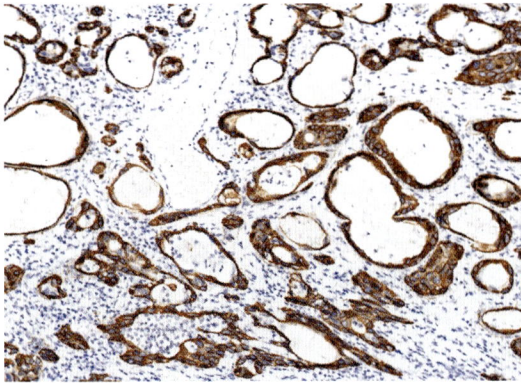

8G(CK5/6 × 100)

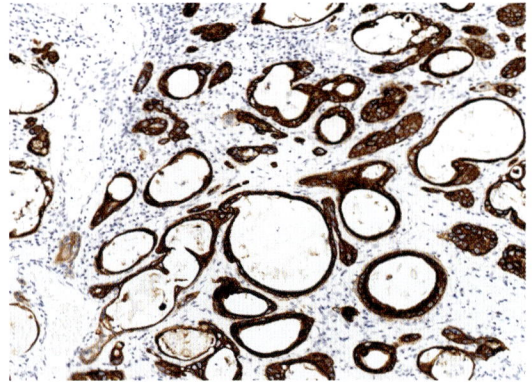

8H(CK7 × 100)

图 2-8　食管腺鳞癌

病例9　平滑肌瘤

基本资料　男,63岁。超声胃镜:食管局限性隆起(距门齿25~27cm),隆起处食管壁内低回声占位,内部伴钙化,主要起源于食管壁的固有肌层。

大体检查　灰白结节样物,大小3.5cm×2.5cm×1.5cm,似有包膜,表面光滑,切面灰白、实性、质韧、编织状(图2-9)。

镜下所见　肿瘤由分化良好的梭形平滑肌束构成,无包膜,细胞核钝圆,核分裂象罕见。

病理诊断　食管平滑肌瘤。

诊断依据　肿瘤细胞由不规则排列的成熟平滑肌束组成,排列呈旋涡状、束状、丛状等;细胞梭形,细胞质嗜伊红,少量/中等,细胞核钝圆,核分裂象罕见,可有灶状细胞核不典型性;常有细胞内嗜伊红包涵体;SMA、actin、Desmin等平滑肌标志物阳性。

鉴别诊断

(1) 胃肠道间质瘤:CD117、DOG1、CD34阳性。

(2) 神经鞘瘤:S-100弥漫阳性,Desmin阴性,周围有淋巴鞘。

(3) 炎性纤维性息肉:通常发生在胃和小肠的黏膜下层,细胞呈卵圆形、梭形或上皮样变,细胞质少,间质呈黏液样,有明显的炎症细胞浸润,主要由嗜酸性粒细胞、淋巴细胞和组织细胞构成。

(4) 食管平滑肌肉瘤:少见,体积一般较大,质软,切面常有出血、坏死。光镜下瘤细胞密集,核分裂象多见。

知识拓展　平滑肌瘤最常见于食管,其次为胃贲门部,小肠平滑肌瘤中十二指肠、空肠和回肠分别占10%、37%和53%,结直肠平滑肌瘤较少见。

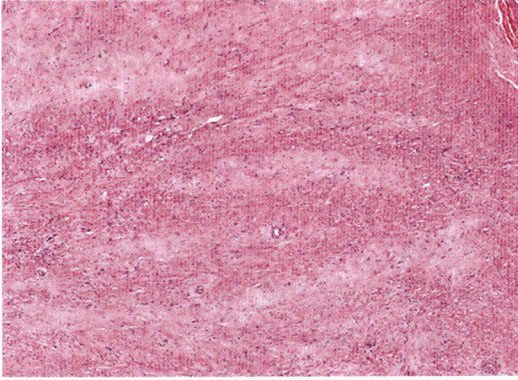
9A(HE × 40)

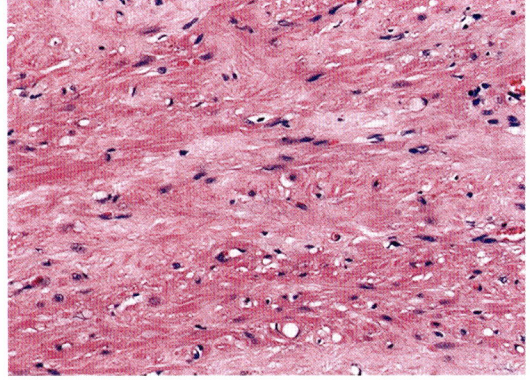
9B(HE × 200)

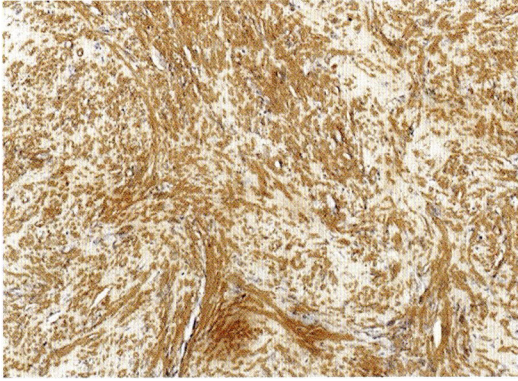
9C(SMA × 100)

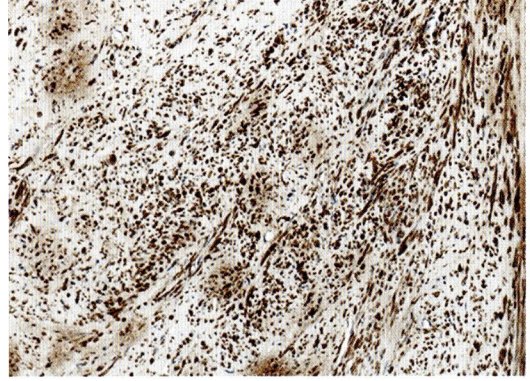
9D(Desmin × 100)

图 2-9　食管平滑肌瘤

病例10　颗粒细胞瘤

基本资料　女,54 岁。胃镜:距门齿 25~30cm 处可见一纵行黏膜下隆起样病变,形状不规则,病变大小约 5cm×1cm。

大体检查　食管壁内见一隆起型肿物,大小 3.5cm×1.5cm×1.5cm,切面灰白、灰黄、质细腻、界尚清,位于黏膜下层。

镜下所见　肿瘤边界清楚(图 2-10A),细胞质宽大、颗粒状细胞质,核小而规则,核仁不明显(图 2-10B),核分裂象罕见(图 2-10C),S-100 阳性(图 2-10D)。

病理诊断　颗粒细胞瘤。

诊断依据　瘤细胞卵圆形或多角形,有小而深染的细胞核,细胞质内可见细小嗜酸性颗粒;瘤细胞排列成索或巢;侵犯食管黏膜时可引起假上皮瘤样增生;S-100 阳性。

鉴别诊断

(1) 横纹肌瘤:广泛表达骨骼肌源性标记及广谱的肌源性标记。

(2) 腺泡状软组织肉瘤(alveolar soft part sarcoma,ASPS):腺泡状形态,富于血管及有 PAS 阳性结晶。

(3) 恶性颗粒细胞瘤:很少见,显示泡状核、明显的核仁、核分裂象增加(>2 个/2mm^2)、地图状坏死。

知识拓展　神经侵犯并不提示恶性,长期存在的病例甚至可见促纤维间质反应。

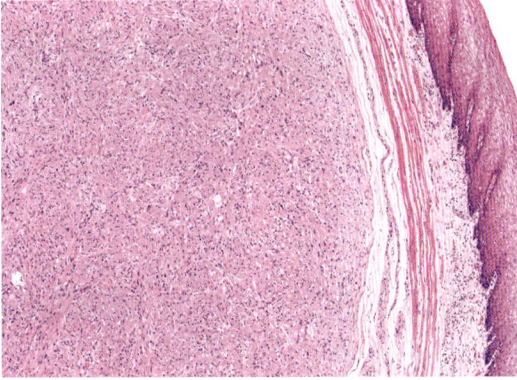

10A(HE × 40)

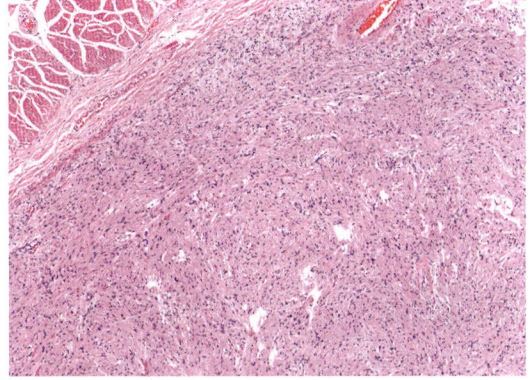

10B(HE × 40)

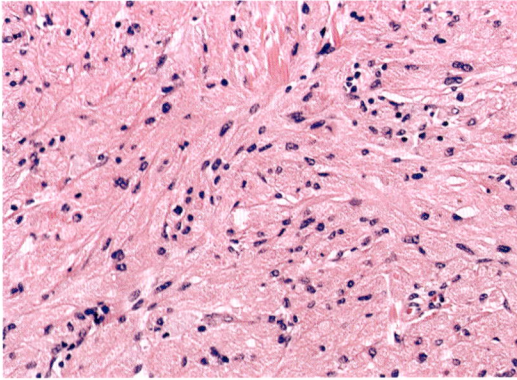

10C(HE × 200)

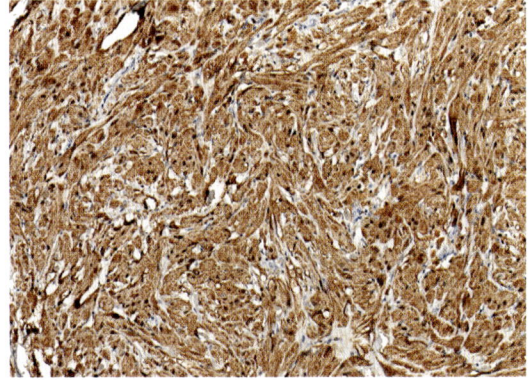

10D(S-100 × 100)

图 2-10　颗粒细胞瘤

胃

非肿瘤性疾病

病例 11　慢性浅表性胃炎

基本资料　女,57 岁,腹胀、食欲缺乏。影像:胃窦糜烂灶。

镜下所见　固有腺的形态和数量保持不变(图 2-11A、B),固有膜内炎症细胞浸润(图 2-11C、D)。

病理诊断　慢性浅表性胃炎。

诊断依据　慢性浅表性胃炎是多种病因引起的胃黏膜慢性炎症,幽门螺杆菌感染为主要病因。①病变黏膜充血、发红、水肿,可伴点状出血或糜烂。②黏膜厚度正常。炎症局限于黏膜浅层,即黏膜固有层。③黏膜固有层充血水肿,淋巴细胞、浆细胞浸润,有活动性炎症时上皮细胞内可见中性粒细胞浸润。④无萎缩及肠化。

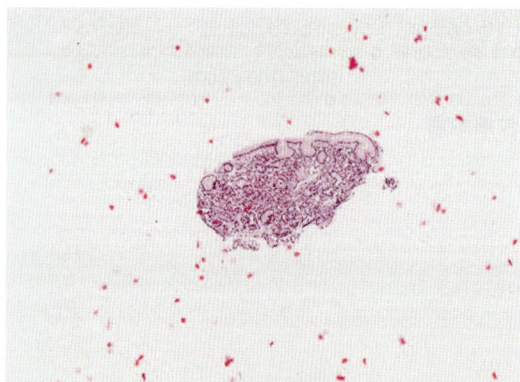

11A(HE × 40)

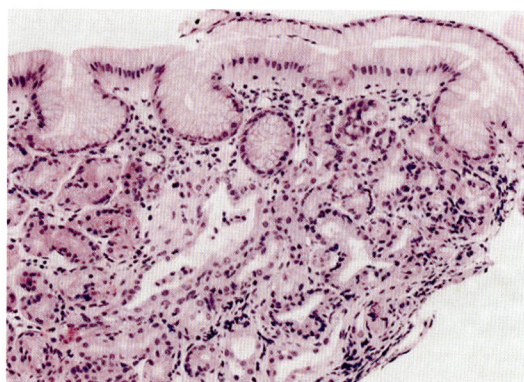

11B(HE × 200)

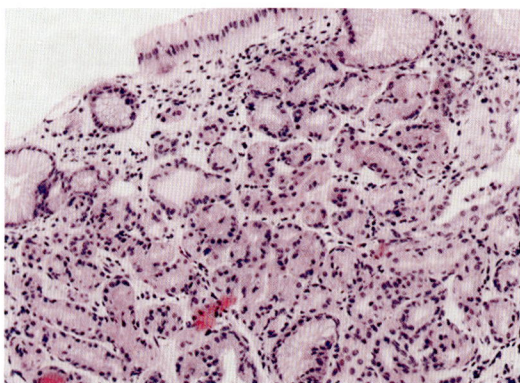

11C(HE × 200)

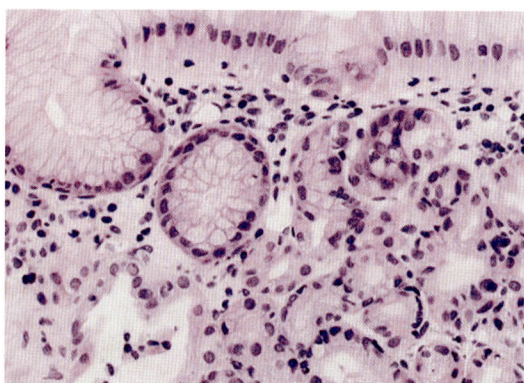

11D(HE × 400)

图 2-11　慢性浅表性胃炎

病例 12　慢性萎缩性胃炎伴肠上皮化生

基本资料　女,51岁,上腹部疼痛不适3个月。内镜:胃体下部小弯及胃窦黏膜充血、粗糙、黏膜下血管透见、局部糜烂。

镜下所见　胃黏膜固有腺体减少(图2-12A、B),固有膜淋巴细胞、浆细胞浸润,伴肠上皮化生(图2-12C、D)。

病理诊断　慢性萎缩性胃炎伴肠上皮化生。

诊断依据　①胃黏膜固有腺体减少。②固有层淋巴细胞、浆细胞浸润和淋巴滤泡形成。同时可有黏膜肌层增厚、活动性炎症等。③可伴或不伴化生(化生性萎缩和非化生性萎缩);化生性萎缩分为肠上皮化生和假幽门化生:肠上皮化生多见于胃窦部,出现吸收上皮,杯状细胞和帕内特细胞;假幽门化生多见于胃体和胃底,固有膜内腺体被幽门腺样的黏液分泌细胞取代。

知识拓展　慢性萎缩性胃炎分为3型,A型(自身免疫性萎缩性胃炎):较少见,胃体部常见,弥漫性分布,血清抗壁细胞抗体、抗内因子抗体阳性,促胃液素明显升高,胃酸和内因子减少,维生素B_{12}吸收障碍,伴恶性贫血;B型[与幽门螺杆菌(helicobacter pylori,Hp)相关]:多见,主要位于胃窦部,灶性分布。C型:与胆汁反流及化学物质损伤相关。

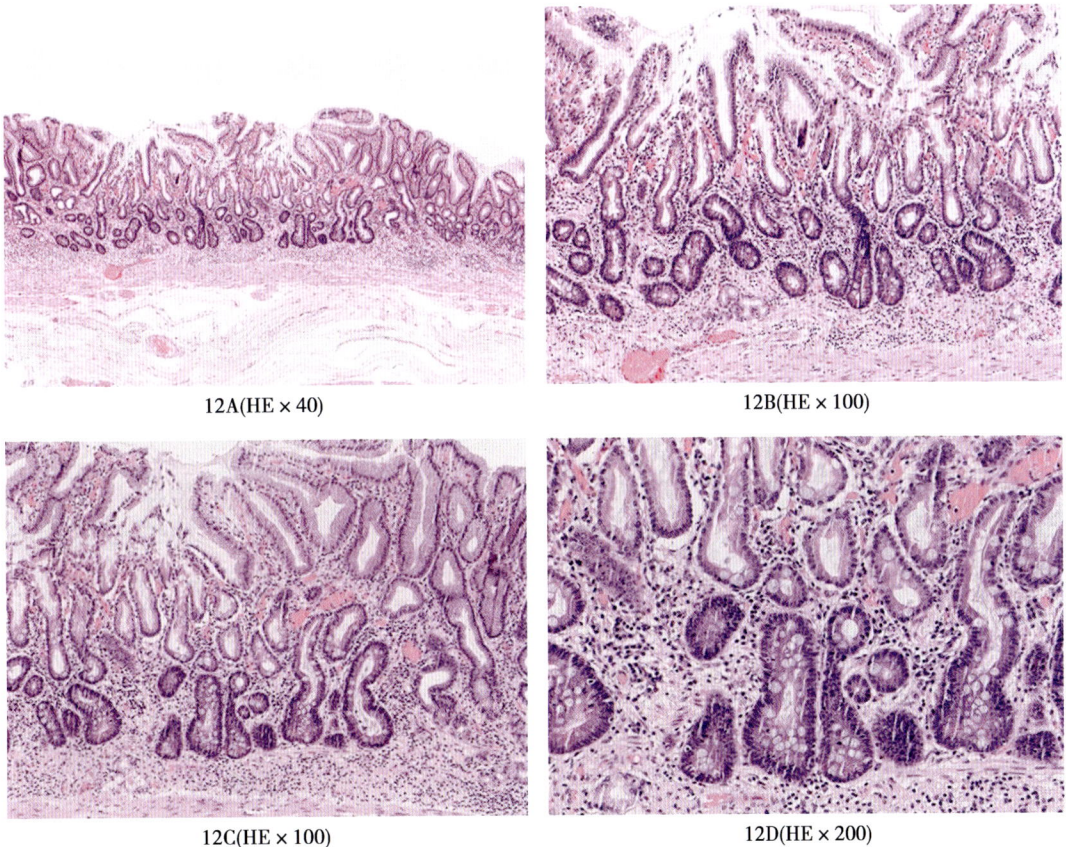

12A(HE×40)

12B(HE×100)

12C(HE×100)

12D(HE×200)

图2-12　慢性萎缩性胃炎伴肠上皮化生

病例13　胃黄色瘤

基本资料　男,53岁。

镜下所见　胃黏膜固有层间质内可见泡沫样组织细胞(图2-13)。

病理诊断　胃黄色瘤。

诊断依据　①由大的含有胆固醇和脂蛋白的泡沫细胞聚集而成。②瘤细胞大小一致,细胞质丰富呈泡沫状,核小,卵圆形,淡染,位于中央,可见一个或多个小核仁,染色质细,无核分裂象。③周围可有慢性炎症细胞,间质无黏液。

鉴别诊断　印戒细胞癌,核大深染,位于一侧,有异型,染色质粗而分散,可见核分裂象,肿瘤内可见黏液(PAS/AB染色阳性)。

知识拓展　病变常沿胃小弯和幽门区成群分布。

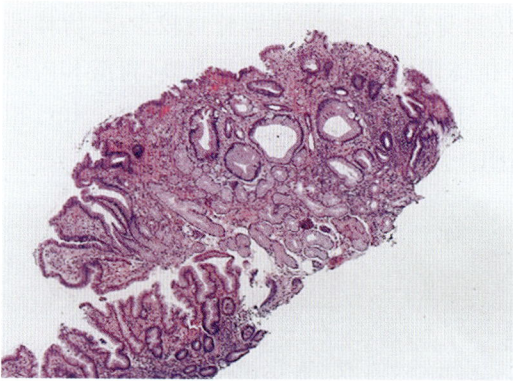

13A(HE×40)

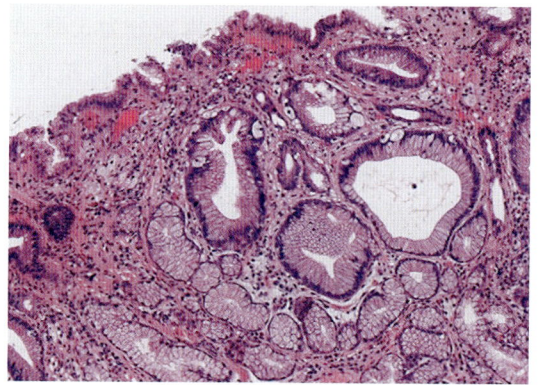

13B(HE×100)

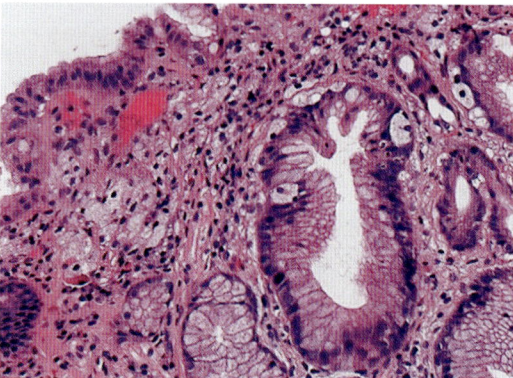

13C(HE×200)

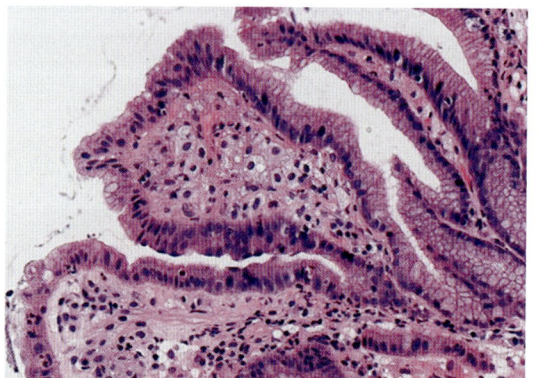

13D(HE×200)

图2-13　胃黄色瘤

肿瘤性疾病

病例14 胃黏膜低级别上皮内瘤变

基本资料 女,62岁,中上腹不适2月余。内镜:胃窦大弯侧可见一大小约1.5cm×1.2cm、0-Ⅱa+Ⅱc型病变,病变表面黏膜粗糙、发红。

镜下所见 异型增生黏膜腺体结构轻度异常(图2-14A、B),细胞核长型,拥挤,位于基底部,核分裂象少见(图2-14C、D)。

病理 胃黏膜低级别上皮内瘤变。

诊断依据 ①异型增生黏膜腺体结构轻度异常,腺体出芽、分支,腺腔内可见乳头结构,隐窝延长呈锯齿状,并呈囊性扩张。②细胞核长型,拥挤,位于基底部,核分裂象少见。

鉴别诊断

(1)高级别上皮内瘤变:出现显著的结构和细胞异型性改变。

(2)反应性改变:炎症背景。

14A(HE×40)

14B(HE×100)

14C(HE×100)

14D(HE×200)

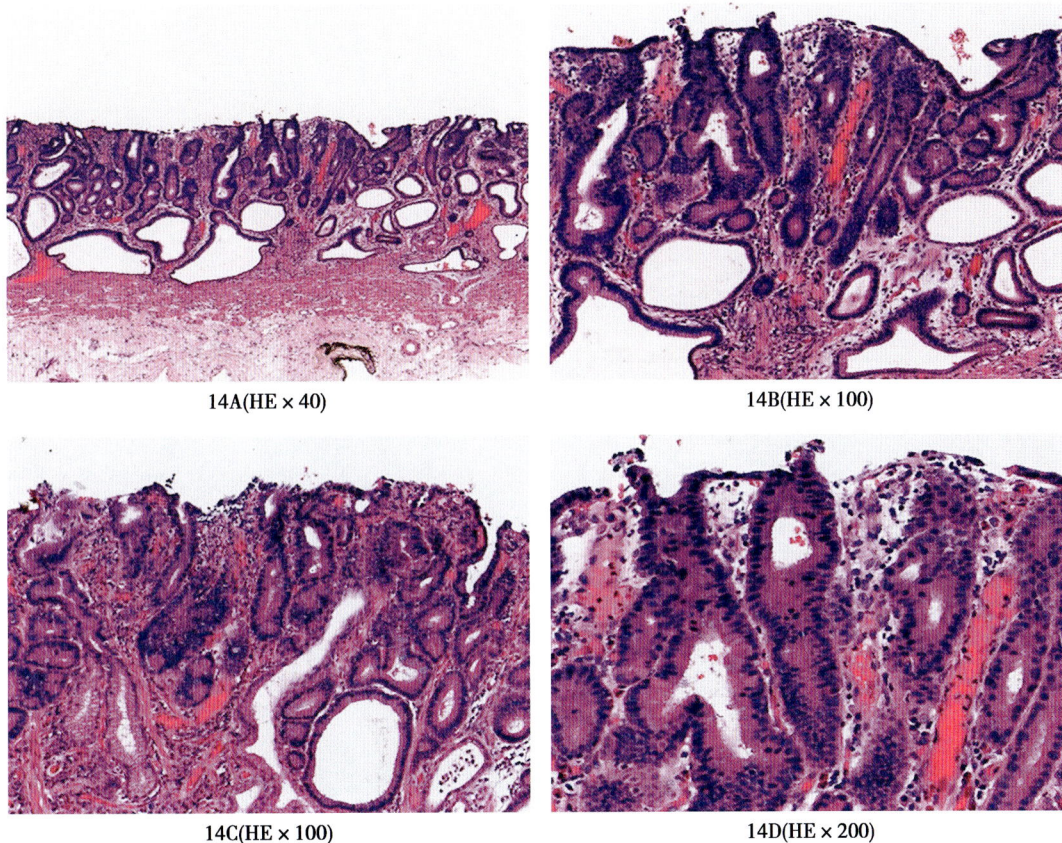

图2-14 胃黏膜低级别上皮内瘤变

病例 15　胃黏膜高级别上皮内瘤变

基本资料　男,76 岁。胃镜:胃窦后壁可见一 0-Ⅱc 型病变,表面黏膜褪色、粗糙。

镜下所见　腺体出现分支,扭曲(图 2-15A~C),细胞异型性明显(图 2-15D)。

病理诊断　胃黏膜高级别上皮内瘤变。

诊断依据　①黏膜组织结构和细胞形态均出现明显改变。②组织结构:腺体排列紊乱,密集拥挤,形态不规则,出现分支,扭曲或折叠。③细胞明显不典型性:假复层排列,极向消失,核呈圆形或椭圆形,核质比失常,核分裂象多见。

鉴别诊断

(1) 黏膜内癌:腺腔内坏死、流产型腺体、筛状结构、腺体相互融合以及腺体结构异常复杂(例如"W"形、"Y"形或隧道样结构)、单个细胞。

(2) 反应性改变:往往伴有显著的活动性炎症背景,细胞的多形性改变不明显,没有病理性核分裂象,表面上皮可见成熟分化的现象,与周围组织没有清晰的界限,腺体结构大多正常。

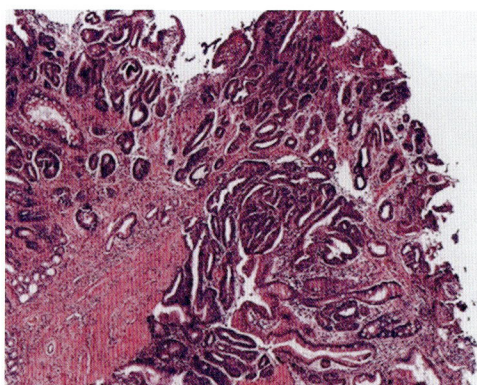

15A(HE × 40)

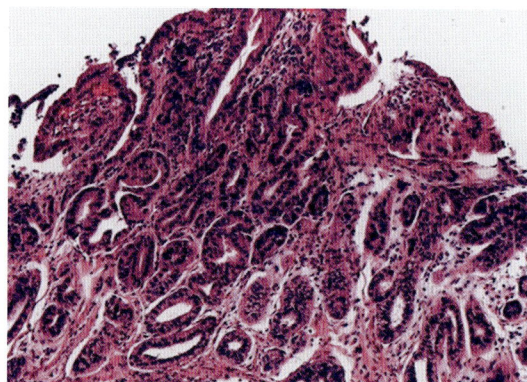

15B(HE × 100)

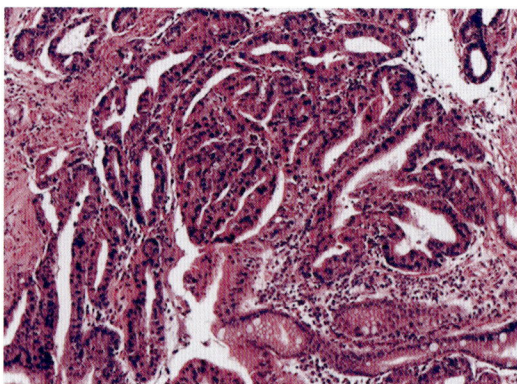

15C(HE × 100)

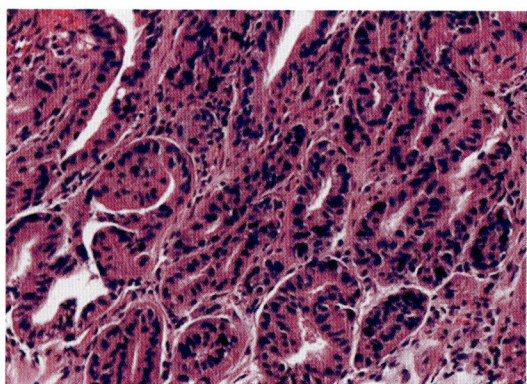

15D(HE × 200)

图 2-15　胃黏膜高级别上皮内瘤变

病例 16　增生性息肉

基本资料　女,62 岁。胃镜:胃窦前壁可见一大小约 3cm×3cm 的宽基息肉样病变,病变表面黏膜充血、粗糙。

镜下所见　小凹增生伴小凹延长和扩张(图 2-16A、B),内衬成熟胃黏液细胞,黏膜固有层炎症细胞浸润伴水肿,上皮呈反应性改变,未见异型增生(图 2-16C、D)。

病理诊断　胃黏膜增生性息肉。

诊断依据　增生性息肉是胃黏膜反复损伤修复所致的胃小凹上皮过度增生性病变。①小凹增生伴小凹延长和扩张,内衬成熟胃黏液细胞。②黏膜固有层炎症、水肿。③上皮反应性改变常见,与糜烂相关;可有异型增生(较少见)。

鉴别诊断

(1) 幼年性息肉:光滑,圆润,分叶状外观,小凹上皮增生,上皮反应性改变常见,可与异型增生相关,黏膜固有层急、慢性混合型炎症,腺体囊状扩张,充满中性粒细胞,平滑肌不突出。

(2) 波伊茨-耶格(Peutz-Jeghers)息肉:上皮细胞增生,树枝状平滑肌将其分隔,偶见与糜烂有关的上皮反应性改变,黏膜固有层一般无显著变化。

知识拓展　直径>1cm 的增生性息肉,可伴有异型增生和腺癌。如果发现伴有异型增生或黏膜内癌,但蒂部未受影响,病变可以被完全切除,达到治愈的可能。

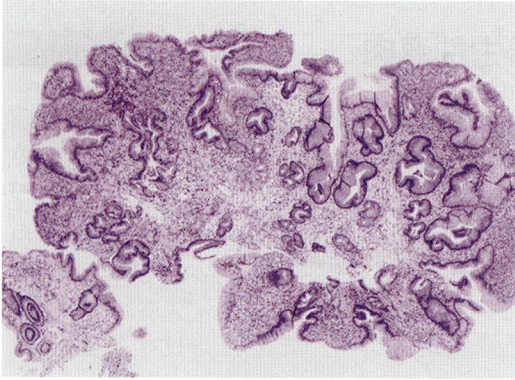
16A(HE × 40)

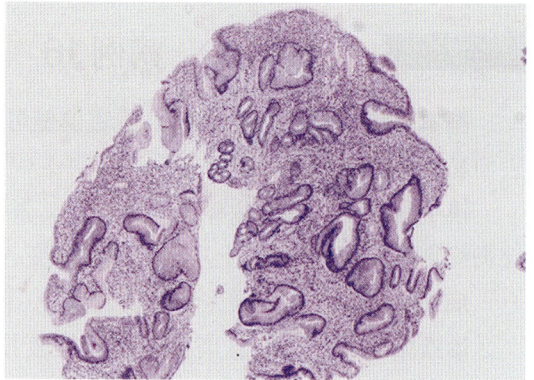
16B(HE × 40)

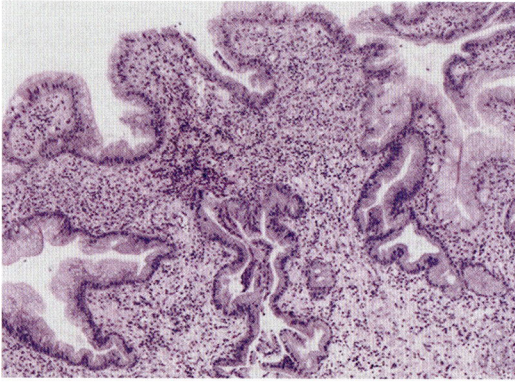
16C(HE × 100)

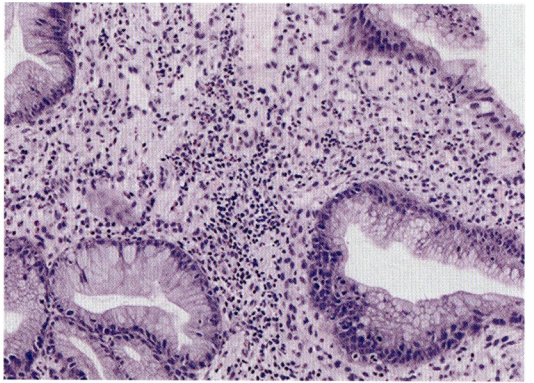
16D(HE × 200)

图 2-16　增生性息肉

病例 17　胃底腺息肉

基本资料　男,66 岁。胃镜:胃底可见一大小约为 0.3cm×0.3cm 的息肉。

镜下所见　病变由数量不等的囊性扩张的胃底腺构成(图 2-17)。

病理诊断　胃底腺息肉。

诊断依据　胃底腺息肉由胃底腺黏膜深层增生及扩张的腺体构成。①病变由数量不等的囊性扩张的胃底腺构成;黏液性颈部细胞增生明显,包含主细胞和壁细胞。②微囊结构衬覆扁平上皮细胞。

鉴别诊断

(1) 胃底腺腺瘤:不规则的分支小管结构相互吻合呈条索状,单一形态的上皮细胞构成小管样细胞(核小,圆形,位于中央,具有丰富嗜双色性细胞质),可见混杂壁细胞。

(2) 质子泵抑制剂效应:壁细胞增生伴顶浆分泌改变。

知识拓展　异型增生在散发的胃底腺息肉中很少见,但在息肉病综合征中并不少见。

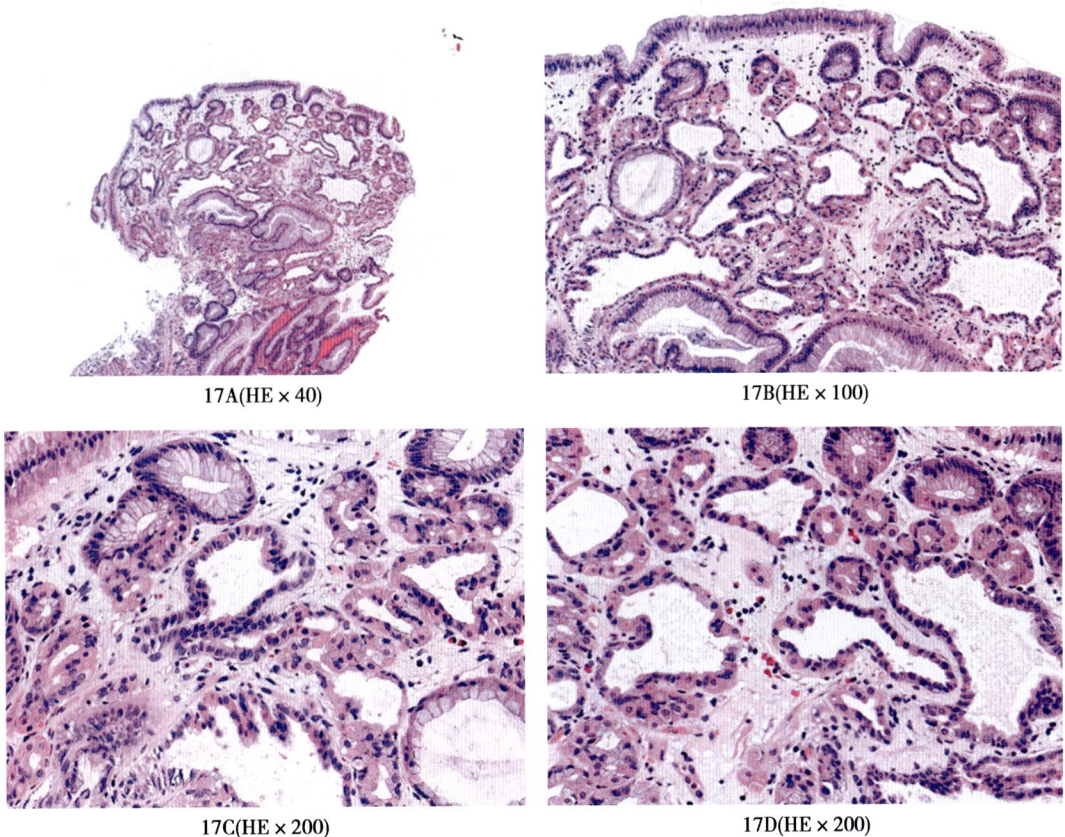

17A(HE × 40)　17B(HE × 100)　17C(HE × 200)　17D(HE × 200)

图 2-17　胃底腺息肉

病例18 胃 腺 癌

基本资料 男,58岁。胃镜:胃体下部后壁见一2cm隆起,中央溃疡凹陷。

镜下所见 腺体形态不一,部分相互融合伴出芽(图2-18A~C),细胞异型性明显(图2-18D)。

病理诊断 中分化腺癌。

诊断依据 ①腺体形态不一及复杂的腺体结构,包括筛孔状腺体、显著分支、出芽或相互融合的腺体。②癌细胞异型性明显,核大小不一、深染,核分裂象多见。

鉴别诊断

(1)高分化腺癌:具有分化良好的腺体结构,细胞异型性不明显,腺体可有扩张表现,腺腔内可见坏死。

(2)低分化腺癌:腺体结构少见,癌细胞呈散在、条索状、巢团状、片状或实性生长。

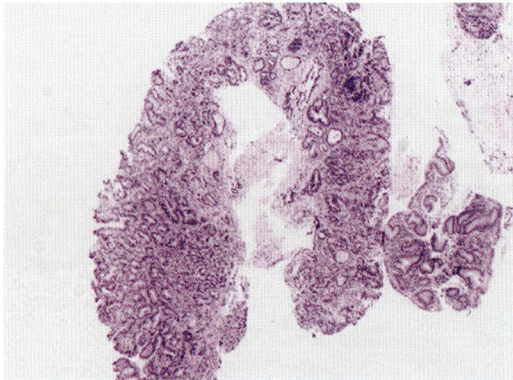

18A(HE × 40)

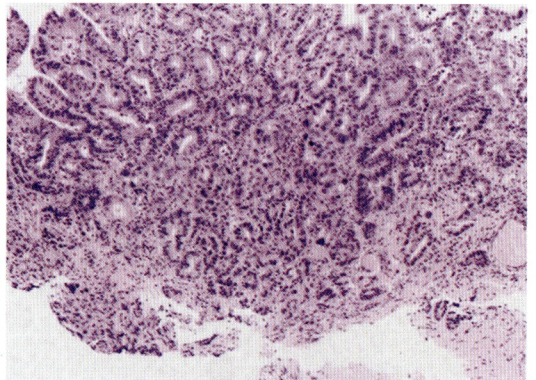

18B(HE × 100)

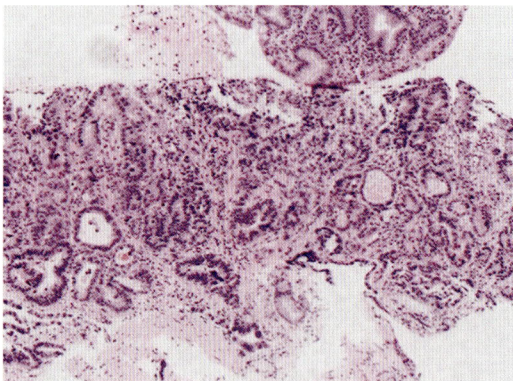

18C(HE × 100)

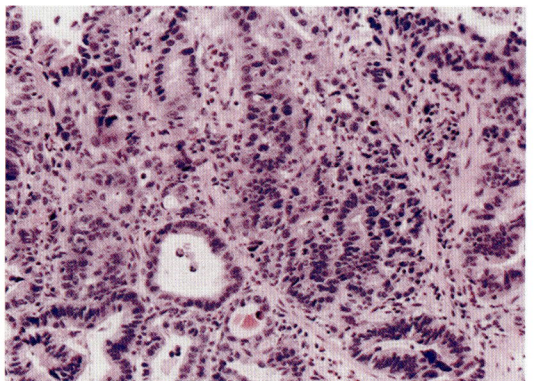

18D(HE × 200)

图2-18 中分化腺癌

病例 19　印戒细胞癌

基本资料　男,63 岁。胃镜:胃窦后壁可见一大小约 1.5cm×1cm 浅表凹陷型病变。

镜下所见　印戒细胞在黏膜固有层浸润性生长(图 2-19)。

病理诊断　印戒细胞癌。

诊断依据　含黏液的癌细胞占 50% 以上,不形成管腔或腺管,呈弥漫性生长;细胞质内黏液增多,将细胞核挤到一侧,形成印戒状;有时也形成黏液湖。有 5 种细胞形态:印戒细胞样;组织细胞样;含中性黏液颗粒小细胞;不含黏液小细胞;退行发育细胞。

鉴别诊断

(1) 印戒细胞样改变:常见于假膜性结肠炎或胃溃疡继发损伤,脱落细胞在腺腔内聚集,扭曲变性,细胞内黏液空泡使细胞核移位,出现印戒细胞样改变。

(2) 黄色瘤:黏膜固有层内的载脂巨噬细胞,核温和,居中。

(3) Russell 小体胃炎:浆细胞局部聚集,细胞质由免疫球蛋白组成的嗜酸小球(Russell 小体)推挤细胞核,黏膜固有层扩张,导致邻近胃腺体变形,急、慢性炎症细胞浸润,无核异型性。

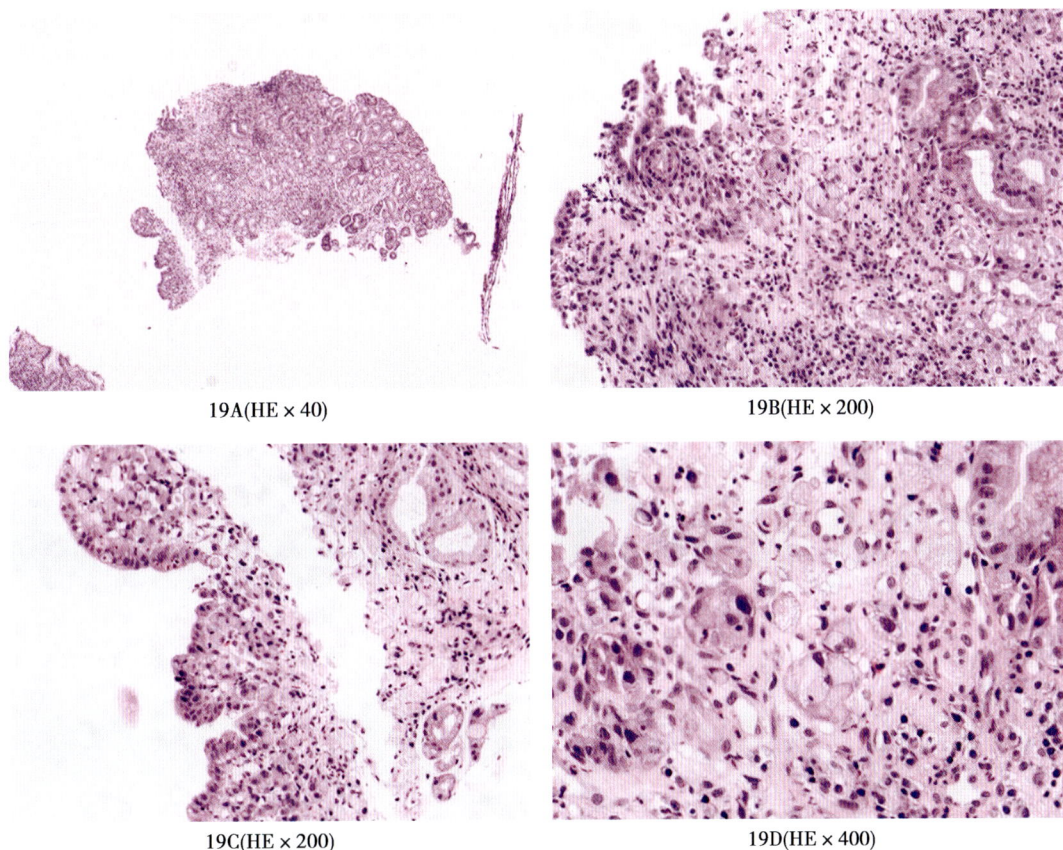

19A(HE × 40)

19B(HE × 200)

19C(HE × 200)

19D(HE × 400)

图 2-19　印戒细胞癌

病例 20　胃肠道间质瘤

基本资料　男,66 岁。

大体检查　胃壁肌壁间结节样物,大小 2.5cm×1.5cm×1.2cm,切面灰白、实性、质韧,界尚清。

镜下所见　肿瘤位于胃肌壁间(图 2-20A),梭形细胞排列呈多种形态,呈旋涡状、花边状、栅栏状(图 2-20B、C),细胞较一致,可见核旁空泡(图 2-20D)。

免疫组化　CD34(图 2-20E)、CD117(图 2-20F)、DOG1(图 2-20G)阳性,Desmin(图 2-20H)、S-100 阴性。

病理诊断　胃肠道间质瘤。

诊断依据　①梭形细胞型、上皮样细胞型或两种细胞混合。②梭形细胞常可见核旁空泡,上皮样细胞可大小一致或异型性极明显。③组织学形态多样,可呈旋涡状、花边状、栅栏状、菊形团样、古钱币样等。④间质呈硬化性,可伴有钙化,肿瘤中胶原丰富,细胞稀少,血管周围玻璃样变明显,并伴有黏液变性。

鉴别诊断

(1) 平滑肌瘤:细胞核两端钝圆,表达 SMA、Desmin。

(2) 神经鞘瘤:表达 S-100,肿瘤周围可有淋巴鞘。

知识拓展　胃肠道间质瘤(gastrointestinal stroma tumor,GIST)危险度评估适用于原发完全切除的标本。

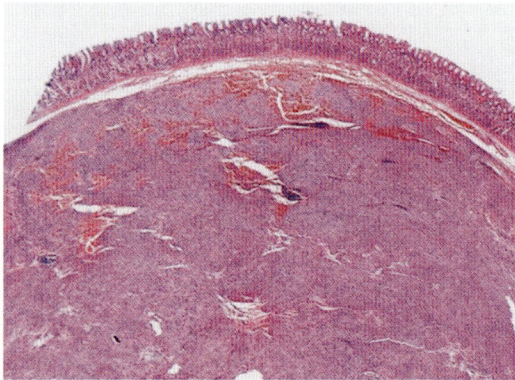

20A(HE × 10)

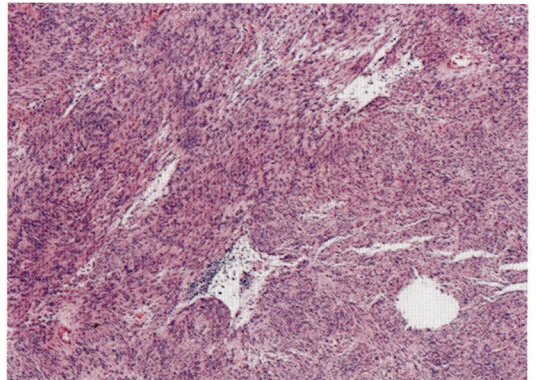

20B(HE × 40)

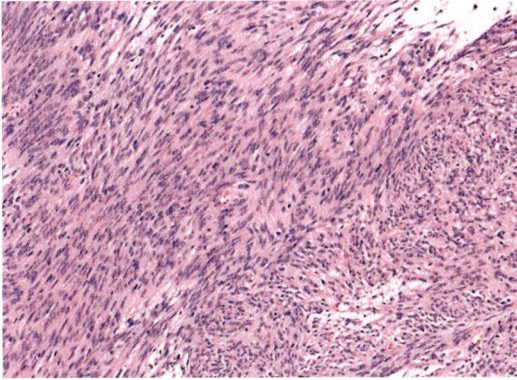

20C(HE × 100)

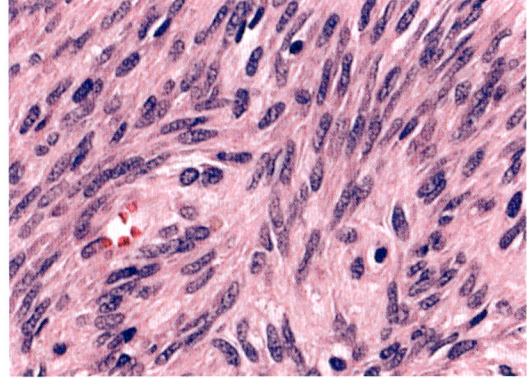

20D(HE × 400)

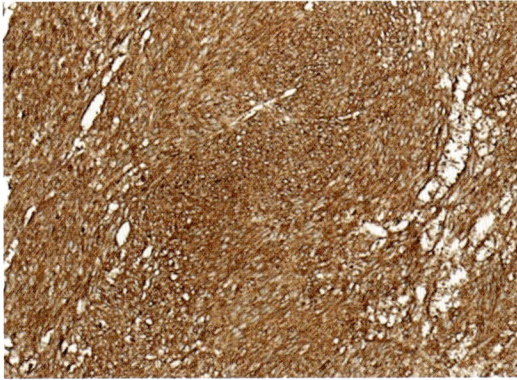

20E(CD34 × 100)

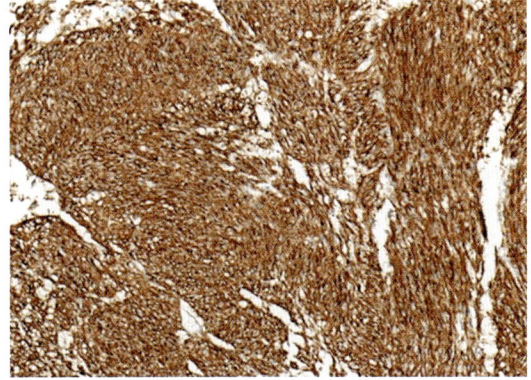

20F(CD117 × 100)

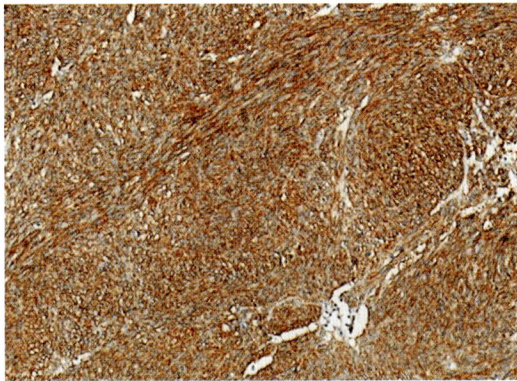

20G(DOG1 × 100)

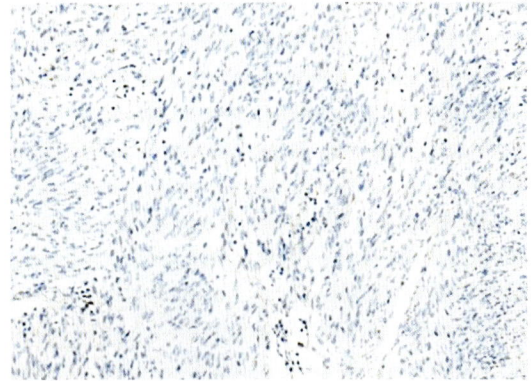

20H(Desmin × 100)

图 2-20　胃肠道间质瘤

病例 21 胃黏膜相关淋巴组织边缘区 B 细胞淋巴瘤

基本资料 女,63 岁。胃镜:胃体至胃窦四壁黏膜呈弥漫颗粒状、结节状隆起,表面散在多发不规则浅溃疡,溃疡表面覆着白苔,胃壁僵硬,蠕动性差。

镜下所见 胃黏膜组织中见增生的淋巴细胞浸润(图 2-21A、B、D),可见淋巴上皮病变(图 2-21C)。

免疫组化 CD20(3+)(图 2-21E)、CD79α(3+)(图 2-21F)、CD23(−)(图 2-21G)、LMO2(生发中心+)、Bcl-6(−)、CD10(−)(图 2-21H)、CD3(−)、CD43(少量+)、Ki-67(约 10%)、LEF-1(−)、AE1/AE3(显示局灶淋巴上皮病变)。

分子检测结果显示 B 细胞受体克隆性重排。

病理诊断 黏膜相关淋巴组织边缘区 B 细胞淋巴瘤。

诊断依据 肿瘤细胞初期存在于滤泡帽部边缘区,进展后侵蚀、超出淋巴滤泡,肿瘤细胞中等大小,与滤泡中心细胞相似,细胞质中等淡染,核不规则,核仁不明显。约 1/3 病例存在浆细胞分化、淋巴上皮病变,若出现簇状中心母细胞或免疫母细胞样转化,则应诊断为弥漫性大 B 细胞淋巴瘤(diffuse large B cell lymphoma,DLBCL)。

鉴别诊断

(1) 慢性淋巴细胞白血病/小淋巴细胞淋巴瘤:CD5(+),CD23(+),LEF-1(+)。

(2) 套细胞淋巴瘤:Cyclin D1(+),*CCND1*、*IGH* 基因易位。

(3) 滤泡性淋巴瘤:CD10(+),Bcl-6(+),*Bcl/IGH* 基因易位。

(4) 淋巴上皮瘤样癌:组织学表现为低分化癌,细胞异型明显,核多边形,核分裂象常见,肿瘤具有花边样结构及推挤样边缘,有急性炎症细胞浸润。

知识拓展 对于早期胃 MALT 淋巴瘤有研究表明,单纯抗幽门螺杆菌就可以缓解,因此部分学者主张先根除幽门螺杆菌再考虑手术和放疗。

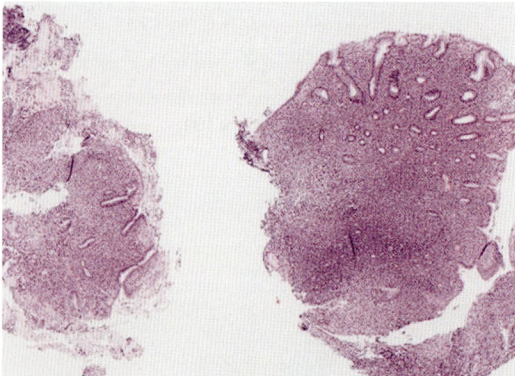

21A(HE × 40)

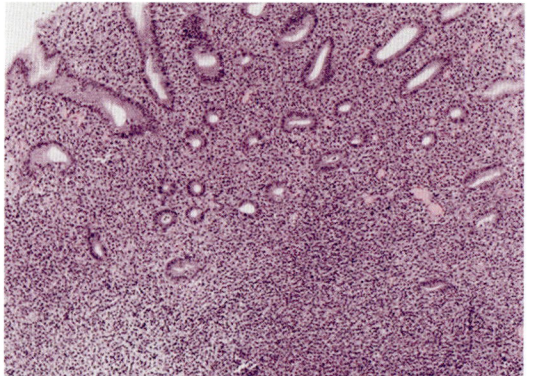

21B(HE × 100)

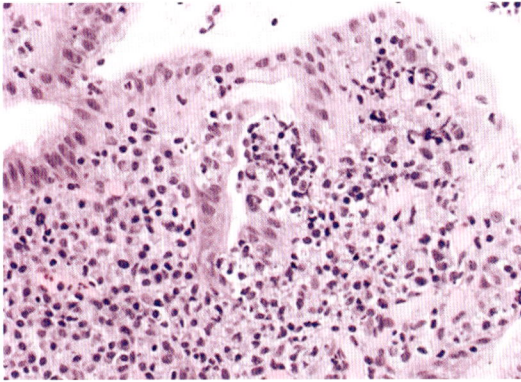

21C(HE × 400)

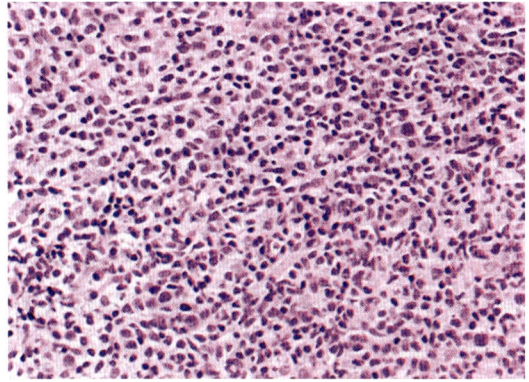

21D(HE × 400)

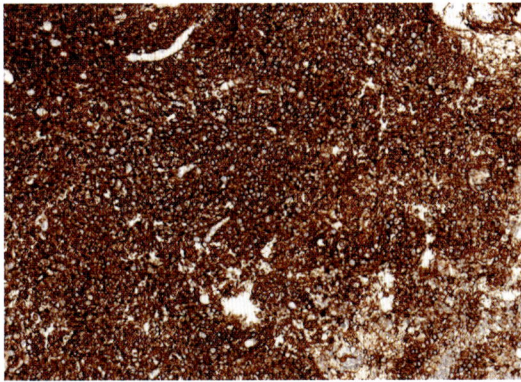

21E(CD20 × 100)

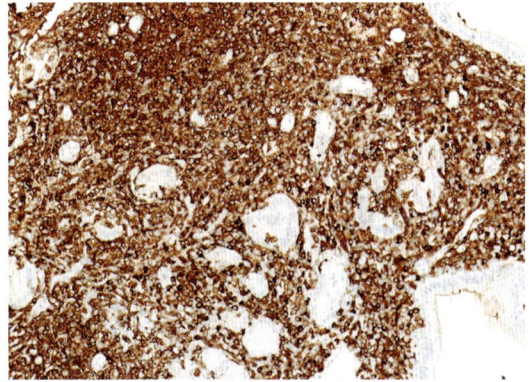

21F(CD79α × 100)

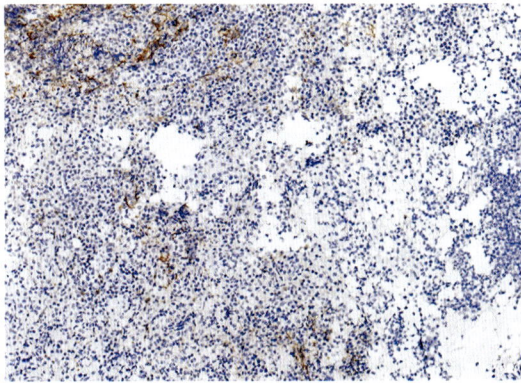

21G(CD23 × 100)

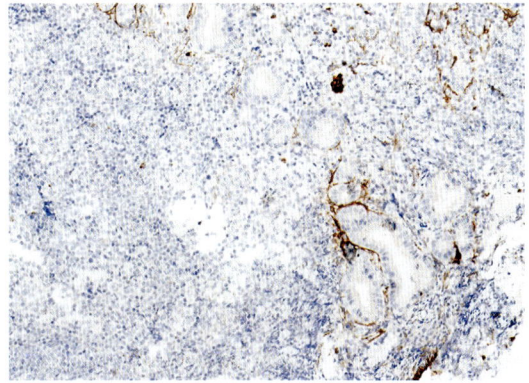

21H(CD10 × 100)

图 2-21 黏膜相关淋巴组织边缘带 B 细胞淋巴瘤

病例 22　弥漫大 B 细胞淋巴瘤

基本资料　男,66 岁,上腹不适 2 月余。

大体检查　胃黏膜多发溃疡。

镜下所见　肿瘤细胞弥漫浸润并破坏胃黏膜结构(图 2-22A、B),细胞体积大,细胞质丰富,核空泡状,核仁明显,核分裂象多见,凋亡常见(图 2-22C、D)。

免疫组化　CD20(3+)(图 2-22E)、CD3(炎性背景区 T 细胞+)(图 2-22F)、CD10(-)、Bcl-6(-)、MUM-1(3+)(图 2-22G)、Ki-67(密集区+90%)(图 2-22H)。

病理诊断　弥漫大 B 细胞淋巴瘤(非生发中心 B 细胞型)。

诊断依据　①大 B 细胞,体积大,细胞质丰富,核空泡状,核仁明显,核分裂象多见。②凋亡常见。③弥漫浸润并破坏胃黏膜结构。④IHC:B 细胞标志物(CD19、CD20、CD22、CD79α)均(+);可表达 CD30 和 CD5,不表达 Cyclin D1,而 CD10、Bcl-6 和 IRF4/MUM-1 表达率各家报道不同。

鉴别诊断

(1) 低分化癌:细胞内黏液存在可辅助诊断腺癌。

(2) MALT 淋巴瘤:弥漫大 B 细胞淋巴瘤可由 MALT 淋巴瘤转化而来,也可与 MALT 淋巴瘤共存,形态学上以大 B 细胞为主,侵犯腺体较 MALT 淋巴瘤少见。

(3) 神经内分泌癌:表达神经内分泌标记物。

知识拓展　分子病理方面部分病例可出现 *Bcl-2* 和 *myc* 重排,提示双打击弥漫大 B 细胞淋巴瘤/高级别 B 细胞淋巴瘤。部分病例 EBER 原位杂交(+)。

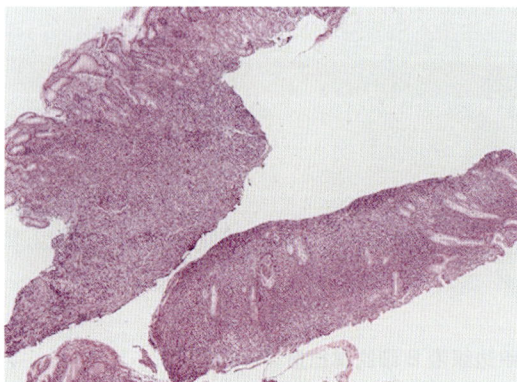

22A(HE × 40)

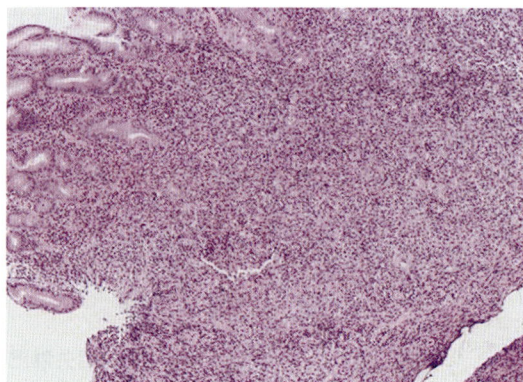

22B(HE × 100)

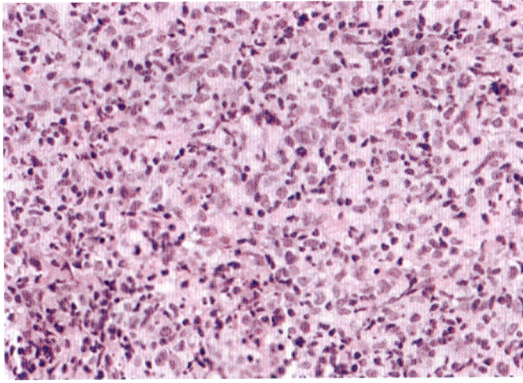

22C(HE × 400)

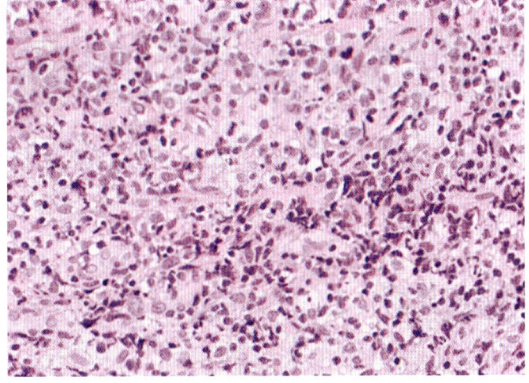

22D(HE × 400)

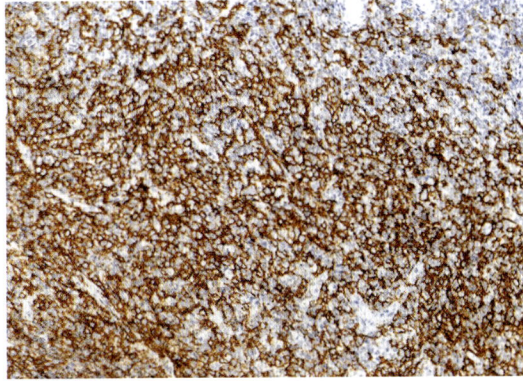

22E(CD20 × 100)

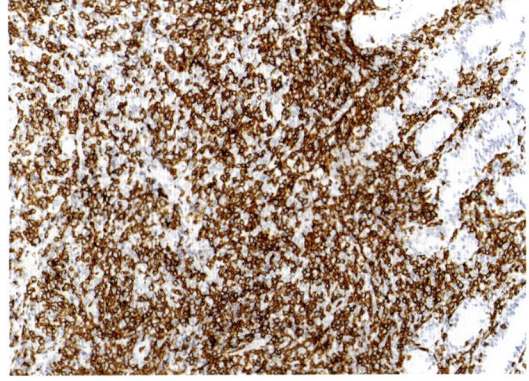

22F(CD3 × 100)

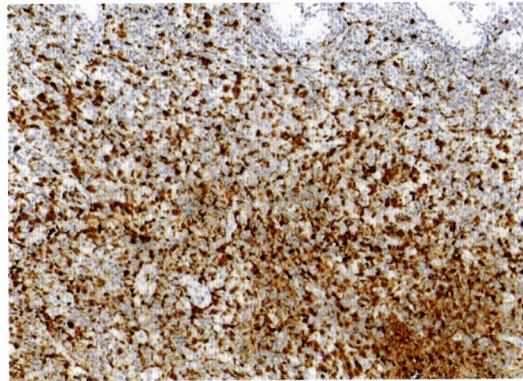

22G(MUM-1 × 100)

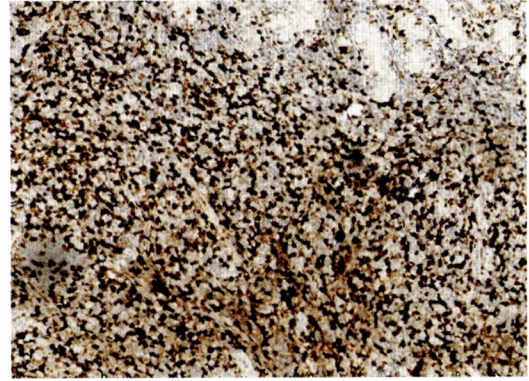

22H(Ki-67 × 100)

图 2-22 弥漫大 B 细胞淋巴瘤

小　肠

非肿瘤性疾病

病例23　十二指肠胰腺异位

基本资料　男,63岁。

镜下所见　十二指肠肌壁间可见巢状分布的胰腺腺泡和导管成分(图2-23)。

病理诊断　十二指肠胰腺异位。

诊断依据　①通常单发,半球形结节或肿物,顶部多凹陷,为胰管开口。②主要位于黏膜下或肌层,分3型,Ⅰ型:可见胰腺导管,腺泡和胰岛(少见);Ⅱ型:可见胰腺导管和腺泡,无胰岛(多见);Ⅲ型:可见多量胰腺导管和十二指肠腺,无/极少腺泡,无胰岛,并可见明显的平滑肌增生。

鉴别诊断

(1) 胰腺腺泡细胞化生:通常为慢性炎症所致,多位于食管下段和食管胃交界处,镜下可见胰腺腺泡成分与其他腺体(胃底腺或贲门腺)混合存在,无小叶、导管结构。

(2) 腺肌瘤:当病变仅仅含有被环形或纵行肌纤维围绕导管时,有时被误诊为腺肌瘤,但腺肌瘤中的平滑肌成分杂乱无章。

知识拓展　异位胰腺多位于黏膜下层,其次为肌层和浆膜层,少数可侵及全层,可与异位十二指肠腺体和胃组织并存。

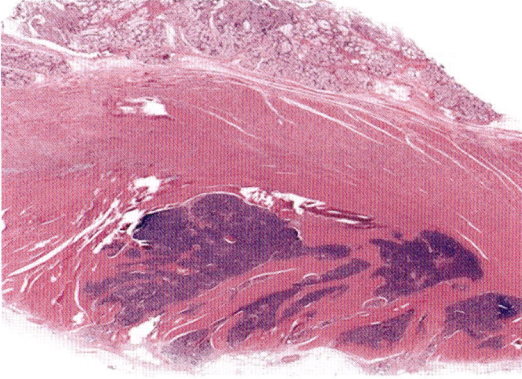

23A(HE × 10)

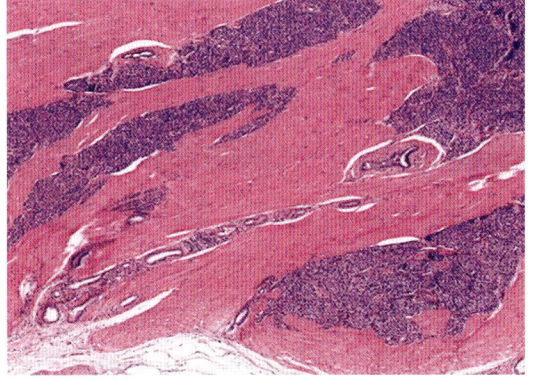

23B(HE × 40)

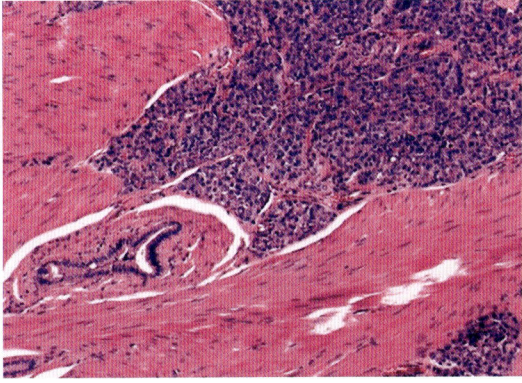

23C(HE × 100)

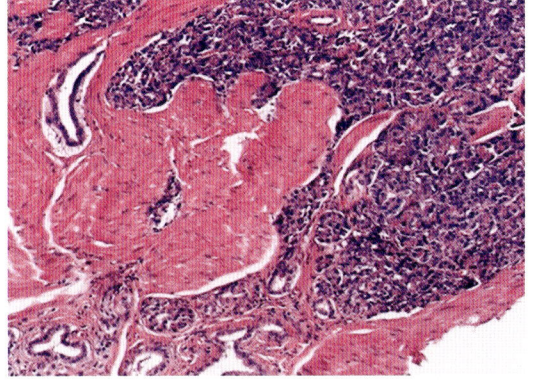

23D(HE × 100)

图 2-23 十二指肠胰腺异位

肿瘤性疾病

病例 24　十二指肠管状绒毛状腺瘤

基本资料　女,53 岁。内镜:十二指肠乳头肿胀、隆起,病变宽基,病变表面黏膜粗糙、局部糜烂。

大体检查　黏膜组织表面略粗糙。

镜下所见　肿瘤排列呈管状及绒毛状结构(图 2-24A),细胞大部分呈低级别上皮内瘤变(图 2-24B、C),局灶呈高级别(图 2-24D)。

病理诊断　十二指肠管状绒毛状腺瘤伴低级别上皮内瘤变,局灶高级别上皮内瘤变。

诊断依据　肿瘤排列呈管状及绒毛状结构,细胞大部分呈低级别上皮内瘤变,局灶呈筛状结构,细胞变圆,核质比增加,符合高级别上皮内瘤变。

知识拓展　肠表型表达 MUC2 和 CDX-2,胰胆管表型表达 MUC1、MUC5AC 及 MUC6。

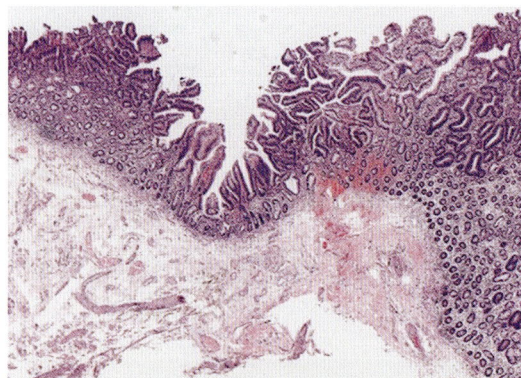

24A(HE×20)

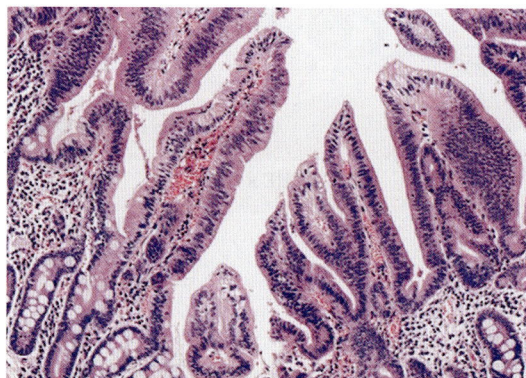

24B(HE×100)

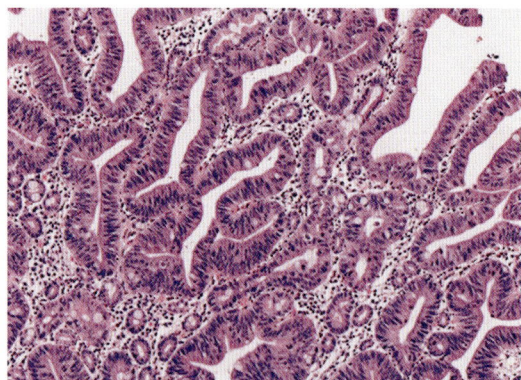

24C(HE×100)

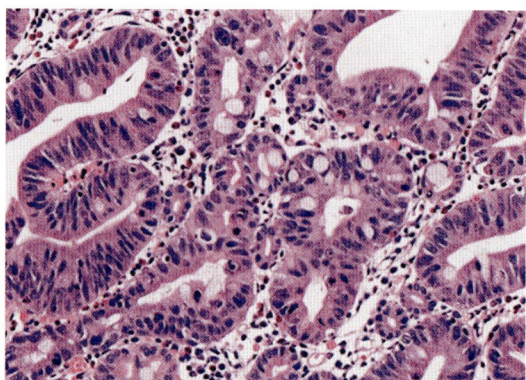

24D(HE×200)

图 2-24　十二指肠管状绒毛状腺瘤

病例 25　Peutz-Jeghers 息肉

基本资料　男,62 岁,结肠多发带蒂息肉。

镜下所见　由黏膜肌层的肌纤维增生形成树枝样结构,其上被覆固有黏膜组织,堆积成绒毛状(图 2-25)。

病理诊断　波伊茨-耶格(Peutz-Jeghers)息肉。

诊断依据　①大体,无蒂/短蒂,排列紧密似腺瘤。②由黏膜肌层的肌纤维增生形成树枝样结构,其上被覆固有黏膜组织,堆积成绒毛状。③偶尔可含有幽门腺和小囊肿,息肉表面被覆黏液柱状上皮。

鉴别诊断

(1) 幼年性息肉:光滑,圆润,分叶状外观,小凹上皮增生,上皮反应性改变常见,可与异型增生相关,黏膜固有层急、慢性混合型炎症,腺体囊状扩张,充满中性粒细胞,平滑肌不突出。

(2) 增生性息肉:小凹增生伴小凹延长和扩张,内衬成熟胃黏液细胞;黏膜固有层炎症、水肿;上皮反应性改变常见。

(3) 胃底腺息肉:由数量不等的囊性扩张的胃底腺构成;颈黏液性细胞增生明显,包含主细胞和壁细胞;微囊结构衬覆扁平上皮细胞。

(4) 腺癌:Peutz-Jeghers 息肉伴发肠套叠或肠梗阻时,由于肠腔压力增加,黏膜上皮内陷,表现为假浸润,但异型性和促纤维间质反应等特征有助于鉴别。

知识拓展　Peutz-Jeghers 综合征是常染色体显性遗传性综合征,青少年多见,常有家族史;皮肤黏膜下出现黑色素沉积(唇、口腔黏膜,或手指、足趾)。

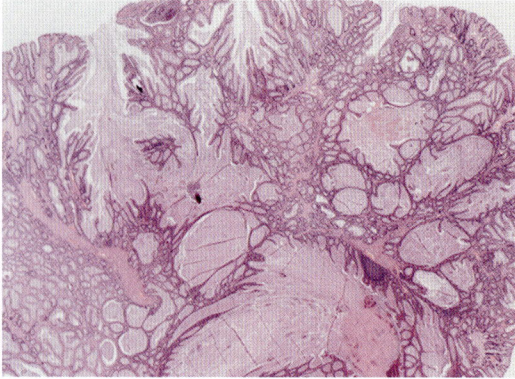

25A(HE × 10)

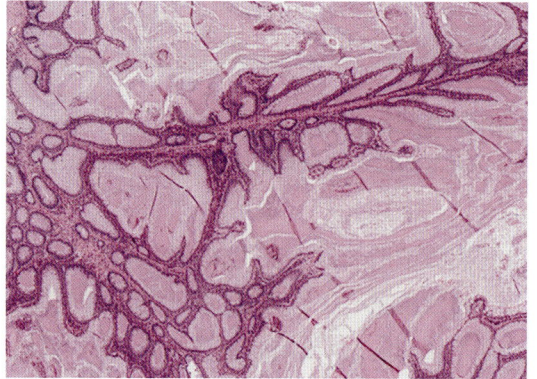

25B(HE × 40)

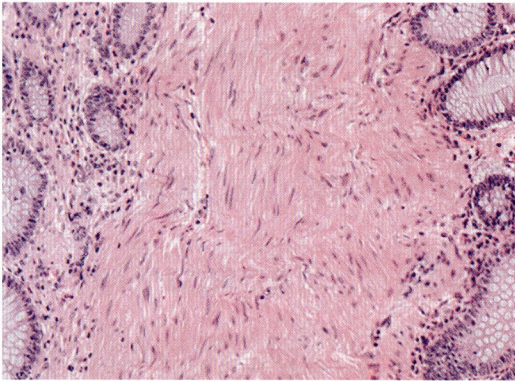

25C(HE × 200)

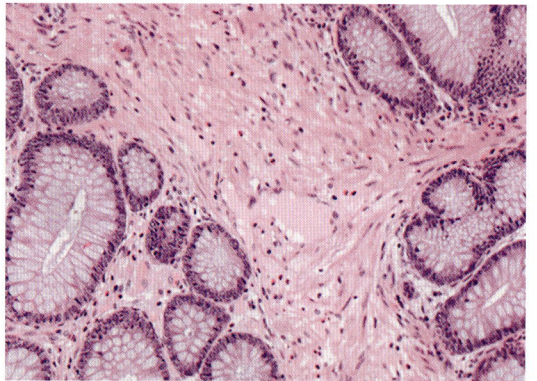

25D(HE × 200)

图 2-25　Peutz-Jeghers 息肉

病例 26 节细胞性副神经节瘤

基本资料 女,60 岁。胃镜:十二指肠乳头肿胀、隆起,表面黏膜略粗糙。

镜下所见 肿瘤位于十二指肠乳头区,可见 3 种细胞成分:梭形细胞、上皮样细胞和神经节细胞(图 2-26A～D)。

免疫组化 AE1/AE3(-)(图 2-26E),CD56(3+),ChrA(灶+)(图 2-26F),p53(+5%),Syn(3+)(图 2-26G),S-100(支持细胞+)(图 2-26H),NeuN(-),NF(节细胞和神经纤维+)(图 2-26I),Ki-67(+<1%)(图 2-26J)。

病理诊断 十二指肠节细胞性副神经节瘤。

诊断依据 十二指肠节细胞性副神经节瘤由 3 种成分构成。①神经内分泌肿瘤(上皮样细胞):具有神经内分泌特征,细胞质丰富,核仁不清,形态温和一致,排列成巢状或小梁状。②施万细胞(梭形细胞):围绕在上皮样细胞周围,呈波浪状、束状或片状分布。③节细胞样细胞:小团或单个存在,往往散在分布于梭形细胞之间。免疫组化,上皮样细胞:CK、Syn、ChrA、PR、PP;梭形细胞:S-100、SOX10;节细胞样细胞:Syn、ChrA、NF;Ki-67 增殖指数低(<1%+)。

鉴别诊断

(1) 神经内分泌肿瘤:无上述 3 种细胞成分组合特征。

(2) 胃肠道间质瘤:梭形细胞或上皮样细胞,梭形细胞常可见核旁空泡,上皮样细胞可大小一致或异型性极明显;组织学形态多样,可呈旋涡状、花边状、栅栏状、菊形团样、古钱币样等。

(3) 神经纤维瘤及神经鞘瘤:由梭形细胞构成,"淋巴细胞鞘"可做诊断线索。

(4) 节细胞神经母细胞瘤:神经母细胞瘤+部分节细胞分化;神经母细胞肿瘤巢由不同分化阶段的神经母细胞(以分化型神经母细胞为主)和丰富的神经毡型间质组成。

知识拓展 文献报道中提出 PR 及 PP 在节细胞性副神经节瘤中的上皮样细胞中呈较高的阳性率,此免疫组化特点可以帮助诊断该类肿瘤,并与发生于消化道或胰腺区域的神经内分泌肿瘤(尤其是 G1 的神经内分泌肿瘤)相鉴别。

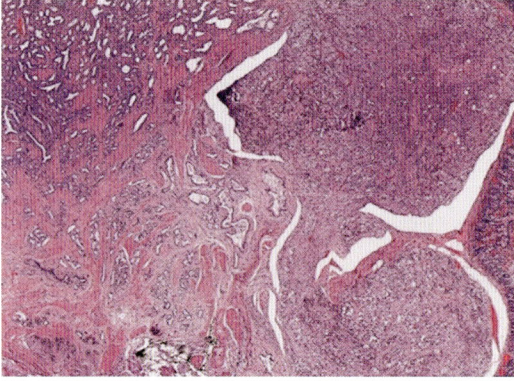

26A(HE × 10)

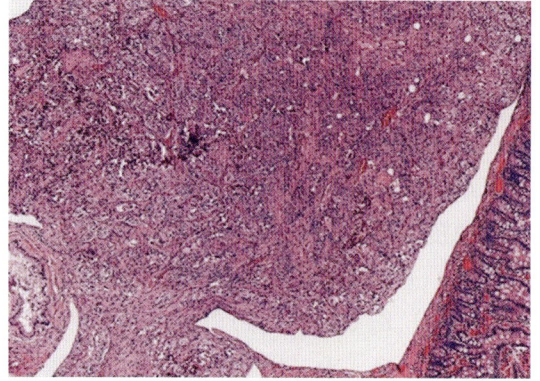

26B(HE × 40)

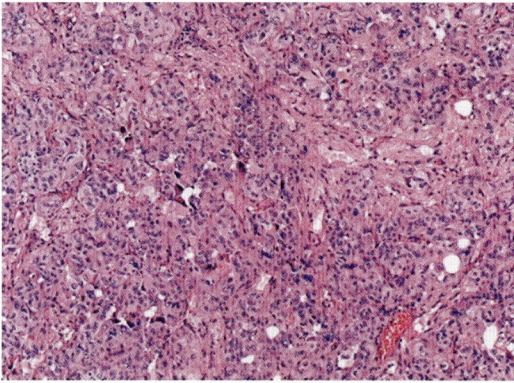

26C(HE × 100)

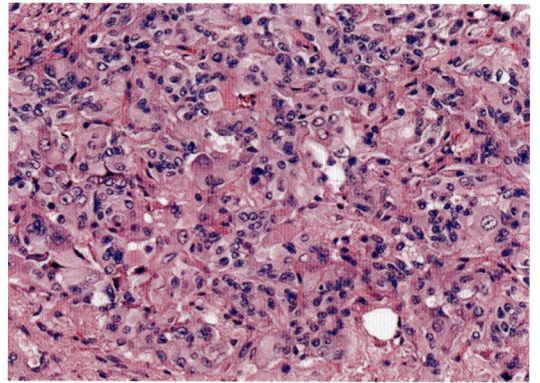

26D(HE × 200)

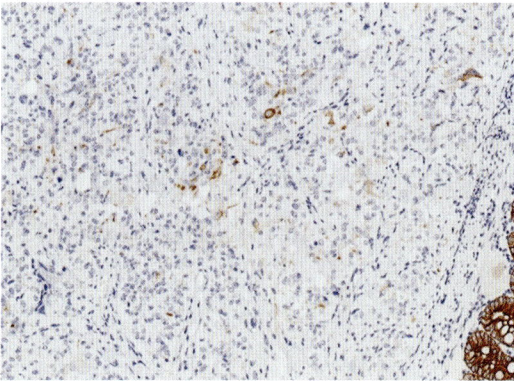

26E(AE1/AE3 × 100)

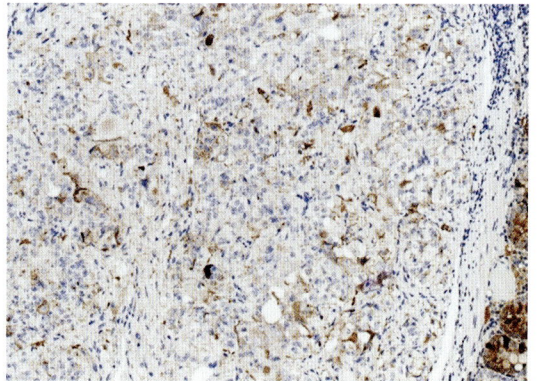

26F(ChrA × 100)

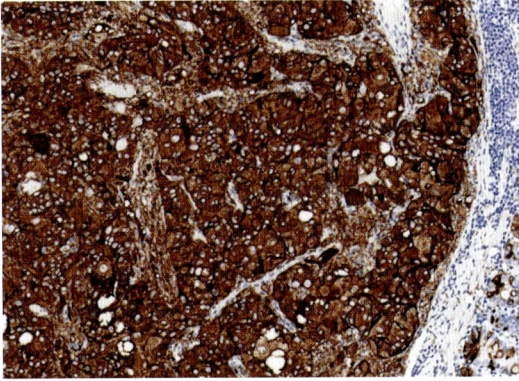

26G(Syn × 100)

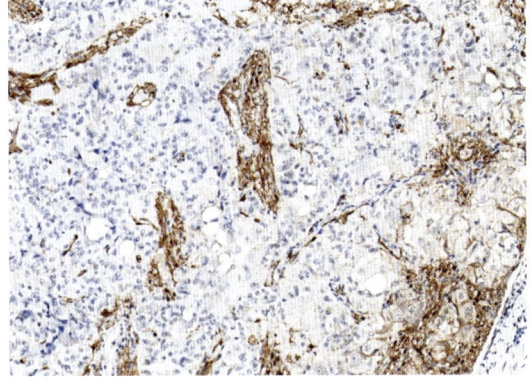

26H(S-100 × 100)

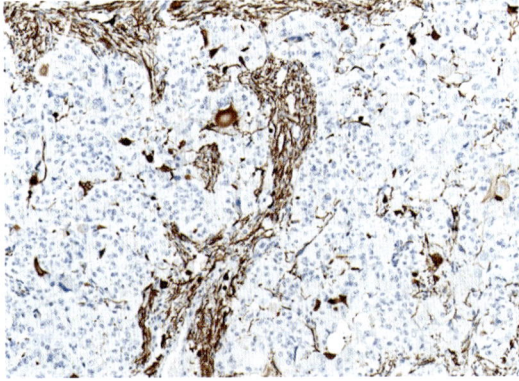

26I(NF × 100)

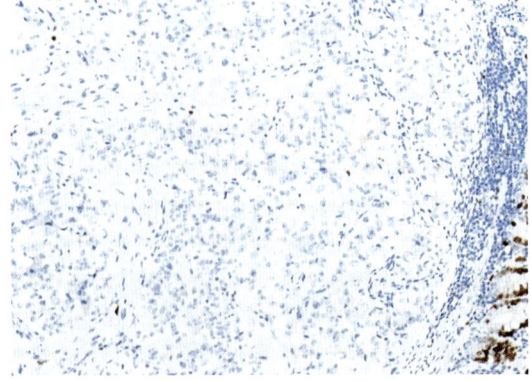

26J(Ki-67 × 100)

图 2-26 节细胞性副神经节瘤

阑 尾

非肿瘤性疾病

病例 27 慢性阑尾炎

基本资料 女,50 岁。

镜下所见 阑尾管壁增厚,各层不同程度纤维化和淋巴细胞、浆细胞、嗜酸性粒细胞浸润,黏膜下层较多脂肪组织(图 2-27),缺乏中性粒细胞。

病理诊断 慢性阑尾炎。

诊断依据 ①外观无明显充血水肿及炎性渗出物,多可见粪石或积粪;部分管壁增厚,管腔狭窄甚至闭塞。②阑尾各层不同程度纤维化和淋巴细胞、浆细胞、嗜酸性粒细胞浸润。③黏膜下层常有较多脂肪组织,管腔可闭塞,继发阑尾积水,阑尾黏液囊肿。

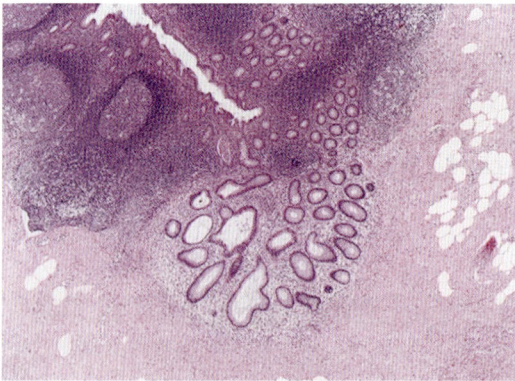
27A(HE × 40)

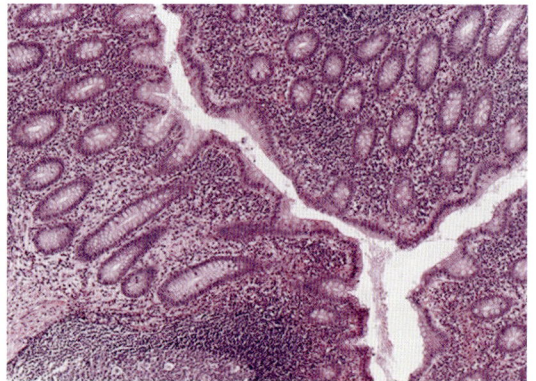
27B(HE × 100)

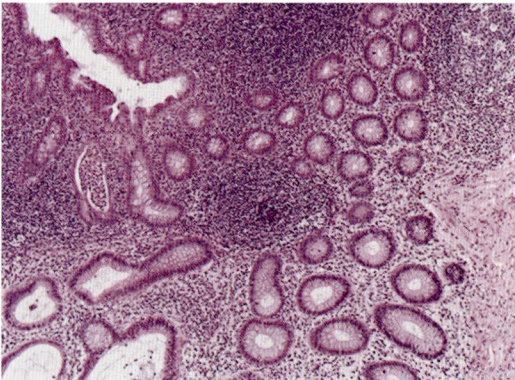
27C(HE × 100)

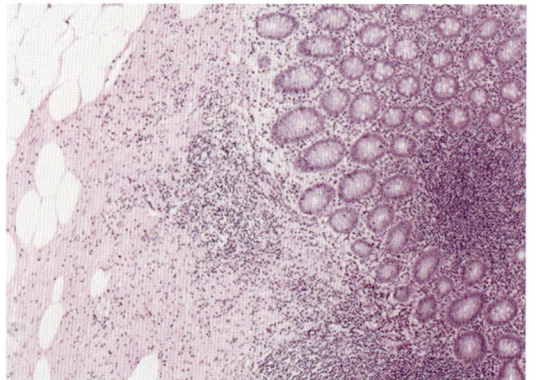
27D(HE × 100)

图 2-27 慢性阑尾炎

肿瘤性疾病

病例28 阑尾腺癌

基本资料 男,59岁,右下腹痛1年余,加重1个月。影像:肠镜提示盲肠不规则隆起,3.5cm×3cm。

大体检查 阑尾根部见一隆起型肿物,大小3cm×2.5cm×1.2cm。

镜下所见 大小不一的不规则腺腔,可形成筛状结构(图2-28A、B);衬覆高柱状、伴较多核分裂象的上皮,腺腔内可见坏死(图2-28C、D)。

病理诊断 阑尾中分化腺癌。

诊断依据 ①与结直肠腺癌类似。②伴促纤维增生反应性浸润。③细胞重度异型增生。④一般CK20、CDX-2、MUC2、CK7阳性。

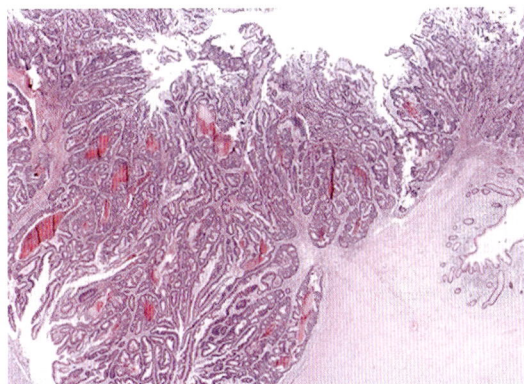

28A(HE×20)

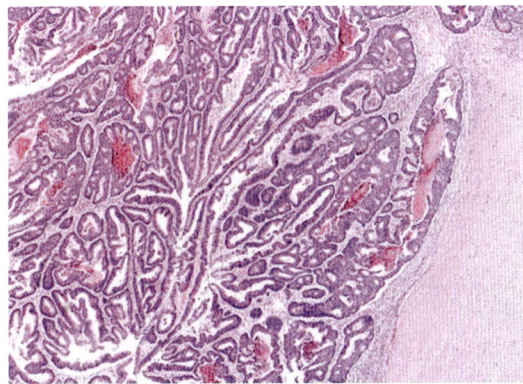

28B(HE×40)

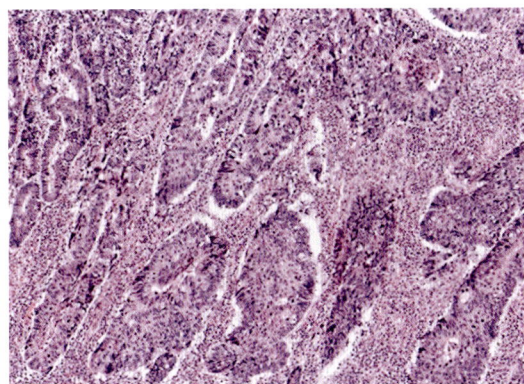

28C(HE×100)

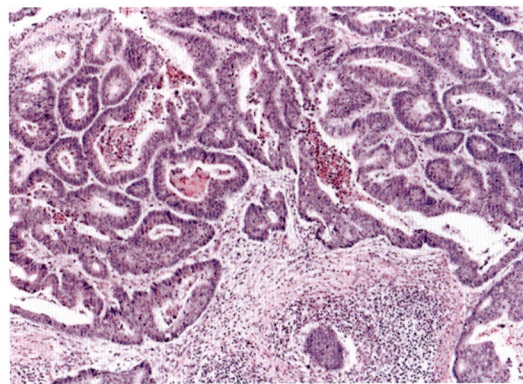

28D(HE×100)

图2-28 阑尾腺癌

病例 29　腹膜假黏液瘤

基本资料　男,59 岁。

大体检查　盆腹腔巨大肿物,切面灰白灰黄胶冻样。

镜下所见　纤维、脂肪组织内见大量黏液湖,局灶内衬单层柱状黏液上皮,细胞形态温和(图 2-29)。

病理诊断　腹膜假黏液瘤。

诊断依据　腹腔内的肿瘤性黏液细胞持续产生黏液,造成缓慢但不断增长的黏液,形成胶样腹水。引起腹膜假黏液瘤的阑尾肿瘤包括低级别阑尾黏液性肿瘤(low grade appendiceal mucinous neoplasm,LAMN)和阑尾黏液腺癌。偶尔来源于其他部位的黏液腺癌,如胆囊、胃、大肠、胰腺、输卵管、脐尿管、肺和乳腺的黏液癌。

知识拓展　腹膜假黏液瘤可分为低级别和高级别。①低级别:肿瘤细胞排列为单排,有时有乳头状突起,核轻度异型,罕见核分裂象。②高级别:细胞重度异型增生,核分裂象多见,可有病理性核分裂象。

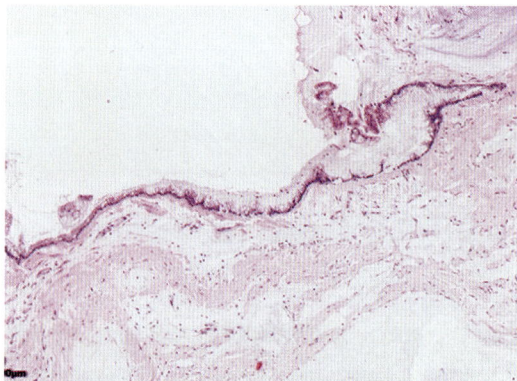

29A(HE × 20)

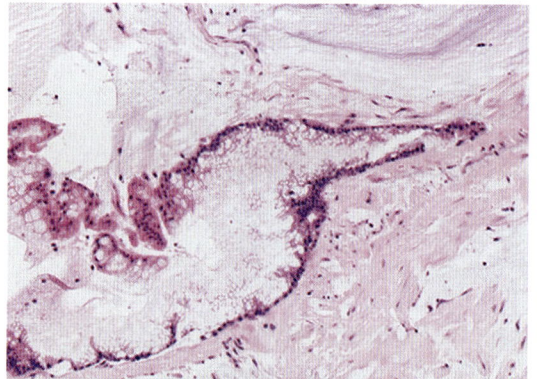

29B(HE × 20)

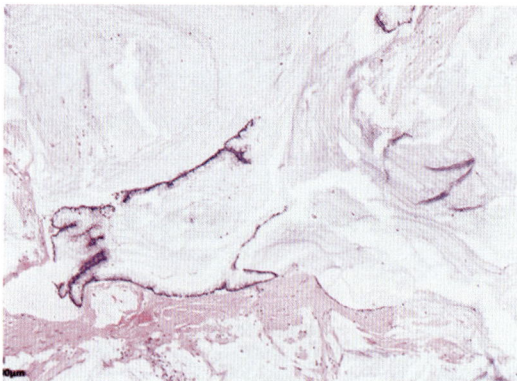

29C(HE × 40)

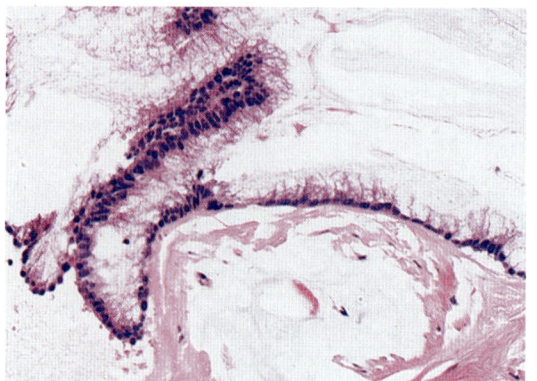

29D(HE × 100)

图 2-29　腹膜假黏液瘤

结 直 肠

非肿瘤性疾病

病例30 肠 结 核

基本资料 男,61岁。

大体检查 回盲瓣处见一隆起型肿物,大小3cm×2.5cm×1.5cm,肿物切面灰白灰黄、实性、质硬,累及结肠,紧邻阑尾开口。

镜下所见 回盲瓣肉芽肿性炎,伴多灶坏死、黏膜水肿及大量急、慢性炎症细胞浸润(图2-30)。

病理诊断 肠结核。

诊断依据 一种为溃疡型肠结核。①肠壁结核结节:肠壁淋巴组织充血,水肿,结核结节形成,融合发生干酪样坏死,破溃后形成溃疡。②环形溃疡:病变起始于黏膜淋巴小结,环绕肠管走形,因此肠结核溃疡多呈环形,底部有干酪样坏死,其下为肉芽组织。③溃疡愈合后瘢痕和纤维组织增生可致肠腔狭窄。④浆膜面常见纤维素渗出和结核结节形成;连接成串,出现结核性淋巴管炎表现,后期纤维化导致肠管粘连。⑤抗酸染色常阳性。另一种为增殖型肠结核。①以大量肠壁结核结节形成和纤维组织增生为病变特点;肠壁增厚。②黏膜面炎性息肉形成,亦可伴黏膜大小不等的溃疡。③疾病后期由于肠壁增生的纤维组织收缩可形成肠狭窄。狭窄呈环形,可单发或多发。

鉴别诊断

(1) 克罗恩病:非坏死性肉芽肿,抗酸染色阴性。

(2) 感染性肠病等:无肉芽肿性炎。

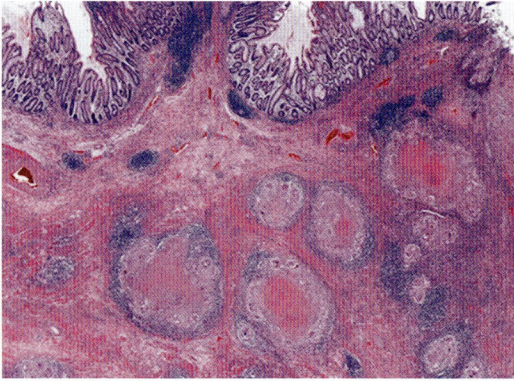

30A(HE × 10)

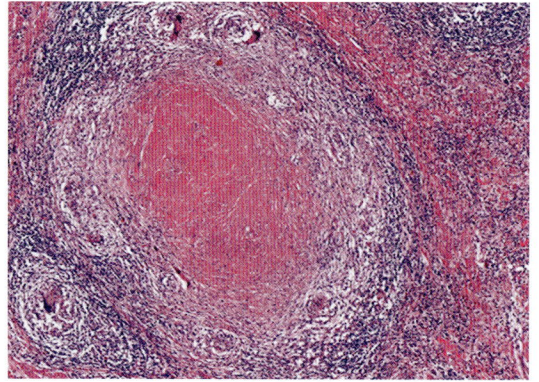

30B(HE × 40)

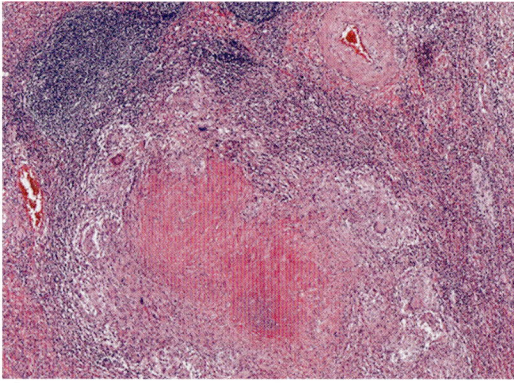

30C(HE × 40)

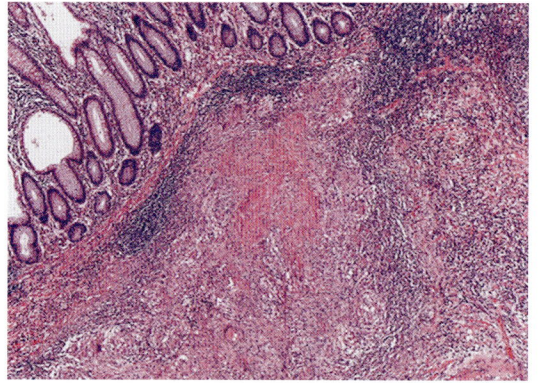

30D(HE × 40)

图 2-30　肠结核

病例31　溃疡性结肠炎

基本资料　女,61岁。

大体检查　结直肠肠黏膜见多个浅溃疡形成。

镜下所见　结直肠黏膜至黏膜下层可见炎症细胞浸润,黏膜结构破坏(图2-31A、B),可见隐窝炎及隐窝脓肿形成(图2-31C、D)。

病理诊断　溃疡性结肠炎。

诊断依据　①隐窝脓肿、隐窝炎常见。②浅溃疡(黏膜层为主);黏膜和黏膜下层弥漫性急、慢性炎症细胞浸润;血管充血,水肿。③慢性改变:隐窝变形,上皮再生性改变等。

鉴别诊断

(1)克罗恩病:可有非坏死性肉芽肿;散在隐窝炎和隐窝脓肿(不如溃疡性结肠炎常见);透壁性炎症,黏膜下层更显著(溃疡性结肠炎为浅表炎症,但爆发性溃疡性结肠炎的溃疡也可累及黏膜下层),节段性病变(溃疡性结肠炎连续性病变);纵行裂隙状溃疡。

(2)感染性肠炎:中性粒细胞浸润伴隐窝形成,常出现在黏膜上半层,固有层内可见大量中性粒细胞浸润,基底部无浆细胞增多,无隐窝结构扭曲。

(3)假膜性结肠炎:有假膜的渗出性外观,可见坏死性上皮性肉芽肿,形态类似炎性肠病(inflammatory bowel disease,IBD),临床病原体筛查可辅助诊断。

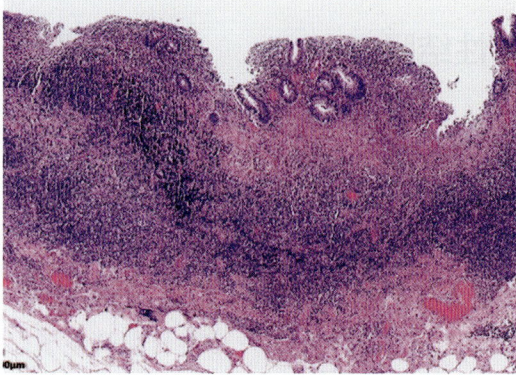

31A(HE × 40)

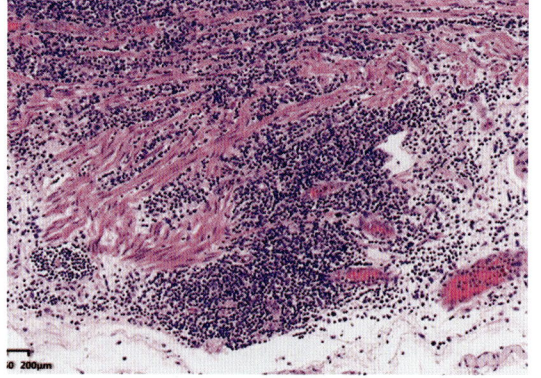

31B(HE × 100)

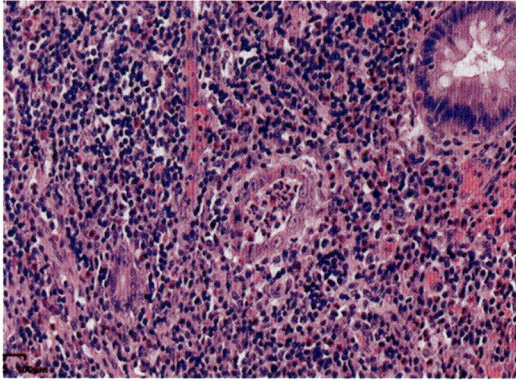

31C(HE × 200)

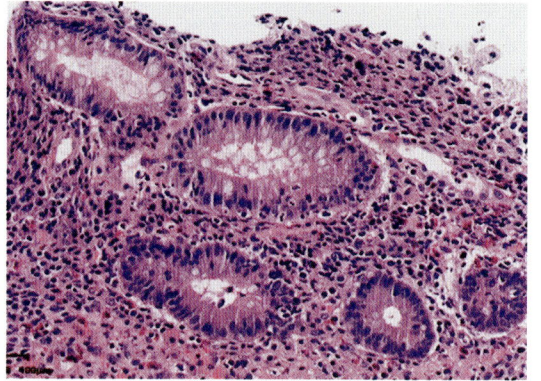

31D(HE × 200)

图 2-31　溃疡性结肠炎

病例 32 克 罗 恩 病

基本资料 男,34 岁。

大体检查 肠黏膜可见裂隙样溃疡。

镜下所见 小肠壁全层可见淋巴细胞、浆细胞浸润伴淋巴滤泡形成、淋巴水肿及溃疡形成,散在多核巨细胞反应,局部区域肉芽肿形成伴小灶坏死,病变呈节段性分布(图 2-32)。

病理诊断 克罗恩病。

诊断依据 ①透壁性炎,累及肠壁全层的炎症细胞浸润,从黏膜层到浆膜层均有不同程度的以淋巴细胞为主的炎症细胞浸润。②非干酪样肉芽肿,由上皮样细胞和多核巨细胞组成,可见于肠壁各层和肠系膜淋巴结。③裂隙状溃疡,溃疡刀切样,可深达肌层,溃疡表面被覆脓性渗出物和坏死组织,其组织增生:黏膜下神经节细胞和神经纤维增生,晚期肠壁肌间神经丛下可见肉芽组织。④黏膜下层高度增宽,可见充血水肿,淋巴管扩张,淋巴组织及纤维组织增生。⑤肠道神经丛增生明显,常呈串珠样断续排列。⑥隐窝脓肿和隐窝炎不如溃疡性结肠炎常见。

鉴别诊断

(1) 溃疡性结肠炎:以直肠和乙状结肠为主,溃疡表浅,一般无肉芽肿、淋巴滤泡串珠、肠壁纤维组织增生等改变,隐窝炎和隐窝脓肿较常见。

(2) 肠结核:常位于回盲部,典型干酪性坏死肉芽肿,肉芽肿较大,抗酸染色阳性。

(3) 肠淋巴瘤:内镜/活检怀疑淋巴瘤时,可做相关免疫组化染色、基因重排等进一步确诊。

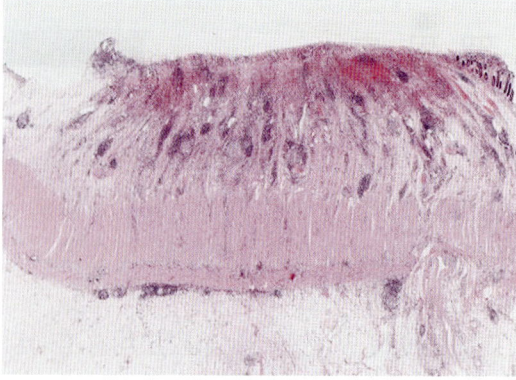

32A(HE × 10)

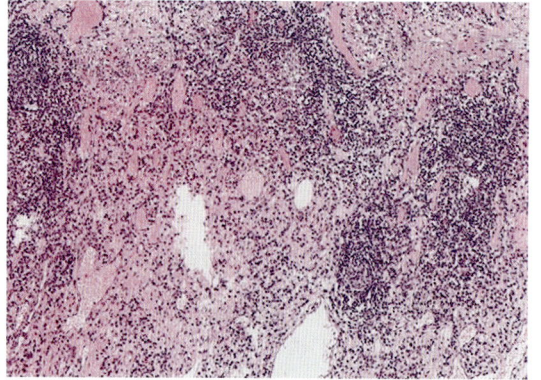

32B(HE × 100)

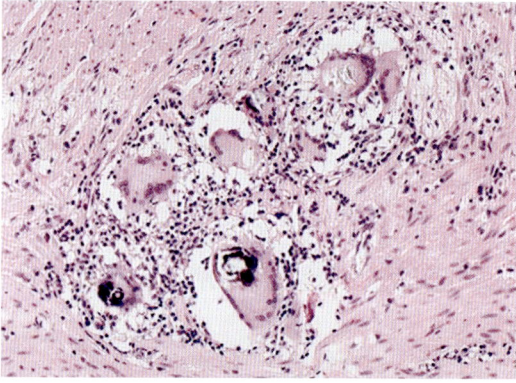

32C(HE × 200)

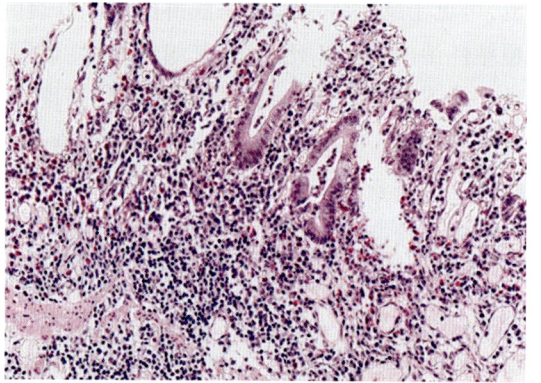

32D(HE × 200)

图 2-32 克罗恩病

病例 33 结肠黑变病

基本资料 男,55 岁。

大体检查 表浅隆起型病变,范围 0.9cm×0.6cm。

镜下所见 结肠黏膜固有层内巨噬细胞含有大量脂褐素(图 2-33)。

病理诊断 结肠黑变病。

诊断依据 结肠黏膜固有层内巨噬细胞含有大量脂褐素。

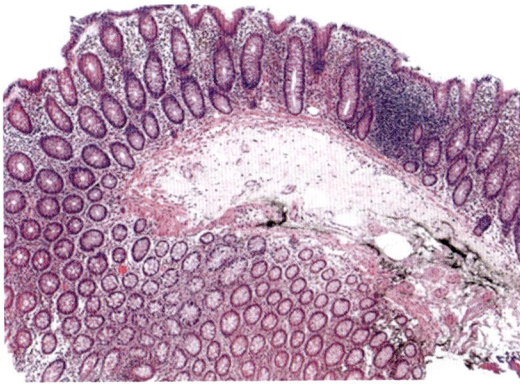

33A(HE × 40)

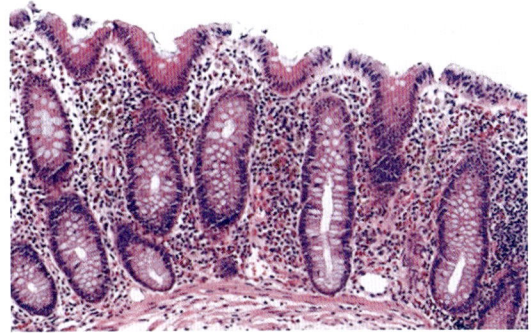

33B(HE × 100)

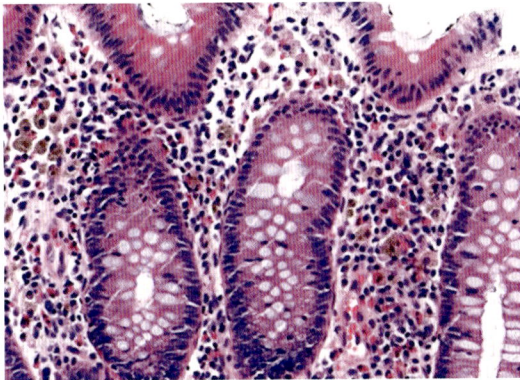

33C(HE × 200)

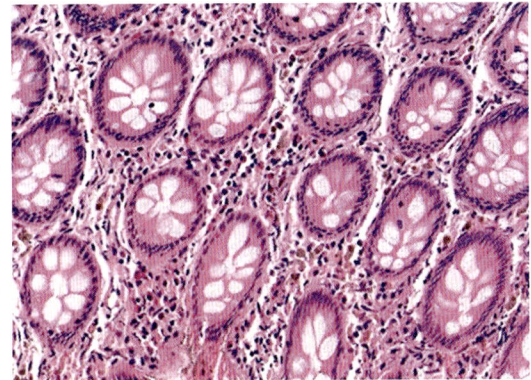

33D(HE × 200)

图 2-33 管状腺瘤合并结肠黑变病

病例 34　痔

基本资料　男,69 岁。

大体检查　肛门皮肤黏膜面息肉样隆起。

镜下所见　位于齿状线下方,镜下见病变处被覆鳞状上皮(图 2-34A、B),上皮下静脉迂曲扩张,淤血,常有继发血栓形成,间质数量不等淋巴细胞、浆细胞和中性粒细胞浸润(图 2-34C、D)。

病理诊断　外痔。

诊断依据　①肛门和肛周静脉丛静脉曲张。②形态像海绵状血管瘤,可有血栓形成,有的血管平滑肌较多。③周围组织有出血、表面黏膜增厚或鳞状上皮化生。

鉴别诊断

(1) 内痔:位于齿状线上方,镜下见病变处被覆柱状上皮。

(2) 混合痔:内痔通过丰富的静脉丛吻合支与外痔相互融合而成。

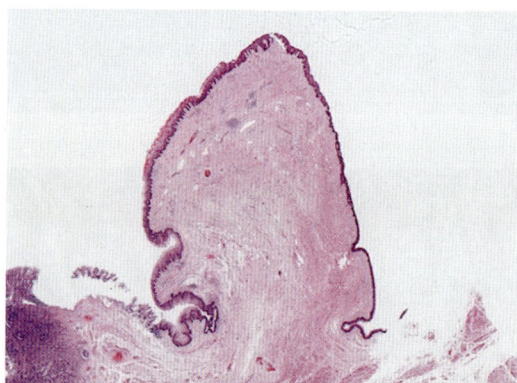

34A(HE × 5)

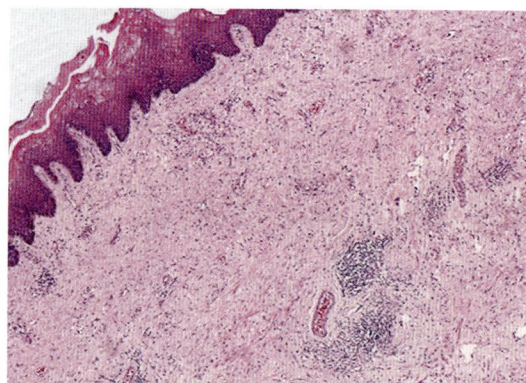

34B(HE × 40)

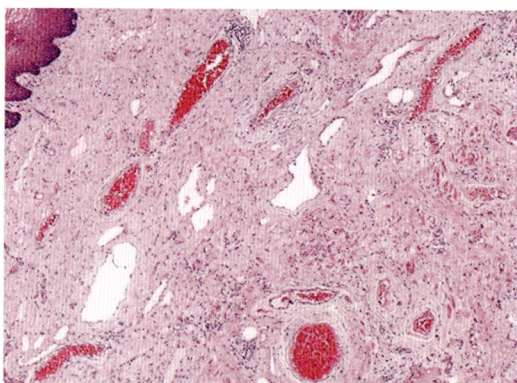

34C(HE × 40)

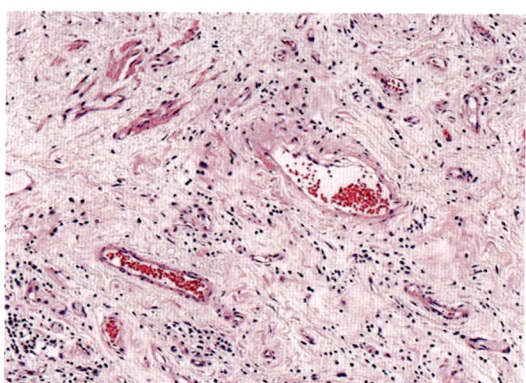

34D(HE × 100)

图 2-34　外痔

肿瘤性疾病

病例 35 幼年性息肉

基本资料 女,40 岁。内镜:距肛门缘 20cm 结肠可见一大小为 1.2cm×1.2cm 的长蒂息肉样病变。

大体检查 息肉样物一枚,大小 1.2cm×1cm×0.5cm,蒂长 1.1cm,蒂宽 0.4cm。

镜下所见 可见明显扩张的囊腔结构,表面光滑,可见溃疡(图 2-35A、B)。固有层扩张,间质疏松水肿,不同程度的中性粒细胞、淋巴细胞、浆细胞浸润以及淋巴滤泡形成(图 2-35C、D)。

病理诊断 幼年性息肉。

诊断依据 ①球形有蒂肿物,表面光滑,切面有多数囊性扩张区。②分叶状外观,小凹上皮增生。③囊性扩张充满黏液的腺体+炎性间质。④腺上皮立方或柱状,分化成熟,罕见异型增生。⑤间质丰富,由大量肉芽组织构成,其中有大量炎症细胞,特别是嗜酸性粒细胞浸润;息肉表面上皮常坏死脱落而形成溃疡面。

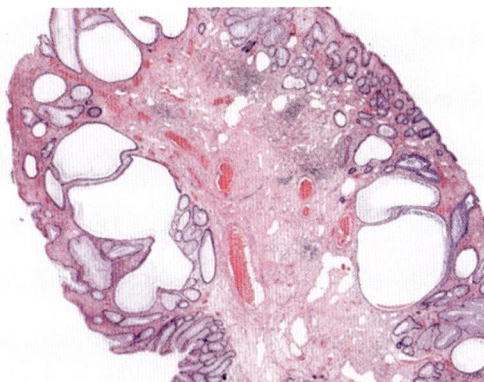

35A(HE × 10)

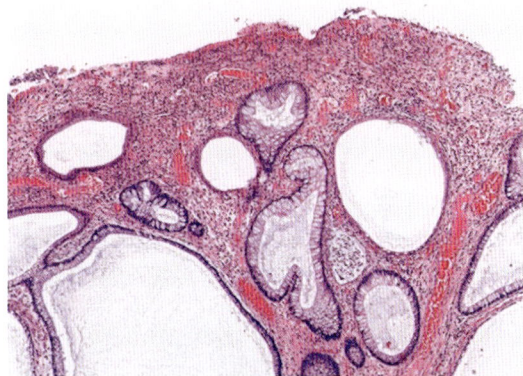

35B(HE × 40)

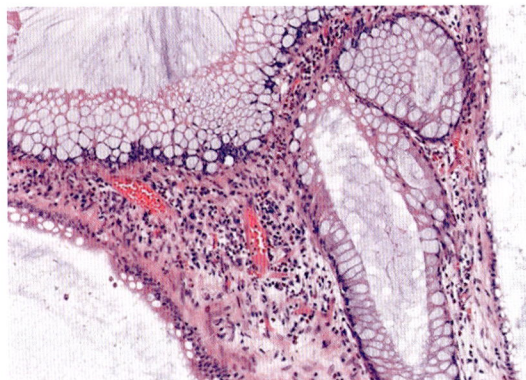

35C(HE × 100)

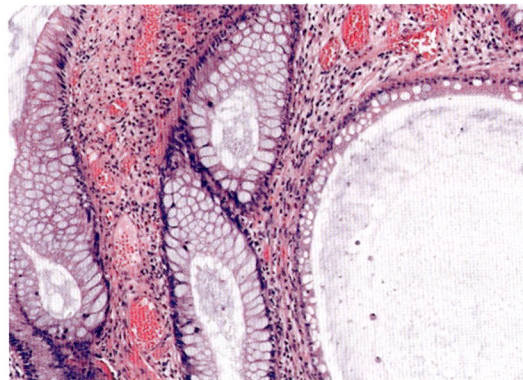

35D(HE × 100)

图 2-35 幼年性息肉

病例 36　结直肠腺癌

基本资料　女,56 岁。

大体检查　直肠盘状隆起型肿物,大小 5cm×4cm×1cm,切面灰白质硬,累及黏膜下层。

镜下所见　肿瘤主体呈管状绒毛状腺瘤(图 2-36A、B),部分侵及黏膜下层(图 2-36C);Desmin 显示肌层(图 2-36D)。

病理诊断　腺瘤样腺癌。

诊断依据　癌组织突破黏膜肌层,侵及黏膜下层。

知识拓展　腺瘤样腺癌以前被称为"绒毛状腺癌"和"浸润性乳头状腺癌",定义为≥50% 的浸润区域呈绒毛状结构的形态,细胞呈低级别。促结缔组织增生反应轻微,推挤性生长模式。在活检中难以确定浸润性成分,预后良好。

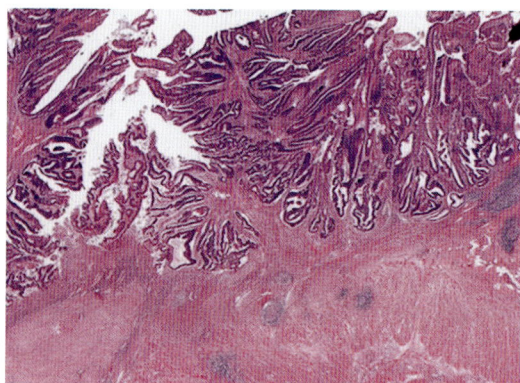

36A(HE × 10)

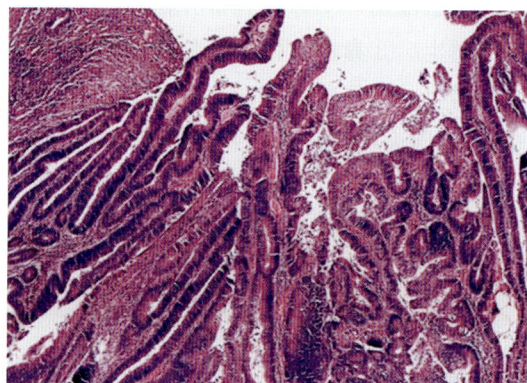

36B(HE × 40)

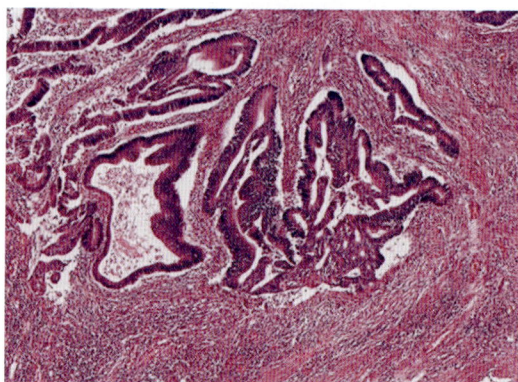

36C(HE × 40)

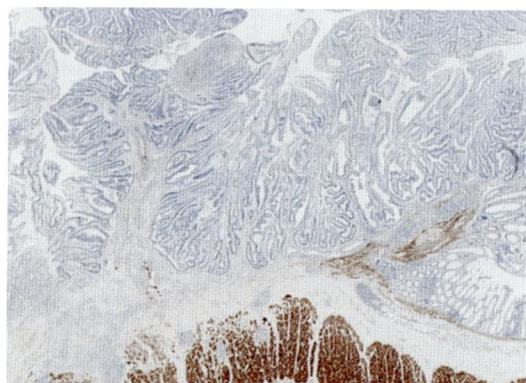

36D(Desmin × 100)

图 2-36　直肠腺瘤样腺癌

病例 37　肛管恶性黑色素瘤

基本资料　男,69 岁,发现肛门肿物 1 年余。内镜:肛管可见一不规则隆起型肿物,肿物基底宽、无活动性、肿物表面质脆、触之易出血,肿物周围可见色素沉着。

镜下所见　多少不等的上皮样/梭形细胞排列呈片状、巢状(图 2-37A、B),有黑色素细胞增生(图 2-37C、D)。

免疫组化　AE1/AE3(−)、S-100(3+)(图 2-37E)、Melanoma Pan(3+)(图 2-37F)、Melan-A(3+)(图 2-37G)、HMB45(2+)(图 2-37H)。

病理诊断　肛管恶性黑色素瘤。

诊断依据　①与皮肤恶性黑色素瘤类似;多少不等的上皮样/梭形细胞排列呈片状、巢状,有黑色素细胞增生。②S-100 和 HMB45(+)。

鉴别诊断

(1) 胃肠道间质瘤(GIST):肿瘤细胞一致,且缺乏色素,CD117、CD34(+),S-100 也可(+),但程度不如恶性黑色素瘤强,而恶性黑色素瘤 CD34 一般(−)。

(2) 低分化癌:上皮标记物(+)。

(3) 高级别淋巴瘤:表达淋巴瘤相关标记。

知识拓展　*BRAF* 和 *KIT* 突变在对全身进行靶向治疗时有临床意义。

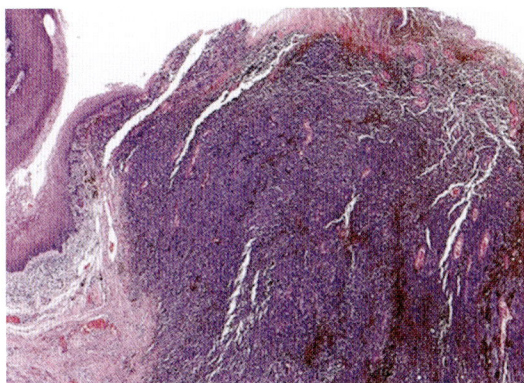

37A(HE×20)

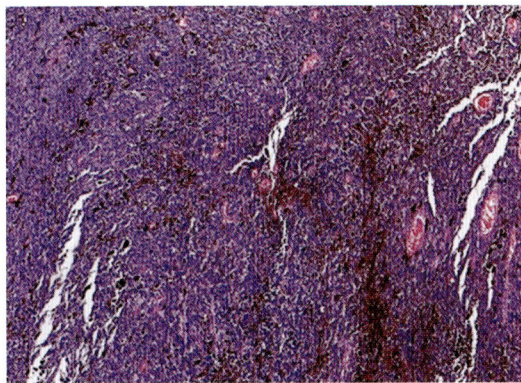

37B(HE×40)

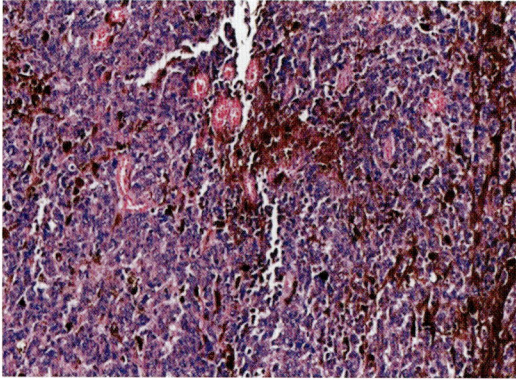
37C(HE × 100)

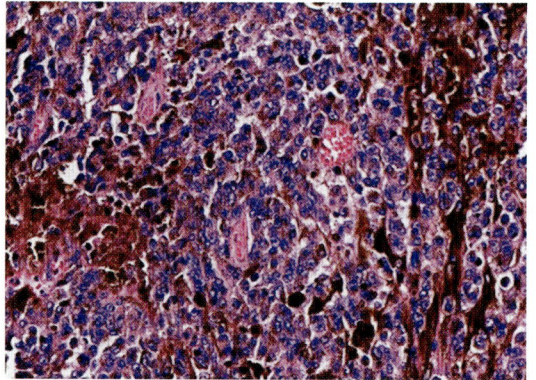
37D(HE × 200)

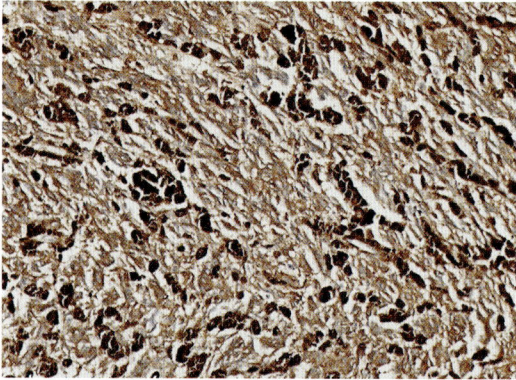
37E(S-100 × 100)

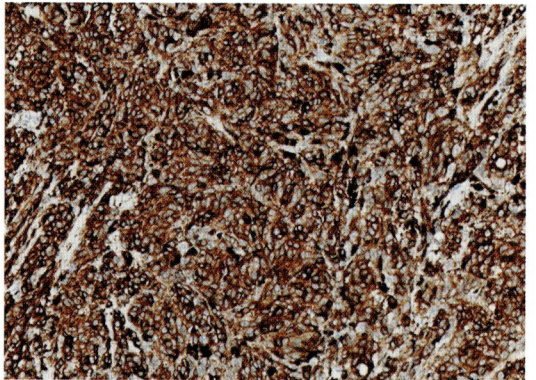
37F(Melan Pan × 100)

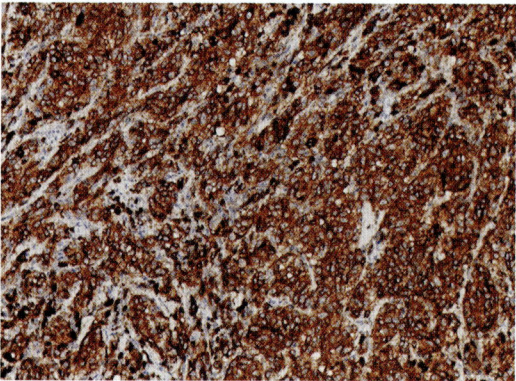
37G(Melan A × 100)

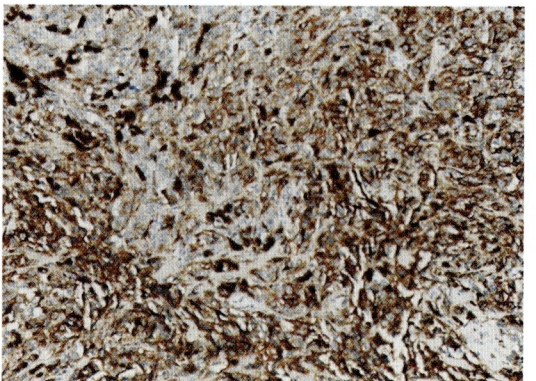
37H(HMB45 × 100)

图 2-37　肛管恶性黑色素瘤

消化道神经内分泌肿瘤

病例 38 神经内分泌瘤 NET G1

基本资料 女,36 岁。内镜:十二指肠球部前壁见直径约 0.5cm 亚蒂隆起,表面充血。

镜下所见 肿瘤位于十二指肠黏膜固有层内(图 2-38A),肿瘤呈巢状分布(图 2-38B),间质血管丰富,肿瘤细胞形态比较一致,细胞核圆形,染色质细腻(图 2-38C、D),核分裂 0~1 个/2mm^2。

免疫组化 AE1/AE3(3+)、CD56(1+)、Syn(3+)、ChrA(3+)、Ki-67(+2%)。

病理诊断 十二指肠神经内分泌瘤 NET G1。

诊断依据 ①肿瘤细胞排列呈实性巢状等器官样结构。②ChrA、Syn、CD56(+)。③按核分裂象多少和 Ki-67 指数可分为 G1(核分裂<2 个/2mm^2;Ki-67 指数<3%);G2(核分裂 2~20 个/2mm^2;Ki-67 指数 3%~20%);G3(核分裂>20 个/2mm^2;Ki-67 指数>20%)。

鉴别诊断

(1) 血管球瘤:亦可见细胞形态一致,富于血管等特征,但肿瘤细胞与血管关系密切,SMA(+),神经内分泌和上皮性标记物(-)。

(2) 副神经节瘤:细胞呈多形性改变,器官样排列,S-100 染色可显示支持细胞成分,上皮标记物为(-)。

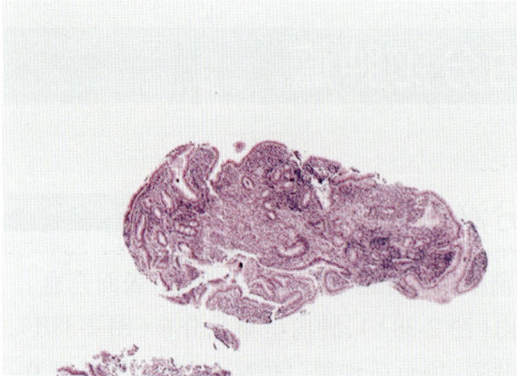

38A(HE × 40)

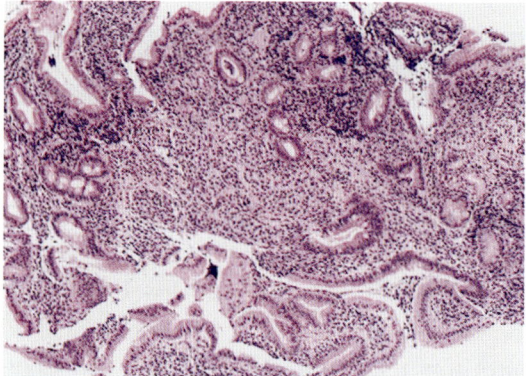

38B(HE × 100)

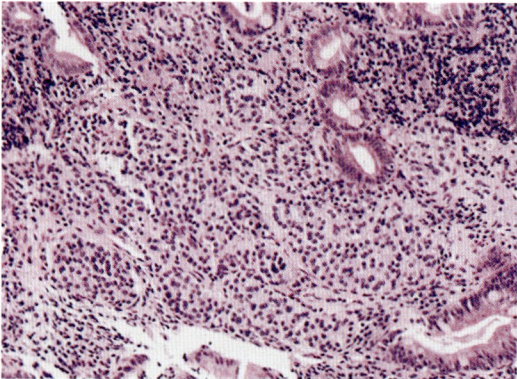

38C(HE × 200)

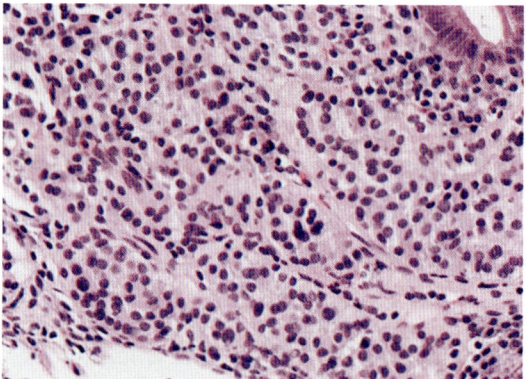

38D(HE × 400)

图 2-38　神经内分泌瘤 NET G1

病例 39 神经内分泌瘤 NET G2

基本资料 女,47 岁。内镜:胃底及胃体散在息肉样病变。

镜下所见 肿瘤位于胃黏膜固有层内(图 2-39A),肿瘤呈巢状分布(图 2-39B),间质血管丰富,肿瘤细胞形态比较一致,细胞核圆形,染色质细腻(图 2-39C、D)。

免疫组化 AE1/AE3(3+)(图 2-39E)、CD56(2+)、Syn(3+)(图 2-39G)、ChrA(3+)(图 2-39F)、Ki-67(+5%)(图 2-39H)。

病理诊断 胃神经内分泌瘤 NET G2

诊断依据 肿瘤呈巢状分布,间质血管丰富,肿瘤细胞形态比较一致,细胞核圆形,染色质细腻,表达上皮及神经内分泌标记,Ki-67(+5%),核分裂约 3 个/2mm²。

鉴别诊断

(1)血管球瘤:亦可见细胞形态一致,富于血管等特征,但肿瘤细胞与血管关系密切,SMA(+),神经内分泌和上皮性标记物(-)。

(2)副神经节瘤:细胞呈多形性改变,器官样排列,S-100 染色可显示支持细胞成分,上皮标记物为(-)。

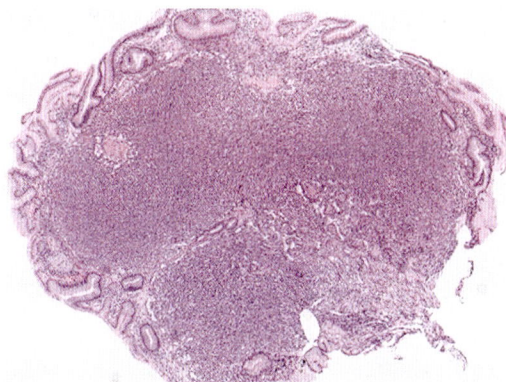

39A(HE×40)

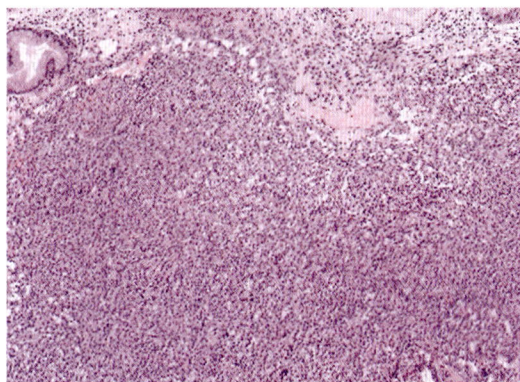

39B(HE×100)

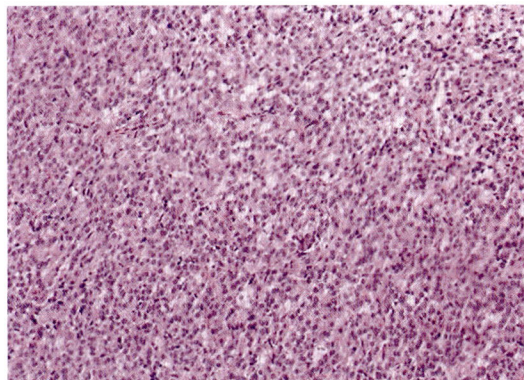

39C(HE×200)

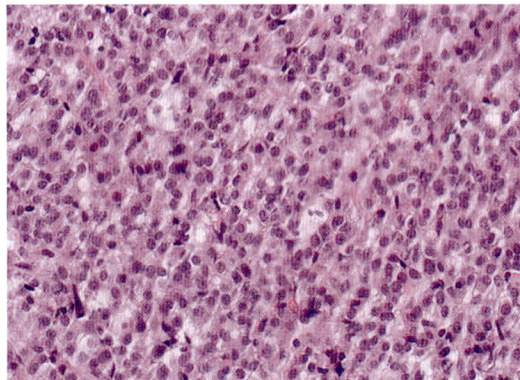

39D(HE×400)

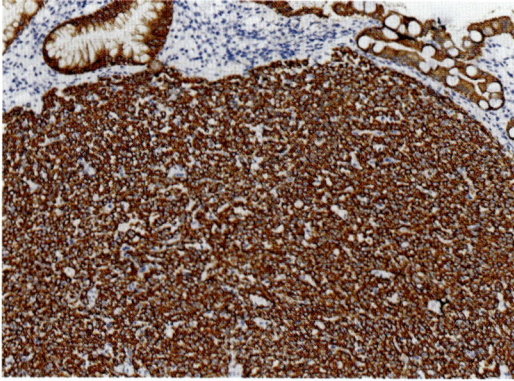

39E(AE1/AE3 × 100)

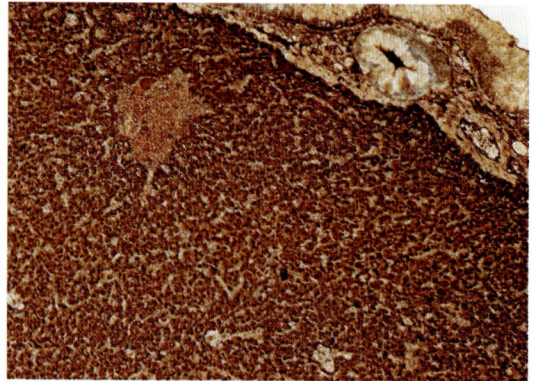

39F(ChrA × 100)

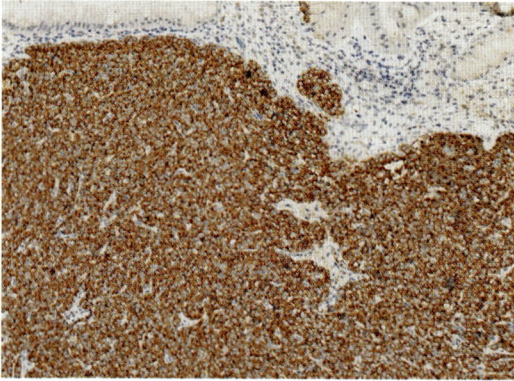

39G(Syn × 100)

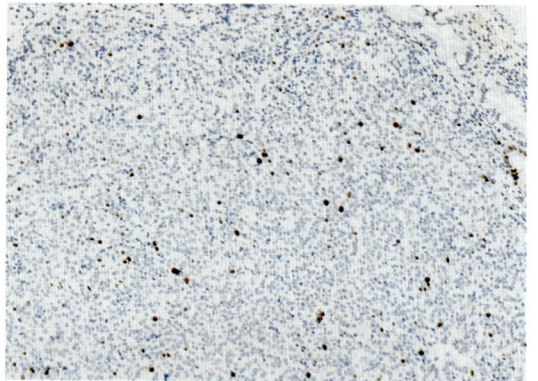

39H(Ki-67 × 100)

图 2-39　神经内分泌瘤 NET G2

病例40 大细胞神经内分泌癌

基本资料 男,53 岁。

大体检查 胃壁浸润溃疡型肿物,大小 6cm×5.5cm×1cm。

镜下所见 器官样结构伴实性细胞巢或腺泡状结构,癌细胞呈多形性,细胞大且有核仁,细胞质中等量(图 2-40A~D)。

免疫组化 AE1/AE3(3+)(图 2-40E)、Syn(3+)(图 2-40F)、ChrA(3+)(图 2-40G)、Ki-67(+50%)(图 2-40H)。

病理诊断 胃大细胞神经内分泌癌。

诊断依据 器官样结构伴实性细胞巢或腺泡状结构,癌细胞呈多形性,细胞大且有核仁,细胞质中等量。表达上皮及神经内分泌标记,核分裂活跃,Ki-67 指数高。

鉴别诊断

(1) 低分化腺癌:细胞弥漫分布,无典型的巢团状、器官样排列,细胞内可见黏液成分,神经内分泌标记物可出现散在阳性,但不会出现弥漫阳性的表现。

(2) 高增殖活性神经内分泌瘤(NET):细胞形态相对温和,异型性不及大细胞神经内分泌癌,Ki-67 增殖指数多在 60% 以下。

(3) 恶性黑色素瘤:细胞黏附性差,可见明显的大嗜酸性核仁,有时可见色素颗粒,S-100、HMB45、SOX10 阳性。

知识拓展 消化道大细胞神经内分泌癌大部分位于胃和结直肠。

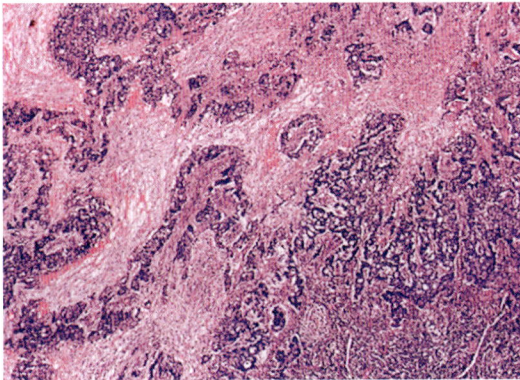

40A(HE × 40)

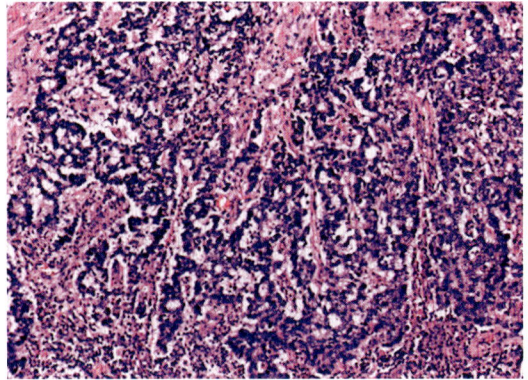

40B(HE × 100)

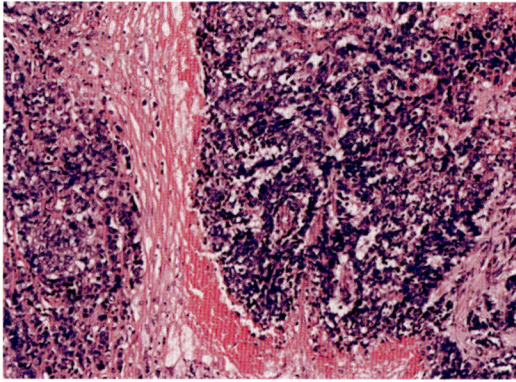

40C(HE × 100)

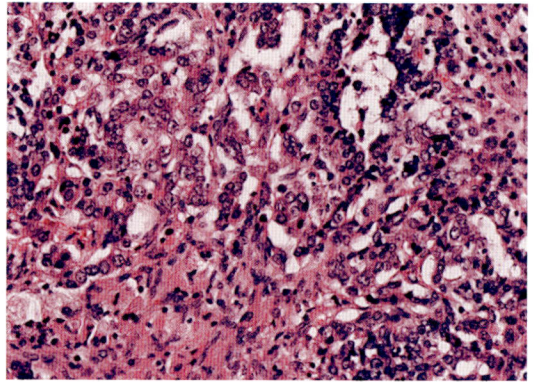

40D(HE × 200)

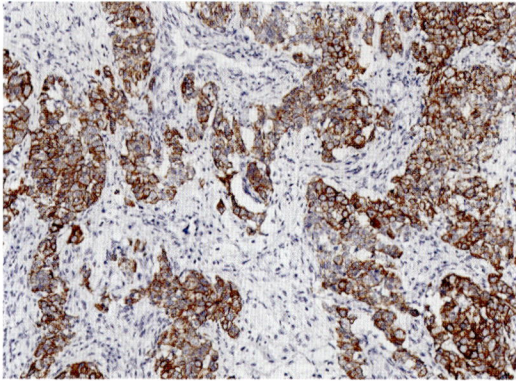

40E(AE1/AE3 × 100)

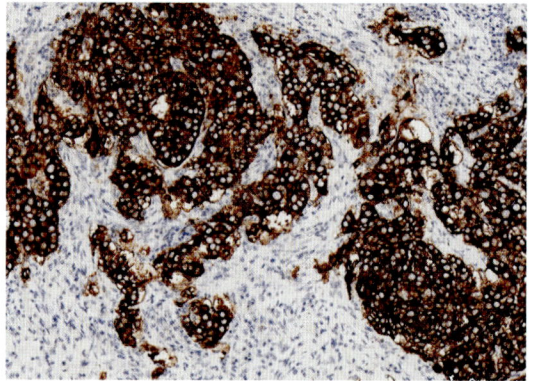

40F(Syn × 100)

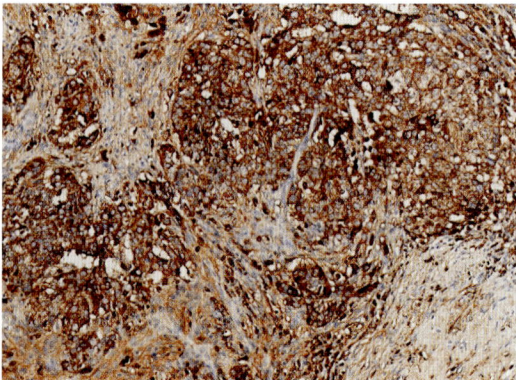

40G(ChrA × 100)

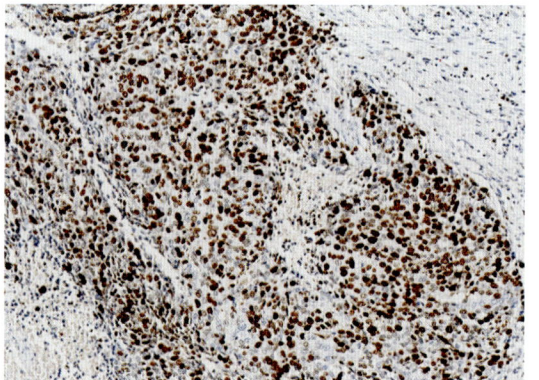

40H(Ki-67 × 100)

图 2-40　大细胞神经内分泌癌

病例 41　小 细 胞 癌

基本资料　男,57 岁。

大体检查　食管隆起型肿物,大小 1.5cm×1cm×0.5cm,切面灰白质硬、界不清,侵及黏膜下层。

镜下所见　肿瘤细胞排列呈实性、片状,偶有菊形团,小梁结构,部分可形成灶性腺样或鳞状细胞分化,以及灶状黏液分泌;细胞小,圆形,核深染,核分裂和凋亡极多(图 2-41 A~D)。

免疫组化　AE1/AE3(3+)(图 2-41E)、CD56(3+)(图 2-41F)、ChrA(2+)(图 2-41G)、Syn(3+)(图 2-41H)、Ki-67(+80%)。

病理诊断　食管小细胞癌。

诊断依据　高度恶性的食管肿瘤,类似肺小细胞癌特征;实性、片状,偶有菊形团,小梁结构、部分可形成灶性腺样或鳞状细胞分化及灶状黏液分泌;细胞小,圆形,核深染,核分裂象和凋亡极多;ChrA、NSE、Syn、CD56 等(+)。

鉴别诊断

(1) 转移性小细胞癌:可通过临床背景和影像学鉴别。

(2) 基底样鳞状细胞癌:癌细胞巢周边栅栏样结构明显,细胞界限较清,p40、p63(+),神经内分泌标记物(-)。

知识拓展　小细胞癌占消化道恶性肿瘤的 0.1%~1%,食管最为多见,可与食管鳞状细胞癌混合存在。

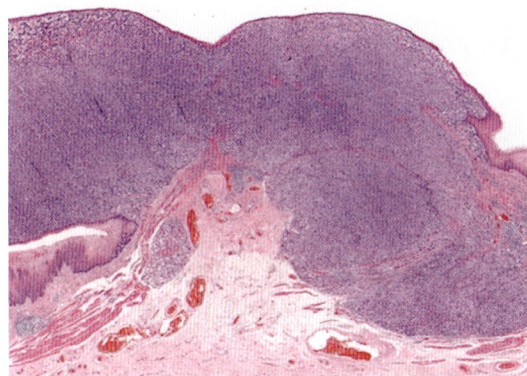

41A(HE×10)

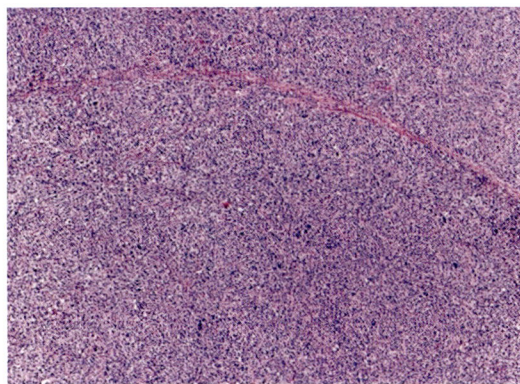

41B(HE×40)

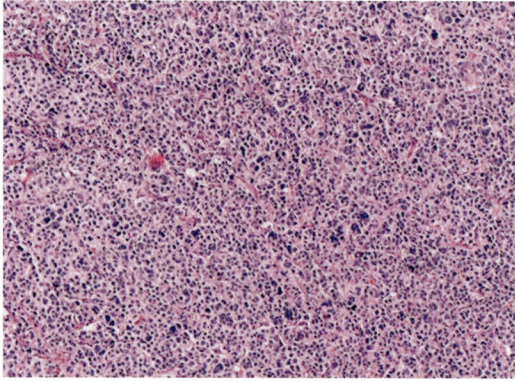

41C(HE × 100)

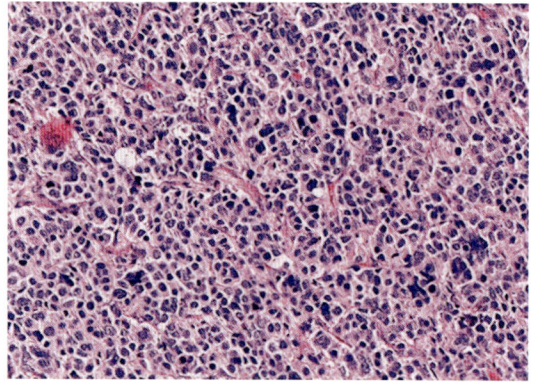

41D(HE × 200)

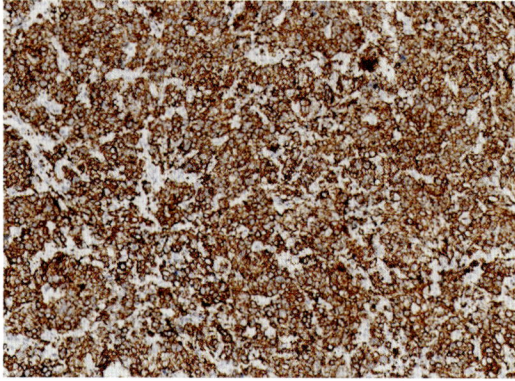

41E(AE1/AE3 × 100)

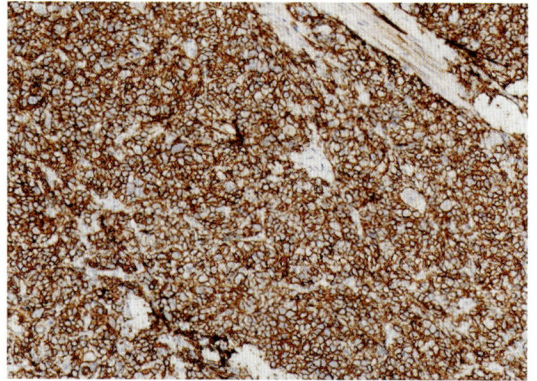

41F(CD56 × 100)

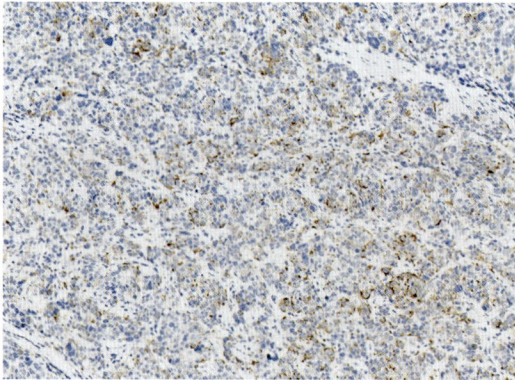

41G(ChrA × 100)

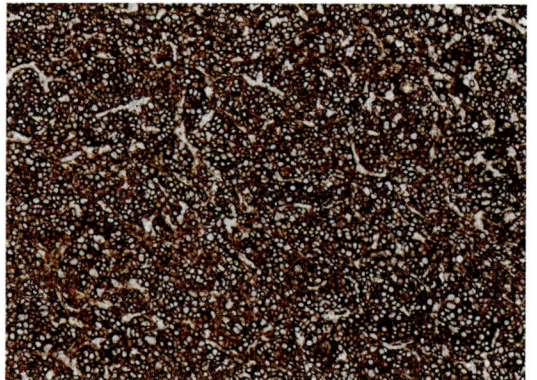

41H(Syn × 100)

图 2-41　小细胞癌

病例 42　混合性神经内分泌-非神经内分泌肿瘤

基本资料　男,37 岁,反复小肠出血。

大体检查　小肠浸润溃疡型肿物,大小 2cm×2cm×1.5cm,切面灰白、质硬、界不清,侵蚀达浆膜下脂肪组织。

镜下所见　肿瘤呈巢片状及腺管样结构,部分伴粉刺样坏死(图 2-42A~D)。

免疫组化　中-低分化腺癌成分表达 CK20(图 2-42E)和 CDX-2(图 2-42F),大细胞神经内分泌癌成分表达 CD56(图 2-42G)和 Syn(图 2-42H)。

病理诊断　小肠混合性神经内分泌-非神经内分泌肿瘤,呈中-低分化腺癌和大细胞神经内分泌癌。

诊断依据　中-低分化腺癌成分表达 CK20 和 CDX-2,大细胞神经内分泌癌成分表达 CD56 和 Syn。

知识拓展　混合性神经内分泌-非神经内分泌肿瘤是一种同时具有神经内分泌肿瘤和非神经内分泌肿瘤成分的混合性上皮性肿瘤,每一种成分不少于 30%。神经内分泌成分一般为典型的神经内分泌癌(neuroendocrine carcinoma,NEC)(小细胞癌或大细胞癌)。外分泌成分通常为不同分化程度的腺癌,在食管和肛管可出现鳞状细胞癌。

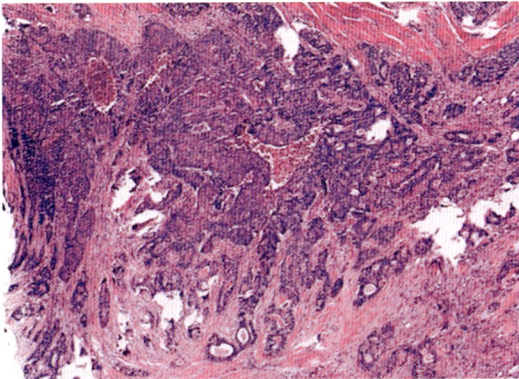

42A(HE × 40)

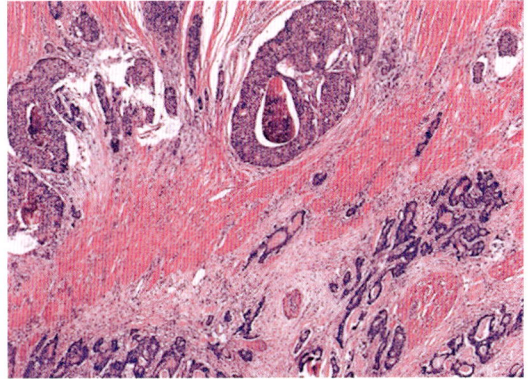

42B(HE × 40)

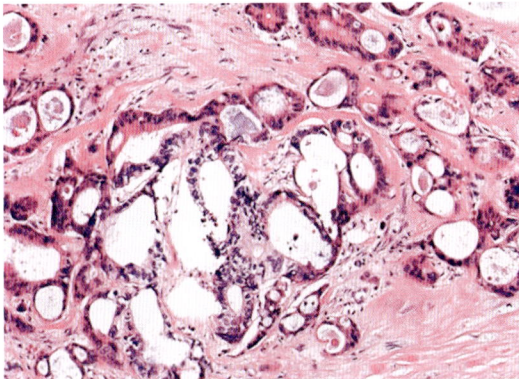

42C(HE × 100)

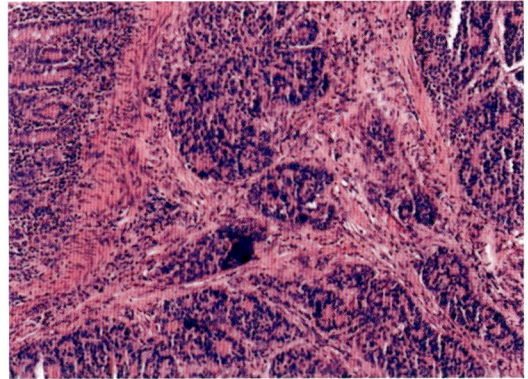

42D(HE × 100)

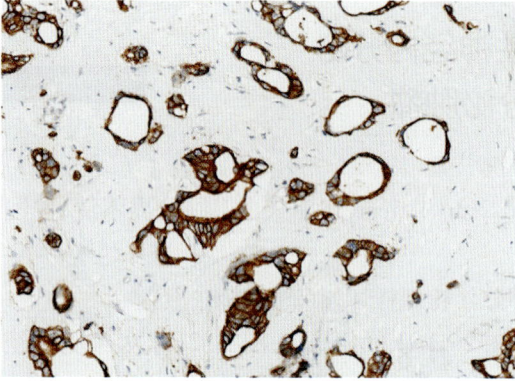

42E(CK20 × 100)

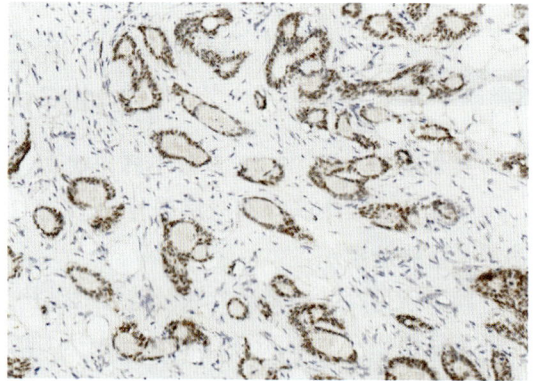

42F(CDX-2 × 100)

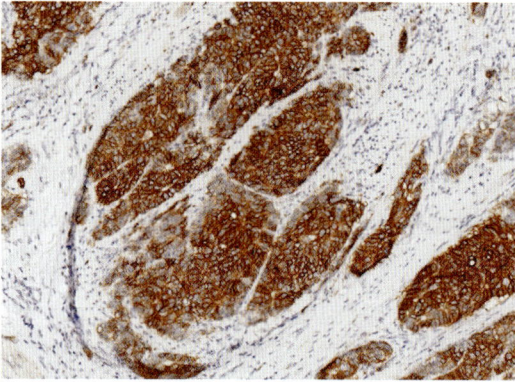

42G(CD56 × 100)

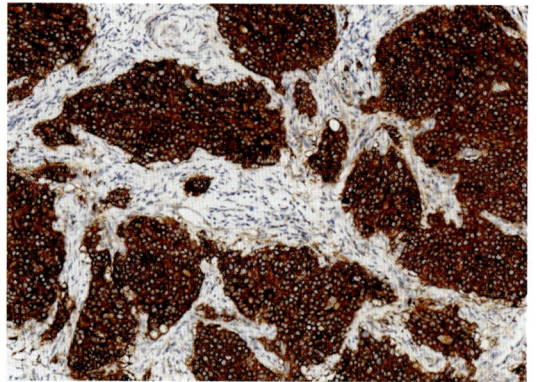

42H(Syn × 100)

图 2-42 混合性神经内分泌-非神经内分泌肿瘤

（邹霜梅 戴洪甜）

（审校：农琳）

第三章

鼻腔及咽喉疾病

炎症及感染性疾病／116
　　病例 1　鼻息肉／116
　　病例 2　真菌性鼻窦炎／117
　　病例 3　慢性扁桃体炎／118
　　病例 4　喉结核／119
　　病例 5　声带息肉／120
被覆上皮肿瘤及瘤样病变／121
　良性／121
　　病例 6　化生及假上皮瘤样
　　　　　　增生／121
　　病例 7　扁桃体鳞状上皮乳
　　　　　　头状瘤／122
　　病例 8　鼻腔内翻性乳头
　　　　　　状瘤／124
　恶性／125
　　病例 9　鳞状细胞癌／125
　　病例 10　淋巴上皮癌／127
　　病例 11　鼻咽癌／129
　　病例 12　鼻咽乳头状腺癌／131
神经外胚层上皮来源的肿瘤／133

　　病例 13　嗅神经母细胞瘤／133
　　病例 14　恶性黑色素瘤／135
腺上皮肿瘤及瘤样病变／137
　涎腺型肿瘤(详见口腔及涎腺
　　章节)／137
　　病例 15　腺样囊性癌／137
　　病例 16　黏液表皮样癌／139
软组织肿瘤／140
　　病例 17　炎性肌成纤维细
　　　　　　胞瘤／140
　　病例 18　滑膜肉瘤／142
　　病例 19　巨细胞瘤／144
骨及软骨肿瘤／146
　　病例 20　软骨肉瘤／146
异位颅内肿瘤及异位组织瘤样
　病变／147
　　病例 21　异位垂体腺瘤／147
　　病例 22　原发性脑膜瘤／149
　　病例 23　颅咽管瘤／150

炎症及感染性疾病

病例1　鼻　息　肉

基本资料　男,66岁,多次鼻息肉术后。

大体检查　灰粉质细组织4块,总大小2cm×2cm×0.5cm。

镜下所见　肿物呈息肉样,被覆假复层纤毛柱状上皮,伴间质水肿和嗜酸性粒细胞浸润(图3-1)。

病理诊断　鼻息肉,伴大量嗜酸性粒细胞浸润。

诊断依据　鼻息肉根据其主要组织形态学特点可分为5型,即水肿型、纤维增生型、淋巴血管瘤型、腺体增生型及间质异型核细胞型。较常见的是水肿型,间质可见较多嗜酸性粒细胞浸润;如在间质中出现较多的异形核肌成纤维细胞则称为间质异形核细胞型鼻息肉。

鉴别诊断　慢性鼻窦炎,表现为上皮的反应性增生,上皮周基底膜样物及慢性炎症细胞浸润。

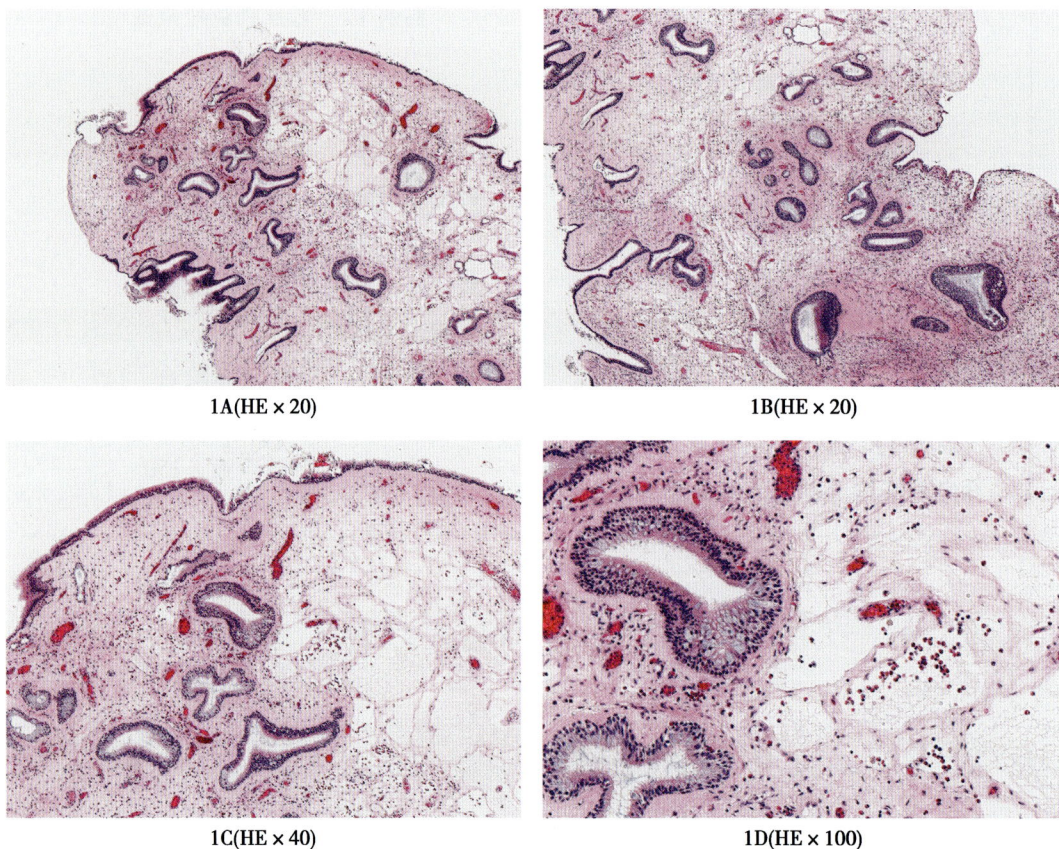

1A(HE × 20)

1B(HE × 20)

1C(HE × 40)

1D(HE × 100)

图 3-1　鼻息肉

病例 2　真菌性鼻窦炎

基本资料　女,58 岁,无明显诱因出现嗅觉丧失 2 年。2 个月前无明显诱因出现头晕,偶有左侧鼻部不适,就诊于当地医院,行头颅 CT 提示:左侧上颌窦占位。

大体检查　灰褐质软组织一堆,大小 2cm×1cm×1cm。

镜下所见　粉染坏死组织中可见大量真菌菌丝互相缠绕(图 3-2)。

病理诊断　真菌球,形态符合曲霉菌,伴局灶钙化及中性粒细胞反应。未见黏膜组织。

诊断依据　鼻真菌性鼻窦炎分为非侵袭性和侵袭性 2 种。前者包括真菌球和变应性真菌性鼻窦炎,多发生于免疫功能正常的年轻人;后者包括慢性侵袭性真菌性鼻窦炎和急性暴发性真菌性鼻窦炎,多发生于有基础疾病或免疫能力低下的老年人,可侵入眶内或颅内。发生部位以上颌窦更为多见。

鉴别诊断　侵袭性真菌性鼻窦炎。

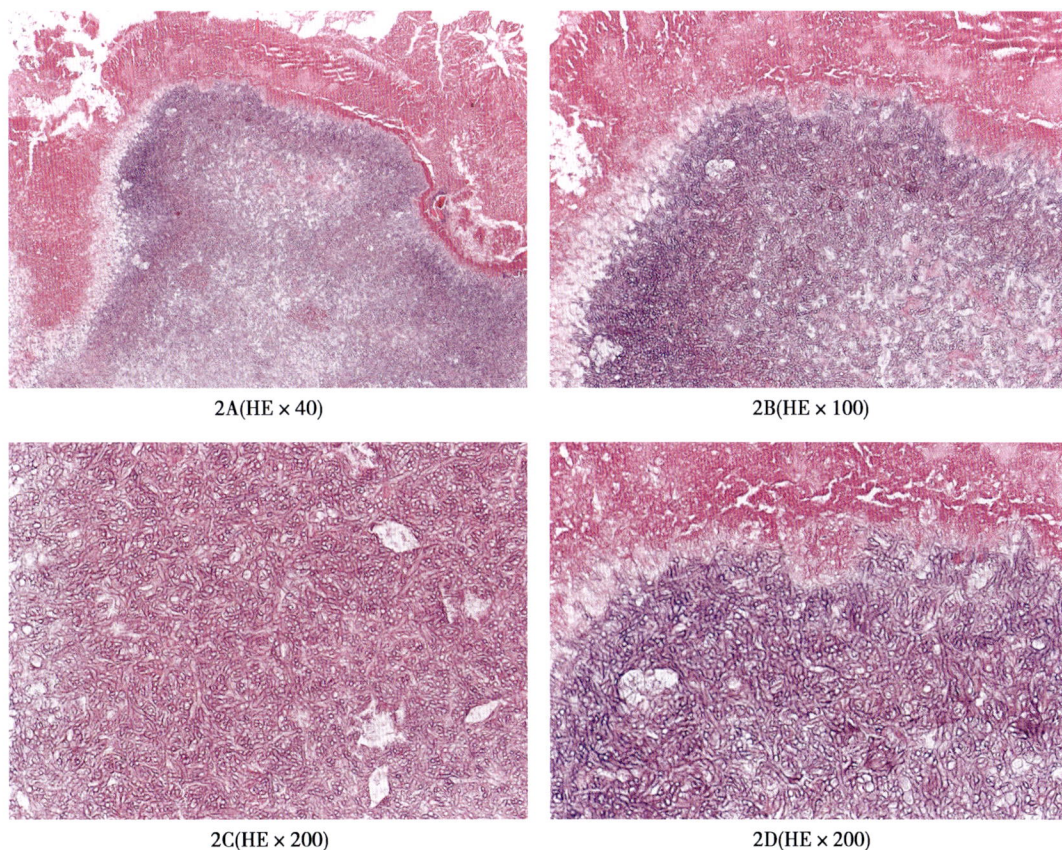

2A(HE × 40)

2B(HE × 100)

2C(HE × 200)

2D(HE × 200)

图 3-2　真菌性鼻窦炎

病例3 慢性扁桃体炎

基本资料 男,47岁,外院行喉癌术后1.5年,发现复发5月余。外院喉镜示:口咽右侧壁可见隆起型肿物。

大体检查 灰白不整形组织,大小3.5cm×1.5cm×0.8cm,切面局部灰白质硬,质硬区直径1cm。

镜下所见 被覆鳞状上皮的黏膜组织伴淋巴组织增生(图3-3)。

病理诊断 慢性扁桃体炎。

诊断依据 慢性扁桃体炎为常见病,发病以青少年为主。肉眼扁桃体肿大,表面光滑,隐窝明显,镜下黏膜鳞状上皮增生、角化,黏膜上皮可见乳头状增生;淋巴滤泡增大、增多,滤泡间淋巴组织增生,浆细胞浸润,免疫母细胞增生,可有纤维化。隐窝裂隙被覆上皮可增生,隐窝内有淋巴细胞、中性粒细胞、脱落的鳞状上皮和放线菌等菌落脱落。裂隙腔排出口堵塞,可形成潴留性囊肿。

鉴别诊断

(1)扁桃体癌:发病年龄较大,鳞状上皮隐窝异型增生,急性炎症反应不明显。

(2)慢性纤维化性扁桃体炎:表现为淋巴组织萎缩,纤维组织增生,多见于成人。

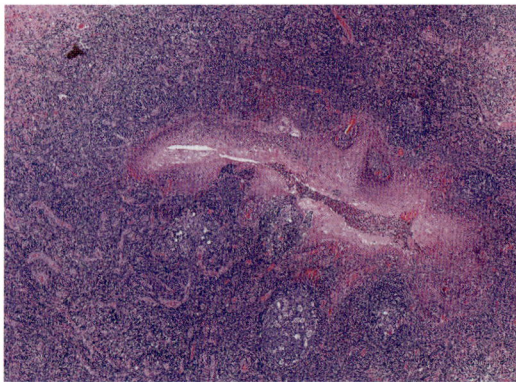 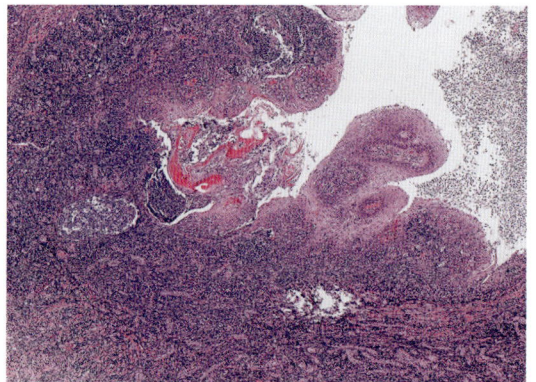

3A(HE×40)　　　　　　　　　　　　3B(HE×40)

图3-3 慢性扁桃体炎

病例4 喉 结 核

基本资料 男,40岁,声音嘶哑6个月,咽痛2个月,发现喉部肿物1个月。

大体检查 灰白破碎组织一堆,大小0.5cm×0.5cm×0.3cm。

镜下所见 被覆鳞状上皮黏膜组织呈慢性炎,局部糜烂,黏膜内可见肉芽肿形成(图3-4)。

特殊染色 抗酸染色(+)。

病理诊断 喉结核。

诊断依据 结核原发性多见,继发性咽部结核主要由肺部结核分枝杆菌上行引起,分为鼻咽结核(较多见)、口咽结核和扁桃体结核。

鉴别诊断 结节病,特殊接触史,非坏死性肉芽肿性炎。

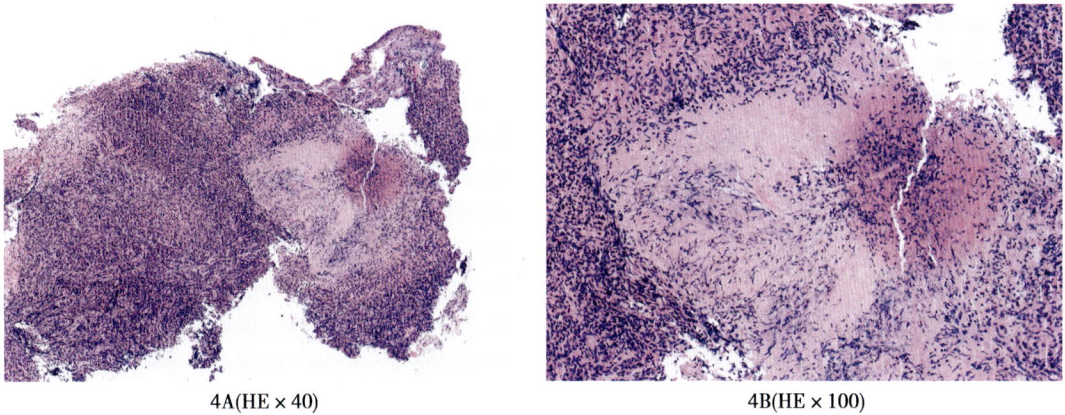

4A(HE × 40)　　　　　　　　　　4B(HE × 100)

图3-4 喉结核

病例 5　声 带 息 肉

基本资料　男,59 岁,内镜提示:右侧声带可见一息肉。

大体检查　灰白组织 2 粒,直径均 0.2cm。

镜下所见　息肉样鳞状上皮黏膜固有层中见均质粉染物质沉积(图 3-5)。

病理诊断　符合声带息肉。

诊断依据　声带息肉通常累及室间隙或单侧声带的任克间隙,表现为软而有弹性、半透明或粉红色的团块。息肉可表现为无蒂或有蒂,质地可为软、有弹性或坚硬,颜色可为白色半透明或红色,大小可达数厘米。

鉴别诊断

(1) 淀粉样变:罕见,表现为上皮下无定型粉染物沉积,刚果红染色阳性。

(2) 血管瘤:常位于声门上,厚壁血管瘤样增生。

(3) 黏液瘤:喉部罕见,黏液样背景中星芒状梭形细胞。

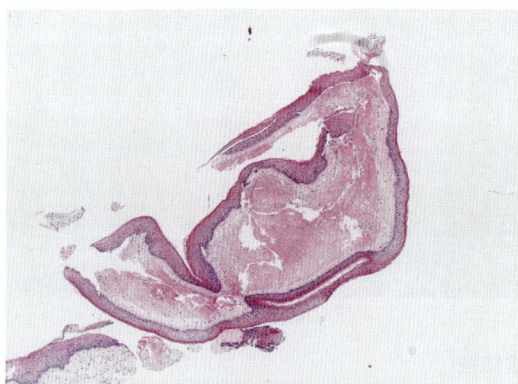

5A(HE×20)

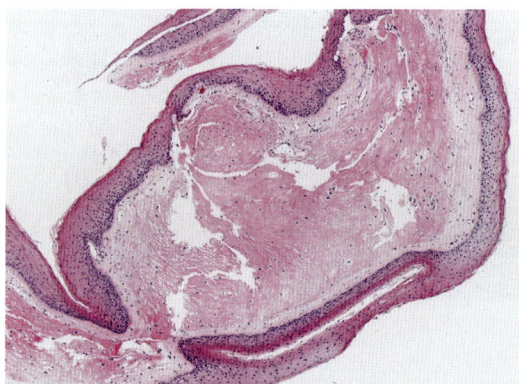

5B(HE×40)

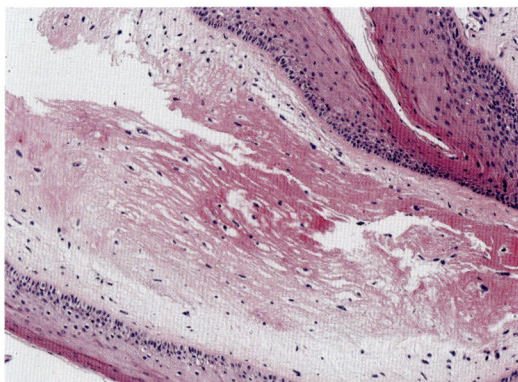

5C(HE×100)

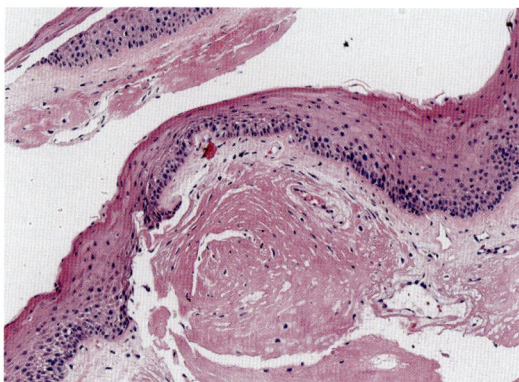

5D(HE×100)

图 3-5　声带息肉

被覆上皮肿瘤及瘤样病变

良 性

病例6 化生及假上皮瘤样增生

基本资料 男,63岁,右侧颊黏膜术后14年余,发现复发2月余。

大体检查 灰白不整形组织,大小5.5cm×4cm×1.5cm,一侧为黏膜,表面可见隆起型肿物,局灶略凹陷,大小3.5cm×2.5cm×0.6cm,切面灰白质硬似局限于黏膜层,距基底0.7cm。另见牙齿4颗。

镜下所见 鳞状上皮呈增生性改变,伴上皮脚下延及大量炎症细胞浸润,细胞未见明显异型(图3-6)。

免疫组化 CD20(1+),CD3(2+),CD38(3+),Kappa(2+),Lamda(1+),Ki-67(+<5%)。

病理诊断 鳞状上皮黏膜组织,棘细胞层明显增生,伴上皮脚下延,表层上皮局灶糜烂,伴角化过度及角化不全,符合假上皮瘤样增生。

诊断依据 黏膜炎性病变时,被覆的鳞状上皮可呈增生性改变,上皮脚下延,形成假上皮瘤样增生,易误诊为鳞状细胞癌。但增生的细胞缺乏明显异型性及间质浸润,同时伴有大量炎症细胞浸润。

鉴别诊断

(1)鳞状细胞癌:细胞有异型,核分裂象易见,可见间质浸润。

(2)鼻腔鼻窦NK/T细胞淋巴瘤:细胞背景较杂,可同时合并假上皮瘤样增生及炎症细胞浸润,伴坏死,需仔细寻找肿瘤样增生的异型淋巴组织。

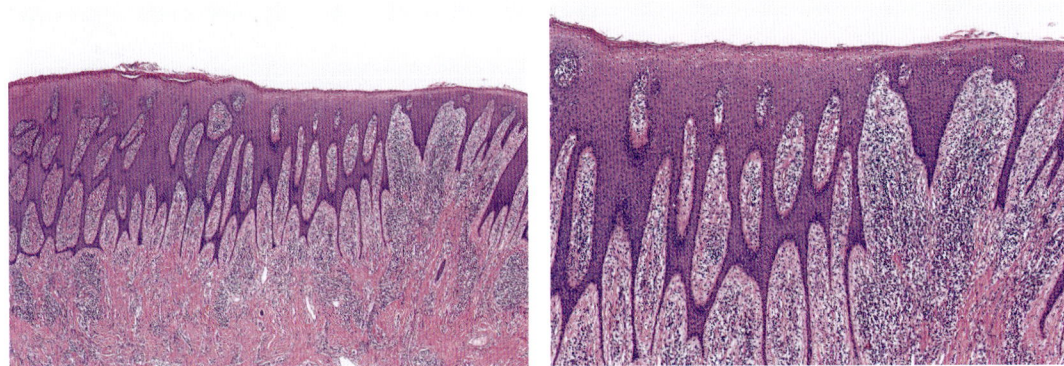

6A(HE × 20)　　　　　　6B(HE × 40)

图3-6 化生及假上皮瘤样增生

病例 7　扁桃体鳞状上皮乳头状瘤

基本资料　男,44岁,外院行右侧扁桃体癌术后1月余。复查左侧扁桃体Ⅱ度肿大,伴黏膜局灶突起。

大体检查　灰白组织1粒,直径0.2cm。

镜下所见　增生的复层鳞状上皮呈乳头状外生性生长,伴角化不全,乳头中央可见纤维血管轴心(图3-7)。

病理诊断　鳞状上皮乳头状瘤。

诊断依据　鳞状上皮乳头状瘤多见于男性,各年龄均可发生,口咽部较多见。咽上皮乳头状瘤的发生与人乳头瘤病毒(human papilloma virus,HPV)密切相关,主要是6和11型,16、18、33等型也能检出。儿童型多无角化或角化不明显,成人型鳞状上皮有不同程度的角化,上皮层内有散在的不全角化细胞。幼年型在临床上有顽固复发的特点,部分病例可以自愈,少数可发生恶变。成人型一般为单发,术后不复发,但癌变者较幼年型多。此外也可发生呼吸上皮型乳头状瘤,以内翻性居多。当肿瘤位于鳞状上皮与呼吸上皮交界处时可见有2种上皮成分的被覆,诊断时应除外鼻咽部乳头状腺癌。

鉴别诊断

(1)疣状癌:细胞异型不显著,伴显著角化过度及角化不全,外生性生长,膨胀性浸润。

(2)疣状增生:无真正纤维血管轴心。

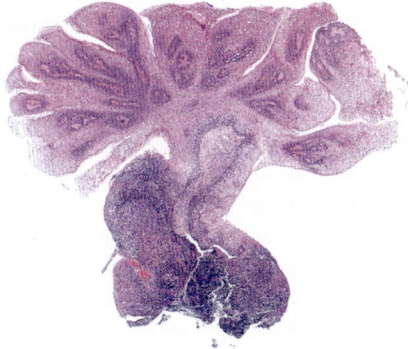
7A(HE×20)

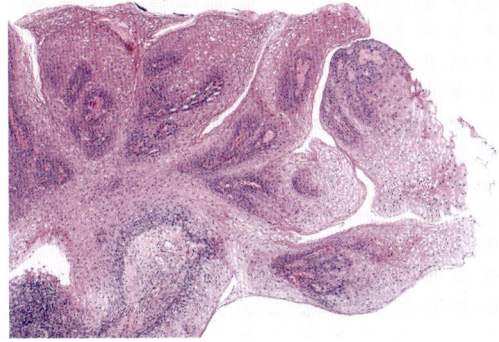
7B(HE×40)

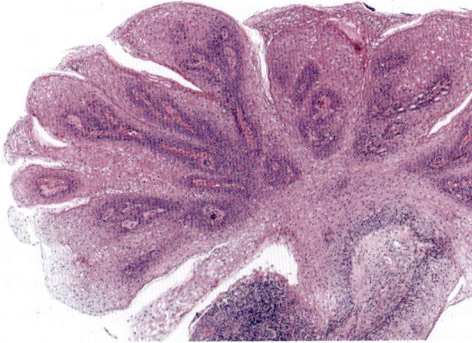
7C(HE×40)

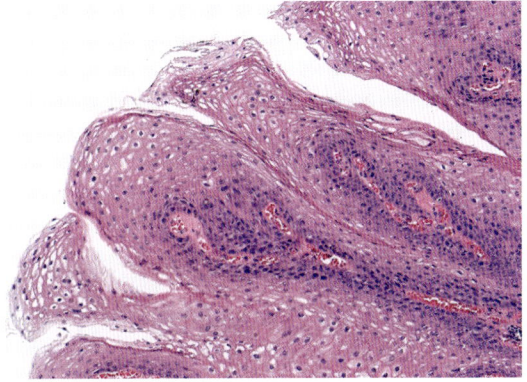
7D(HE×100)

图 3-7　鳞状上皮乳头状瘤

病例 8 鼻腔内翻性乳头状瘤

基本资料 女,74 岁,多次鼻部肿瘤术后,发现肿瘤复发 1 月余。

大体检查 灰白质糟脆组织,大小 1.5cm×1cm×0.2cm。

镜下所见 增生的鳞状上皮、呼吸上皮和黏液细胞向间质内生长,基底膜完整,上皮内可见大量微囊(图 3-8)。

病理诊断 内翻性乳头状瘤,局部伴鳞状上皮高级别上皮内瘤变(重度异型增生/原位癌),未见明确间质浸润。

诊断依据 内翻性乳头状瘤多见于成年人,平均年龄 50 岁,男性多发。以单侧鼻腔侧壁发生多见。临床根治困难,术后多复发,约 10% 发生恶变,多数恶变为鳞状细胞癌。特点为增生的鳞状上皮、呼吸上皮和黏液细胞向上皮下间质内嵌入。表层细胞常为柱状,表面平滑,细胞质可见空泡,间质可见中性粒细胞浸润或形成微脓肿。也常见合并外生性生长。

鉴别诊断 呼吸上皮来源的腺瘤样错构瘤,往往也呈内生性生长,肿瘤成分往往为浆黏液腺体,不伴表面上皮增生。

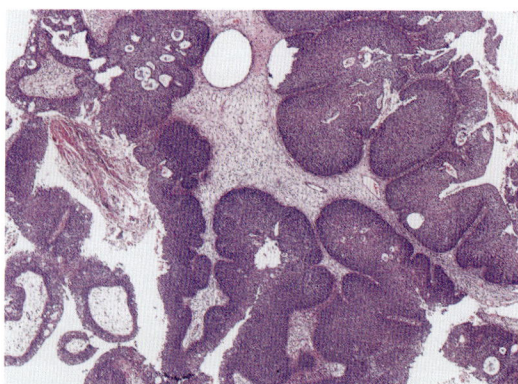
8A(HE × 20)

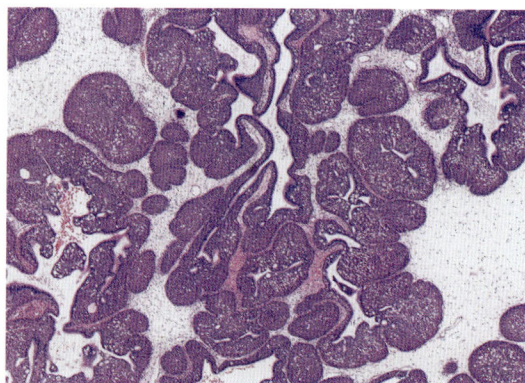
8B(HE × 20)

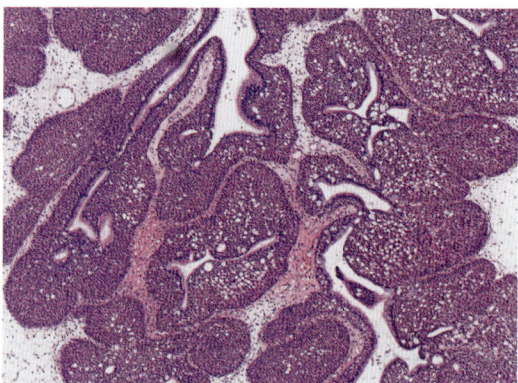
8C(HE × 40)

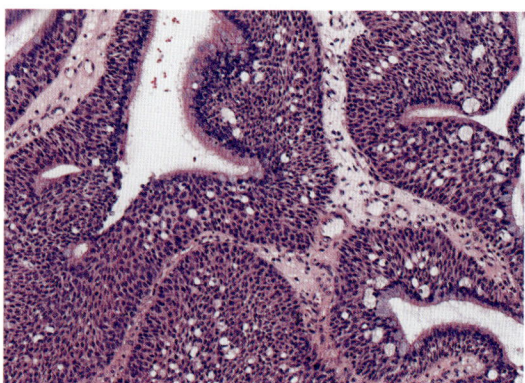
8D(HE × 100)

图 3-8 鼻腔内翻性乳头状瘤

恶　性

病例9　鳞状细胞癌

基本资料　女,45岁,头痛、右面部麻木伴鼻塞2周余。CT提示:右侧上颌窦软组织肿物,呈膨胀性改变,最大截面约4.2cm×3.3cm,侵犯周围骨壁、伴骨质破坏,累及右侧鼻腔,增强扫描呈不均匀明显强化。穿刺细胞学结果:(右侧中鼻道新生物)高-中分化鳞状细胞癌,角化型。

大体检查　右上颌骨及中下鼻甲大小8cm×8cm×4cm,上附牙齿7颗;局部见一肿物,大小3cm×3cm×2.5cm,切面灰白质硬、界欠清、累及骨组织,紧邻但未累及鼻甲,紧邻后侧切缘,肿物部分包绕骨组织生长。

镜下所见　肿瘤细胞呈巢状、浸润性生长,伴角化,可见角化珠及细胞间桥(图3-9)。

免疫组化　p16(灶弱+),Ki-67(密集区+60%),p53(+70%),EGFR(2+)。

原位杂交　EBER(-)。

病理诊断　上颌窦角化型高分化鳞状细胞癌。

诊断依据　鳞状细胞癌多见于55~65岁,偶见于年轻人,最常见于上颌窦,其次是鼻腔和筛窦,是鼻窦最常见的恶性肿瘤,占鼻窦癌的60%~70%。镜下可分为角化型和非角化型两种,非角化型又称为柱状细胞型或移行细胞型,常呈乳头状生长,同时向黏膜内浸润,肿瘤细胞排列呈巢片状结构,有基底膜样物质包绕,无明显角化。鳞状细胞癌的特殊类型有疣状癌、乳头状鳞状细胞癌、基底细胞样鳞状细胞癌、梭形细胞癌等。

鉴别诊断　低分化鳞状细胞癌需和嗅神经母细胞瘤、神经内分泌癌等鉴别。

知识拓展　应进行p16染色及HPV检测,分为HPV相关及非相关型。

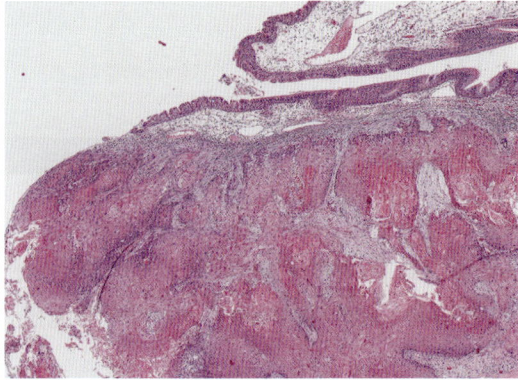
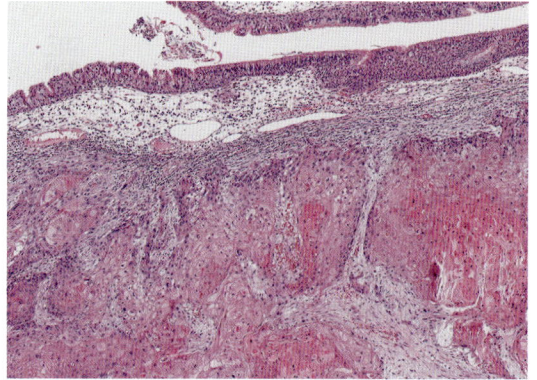

9A(HE × 20)
9B(HE × 40)

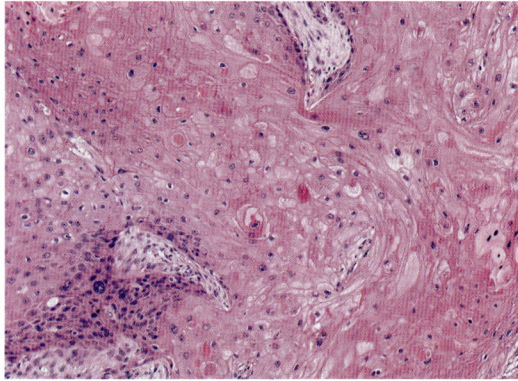
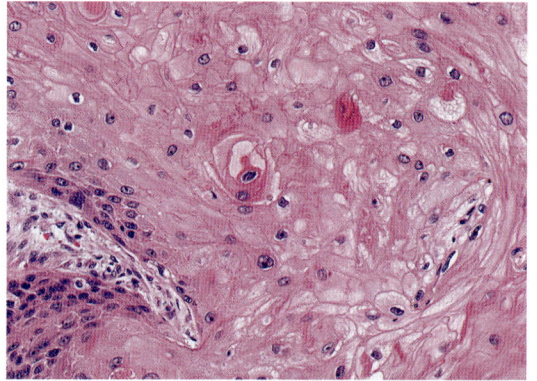

9C(HE × 100)
9D(HE × 200)

图 3-9 鳞状细胞癌

病例10 淋巴上皮癌

基本资料 男,49岁,头痛伴眼球活动障碍2个月,外院头颅MRI示前中颅底占位病变。

大体检查 灰白碎组织一堆,大小2cm×1cm×0.5cm。

镜下所见 肿瘤组织呈不规则片状、巢状排列,间质内见大量成熟的淋巴细胞和浆细胞在肿瘤细胞间弥漫性浸润,肿瘤间纤维组织增生,包绕肿瘤细胞巢(图3-10A、B)。高倍镜下肿瘤细胞核大深染,细胞质较少,呈淡嗜酸性,核呈泡状,可见核仁(图3-10C、D)。

免疫组化 AE1/AE3(1+),p40(2+),p63(1+),CK5/6(-),p16(-),CK7(-),CD56(-),ChrA(-),Syn(-),Ki-67(+80%),TTF-1(少量弱+),CD3(-),CD20(-),S-100(-),HMB45(-),Melanoma Pan(-),Melan-A(-)(图3-10E~G)。

原位杂交 EBER(+)(图3-10H)。

病理诊断 淋巴上皮癌。

诊断依据 淋巴上皮癌是一种低分化的鳞状细胞癌或未分化癌,伴有明显的反应性淋巴细胞及浆细胞的浸润,常发生于鼻咽,鼻腔及鼻旁窦罕见发生。常见于50~70岁,男:女约为3:1,鼻腔多于鼻窦,与EB病毒(Epstein-Barr virus,EBV)感染有关。

鉴别诊断 鼻咽癌,头颈部非鼻咽部位淋巴上皮癌需除外鼻咽癌侵袭或转移。

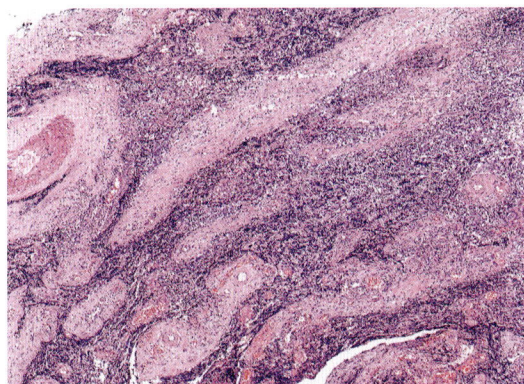

10A(HE × 40)

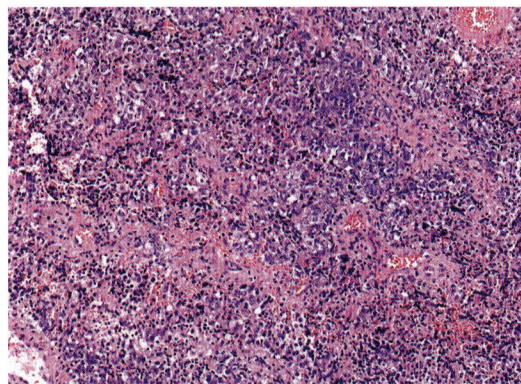

10B(HE × 100)

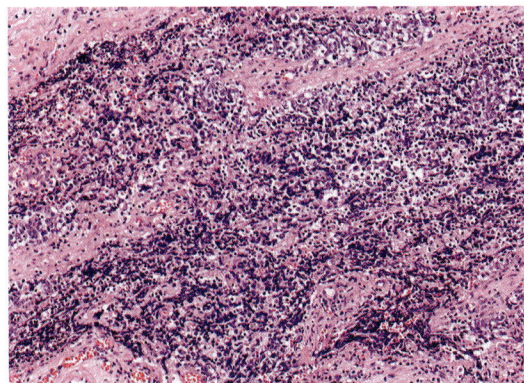

10C(HE × 100)

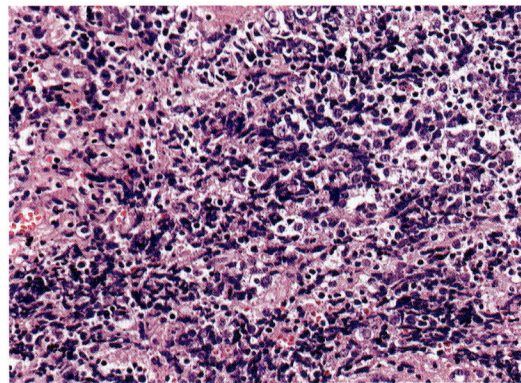

10D(HE × 200)

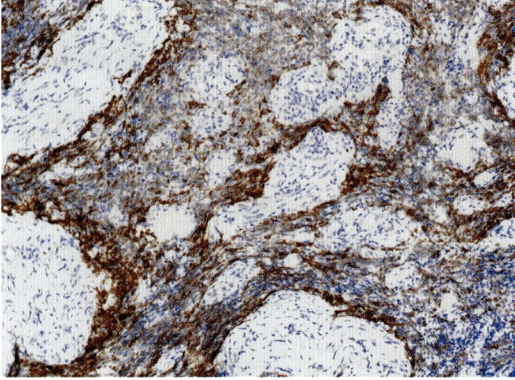

10E(p40 × 20)

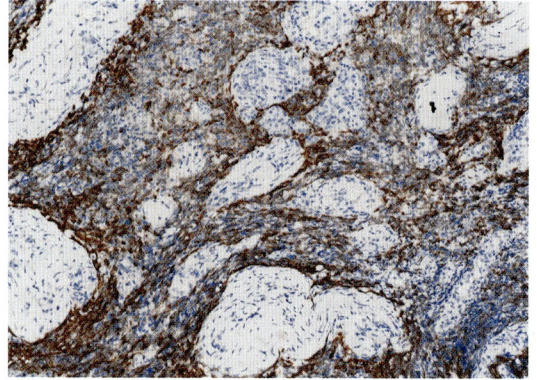

10F(p63 × 40)

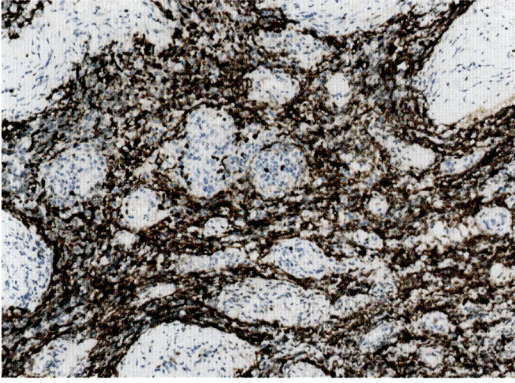

10G(Ki-67 × 40)

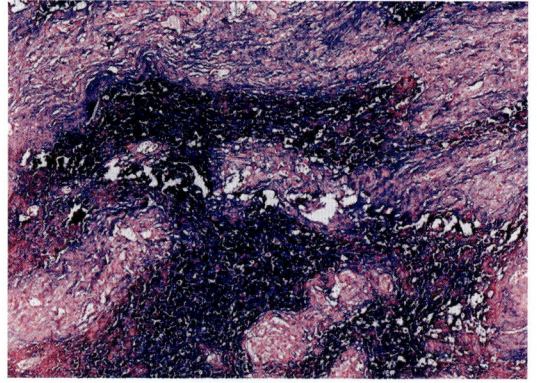

10H(EBER × 100)

图 3-10 淋巴上皮癌

病例11　鼻　咽　癌

基本资料　男,38岁,出现鼻塞7个月,涕中带血,右耳闷伴听力下降,出现右颈部肿物2个月。

大体检查　灰白组织3粒,直径均0.1cm。

镜下所见　肿瘤细胞呈巢片状浸润性生长,高倍镜下肿瘤细胞边界不清,部分呈合体样,呈圆形或卵圆形,可见泡状核(图3-11A～D)。

免疫组化　AE1/AE3(3+),p63(3+),p40(3+),p16(-),p53(80%),Ki-67(+60%)(图3-11E～G)。

原位杂交:EBER(+)(图3-11H)。

病理诊断　鼻咽癌,非角化性分化型。

诊断依据　鼻咽癌包括角化型鳞状细胞癌、非角化型癌和基底样鳞状细胞癌。流行于中国南方地区和东南亚地区,与EB病毒感染密切相关,男性多见。好发于鼻咽部的上壁和顶部,其次是侧壁的咽隐窝。

鉴别诊断

(1)结外NK/T细胞淋巴瘤:淋巴组织高度增生,呈杆状及不规则形态,易见坏死。

(2)弥漫性大B细胞淋巴瘤:肿瘤细胞低黏附性,CD45+、CD20(+),CK和EBV(-)。

(3)横纹肌肉瘤:胚胎横纹肌肉瘤和腺泡状横纹肌肉瘤可以表现出一种原始的小蓝圆细胞形态,肌源性标志物(Desmin、MyoD1、myogenin)(+),CK和EBV(-)。

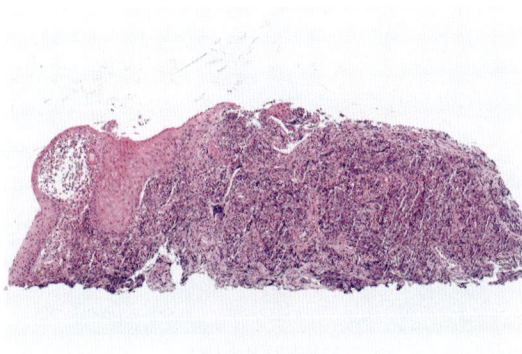

11A(HE×40)

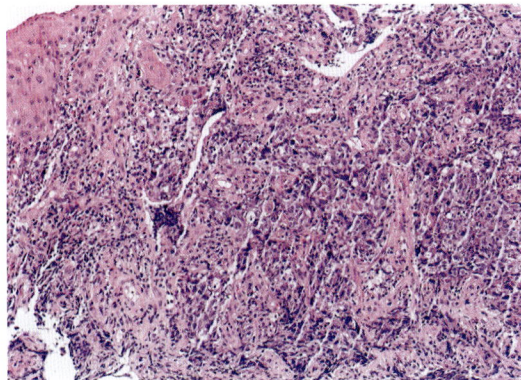

11B(HE×100)

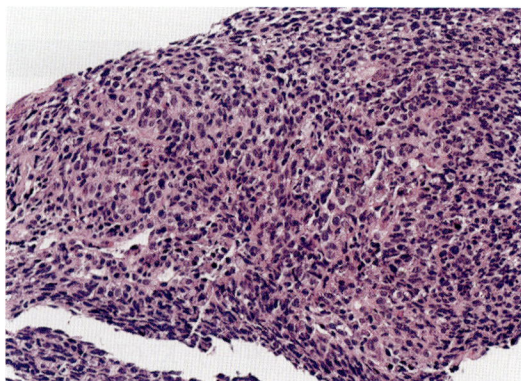

11C(HE × 200)

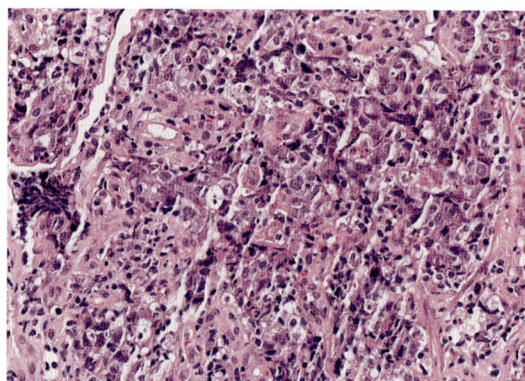

11D(HE × 200)

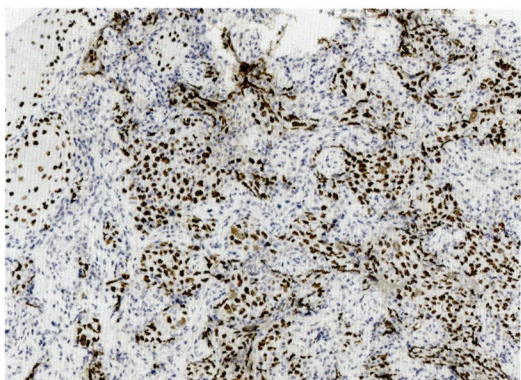

11E(p40 × 100)

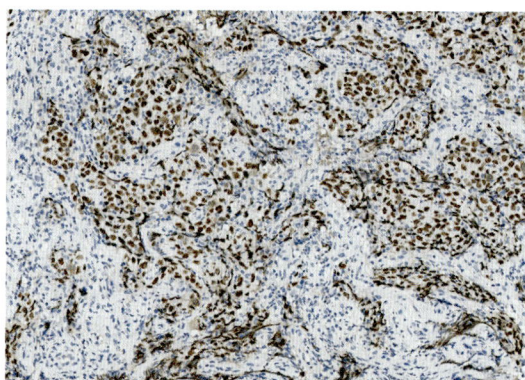

11F(p63 × 100)

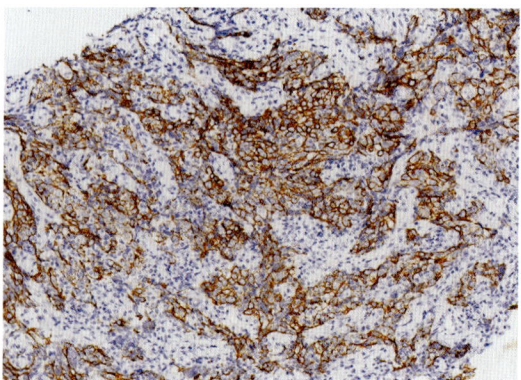

11G(AE1/AE3 × 100)

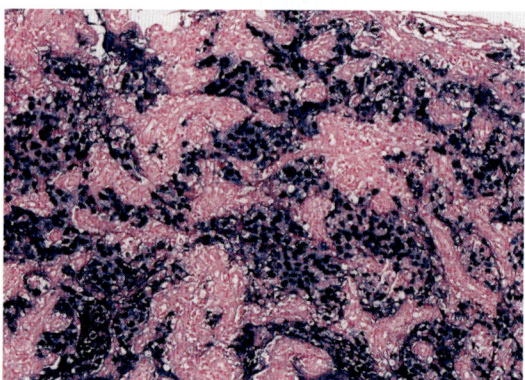

11H(EBER × 100)

图 3-11　鼻咽癌

病例 12　鼻咽乳头状腺癌

基本资料　男,50 岁,鼻咽顶后壁可见一结节,大小约 1.1cm×0.9cm,突向鼻咽腔。左侧咽隐窝变浅。

大体检查　灰白组织 1 粒,直径 0.1cm。

镜下所见　肿瘤细胞呈腺样及乳头状生长,细胞温和,核呈圆形或卵圆形,可见小核仁,核分裂象罕见(图 3-12A～B)。

免疫组化　AE1/AE3(3+),TTF-1(3+),TG(−),Syn(−),CD56(−),ChrA(−),Ki-67(+10%)(图 3-12C～D)。

病理诊断　鼻咽乳头状腺癌。

诊断依据　肿瘤细胞呈柱状或假复层状,核呈圆形、卵圆形,温和,有小核仁,核分裂象难见;肿瘤细胞可呈梭形,似软组织梭形细胞肿瘤。间质可见水肿。肿瘤组织无包膜,呈浸润性生长。有时可见砂粒体结构,类似于甲状腺乳头状癌。

鉴别诊断

(1) 呼吸上皮乳头状瘤:分为 3 型,被覆鳞状上皮、移行或嗜酸性上皮。

(2) 甲状腺乳头状癌:鼻咽罕见,多为甲状腺原发的乳头状癌侵犯所致,PAX8、TG(+)。

知识拓展　鼻咽乳头状腺癌极少见,是一种呈叶状乳头状和腺样结构、以外生性生长为特征的低级别腺癌。常发生于鼻咽顶部、侧壁和后壁。肿瘤起源于表面上皮,由微小的树状分支的乳头状小叶和密集的腺体构成。

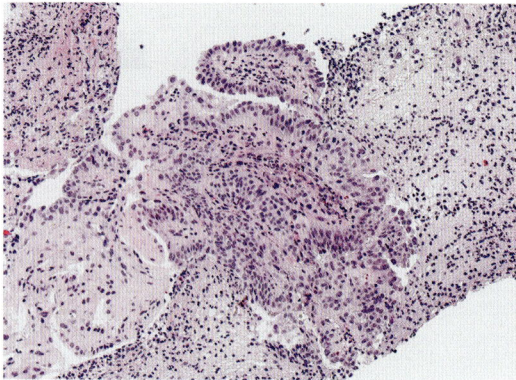

12A(HE×100)

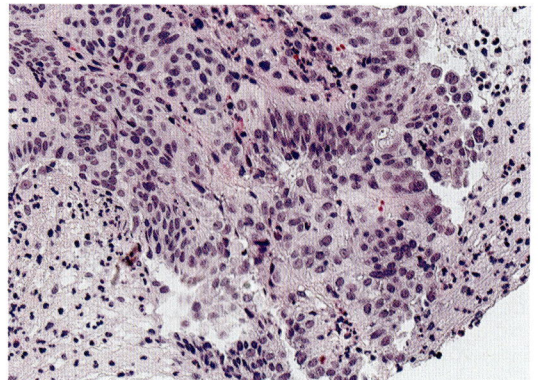

12B(HE×200)

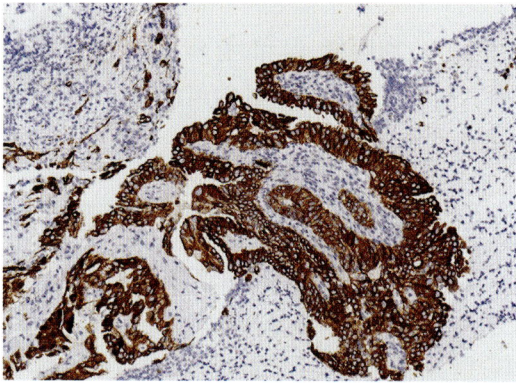

12C(AE1/AE3×100)

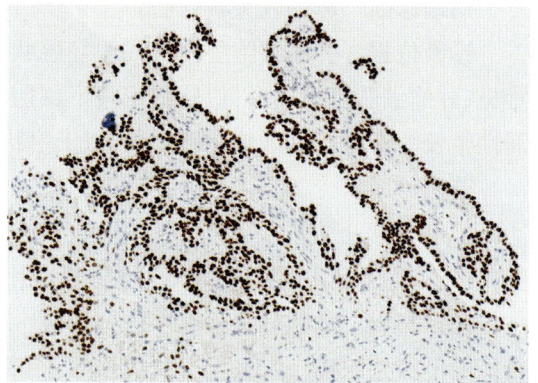

12D(TTF-1×100)

图 3-12　鼻咽乳头状腺癌

神经外胚层上皮来源的肿瘤

病例 13　嗅神经母细胞瘤

基本资料　男,60岁,鼻腔出血6个月,发现颅底占位。头颅MRI示前颅底内外沟通占位病变。

大体检查　灰褐肿物数块,大小1cm×0.5cm×0.5cm至3cm×2.5cm×1.5cm。大者局部紧邻骨质。

镜下所见　小圆细胞恶性肿瘤,呈巢状生长,可见纤维血管性间质分隔,间质血管增生,肿瘤细胞形态均匀一致,边界不清,可见椒盐样核(图3-13A~C)。

免疫组化　AE1/AE3(1+),CK18(2+),CD56(3+),ChrA(1+),Syn(1+),NSE(2+)(图3-13D),S-100(支持细胞+),Vim(−),GFAP(−),Olig2(1+),NF(−),NeuN(−),Ki-67(+40%)。

病理诊断　嗅神经母细胞瘤Ⅲ/Ⅳ级。

诊断依据　①细胞形态学上兼具有神经上皮瘤和神经母细胞瘤的特征,它们混合存在,且彼此之间可呈移行分布。②小圆细胞恶性肿瘤,形态均一,常呈椒盐样核。③分叶状/巢状结构,被明显的纤维血管性间质分隔;间质血管有时增生明显,甚至可呈血管瘤样。④肿瘤细胞边界不清,可见神经原纤维基质(神经毡)。⑤可见Home-Wright型假菊形团或Flexner-Wintersteiner型真菊形团。⑥分化好的肿瘤嗅丝多而明显。⑦少数可伴有异源性分化(鳞状及黏液腺细胞、节细胞、含黑色素的细胞、横纹肌母细胞等分化),偶有病例可以见到较多的钙化小球。⑧Hyams分级系统分为4级。肿瘤细胞神经内分泌标记物可呈不同程度的阳性,包括NSE、ChrA、Syn、CD56和S-100蛋白(S-100蛋白着色于周边的支持细胞及神经丝束)。

鉴别诊断　需与发生于鼻腔鼻窦的各种小圆细胞肿瘤相鉴别。

(1) 小细胞癌:主要与高级别嗅神经母细胞瘤鉴别。小细胞癌发病年龄更大,缺乏神经毡样及小叶状结构,广谱上皮(+),无S-100(+)的支持细胞。

(2) 恶性黑色素瘤:核仁较突出,无小叶状结构,黑色素标记HMB45、Melan-A(+)。

(3) B细胞淋巴瘤:肿瘤细胞弥漫分布,黏附性差,LCA及CD20等可用以鉴别。

(4) 鼻窦异位垂体腺瘤:累及范围较广泛,无S-100(+)的支持细胞及小叶状结构,垂体相关激素受体检测可予以鉴别。

知识拓展　嗅神经母细胞瘤又称为嗅神经上皮瘤,占鼻腔内肿物的3%,发病高峰年龄为50~60岁。嗅神经母细胞瘤好发生于嗅黏膜区,可累及邻近的筛窦、上颌窦、蝶窦和额窦,也可向颅内和眼眶侵犯。肉眼肿瘤组织呈灰红色,富含血管,呈息肉状,质地较软、脆,触之易出血。

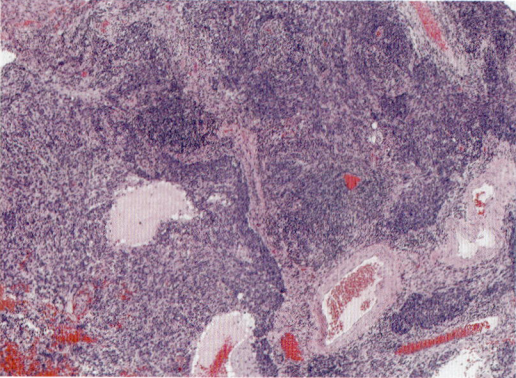

13A(HE × 40)

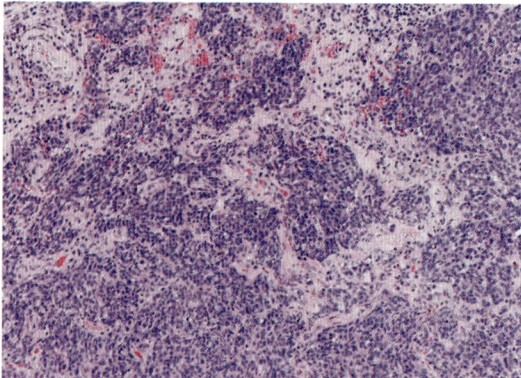

13B(HE × 100)

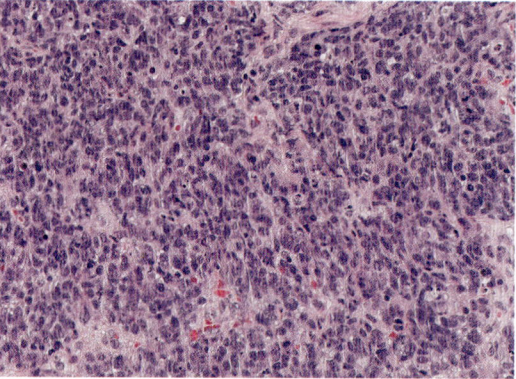

13C(HE × 200)

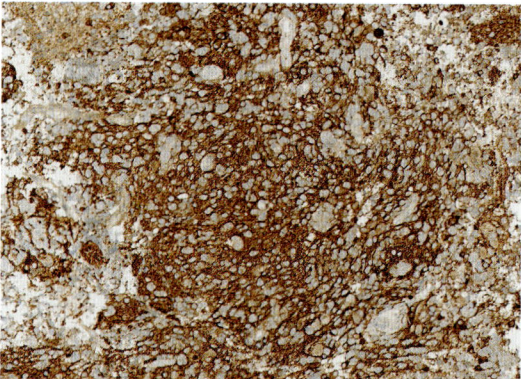

13D(NSE × 100)

图 3-13　嗅神经母细胞瘤

病例14　恶性黑色素瘤

基本资料　女,54岁,发现鼻腔肿物3月余。

大体检查　灰白灰褐组织一堆,总大小6cm×5cm×2cm,切面灰褐灰白、质韧,择取部分组织。

镜下所见　肿瘤细胞呈片状弥漫性生长,可见色素沉积,可见间质血管增生。肿瘤细胞较均一,细胞质空亮至淡嗜酸,细胞核呈圆形或卵圆形,核仁明显,可见核内空泡(图3-14A-D)。

免疫组化　HMB45(3+),Melan-A(3+),CD56(2+),S-100(2+),Vimentin(3+),ChrA(−),Syn(−),AE1/AE3(−),BRAF-V600E(−),CD117(−)(图3-14E~H),Ki-67(+40%)。

病理诊断　恶性黑色素瘤。

诊断依据　镜下肿瘤组织结构及瘤细胞形态变异大,可见上皮样细胞、梭形细胞、透明细胞、浆细胞样细胞、痣样细胞和多核瘤巨细胞等。色素多少不一,常见出血及坏死,有时薄壁血管增生较明显。

鉴别诊断　需与发生于鼻腔鼻窦的各种小圆细胞肿瘤相鉴别。

(1) 低分化鳞状细胞癌:肿瘤细胞呈巢片状排列,有黏附性,分化较好的区域可见角化,鳞状上皮标记(+)。

(2) 小细胞癌:细胞染色质较细腻,坏死及核分裂象易见,上皮及神经内分泌标记(+)。

(3) B细胞淋巴瘤:肿瘤细胞弥漫分布,黏附性差,LCA及CD20等可用以鉴别。

(4) 嗅神经母细胞瘤:小叶状及神经毡样结构,S-100染色显示支持细胞(+),神经内分泌标记(+)。

知识拓展　恶性黑色素瘤起源于黏膜黑色素细胞,好发于40~70岁,男性稍多见。鼻甲和鼻中隔前下部最多见,鼻窦中以上颌窦最多见。常见淋巴结转移。

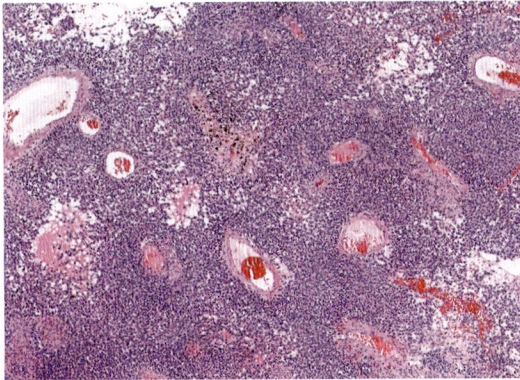

14A(HE × 40)

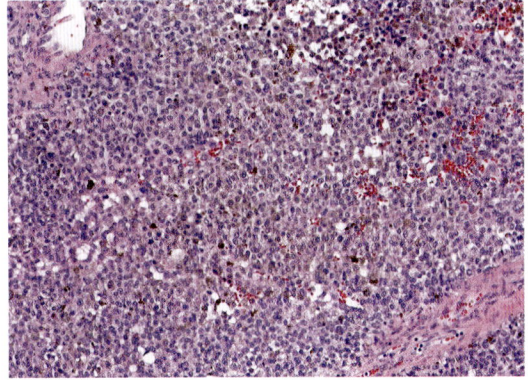

14B(HE × 100)

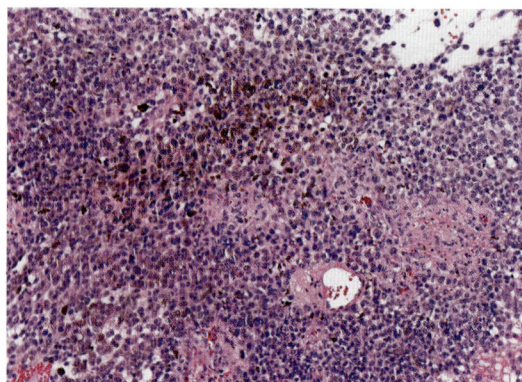

14C(HE × 100)

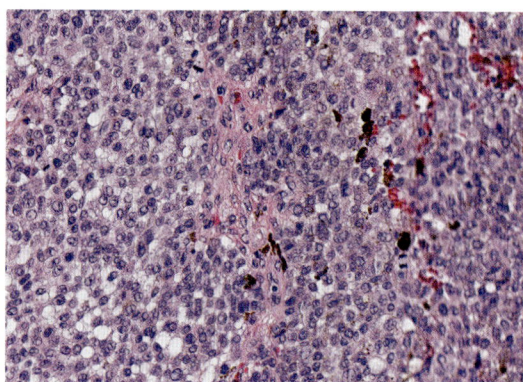

14D(HE × 200)

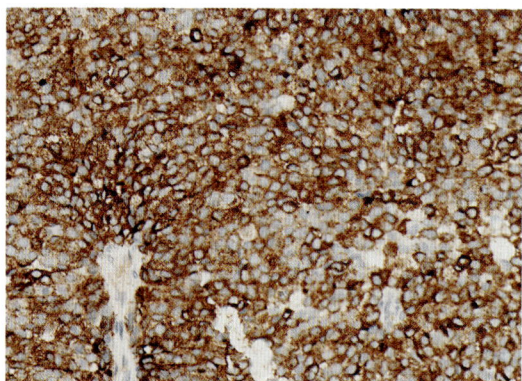

14E(HMB45 × 200)

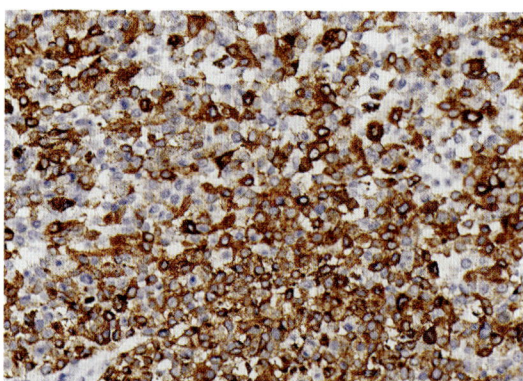

14F(MelanA × 200)

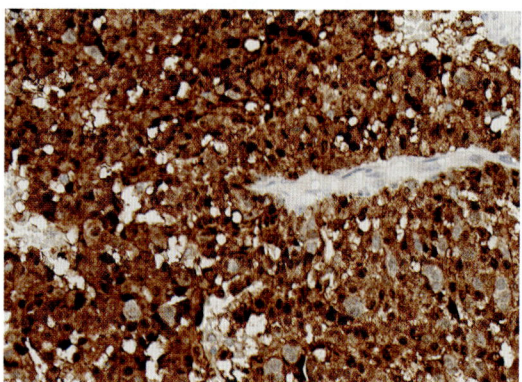

14G(S100 × 200)

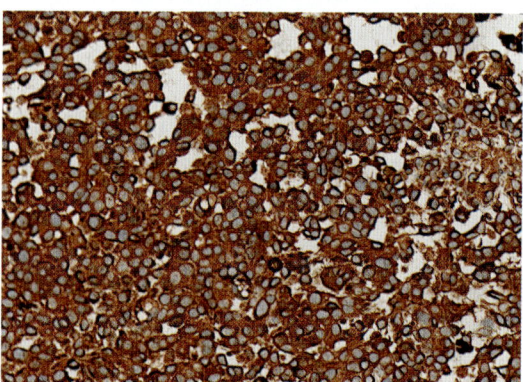

14H(Vimentin × 200)

图 3-14　恶性黑色素瘤

腺上皮肿瘤及瘤样病变

涎腺型肿瘤(详见口腔及涎腺章节)

病例 15　腺样囊性癌

基本资料　男,61 岁,无明显诱因出现鼻腔阻塞 2 个月。CT 提示:鼻咽顶后壁肿物,考虑恶性。

大体检查　灰褐组织一块,大小 3.5cm×3.5cm×1.5cm,部分表面被覆黏膜,多切面切开,可见一灰白区,范围 1.8cm×1.5cm×0.6cm。

镜下所见　肿瘤呈管状和筛状排列,其内可见圆形或卵圆形腔隙,内含黏液,囊壁被覆双侧细胞,内层为导管细胞,外层为肌上皮细胞(图 3-15)。

免疫组化　CD117(2+),CK5/6(2+),CK7(2+),DOG1(−),EMA(1+),Ki-67(+15%),p16(1+),p53(+60%),p63(2+),S-100(−),SMA(2+),p40(2+),Bcl-2(3+),AE1/AE3(3+)。

原位杂交:EBER(−)。

病理诊断　腺样囊性癌。

诊断依据　腺样囊性癌是涎腺常见的恶性肿瘤,最常累及腮腺、舌下腺和腭,它是由腺上皮、肌上皮双相分化的恶性肿瘤,具有管状、筛状和实性结构,常有神经浸润。

鉴别诊断　与其他具有双重细胞类型结构的肿瘤相鉴别,如多形性腺瘤、基底细胞腺瘤、上皮-肌上皮癌等(具体参见涎腺肿瘤章节)。

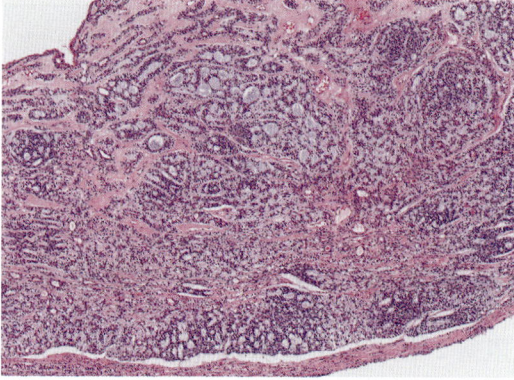

15A(HE × 40)

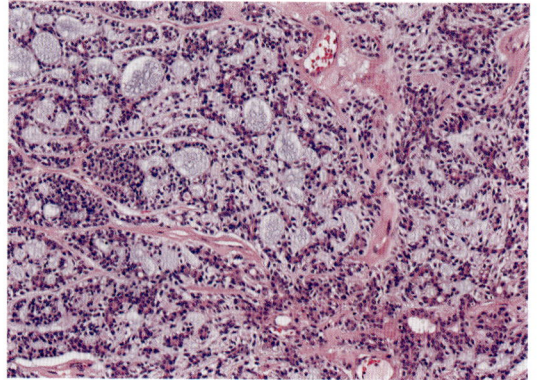

15B(HE × 100)

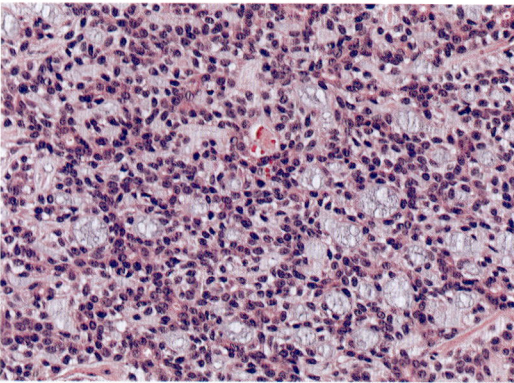

15C(HE × 200)

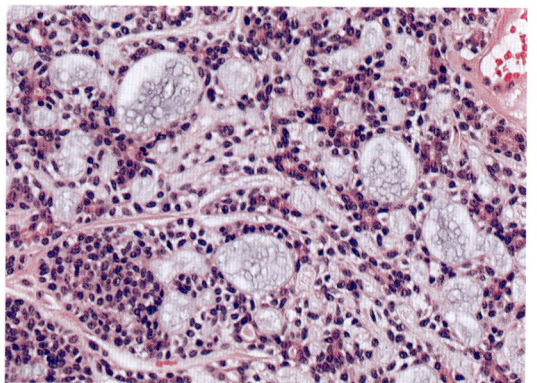

15D(HE × 200)

图 3-15 腺样囊性癌

病例16 黏液表皮样癌

基本资料 女,35岁,外院行鼻咽黏液表皮样癌化疗2周期后,出现右侧鼻塞4月余。

大体检查 灰白质硬碎组织一堆,总直径2cm。

镜下所见 肿瘤由黏液细胞、中间细胞和表皮样细胞构成。黏液细胞构成腺腔,内含黏液。表皮细胞轻度异型,偶见核分裂象(图3-16)。

免疫组化 calponin(-),CD117(灶+),CK5/6(3+),CK7(2+),Ki-67(+5%),p63(1+),S-100(-),SMA(-),CEA(灶+)。

病理诊断 黏液表皮样癌,中分化。

诊断依据 黏液表皮样癌(mucoepidermoid carcinoma)是由不同比例黏液细胞、中间细胞和表皮样细胞构成的恶性肿瘤。多见于腮腺、腭和磨牙后区。

鉴别诊断

(1) 鳞状细胞癌:成分单一,仅有鳞状上皮成分,没有黏液细胞及中间细胞,分化好时可见角化珠,黏液表皮样癌的表皮样细胞往往不出现角化。

(2) 腺癌:鼻咽部腺癌多为低级别乳头状腺癌;而鼻腔鼻旁窦常见的腺癌分为肠型腺癌及非肠型腺癌,主要以乳头状及腺管状结构为主,成分单一。

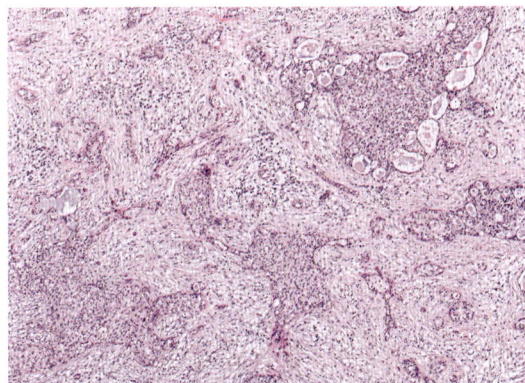

16A(HE×40)

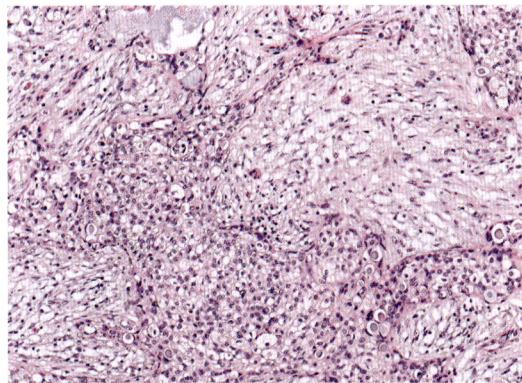

16B(HE×100)

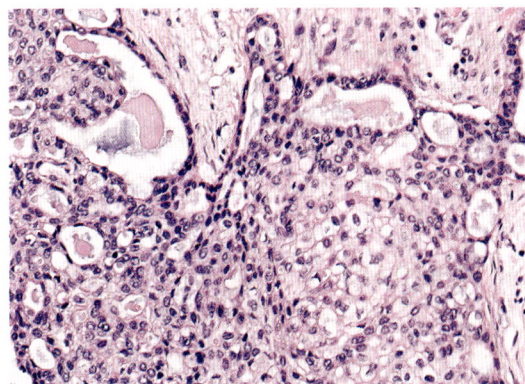

16C(HE×200)

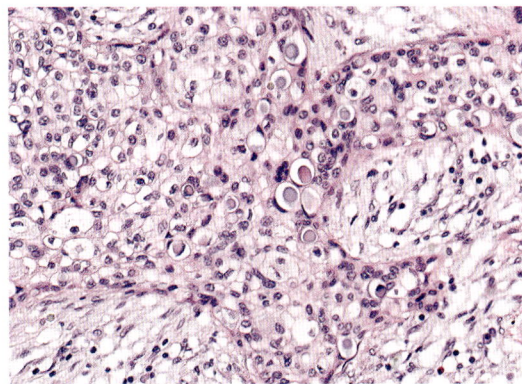

16D(HE×200)

图3-16 黏液表皮样癌

软组织肿瘤

病例17　炎性肌成纤维细胞瘤

基本资料　男,20岁,发现鼻出血2月余,伴面部麻木。既往行"鼻腔鼻窦炎性肌成纤维细胞瘤术"。

大体检查　左半上颌骨切除标本,附门牙3枚,于上颌窦内可见肿物,另见破碎肿物一堆,肿物总大小5cm×3cm×1.5cm,切面灰黄、实性、质硬、界欠清,肿物局灶紧邻骨组织,似未累及。

镜下所见　梭形肿瘤细胞呈束状、编织状排列,肿瘤细胞的细胞质丰富,嗜酸性,核圆形或卵圆形,可见小核仁,间质可见较多淋巴浆细胞浸润(图3-17A~D)。

免疫组化　AE1/AE3(-),ALK(-),Bcl-2(-),CD34(-),CD68(显示组织细胞),CD99(-),Desmin(-),EMA(-),S-100(-),SMA(-),β-catenin(膜浆+),STAT6(-),CD138(显示浆细胞),CD3(显示T细胞),CD20(显示B细胞),IgG(个别+),IgG4(-),CD21(-),CD23(-)(图3-17E~F),Ki-67(+30%)。

病理诊断　梭形细胞肿瘤,结合患者既往病史、形态及免疫组化结果,符合炎性肌成纤维细胞瘤复发,伴小灶坏死,核分裂象1个/10HFP。

诊断依据　炎性肌成纤维细胞瘤原发鼻腔鼻窦者少见。诊断要点:①肿瘤细胞排列成编织状、束状、部分杂乱无序。②细胞长梭形,细胞质丰富,嗜酸性/嗜碱性。③核圆形/椭圆形,大小一致,核仁小而清晰。④细胞异型性不明显,核分裂象少见。⑤间质有较多淋巴细胞、浆细胞浸润,部分区域可见胶原束或黏液样变基质;部分间质血管丰富。免疫组化:Vimentin、SMA、MSA(+),Desmin(-)或者灶阳性,ALK可阴性。

鉴别诊断

(1)纤维瘤病:宽大成束,形态温和的梭形细胞胶原纤维,与炎性肌成纤维细胞瘤相比边界不清,硬化明显,无明显的炎症细胞浸润。

(2)血管外皮细胞瘤:肿瘤细胞拥挤密集,排列呈短束状、席纹状、旋涡状,特征性鹿角状血管,免疫组化FⅧ、FⅧ-RAg、CD34等阳性。

(3)梭形细胞型横纹肌肉瘤:没有明显的黏液或者胶原基质和弥漫的炎症背景,横纹肌肌动蛋白和MyoD1(+),而炎性肌成纤维细胞瘤呈SMA、calponin(+)。

(4)其他梭形细胞肿瘤,如神经鞘瘤S-100(+)。

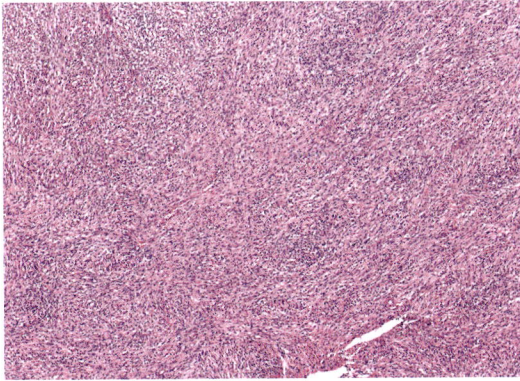
17A(HE × 40)

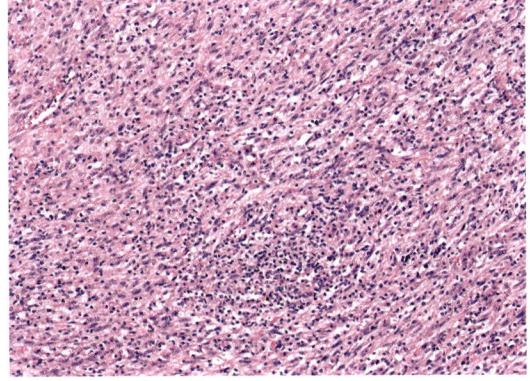
17B(HE × 100)

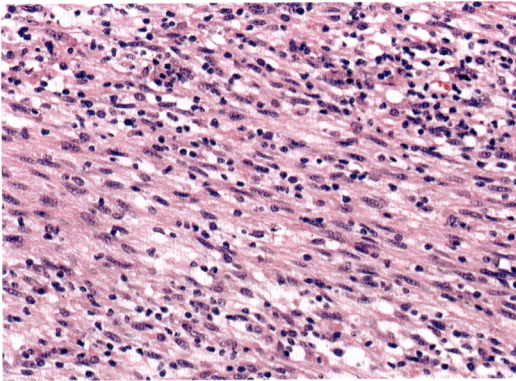
17C(HE × 200)

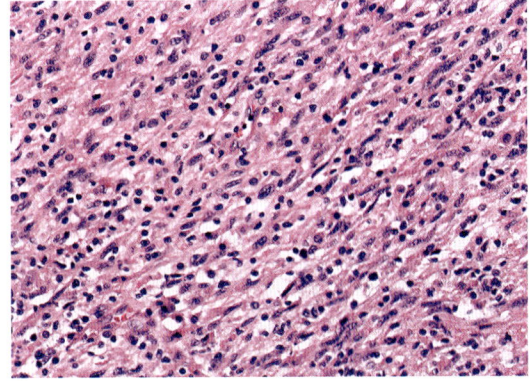
17D(HE × 200)

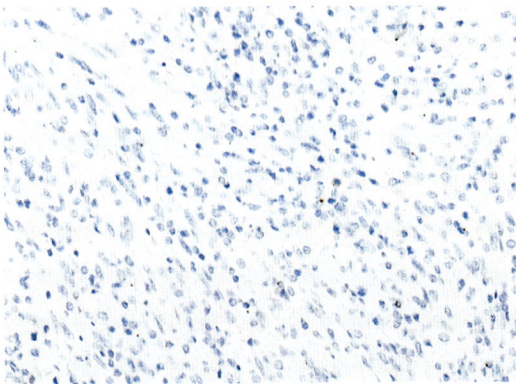
17E(ALK × 200)

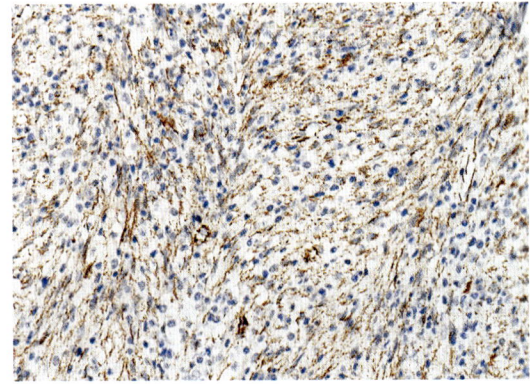
17F(β-catenin × 200)

图 3-17　炎性肌成纤维细胞瘤

病例18　滑膜肉瘤

基本资料　男,18岁,右颈部肿物。

大体检查　不整形软组织,大小8.5cm×6.5cm×4cm,切面见一灰白色结节状肿物,大小7cm×4.5cm×7cm,质细韧,与周围组织界欠清;另见一游离骨组织,大小3.3cm×1cm×0.5cm,骨膜表面光滑未见肿物。

镜下所见　肿瘤细胞呈片状生长,边界不清,可见增生的血管。高倍镜下可见梭形细胞呈束状排列,细胞较密集(图3-18A~D)。

免疫组化　AE1/AE3(局灶3+),EMA(局灶+),Vimentin(3+),Bcl-2(3+),CD99(3+),ALK(±),S-100(-),Desmin(-),SMA(-),CD34(-),CD68(-),CK7(局灶+),CK19(局灶+),CK18(局灶+),CK8(-),HMB45(-),Melan-A(-),LCA(-),Ki-67(+,30%)(图3-18E~H)。

分子病理检测:显示*SS18*(18q11.2)染色体易位,未显示*EWSR1*(22q12)染色体易位。

病理诊断　滑膜肉瘤。

诊断依据　①双相分化,梭形细胞+上皮细胞。②上皮样成分,典型的腺腔样结构,腺上皮单层;排列呈腺样、带状、巢状。③梭形细胞,排列整齐,细胞密集,短束状交叉排列有明显的裂隙状结构。④梭形细胞区域可见透明变性,黏液样变性,灶状钙化,常见肥大细胞。免疫组化:CK、Vimentin阳性。

鉴别诊断

(1)恶性外周神经鞘膜瘤:滑膜肉瘤的瘤细胞形态相对较一致,包括细胞角蛋白在内的上皮性标记物和神经源性标记物有助于滑膜肉瘤与恶性外周神经鞘膜瘤的鉴别。

(2)纤维肉瘤:不表达AE1/AE3、EMA、CK7和CK19。发生于婴幼儿的滑膜肉瘤易误诊为婴儿型纤维肉瘤。

知识拓展　滑膜肉瘤多见于青年人,以咽、扁桃体、颊、舌及腭部为好发部位。也可见于颞下凹或下颌骨,表现为结节状或分叶状肿物。

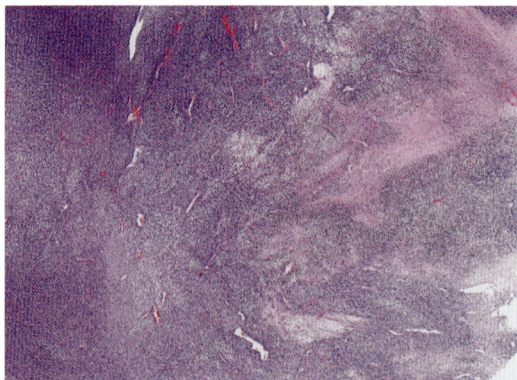

18A(HE×20)

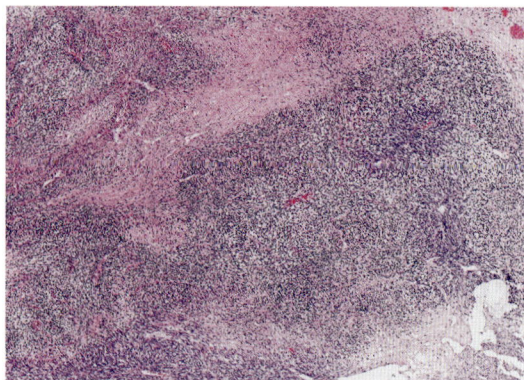

18B(HE×40)

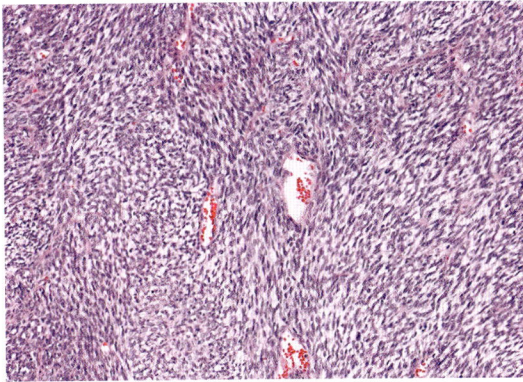

18C(HE × 100)

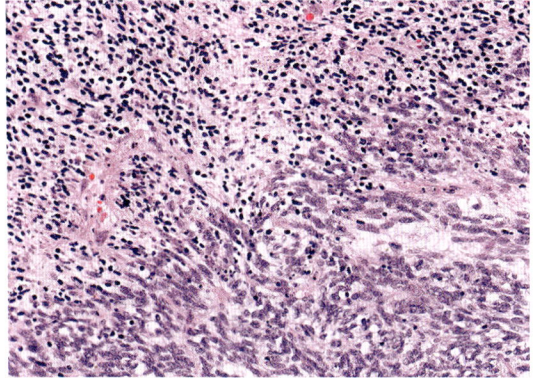

18D(HE × 200)

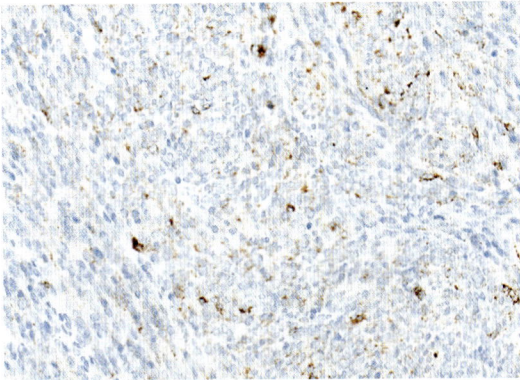

18E(ALK × 200)

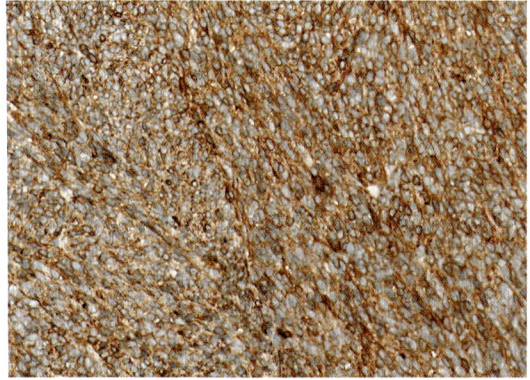

18F(Bcl-2 × 200)

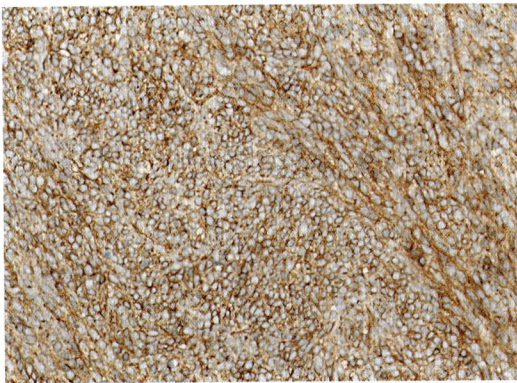

18G(CD99 × 200)

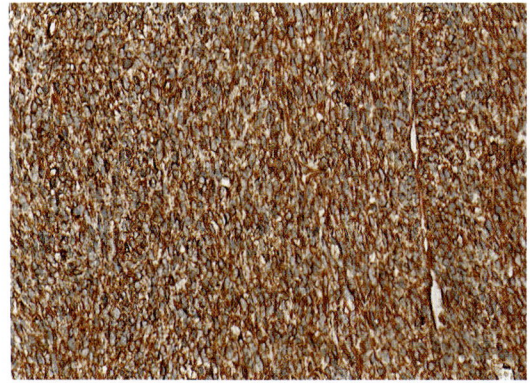

18H(Vimentin × 200)

图 3-18　滑膜肉瘤

病例 19 巨 细 胞 瘤

基本资料 男,35 岁,无明显诱因出现声音嘶哑。鼻咽喉镜提示:左侧梨状窝外侧壁可见明显隆起型新生物,表面尚光滑,肿物向内推挤左侧喉部,导致左侧喉部增厚。

大体检查 结节样肿物一枚,大小 6cm×4.5cm×4cm,表面似有包膜,周围附少许肌肉组织,切面灰白灰红、实性、质中,局部可见出血及囊性变,范围 2cm×1cm×1cm。

镜下所见 肿瘤呈结节状生长,由单核细胞和破骨样多核巨细胞混合组成,间质富含血管(图 3-19A～D)。

免疫组化 AE1/AE3(-),ALK(-),CD34(-),CD68(巨细胞+),Ki-67(单核细胞25%+),Vimentin(巨细胞+、单核细胞+),CD163(巨细胞-、单核细胞+)(图 3-19E-F)。

病理诊断 软组织巨细胞瘤,伴局部软骨及骨化生。

诊断依据 软组织巨细胞瘤是一种原发于软组织内的巨细胞肿瘤,临床上和组织学上均与发生于骨内的巨细胞瘤相似。多发于中年人,最常见于四肢浅表的软组织内,其次为躯干和头颈部。表现为无痛性肿块。

鉴别诊断

(1) 腱鞘巨细胞瘤:发生于滑膜腱鞘,间质往往胶原变性,细胞成分较杂,包括黄色瘤细胞、含铁血黄素沉积及淋巴细胞。

(2) 未分化多形性肉瘤,巨细胞型:细胞异型显著,核分裂象及坏死常见。

(3) 纤维组织细胞瘤:一般不出现如此多的破骨样巨细胞及"血湖"样结构。

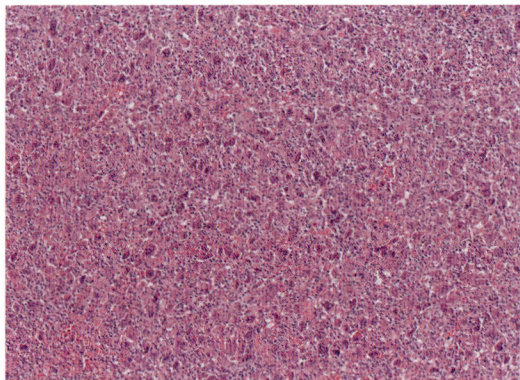

19A(HE×40)

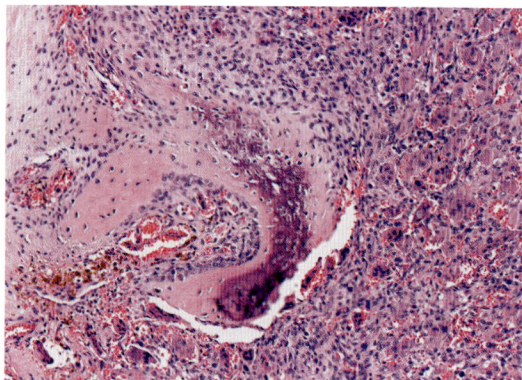

19B(HE×100)

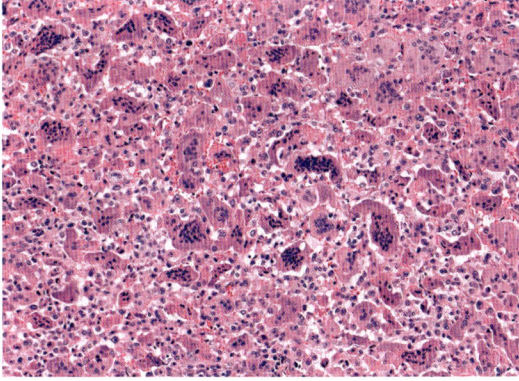

19C(HE × 100)

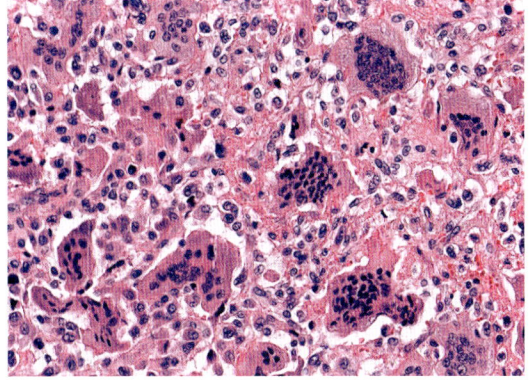

19D(HE × 200)

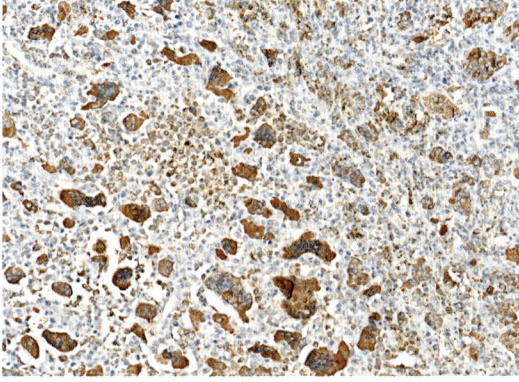

19E(CD68 × 100)

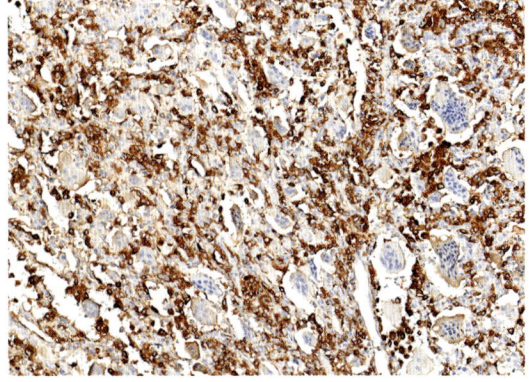

19F(CD138 × 100)

图 3-19 软组织巨细胞瘤

骨及软骨肿瘤

病例20　软骨肉瘤

基本资料　男,31 岁,颈部软骨肉瘤术后放疗后 2 年,发现肿物复发 4 个月。

大体检查　破碎灰褐组织一堆,质地中等偏硬,大小约 8cm×5cm×1cm。

镜下所见　肿瘤呈分叶状生长,可见纤维间隔,小叶中软骨细胞分布不均,细胞核可见显著异型性,可见双核细胞。间质伴黏液样变(图 3-20)。

病理诊断　符合软骨肉瘤复发,考虑为Ⅱ级。

诊断依据　软骨肉瘤是来源于透明软骨的恶性肿瘤,环状软骨是最常见的好发部位。分型:间叶性软骨肉瘤、去分化软骨肉瘤及透明细胞软骨肉瘤。

鉴别诊断

(1) 软骨母细胞性骨肉瘤:骨肉瘤应见到肉瘤样肿瘤细胞直接形成肿瘤性类骨组织或骨质,发病年龄较轻,生长迅速,易早期转移。

(2) 软骨瘤:良性肿瘤,常常发生于手和脚,大小很少超过 3cm,镜下可见由成熟的软骨组织形成边界清楚的小叶状结构。

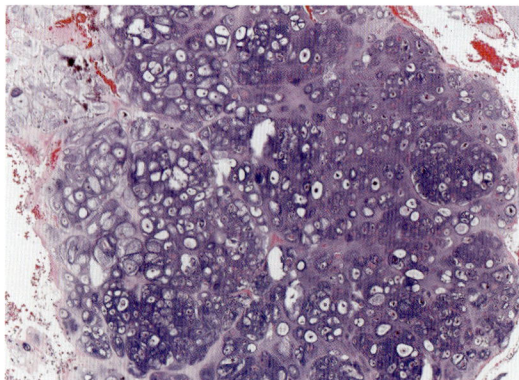 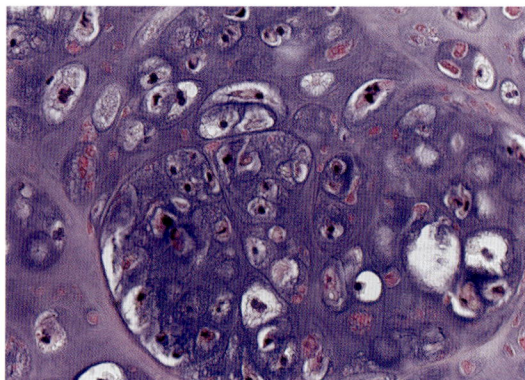

20A(HE × 40)　　　　　　　　　　20B(HE × 200)

图 3-20　软骨肉瘤

异位颅内肿瘤及异位组织瘤样病变

病例 21 异位垂体腺瘤

基本资料 女,53 岁,双眼视力下降 5 年余,伴头晕头痛 1 月余。

大体检查 灰红息肉样肿物,表面光滑,似有包膜,大小 2cm×2cm×0.8cm,切面灰白灰粉、质软。

镜下所见 肿瘤细胞呈实性、器官样、小梁状生长,瘤巢之间可见纤细的纤维血管分隔。肿瘤细胞形态一致,呈圆形或卵圆形,细胞质呈颗粒状,淡嗜酸性,核圆形或卵圆形,核仁不明显(图 3-21A～C)。

免疫组化 AE1/AE3(+),Syn(3+)(图 3-21D),CD56(3+),ChrA(3+),ACTH(-),FSH(-),GH(-),LH(-),p53(1+),PRL(-),TSH(±),GFAP(-),Ki-67(+,<2%)。

病理诊断 符合垂体腺瘤。

诊断依据 ①表面被覆黏膜上皮通常完整且无受累,黏膜内为无包膜肿瘤。②肿瘤细胞呈实性、器官样、小梁状生长,癌巢被纤细的纤维血管分隔。③与蝶鞍内垂体腺瘤形态一致,呈单一圆形或卵圆形,细胞质颗粒状,嗜酸、双嗜性或透明。④核圆形或卵圆形,染色质团块样,核仁不明显。⑤局灶可见异型性,无核分裂象及坏死。

鉴别诊断

(1) 嗅神经母细胞瘤:低级别嗅神经母细胞瘤往往呈小叶状结构及神经毡样基质,并可见 S-100(+)的支持细胞;高级别嗅神经母细胞瘤异型较垂体腺瘤更显著,核分裂象及坏死易见。

(2) 类癌:形态及免疫组化染色与异位垂体腺瘤难以鉴别,需结合影像所见及垂体相关激素受体检测予以鉴别。

(3) 尤因(Ewing)肉瘤/原始神经外胚叶肿瘤(primitive neuroectodermal tumor,PNET):细胞更幼稚,核分裂象易见,*EWSR1* 基因 FISH 检测可进行鉴别。

知识拓展 异位垂体腺瘤是蝶鞍外的垂体腺肿瘤,它常独立存在,与鞍内垂体腺无关,又称为鞍外垂体腺瘤,最常发生于蝶窦、蝶骨和鼻咽。

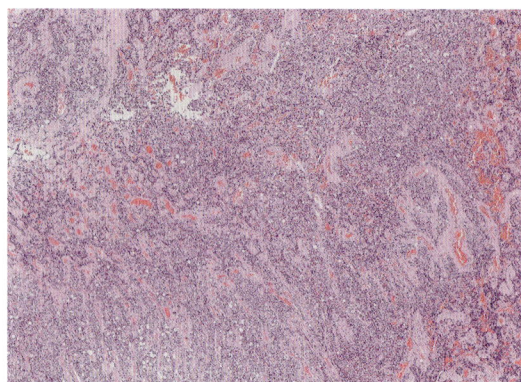

21A(HE × 40)

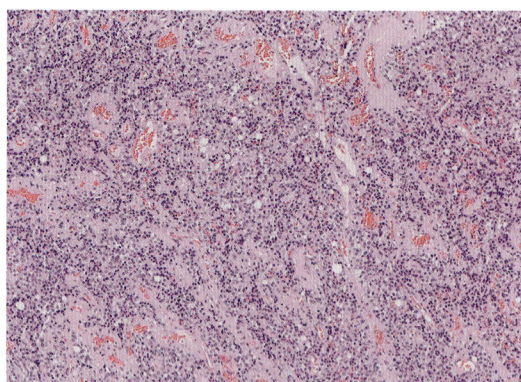

21B(HE × 100)

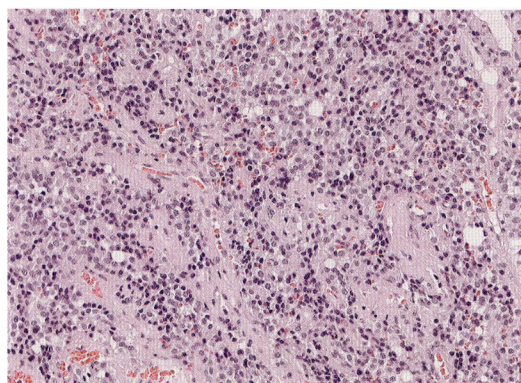

21C(HE × 200)

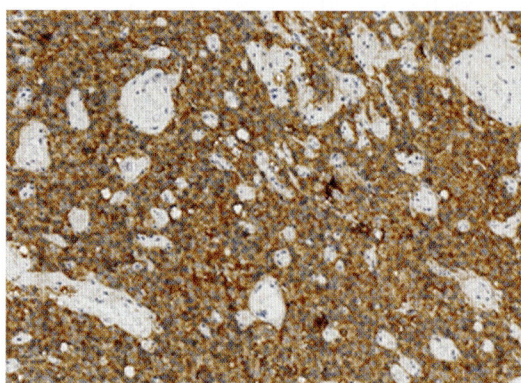

21D(Syn × 100)

图 3-21 异位垂体腺瘤

病例 22　原发性脑膜瘤

基本资料　女,32 岁,2005 年行颈椎椎管内脑膜瘤及神经鞘瘤术,多次复发术后放疗后。右耳听力下降 10 年,双目失明 1 年。

大体检查　后鼻孔肿瘤,灰白灰褐质韧组织一堆,直径 1cm。

镜下所见　肿瘤细胞呈片状生长,细胞密度较高。高倍镜下,细胞核仁明显(图 3-22)。

病理诊断　鼻咽黏膜下可见梭形及上皮样肿瘤细胞浸润,伴坏死,可见核分裂象,细胞核仁明显。结合病史,形态符合不典型脑膜瘤。

诊断依据　①镜下组织学改变和分型同颅内脑膜瘤,以脑膜皮型和砂粒体型为主。②免疫组化 EMA、Vimentin 阳性,S-100、CK 有时阳性。

鉴别诊断

（1）神经鞘瘤:需要与纤维型脑膜瘤鉴别,神经鞘瘤 S-100、SOX10 阳性,EMA 阴性。

（2）孤立性纤维性肿瘤:往往见特征性鹿角样血管,间质胶原变性,STAT6 及 CD34 阳性。

知识拓展　原发性脑膜瘤可见于鼻腔鼻窦,发病年龄多为 19~50 岁,无明显性别差异。颅外脑膜瘤以眼眶多见,鼻腔和鼻窦少见。

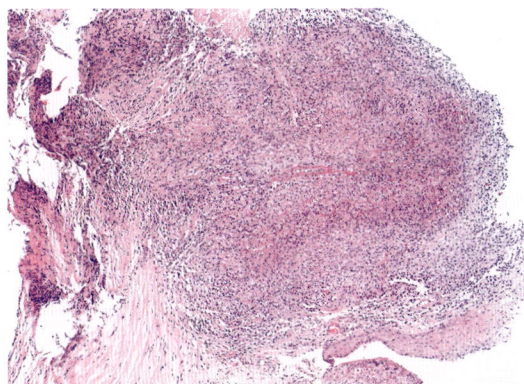
22A(HE×40)

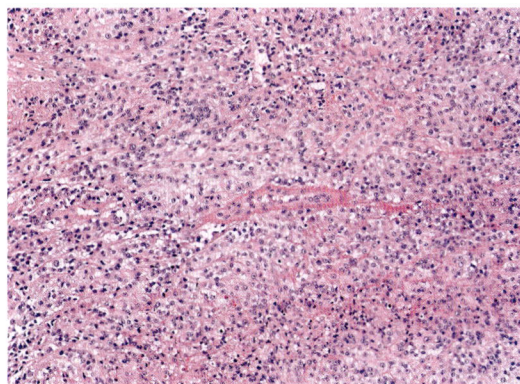
22B(HE×100)

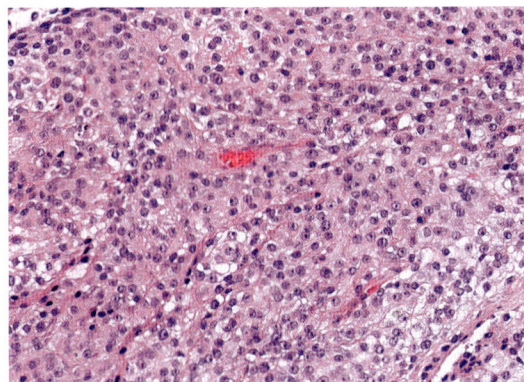
22C(HE×200)

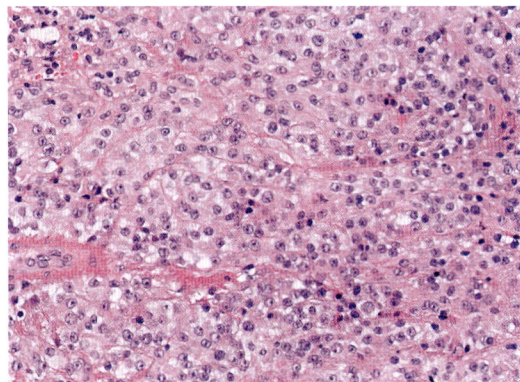
22D(HE×200)

图 3-22　原发性脑膜瘤

病例 23 颅 咽 管 瘤

基本资料 男,12 岁,开颅颅咽管瘤术后 2.5 年,多次行经鼻复发颅咽管瘤切除术。

大体检查 破碎灰白灰黄组织一堆,总大小 3cm×2cm×1cm。

镜下所见 肿瘤呈梁状、巢状、索状生长,相互吻合呈囊腔,囊壁被覆立方或柱状上皮,呈栅栏样排列,囊内可见鳞状上皮团,部分区域可见湿性角化(图 3-23)。

免疫组化 AE1/AE3(3+),p63(2+),β-catenin(3+),CK7(3+),Ki-67(+10%)

病理诊断 符合颅咽管瘤,造釉细胞型(CNS WHO 1 级)。

诊断依据 颅咽管瘤其形态特征与鞍上颅咽管瘤相似,镜下可见造釉细胞型及乳头状型。偶见病例上皮发生恶变。

鉴别诊断

(1) 乳头型颅咽管瘤:乳头状结构,可见纤维血管轴心,无湿性角化及栅栏样排列的细胞,*BRAF* V600E 突变,β-catenin 无核表达及突变。

(2) 鞍区黄色肉芽肿:颅咽管瘤伴有囊性退变及巨噬细胞聚集时需与鞍区黄色肉芽肿鉴别,后者有胆固醇裂隙、巨噬细胞、慢性炎症细胞浸润、坏死碎屑和沉积的含铁血黄素构成,但无被覆上皮。

(3) 表皮样囊肿:由鳞状上皮被覆所形成的单房囊肿,囊内充满大量角化物。

(4) 拉特克(Rathke)裂隙囊肿伴鳞状化生:鞍内鳞状上皮以及纤毛或黏液细胞被覆所形成的囊肿,无湿性角化,无钙化,无星芒状网状结构。

知识拓展 颅咽管瘤发生在鼻咽部和蝶窦者多见,也可原发在鼻腔,但很少见。多见于 20 岁以下的青少年和儿童。

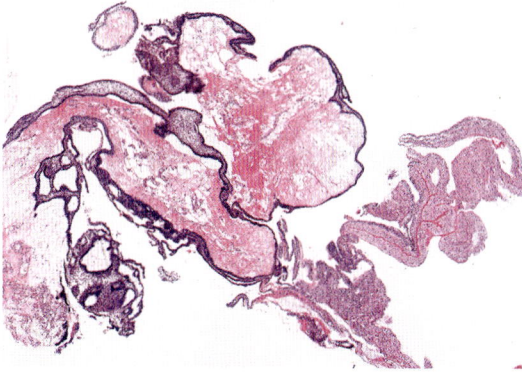

23A(HE × 20)

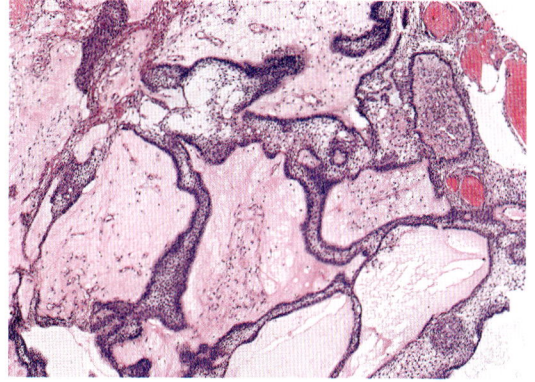

23B(HE × 40)

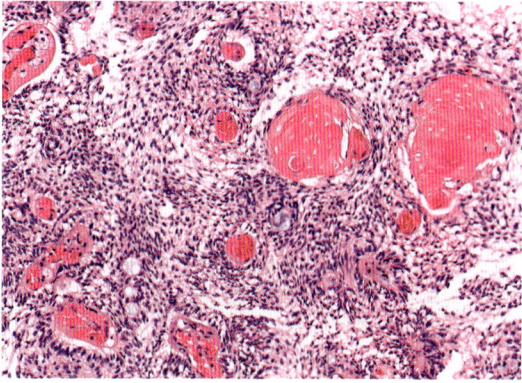

23C(HE × 100)

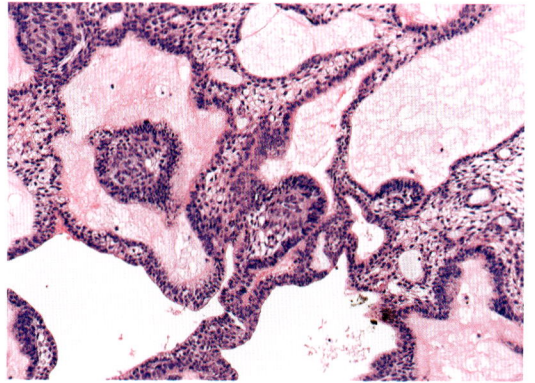

23D(HE × 100)

图 3-23 颅咽管瘤

（胡春芳 文亚茹）

（审校：农琳）

第四章

气管及肺疾病

非肿瘤性肺疾病 / 153

    病例 1　肺部真菌病 / 153

    病例 2　结核病 / 156

    病例 3　结节病 / 157

    病例 4　支气管肺隔离症 / 158

    病例 5　支气管源性囊肿 / 159

    病例 6　先天性囊性腺瘤样
　　　　　　畸形 / 160

    病例 7　机化性肺炎 / 161

    病例 8　间质性肺炎 / 163

    病例 9　肺放线菌病 / 164

肿瘤性肺疾病 / 165

  上皮性肿瘤 / 165

    病例 10　腺癌 / 165

    病例 11　鳞状细胞癌 / 170

    病例 12　腺鳞癌 / 171

    病例 13　类癌 / 173

    病例 14　不典型类癌 / 175

    病例 15　小细胞癌 / 176

    病例 16　大细胞神经内分
　　　　　　泌癌 / 177

    病例 17　大细胞未分化癌 / 179

    病例 18　唾液腺型癌 / 180

    病例 19　硬化性肺细胞瘤 / 183

  非上皮性肿瘤 / 184

    病例 20　软骨瘤型错构瘤 / 184

    病例 21　炎性肌成纤维细胞
　　　　　　肿瘤 / 185

    病例 22　血管周上皮样细胞
　　　　　　肿瘤(PEComa) / 187

    病例 23　孤立性纤维性
　　　　　　肿瘤 / 189

    病例 24　黏膜相关淋巴组织
　　　　　　(MALT)边缘区 B 细
　　　　　　胞淋巴瘤 / 191

    病例 25　肺原发性弥漫性大 B
　　　　　　细胞淋巴瘤 / 193

    病例 26　转移性肿瘤 / 194

非肿瘤性肺疾病

病例1　肺部真菌病

（1）肺隐球菌病

基本资料　女,65岁,查体发现右肺多发结节1月余。CT显示右肺上叶结节,约1.5cm×0.9cm,边缘欠光整,周围见淡片、小结节影。

大体检查　部分肺,大小6cm×5cm×1.5cm,上附闭合器,其上见一灰黄、质略硬区,大小1.1cm×0.8cm×0.6cm,界清,距胸膜最近0.3cm。书页状切开,周围肺灰褐、质软。

镜下所见　慢性炎症及纤维化背景,由组织细胞、多核巨细胞、慢性炎症细胞聚集形成肉芽肿性结节(图4-1A、B)。在肺泡腔或组织细胞的细胞质中可见隐球菌,菌体呈圆形,呈空泡状或亮环状(图4-1C)。六胺银染色隐球菌菌体呈黑色(图4-1D),过碘酸希夫(periodic acid-Schiff staining,PAS)染色菌体外膜被染成鲜红色(图4-1E)。

病理诊断　肺隐球菌病。

诊断依据　①肉芽肿性结节,由组织细胞、多核巨细胞、上皮样组织细胞聚集形成。②隐球菌:位于肺泡腔内或肉芽肿巨噬细胞的细胞质中。③隐球菌菌体呈圆形,淡蓝或灰色,菌体周围形成透明的空隙;菌体若在多核巨细胞内,菌体周围的透明区就更为明显。④特殊染色证实隐球菌存在:六胺银、PAS或黏液卡红阳性。

鉴别诊断

（1）肺球孢子菌病:双层环状厚壁,中间空淡(内有内生孢子)。

（2）肺结核:可见干酪样坏死,抗酸染色呈阳性。

（3）肺癌:肿瘤细胞异型性明显,可见核分裂象,Ki-67指数增高。

知识拓展　肺隐球菌病是由孢子菌属酵母菌样真菌——新型或格特隐球菌引起的系统性感染性疾病,可感染健康的个体。病变主要位于肺部,但多数是发生在细胞免疫功能损害或有其他严重疾病的患者,且常表现为播散性隐球菌病,特别是霍奇金淋巴瘤、长期使用激素治疗患者、结节病、糖尿病患者、艾滋病(acquired immunodeficiency syndrome,AIDS)和其他被破坏了细胞免疫的个体。

1A(HE×100)

1B(HE×200)

1C(HE×400)

1D(六胺银×400)

1E(PAS×400)

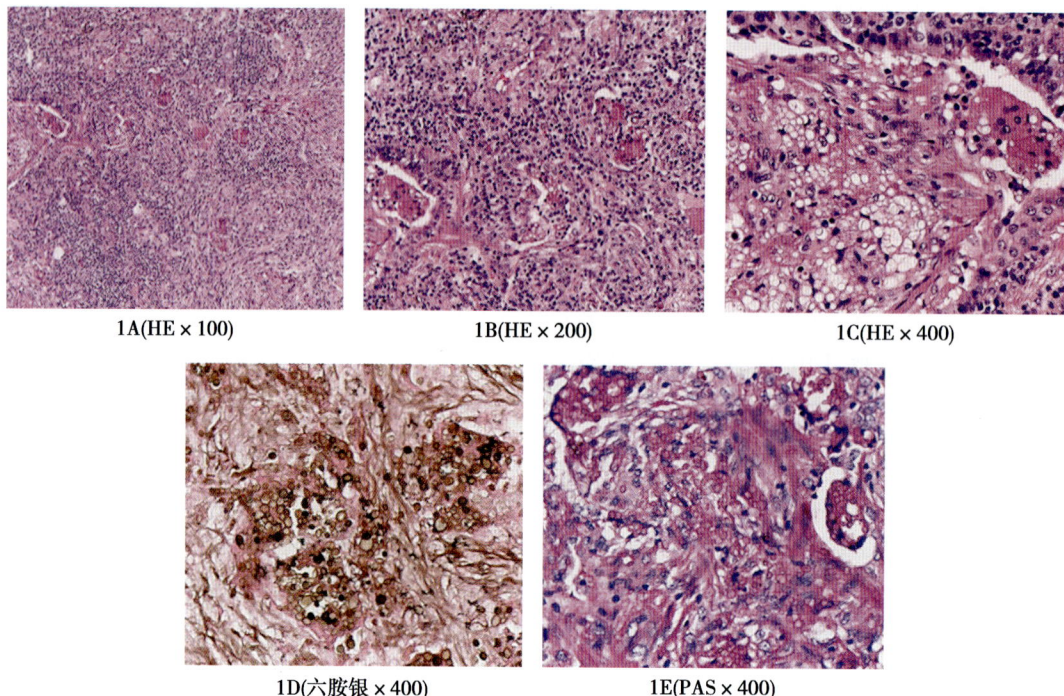

图 4-1(1)　肺隐球菌病

（2）肺曲霉菌感染

基本资料　女,61 岁,发现左肺下叶肿物 1 个月,既往无特殊病史。

大体检查　左肺下叶切除标本,大小 11cm×10cm×8cm,肺膜大部尚光滑,局灶粗糙。切面见一囊性肿物,大小 5.5cm×5cm×5cm,紧邻肺膜,囊壁厚 0.1~0.2cm,内含灰黄灰褐坏死样物,囊壁尚光滑,距支气管切缘 2.5cm;距肿物 3cm 见实变肺,范围 3cm×2cm×1cm。其余周围肺组织灰红、质软。

镜下所见　肺支气管腔内可见大量真菌菌丝,形成曲霉菌球,局灶支气管黏膜鳞状上皮化生(图 4-1F);间质淋巴细胞浸润、肺泡上皮和细支气管上皮化生及纤维组织增生(图 4-1G)。病灶内可见真菌菌丝与孢子,曲霉菌菌丝粗细较一致,菌丝有锐角分支和分节,有小圆形孢子(图 4-1H、I)。

病理诊断　肺曲霉菌感染。

诊断依据　①在小脓肿和坏死灶内有大量菌丝;②曲霉菌菌丝粗细均匀,分支状,常形成 45°的锐角分支;③PAS 或六胺银染阳性。

鉴别诊断

（1）肺毛霉菌病:菌丝粗大,不分隔,分支较少而不规则,常呈钝角或直角分支。

（2）肺结核:可见干酪样坏死,抗酸染色呈阳性。

知识拓展　曲霉菌可引起小脓肿形成,有时不化脓而发生组织坏死及出血,周围有多数中性粒细胞和单核细胞浸润。

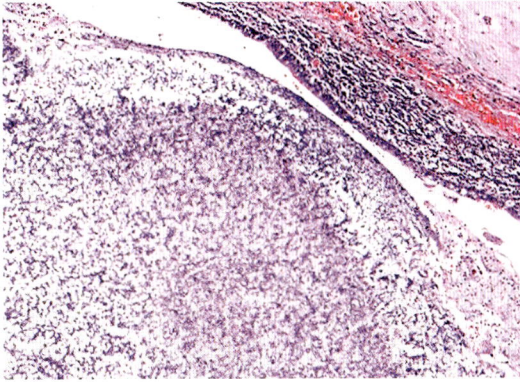

1F(HE × 10)

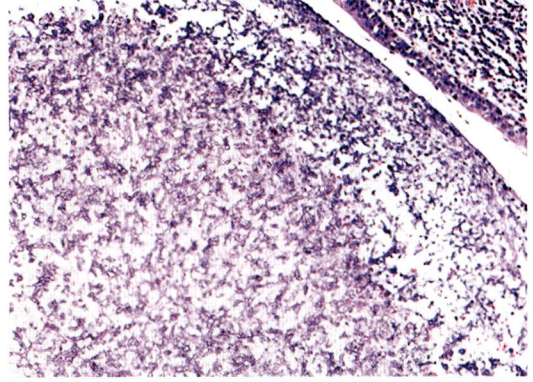

1G(HE × 100)

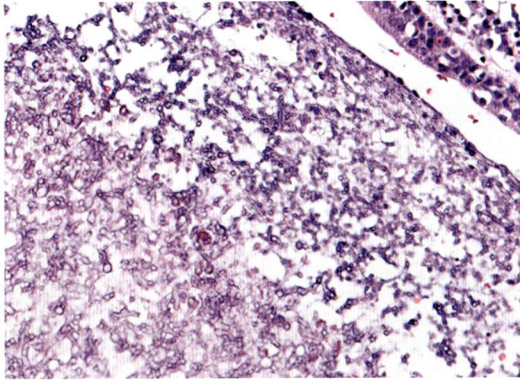

1H(HE × 10)

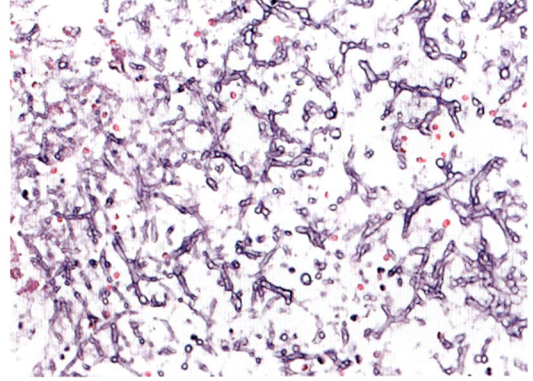

1I(HE × 100)

图 4-1(2)　肺曲霉菌感染

病例 2　结　核　病

基本资料　女,30 岁,发现右肺下叶结节 3 个月。

大体检查　楔形肺,大小 3.2cm×1.5cm×1.3cm,见灰黄,大小 1.5cm×1.2cm×0.9cm,切面灰黄、实性、质细腻、界清,未累及脏胸膜,距肺切缘 0.7cm。

镜下所见　结节性肉芽肿形成,中心为粉染无结构的干酪样坏死,周围围绕类上皮细胞、淋巴细胞、浆细胞、巨噬细胞以及多核朗汉斯巨细胞(图 4-2A~C)。在坏死组织和巨噬细胞内见抗酸杆菌阳性(图 4-2D)。

病理诊断　肺结核。

诊断依据　①结核结节形成,中心为粉染无结构的干酪样坏死,周围围绕类上皮细胞、淋巴细胞、浆细胞、巨噬细胞和多核朗汉斯巨细胞。②坏死组织和巨噬细胞内有结核分枝杆菌(抗酸染色)。

鉴别诊断　需与肺结节病、其他肺部感染、肺腺癌等相鉴别,应结合临床症状、结核菌素试验、影像学改变及病原体检查结果等综合考虑。

知识拓展　分子生物学检测结核分枝杆菌(Mycobacterium tuberculosis,MTB)目前已被广泛应用。MTB 分子生物学诊断主要靶标为 MTB 基因组中特有保守的管家基因,常用 *IS6110*、16S 核糖体 RNA(16SrRNA)、*gyrB*、*rpoB* 等靶标基因。

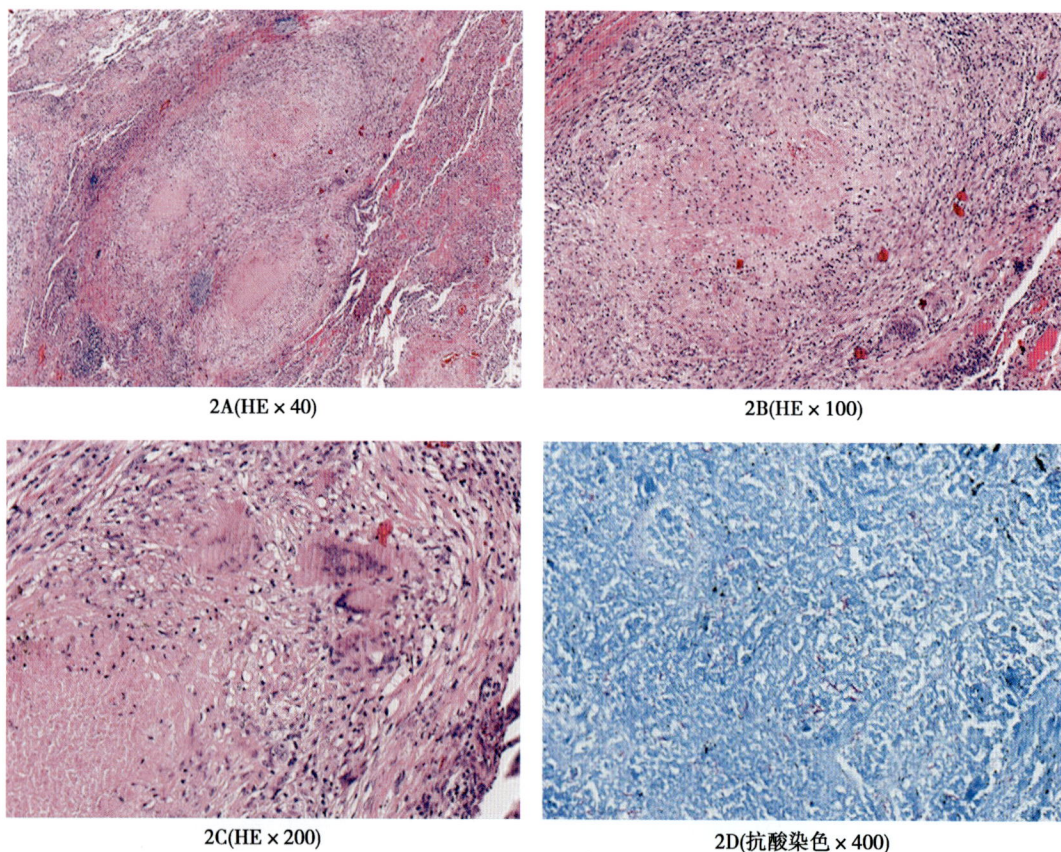

2A(HE × 40)

2B(HE × 100)

2C(HE × 200)

2D(抗酸染色 × 400)

图 4-2　肺结核

病例 3 结 节 病

基本资料 男,70 岁,体检发现左肺结节 5 月余。CT 显示左肺上叶簇状分布多个结节,最大横截面积 2.0cm×1.4cm。

大体检查 解剖性部分左肺上叶切除标本,大小 14cm×8cm×3cm,脏胸膜灰粉光滑,一侧附闭合器。距闭合器切缘 2.5cm 肺组织见一肿物,大小 1.2cm×1cm×0.4cm,切面灰白、实性、质中、界不清,距脏胸膜 0.8cm。多切面切开,周围肺灰红、质软。

镜下所见 肺组织间质中可见大小相近的肉芽肿结节形成,无干酪样坏死(图 4-3A);肉芽肿结节由上皮样组织细胞、多核巨细胞、淋巴细胞和其他炎症细胞构成(图 4-3B)。

病理诊断 肺结节病。

诊断依据 ①由类上皮细胞构成的非干酪性坏死性肉芽肿,结节大小较一致,境界清楚,少有融合;结节中心无干酪样坏死,结节周围浸润的淋巴细胞较少。②随着病变的进展,细胞性肉芽肿可逐渐发展成洋葱皮样纤维。③多核巨细胞内常可找到包涵体,如星状小体(asteroid body,细胞质内透明区中含有的强嗜酸性放射状小体)、Schaumann 小体(球形同心层状结构)等。

鉴别诊断 肺结核病,可见干酪样坏死,结节之间可融合,且抗酸染色阳性。

知识拓展 结节病是一种可侵犯全身多系统的慢性疾病,其基本病变为形成非干酪样坏死性肉芽肿。该病多见于中、青年,女性稍高于男性,以肺、肺门淋巴结最常受累(超过 90%),也可累及浅表淋巴结、皮肤、眼、扁桃体、肝、脾、骨髓等处。结节病的病因及发病机制目前尚不清楚,但多数学者认为细胞免疫反应在结节病的发病中起到了重要作用。

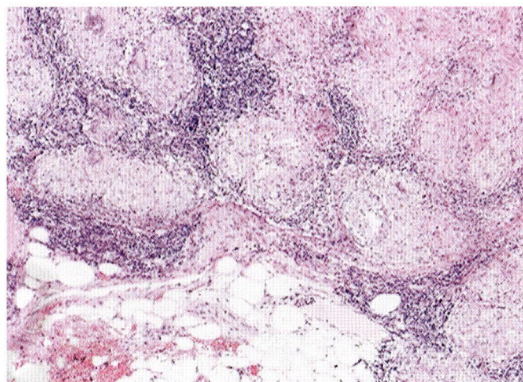

3A(HE × 100)

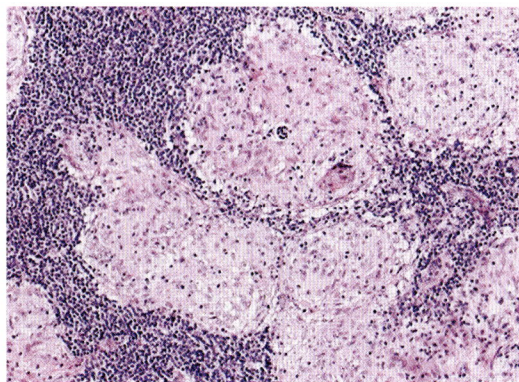

3B(HE × 200)

图 4-3 肺结节病

病例4　支气管肺隔离症

基本资料　女,51岁,发现左肺下叶结节1年余。

大体检查　楔形肺组织大小6.7cm×3.5cm×1.7cm,脏胸膜大部尚光滑,局部灰白略粗糙。粗糙区下见一囊腔,大小2.8cm×1.4cm×1cm,囊内含灰黄黏稠样物,囊壁厚0.1～0.2cm,囊内壁光滑,囊腔距闭合器切缘0.5cm。多切面切开,周围肺灰红、质软。

镜下所见　镜下常见囊性扩张的细支气管,肺间质呈慢性炎症,肺泡腔内含多量分泌物及组织细胞沉积(图4-4A);囊壁衬覆假复层纤毛柱状上皮(图4-4B)。

病理诊断　支气管肺隔离症。

诊断依据　①被隔离的肺组织与正常肺之间有胸膜将其分离,并接受独立的体循环动脉血供。②可见多数囊性扩张的支气管。③伴有慢性炎症和纤维化的肺组织;被隔离的肺组织内无炭末沉着。④可有血管闭塞性改变。

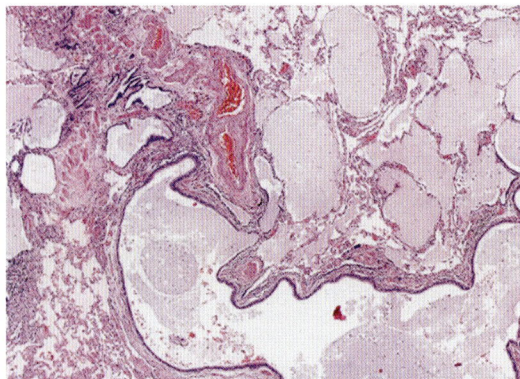 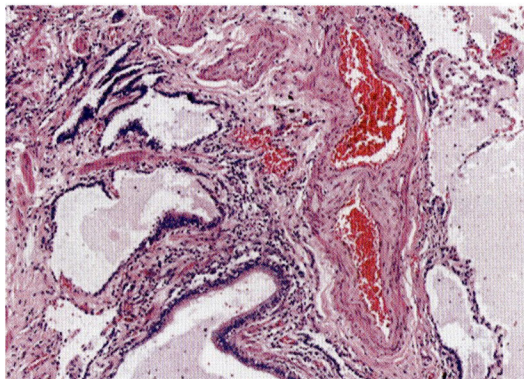

4A(HE×40)　　　　　　　　　　　4B(HE×100)

图4-4　支气管肺隔离症

病例5　支气管源性囊肿

基本资料　男,52 岁,查体发现右肺下叶胸膜下结节。CT 检查显示:右肺下叶胸膜下结节,大小约 2.1cm×1.8cm。

大体检查　囊肿样物一枚,大小 3.0cm×2.0cm×1.5cm,囊壁光滑,囊内含淡褐色黏稠液体。

镜下所见　肿瘤呈囊性,囊壁菲薄,囊腔内含多量分泌物(图 4-5A);囊壁衬覆假复层纤毛柱状上皮(图 4-5B、C)。

病理诊断　支气管源性囊肿。

诊断依据　支气管源性囊肿呈囊性,衬覆假复层纤毛柱状上皮,囊壁可见软骨及平滑肌。

鉴别诊断　先天性囊性腺瘤样畸形,常形成腺瘤样结构。

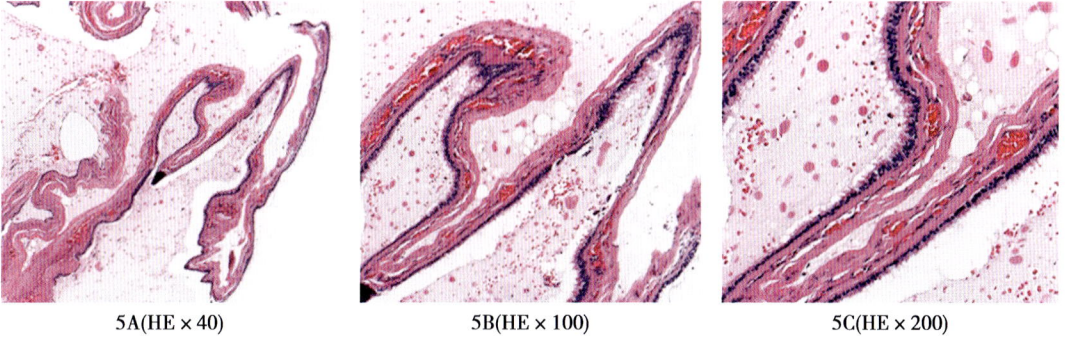

5A(HE×40)　　　5B(HE×100)　　　5C(HE×200)

图 4-5　支气管源性囊肿

病例6　先天性囊性腺瘤样畸形

基本资料　女,30岁,查体发现右肺下叶肿物。CT检查显示:右肺下叶基底段不规则肿物,大小约7.2cm×5.1cm×8.0cm。

大体检查　右肺下叶切除标本,大小12cm×10cm×5cm,脏胸膜尚光滑,局部见一质韧区,大小7.5cm×7cm×3cm,呈多房囊性,囊壁光滑,局灶略粗糙,紧邻脏胸膜。多切面切开,周围肺灰红、质软。

镜下所见　肿瘤呈多房囊性,囊腔大小不等(图4-6A);囊壁衬附纤毛柱状上皮,间质内见多量淋巴细胞浸润,囊内可见组织细胞和红细胞聚集(图4-6B)。

病理诊断　先天性囊性腺瘤样畸形。

诊断依据　先天性囊性腺瘤样畸形也称先天性肺气道畸形,病变多呈囊性,囊壁衬附上皮细胞无异型,常伴炎症性改变。

鉴别诊断　支气管源性囊肿:常形成气道壁器官样结构,可见平滑肌纤维囊壁被覆假复层纤毛柱状上皮。

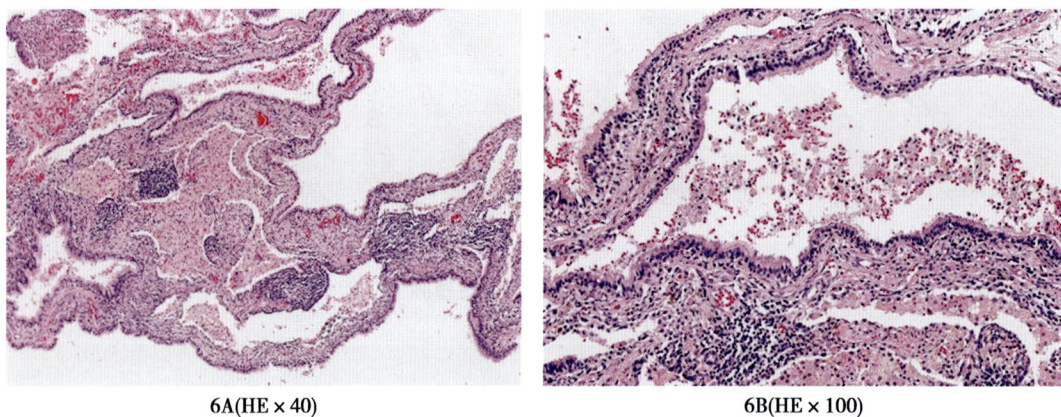

6A(HE × 40)　　6B(HE × 100)

图4-6　先天性囊性腺瘤样畸形

病例 7　机化性肺炎

基本资料　男,48 岁,CT 检查发现右肺多发结节 1 月余,未行特殊治疗。

大体检查　楔形肺切除标本,大小 5.5cm×2cm×1.5cm,一侧附闭合器,脏层胸膜局部皱缩,皱缩胸膜下方肺组织灰白色质韧,大小 1.5cm×1.3cm×0.5cm,界限尚清。

镜下所见　低倍镜显示肺局部实变,边界尚清,肺泡结构未见明显破坏(图 4-7A),病变区域肺泡腔内可见疏松纤维息肉样组织,通过肺泡间孔到相邻肺泡形成蝴蝶样、纺锤样或不规则结构(图 4-7B、7C),细胞淡染,主要由层状排列的成纤维细胞、炎症细胞及黏液样基质组成,形态较温和(图 4-7D)。

病理诊断　机化性肺炎。

诊断依据　病变呈片状分布,界尚清,肺泡间隔稍增宽,可伴淋巴细胞浸润及 Ⅱ 型肺泡上皮增生。肺泡腔内可见增生的纤维组织团块填充(即 Masson 小体)。

鉴别诊断

(1) 普通型间质肺炎:成熟的间质纤维化区域附近存在成纤维细胞团,未见 Masson 小体。

(2) 炎性肌纤维母细胞瘤:肿瘤细胞为梭形,具有中度多形性,呈束状排列,ALK 染色弥漫阳性。

(3) IgG4 相关硬化性疾病:间质纤维化明显,并伴有大量浆细胞浸润,免疫组化显示 IgG4 阳性的浆细胞总数显著增加。

知识拓展　机化性肺炎是一种原因不明的间质性肺炎,好发于中老年,临床常见干咳、呼吸困难。糖皮质激素是当前公认的治疗机化性肺炎最有效的药物,一般预后良好。经糖皮质激素治疗后可能复发,但复发病例依然对糖皮质激素治疗敏感。对于使用糖皮质激素出现股骨头坏死等并发症或无法耐受糖皮质激素治疗,而其他内科药物治疗无效,且肺功能检查提示能耐受肺段或者肺叶切除者,可以尝试行外科手术治疗。

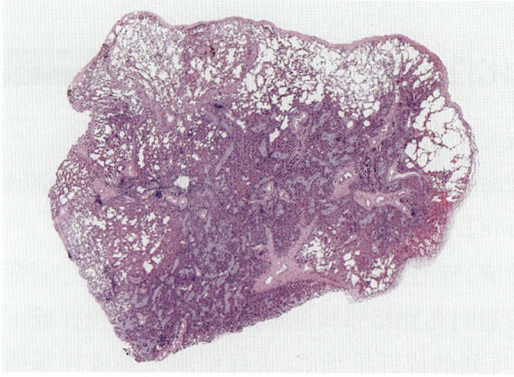
7A(HE × 5)

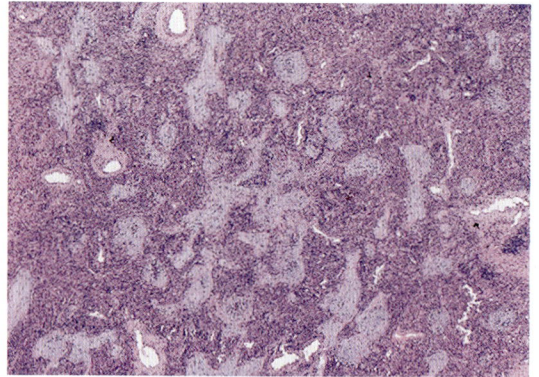
7B(HE × 40)

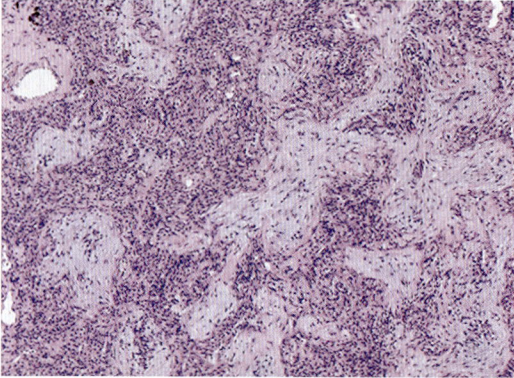
7C(HE × 100)

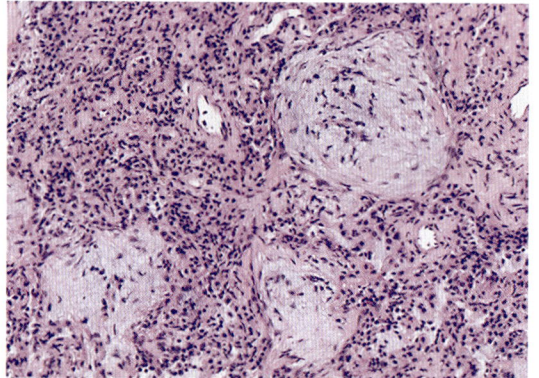
7D(HE × 200)

图 4-7 机化性肺炎

病例8 间质性肺炎

基本资料 男,54岁,查体发现左肺上叶结节。CT检查显示:左肺上叶尖后段不规则结节,大小约2.6cm×2.5cm,边缘毛糙模糊。

大体检查 左肺上叶切除标本,大小16cm×8.5cm×4cm,脏胸膜尚光滑。沿支气管剖开肺,叶段支气管内膜尚光滑,距支气管切缘2.5cm,段支气管旁可见一肿物,大小2.2cm×1.5cm×1cm,切面灰黄、实性、质韧,距脏胸膜1.5cm。多切面切开,周围肺灰红、质软。

镜下所见 肺组织实性变,肺泡间隔纤维化,伴多量炎症细胞浸润,可见出血及含铁血黄素沉积(图4-8A);肺泡上皮增生,间质纤维化,肺泡间隔增宽,伴多量炎症细胞浸润,肺泡腔内见组织细胞聚集及红细胞外渗(图4-8B)。

病理诊断 间质性肺炎。

诊断依据 肺组织大体灰黄、实性、质韧,呈实性变。镜下可见病变弥漫分布,低倍镜下可见肺泡间隔增宽,在增宽的肺泡间隔内有卵圆至梭形的成纤维细胞,伴肺泡上皮增生及散在的淋巴细胞和浆细胞浸润。

鉴别诊断 特殊感染性肺炎,病变中可找见病原体,PAS、六胺银等特殊染色菌体呈阳性。

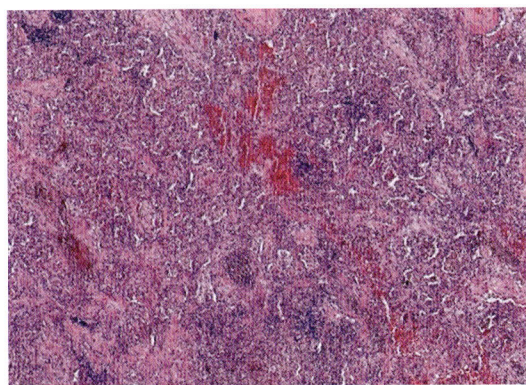
8A(HE × 40)

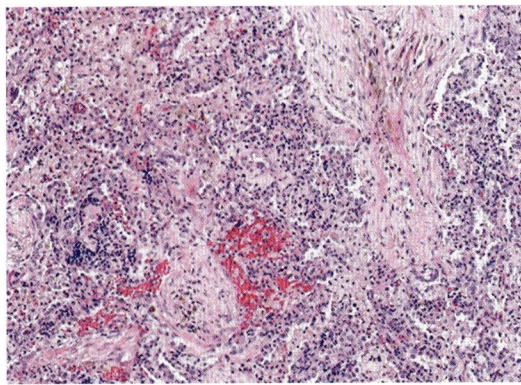
8B(HE × 100)

图4-8 间质性肺炎

病例9 肺放线菌病

基本资料 男,72岁,咳嗽伴咯血2个月,CT示:右肺上叶占位。

大体检查 灰白灰黑组织3条,直径均0.05cm,长0.5~0.8cm。

镜下所见 少许纤维组织及炎性渗出物,可见硫磺颗粒样结构(图4-9)。

病理诊断 肺放线菌病。

诊断依据 ①慢性化脓性炎症,在脓肿壁和周围肉芽组织中可见大量吞噬脂质的巨噬细胞。②可见放线菌菌落"硫磺颗粒":由分支的菌丝交织而成,中央蓝紫色,周围放线状,菌丝末端常有胶样物质组成的鞘包围而膨大呈棒状,染伊红色。

鉴别诊断

(1)其他特殊感染性肺炎:病变中可找见病原体,PAS、六胺银等特殊染色菌体呈阳性。

(2)间质性肺炎:可见肺泡上皮增生,间质纤维化,肺泡间隔增宽,伴多量炎症细胞浸润,病变中无放线菌菌落"硫磺颗粒"。

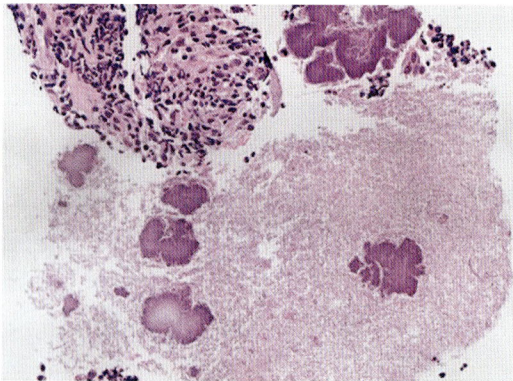 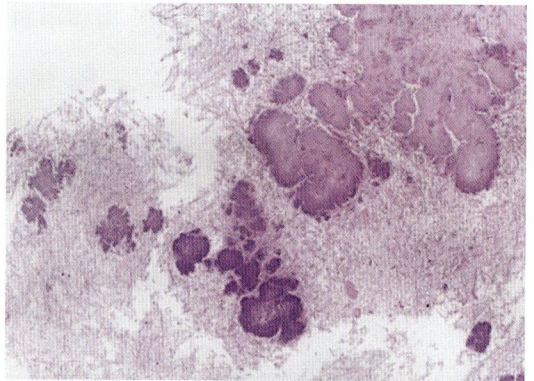

9A(HE×400) 　　　　　　　9B(HE×400)

图4-9 肺放线菌病

肿瘤性肺疾病

上皮性肿瘤

病例10　腺　癌

（1）原 位 腺 癌

基本资料　女,34岁,体检发现右肺上叶结节。CT显示右肺上叶可见实性结节,大小约0.8cm×0.5cm,边缘模糊,呈分叶状。

大体检查　楔形肺,大小7cm×3cm×1.8cm,一侧附闭合器,局部已剖开,剖面见一灰白结节,直径0.5cm,质硬、界清,距脏胸膜0.4cm。周围肺灰红、质软。

镜下所见　癌细胞贴附肺泡壁生长(图4-10A),排列紧密,通常无明显间隙,局部瘤细胞核可增大、深染、突向肺泡腔(图4-10B)。

病理诊断　肺原位腺癌。

诊断依据　①病灶是≤3cm的小腺癌,沿肺泡壁贴壁生长。②无浸润:无肺间质、血管、胸膜的侵犯;无气腔播散,无浸润性生长方式(腺泡、乳头、微乳头、实性等)。

鉴别诊断

（1）不典型腺瘤样增生:通常是单发、<0.5cm的肺泡或克拉拉(Clara)细胞不典型增生,增生的细胞间有间隙,细胞可为圆形、立方、矮柱状或鞋钉状。

（2）微浸润性腺癌:为单发病灶,最大径≤3cm,以贴壁生长为主的腺癌,其任何切面的最大浸润范围总和≤5mm。

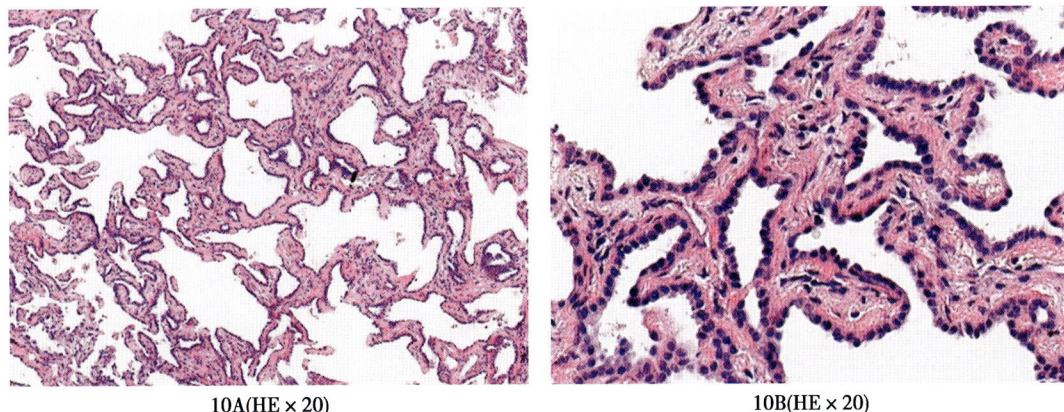

10A(HE×20)　　　　　　　10B(HE×20)

图4-10(1)　肺原位腺癌

（2）浸润性腺癌

基本资料 女,41岁,检查发现右肺下叶肿物。

大体检查 肺叶切除标本,大小13.5cm×8cm×4cm,脏胸膜局部皱缩、粗糙。沿支气管剖开肺,叶段支气管黏膜光滑,于皱缩胸膜下可见一肿物,大小3.1cm×2.2cm×2.1cm,切面灰白色、实性、质硬、界尚清,紧邻脏胸膜,距闭合器切缘5.3cm。周围肺多切面未见异常。

镜下所见 肿瘤在纤维间质中形成不规则腺体(图4-10C),可见肿瘤细胞沿着纤维血管轴心呈复杂乳头状结构(图4-10D),或缺乏纤维血管轴心的乳头簇状方式排列(图4-10E)。

免疫组化 上皮标记物AE1/AE3、CAM5.2、EMA、CEA和CK7常阳性,TTF-1和napsin A阳性。

病理诊断 肺浸润性腺癌。

诊断依据 浸润灶范围>0.5cm(腺泡状、乳头状、微乳头状和/或实性生长方式以及肿瘤细胞浸润肌成纤维细胞间质)或者出现淋巴管、血管和胸膜侵犯以及肿瘤性坏死。

包括以下生长方式:

（1）附壁生长型腺癌:肿瘤细胞沿肺泡壁表面生长。

（2）腺泡型腺癌:以立方形或柱状细胞组成腺泡和腺管为特征,腺腔内和肿瘤细胞内可有黏液,局部区域可见筛孔样结构。

（3）乳头状腺癌:带有纤维轴心的乳头状结构,可有或无黏液分泌产物;肿瘤细胞呈立方形或柱状,细胞排列拥挤并有明显异型,细胞核空泡状,常可见核仁。

（4）微乳头型腺癌:肿瘤细胞小,立方形,以缺乏纤维血管轴心的乳头簇方式生长,这些微乳头可附着于肺泡壁上或脱落到肺泡腔内,常有血管和间质侵犯,有时可见到砂粒体。

（5）实体型腺癌伴黏液分泌:排列成团或成巢,多边形细胞;如百分之百为实巢状,应注意与鳞状细胞癌和大细胞癌鉴别。

由于腺癌多为混合亚型,因此当肿瘤组织中含有微乳头成分和实体型成分时,尽管比例很小,也应在病理报告中标明此类型的存在及所占比例,提示临床医生及时采取积极治疗并密切随访。

鉴别诊断 转移性腺癌,详细询问病史。转移性腺癌可表达器官特异性标记,如甲状腺球蛋白(thyroglobulin,TG)、前列腺特异性抗原(prostate-specific antigen,PSA)、前列腺酸性磷酸酶(prostatic acid phosphatase,PAP)及绒毛素(villin),对鉴别转移性甲状腺癌、前列腺癌及胃肠道腺癌有一定帮助。推荐使用TTF-1和napsin A联合检测,转移性腺癌一般为阴性表达。

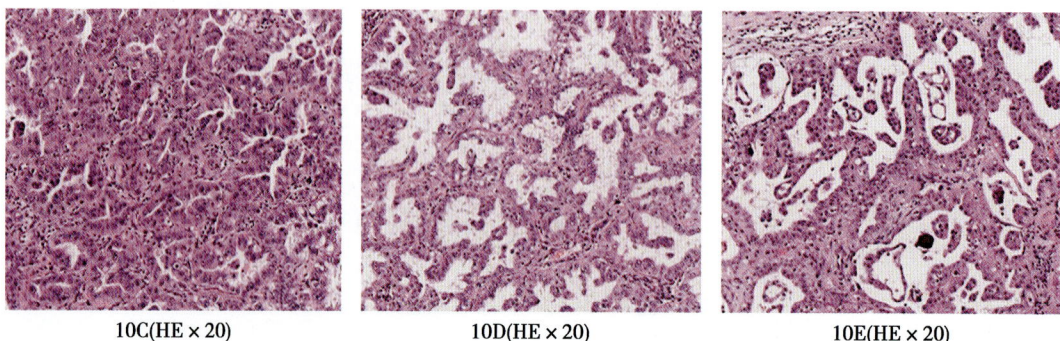

10C(HE × 20)　　　　10D(HE × 20)　　　　10E(HE × 20)

图4-10(2)　肺浸润性腺癌

（3）胎儿型腺癌

基本资料　男,58岁,查体发现右肺中叶结节2月余。CT示右肺中叶胸膜下不规则结节,大小约1.3cm×1.1cm,分叶状,边缘毛糙伴散在毛刺,其内密度不均匀。

大体检查　右肺中叶内见一肿物,大小1.4cm×0.9cm×0.7cm,切面灰白、质韧、界不清,紧邻胸膜。

镜下所见　细胞呈分支状腺管样结构(图4-10F),细胞高柱状,可见核下和核上细胞质空泡,中央区域见鳞状细胞样细胞形成的桑葚体(图4-10G)。肿瘤细胞表达TTF-1(图4-10H)和β-catenin(图4-10I)。

病理诊断　肺胎儿型腺癌。

诊断依据　分为低级别和高级别。①低级别:分支状腺管结构,类似于假腺管期胎儿肺被覆上皮;细胞的核下和核上细胞质内含糖原空泡,腺体基部常可见鳞状细胞样细胞形成的桑葚体,似子宫内膜样腺癌。TTF-1、CgA/Syn阳性,β-catenin和ERβ异常的核浆表达。②高级别:核明显异型,可见坏死,缺少桑葚样结构,并常混合有其他类型的各类浸润性腺癌成分。高级别可表达CgA/Syn、AFP、glypican3和SALL4,并呈β-catenin膜阳性表达。

鉴别诊断

(1) 肺母细胞瘤:胎儿型腺癌在发病机制、临床表现、组织病理学和预后等方面都与肺母细胞瘤不同。肺母细胞瘤由原始上皮和间叶成分构成,上皮排列呈腺管状,散在分布于间叶成分中。而胎儿型腺癌间质稀少,且呈良性表现。两者主要区别在有无幼稚间叶成分的存在,CD117可用于检测有无幼稚间叶成分分化,若存在幼稚间叶细胞成分,需考虑肺母细胞瘤。

(2) 腺鳞癌:具有明确的腺癌和鳞状细胞癌成分,胎儿型腺癌中桑葚体结构有时不易与鳞状细胞癌鉴别,鳞状细胞癌具有细胞间桥和角化,免疫表型表达CK5/6和p63,不表达TTF-1有助于与胎儿型腺癌鉴别。

(3) 低分化腺泡型腺癌:不具有胎儿型腺癌特征性的子宫内膜样腺体,常见纤维化间质,而胎儿型腺癌间质常富于血管。

(4) 神经内分泌肿瘤:肿瘤细胞排列呈腺样、梁状或实性结构,间质血管丰富。肿瘤细胞表达神经内分泌标记。冰冻快速切片难以区分,且两者都可见神经内分泌标记物阳性,但类癌肿瘤细胞较一致,无桑葚样结构。

(5) 子宫内膜样腺癌转移:子宫内膜样腺癌鳞状化生很常见,对于女性患者要询问有无病史,排除转移可能。常可见腺腔内灶性坏死和促纤维增生性间质反应。临床超声检查常提示有子宫或卵巢肿瘤。免疫标记物TTF-1为阴性,ER、PR、Vimentin表达为阳性。

(6) 肺腺样囊性癌:可见筛状结构,有时也可见黏液样背景,易混淆。免疫组化标记Vimentin阳性。

(7) 普通腺癌:肿瘤细胞异型性显著,可呈腺泡状、乳头状排列,缺乏胚胎性腺上皮及桑葚体结构。免疫组化神经标记物为阴性。

知识拓展　低级别胎儿型腺癌发病时临床分期多为Ⅰ期,淋巴结及远处转移少见,预后良好。高级别胎儿型腺癌发病时通常处于晚期,预后不良。胎儿型腺癌10年生存率约75%。肿瘤转移至卵巢、眼和皮肤的已有报道。手术切除是主要治疗方法,少数病例术后辅助放化疗,化疗通常是以铂类为基础的治疗方案。

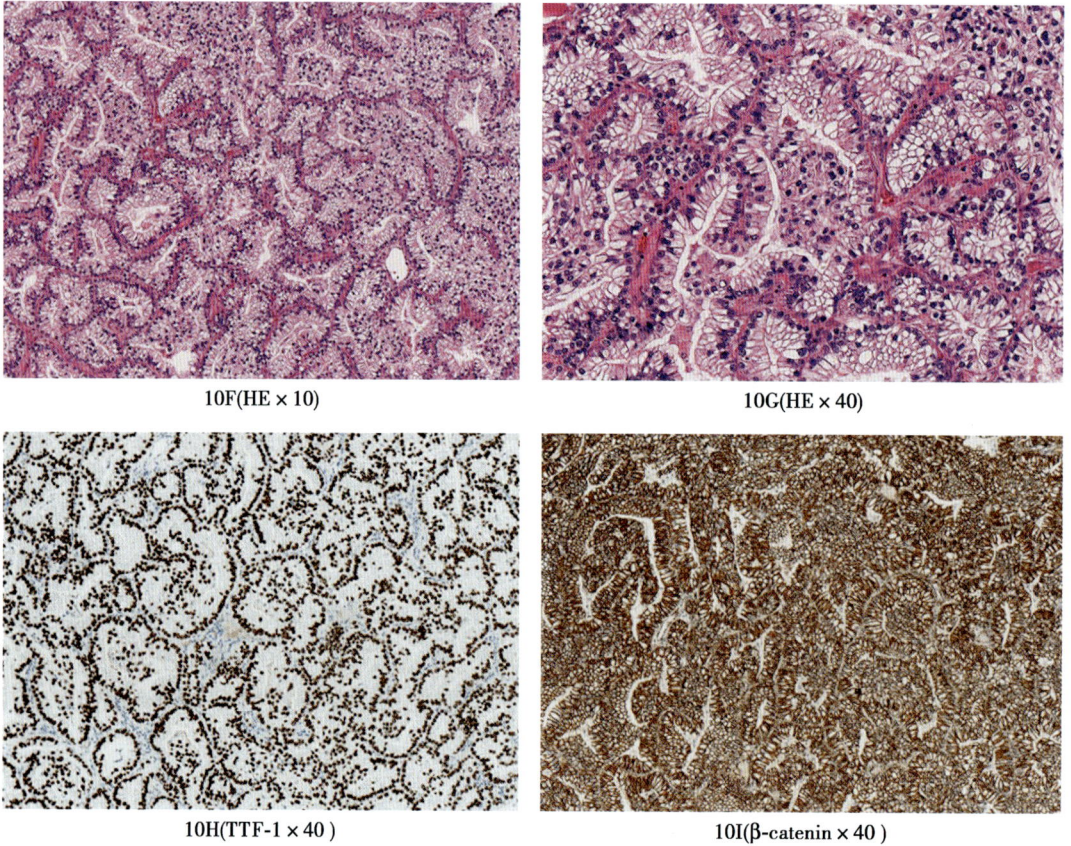

10F(HE×10)

10G(HE×40)

10H(TTF-1×40)

10I(β-catenin×40)

图4-10(3) 肺胎儿型腺癌

（4）肺浸润性黏液腺癌

基本资料 女,61岁,发现左肺上叶肿物2月余。CT显示左肺上叶尖后段近纵隔处不规则实性结节,大小约2.5cm×1.9cm,周围可见少许淡片条索影,牵拉邻近叶间胸膜。

大体检查 楔形肺组织,大小7cm×2.5cm×1.5cm,脏胸膜大部分光滑,局灶见一肿物,大小2.2cm×1.5cm×1.5cm,切面灰白、实性、质韧,伴黏液,紧邻但未明显牵拉脏胸膜,距闭合器切缘0.5cm。周围肺灰红、质软。

镜下所见 肿瘤细胞由柱状细和杯状细胞组成(图4-10J),可见细胞质内黏液,核位于基底,异型性较小(图4-10K、L)。

免疫组化 TTF-1阴性(图4-10M),CK7局灶阳性(图4-10N),CK20可阴性表达(图10O)。

病理诊断 肺浸润性黏液腺癌。

诊断依据 ①由柱状细胞和细胞质内含有大量黏液的杯状细胞组成。②肿瘤周围的肺泡内常充满黏液。③高分化区域分化好的柱状黏液性上皮衬附在增厚的纤维性肺泡壁。④低分化区域可见印戒样癌细胞团。⑤免疫组化:肿瘤细胞表达 CK7、CK20、HNF4α,TTF-1、napsin A 表达率明显低于非黏液性腺癌。

鉴别诊断

(1)伴有黏液成分的非黏液型浸润性腺癌:各类非黏液型浸润性腺癌可产生黏液,但缺少富有黏液的杯状细胞和柱状细胞。

(2)转移性黏液腺癌:胰腺黏液腺癌表达 CK20 和 MUC2;结肠黏液腺癌表达 CK20 和CDX2,很少表达 CK7,极少情况下可表达 TTF-1。

知识拓展 63%~86% 的病例有 *KRAS* 突变,此外,少数还可有 *CDT4* 和 *NRG1* 基因融合。

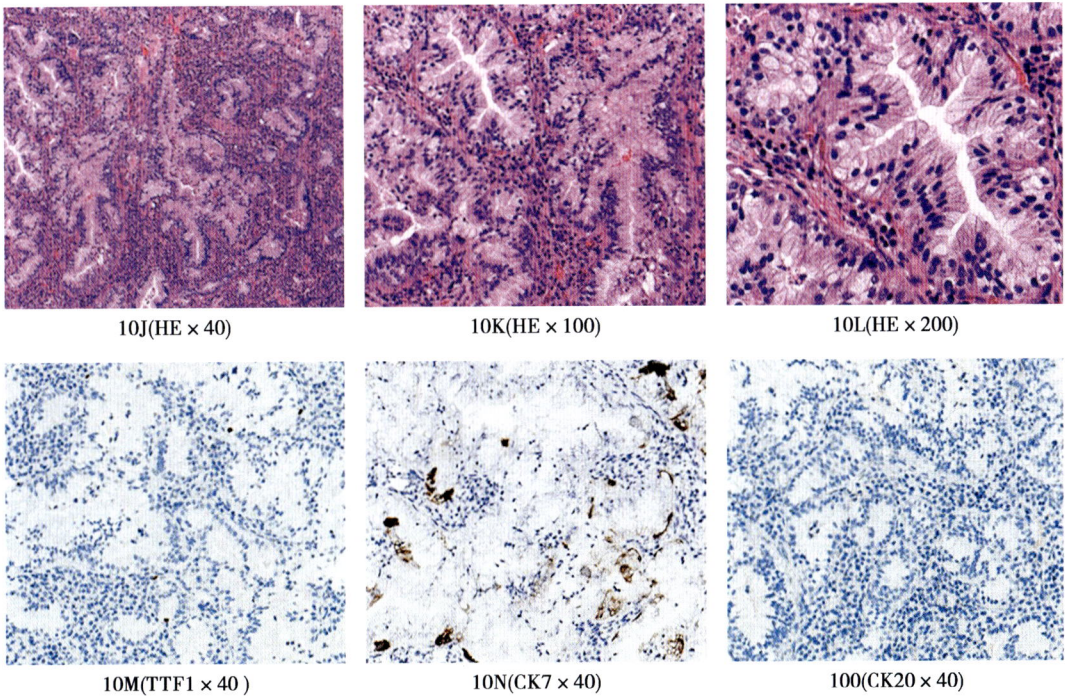

10J(HE × 40)   10K(HE × 100)   10L(HE × 200)

10M(TTF1 × 40)   10N(CK7 × 40)   10O(CK20 × 40)

图 4-10(4) 肺浸润性黏液腺癌

病例 11 鳞状细胞癌

基本资料 男,54 岁,胸闷、气短 1 个月。检查发现右肺上叶肿物。

大体检查 右肺上叶切除标本,大小 13cm×8cm×7cm。沿支气管剖开肺,支气管黏膜粗糙,切面见一肿物,大小 4.5cm×4cm×3.2cm,切面灰白、实性、质硬、界不清,累及上叶叶段支气管及中间段支气管,似未累及脏胸膜。周围肺灰红、质软。

镜下所见 癌组织侵犯段支气管(图 4-11A),肿瘤细胞的细胞质丰富,核深染,核仁不易见(图 4-11B),可见角化珠形成(图 4-11C)。

病理诊断 鳞状细胞癌。

诊断依据 ①起源于支气管上皮,具有角化珠、细胞间桥和单个癌细胞的角化现象,三者具备之一且排除了混合性癌的情况下即可诊断为肺鳞状细胞癌。②免疫组化:p40、p63 和 CK5/6 阳性,TTF-1 阴性。

鉴别诊断

(1) 低分化腺癌:TTF-1、napsin A 阳性,p40、p63 和 CK5/6 阴性。

(2) 神经内分泌癌:可见栅栏样和菊形团样结构,表达神经内分泌标记,CD56、CgA、Syn 通常阳性。

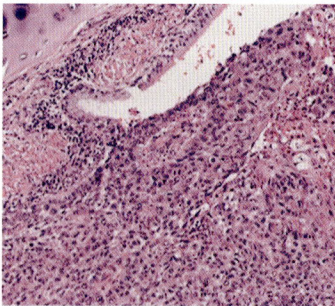 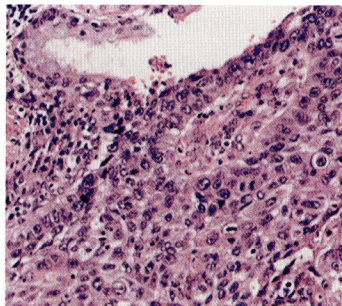 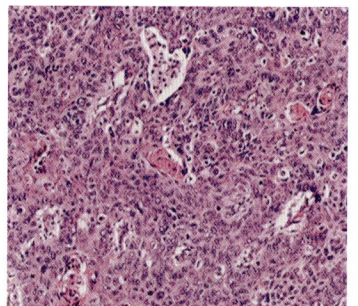

| 11A(HE × 200) | 11B(HE × 400) | 11C(HE × 400) |

图 4-11 鳞状细胞癌

病例12　腺　鳞　癌

基本资料　女,53岁,查体发现右肺中叶结节,性质不明,未经任何治疗。

大体检查　楔形肺组织,大小4cm×3cm×2cm,一侧附闭合器,脏胸膜大部分尚光滑。距闭合器切缘0.5cm处可见一肿物,大小2.1cm×1.7cm×1cm,切面灰白、实性、质硬、界不清,肿物对应侧胸膜粘连部分脂肪组织,大小2cm×1cm×0.5cm。周围肺多切面呈灰红、质软。

镜下所见　癌组织包含腺癌及鳞状细胞癌两种成分,左侧为腺癌,右为鳞状细胞癌(图4-12A、B),腺癌和鳞状细胞癌两种成分分别表达TTF-1(图4-12C)和p40(图4-12D)。

病理诊断　肺腺鳞癌。

诊断依据　①含有明确的腺癌及鳞状细胞癌两种成分,两者比例各异,但其中一种成分至少要占整个肿瘤的10%。②组织形态特征如在鳞状细胞癌及腺癌中所述,两者均可表现为高分化、中分化和低分化,但两种成分的分化程度并非一致,多数是两种成分互相分开而无联系,少数是相互混杂。③免疫组化显示癌细胞表达不同分子量角蛋白(AE1/AE3、CAM5.2和CK7等),但通常不表达CK20,鳞状细胞癌和腺癌两种成分分别表达p40和TTF-1。

鉴别诊断

(1) 鳞状细胞癌/腺癌:在鳞状细胞癌中见到少量腺癌成分时(<10%)应诊断鳞状细胞癌伴少量腺癌成分,反之亦然。

(2) 黏液表皮样癌:由表皮样细胞及黏液细胞杂乱混合构成,呈不规则片块,或有腔隙形成。杯状细胞通常散布在细胞巢内,而不形成腺管,无单个细胞的角化及鳞状细胞珠形成。

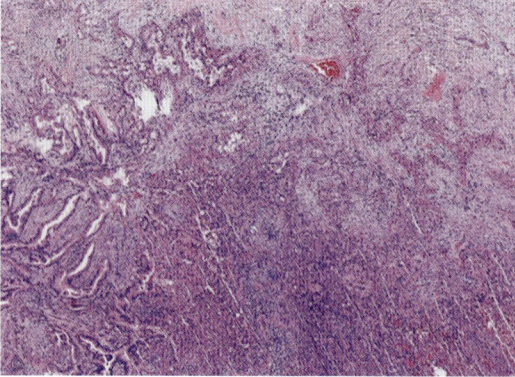

12A(HE × 40)

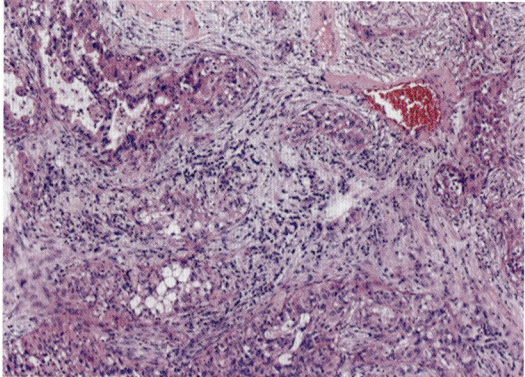

12B(HE × 100)

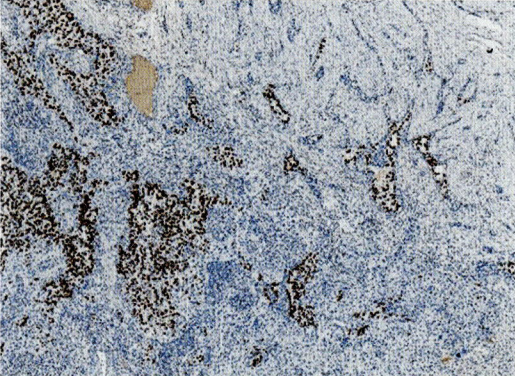

12C(TTF1 × 40)

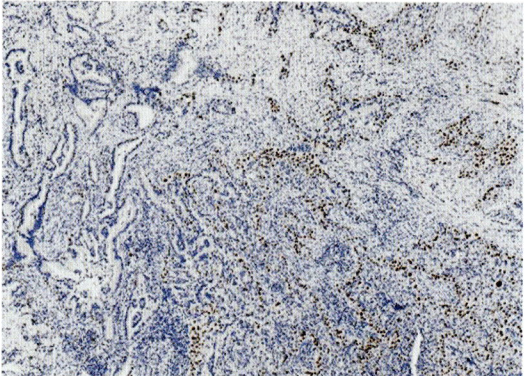

12D(P40 × 40)

图 4-12 肺腺鳞癌

病例 13　类　癌

基本资料　男,59 岁,咳嗽,痰中带血 1 个月。CT 检查显示:右肺中间段支气管及右肺下叶背段开口处不规则分叶状肿物,大小 3.5cm×2.8cm,边缘模糊。

大体检查　右肺中间段支气管处见一肿物,大小 3.3cm×2.5cm×2.2cm,切面灰白灰黄,质韧,边界尚清。

镜下所见　肿瘤位于支气管黏膜下方(图 4-13A),与周围肺组织边界尚清(图 4-13B);肿瘤细胞排列呈器官样、假腺样、梁状;细胞间可见富于薄壁血管的纤细纤维间隔(图 4-13C);细胞大小、形态相对一致,细胞质粉染;细胞核圆形、卵圆形,染色质粉尘状,核仁不明显,核分裂象罕见(图 4-13D)。

免疫组化　肿瘤细胞的细胞质 CK 阳性(图 4-13E),神经内分泌标记物 CgA(图 4-13F)、Syn(图 4-13G)、CD56(图 4-13H)弥漫强阳性。肿瘤细胞增殖指数 Ki-67 较低(图 4-13I)。

病理诊断　肺典型类癌。

诊断依据　肿瘤大体边界清楚,切面灰黄。肿瘤细胞形态较温和,呈假腺样、器官样排列,细胞核圆形或卵圆形,位于中央,染色细而分布均匀,核仁不明显,细胞质少至中等量,嗜伊红色。肿瘤内无坏死,核分裂象罕见。免疫组化表达神经内分泌标记物,Ki-67 增殖指数低。

鉴别诊断

(1) 不典型类癌:通常肿瘤内可见灶状坏死,核分裂象为 2~10 个/2mm²。

(2) 腺癌:肿瘤细胞异型性显著,核仁明显,不表达神经内分泌标记物。

(3) 大细胞神经内分泌癌:通常可见大片坏死,核分裂象易见。肿瘤细胞异型性显著,核仁明显。

知识拓展　根据国际癌症研究机构(International Agency for Research on Cancer,IARC)和世界卫生组织(World Health Organization,WHO)提出的统一命名原则,神经内分泌肿瘤分为神经内分泌瘤(neuroendocrine tumor,NET)和神经内分泌癌(neuroendocrine carcinoma,NEC)。肺神经内分泌瘤分为低度恶性(G1)和中度恶性(G2),分别对应于典型类癌和不典型类癌。在第 5 版 WHO 胸部肿瘤分类中,肺神经内分泌瘤亚类依然采用"典型类癌"和"不典型类癌",不推荐使用"高分化神经内分泌瘤,G1 或 G2"。

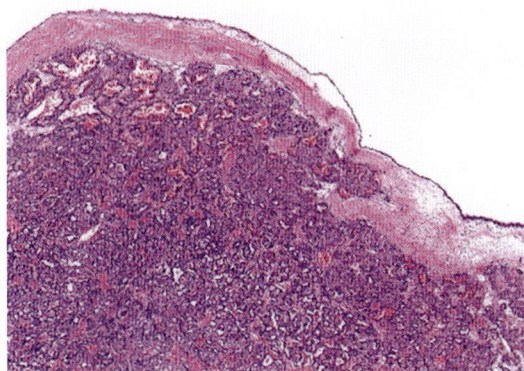

13A(IIE×20)

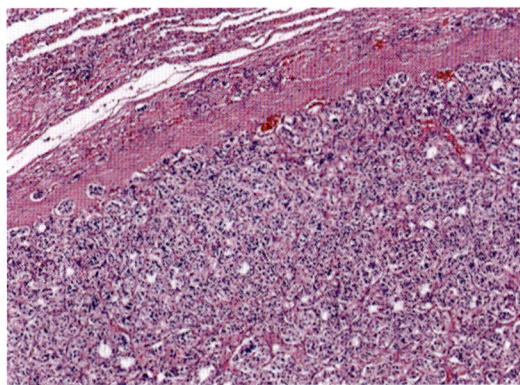

13B(HE×40)

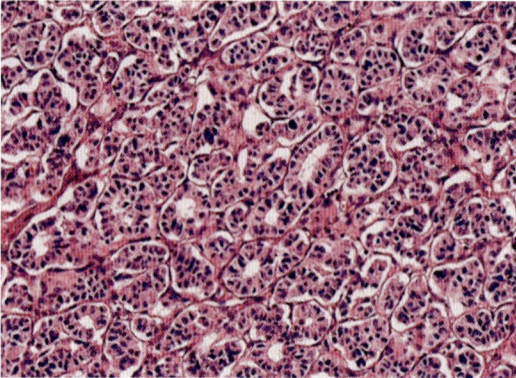
13C(HE × 100)

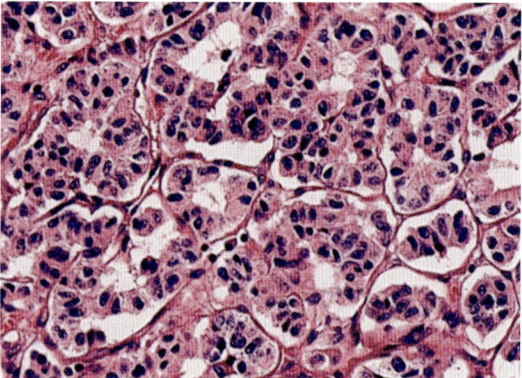
13D(HE × 200)

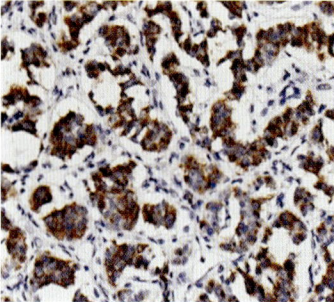
13E(CK × 100)

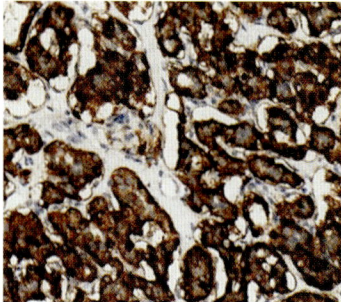
13F(CgA × 100)

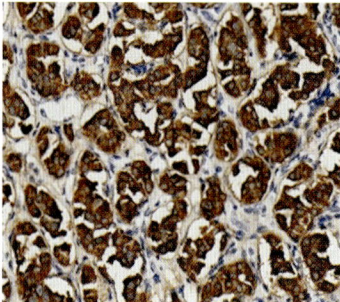
13G(Syn × 100)

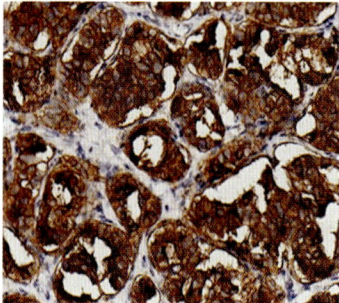
13H(CD56 × 100)

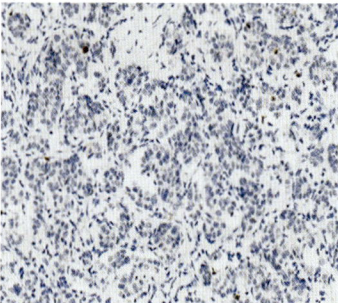
13I(Ki-67 × 40)

图 4-13 肺典型类癌

病例 14　不典型类癌

基本资料　女,33 岁,体检行胸部 CT 检查发现右肺中叶结节 6 个月。

大体检查　灰红肺组织一块,大小 4cm×2cm×1cm。脏胸膜下方 0.5cm 可见一肿物,大小 2.5cm×2cm×1.8cm,切面灰白、质韧、界尚清。

镜下所见　肺组织内可见肿瘤细胞呈巢状、周边呈栅栏状排列,其间可见菊形团结构(图 4-14A、B);肿瘤细胞异型性较小,细胞质少,细胞核深染,染色质细而均匀,可见少数核分裂象(图 4-14C、D)。

病理诊断　肺不典型类癌。

诊断依据　肿瘤细胞具有神经内分泌肿瘤的组织学特点(如呈巢状、梁状、菊形团及周围呈栅栏状排列等),瘤细胞有一定的异型性,核分裂 2~10 个/2mm^2,可出现点状坏死。免疫组化标记 CD56、Syn 等阳性,但 TTF-1 常为阴性。

鉴别诊断

(1)肺典型类癌:肿瘤细胞形态较温和,呈假腺样、器官样排列,肿瘤内无坏死,核分裂象<2 个/2mm^2。

(2)小细胞癌:细胞形态均一,癌细胞较小,细胞质少、细胞界限不清、核质比严重失调,肿瘤内常有广泛坏死,核分裂象多见(>11 个/2mm^2),Ki-67 通常>50%。

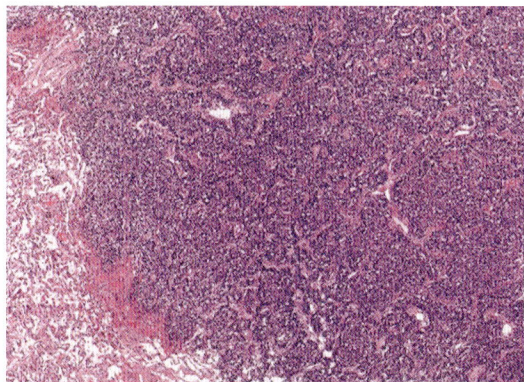

14A(HE × 40)

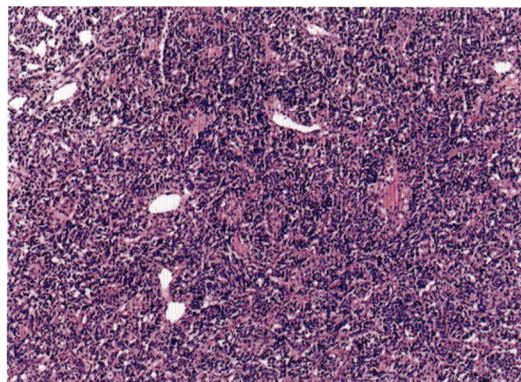

14B(HE × 100)

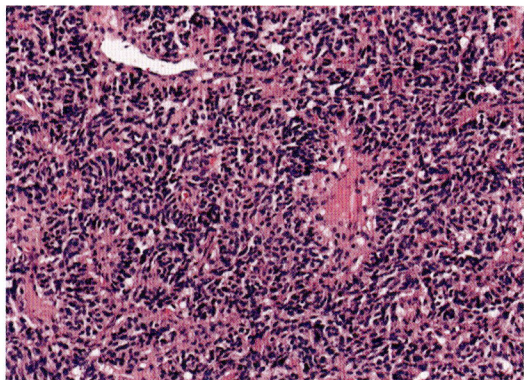

14C(HE × 200)

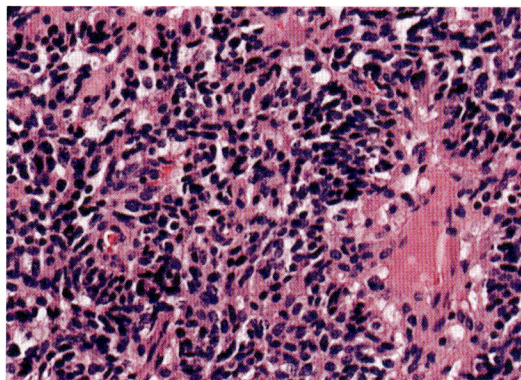

14D(HE × 400)

图 4-14　肺不典型类癌

病例15　小细胞癌

基本资料　男,69岁,查体发现右肺下叶结节6个月,无咳嗽、气短,无痰中带血。

大体检查　右肺下叶切除标本,大小12cm×9cm×4cm,脏胸膜光滑。沿支气管剖开,叶段支气管黏膜光滑,距支气管切缘2.5cm见一肿物,大小2cm×1.8cm×0.7cm,切面灰白、实性、质硬,侵及支气管壁,肿物距胸膜最近2.4cm。

镜下所见　癌组织在支气管壁弥漫浸润,癌细胞小,呈圆形、卵圆形或雀麦形(图4-15A、B)。

病理诊断　肺小细胞癌。

诊断依据　①瘤细胞排列成巢状、梁状、菊形团及周围呈栅状排列。②细胞形态均一,癌细胞较小,细胞质少、细胞界限不清、核质比严重失调。③核常带棱角,染色质细而弥散呈粉尘状,核仁不清。④核分裂象多见(>11 个/2mm^2),肿瘤内常有广泛坏死。⑤广谱CK(AE1/AE3),核旁点状阳性/细胞质内弥漫表达;神经内分泌标记物(Syn、CgA、CD56和NSE)阳性;TTF-1、CD117阳性,Ki-67通常>50%。⑥当小细胞癌的组织结构中出现了腺癌、鳞状细胞癌和大细胞神经内分泌癌等成分(且大细胞神经内分泌癌占比>10%)时,则称之为复合性小细胞癌。

鉴别诊断

(1) 大细胞神经内分泌癌:细胞一般>3个静息期淋巴细胞直径,核质比较明显,且更重要的是它常有较大而显著的核仁。

(2) 鳞状细胞癌:其中可见明确的鳞状细胞癌灶,有角化现象。神经内分泌标记为阴性。

(3) 原始神经外胚叶肿瘤(primitive neuroectodermal tumor,PNET):核分裂象少于肺小细胞癌(small cell lung carcinoma,SCLC),弥漫性表达CD99,不表达角蛋白及TTF-1。

(4) 促纤维增生性小圆细胞肿瘤:主要发生在腹部,原发于肺罕见。肿瘤间质常呈明显的纤维组织增生,可发生硬化。瘤细胞表达细胞角蛋白、神经内分泌标记物(CgA、Syn、CD56和NSE)、Desmin和Vimentin等。

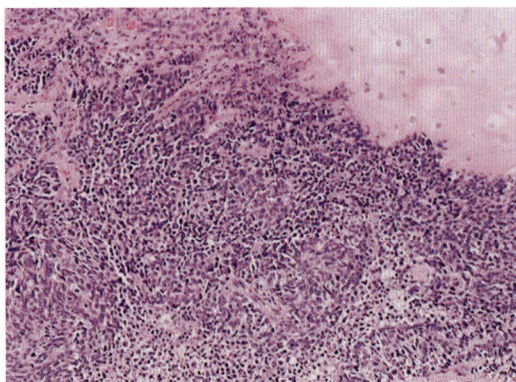 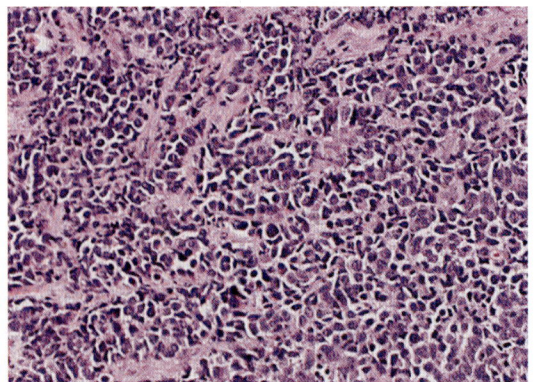

15A(HE×200)　　　　　　　15B(HE×400)

图4-15　肺小细胞癌

病例16 大细胞神经内分泌癌

基本资料 男,59岁,咳嗽、痰中带血1个月。CT检查发现肺肿物。

大体检查 于中间段支气管腔内见一肿物,大小3.3cm×2.5cm×2.2cm,切面灰白灰黄、质韧、界尚清,累及下叶支气管。

镜下所见 肿瘤细胞呈巢状、腺样排列,局灶可见坏死(图16A),其周边部细胞呈栅栏状(图4-16B);瘤细胞大,细胞质丰富、核大而空淡,核仁明显,核分裂象多(图4-16C)。

免疫组化 AE1/AE3阳性(图4-16D),表达TTF-1(图4-16E),Syn(图4-16F)、CD56(图4-16G)、CgA(图4-16H)阳性,Ki-67指数约80%(图4-16I)。

病理诊断 肺大细胞神经内分泌癌。

诊断依据 ①癌细胞大,细胞质丰富,核大而空淡,核仁明显,核分裂象较明显。②癌细胞呈器官样、巢状、小梁状、菊形团和栅栏状排列。③常有大片坏死。④CD56、CgA和Syn阳性,p63可阳性,p40阴性,广谱CK(AE1/AE3)阳性,部分表达TTF-1,CD117,Ki-67指数一般为40%~80%。⑤如肿瘤形态像不典型类癌,但核分裂象>10个/2mm²,仍需诊断大细胞神经内分泌癌(large cell neuroendocrine carcinoma,LCNEC)。

鉴别诊断

(1) 分化差的鳞状细胞癌:神经内分泌标记物阴性。

(2) 大细胞癌:缺乏明确的分化特征,且神经内分泌标记物、鳞状细胞癌及腺癌等标记物呈阴性表达。

知识拓展 ①非小细胞癌伴神经内分泌分化,10%~20%肺鳞状细胞癌、腺癌、大细胞癌在光镜下无神经内分泌形态,但有神经内分泌免疫表型和/或电镜下的神经内分泌颗粒。②复合性大细胞神经内分泌癌,大细胞神经内分泌癌伴有腺癌、鳞状细胞癌、巨细胞癌和/或梭形细胞癌成分。

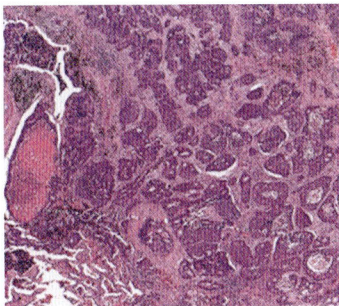
16A(HE×40)

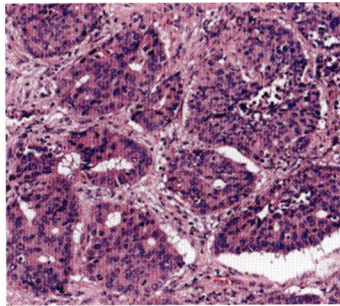
16B(HE×200)

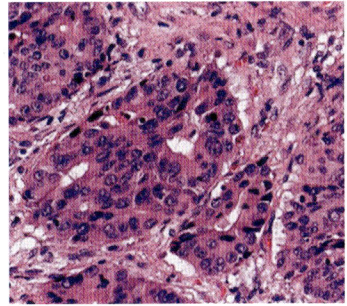
16C(HE×400)

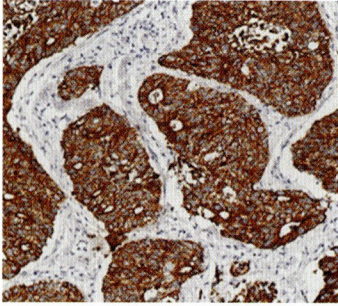

16D(AE1/AE3 × 200)

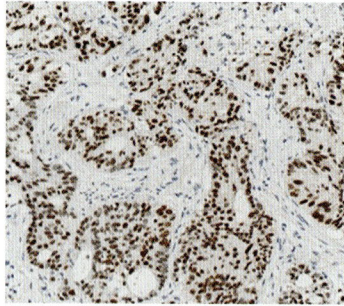

16E(TTF-1 × 200)

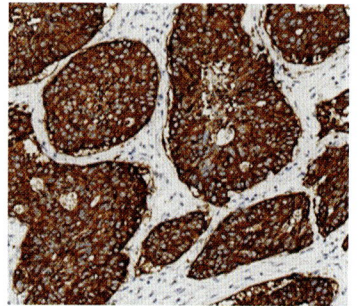

16F(Syn × 200)

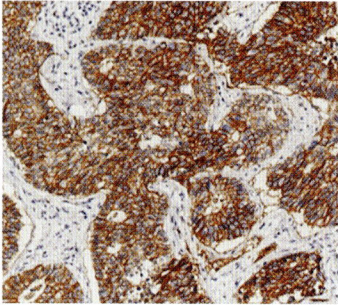

16G(CD56 × 200)

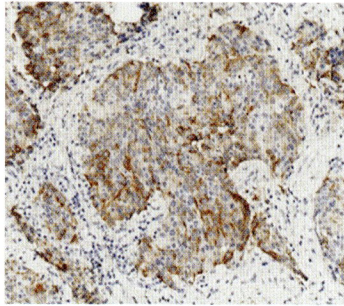

16H(CgA × 200)

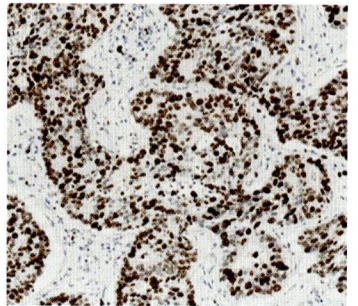

16I(Ki-67 × 200)

图 4-16　肺大细胞神经内分泌癌

病例 17　大细胞未分化癌

基本资料　男,60 岁,发现右肺上叶结节 5 月余。CT 显示,右肺上叶内可见结节,约 1.1cm×0.8cm,边缘可见长短不一的毛刺,牵拉胸膜。

大体检查　右肺上叶内见一肿物,大小 1.1cm×0.7cm×0.3cm,切面灰白灰黄、实性、质韧、界不清。

镜下所见　癌巢及间质中较多淋巴细胞浸润(图 4-17A),癌细胞弥漫分布,异型性明显,呈泡状,核仁明显(图 4-17B)。

病理诊断　大细胞未分化癌。

诊断依据　①未分化的非小细胞癌中,缺乏腺癌、鳞状细胞癌、神经内分泌分化的细胞和结构特点的癌。②分为基底细胞样大细胞癌,淋巴上皮瘤样癌,透明细胞大细胞癌,横纹肌样型大细胞癌。③除外性诊断。

鉴别诊断

(1) 腺癌实体型:TTF-1/napsin A/黏液染色阳性,p40/p63/CK5/6 阴性。

(2) 非角化性鳞状细胞癌:TTF-1/napsin A/黏液染色阴性,p40/p63/CK5/6 阳性。

(3) 腺鳞癌:含有明确的腺癌及鳞状细胞癌两种成分,且每一种成分要>10%。

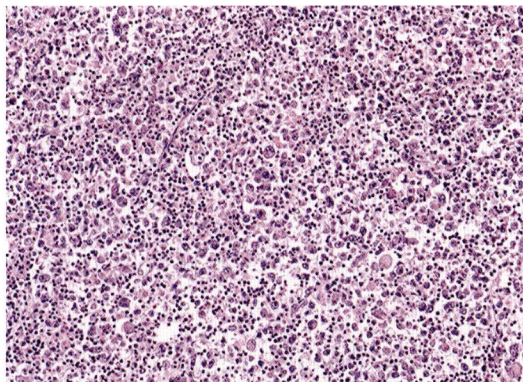 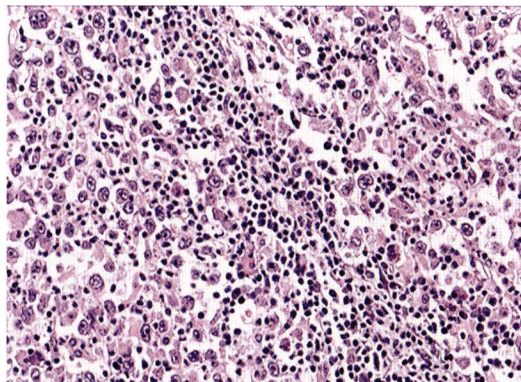

17A(HE × 200)　　　　　17B(HE × 400)

图 4-17　大细胞未分化癌

病例18 唾液腺型癌

（1）腺样囊性癌

基本资料 男,67岁,体检发现左肺结节1月余。左肺上叶舌段根部支气管管腔明显不均匀变窄,周围可见不规则软组织密度影。

大体检查 左肺上叶切除标本,大小15.5cm×8.5cm×4.5cm。沿支气管剖开肺,距支气管切缘0.5cm见一肿物,大小1.6cm×1.5cm×1.2cm,切面灰白、质硬、界欠清,累及叶支气管及段支气管开口处。周围肺多切面未见异常。

镜下所见 瘤细胞呈明显筛状结构,大小不等(图4-18A),其内含有黏液或嗜酸性物质(图4-18B)。

病理诊断 腺样囊性癌。

诊断依据 ①瘤细胞小,细胞质少,核为卵圆形至多角形,染色深,核分裂象少。②当形成多层细胞的小管时,其周围为肌上皮,内侧为低立方腺上皮。③瘤细胞排列成管状、筛状结构;其中可见扩张的假囊肿,囊内含有黏液或嗜酸性基底膜样物质。④癌巢周围可见特征性的透明变性的细胞外基质围绕。⑤常见神经侵犯。⑥瘤细胞表达低分子量角蛋白、波形蛋白、肌动蛋白,呈强阳性,S-100局灶阳性,CD117可阳性。

鉴别诊断

(1) 支气管的唾液腺(又称涎腺)源性的良性肿瘤,如基底细胞腺瘤和多形性腺瘤等:可局部出现类似腺样囊性癌的管状或筛状结构,且均可表达上皮及肌上皮标记物。鉴别要点是肿瘤的界限是否清楚,有无周围组织的侵犯。

(2) 支气管的涎腺源性的恶性肿瘤,包括黏液表皮样癌和上皮-肌上皮癌等:鉴别诊断的关键在于组织学形态,黏液表皮样癌存在黏液细胞、表皮样细胞和中间型细胞,而上皮-肌上皮癌则缺乏筛状结构。

(3) 低分化鳞状细胞癌:与实性型腺样囊性癌在形态学上易混淆,但在浸润灶附近可见到鳞状细胞原位癌成分。免疫表型CK5/6和p40弥漫强阳性,而CD117阴性。

(4) 基底细胞样鳞状细胞癌:一种预后更差的高级别侵袭性肿瘤。肿瘤细胞排列紧密,呈团块状或巢团状,周边基底样细胞栅栏状排列,部分肿瘤巢中可出现腺样分化和灶状坏死。免疫组化p63和CK5/6弥漫阳性,而CD117多为阴性;而腺样囊性癌肿瘤细胞巢中肌上皮细胞p63阳性,腺上皮表达CK7,且CD117恒定阳性,显示二者在免疫表型上的不同。

(5) 小细胞神经内分泌癌:由小至中等大小的细胞组成,排列成未分化的片状、条索状和巢状。细胞核质比高,核浓染,核仁不明显或偶见嗜碱性核仁,病理性核分裂象常见,坏死、出血和挤压的人工假象是其突出的特点,一般无腺样囊性癌中典型的筛状结构。免疫组化绝大部分CK阳性,多为经典核旁点状阳性,90%以上病例TTF-1阳性,有不同程度CD117阳性,Ki-67阳性率通常80%以上,神经内分泌标记物阳性表达。

(6) 黏膜无色素性恶性黑色素瘤:罕见,肿瘤组织结构及肿瘤细胞形态变异大,可见上皮样细胞、梭形细胞、透明细胞、浆细胞样细胞等；细胞质黑色素不明显，核大圆形、核质比高，嗜酸性核仁和核内包涵体，瘤细胞可呈实体、腺泡状及肉瘤样排列。免疫组化肿瘤细胞表达 S-100、SOX10、HMB45、Melan-A 等标记物，CD117 等也有不同程度的阳性。

知识拓展　腺样囊性癌属于低度恶性肿瘤，手术切除被认为是目前最有效的治疗手段。但因发病部位与主支气管密切相关，且其可在气道黏膜下神经束沿管腔爬行生长，导致大约30%的手术患者可出现切缘阳性，易局部复发与远处转移。手术方式包括肺叶或全肺切除、支气管袖状切除+端端吻合术、支气管内肿物局部切除+电灼肿物蒂部等，术后辅助放疗可能有一定的疗效，目前文献存在争议。目前已有 5-氟尿嘧啶、顺铂、表柔比星、紫杉醇、吉西他滨单药化疗的评估，目前常用化疗是含铂的第三代化疗药物联合的双药方案。目前化疗仍需要积累数据。

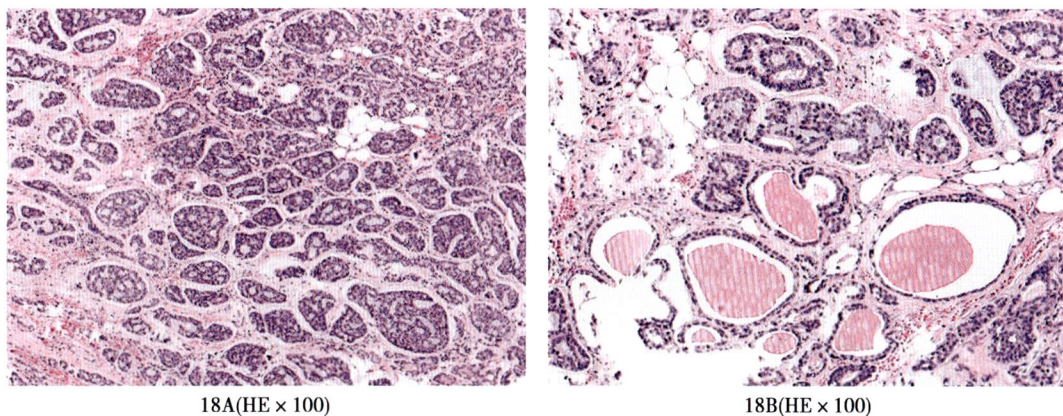

18A(HE × 100)　　　　18B(HE × 100)

图 4-18(1)　腺样囊性癌

（2）低级别黏液表皮样癌

基本资料　男,37 岁,体检发现右肺下叶结节 1 月余。

大体检查　右肺下叶内见一肿物,大小 2.3cm×2cm×1.7cm,切面灰黄灰白、质硬、界欠清。

镜下所见　癌组织由腺体、小管、囊肿及实性区相互混合构成(图 4-18C),以黏液细胞形成含黏液的小腺腔和囊肿为主,由混有非角化鳞状细胞和介于上述两种细胞之间的中间型细胞共同构成(图 4-18D)。癌组织(高级别)以实性中间型细胞为主,伴有少数黏液细胞形成腺管样或实性巢状,细胞有明显异型,核分裂象易见(图 4-18E、F)。

病理诊断　低级别黏液表皮样癌。

诊断依据　①黏液细胞+表皮样细胞+中间型细胞的恶性上皮性肿瘤。②囊性和实性混杂存在,囊内可有浓缩的黏液,内衬富含黏液的细胞质和温和的圆形或椭圆形的核,核分裂象少见。③低级别和高级别两型；低级别型以黏液细胞形成含黏液的小腺腔和囊肿为主；高级别型主要由中间型细胞和鳞状细胞组成,混有少量黏液细胞和黏液,癌细胞异型性较大,核深染,核质比高,核分裂象多,常伴有明显坏死。④*MAML2* 基因重排,TTF-1 和 napsin A

阴性。

　　鉴别诊断　低级别黏液表皮样癌因其含有明确的表皮样成分及黏液细胞,不易与其他癌相混淆。分化差的高级别黏液表皮样癌需要与腺鳞癌相鉴别,前者通常位于大支气管内呈息肉样,缺少细胞角化和角化珠形成,同时常可找见低度恶性黏液表皮样癌成分;而后者多位于肺外周部,鳞状细胞癌成分可显示角化现象。

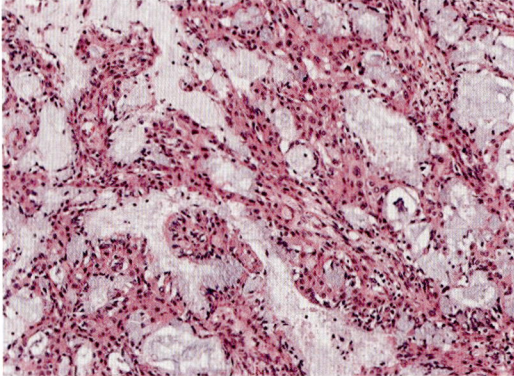

18C(HE × 100)

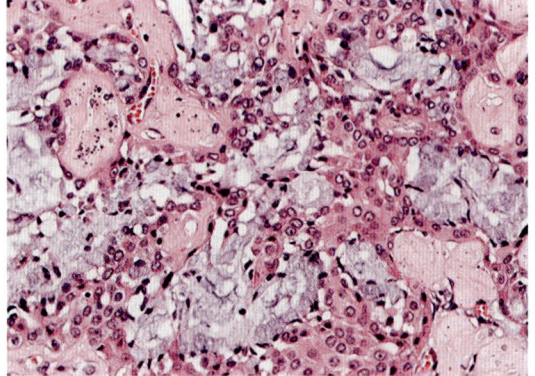

18D(HE × 200)

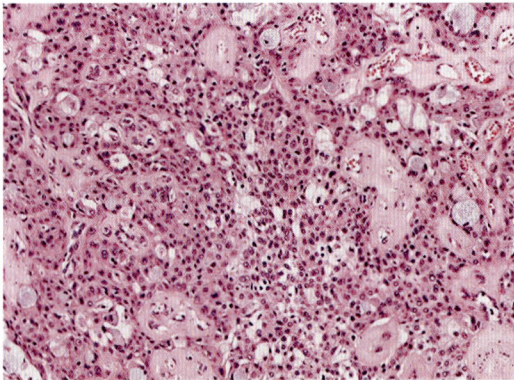

18E(HE × 200)

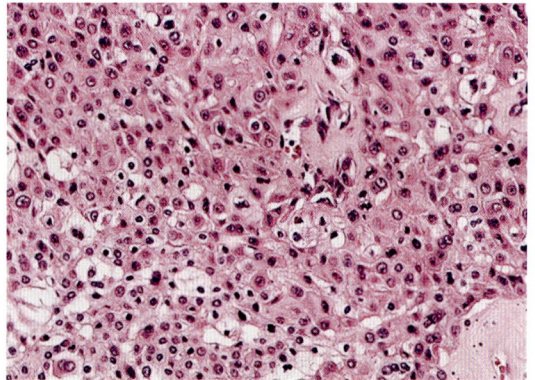

18F(HE × 400)

图 4-18(2)　低级别黏液表皮样癌

病例19　硬化性肺细胞瘤

基本资料　女,46岁,发现右肺中叶肿物2月余。

大体检查　楔形肺组织,大小1.5cm×1.5cm×0.3cm,周围附闭合器,胸膜尚光滑。切面见一肿物,大小1.7cm×1.6cm×0.7cm,切面灰白、质略韧,界尚清。多切面切开,周围肺灰红、质软。

镜下所见　肿瘤组织结构复杂,可见乳头状结构(图4-19A)、实性结构(图4-19B)、出血区及硬化性结构(图4-19C)。高倍镜下可见瘤细胞主要由表面立方细胞及间质圆形细胞组成(图4-19D、E)。

病理诊断　硬化性肺细胞瘤。

诊断依据　①大体肿瘤与周围肺组织境界十分清楚,实性或海绵状,伴出血时呈灰褐色或暗红色。②组织结构复杂,瘤细胞可构成一系列特征性的组织结构,表现出实性区、乳头状区、硬化区和血管瘤样区。③瘤细胞主要有2种:表面立方细胞及间质圆形细胞。④其他:局灶性淋巴细胞浸润、局灶性黄色瘤细胞聚积、含铁血黄素及胆固醇结晶沉着,以及多核巨细胞或局灶性纤维化。⑤2种细胞都表达TTF-1和EMA,立方细胞表达广谱CK、表面活性物质载体蛋白A或B,而间质细胞表达Vimentin和TTF-1。

鉴别诊断　需要与乳头状腺瘤、腺癌和类癌相鉴别,重要的是这些肿瘤均无2种肿瘤细胞。乳头状腺瘤和腺癌其间质为血管纤维轴心,均无卵圆形瘤细胞;类癌无乳头状的肺泡上皮,故不难鉴别。

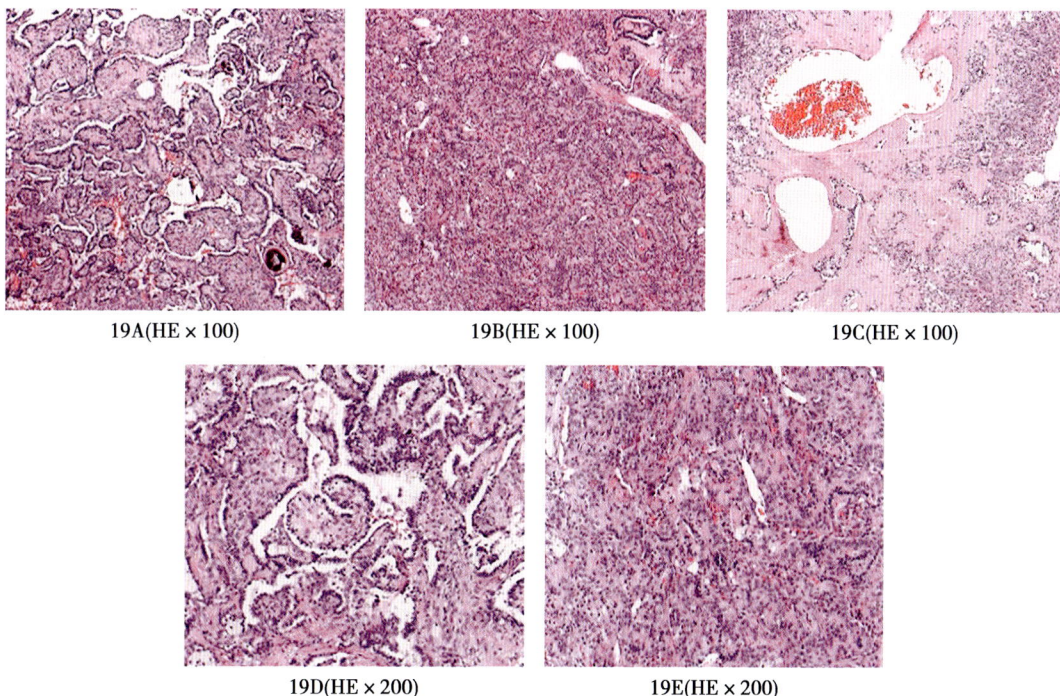

19A(HE×100)　　　19B(HE×100)　　　19C(HE×100)

19D(HE×200)　　　19E(HE×200)

图4-19　硬化性肺细胞瘤

非上皮性肿瘤

病例 20　软骨瘤型错构瘤

基本资料　男,69 岁,查体发现右肺上叶结节。CT 检查显示:右肺上叶类圆形结节,大小约 1.2cm×1.0cm。

大体检查　楔形肺,大小 11cm×3.5cm×2cm,附闭合器,脏胸膜光滑。局部已剖开,剖面见一肿物,直径 1cm,切面灰白、质硬、界清,距切缘 1cm。余肺组织灰红、质软。

镜下所见　肿物与周围肺组织边界清楚,略呈分叶状;肿瘤由分化成熟的软骨组织构成,周围见疏松的黏液样纤维组织(图 4-20A)。小叶间可见被覆呼吸型上皮形成的裂隙样结构(图 4-20B 右上所示)。

病理诊断　软骨瘤型错构瘤。

诊断依据　软骨瘤型错构瘤大体呈瓷白色或爆米花样,边界清楚,呈分叶状。镜下由成熟的软骨组织及不同比例的其他间叶成分构成。肿瘤内可见裂隙状排列的呼吸型纤毛上皮。

鉴别诊断

(1) 肺软骨瘤:仅由软骨组织构成,无其他间叶成分,且肿瘤内无呼吸型纤毛上皮。

(2) 软骨肉瘤:肿瘤细胞有异型性。

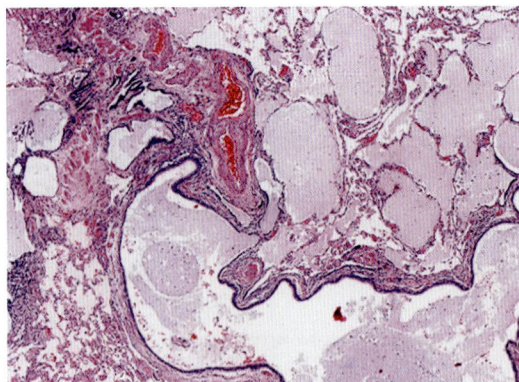
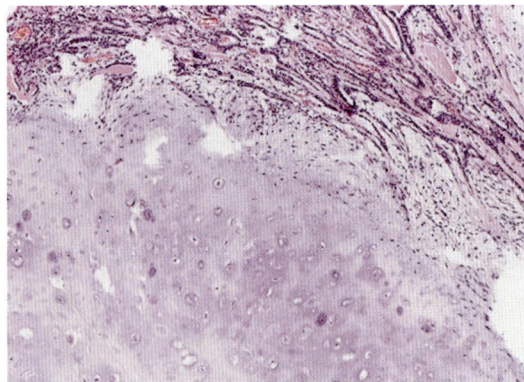

20A(HE × 40)　　　　　　　　　　20B(HE × 100)

图 4-20　软骨瘤型错构瘤

病例 21　炎性肌成纤维细胞肿瘤

基本资料　女,44 岁,查体发现左肺下叶肿物 1 个月。

大体检查　楔形肺组织大小 5.5cm×2.5cm×2cm,上附闭合器。局部已剖开,剖面见 2 个灰黄结节,直径 0.4~1cm,紧邻脏胸膜,质硬、界清。

镜下所见　肺组织内可见边界清楚的孤立性肿块(图 4-21A);肿瘤细胞排列不规则,由胶原、炎症细胞和温和的梭形细胞混合而成(图 4-21B、C),梭形细胞排列成束状或席纹状,具有卵圆形核,核仁不明显(图 4-21D)。

病理诊断　炎性肌成纤维细胞肿瘤。

诊断依据　①由胶原、炎症细胞和不等量温和的梭形细胞混合而成。②瘤组织中梭形细胞排列成束状或席纹状结构,具有卵圆形核、染色质细、核仁不明显,核分裂象不常见。③其间有各种炎症细胞,包括淋巴细胞、浆细胞和组织细胞[包括图顿(Touton)巨细胞]浸润。④梭形细胞表达 Vimentin、SMA,少数表达 Desmin,约 50% 的病例表达 ALK 或 ALK1,不表达 CD117、S-100 和 myoglobin。

鉴别诊断

(1) 孤立性纤维性肿瘤:肿瘤细胞呈梭形,排列无序,细胞之间见不等量的胶原及分支鹿角状血管。Vimentin 强阳性,CD34、STAT6、Bcl-2、CD99 阳性。

(2) 肺血管周上皮样细胞肿瘤(PEComa):HMB45,Melan-A、MiTF 阳性,S-100 可局灶阳性,CD34、CK、EMA 等阴性。

(3) 间质性肺炎:可见肺泡上皮增生,间质纤维化,肺泡间隔增宽,伴多量炎症细胞浸润。

知识拓展　儿童和青少年病例常会出现位于 2p23 上的 *ALK* 基因重排,导致 *ALK* 与其他基因融合,常见 *TPM3*、*TPM4*、*CLTC* 和 *RANBP2* 等基因,可通过荧光原位杂交(fluorescence in situ hybridization,FISH)探针检测。同样的基因融合也会出现在一些间变性大细胞淋巴瘤中,但在年长病例中则罕见此种改变。最近有报道在 *ALK* 基因无融合的年长病例中可存在 *ROS1* 和 *PDGFRβ* 的融合。

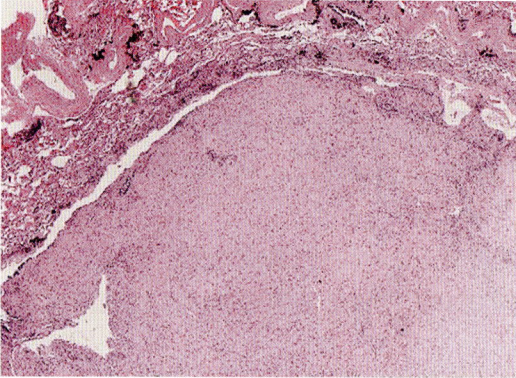

21A(HE × 40)

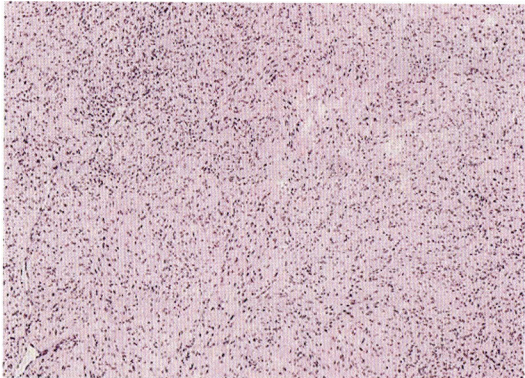

21B(HE × 100)

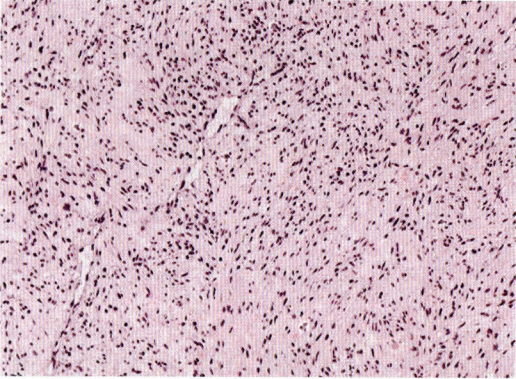

21C(HE × 200)

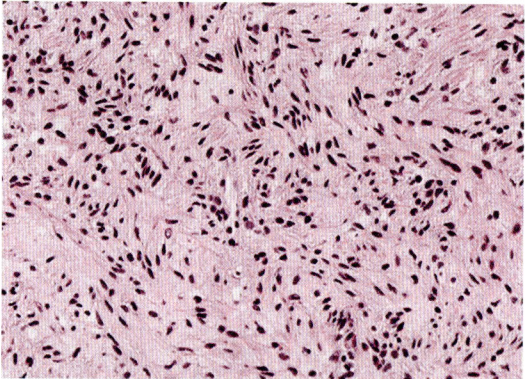

21D(HE × 400)

图 4-21　炎性肌成纤维细胞肿瘤

病例 22　血管周上皮样细胞
肿瘤（PEComa）

基本资料　男,58 岁,体检发现右肺下叶结节 4 年,间断增大 3 年余。

大体检查　右肺下叶楔形切除标本,楔形肺组织,大小 4cm×3.5cm×2.5cm,一侧附闭合器。于脏胸膜下见部分肿物,大小 2.5cm×2.5cm×1.5cm,肿物切面灰红、质中、界清,距闭合器切缘最近 0.7cm。其余周围肺组织灰红、质软。

镜下所见　肿瘤由细胞质透亮的大细胞构成,围绕薄壁血管呈片状分布(图 4-22A);瘤细胞实性排列,细胞质透明,核小而温和,其间可见薄壁窦样血管(图 4-22B、C)。

免疫组化　肿瘤细胞 Vimentin(图 4-22D)、HMB45(图 4-22E),Melan-A(图 4-22F)阳性,Ki-67 表达较低(图 4-22G),CD34 可局灶阳性(图 4-22H),AE1/AE3(图 4-22I)阴性。

病理诊断　肺血管周上皮样细胞肿瘤(perivascular epithelioid cell tumor,PEComa)。

诊断依据　①肿瘤界限清楚,孤立、实性,切面红褐色。②肿瘤细胞界限清楚,圆形或卵圆形。核大小不等,缺乏核分裂象。坏死极少出现。③因其细胞质内含有大量糖原,因此细胞质丰富、透明或嗜酸性。PAS 染色呈强阳性,对淀粉酶消化敏感。④薄壁窦样血管。⑤HMB45,Melan-A、MiTF(小眼畸形相关转录因子)阳性,S-100 可局灶阳性,CD34、CK、EMA 等阴性。

鉴别诊断

(1) 转移性肾透明细胞癌:有肾脏肿瘤病史,瘤细胞表达上皮标记,不表达 HMB45 和 Malan-A。

(2) 颗粒细胞瘤:S-100 阳性,HMB45 阴性。

(3) 恶性黑色素瘤:免疫组化标记相似,但 PEComa 中的肿瘤细胞异型性不明显,核分裂象罕见,S-100 不表达或仅局灶阳性。

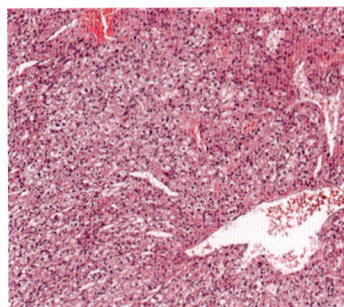
22A(HE×100)

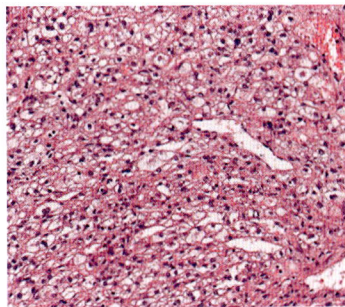
22B(HE×200)

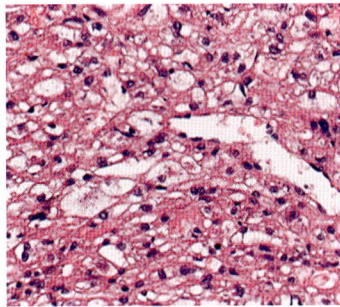
22C(HE×400)

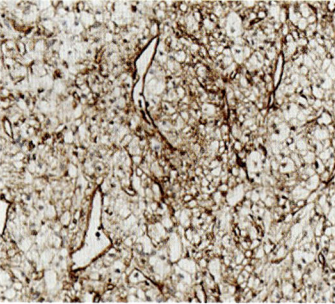

22D(Vimentin × 200)

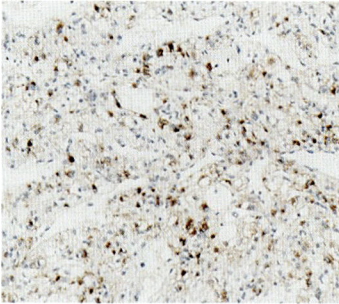

22E(HMB45 × 200)

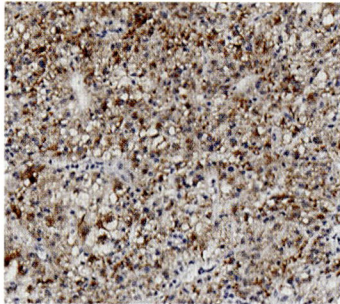

22F(Melan A × 200)

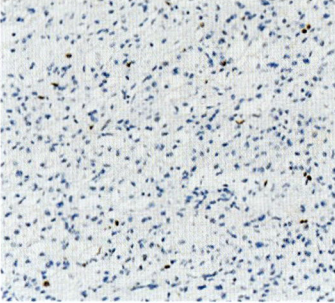

22G(Ki67 × 200,<5%阳)

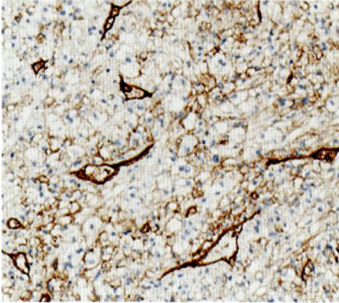

22H(CD34 × 200)

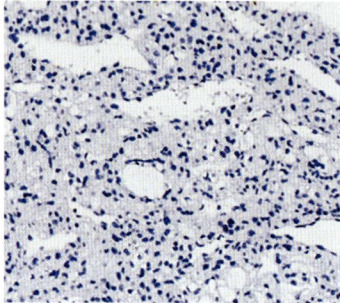

22I(AE1/AE3 × 400)

图 4-22　肺血管周上皮样细胞肿瘤

病例 23 孤立性纤维性肿瘤

基本资料 女,61 岁,发现肺肿物 1 周。

大体检查 结节样肿物一枚,大小 3cm×2cm×1.5cm,外表面光滑,局灶与脏胸膜粘连,肿物切面灰白、质韧,未见出血及坏死。

镜下所见 细胞密集区与富含胶原的细胞稀疏区混杂存在;肿瘤细胞呈梭形,形态温和,可排列呈束状、车辐状或血管周细胞瘤样,核卵圆形,染色质细,细胞质少。肿瘤细胞无异型性,无坏死(图 4-23)。

病理诊断 孤立性纤维性肿瘤。

诊断依据 ①疏密相间,由梭形细胞构成的细胞密集区与富含胶原的细胞稀疏区相间组成。②瘤细胞可排列成短束状/车辐状/血管周细胞样,核卵圆形,染色质细,细胞质少。③玻璃样变是其常见特点。④无细胞不典型性及坏死,核分裂象<4 个/10HPF。⑤Vimentin 强阳性,CD34、Bcl-2、CD99 阳性,keratin 一般阴性。

鉴别诊断

(1) 恶性孤立性纤维性肿瘤:胶原纤维少或无,瘤细胞密集、异型性明显。核分裂象易见(>4 个/10HPF),并有坏死。

(2) 炎性肌成纤维细胞瘤:由胶原、炎症细胞和不等量温和的梭形细胞混合而成。梭形细胞表达 Vimentin、SMA,少数表达 Desmin,约 50% 的病例表达 ALK 或 ALK1。

(3) 弥漫性恶性间皮瘤:表现为累及胸膜的弥漫性生长方式,keratin 阳性。

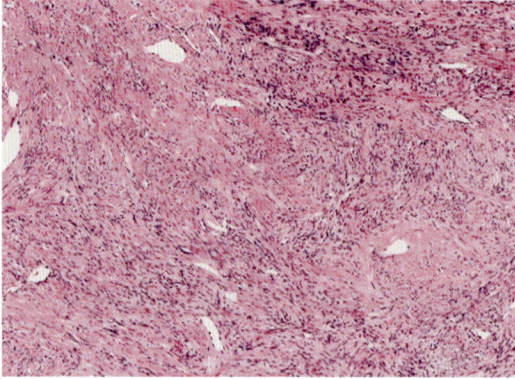

23A(HE × 100)

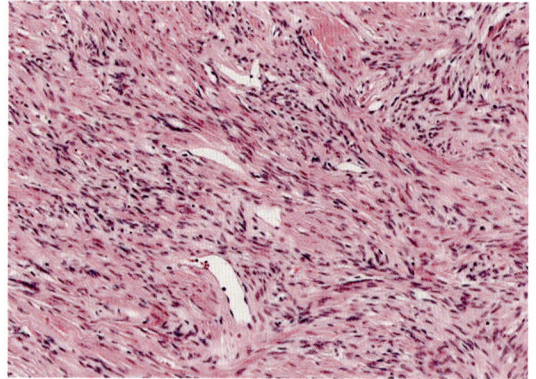

23B(HE × 200)

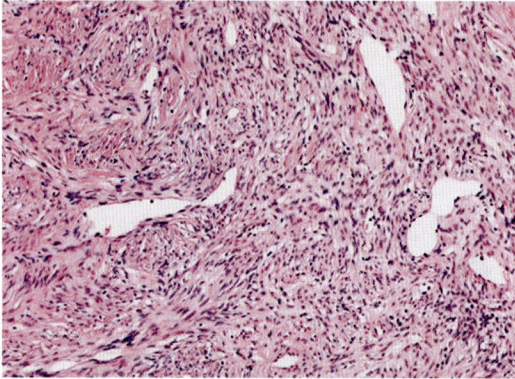

23C(HE × 200)

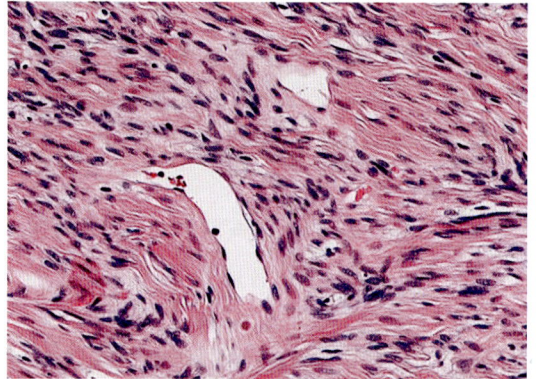

23D(HE × 400)

图 4-23　孤立性纤维性肿瘤

病例 24　黏膜相关淋巴组织（MALT）边缘区 B 细胞淋巴瘤

基本资料　女,53 岁,查体发现右肺下叶结节。CT 检查显示:右肺下叶肿物,大小约 2.1cm×1.3cm,呈分叶状,边缘细小毛刺。

大体检查　右肺下叶见一肿物,大小 2.2cm×1.8cm×1.5cm,切面灰白、实性、质韧、界欠清。

镜下所见　肿瘤呈实性结节状,破坏部分肺组织,略呈分叶状(图 4-24A);肿瘤细胞为类似单核样的具有一定异型性的小淋巴细胞构成,可见散在的免疫母细胞或中心母细胞,可有浆细胞分化(图 4-24B、C)。部分区域可见淋巴样细胞浸润细支气管上皮形成淋巴上皮病变(图 4-24D)。

病理诊断　黏膜相关淋巴组织(mucosal-associated lymphoid tissue,MALT)边缘区 B 细胞淋巴瘤。

诊断依据　①瘤组织由单核样、具有异型性的小淋巴细胞构成。②其间可见散在免疫母细胞或中心母细胞,可有浆细胞分化。③典型病变可见肿瘤细胞浸润支气管黏膜上皮,形成淋巴上皮病变。④B 细胞标记物,CD20、CD79α、PAX5 阳性,Bcl-2 阳性,CK 显示淋巴上皮病变,Ki-67 通常<10%。Ig 大都有轻链限制性,以 λ 链者为多。⑤*Ig* 基因呈克隆性重排,少数可见 t(11:18)(q21:q21)易位。

鉴别诊断

(1) 滤泡性细支气管炎:淋巴组织增生局限于细支气管壁内,常见有反应性的生发中心,无细胞异型性。

(2) 反应性淋巴增生:与滤泡性细支气管炎的组织特征一致,只是淋巴增生除见于细支气管壁外,尚广泛见于肺间质。通常是沿淋巴道,特别是沿小叶间隔的淋巴道分布,无细胞异型性。

(3) 淋巴细胞性间质性肺炎:淋巴细胞沿支气管周和小叶间隔在肺泡壁浸润,也有反应性滤泡形成,但不及淋巴瘤显著,亦不破坏肺泡结构。

(4) 结节性淋巴细胞增生:局部肺组织结构被破坏,代之以境界清楚的结节性淋巴组织增生。炎症和瘢痕明显。滤泡生发中心 CD20 阳性,但滤泡 Bcl-2 呈阴性,滤泡间区淋巴细胞 CD3、CD5、CD43 呈阳性,Ig 轻链显示浆细胞为多克隆性。

(5) 其他小 B 细胞淋巴瘤:CD5 和 cyclin D1 阴性,有助于排除套细胞淋巴瘤,CD10 和 Bcl-6 阴性,有助于排除滤泡性淋巴瘤。CD5 和 CD23 阳性,提示小淋巴细胞淋巴瘤/慢性淋巴细胞白血病。

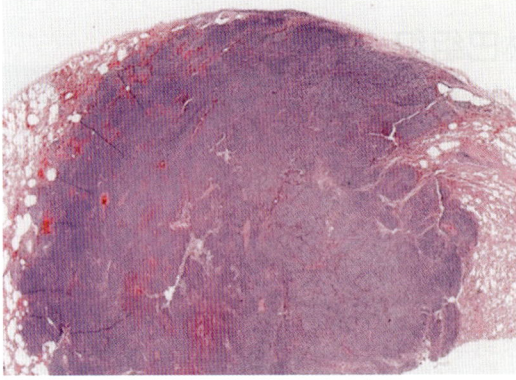

24A(HE × 10)

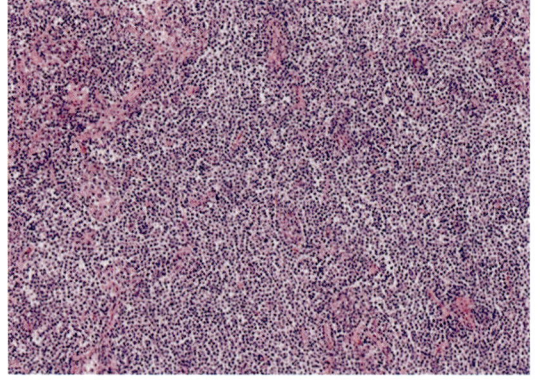

24B(HE × 100)

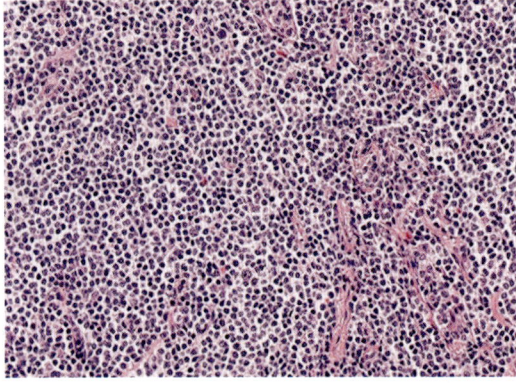

24C(HE × 400)

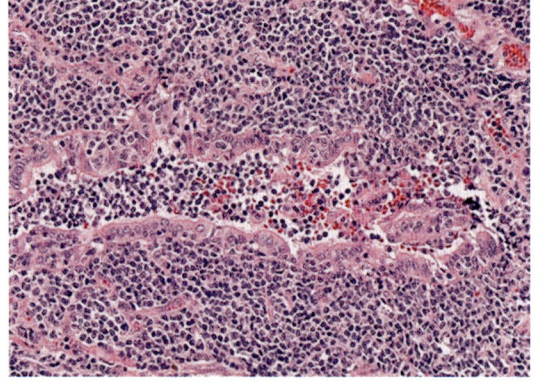

24D(HE × 400)

图 4-24　黏膜相关淋巴组织边缘区 B 细胞淋巴瘤

病例 25　肺原发性弥漫性大 B 细胞淋巴瘤

基本资料　女,73 岁,查体发现肺肿物 3 年。

大体检查　灰白组织 2 条,长均 2cm,直径均 0.1cm。

镜下所见　肺正常结构破坏,弥漫性淋巴样细胞浸润(图 4-25A、B),核仁明显,似中心母细胞(图 4-25C、D)。

病理诊断　肺原发性弥漫性大 B 细胞淋巴瘤。

诊断依据　①肿瘤由弥漫成片的大的免疫母细胞或中心母细胞样细胞构成,其大小为正常淋巴细胞的 2~4 倍。②浸润和破坏肺实质,血管浸润和胸膜受累常见,坏死常见。③CD20、CD79α 阳性。

鉴别诊断

(1) 低分化癌:一般 CK 阳性,CD45 和 CD20 阴性。

(2) 霍奇金淋巴瘤:CD15/CD30 阳性,而 CD20 阴性。

(3) 间变性大细胞淋巴瘤:CD30、EMA 和 ALK,有助于鉴别诊断,但需除外间变性大 B 细胞淋巴瘤的可能。

(4) 生殖细胞肿瘤:一般 SALL4 和 OCT3/4 阳性,而 CD45 和 CD20 阴性。

(5) 恶性黑色素瘤:一般 Melan-A 和 HMB45 阳性,CD45 和 CD20 均阴性。

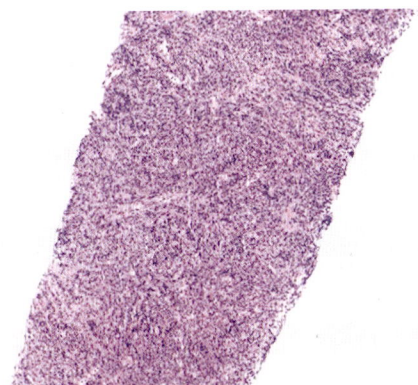
25A(HE × 100)

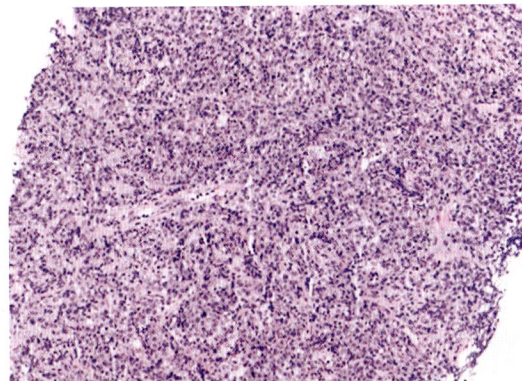
25B(HE × 200)

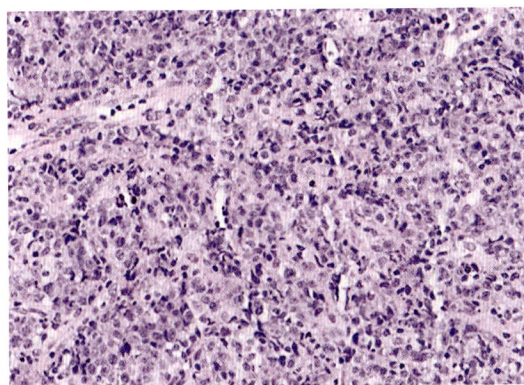
25C(HE × 400)

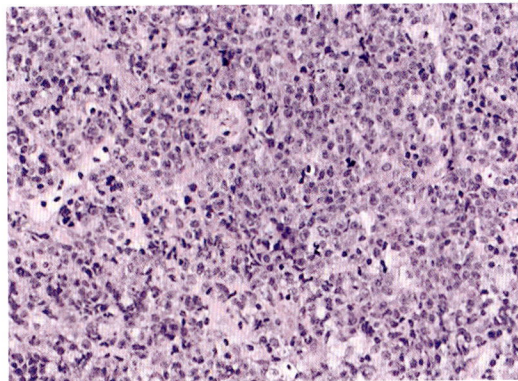
25D(HE × 400)

图 4-25　肺原发性弥漫性大 B 细胞淋巴瘤

病例 26　转移性肿瘤

肺转移性肿瘤比较常见,按最常见的来源相对频率依次为:乳腺、结肠、胃、胰腺、肾、黑色素瘤、前列腺、肝、甲状腺、肾上腺、男性生殖系统和女性生殖系统。

免疫组化　肺原发腺癌 TTF-1、napsin A 和 CK7 阳性,转移性肿瘤 TTF-1,napsin A 一般为阴性,CK7 表达不一定,是可变的(表 4-1)。

表 4-1　常见转移性肿瘤的免疫组化

常见癌	免疫组化
结肠腺癌	CK20、CDX-2 阳性
乳腺癌	ER、PR、GCDFP15、GATA3 和乳腺球蛋白阳性
卵巢癌	CA125、pax8 阳性
前列腺癌	PSMA、PSA 和 AR 阳性
梅克尔(Merkel)细胞癌	CK20、NF 和 polymavirus 阳性
黑色素瘤	S-100、HMB45 和 Melan-A 阳性
胸腺癌	CD5、PAX8、CD117 阳性
生殖细胞肿瘤	AFP、CK、SALL4、OCT3/4、PLAP、hCG 和 CD30 阳性

（1）肠腺癌肺转移

基本资料　男,48 岁,体检发现右肺下叶结节。既往史:乙状结肠癌肝转移化疗后、术后。

大体检查　不整形肺组织,大小 5cm×3.5cm×1cm,一侧附闭合器,胸膜表面尚光滑,肺组织内见一肿物,大小 2cm×1.7cm×1.5cm,切面灰白、质硬,紧邻被膜。周围肺灰红、质软。

镜下所见　肺组织中见中分化肠型腺癌浸润,伴片状坏死(图 4-26A)。肿瘤由立方或柱状上皮构成,可见腺腔内及细胞质内黏液分泌(图 4-26B、C)。

病理诊断　结肠腺癌肺转移。

诊断依据　①有结肠癌病史。②由立方或柱状上皮构成的背靠背腺腔样结构。③免疫组化:CK20、CDX-2、MUC2 阳性,TTF-1、napsin A 一般为阴性。

鉴别诊断　肺肠型腺癌,肿瘤周边部的瘤细胞呈贴壁生长方式、CK7 和 TTF-1 阳性则有助于诊断为原发,且除外肠癌病史。肺肠型腺癌中可检测到 *EGFR* 基因突变、*ALK* 基因融合、*ERBB2* 基因突变等,肠原发癌和肠癌肺转移中能检测到 *APC* 基因和错配修复系统相关基因突变。

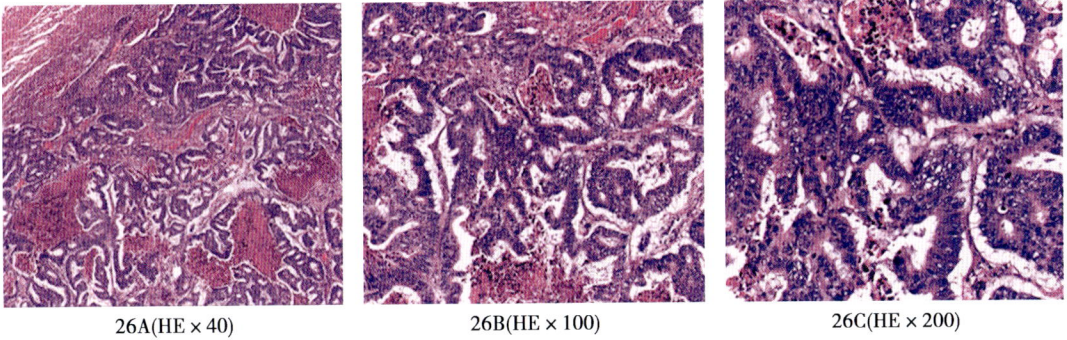

26A(HE×40)　　　26B(HE×100)　　　26C(HE×200)

图 4-26(1)　结肠腺癌肺转移

（2）宫颈鳞状细胞癌肺转移

基本资料　女,51 岁,CT 示右肺中叶分叶状肿块影,大小约 3.1cm×3.0cm,右肺支气管狭窄,局部截断。既往史:宫颈癌术后、放化疗后。

大体检查　右肺中叶切除标本,大小 8.9cm×6.5cm×2.5cm,脏胸膜尚光滑。临床已沿最大面剖开,剖面见一肿物,大小 5.2cm×3.2cm×1.6cm,切面灰白、实性、质硬、界尚清,局灶紧邻脏胸膜,肿物距支气管切缘最近 0.3cm,似累及段支气管。多切面切开周围肺,肺组织灰红、质软。

镜下所见　肿瘤细胞呈巢状分布,细胞多角形,细胞质丰富、嗜酸,核异型性明显,无角化珠形成(图 4-26D~F)。

病理诊断　宫颈鳞状细胞癌肺转移。

诊断依据　①有宫颈鳞状细胞癌病史。②形态类似于肺原发性鳞状细胞癌,细胞呈多角形,细胞质丰富、嗜酸,核异型性明显。③免疫组化:p16 弥漫细胞核及细胞质强阳性,Ki-67 指数增高。

鉴别诊断　肺鳞状细胞癌,p40、p63 阳性,p16 阴性。

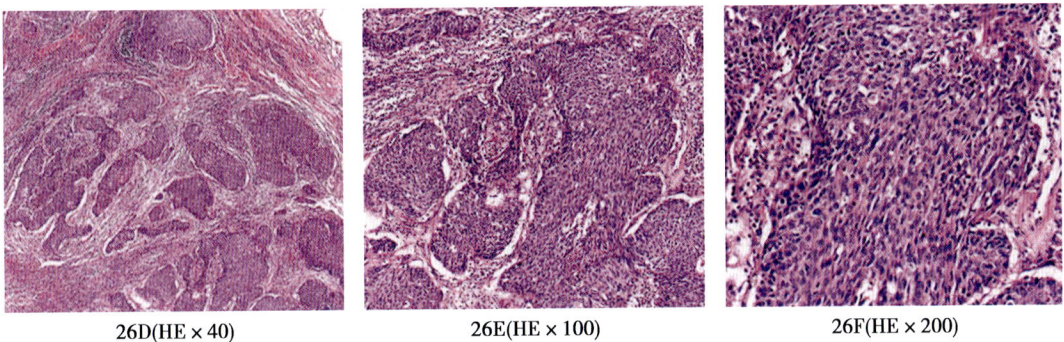

26D(HE×40)　　　26E(HE×100)　　　26F(HE×200)

图 4-26(2)　宫颈鳞状细胞癌肺转移

（3）肾透明细胞癌肺转移

基本资料　男,62 岁,体检发现左肺下叶肿物 1 个月。既往史:左声带切除术后、左肾透明细胞癌切除术后。

大体检查　左肺下叶切除标本,大小 17cm×11cm×6cm,脏胸膜大部分光滑,沿支气管剖开,叶段支气管黏膜光滑。距支气管 6.5cm 肺内见一肿物,大小 4cm×3.2cm×1.3cm,部分似侵及支气管,切面灰白灰黄、实性、质糟脆。周围肺灰红、质软。

镜下所见　肿瘤细胞呈巢片状分布,可见段支气管侵犯(图 4-26G),瘤细胞的细胞质透明,细胞核小,异型性较小;肿瘤间质血管丰富(图 4-26H、I)。

免疫组化　Vimentin 阳性、PAX8 阳性、TTF-1 阴性(图 4-26J~L)。

病理诊断　肾透明细胞癌肺转移。

诊断依据　①肾透明细胞癌病史。②瘤细胞的细胞质透明,细胞核小,异型性较小,肿瘤间质血管丰富。③免疫组化:Vimentin、PAX8、CD10 阳性、TTF-1、napsin A 阴性。

鉴别诊断　肺血管周上皮样细胞肿瘤、肺透明细胞肿瘤,大多数表达 HMB45、Melan-A、MiTF、S-100 多为阴性或呈局灶阳性,不表达 CK、EMA。

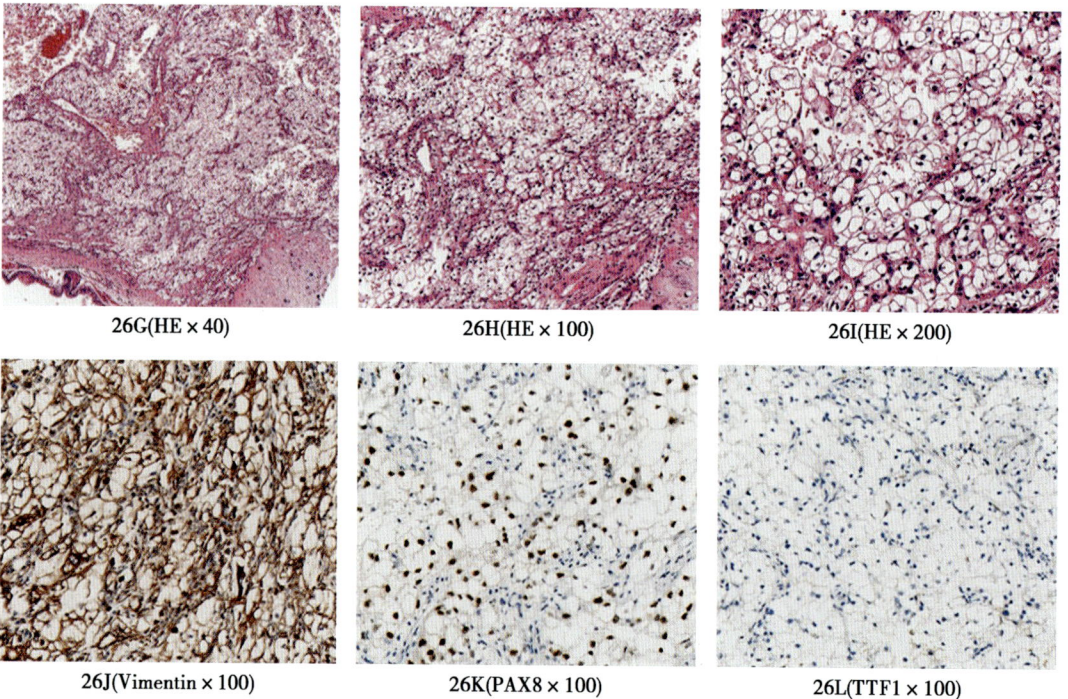

26G(HE × 40)

26H(HE × 100)

26I(HE × 200)

26J(Vimentin × 100)

26K(PAX8 × 100)

26L(TTF1 × 100)

图 4-26(3)　肾透明细胞癌肺转移

（杨琳　齐丹）

（审校:农琳）

第五章

心脏、纵隔及胸膜疾病

胸腺肿瘤 / 198

    病例 1   A 型胸腺瘤 / 198

    病例 2   B1 型胸腺瘤 / 200

    病例 3   B2 型胸腺瘤 / 202

    病例 4   B3 型胸腺瘤 / 204

    病例 5   AB 型胸腺瘤 / 206

    病例 6   伴有淋巴样间质的微结
节型胸腺瘤 / 208

    病例 7   胸腺鳞状细胞癌 / 210

    病例 8   胸腺淋巴上皮样癌 / 212

    病例 9   胸腺黏液表皮样癌 / 214

    病例 10   胸腺神经内分泌肿瘤-
典型类癌 / 216

    病例 11   胸腺神经内分泌肿瘤-
不典型类癌 / 218

    病例 12   胸腺神经内分泌肿瘤-
小细胞癌 / 220

生殖细胞肿瘤 / 222

    病例 13   纵隔精原细胞瘤 / 222

    病例 14   纵隔成熟型囊性畸
胎瘤 / 225

    病例 15   纵隔卵黄囊瘤 / 227

淋巴造血系统性疾病 / 229

    病例 16   原发纵隔大 B 细胞
淋巴瘤 / 229

    病例 17   结节硬化型经典型霍
奇金淋巴瘤 / 231

    病例 18   黏膜相关淋巴组织结
外边缘区淋巴瘤 / 233

    病例 19   T 淋巴母细胞性
淋巴瘤 / 235

    病例 20   Castleman 病 / 237

软组织肿瘤 / 239

    病例 21   海绵状血管瘤 / 239

    病例 22   淋巴管瘤 / 240

    病例 23   孤立性纤维性肿瘤 / 241

    病例 24   横纹肌肉瘤 / 243

    病例 25   平滑肌肉瘤 / 244

纵隔非肿瘤性疾病 / 245

    病例 26   支气管囊肿 / 245

    病例 27   胸腺囊肿 / 246

    病例 28   心包囊肿 / 247

胸膜肿瘤性疾病 / 248

    病例 29   恶性间皮瘤(上皮
样型) / 248

胸 腺 肿 瘤

病例1　A型胸腺瘤

基本资料　女,50岁,体检CT检查显示:前纵隔软组织密度影,考虑胸腺瘤或增大淋巴结可能。

大体检查　结节样物一枚,直径2.5cm,包膜完整,切面灰白质韧。

镜下所见　低倍镜下肿瘤界限清楚,有完整的纤维性包膜,小叶结构不明显(图5-1A)。肿瘤呈束状、巢片状排列,部分区域呈现微囊、腺样结构及血管外皮瘤样结构(图5-1B),部分区域可见菊形团样排列(图5-1C)。高倍镜下肿瘤由温和的梭形细胞以及卵圆形上皮细胞组成,核仁不明显,核分裂象少见,其内伴有少许淋巴细胞(图5-1D)。

免疫组化　肿瘤细胞CK、CK19、p63阳性,CD20呈斑片状阳性(图5-1E)。

病理诊断　A型胸腺瘤。

诊断依据　肿瘤大体边界清楚,小叶结构不明显。肿瘤细胞呈梭形或卵圆形,形态温和,核分裂象少见。可见微囊、血管外皮瘤样结构或菊形团排列。伴随少许淋巴细胞浸润。免疫组化表达p63和CD20。

鉴别诊断

(1) AB型胸腺瘤:A型胸腺瘤可出现淋巴细胞增多的区域,需与AB型胸腺瘤鉴别。

(2) 孤立性纤维性肿瘤:免疫组化呈CK阴性,STAT6和CD34阳性可帮助鉴别。

(3) B3型胸腺瘤:少许B3型胸腺瘤细胞呈梭形,但常见血管周间隙,细胞异型性较大。主要与不典型A型胸腺瘤鉴别,后者虽然异型性较A型胸腺瘤大,但仍保留微囊性、菊形团等特征性结构,少见血管周间隙,且CD20呈斑片状阳性有助于鉴别。

(4) 类癌或不典型类癌:需与伴有菊形团排列的A型胸腺瘤鉴别,前者神经内分泌标记物表达阳性。

知识拓展　①*GTF2I*突变是常见的分子事件。②A型胸腺瘤预后较好,5~10年的总生存率接近100%。

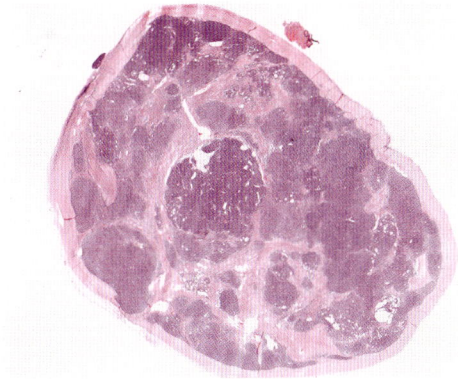
1A(HE × 10)

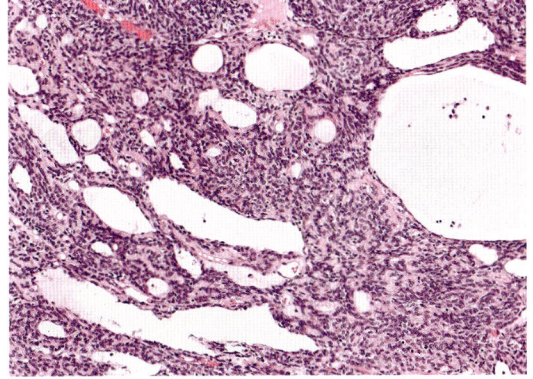
1B(HE × 100)

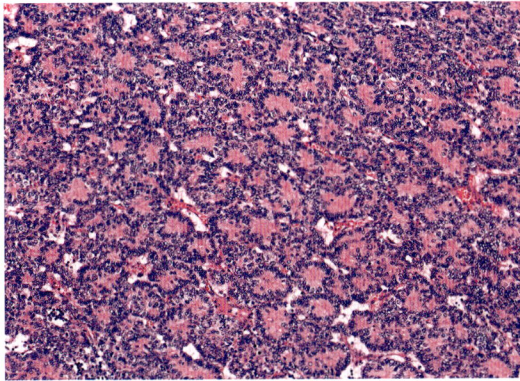
1C(HE × 100)

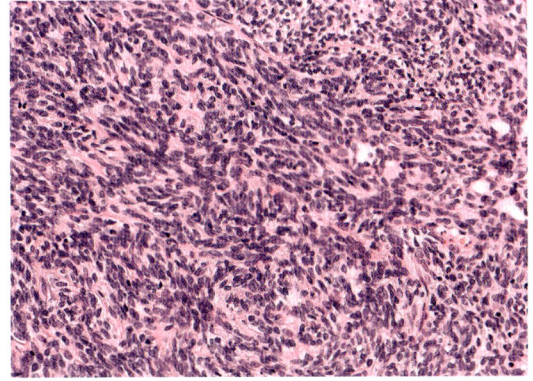
1D(HE × 200)

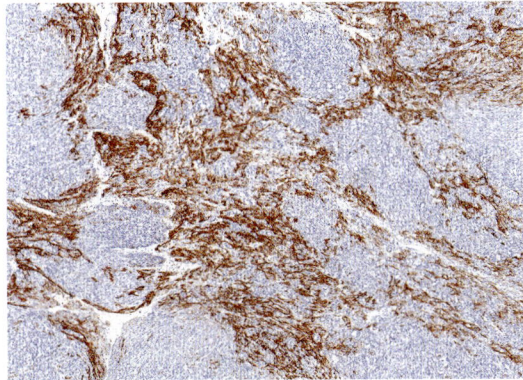
1E(CD20 × 40)

图 5-1　A 型胸腺瘤

病例 2　B1 型胸腺瘤

基本资料　女,68 岁,胸闷不适 2 个月。CT 检查显示:右前纵隔不规则软组织肿块,大小约 7.0cm×4.7cm,边界尚清晰,中等程度强化,内部强化程度尚均匀;肿块贴邻升主动脉、上腔静脉及心包。

大体检查　结节样物一枚,大小 9cm×6cm×4cm,附少许脂肪组织,一面附纵隔胸膜,范围 5.5cm×4cm。多切面切开,切面灰黄灰白、质韧,分叶状。

镜下所见　低倍镜下肿瘤结构类似正常胸腺,有包膜。肿瘤被较多纤维间隔分隔呈小叶状(图 5-2A),表现为大量的淋巴细胞背景中分布少量的肿瘤性上皮细胞(图 5-2B);常见淡染的髓样分化区域及胸腺小体(图 5-2C);肿瘤细胞一般为圆形或卵圆形,可见核仁,异型性不明显(图 5-2D);淋巴细胞大部分为未成熟的 T 淋巴细胞。

免疫组化　肿瘤细胞 CK、CK19、p63 阳性(图 5-3G),CK 显示肿瘤细胞呈网状分布(图 5-3E、F),淋巴细胞呈 CD1α、TdT 弥漫阳性(图 5-3H)。

病理诊断　B1 型胸腺瘤。

诊断依据　肿瘤结构类似正常胸腺,有包膜,被纤维间隔分成小叶状。形态特点为富于淋巴细胞的背景中分布少许肿瘤性上皮成分。可见髓质分化区。免疫组化 CK 显示肿瘤细胞呈网状分布。

鉴别诊断

(1) 胸腺增生:大体界限不清,镜下保留胸腺小叶结构,表现为小叶大小明显增大和数量明显增多。而 B1 型胸腺瘤,大体常有包膜,界限清楚。镜下主要由丰富的淋巴细胞和散在上皮组成,仅部分区域可见髓质分化。

(2) B2 型胸腺瘤:特点为肿瘤性上皮成分较 B1 型胸腺瘤明显增多,详见 B2 型胸腺瘤。

(3) AB 型胸腺瘤:任何出现梭形上皮细胞的区域都提示 AB 型胸腺瘤。

知识拓展　B1 型胸腺瘤比 A 型和 AB 型胸腺瘤侵袭性略强,但比 B2、B3 型胸腺瘤和胸腺癌恶性度低。对于 B1 型胸腺瘤,91%~94% 的病例可以彻底手术切除,复发病例低于 10%。由于肿瘤 I 期和 II 期多见,实际的 10 年生存率超过 90%。肿瘤分期是最重要的预后指标,而年龄、性别和重症肌无力不是主要的预后参数。

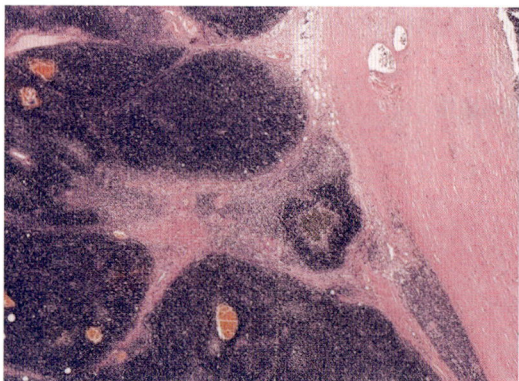

2A(HE×20)

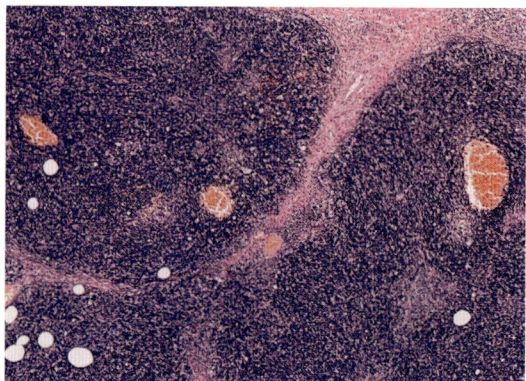

2B(HE×40)

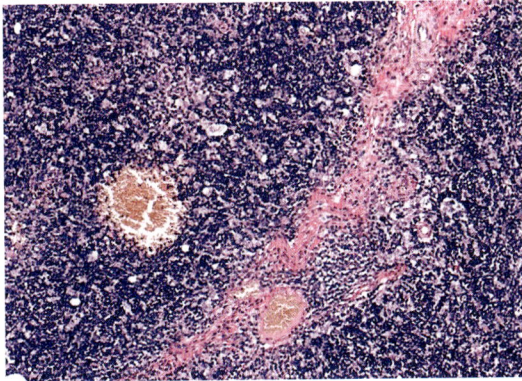

2C(HE × 100)

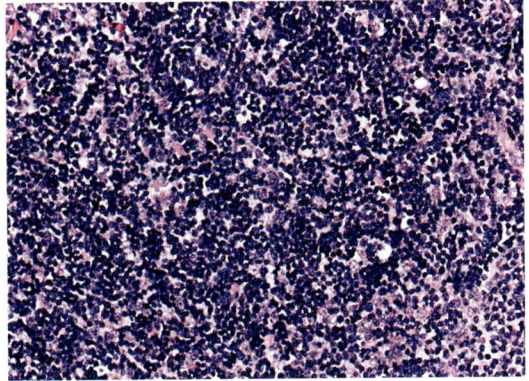

2D(HE × 200)

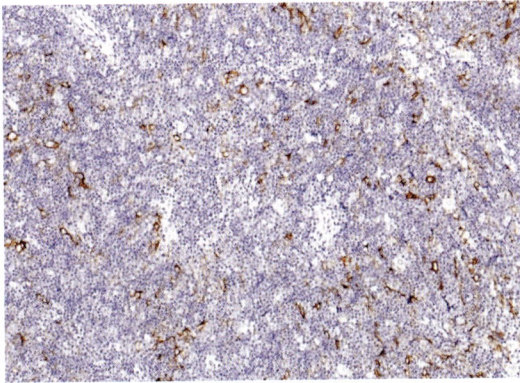

2E(CK7 × 100)

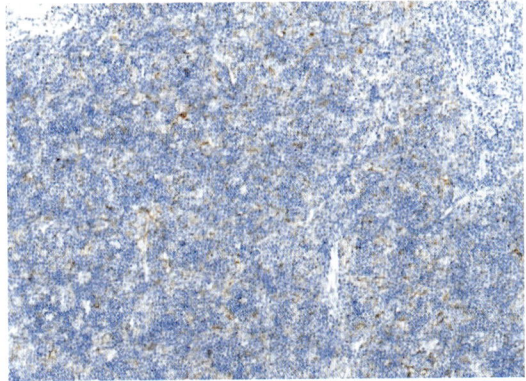

2F(CK19 × 100)

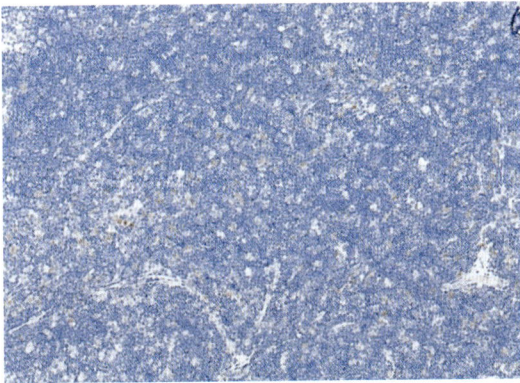

2G(p63 × 100)

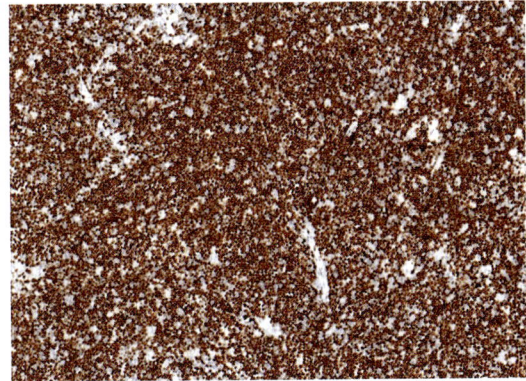

2H(TdT × 100)

图 5-2　B1 型胸腺瘤

病例3　B2型胸腺瘤

基本资料　女,51岁,发现纵隔肿物1月余。CT检查提示:右前纵隔可见肿物,大小 2.6cm×1.9cm,浅分叶,边界清,呈欠均匀较高强化。

大体检查　前纵隔肿物、脂肪及淋巴结切除标本,大小7cm×5cm×2cm,一侧附纵隔胸膜面积5.5cm×4cm。多切面切开,切面见一肿物,大小4.5cm×3cm×2cm,肿物切面灰白、实性、质硬、界清。未累及纵隔胸膜。

镜下所见　肿瘤呈境界清楚的小叶结构,被纤维带分隔(图5-3A);肿瘤性上皮成分较B1型胸腺瘤明显增多(图5-3B),上皮细胞呈大小不等的巢团状分布,巢团内一般>3个上皮细胞(图5-3C);肿瘤细胞呈多角形,细胞质中等,细胞核呈空泡状且核仁明显(图5-3D);淋巴细胞大部分为未成熟的T淋巴细胞。

免疫组化　肿瘤细胞CK、CK19(图5-3E)及p63(图5-3F)阳性,CK显示上皮细胞明显增多,在淋巴细胞背景上呈巢团状分布(图5-3E)。淋巴细胞呈CD1α(图5-3G)和TdT(图3H)弥漫阳性。

病理诊断　B2型胸腺瘤。

诊断依据　肿瘤小叶状结构依然存在,上皮细胞明显增多,呈巢团状分布,依然存在大量不成熟淋巴细胞背景。常见血管周围间隙。

鉴别诊断

(1) B1型胸腺瘤:更接近正常胸腺组织,上皮细胞数量少,缺乏上皮团块,常见髓质分化及胸腺小体;免疫组化CK可显示上皮呈网状而不呈片状或巢团状分布有助于鉴别。

(2) B3型胸腺瘤:背景淋巴细胞明显减少,HE染色呈明显粉色不是深蓝色。详见B3型胸腺瘤。

知识拓展　*NRAS*和*TP53*突变则更常见于B2、B3型胸腺瘤及胸腺癌。*FOXC1*肿瘤抑制基因的6p25.2-p25.3基因缺失则可发生于所有亚型的胸腺瘤及胸腺癌。

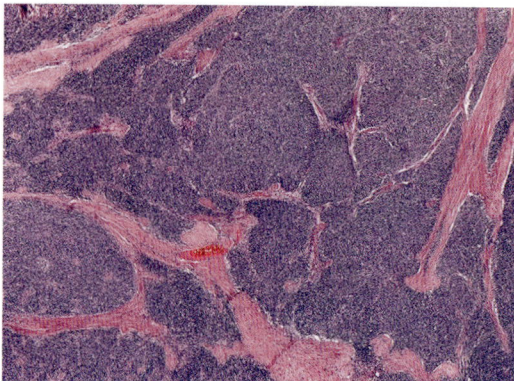

3A(HE × 20)

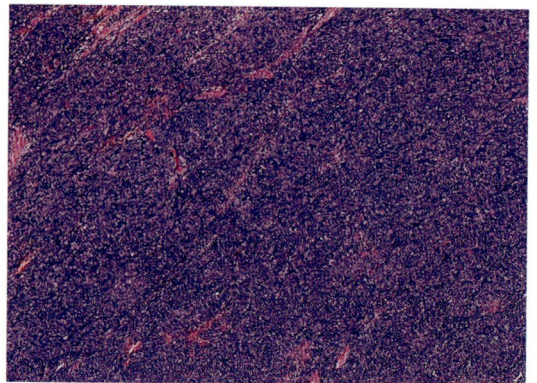

3B(HE × 40)

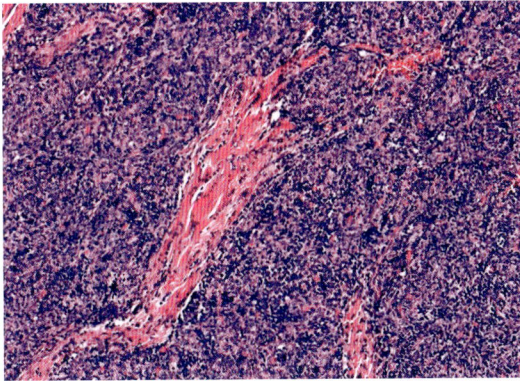
3C(HE × 100)

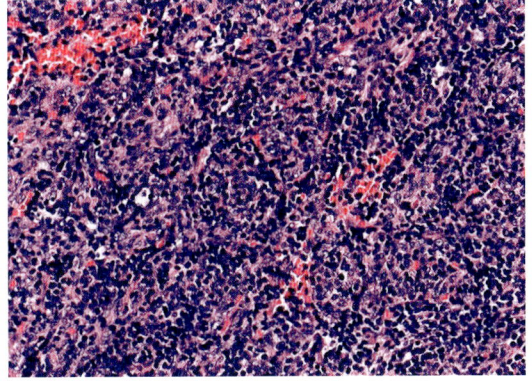
3D(HE × 200)

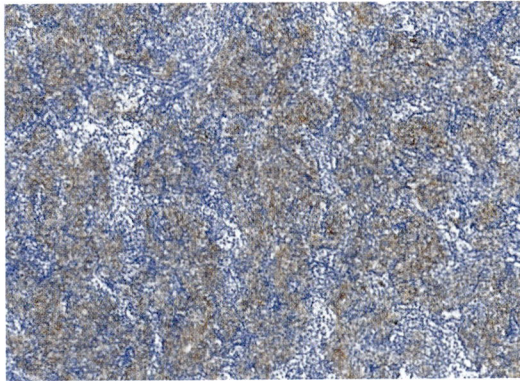
3E(CK19 IHC × 100)

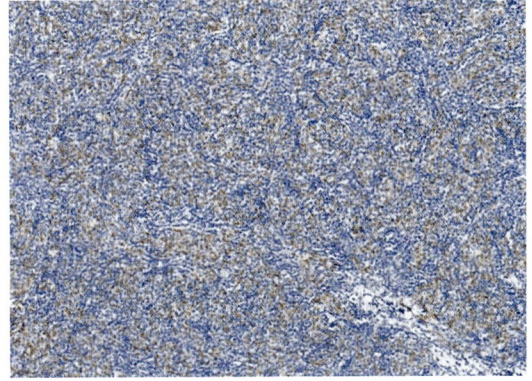
3F(p63 × 100)

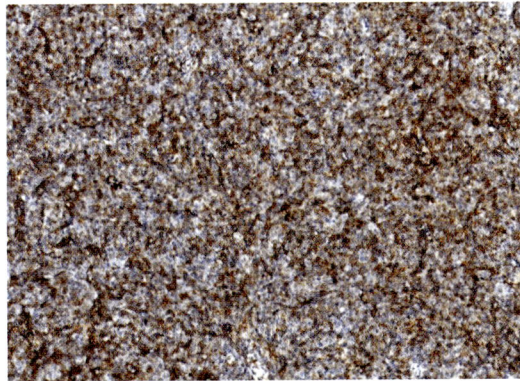
3G(CD1α × 100)

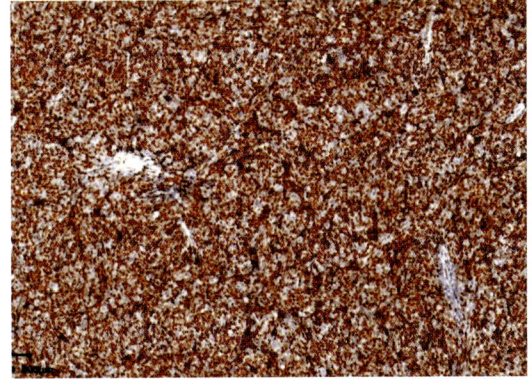
3H(TdT × 100)

图 5-3　B2 型胸腺瘤

病例4　B3型胸腺瘤

基本资料　女,38岁,眼睑下垂,未治疗可自行缓解。CT检查显示:左前纵隔浅分叶状软组织结节影,大小2.6cm×1.3cm,边界清晰,平均CT值84HU,呈较明显强化。

大体检查　灰黄组织,大小6cm×5cm×4cm,其内可见一结节样物,大小4cm×4cm×2cm,包膜完整,切面灰褐、实性、质稍硬。

镜下所见　低倍镜下肿瘤界限较清,有包膜,由大小不一、形状各异的小叶组成,因背景T淋巴细胞明显减少使HE切片呈粉色(图5-4A)。高倍镜下肿瘤呈束状、巢片状排列,散在肿瘤细胞浸润,肿瘤细胞呈多角形或卵圆形,中度异型,可见核仁(图5-4B)。血管周围间隙较多(图5-4C)。常见肿瘤细胞围绕血管周呈栅栏状排列(图5-4D)。

免疫组化　肿瘤细胞CK、CK19、p63阳性,CD5和CD117均阴性。

病理诊断　B3型胸腺瘤。

诊断依据　肿瘤呈小叶状结构,背景T淋巴细胞明显减少,肿瘤细胞中度异型,血管周围间隙多见,结合免疫组化CD5和CD117阴性可排除胸腺癌。

鉴别诊断

(1) B2型胸腺瘤:相比于B3型胸腺瘤,含有较丰富的淋巴细胞。

(2) A型胸腺瘤:B3胸腺瘤含有较多梭形细胞成分时需要与A型胸腺瘤鉴别。详见A型胸腺瘤。

(3) 胸腺鳞状细胞癌:肿瘤缺乏胸腺瘤样小叶状结构,呈明显侵袭性生长,细胞异型明显。免疫组化表达CD5和CD117有助于鉴别。

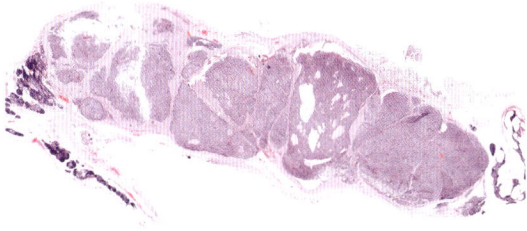

4A(HE × 10)

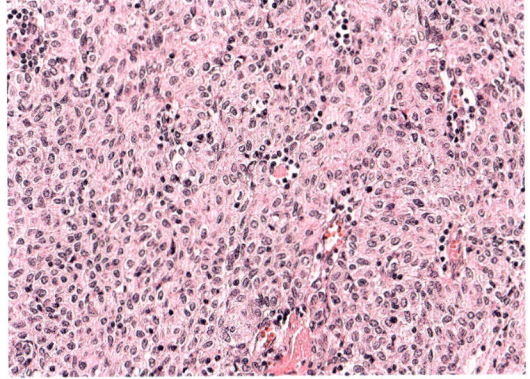

4B(HE × 200)

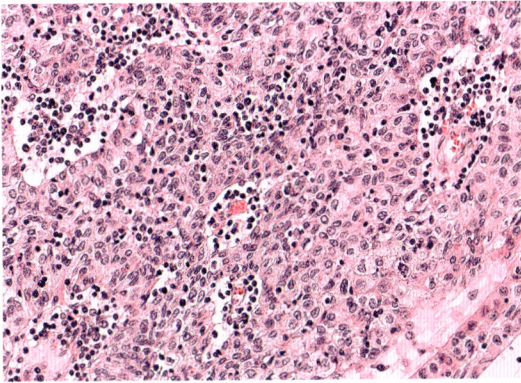

4C(HE × 200)

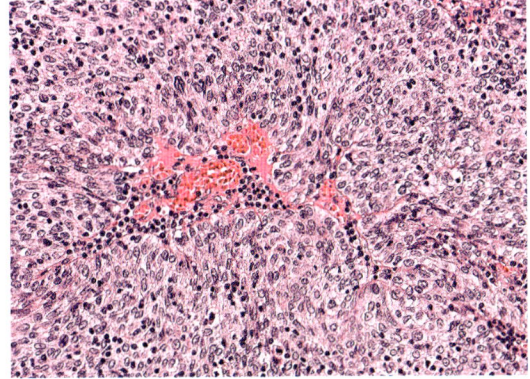

4D(HE × 200)

图 5-4 B3 型胸腺瘤

病例5　AB型胸腺瘤

基本资料　男,46岁,因胸部隐痛不适,行CT检查显示:前上纵隔结节,大小2.3cm×1.8cm,均匀明显强化,未见明确钙化、坏死,边缘分叶,边界清楚。

大体检查　灰黄不整形组织,大小4cm×4cm×3cm,沿最大面切开,切面可见一肿物,大小4cm×2cm×2cm,多结节状,包膜完整,切面灰白、实性、质细腻。

镜下表现:低倍镜下肿瘤边界清晰,可见纤维性包膜,呈多结节状(图5-5A)。局灶浸润周围脂肪组织(图5-5B)。肿瘤呈斑驳样外观,染色深浅不一。高倍镜下肿瘤由两种成分构成,染色浅处呈现A型胸腺瘤,由梭形上皮细胞构成,其内可见少许散在淋巴细胞(图5-5C);染色深处呈现B型胸腺瘤,较多淋巴细胞背景下可见多角形上皮细胞(图5-5D)。此病例两种成分呈穿插生长模式。

免疫组化　表达情况与其他各型胸腺瘤表达类似。

病理诊断　AB型胸腺瘤。

诊断依据　肿瘤可见两种成分,梭形细胞为主伴少量淋巴细胞成分(A型)和富于淋巴细胞成分(B型)。大部分AB型胸腺瘤HE即可作出诊断。

鉴别诊断

(1) A型胸腺瘤:相比于AB型胸腺瘤,通常没有或有较少的(易于计数)TdT阳性的淋巴细胞。一旦出现任何大量TdT阳性T细胞(无法计数)浸润区,或中等数量TdT阳性T细胞(难以计数)浸润区>10%时,应被归类为AB型胸腺瘤。

(2) 伴有淋巴间质的微结节型胸腺瘤:上皮细胞组成的多个离散小结节+丰富的淋巴间质(可见大量CD20阳性B细胞)。

知识拓展　AB型胸腺瘤A型和B型可见多种生长模式,包括穿插生长或具有相对明显的分界,两种成分比例不一。穿插生长的A型成分类似纤维间隔,免疫组化CK及CD20阳性有助于鉴别。

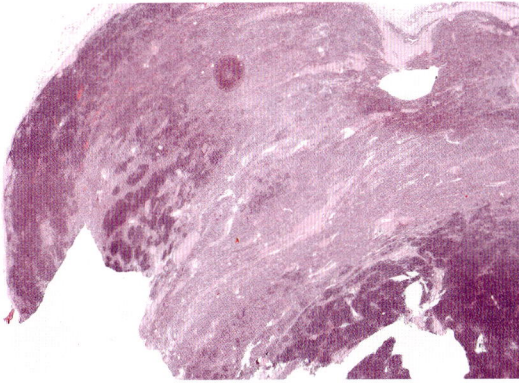

5A(HE × 25)

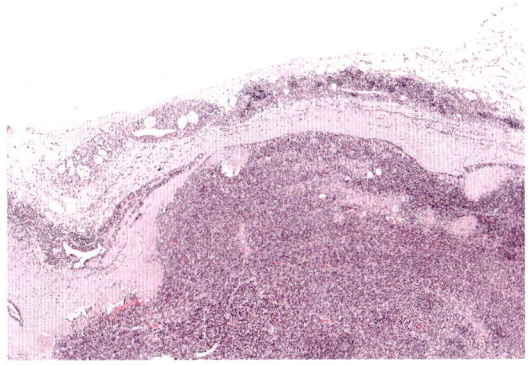

5B(HE × 100)

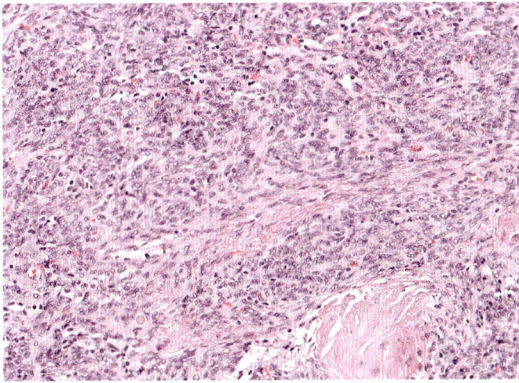

5C(HE × 200)

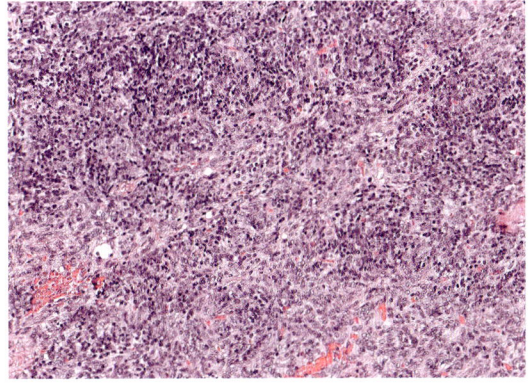

5D(HE × 400)

图 5-5 AB 型胸腺瘤

病例6 伴有淋巴样间质的微结节型胸腺瘤

基本资料 男,63岁,体检发现纵隔肿物。CT检查提示:前纵隔可见囊实性肿物,最大截面约7.3cm×6.6cm,以囊性为主,边界清楚,实性成分及分隔较明显强化,左侧头臂静脉略受压。

大体检查 结节样物一枚,大小8.5cm×7cm×5cm,包膜完整。多切面切开,切面呈囊实性,囊内含黄绿色浑浊液体,囊壁厚0.1cm,局灶附着灰黄胶冻样物,实性区切面灰白灰红、质软。

镜下所见 肿瘤呈弥漫性生长,缺乏小叶结构(图5-6A),上皮细胞被丰富的淋巴细胞间质分隔成小结节,且淋巴细胞间质常含生发中心滤泡(图5-6B、C);肿瘤细胞呈短梭形或卵圆形,细胞质少,细胞核圆形或长条形,染色质均一,核仁不清晰。细胞温和,异型性小,无或少核分裂象(图5-6D)。

免疫组化 肿瘤细胞AE1/AE3(图5-6E)、p63(图5-6G)、CK19阳性;间质淋巴细胞呈CD20阳性(图5-6F);仅在结节周围见TDT阳性的淋巴细胞(图5-6H)。

病理诊断 伴有淋巴样间质的微结节型胸腺瘤(micronodular thymoma with lymphoid stroma,MNT)。

诊断依据 肿瘤由多个岛状结节组成,结节由短梭形和卵圆形肿瘤细胞构成,细胞温和,无或者少核分裂象;间质富于CD20阳性的B淋巴细胞。结节周围见少许TdT阳性的原始T淋巴细胞。

鉴别诊断

(1) AB型胸腺瘤:伴有淋巴样间质的微结节型胸腺瘤具有特征性的微结节样结构,肿瘤细胞类似A型胸腺瘤,但不表达CD20,间质淋巴细胞以B淋巴细胞为主。

(2) 微结节型胸腺癌:肿瘤细胞异型性明显,且表达CD5和CD117。

知识拓展 伴有淋巴样间质的微结节型胸腺瘤占胸腺瘤1%~5%,属于交界性肿瘤(ICD-O编码为1),目前尚无复发、转移和死亡报道。

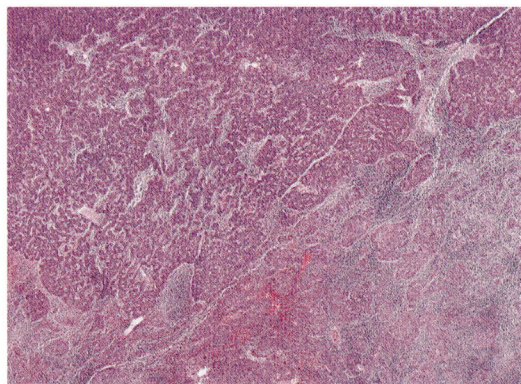

6A(HE×20)

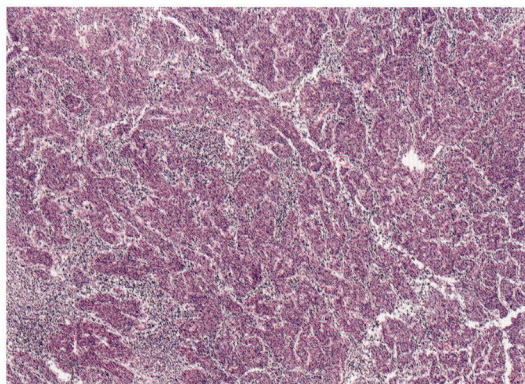

6B(HE×40)

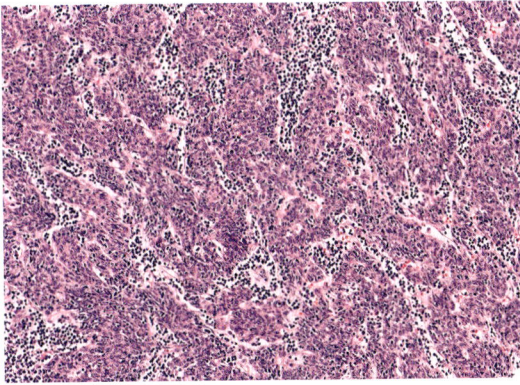
6C(HE × 100)

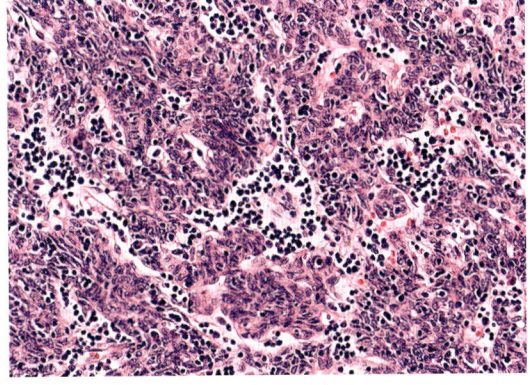
6D(HE × 200)

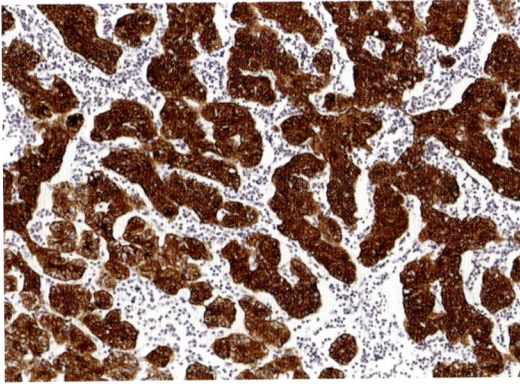
6E(AE1/AE3 × 100)

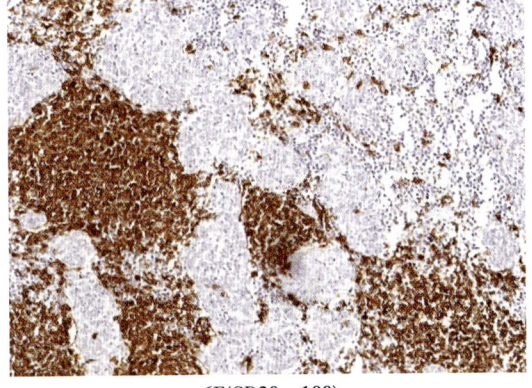
6F(CD20 × 100)

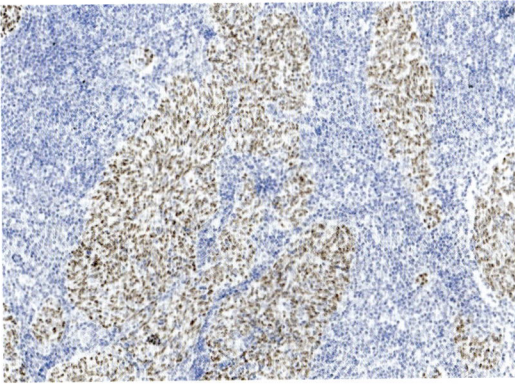
6G(p63 × 100)

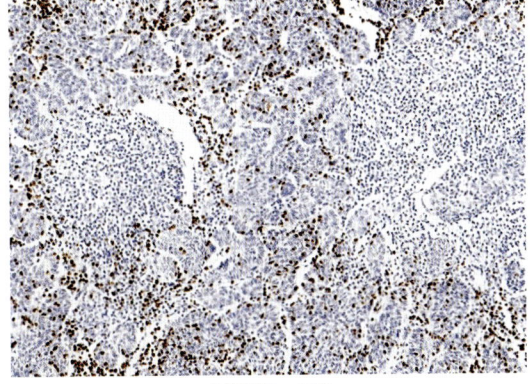
6H(TdT × 100)

图 5-6　伴有淋巴样间质的微结节型胸腺瘤

病例7　胸腺鳞状细胞癌

基本资料　男,63岁,无诱因出现胸痛伴眼睑下垂,诊断为冠心病,治疗后无好转。胸部CT显示:左前纵隔可见一不规则肿块影,最大截面约5.6cm×4.8cm,分叶状,局部边界欠清,与升主动脉间脂肪间隙模糊,增强可见不均匀轻度强化。行"前纵隔肿物和部分左肺上叶及双侧胸腺组织切除术"。

大体检查　灰黄组织内可见一肿物,大小5.5cm×5.5cm×3.5cm,切面灰白、质硬,侵犯部分肺组织及心包。

镜下表现　低倍镜下肿瘤边界欠清,缺乏小叶状结构,呈浸润生长(图5-7A),此例局灶侵犯周围肺组织及支气管(图5-7B)。肿瘤被硬化性间质分割成巢、片状(图5-7C),高倍镜下肿瘤细胞呈鳞状细胞癌特征,异型性明显,核分裂象易见。此例分化较差,无明显角化珠及细胞间桥形成,间质纤维组织增生伴少许淋巴细胞浸润(图5-7D)。

免疫组化　肿瘤细胞CD5(图5-7E)和CD117(图5-7F)阳性,p63、p40均为阳性。

病理诊断　胸腺鳞状细胞癌。

诊断依据　①本例伴有重症肌无力的临床特征。②肿瘤呈侵袭性生长是恶性肿瘤的主要证据。③CD5、CD117对于胸腺癌的诊断意义较大。④p63、p40表达及鳞状分化(角化珠、细胞内角化、细胞间桥,本例分化较差,缺乏该特征)有助于鳞状细胞癌的诊断。

鉴别诊断

(1)肺鳞状细胞癌:形态学无法鉴别鳞状细胞癌来源,免疫组化(CD5,CD117)及影像学表现会有帮助。

(2)B3型胸腺瘤:呈小叶状生长,推挤性浸润,可见血管周围间隙,细胞核较小,且不存在鳞状分化相关特征。约80%的胸腺鳞状细胞癌表达CD5和KIT(CD117),而B3胸腺瘤通常不表达。胸腺鳞状细胞癌中没有TdT阳性的淋巴细胞。

(3)其他类型胸腺癌:如神经内分泌癌通常表达Syn、CgA、CD56等标记。

知识拓展　10%的病例伴有*KIT*突变,可能有助于确定一个潜在的治疗靶点。此类患者预后较差,五年生存率约60%,本例患者术后进行放疗及化疗4周期后病情进展,出现肝转移,随后进行化疗联合免疫治疗。

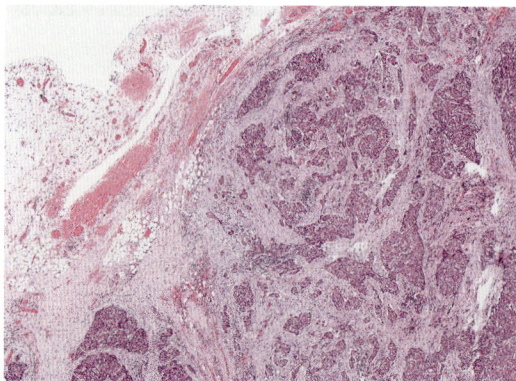

7A(HE×40)

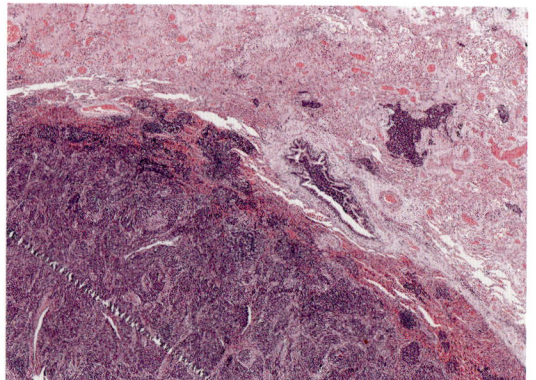

7B(HE×40)

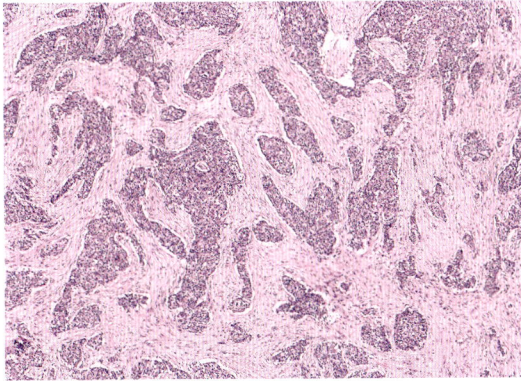
7C(HE × 100)

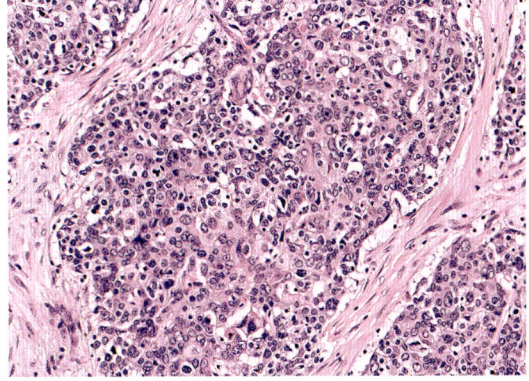
7D(HE × 400)

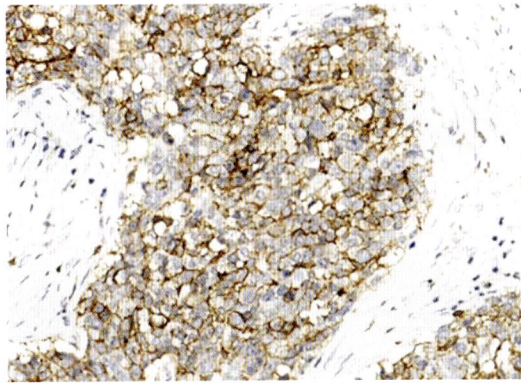
7E(CD5 × 200)

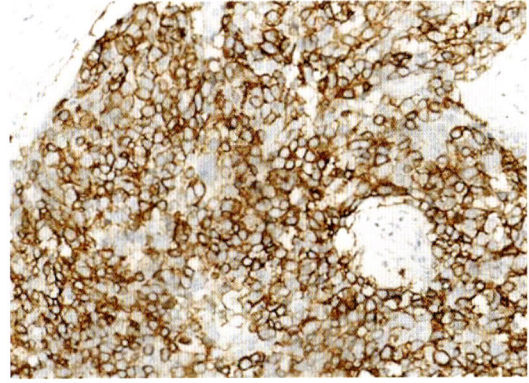
7F(CD117 × 200)

图 5-7　胸腺鳞状细胞癌

病例8 胸腺淋巴上皮样癌

基本资料 男,23岁,无诱因出现双下肢走路时疼痛数月,伴眼睑浮肿,并逐渐出现咳嗽、咳痰、胸闷、气短,间断发热。胸部 CT 显示:前上纵隔巨大肿物,最大截面约10.1cm× 2.8cm。行 CT 引导下前纵隔肿物穿刺术。

大体检查 灰白组织一条,长1.3cm,直径0.05cm。

镜下所见 肿瘤排列呈片状,伴有硬化性间质(图5-8A),高倍镜下肿瘤细胞体积较大,边界欠清,呈合体细胞样。大部分呈泡状核,伴一个或多个明显的核仁。间质可见大量淋巴细胞及少许浆细胞浸润(图5-8B)。

免疫组化 肿瘤细胞 CK、p63、p40 为阳性,CD5,CD117 也可以呈阳性表达。原位杂交显示肿瘤细胞 EBER 阳性(图5-8C)。Ki-67指数较高。

病理诊断 胸腺淋巴上皮瘤样癌。

诊断依据 该例患者年龄23岁,肿瘤呈现与鼻咽癌相似的形态学特征。①巢片状生长。②合胞体样,核仁明显。③伴有显著的淋巴细胞浸润。④肿瘤细胞呈 CK、p63、p40 阳性;⑤CD5,CD117 阳性表达,支持胸腺原发癌;⑥EBER 阳性提示 EB 病毒感染。以上均支持淋巴上皮瘤样癌的诊断。

鉴别诊断

(1) 胸腺鳞状细胞癌:通常肿瘤内可见鳞状分化特征,EBER 阴性。

(2) 胸腺未分化癌:CK5/6、p63、p40 等标记均为阴性,EBER 阴性。

(3) 伴有淋巴样间质的微结节型胸腺瘤:具有特征性的微结节样结构构成的上皮岛,肿瘤细胞多呈短梭形,形态温和,EBER 阴性。

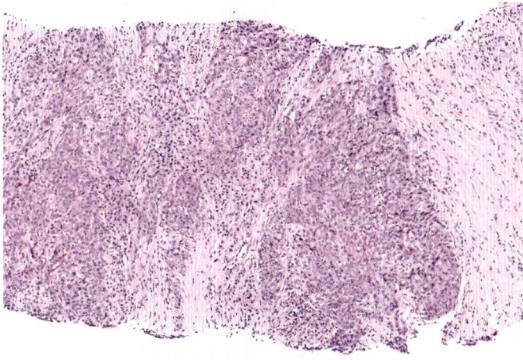

8A(HE × 200)

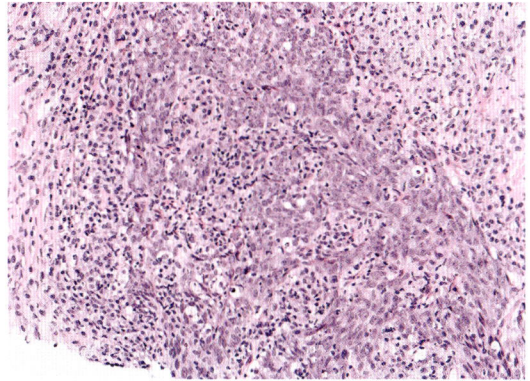

8B(HE × 400)

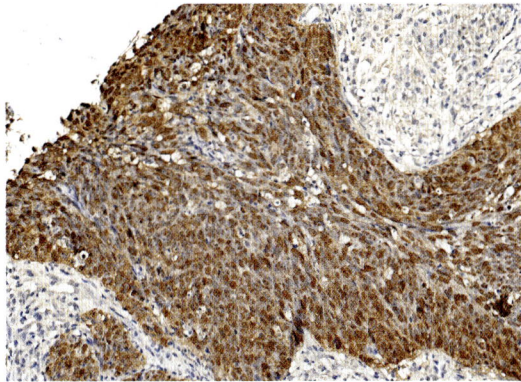

8C(EBER 原位杂交 × 200)

图 5-8 胸腺淋巴上皮样癌

病例9　胸腺黏液表皮样癌

基本资料　女,62岁,CT显示:左前纵隔结节,大小2.2cm×2.4cm,边缘光滑,考虑胸腺瘤可能性大。

大体检查　结节样物一枚,大小3cm×2.5cm×2cm,切面灰黄、分叶状、附黏液,伴钙化,有包膜。局部粘连部分肺组织。

镜下所见　低倍镜下肿瘤有纤维性包膜,界限清楚,呈囊实性(图5-9A)。此例间质纤维化明显,局灶伴有肉芽肿形成及胆固醇裂隙(图5-9B)。高倍镜下肿瘤由黏液细胞、中间细胞及鳞状细胞构成,囊壁被覆黏液上皮细胞。黏液上皮形成散在腺管样结构(图5-9C)。腺管之间主要由中间细胞形成巢状结构,中间细胞呈梭形或卵圆形,黏液细胞可见细胞内黏液,异型不明显,核分裂象少见(图5-9D)。

免疫组化　黏液上皮CK7、CK18阳性,AB/PAS(+);中间细胞CK5/6、p40、p63阳性。Ki-67指数较低(<10%)。

病理诊断　胸腺低级别黏液表皮样癌。

诊断依据　肿瘤由黏液细胞、中间细胞及鳞状细胞三种成分组成。结合免疫组化可诊断。

鉴别诊断

(1)胸腺鳞状细胞癌:常可见细胞间桥及角化珠形成,无明显黏液上皮成分。黏液表皮样癌通常无角化珠形成,黏液染色(PAS、黏液卡红或AB/PAS)有助于黏液表皮样癌诊断。

(2)腺鳞癌:鳞癌成分可出现明显鳞状分化(角化珠、细胞内角化),而黏液表皮样癌中通常没有明显的鳞状分化,且后者常伴有 *MAML2* 基因重排。

(3)胸腺囊肿:胸腺黏液表皮样癌会伴有单房或多房囊肿,胸腺囊肿囊壁成分简单,不会有复杂的上皮结构。

知识拓展　黏液表皮样癌属于涎腺型恶性肿瘤,分为低级别和高级别,低级别常见,三种成分均可见到,含较多黏液细胞;高级别少见,以中间细胞和鳞状细胞为主,细胞异型性大,核分裂象多见,因黏液细胞较少,需要与低分化鳞状细胞癌鉴别。黏液表皮样癌常见 *CRTC1-MAML2* 基因重排。

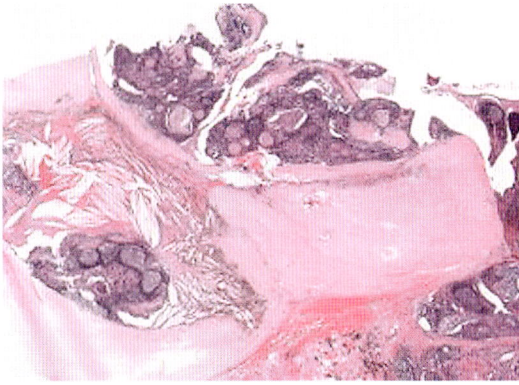

9A(HE × 10)

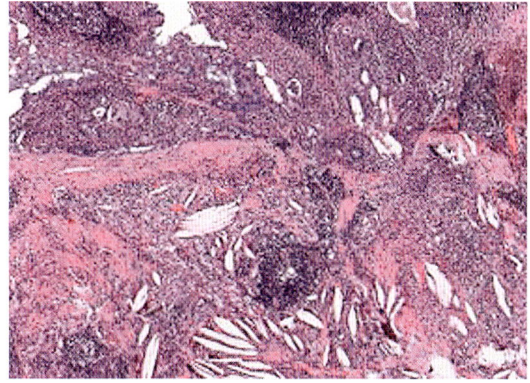

9B(HE × 100)

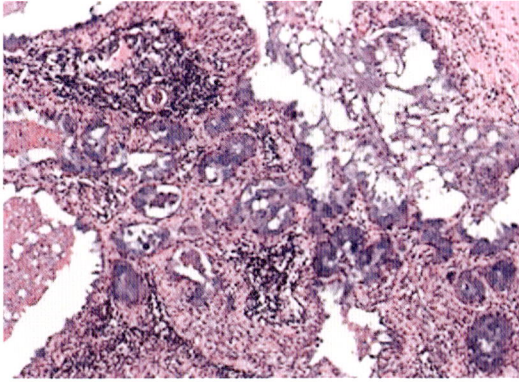

9C(HE × 200)

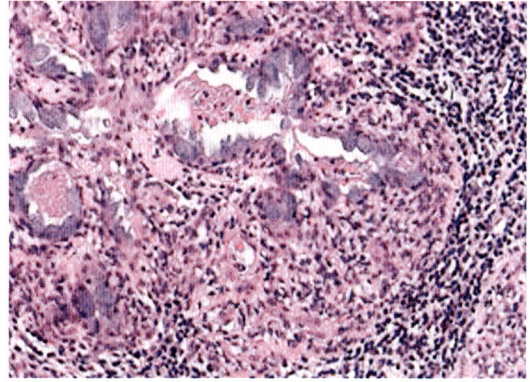

9D(HE × 200)

图 5-9　胸腺黏液表皮样癌

 **病例 10 胸腺神经内分泌肿瘤-典型类癌**

基本资料 男,36 岁,体检胸部 CT 显示:右前纵隔软组织密度结节,约 2.9cm×2.4cm,边缘清楚,分叶状,内部大部分中高度强化,其内见少量低强化区。

大体检查 肿物大小 6cm×4.5cm×3cm,切面灰黄、结节状、界限欠清。

镜下所见 肿瘤边界清晰,周围可见正常胸腺组织(图 5-10A);肿瘤细胞排列呈器官样、梁状、缎带状;细胞间可见富于薄壁血管的纤细纤维间隔(图 5-10B);细胞大小、形态相对一致,部分细胞质粉染,部分细胞质透明(5-10C);细胞核圆形、卵圆形,染色质细腻,核仁不明显,核分裂象罕见(图 5-10D)。

免疫组化 肿瘤细胞 CK 呈核旁点状阳性(图 5-10E),神经内分泌标记物 Syn(图 5-10F)、CgA(图 5-10G)弥漫强阳性。肿瘤细胞 Ki-67 增殖指数较低(图 5-10H)。

病理诊断 胸腺典型类癌。

诊断依据 肿瘤大体边界清楚,切面灰黄。肿瘤细胞形态较温和,呈梁状、缎带状、器官样排列。肿瘤内无坏死,核分裂象罕见。免疫组化表达神经内分泌标记物,Ki-67 增殖指数低。

鉴别诊断

(1) 不典型类癌:通常肿瘤内可见灶状坏死,核分裂象为 2~10 个/2mm^2。

(2) 胸腺瘤:梭形细胞类癌需要与 A 型胸腺瘤鉴别。

(3) 副节瘤:界限清楚的细胞巢被高度血管化的纤维间隔分开,支持细胞 S-100 蛋白阳性。

知识拓展 详见肺类癌。

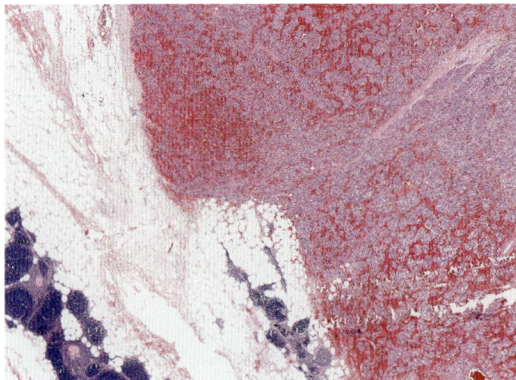

10A(HE × 20)

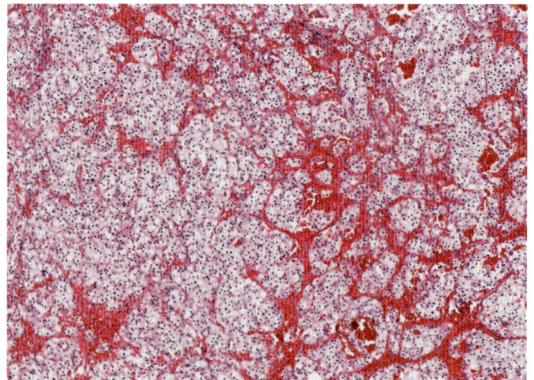

10B(HE × 100)

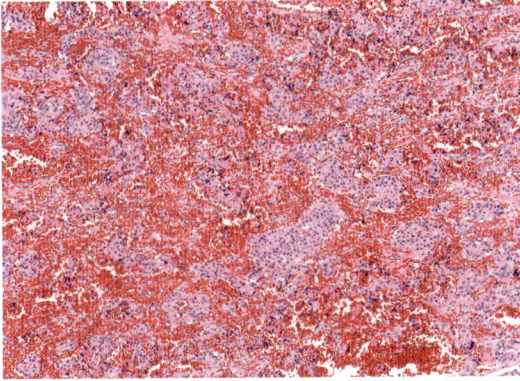
10C(HE × 100)

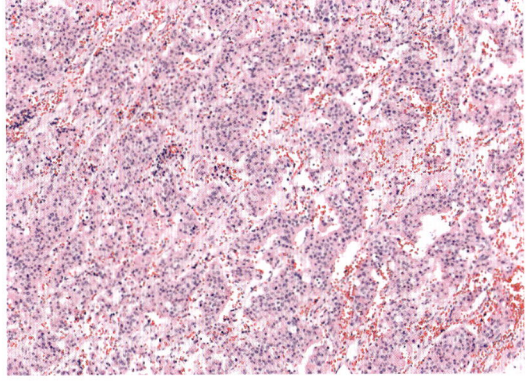
10D(HE × 200)

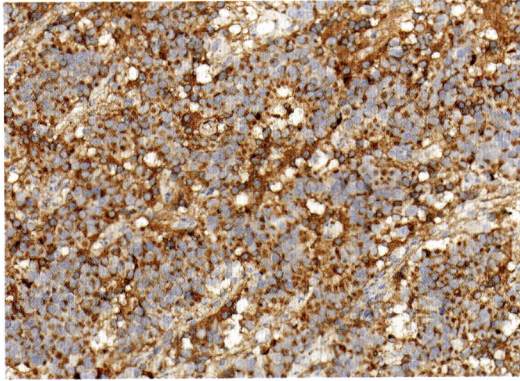
10E(AE1/AE3 × 200)

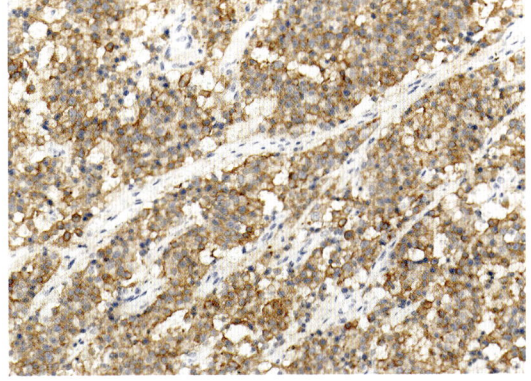
10F(Syn × 200)

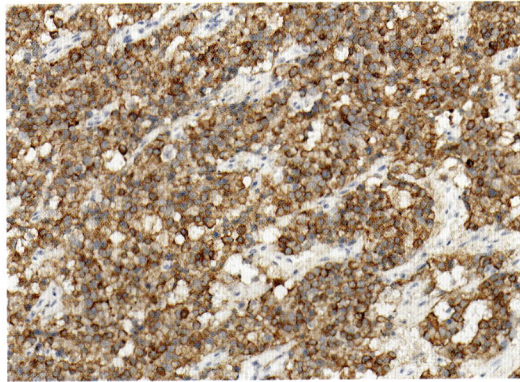
10G(CgA × 200)

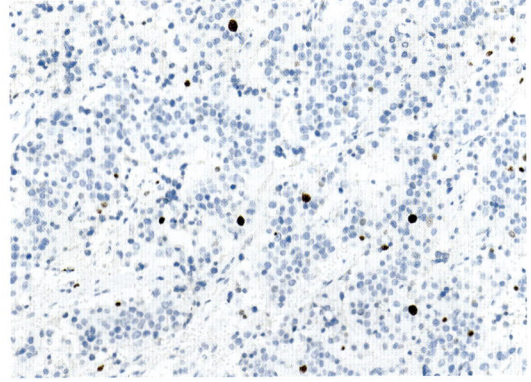
10H(Ki-67 × 200)

图 5-10 胸腺典型类癌

病例 11　胸腺神经内分泌肿瘤-不典型类癌

基本资料　男,69 岁,体检胸部 CT 显示:前纵隔肿物,约 5.0cm×3.7cm,边界清,呈中等强度强化,其内密度较均匀,考虑胸腺瘤可能性大。

大体检查　结节样物,大小 6.2cm×5.5cm×3cm,表面包膜完整,切面灰黄、质细。

镜下所见　肿瘤位于前纵隔,与周围肺组织边界尚清,局灶侵犯周围脂肪组织(图 5-11A);肿瘤细胞排列呈器官样、假腺样、梁状;细胞间可见富于薄壁血管的纤细纤维间隔(图 5-11B);可见灶状坏死(图 5-11C);细胞大小、形态相对一致,细胞质粉染;细胞核圆形、卵圆形,染色质粉尘状,核仁不明显,核分裂象 2~10 个/2mm^2(图 5-11D)。

免疫组化　肿瘤细胞 CK 阳性(图 5-11E),神经内分泌标记物 CgA(图 5-11F)、Syn(图 5-11G)弥漫强阳性。肿瘤细胞 Ki-67 增殖指数较低(图 5-11H)。

病理诊断　胸腺不典型类癌。

诊断依据　肿瘤大体边界尚清。肿瘤细胞形态较温和,呈假腺样、器官样排列,染色质粉尘样。肿瘤内可见灶状坏死,核分裂象约 3 个/2mm^2。免疫组化表达神经内分泌标记物,Ki-67 增殖指数低。

鉴别诊断

(1) 典型类癌:通常肿瘤内无灶状坏死,核分裂象<2 个/2mm^2。

(2) 腺癌:类癌呈假腺样结构时需与腺癌鉴别,腺癌通常不表达神经内分泌标记物。

(3) 大细胞神经内分泌癌:肿瘤细胞异型性显著,伴大片坏死,核分裂象及 Ki-67 增殖指数明显增高。

知识拓展　少数病例形态学特点介于不典型类癌与大细胞神经内分泌癌之间,主要表现为形态结构类似于不典型类癌,细胞大小较一致,中度异型,但核分裂象超过了不典型类癌的诊断标准,类似于胃肠神经内分泌肿瘤(NET G3)。根据《WHO 胸部肿瘤分类(第 5版)》需在诊断中注明:具有类癌形态,并给出具体核分裂象数值。

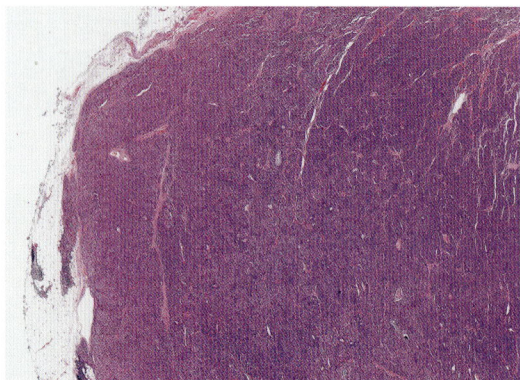

11A(HE × 10)

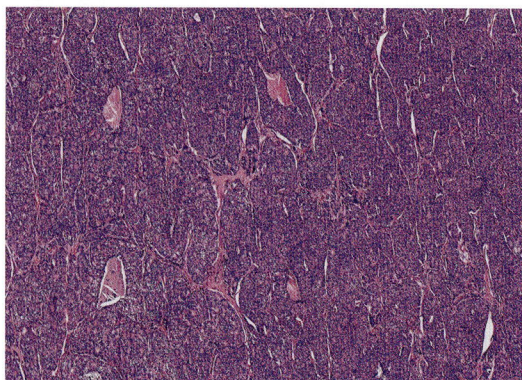

11B(HE × 100)

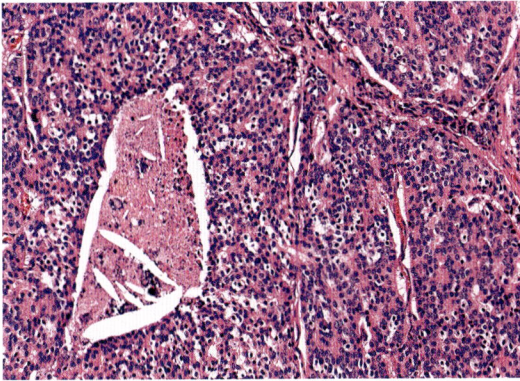

11C(HE × 200)

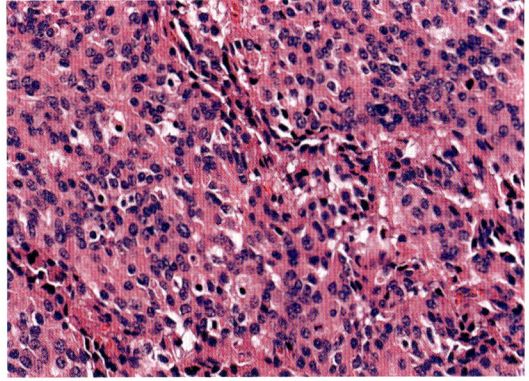

11D(HE × 400)

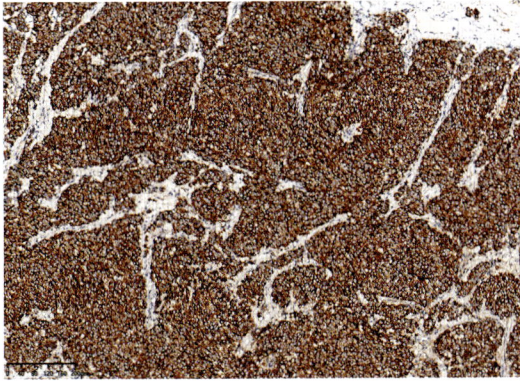

11E(AE1/AE3 × 200)

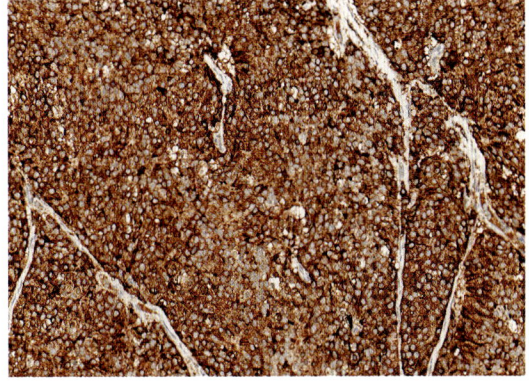

11F(CgA × 200)

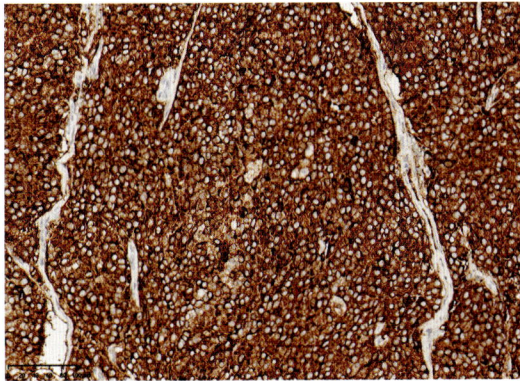

11G(Syn × 200)

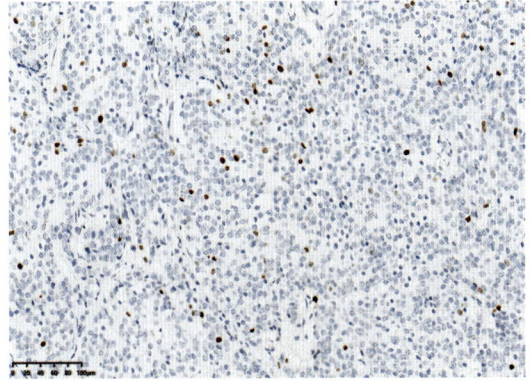

11H(Ki-67 × 200)

图 5-11 胸腺不典型类癌

病例12　胸腺神经内分泌肿瘤-小细胞癌

基本资料　男,52 岁,无诱因出现前胸部疼痛,胸部 CT 显示:前上纵隔不规则肿物,约 9.1cm×6.4cm,边界模糊,增强扫描呈不均匀中度强化,与心包、右心房分界不清。

大体检查　结节样肿物,大小 14cm×10cm×5cm,表面包膜完整,切面灰黄、灰褐、质韧,未见出血、坏死灶。

镜下所见　肿瘤呈浸润性生长;肿瘤细胞排列呈器官样、假腺样、梁状(图 5-12A);可见坏死(图 5-12B);细胞间可见富于薄壁血管的纤细纤维间隔(图 5-12C);细胞较小;细胞核圆形、卵圆形,染色质深而细腻,核仁不明显(图 5-12D),核分裂像易见。

免疫组化　肿瘤细胞的细胞质 CK 阳性,神经内分泌标记物 CgA、Syn(图 5-12E)、CD56(图 5-12F)弥漫强阳性。肿瘤细胞 Ki-67 增殖指数较高。

病理诊断　胸腺小细胞癌。

诊断依据　影像学提示胸腺来源,形态学特征及免疫组化表达与肺小细胞癌一致。

鉴别诊断

(1) 肺小细胞癌转移:免疫组化无鉴别意义,影像学可能会提供鉴别依据。

(2) 胸腺鳞状细胞癌:肿瘤细胞 CD5、CD117、p40、p63 阳性,不表达神经内分泌标记物。

(3) 大细胞神经内分泌癌:肿瘤细胞较大,细胞质丰富,核仁明显。

知识拓展　胸腺小细胞癌 5 年生存率极低。肺小细胞癌的分子分型是否能应用于胸腺小细胞癌目前尚无相关研究。

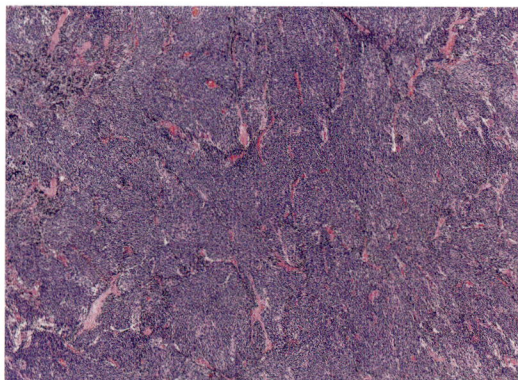

12A(HE × 40)

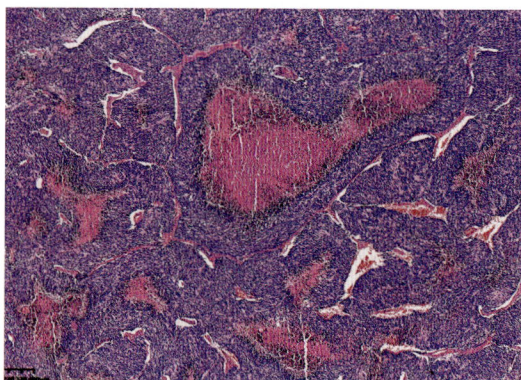

12B(HE × 40)

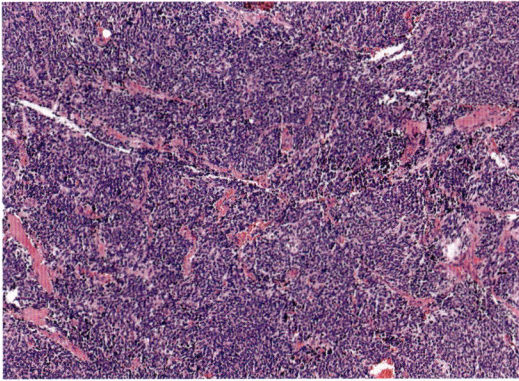

12C(HE × 100)

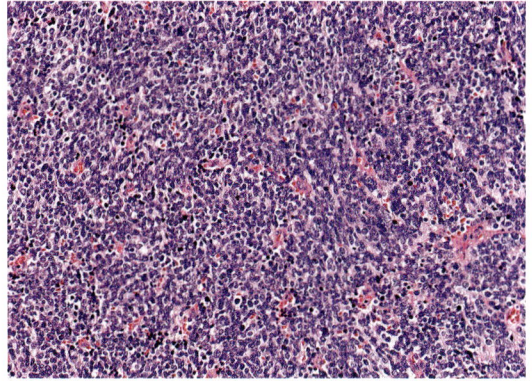

12D(HE × 200)

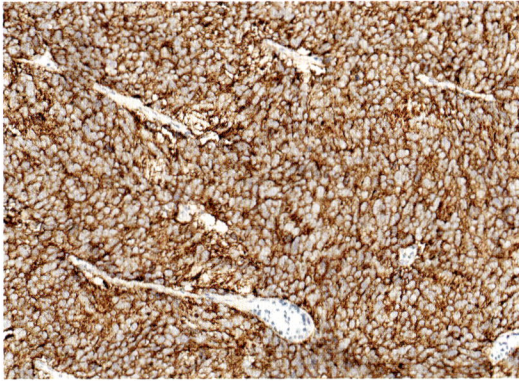

12E(Syn × 200)

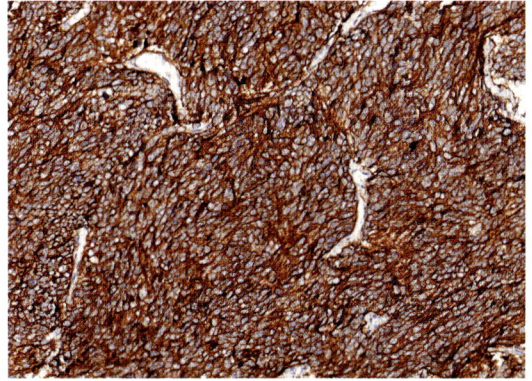

12F(CD56 × 200)

图 5-12 胸腺小细胞癌

生殖细胞肿瘤

病例 13 纵隔精原细胞瘤

基本资料 男,32 岁,体检胸部 CT 显示:左前纵隔不规则肿物,呈多结节融合状,最大截面 4.2cm×2.6cm,部分呈软组织密度,部分呈液性低密度。

大体检查 肿物大小 4.3cm×3.2cm×1.9cm,切面呈囊实性,实性区呈多结节状,切面灰黄、灰白、质硬、界不清。囊内壁尚光滑。

镜下所见 低倍镜下肿瘤呈多结节状、浸润性生长,肿瘤细胞巢之间由纤维性间隔分割(图 5-13A)。肿瘤内可见囊性变,间质可见淋巴组织增生伴淋巴滤泡形成(图 5-13B)。高倍镜下肿瘤细胞形态一致,呈圆形、卵圆形及多边形,细胞质透明或局灶性嗜酸性,可见一个或多个大而居中的核仁(图 5-13C)。部分区域见显著的肉芽肿反应及少量肿瘤细胞浸润(图 5-13D)。

免疫组化 肿瘤细胞 PLAP(图 5-13E)、CD117(图 5-13F)阳性,生殖细胞标记 SALL4(图 5-13G)及 OCT3/4 阳性,CK 常灶状阳性,CD30 阴性。

病理诊断 纵隔精原细胞瘤。

诊断依据 肿瘤细胞大小一致,细胞质透明或嗜酸,可见嗜酸性大核仁。免疫组化表达 CD117,不表达 CD30,表达生殖细胞标记 SALL4 和 OCT3/4。

鉴别诊断

(1) 其他生殖细胞肿瘤:胚胎性癌 CK、CD30 通常阳性;卵黄囊瘤甲胎蛋白(α-fetopro-tein,AFP)阳性;绒毛膜癌人绒毛膜促性腺激素(human chorionic gonadotrophin,HCG)阳性。

(2) 胸腺鳞状细胞癌:肿瘤细胞异型性显著,核仁明显,不表达生殖细胞标记。

(3) 淋巴瘤:尤其是弥漫大 B 细胞淋巴瘤需要鉴别,B 细胞相关标记物阳性。

(4) 纵隔肉芽肿性病变如结节病或结核等:肿瘤组织含有较多肉芽肿病变,特别是在小活检组织应警惕精原细胞瘤的可能,需仔细寻找细胞质透明的肿瘤细胞,必要时辅助免疫组化进一步鉴别。

知识拓展 纵隔精原细胞瘤占恶性原发性纵隔生殖细胞肿瘤的 10%～37%,几乎只发生在青春期后的男性。5 年无进展生存率为 75%～88%,总生存率为 88%～100%。预后优于其他恶性生殖细胞肿瘤。

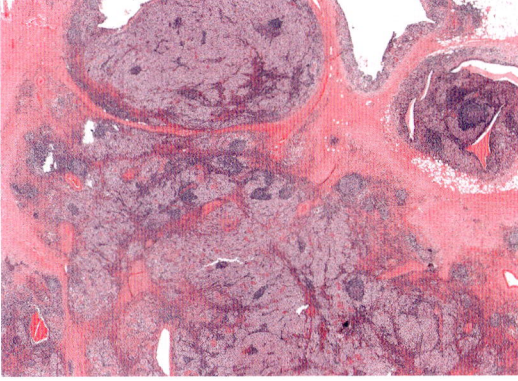

13A(HE × 10)

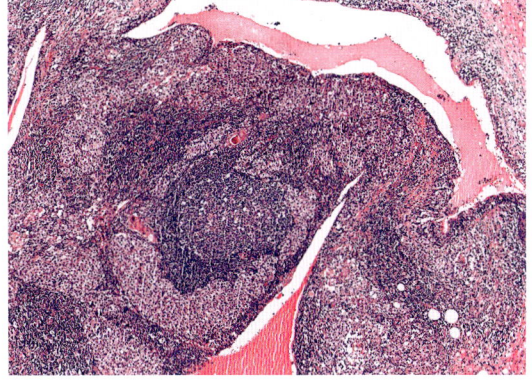

13B(HE × 40)

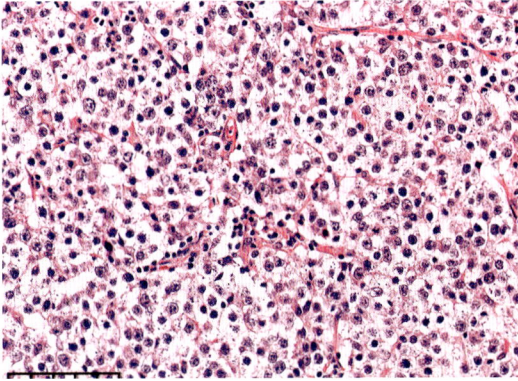

13C(HE × 200)

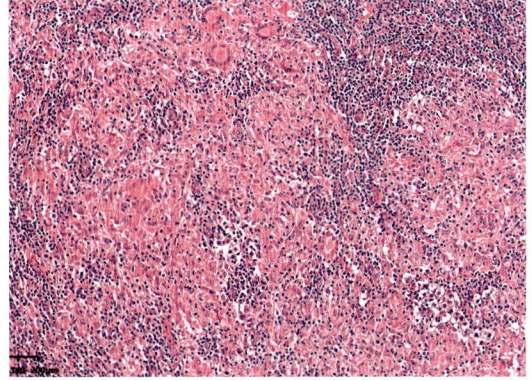

13D(HE × 100)

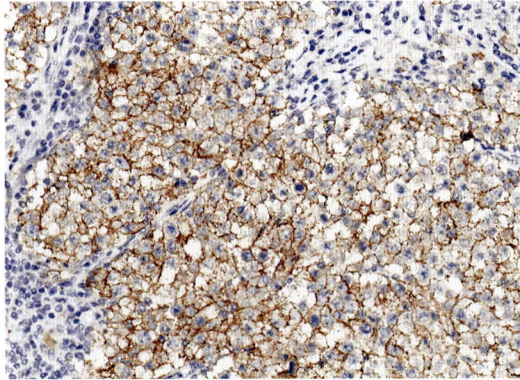

13E(PLAP × 200)

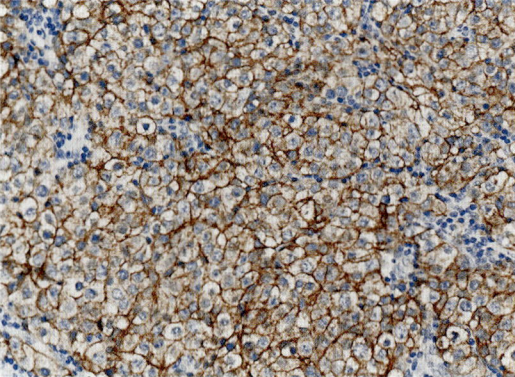

13F(CD117×200)

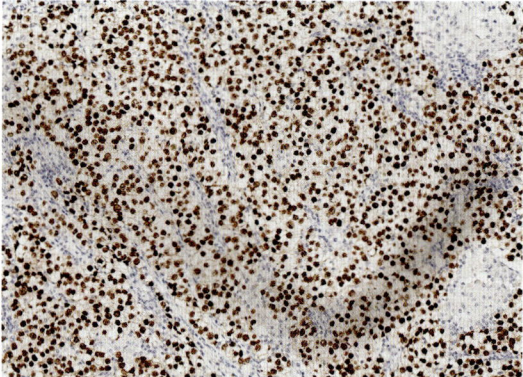

13G(SALL4×100)

图 5-13 纵隔精原细胞瘤

病例14　纵隔成熟型囊性畸胎瘤

基本资料　男,16岁,检查发现前上纵隔肿物1个月。CT检查显示:前纵隔多房囊性肿物,最大截面约7.4cm×5.4cm,肿物包绕左侧头臂静脉、上腔静脉、升主动脉及心包,内部可见多处脂肪密度区。

大体检查　类椭圆形组织一块,大小8.5cm×6cm×4cm,表面光滑完整,切面见一肿物,大小4.8cm×3.5cm×2.5cm,呈囊实性,实性区灰白、质中,囊内见油脂、头结及毛发。周围组织灰黄、实性、质软。

镜下所见　低倍镜下肿瘤呈囊实性,可见来源于两胚层或三胚层的成熟性组织杂乱无序排列(图5-14A)。高倍镜下见成熟的软骨组织(图5-14B)、胰腺腺泡及皮肤附属器结构(图5-14C);囊壁被覆成熟的鳞状上皮(图5-14D)。

病理诊断　纵隔成熟型囊性畸胎瘤。

诊断依据　肿瘤多呈囊实性,囊内可见透明液体、黏液样物质、皮脂和角蛋白碎片、毛发、脂肪、软骨和牙齿或骨等结构,未见不成熟成分如原始神经管等结构。

鉴别诊断

(1) 未成熟畸胎瘤:可见未成熟组织,主要为未成熟的神经外胚层组织,呈菊形团或小管样结构。

(2) 纵隔囊肿:与纵隔囊肿的鉴别点在于仔细观察、多取材,避免漏诊肿瘤性病变继发的囊肿改变。

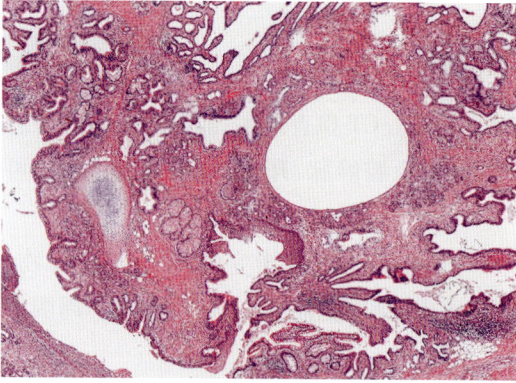

14A(HE×20)

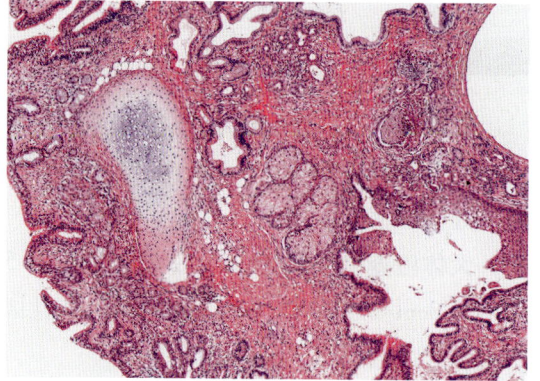

14B(HE×40)

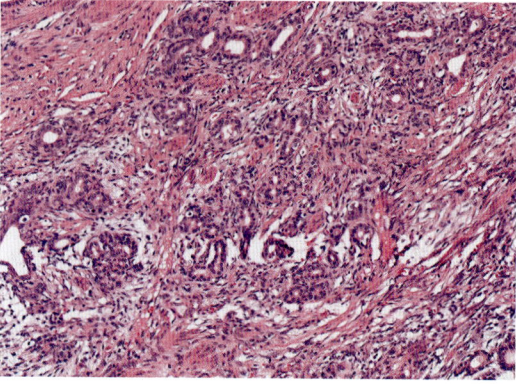

14C(HE×100)

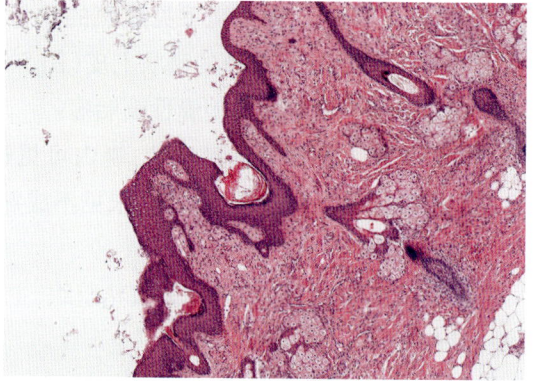

14D(HE×100)

图 5-14　纵隔成熟型囊性畸胎瘤

病例15　纵隔卵黄囊瘤

基本资料　男,16岁,间断胸部疼痛15天。CT检查提示:前纵隔巨大肿物,突向右肺生长,邻近肺组织呈受压、膨胀不全改变,范围约12.7cm×8.2cm×9.7cm,边界尚清楚,密度不均,内见多发片状低密度区,增强扫描明显不均匀强化。病变广基底与胸壁相贴,包绕上腔静脉,贴邻右肺上叶动静脉。

大体检查　肿物大小16cm×11cm×6cm,切面灰白、质硬,界欠清,局部附少许肺组织,大小14cm×2.5cm×2.5cm,一侧附闭合器,肿物周围附少许脂肪组织,大小2.5cm×2cm×1cm。

镜下所见　肿瘤由微囊、疏松的黏液样基质和迷路样裂隙构成特征性的网状结构(图5-15A);内衬扁平、单层立方上皮细胞(图5-15B);细胞具有非典型性,可见泡状核,核仁易见(图5-15C);可见特征性结构"席勒-杜瓦尔(Schiller-Duval)小体"、嗜酸小体及基底膜样物质(图5-15D)。

免疫组化　肿瘤细胞AFP弥漫强阳性(图5-15E),PLAP阳性(图5-15F);而CD30、OCT3/4(图5-15G、H)、D2-40阴性。

病理诊断　纵隔卵黄囊瘤。

诊断依据　肿瘤的组织结构多样化,最常见的是网状或微囊结构,疏松的网格样囊腔,腔面衬有扁平或立方上皮细胞,细胞质少。可见特征性的Schiller-Duval小体;免疫组化表达AFP及CD117。

鉴别诊断

(1)纵隔精原细胞瘤:实性区域可有形态重叠,但是精原细胞瘤OCT3/4和D2-40阳性,AFP和glypican3阴性。

(2)纵隔胚胎性癌:组织结构单一,肿瘤细胞大而不典型,缺乏微囊和网状区域及Schiller-Duval小体;CD30阳性可帮助鉴别。

知识拓展　卵黄囊瘤分子遗传学改变与年龄相关。<8岁的儿童:1p,4q,6q的缺失,1q,3,20q,20的获得;>8岁:12p等臂染色体(60%),21和X染色体的获得(20%),13的缺失(30%)。

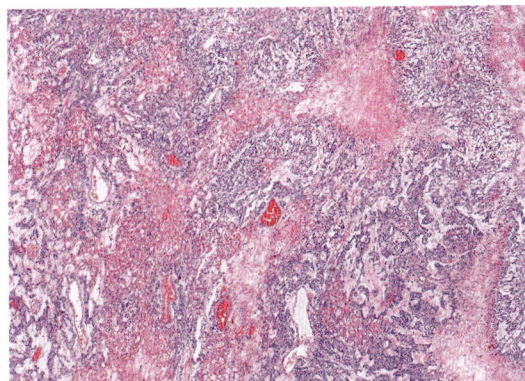

15A(HE×20)

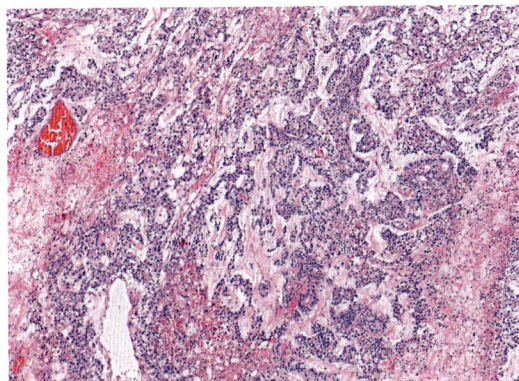

15B(HE×40)

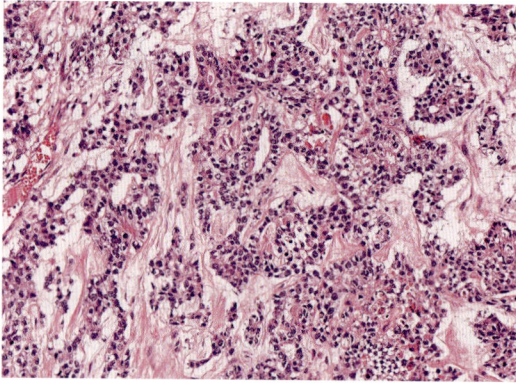

15C(HE × 100)

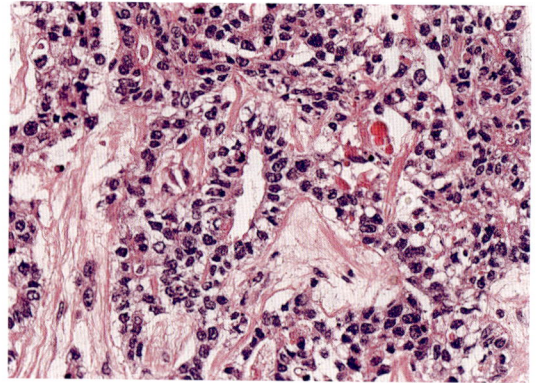

15D(HE × 200)

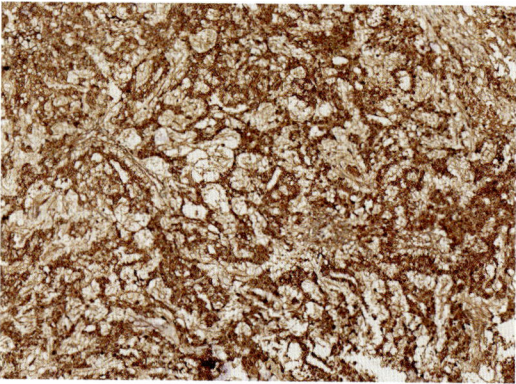

15E(AFP × 100)

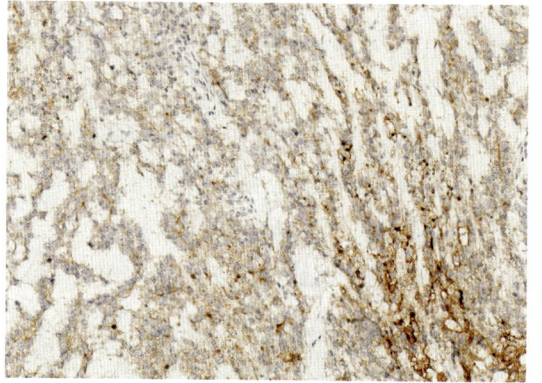

15F(PLAP × 100)

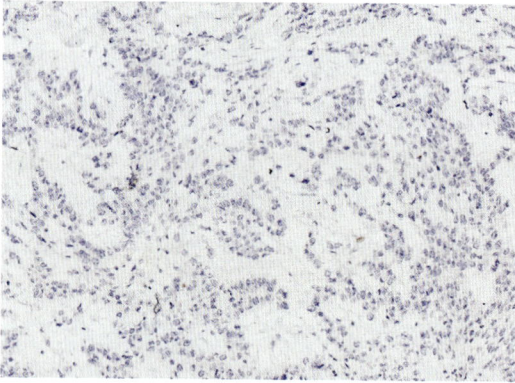

15G(CD30 × 100)

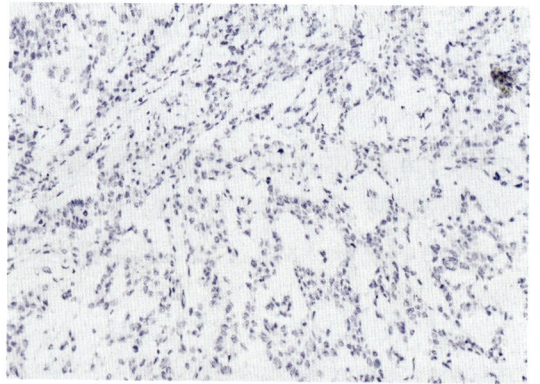

15H(OCT3/4 × 100)

图 5-15 纵隔卵黄囊瘤

淋巴造血系统性疾病

病例 16　原发纵隔大 B 细胞淋巴瘤

基本资料　男,32 岁,CT 检查显示前纵隔不规则肿物,最大横截面 10.5cm×5.2cm。

大体检查　灰白组织 3 条,长 0.5~2.0cm,直径 0.1cm。

镜下所见　穿刺活检组织,肿瘤呈弥漫性、巢片状生长,可见胶原纤维带间隔,肿瘤细胞中等大至大型,细胞质丰富,部分透明(图 5-16A)。核不规则圆形或椭圆形,部分区域可见多形核,类似霍奇金样细胞(图 5-16B)。

免疫组化　B 淋巴细胞标记 CD20(图 5-16C)和 PAX5(图 5-16D)弥漫强阳性表达,CD23 可呈阳性(图 5-16E),80% 病例 CD30(图 5-16F)呈异质性表达或弱阳性表达。

病理诊断　原发纵隔大 B 细胞淋巴瘤。

诊断依据　瘤细胞中等偏大(正常淋巴细胞的 2~5 倍),弥漫表达 B 淋巴细胞标记 CD20、CD79α 和 PAX5 等。结合影像学所见,病变位于纵隔近胸腺区域,未见其他部位淋巴结肿大。

鉴别诊断

(1) 弥漫大 B 细胞淋巴瘤累及纵隔:需结合临床资料综合判断,弥漫大 B 细胞淋巴瘤累及纵隔常有纵隔淋巴结受累,而不累及胸腺区域,常合并更广泛纵隔外受累。

(2) 霍奇金淋巴瘤:原发纵隔大 B 细胞淋巴瘤可具有霍奇金淋巴瘤样形态并且表达 CD30,需要与霍奇金淋巴瘤鉴别。霍奇金淋巴瘤常具有炎症背景,而原发纵隔大 B 细胞淋巴瘤则缺乏炎症背景。经典型霍奇金淋巴瘤一般不表达 CD45 和 CD20。

(3) 纵隔灰区淋巴瘤:形态特征及免疫表型介于弥漫大 B 细胞淋巴瘤和经典型霍奇金淋巴瘤之间而无法分类的 B 细胞淋巴瘤。预后差于原发纵隔大 B 细胞淋巴瘤。

(4) 其他:胸腺发生的上皮性肿瘤如胸腺瘤或生殖细胞肿瘤如精原细胞瘤,免疫组化有助于鉴别。

知识拓展　详见淋巴瘤章节。

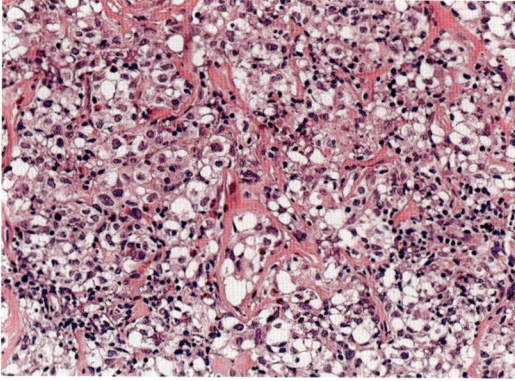

16A(HE × 200)

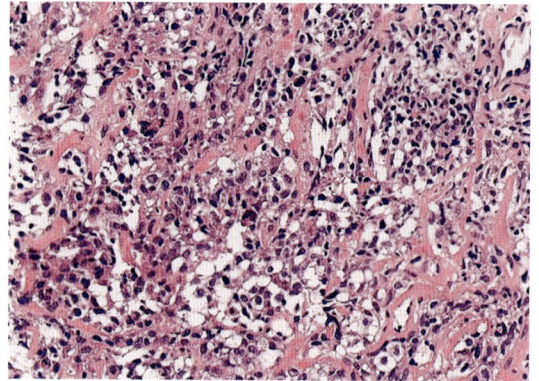

16B(HE × 200)

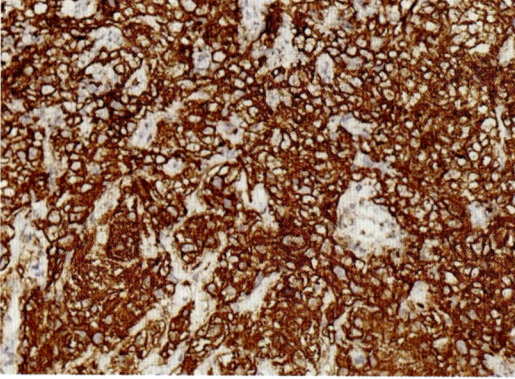

16C(CD20 × 200)

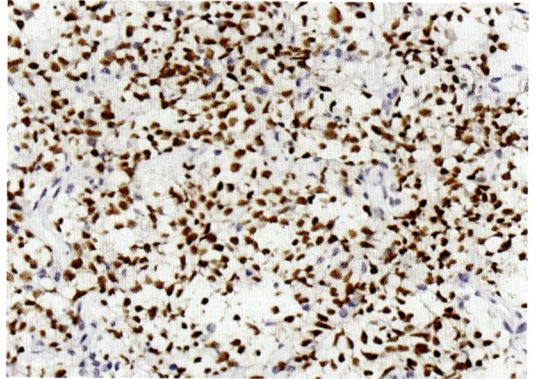

16D(PAX5 × 200)

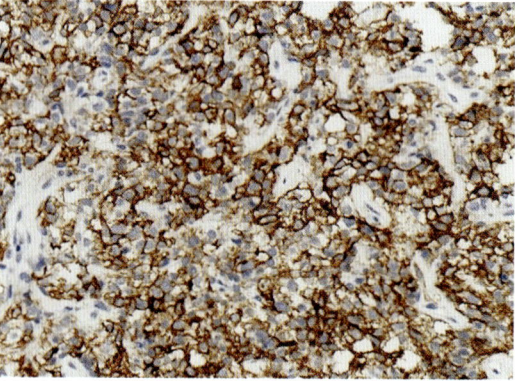

16E(CD23 × 200)

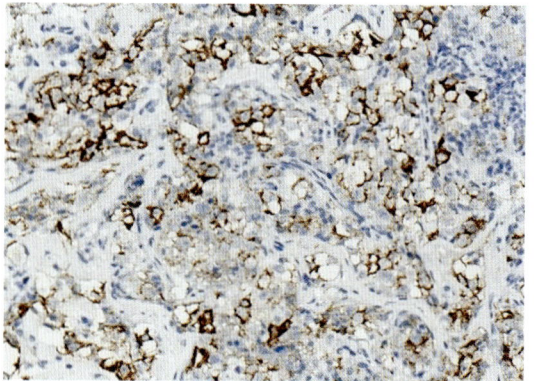

16F(CD30 × 200)

图 5-16　原发纵隔大 B 细胞淋巴瘤

病例17　结节硬化型经典型霍奇金淋巴瘤

基本资料　女,23岁,CT检查显示左前纵隔肿物,与心包及邻近肺组织分界不清。

大体检查　结节样物一枚,大小12.0cm×8.0cm×6.0cm。切面呈多结节状,灰白、质硬。

镜下所见　低倍镜下可见粗大胶原纤维间隔将肿瘤分割成结节状,炎症背景较重,见较多嗜酸性粒细胞浸润(图5-17A)。肿瘤细胞以单核细胞为主,可见陷窝细胞及少量里-施(RS)细胞(图5-17B)。

免疫组化　肿瘤细胞CD15(图5-17C)和CD30阳性(图5-17D),PAX5呈弱阳性表达(图5-17E)。

病理诊断　结节硬化型经典型霍奇金淋巴瘤。

诊断依据　结节状生长,炎性背景及较多嗜酸性粒细胞浸润,霍奇金样肿瘤细胞,结合免疫组化可明确诊断。

鉴别诊断

(1)弥漫大B细胞淋巴瘤:包括原发纵隔大B细胞淋巴瘤,大部分病例可通过形态及免疫组化进行鉴别。

(2)纵隔灰区淋巴瘤:形态特征及免疫表型介于弥漫性大B细胞淋巴瘤和经典型霍奇金淋巴瘤之间而无法分类的B细胞淋巴瘤。预后差于经典型霍奇金淋巴瘤和原发纵隔大B细胞淋巴瘤。

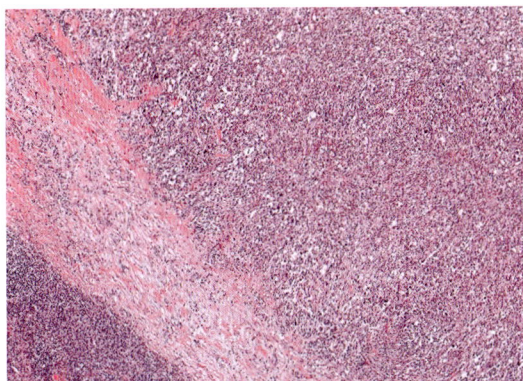
17A(HE×40)

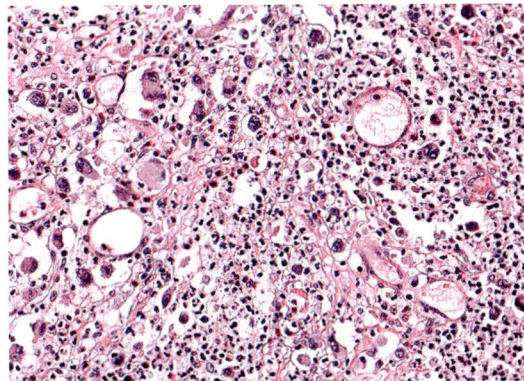
17B(HE×200)

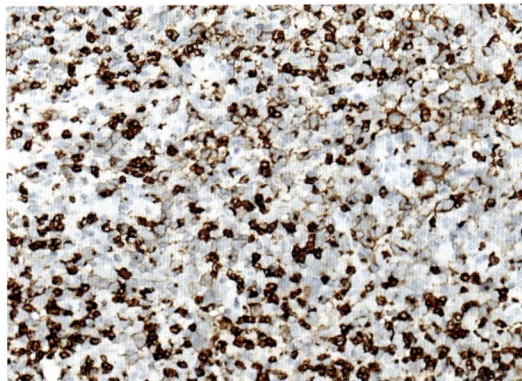
17C(CD15×200)

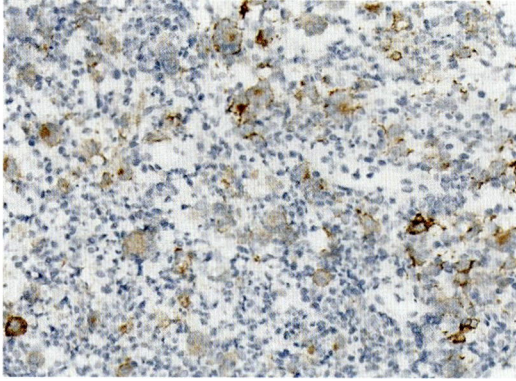 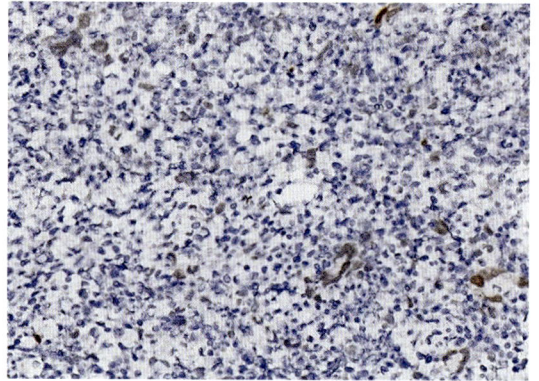

17D(CD30 × 200)　　　　　　　　　17E(PAX5 × 200)

图 5-17　结节硬化型经典型霍奇金淋巴瘤

病例18　黏膜相关淋巴组织结外边缘区淋巴瘤

基本资料　女,67岁,CT检查:前纵隔不规则肿块影,呈多结节融合状。

大体检查　结节样物2块,总大小10.0cm×9.0cm×3.5cm。包膜完整,切面呈多结节状融合状,灰白、质细腻,可见散在小囊腔,囊内含灰黄色透明物。

镜下所见　低倍镜下正常胸腺结构被破坏,代之增生的淋巴样组织,似见反应性淋巴滤泡结构(图5-18A),并见多发囊肿,囊内可见粉染蛋白样液体(图5-18B)。高倍镜下肿瘤细胞小到中等大小,由中心细胞样细胞、单核样B细胞及小淋巴细胞组成,伴有浆细胞聚集及小淋巴细胞浸润(图5-18C)。可见瘤细胞浸润胸腺哈氏小体形成淋巴上皮病变(图5-18D)。

免疫组化　B淋巴细胞标记CD20弥漫阳性(图5-18E),CD21显示扩张的滤泡树突状细胞(follicle dendritic cell,FDC)网,生发中心可见肿瘤细胞浸润(滤泡植入现象)(图5-18F)。

病理诊断　黏膜相关淋巴组织结外边缘区淋巴瘤(extranodal marginal zone lymphoma of mucosa-associated lymphoid tissue,MALT lymphoma)伴浆样分化。

诊断依据　反应性滤泡边缘区淋巴细胞增生为主,肿瘤细胞小到中等大小,弥漫表达B淋巴细胞标记CD20。CD21显示大小不等的FDC网,并可见滤泡植入现象。辅助诊断线索如多囊结构及淋巴上皮病变,均提示为MALT淋巴瘤。此病例伴较多浆样细胞聚集,提示伴浆样分化。

鉴别诊断

(1) 胸腺多房性囊肿及胸腺滤泡性增生:两者均属于反应性增生,保留正常胸腺结构,后者常伴有重症肌无力,CD20不呈弥漫表达。*Ig*基因重排检测有助于鉴别。

(2) 其他小B细胞淋巴瘤:结合免疫组化可协助鉴别。

(3) B1型胸腺瘤:富于淋巴细胞的胸腺上皮肿瘤,淋巴细胞表达TDT和CD1α等原始T淋巴细胞标记。

(4) Castleman病(曾称巨大淋巴结增生症):组织学表现为滤泡明显萎缩,生发中心B细胞减少,而滤泡树突细胞增生,另可见小淋巴细胞围绕在生发中心周围形成"洋葱皮"样形态,生发中心有变性的小血管插入形成"棒棒糖"样形态。

知识拓展　不同解剖部位MALT淋巴瘤基因改变不同,纵隔原发MALT淋巴瘤常见Ig基因克隆性重排,t(11:18)(q21:q21)染色体易位少见(常见于肺和胃MALT淋巴瘤)。

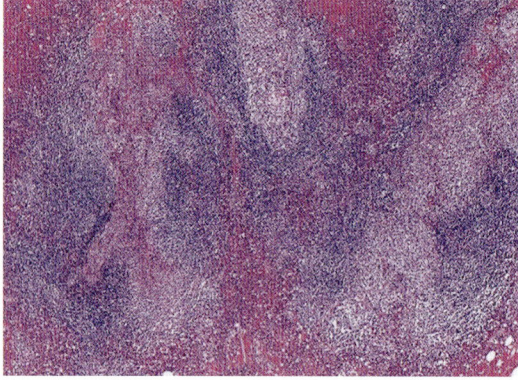
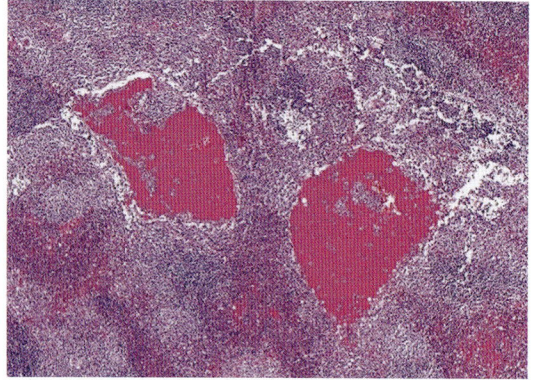

18A(HE × 40)　　　　　　　　　　　　　　18B(HE × 40)

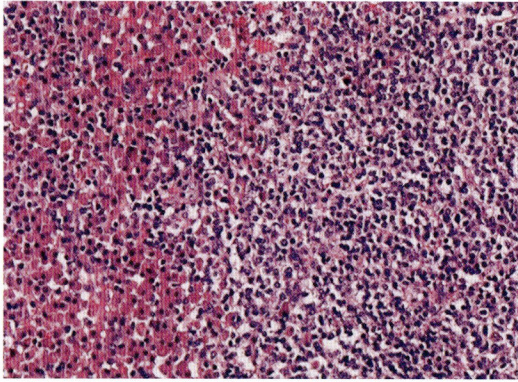
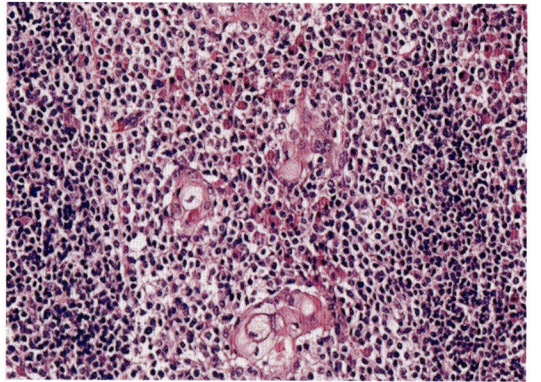

18C(HE × 200)　　　　　　　　　　　　　　18D(HE × 200)

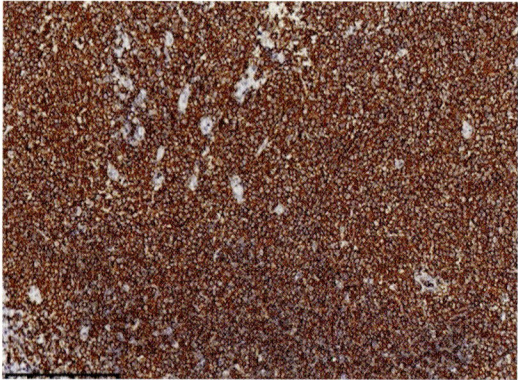
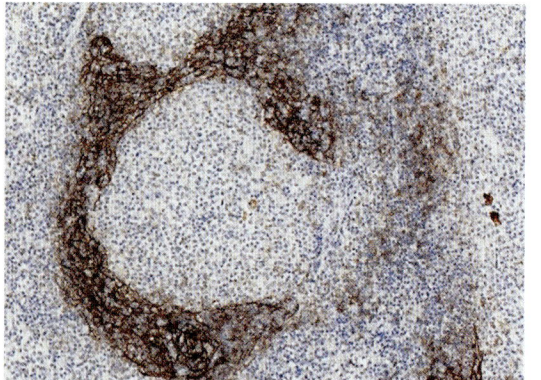

18E(CD20 × 200)　　　　　　　　　　　　　18F(CD21 × 100)

图 5-18　黏膜相关淋巴组织结外边缘区淋巴瘤伴浆样分化

病例 19　T 淋巴母细胞性淋巴瘤

基本资料　男,29 岁,颜面部肿胀伴憋气 20 天,CT 显示纵隔多发结节。

大体检查　穿刺组织 4 条,长 1~1.2cm,直径 0.1cm。

镜下所见　低倍镜下肿瘤弥漫成片,呈浸润性生长,浸润周围脂肪组织(图 5-19A)。高倍镜下细胞形态较一致,中等大小,细胞质少,边界不清。核膜薄,清晰,染色质细腻,核仁不明显(图 5-19B)。核分裂象较多,可见星空现象。

免疫组化　T 淋巴细胞标记 CD3、CD4、CD5、CD7 等阳性,并特征性表达 TdT(图 5-19C),不同程度表达 CD99(图 5-19D)和 CD34。

病理诊断　T 淋巴母细胞性淋巴瘤(T-lymphoblastic lymphoma,T-LBL)。

诊断依据　小圆形恶性肿瘤细胞,细胞质少,染色质细腻,核仁不明显。核分裂象较多,可见星空现象。免疫组化表达 T 淋巴细胞标记,特征性表达 TdT。

鉴别诊断

(1) B1 型胸腺瘤:富于胸腺原始的 T 淋巴细胞,与 T-LBL 形态有重叠,免疫组化 TdT 均呈弥漫阳性。区别在于后者增殖活跃,核分裂象多见,常见星空现象,且 T-LBL 常见于青少年。而胸腺瘤于大量淋巴细胞背景中可见网状分布的肿瘤性上皮细胞,且很少见于儿童。有报道胸腺瘤合并 T-LBL 的个别病例,需注意鉴别。此外,T-LBL 分子改变呈 *TCR* 基因单克隆性重排也有助于鉴别。

(2) 小细胞癌:免疫组化表达神经内分泌标记物及上皮标记物有助于鉴别。

(3) 原始神经外胚层肿瘤(PNET):PNET 和 LBL 均表达 CD99,但前者常呈胞膜弥漫强阳性。并可表达 FLi1 和 Syn。多数病例有 EWSR1-FLI1 融合基因改变。

知识拓展　T-LBL 定义为局限性肿块不累及或小范围累及外周血和骨髓。当广泛累及外周血和骨髓时应诊断为 T 淋巴母细胞性白血病。T-LBL 分子改变呈 *TCR* 基因克隆性重排。

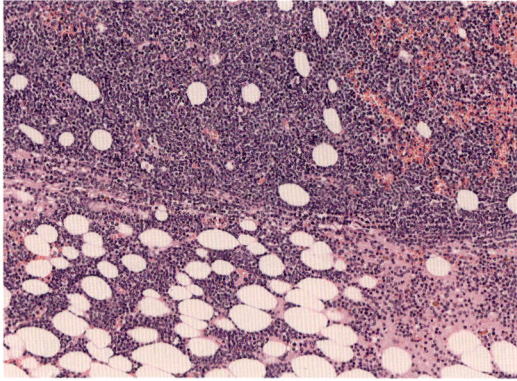

19A(HE × 200)

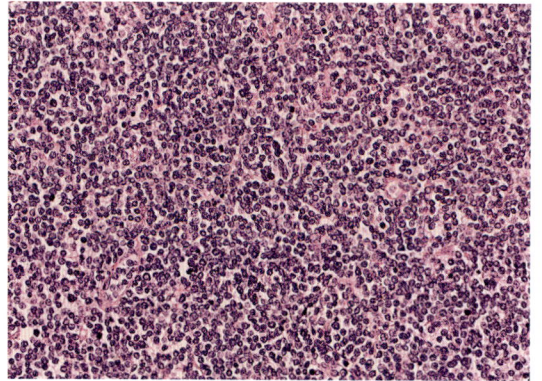

19B(HE × 200)

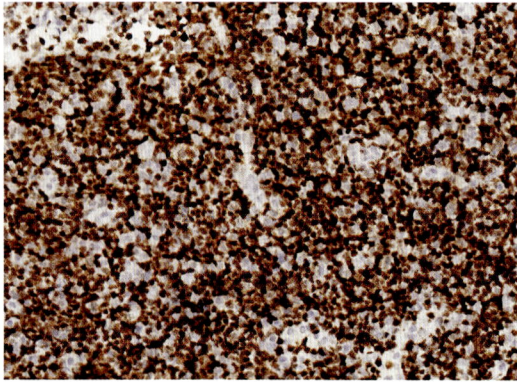

19C(TdT × 200)

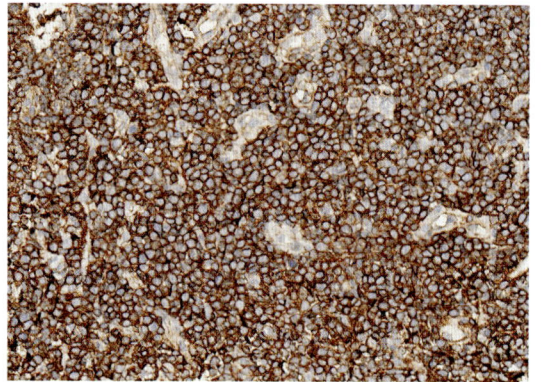

19D(CD99 × 200)

图 5-19　T 淋巴母细胞性淋巴瘤

病例 20　Castleman 病

基本资料　男,46 岁,体检发现前纵隔肿物。CT 显示右前纵隔多发结节,最大者 4.5cm×2.6cm,边界清。

大体检查　肿物总大小 10.0cm×6.0cm×4.0cm。切面呈多结节状,灰白、质细。

镜下所见　低倍镜下淋巴滤泡增多,大小不一,生发中心缩小,部分滤泡内可有多个萎缩的生发中心(图 5-20A)。高倍镜下萎缩的生发中心淋巴细胞削减,仅剩余显著的滤泡树突细胞成分,增生的套细胞可呈同心圆状排列或出现"洋葱皮"样外观(图 5-20B)。滤泡间区高内皮静脉增多,且血管壁可出现程度不等的玻璃样变性(图 5-20C)。部分玻璃样变性的小血管垂直长入生发中心(图 5-20D),形成"棒棒糖"样外观。

病理诊断　Castleman 病(曾称巨大淋巴结增生症),透明血管型。

诊断依据　淋巴滤泡增多、生发中心缩小、套细胞区增宽及滤泡间区血管增生。增生的套细胞同心圆状排列或"洋葱皮"样外观。滤泡间区高内皮静脉增多,部分玻璃样变性的小血管垂直长入生发中心而形成"棒棒糖"样外观。

鉴别诊断

(1) 淋巴结反应性增生:两者在形态学、免疫组化及基因检测方面均有重叠。鉴别点:淋巴结反应性增生正常结构存在,增生的淋巴滤泡大小不等,且处于不同转化阶段,有明、暗区之分及"星空"现象,生发中心萎缩不明显,缺乏"洋葱皮"样结构及玻璃样变性血管插入。

(2) 早期血管免疫母细胞性 T 细胞淋巴瘤:病变早期常见淋巴滤泡增生,也可见明显的高内皮静脉增生,肿瘤细胞表达辅助性 T 细胞标记(CXCL13、CD10 及 PD-1)。

(3) 霍奇金淋巴瘤:Castleman 病滤泡间区可见"RS"霍奇金样形态细胞,免疫组化可协助鉴别。

(4) 滤泡性淋巴瘤和套细胞淋巴瘤:免疫组化及基因检测有助于鉴别。

(5) IgG4 相关性疾病累及淋巴结:IgG4 阳性细胞数明显增多(通常>100 个/HPF,且 IgG4:IgG>40%),血清学 IgG4 水平检测有助于鉴别。

知识拓展　Castleman 病临床可分为单中心型和多中心型两类。组织学可分为透明血管型和浆细胞型。基因改变通常无 B 细胞及 T 细胞克隆性重排。有研究发现少数 Castleman 病为单克隆性重排,并可转化为淋巴瘤。

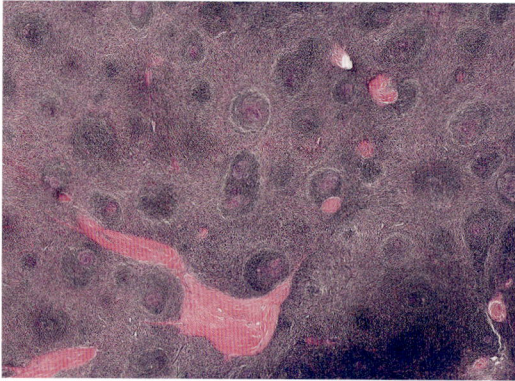
20A(HE × 10)

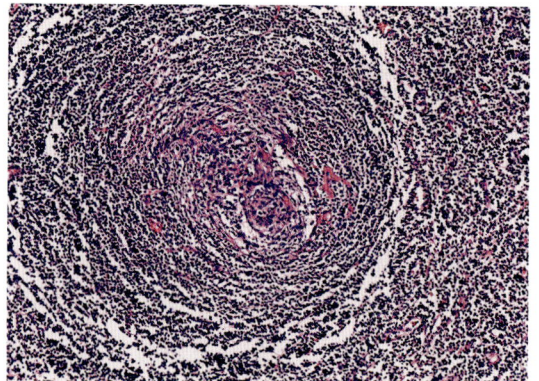
20B(HE × 100)

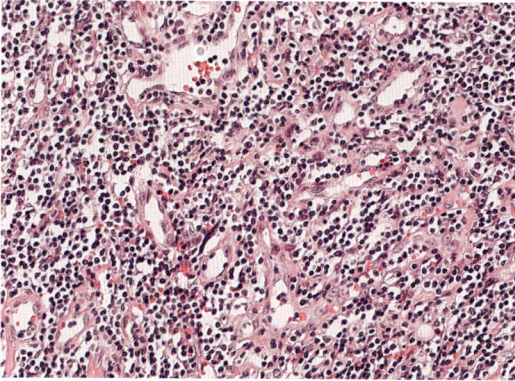
20C(HE × 200)

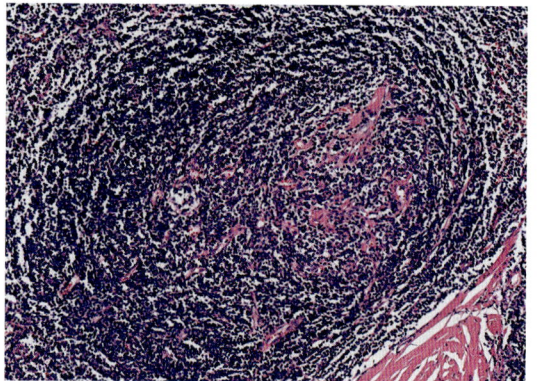
20D(HE × 100)

图 5-20　Castleman 病

软组织肿瘤

病例 21 海绵状血管瘤

基本资料 女,52 岁,查体发现纵隔肿物 3 月余。CT 检查显示:上纵隔肿物,大小约 4.0cm×3.5cm,边界清。

大体检查 结节样物一枚,大小 3.8cm×3.0cm×2.5cm,切面灰红、灰白、质稍韧,可见出血。

镜下所见 镜下肿瘤由囊状扩张的管腔与扩张的薄壁大血管组成,管壁内衬扁平内皮细胞。管腔相互吻合成网状,腔内充满血液(图 5-21)。

病理诊断 海绵状血管瘤。

诊断依据 相互吻合的管腔状结构,内皮细胞免疫组化 CD34、CD31 或 F8 因子等血管内皮标记阳性。

鉴别诊断 淋巴管瘤,肿瘤呈单房或多房,囊壁薄。镜下管腔内为粉染蛋白液、淋巴细胞,有时可见少量红细胞。间质为疏松结缔组织,并可见灶状淋巴细胞聚集。内皮细胞免疫组化 D2-40 阳性。

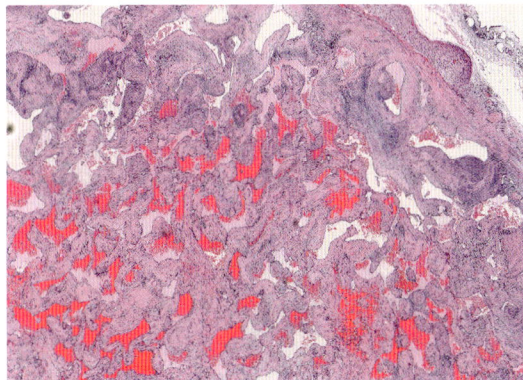

图 5-21 海绵状血管瘤(HE×20)

病例22 淋巴管瘤

基本资料 男,59 岁,查体发现纵隔肿物 1 周。CT 检查显示:前上纵隔肿物,大小约 2.0cm×1.5cm,边界清。

大体检查 不整形组织,切面可见一囊肿,直径 1.5cm,囊内为清亮液体,囊内壁光滑。

镜下所见 镜下肿瘤由多个囊状扩张的管腔组成,管壁内衬扁平的内皮细胞(图 5-22)。

病理诊断 淋巴管瘤。

诊断依据 相互吻合的管腔状结构,管壁薄,内皮细胞免疫组化淋巴管标记 D2-40 阳性。

鉴别诊断 需与纵隔其他脉管肿瘤及纵隔囊肿相鉴别,详见血管瘤及纵隔囊肿病例。

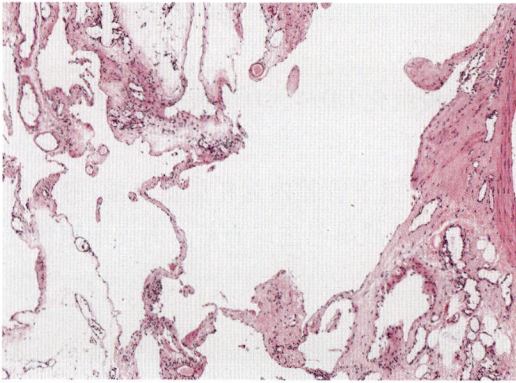 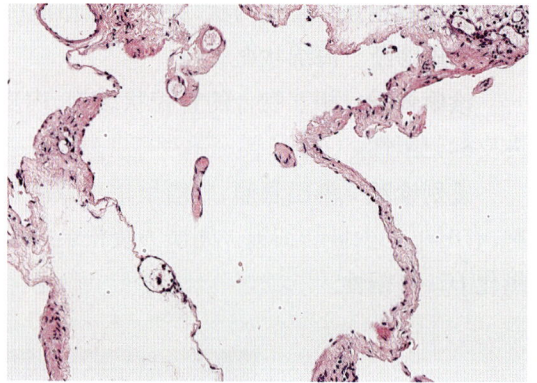

22A(HE×20)　　　　　　　　　　　22B(HE×100)

图 5-22　淋巴管瘤

病例23　孤立性纤维性肿瘤

基本资料　女,60岁,查体发现纵隔肿物3周。CT检查显示:前纵隔偏左侧可见肿物,大小约5.3cm×3.9cm,边界清。

大体检查　结节样物一枚,大小5.5cm×5.0cm×4.5cm,表面光滑,切面灰白、实性、质韧。周围附少许胸腺组织,与肿瘤分离度好,无粘连。

镜下所见　镜下肿瘤境界清楚,呈稀疏区与密集区交替分布(图5-23A)。肿瘤细胞呈梭形或卵圆形,排列杂乱无特异性,呈束状、编织状或席纹状,常见"血管外皮瘤"样结构,富于鹿角形分支状薄壁血管(图5-23B、C)。细胞之间可见粗细不等,形状不一的胶原纤维(图5-23D)。

免疫组化　肿瘤细胞表达CD34(图5-23E)、STAT6(图5-23F)、Bcl-2和CD99等标记物。

病理诊断　孤立性纤维性肿瘤。

诊断依据　梭形细胞肿瘤,杂乱分布于粗细不等的胶原纤维背景中,鹿角形分支状血管及"血管外皮瘤"样结构,免疫组化STAT6阳性支持孤立性纤维性肿瘤。

鉴别诊断

(1)A型胸腺瘤:肿瘤细胞呈梭形或卵圆形,肿瘤细胞表达胸腺上皮标记物如CK19、p63或p40,并且CD20呈斑片状阳性,可与孤立性纤维性肿瘤鉴别。

(2)与伴梭形细胞形态的其他肿瘤或病变进行鉴别。

知识拓展　STAT6是孤立性纤维性肿瘤较特异的标记物。*NAB2-STAT6*融合基因是该肿瘤的重要驱动基因。纵隔孤立性纤维性肿瘤侵袭性比其他部位要强,第5版WHO分类推荐对其使用危险度分级,能够更准确地预测预后,详见《WHO胸部肿瘤分类(第5版)》。

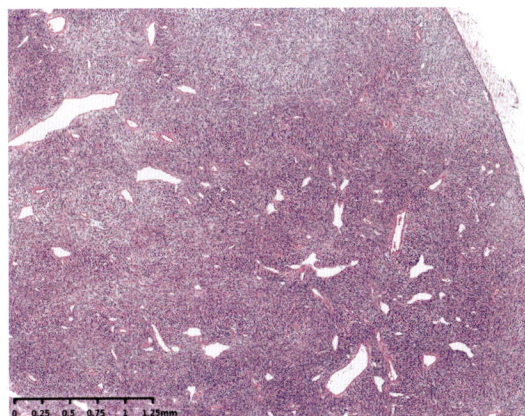

23A(HE×40)

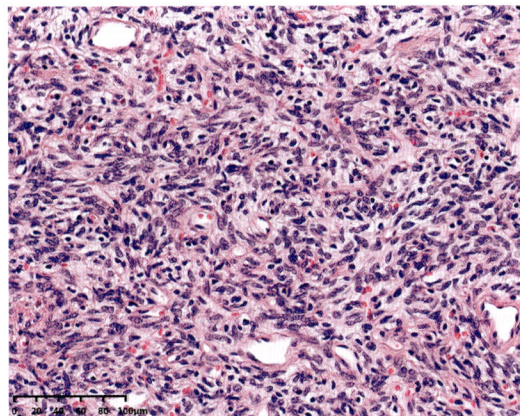

23B(HE×200)

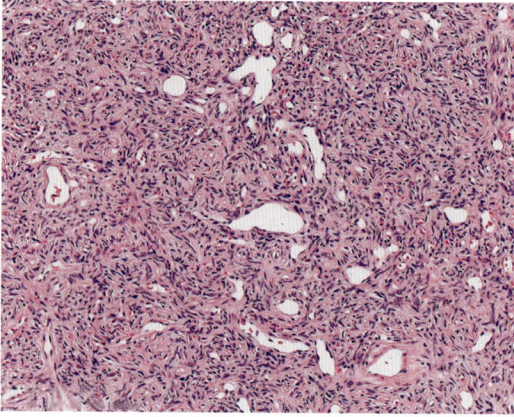

23C(HE × 100)

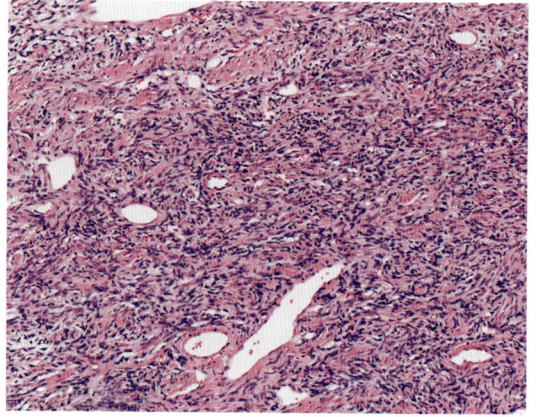

23D(HE × 100)

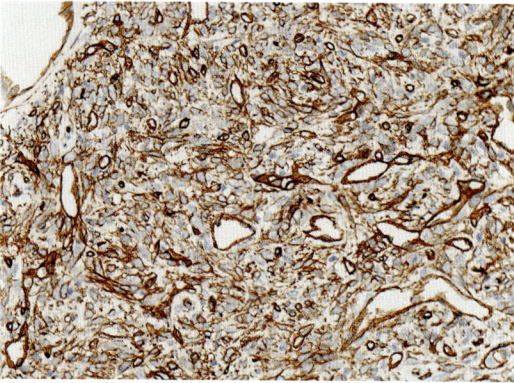

23E(CD34 × 200)

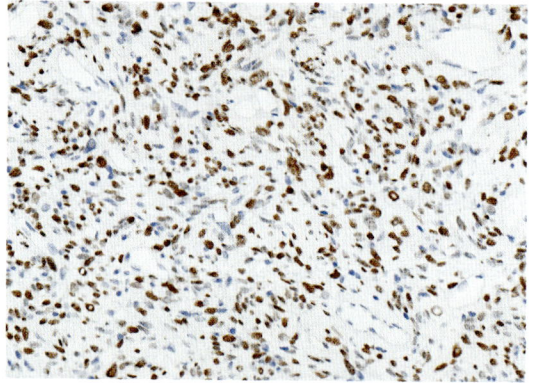

23F(STAT6 × 200)

图 5-23　孤立性纤维性肿瘤

病例 24 横纹肌肉瘤

基本资料 女,76 岁,外院 CT 提示左前纵隔肿物压迫心脏。

大体检查 灰白组织 5 条,长 0.4~0.6cm,直径 0.1cm。

镜下所见 穿刺活检组织,镜下肿瘤呈片状分布,富于细胞,此病例以小圆形细胞为主,核深染,细胞质少(图 5-24A),部分区域细胞质透明(图 5-24B),核分裂象多见。

免疫组化 MyoD1 呈弥漫强阳性(图 5-24C),部分区域呈 CD56 阳性(图 5-24D)。

病理诊断 纵隔横纹肌肉瘤。

诊断依据 小圆形细胞恶性肿瘤,免疫组化表达 Desmin、MyoD1 和 myogenin 等横纹肌源性标记物。

鉴别诊断 出现明显横纹分化的横纹肌肉瘤易于诊断,以小圆形细胞为主时需要与其他幼稚的小圆形细胞肿瘤鉴别,如尤文家族肿瘤、促结缔组织增生性小圆形细胞肿瘤和小细胞癌等。

知识拓展 此例形态以小圆形细胞为主,形态符合胚胎性横纹肌肉瘤。但因发病年龄较大,且穿刺活检组织有限,不能除外其他亚型横纹肌肉瘤。

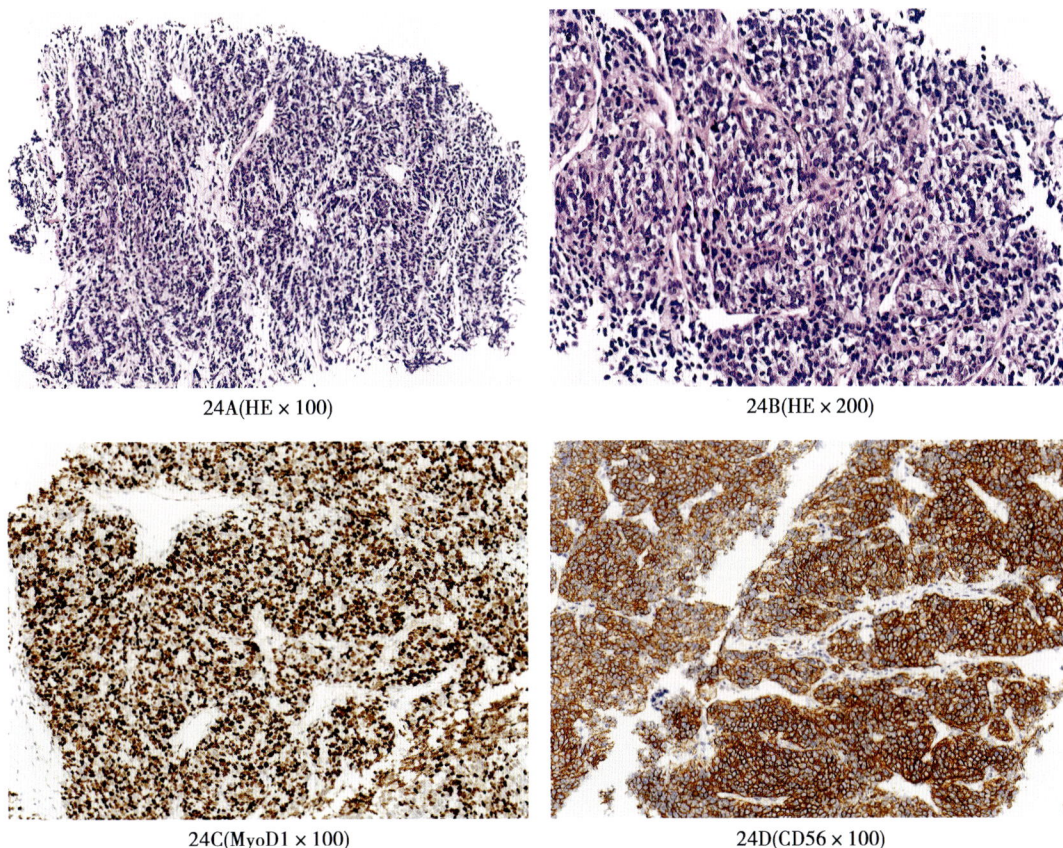

24A(HE × 100)

24B(HE × 200)

24C(MyoD1 × 100)

24D(CD56 × 100)

图 5-24 纵隔横纹肌肉瘤

病例 25　平滑肌肉瘤

基本资料　女,43 岁,查体发现后纵隔占位 10 天。

大体检查　结节样物一枚,大小 8.0cm×5.0cm×4.0cm,表面光滑,切面呈多结节状,灰白、实性、质韧,部分呈编织状。

镜下所见　梭形细胞肿瘤组织,呈束状或编织状排列,细胞质嗜伊红色(图 5-25A)。可见片状凝固性坏死(图 5-25B)。细胞核居中,呈两端平钝或雪茄样(图 5-25C)。核分裂象 >5 个/10HPF(图 5-25D)。

病理诊断　纵隔平滑肌肉瘤。

诊断依据　梭形细胞肿瘤,细胞核两端平钝或雪茄样,可见坏死及核分裂象。免疫组化表达 SMA、Desmin 和 h-caldesmon 等肌源性标记物。

鉴别诊断　主要与纵隔伴有梭形细胞形态的其他恶性肿瘤相鉴别,如纤维肉瘤、恶性周围神经鞘瘤、多形性未分化肉瘤等,特殊染色及免疫组化对鉴别诊断多有帮助。

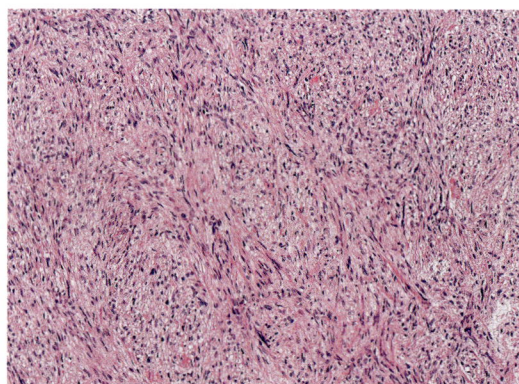

25A(HE × 100)

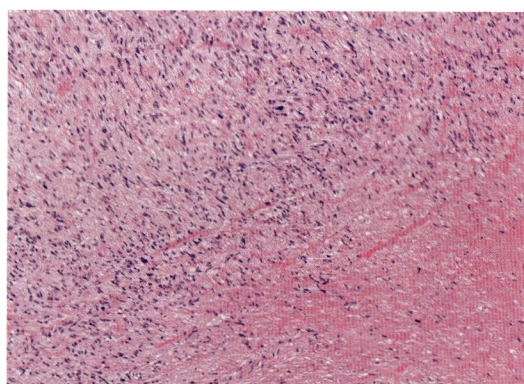

25B(HE × 100)

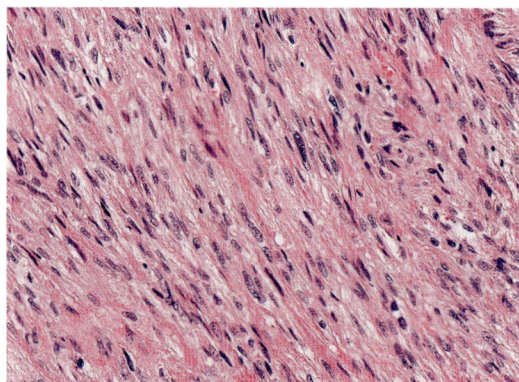

25C(HE × 200)

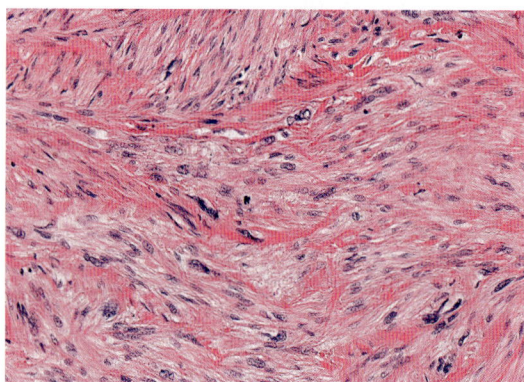

25D(HE × 200)

图 5-25　纵隔平滑肌肉瘤

纵隔非肿瘤性疾病

病例26　支气管囊肿

基本资料　男,39岁,查体发现纵隔肿物4个月。CT检查显示:左后纵隔卵圆形结节,大小2.0cm×1.5cm,边界清楚。

大体检查　囊性肿物一枚,大小2cm×2cm×1.8cm,表面光滑,囊壁菲薄,内含灰白色黏液。

镜下所见　纤维囊壁组织,囊壁内可见透明软骨(图5-26A),内壁被覆假复层纤毛柱状上皮(图5-26B)。

病理诊断　纵隔支气管囊肿。

诊断依据　囊壁被覆假复层纤毛柱状上皮,囊壁内可见透明软骨,支持支气管源性囊肿。

鉴别诊断

(1) 食管囊肿:也可以被覆假复层纤毛柱状上皮,囊壁内可见双层平滑肌结构。由于支气管囊肿可发生于食管壁内,造成两者鉴别困难,这时可直接诊断为前肠囊肿。

(2) 胸腺囊肿:囊壁内可见胸腺组织。

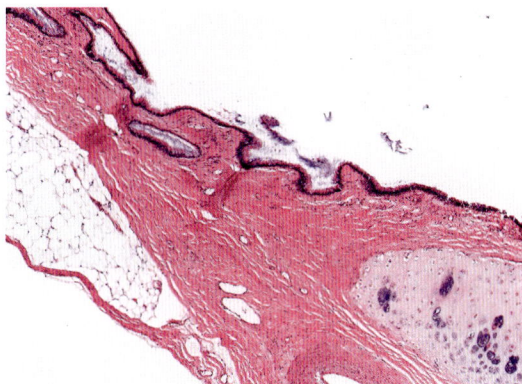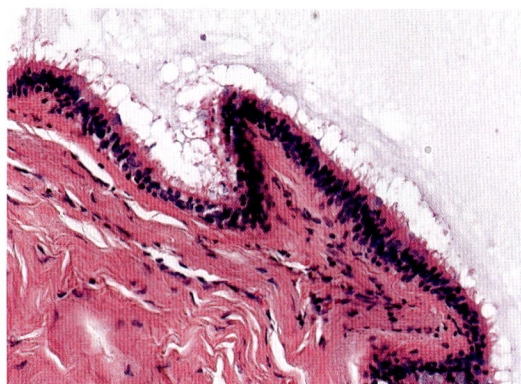

26A(HE×40)　　　　　　　　　　26B(HE×200)

图5-26　纵隔支气管囊肿

病 例 27　胸 腺 囊 肿

基本资料　男,63岁,查体发现前纵隔肿物3月余。CT显示:前纵隔低密度结节,大小1.3cm×1.1cm。

大体检查　囊性肿物一枚,大小8.0cm×5.0cm×4.0cm,表面光滑,囊壁厚0.1~0.3cm,内含黄色清亮液,内壁光滑。

镜下所见　囊壁组织,囊壁内可见胸腺组织(图5-27A),内壁被覆扁平及立方上皮(图5-27B)。

病理诊断　纵隔胸腺囊肿。

诊断依据　囊壁内可见胸腺组织,支持胸腺囊肿。

鉴别诊断

(1) 支气管囊肿:胸腺囊肿内壁可被覆假复层纤毛柱状上皮,需要与支气管囊肿鉴别。后者囊壁内可见软骨、气管腺等结构。

(2) 食管囊肿:囊壁内可见双层平滑肌结构。

知识拓展　诊断胸腺囊肿,特别是囊肿呈多房厚壁改变时,首先需要排除胸腺肿瘤性病变,如胸腺瘤、淋巴瘤、生殖细胞肿瘤等所导致的继发性囊性变。

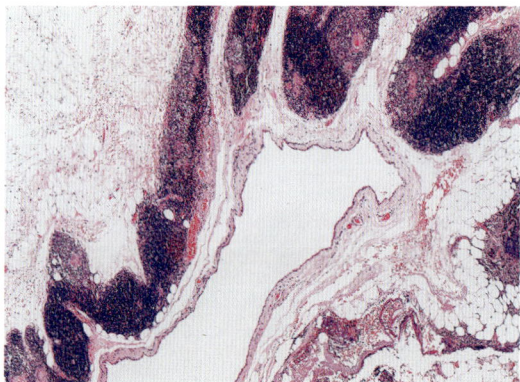 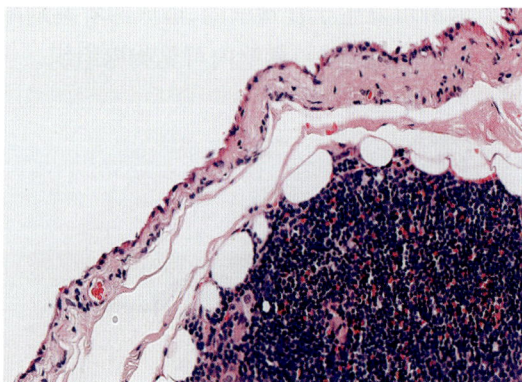

27A(HE×40)　　　　　　　　　　　27B(HE×200)

图 5-27　纵隔胸腺囊肿

病例 28　心 包 囊 肿

基本资料　女,45 岁,体检 CT 检查显示右肺上叶磨玻璃密度结节,同时显示右侧心包低密度影。

大体检查　(心包肿物)囊性肿物一枚,大小 5.5cm×4.5cm×2.2cm,表面光滑,壁厚 0.1~0.5cm,内含淡黄色清亮液,内壁光滑。肿物周围附少许脂肪组织。

镜下所见　囊壁组织,囊壁内为疏松结缔组织(图 5-28A),内壁被覆扁平及矮立方上皮(图 5-28B)。

病理诊断　纵隔心包囊肿。

诊断依据　被覆上皮呈扁平及矮立方上皮,免疫组化 CR 或 WT1 间皮标记阳性。

鉴别诊断

(1) 胸腺囊肿:囊壁内见胸腺组织内壁。

(2) 支气管囊肿:囊壁内可见软骨、气管腺等结构。

(3) 食管囊肿:囊壁内可见双层平滑肌结构。

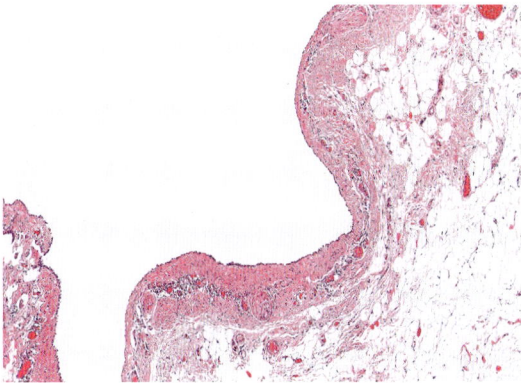
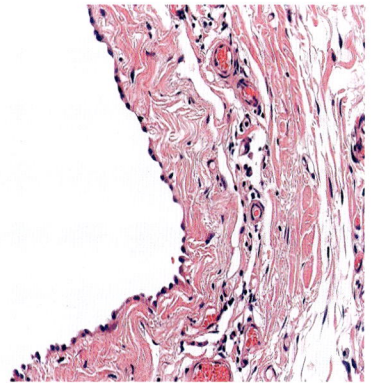

28A(HE × 40)　　　　　　　　　　　28B(HE × 200)

图 5-28　纵隔心包囊肿

胸膜肿瘤性疾病

病例29 恶性间皮瘤（上皮样型）

基本资料 女,63岁,CT检查显示右侧胸膜广泛性不规则增厚,局部呈结节状,凹凸不平,最厚处1.9cm。右侧胸腔积液,相邻肺组织局部体积变小。

大体检查 灰黄色片状组织2块,大小2.5cm×2.0cm×1.0cm。

镜下所见 肿瘤组织结构多样,由实体状、乳头状或小管状结构组成,呈巢状、条索状或裂隙状排列,局灶可见纤维化间质(图5-29A)。肿瘤细胞异型性明显,呈立方或矮柱状,细胞质丰富呈嗜酸性或嗜碱性,细胞核呈空泡状,核仁明显,可见双核(图5-29B)。

免疫组化 Calretinin(图5-29C)、WT1(图5-29D)、D2-40阳性。

病理诊断 恶性间皮瘤(上皮样型)。

诊断依据 影像学提示胸膜弥漫增厚,肿瘤细胞异型性明显,可见间质浸润证据,免疫组化Calretinin和WT1等间皮标记物阳性。

鉴别诊断

(1) 良性间皮细胞增生:增生的间皮细胞主要位于胸膜表面,缺乏间质浸润。P16 FISH检测和BAP1免疫组化染色有助于鉴别良性间皮增生和恶性间皮瘤。

(2) 转移性肺腺癌:肺腺癌浸润胸膜时,形态与恶性间皮瘤特别是上皮样型很难区别。免疫组化有助于鉴别,肺腺癌表达TTF-1和Napsin A,而间皮标记物Calretinin和WT1等呈阴性。

(3) 具有上皮样形态的间叶性肿瘤:如单相型滑膜肉瘤,上皮样血管内皮瘤等。免疫组化和相对特异的分子表型有助于鉴别诊断。

知识拓展 胸膜恶性间皮瘤组织学类型主要包括上皮样型、肉瘤型、双相型、促纤维增生型。其中上皮样型最常见。肉瘤型对D2-40较敏感,而对Calretinin和WT1不敏感。各种类型均需与滑膜肉瘤鉴别,FISH检测*SYT-SSX*融合基因有助于鉴别。

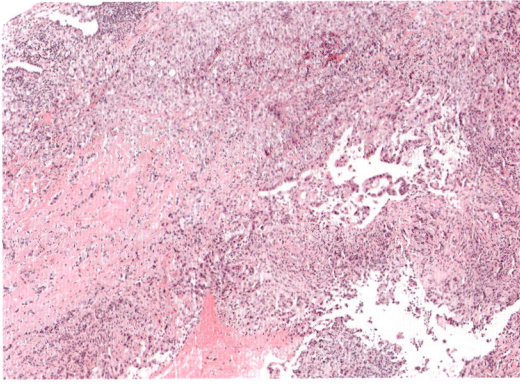

29A(HE × 40)

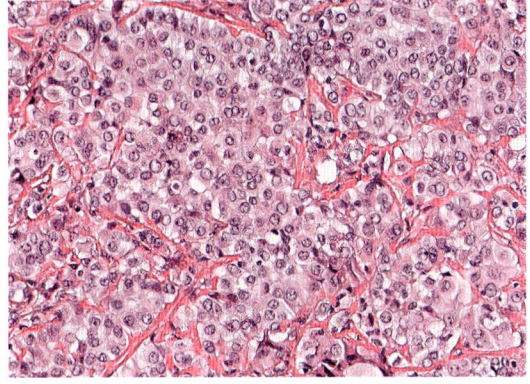

29B(HE × 200)

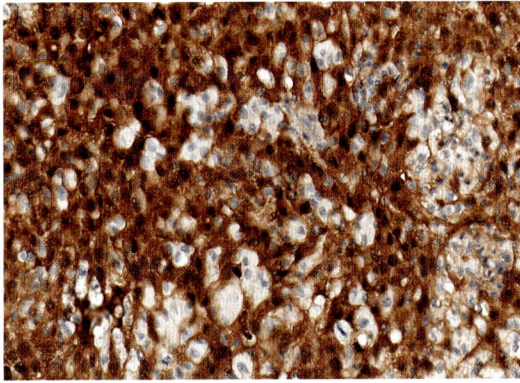

29C(Calretinin × 200)

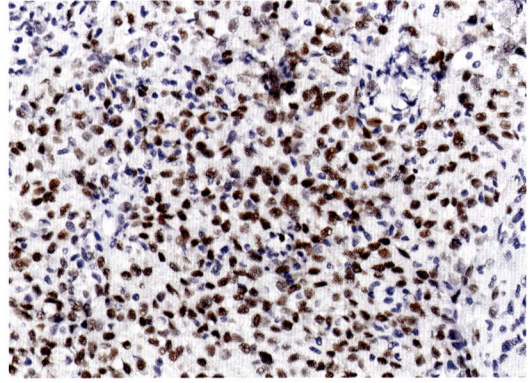

29D(WT1 × 200)

图 5-29　恶性间皮瘤（上皮样型）

（曲杨　贾佳）

（审校：农琳）

第六章

肝、胆及胰腺疾病

病例 1 慢性病毒性肝炎/肝硬化 / 251

病例 2 酒精性肝病 / 253

病例 3 局灶性结节性增生 / 254

病例 4 肝细胞腺瘤 / 255

病例 5 肝细胞肝癌 / 257

病例 6 肝内胆管细胞癌 / 259

病例 7 混合性肝细胞-胆管细胞癌 / 261

病例 8 胆囊炎 / 263

病例 9 胆固醇性息肉 / 264

病例 10 胆囊腺瘤 / 265

病例 11 胆囊癌 / 266

病例 12 肝外胆管细胞癌 / 267

病例 13 肝转移性肿瘤 / 269

病例 14 壶腹癌 / 270

病例 15 慢性胰腺炎 / 272

病例 16 胰腺浆液性囊腺瘤 / 274

病例 17 胰腺黏液性囊性肿瘤 / 276

病例 18 胰腺导管内乳头状黏液性肿瘤 / 278

病例 19 胰腺实性-假乳头状肿瘤 / 280

病例 20 胰腺导管腺癌 / 282

病例 21 胰腺腺泡细胞癌 / 284

病例 22 胰腺神经内分泌肿瘤 / 286

病例1 慢性病毒性肝炎/肝硬化

基本资料 男,82岁,乙型肝炎病毒(hepatitis B virus,HBV)感染50余年。CT检查发现肝占位。行肝左外叶切除术。

大体检查 部分肝组织大小7.5cm×6cm×4cm,多切面切开,肝组织呈弥漫多结节状,切面灰褐、质硬。

镜下所见 肝组织可见假小叶形成(图6-1A),间质可见纤维组织增生及胆小管增生(图6-1B),伴炎症细胞浸润,坏死不明显。肝细胞的细胞质丰富、嗜酸,局灶肝细胞核大深染,但肝板未增厚(图6-1C、D)。

病理诊断 慢性病毒性肝炎,肝硬化。

诊断依据 HBV和丙型肝炎病毒(hepatitis C virus,HCV)感染常引起慢性病毒性肝炎,其他肝炎病毒感染多引起急性肝炎。慢性病毒性肝炎的主要表现是汇管区炎症,以淋巴细胞和浆细胞为主,有时可见碎片状坏死。肝细胞本身常见水肿变性,可见毛玻璃样细胞质及嗜酸性小体。肝硬化的定义是指正常肝小叶被纤维组织分隔的结构异常肝细胞结节所取代,即小叶结构破坏以及假小叶形成。不同原因导致的肝硬化的再生结节类型也不同,病毒性肝炎导致的肝硬化一般为大结节性肝硬化,而酒精性肝炎导致的肝硬化一般为小结节性肝硬化。

鉴别诊断

(1)高分化肝细胞肝癌、异型增生结节:当穿刺组织有限时鉴别可能较为困难,免疫组化及特殊染色显示肝板及血管结构可能有一定提示作用,但仍需结合其他资料综合判断。

(2)结节性再生性增生:纤维化不明显,结节周围肝组织受压。

知识拓展 慢性肝炎/肝硬化有多种组织学分级标准,目前国内应用较多的是基于Scheuer系统的分级标准(注意并不适用于急性肝炎),参见表6-1。

表6-1 慢性肝炎/肝硬化分级、分期标准

| 分级 | 炎症程度 | | 分期 | 纤维化程度 |
	汇管区及周围	小叶内		纤维化程度
G0	无炎症	无炎症	S0	无
G1	汇管区炎症	变性及少数坏死灶	S1	汇管区扩大,纤维化
G2	轻度碎片状坏死	变性,点、灶状坏死或嗜酸小体	S2	纤维间隔形成,小叶结构保留
G3	中度碎片状坏死	变性、坏死重或见桥接坏死	S3	纤维间隔伴小叶结构紊乱,无肝硬化
G4	重度碎片状坏死	桥接坏死范围广,累及多个小叶,小叶结构失常(多小叶坏死)	S4	早期肝硬化或肯定肝硬化

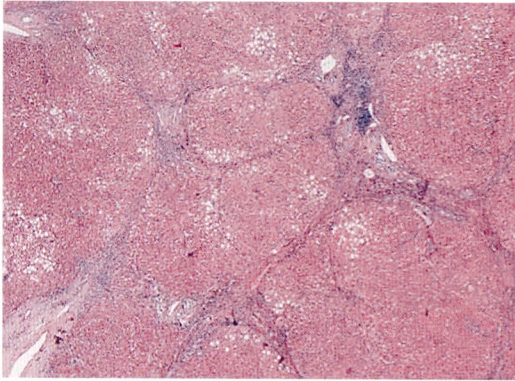

1A(HE × 20)

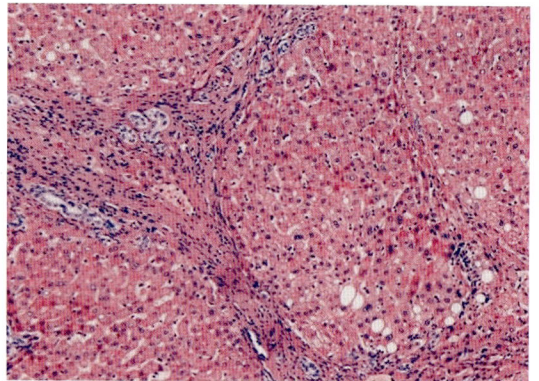

1B(HE × 100)

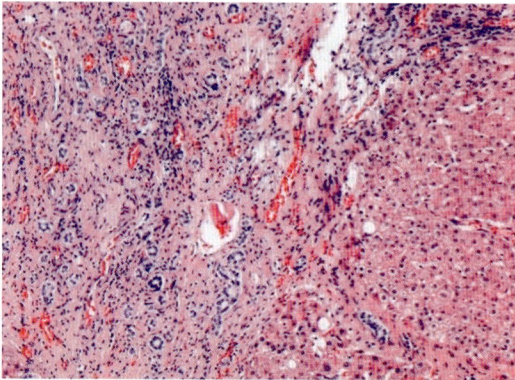

1C(HE × 100)

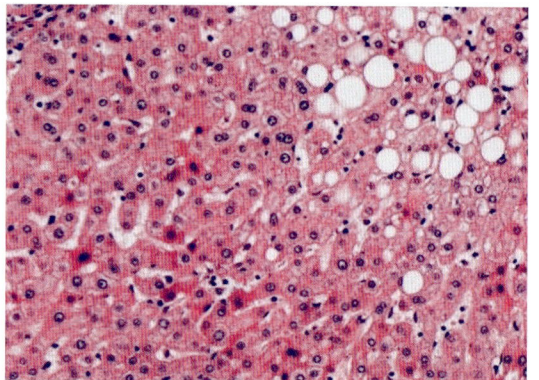

1D(HE × 200)

图 6-1 慢性病毒性肝炎

病例 2　酒精性肝病

基本资料　男,72 岁,饮酒 40 余年,每日约 200ml,体检发现肝组织 S4/8 段见一不规则结节。行部分肝左叶切除术。

大体检查　部分肝组织,大小 3.7cm×2.7cm×2cm,被膜光滑。多切面切开肝组织,肝组织灰红、质韧,呈多结节状。

镜下所见　肝细胞主要呈大泡性脂肪变性,间质伴炎症,纤维化不明显(图 6-2A)。高倍镜下可观察到明显的气球样变性(图 6-2B)。

病理诊断　酒精性肝病(alcoholic liver disease,ALD)。

诊断依据　脂肪性肝病依据病因不同分为酒精性肝病和非酒精性肝病。酒精性肝病是摄入过量酒精引起的一系列病变,包括脂肪变性、酒精性肝炎及酒精性纤维化。酒精性肝炎时常可见到较多中性粒细胞浸润及肝细胞气球样变性,有时可见特征性的马洛里(Mallory)小体(本质为中间丝聚集)。

鉴别诊断

(1) 慢性丙型病毒性肝炎:丙型病毒性肝炎是最容易见到脂肪变性的病毒性肝炎类型,但浸润细胞多为淋巴细胞,并常可见淋巴滤泡形成。

(2) 富脂型肝细胞肝癌:正常肝小叶结构消失,异型性明显。

(3) 肝豆状核变性:铜染色可显示胞内的铜颗粒沉积。

知识拓展　酒精性肝病的机制主要为氧化应激导致的肝损伤,该反应受到多种因素调节,包括遗传、表观遗传、免疫信号转导等。

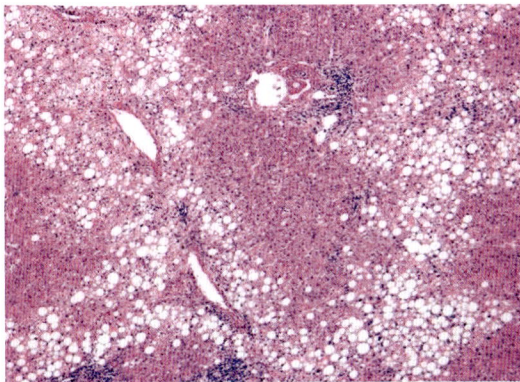 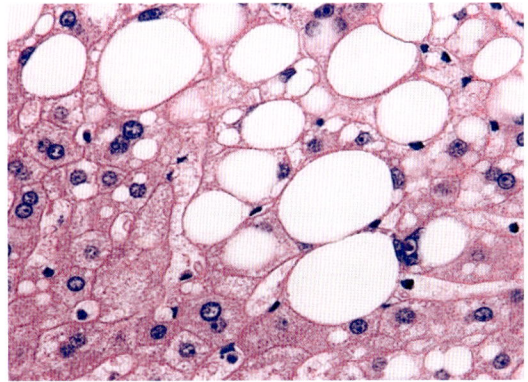

2A(HE × 40)　　　　　　　　　　　　2B(HE × 400)

图 6-2　酒精性肝病

病例3　局灶性结节性增生

基本资料　男,23岁,体检发现右肝占位,血清甲胎蛋白(α-fetoprotein,AFP)、糖类抗原(carbohydrate antigen 19-9,CA19-9)、癌胚抗原(carcinoembryonic antigen,CEA)正常。

大体检查　肝组织大小 2.3cm×2cm×1cm,多切面切开见一肿物,大小 1.8cm×1.5cm×1cm,肿物切面灰白灰黄、质韧,界限尚清,紧邻肝被膜。

镜下所见　低倍镜下可见温和的肝细胞被纤维间隔包围,有不同程度的胆管反应。结节内肝细胞与周围肝细胞形态类似,无异型性,肝板不厚(图6-3A)。

免疫组化　CD34(显示肝血窦),CK19(小胆管+),HNF1(-),AFP(-),Ki-67(1%+)。

特殊染色　网织纤维染色(显示肝板无增厚)(图6-3B)。

病理诊断　局灶性结节性增生(focal nodular hyperplasia,FNH)。

诊断依据　FNH好发于中年男性,是肝结节样病变中最常见的类型。多为单发、界限清楚的结节,约一半的病例可见中央纤维瘢痕,瘢痕外周的肝细胞无异型性,肝板不厚,不形成小叶结构。瘢痕周围还可见胆小管增生及血管增生。该病变中的瘢痕形成可能与肝脏血管畸形引起血供变化有关。免疫组化最有特点的是谷氨酰胺合成酶(glutamine synthetase,GS)的"地图样"表达方式:在外周肝细胞强阳性而在中央瘢痕区弱阳性或者阴性。

鉴别诊断

(1)肝细胞腺瘤:没有纤维瘢痕,且GS染色阳性。

(2)结节性再生性增生:多发的实性增生性小结节,没有中央瘢痕。

(3)肝细胞肝癌:FNH的不同成分需要与不同类型的肝细胞肝癌鉴别,尤其在穿刺活检时。如实性肿瘤区域需要与高分化肝细胞肝癌鉴别;穿刺到瘢痕区域需要与纤维板层型肝细胞癌鉴别。

知识拓展　在肝脏穿刺活检中,使用GS免疫组化染色为诊断FNH提供了较大帮助,但仍需注意GS染色的局限性。虽然特异度接近100%,但在灵敏度上,有14%的FNH病例不能见到典型的地图样染色模式。

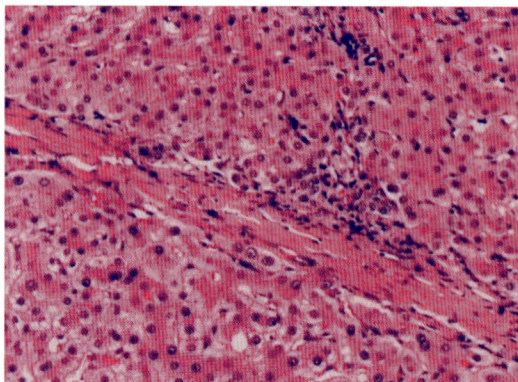

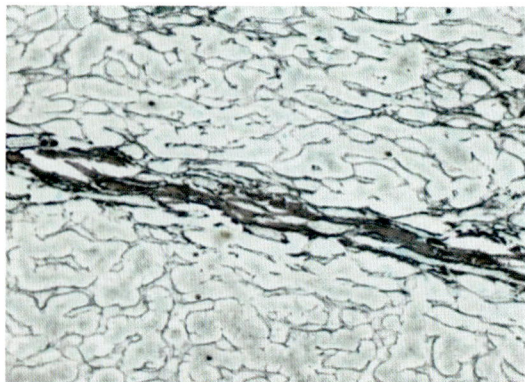

3A(HE×40)　　　　　　　　　3B(网织染色×400)

图6-3　局灶性结节性增生

病例4　肝细胞腺瘤

基本资料　女,35岁,体检发现肝占位20余天,无自觉症状。肝脏MRI显示肝左叶肿物,富含脂肪。行肝3段切除术。

大体检查　部分肝组织,大小8.5cm×4.5cm×4.3cm,肝被膜光滑。多切面切开肝组织见一肿物,大小4cm×3.5cm×3cm,切面灰黄、实性、质韧,界清,局部紧邻肝被膜。

镜下所见　低倍镜下可见界限清晰的结节(图6-4A),细胞伴显著的脂肪变性,但形态温和,并无异型性,肝板不厚(图6-4B、C)。

免疫组化　Hepatocyte(3+),CK18(3+),HNF1α(−)(图6-4D),CD34(−)(图6-4E),TFE3(−),S-100(−),Desmin(−),GPC-3(−),Ki-67(+1%)(图6-4F)。

病理诊断　肝细胞腺瘤(hepatocellular adenoma,HCA),HNF1α失活型。

诊断依据　肝细胞腺瘤是分化较好的肝细胞形成的良性肿瘤,多见于中年女性,单发,界限相对较清楚。镜下肝板厚度为1~2个细胞,可有脂肪变性或形成假腺样结构,细胞轻度异型,间质中散在分布薄壁扩张的小静脉伴充血。

鉴别诊断

(1) 局灶性结节性增生:典型病例具有中央纤维瘢痕,胆小管增生明显。

(2) 结节性再生性增生:多发的肝细胞增生性小结节。

(3) 高分化肝细胞肝癌:肝板更厚,呈浸润性边界,免疫组化CD34可见典型的肝窦毛细血管化。

知识拓展　WHO肿瘤分类中将肝细胞腺瘤分成四型,①HNF1α失活型,占约40%,形态主要为显著的脂肪变性,免疫组化肝脂肪酸结合蛋白(liver fatty-acid binding protein,L-FABP)阴性;②炎症型,占约40%,表现为明显的炎性背景及肝窦扩张,常有JAK-STAT通路激活;③β-catenin激活型,占10%,细胞异型性较为明显,免疫组化β-catenin呈细胞核或细胞质(+),较容易恶变。④未分类型,占10%。

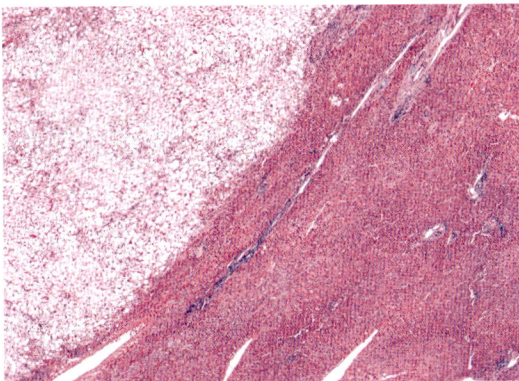

4A(HE×20)

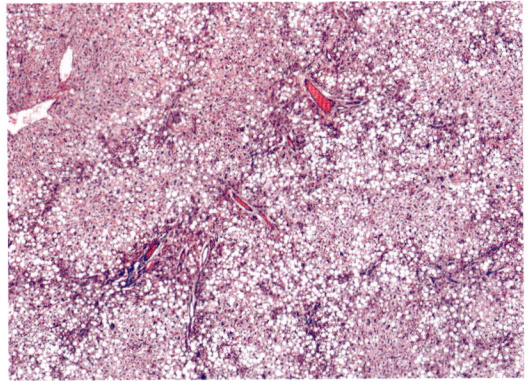

4B(HE×100)

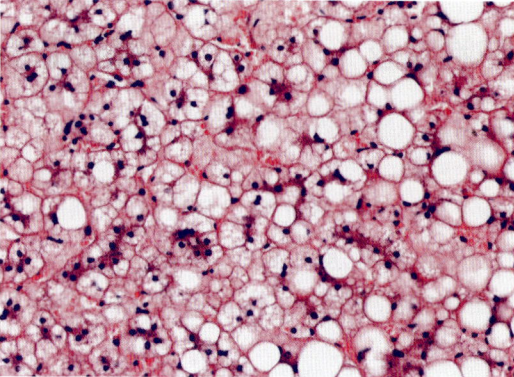

4C(HE × 200)

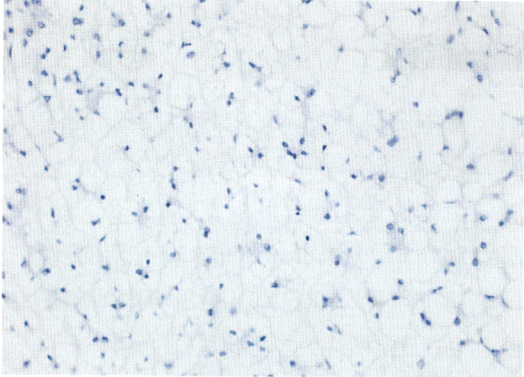

4D(HNF1α × 200)

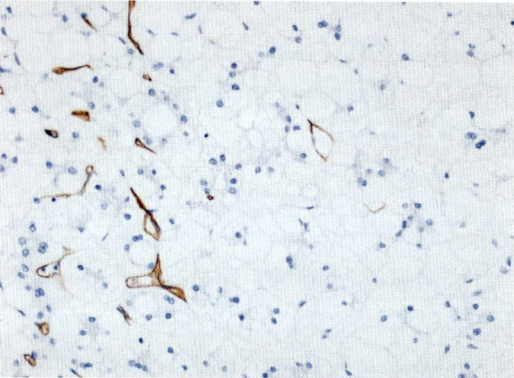

4E(CD34 × 200)

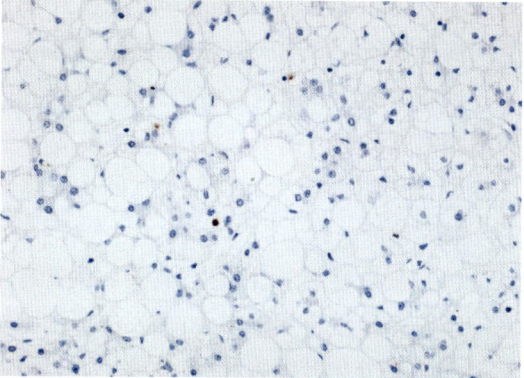

4F(Ki-67 × 200)

图 6-4　肝细胞腺瘤

病例5　肝细胞肝癌

基本资料　男,65 岁,CT 发现肝左叶占位,考虑恶性。行肝 3 段切除术。

大体检查　部分肝切除标本,大小 7.3cm×4cm×3.6cm,多切面切开,紧邻肝被膜见一肿物,大小 5.5cm×2.5cm×2cm,切面灰白灰黄、实性,质略硬。其余肝组织灰褐、质中。

镜下所见　肝组织内见巢片状肿瘤浸润(图 6-5A),细胞异型性明显,部分区域细胞质透明,富含脂肪(图 6-5B、C)。间质纤维化不明显,未见明确坏死。

免疫组化　AFP(2+),GPC-3(3+)(图 6-5D),CA19-9(-),CD34(显示肝窦毛细血管化)(图 6-5E),Ki-67(+10%)(图 6-5F)。

病理诊断　肝细胞肝癌(hepatocellular carcinoma,HCC)。

诊断依据　按排列方式可以分为细梁型、粗梁型、假腺管型、团片型及硬化型。按细胞形态可分为肝细胞型、透明细胞型、富脂型等。评价肝细胞肝癌的分化程度推荐使用 Edmondson-Steiner 四级分法:Ⅰ级-高分化、Ⅱ级-中分化、Ⅲ级-低分化、Ⅳ级-未分化。另外,在报告中需要明确微血管侵犯(microvascular invasion,MVI)情况:M0,无 MVI;M1,近癌旁 MVI 数量≤5 个;M2,MVI 数量>5 个或发生于远癌旁(距肿瘤>1cm)。免疫组化上,AFP、GPC-3、Arg-1、Hep Par-1 多阳性表达,CD34 染色可以显示特征性的肝窦毛细血管化。

鉴别诊断

(1) 肝细胞腺瘤:肝板增厚不明显,异型性不显著,CD34 显示血管呈斑片样。

(2) 肝内胆管细胞癌:需要与假腺管型肝细胞肝癌鉴别,可通过免疫组化鉴别。

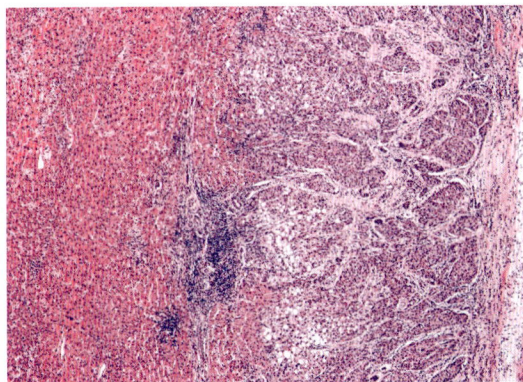

5A(HE × 20)

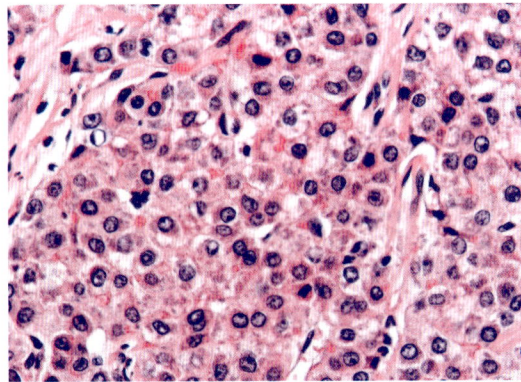

5B(HE × 400)

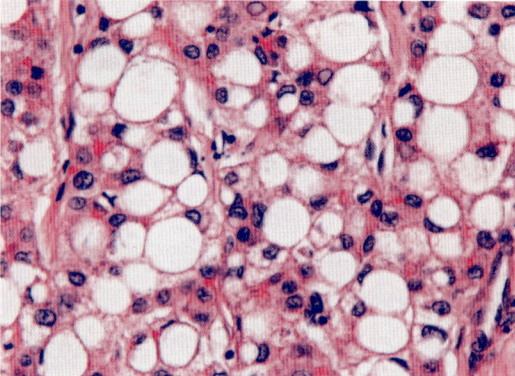

5C(HE × 400)

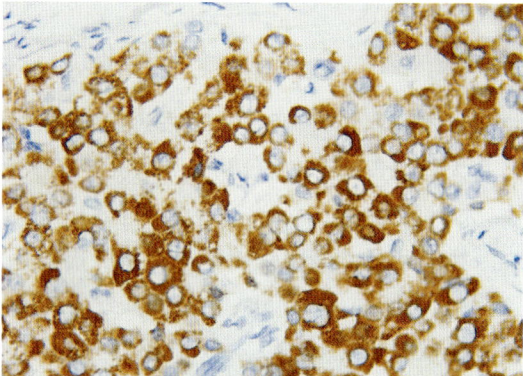

5D(GPC-3 × 400)

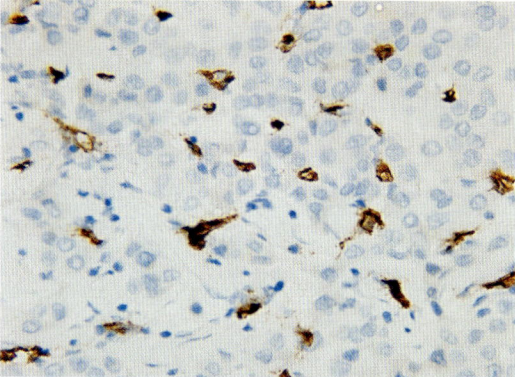

5E(CD34 × 400)

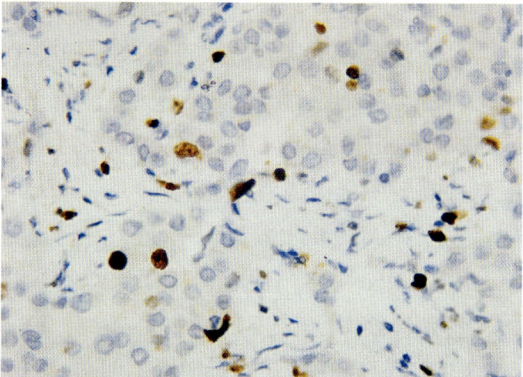

5F(Ki-67 × 400)

图 6-5 肝细胞肝癌

病例6　肝内胆管细胞癌

基本资料　男,81岁,体检发现肝内胆管占位。腹部 MR 显示肝左内叶胆管走行异常,伴胆管狭窄闭塞。行左半肝切除术。

大体检查　左半肝切除标本,大小 19cm×13cm×5cm,被膜光滑。多切面切开见一肿物,大小 1.8cm×1.6cm×1cm,切面灰白、质硬,靠近肝门,沿肝内胆管走行生长。

镜下所见　肝组织内见中分化腺癌浸润(图 6-6A,下方为肝组织,上方为肝内胆管壁腺癌),管腔较大;高倍镜下腺癌细胞呈柱状,可见神经侵犯(图 6-6B)。

免疫组化　CK19(3+),MLH1(+),MSH2(+),MSH6(+),PMS2(+)。

病理诊断　肝内胆管细胞癌(intrahepatic cholangiocarcinoma, ICC),大导管型。

诊断依据　肝内胆管细胞癌占肝癌的不到10%,好发于老年男性。镜下形态多为高-中分化管状腺癌,少见的亚型有鳞状细胞癌、腺鳞癌、淋巴上皮瘤样癌等。免疫组化显示 MUC1、CK7、CK19 阳性表达。相对于肝细胞肝癌,肝内胆管细胞癌预后可能更差。

鉴别诊断

(1) 转移性腺癌:肝作为常见的肿瘤转移部位,在诊断时需要与肺腺癌、结肠癌、胰腺癌等转移性腺癌鉴别。临床病史及相应的免疫组化指标可协助鉴别。

(2) 肝细胞肝癌:假腺管型肝细胞肝癌可见明显腺样结构,可通过免疫组化(AFP、GPC-3、Hep Par-1 等)鉴别诊断。

知识拓展　肝内胆管细胞癌可以分为大导管型及小导管型,两者在好发部位、形态及免疫组化表型等方面均有不同,详见表 6-2。

表 6-2　大导管型及小导管型肝内胆管细胞癌的鉴别

鉴别	大导管型	小导管型
位置	肝门周围	周围肝
基础疾病	慢性胆管性病变	慢性肝炎,肝硬化
前驱病变	有(BilIN、IPNB、ITPN)	一般没有
大体生长方式	管周浸润型或管内生长型	肿块型
肿瘤细胞	柱状细胞	立方细胞或低柱状细胞
黏液分泌	多	少或无
腺管形态	大导管,腔隙较大,分化较差	小导管,可融合
神经侵犯及脉管瘤栓	多	少或无
肿瘤边界	浸润性	多为推挤性
免疫组化	S100P、TFF1	CD56、CRP、N-cad
分子改变	*KRAS* 突变,*FGFR2* 易位	*IDH1/IDH2* 突变

注:BilIN,biliary intraepithelial neoplasia,胆管上皮内瘤变;IPNB,intraductal papillary neoplasm of the bile duct,胆管内乳头状肿瘤;ITPN,intraductal tubulopapillary neoplasm,导管内管状乳头状肿瘤。

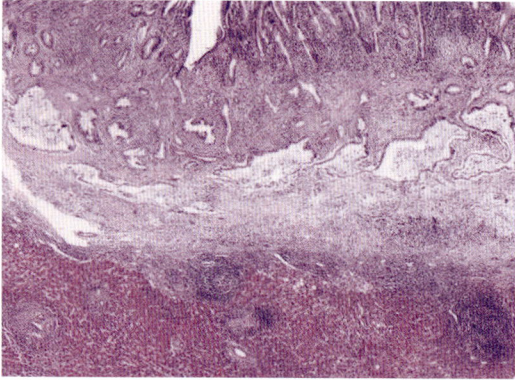

6A(HE × 40)

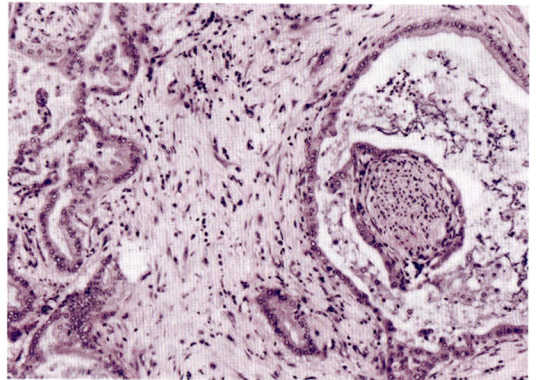

6B(HE × 400)

图 6-6　肝内胆管细胞癌

病例7　混合性肝细胞-胆管细胞癌

基本资料　男,58 岁,体检发现右肝占位 3 周,血清 AFP 472.10μg/L。行肝 7 段切除术。

大体检查　肝组织大小 9.5cm×7.5cm×5cm,被膜尚光滑。多切面切开见一肿物,大小 3.8cm×3.5cm×3cm,切面灰白灰红、实性、质中,界不清。

镜下所见　镜下可见两种成分混合存在,一部分为低分化肝细胞肝癌,占 60%,主要为团片型(图 6-7A);另一部分为中-低分化胆管细胞癌,占 40%(图 6-7B)。

免疫组化　GPC-3(肝细胞癌成分+)(图 6-7C),AFP(肝细胞癌成分+),CA19-9(胆管细胞癌成分+)(图 6-7D),CK19(胆管细胞癌成分+)。

病理诊断　混合性肝细胞-胆管细胞癌(combined hepatocellular- cholangiocarcinoma, CHC)。

诊断依据　肿瘤中能见到肝细胞肝癌与胆管细胞癌两种成分时称之为混合性肝细胞-胆管细胞癌。目前没有定义诊断所需最低比例的标准,一般认为需各>30%,诊断时最好报出两种成分的比例。需要注意,只有免疫组化证实两种表型但没有两种形态学特点时仍要慎重使用该诊断。混合性肝细胞-胆管细胞癌的生物学行为尚不明确,可能介于两种成分之间。

鉴别诊断

(1) 神经内分泌肿瘤:有时成分较复杂,可出现实性或腺样结构,可通过神经内分泌相关免疫组化表达鉴别。

(2) 肝细胞癌:同时出现团片型和假腺管型成分时可能易与混合性肝细胞-胆管细胞癌混淆。

知识拓展　根据 2018 年的诊断共识,除了典型的肝细胞癌、胆管细胞癌外,还有三种特殊的原发性肝癌:一是混合性肝细胞-胆管细胞癌;二是细胆管癌(cholangiolocellular carcinoma),在 2019 年的第 5 版 WHO 肿瘤分类中,出现细胆管癌成分的原发性肝癌(包括混合性肝细胞-细胆管癌)都被纳入胆管细胞癌的特殊类型;三是中间细胞癌(intermediate cell carcinoma),定义为只有单一细胞形态特征但可有肝细胞癌和胆管细胞癌两种免疫组化表达的原发性肝癌,认为其可能更具有干细胞特征。Nectin 免疫组化阳性可作为诊断中间细胞癌的标记。

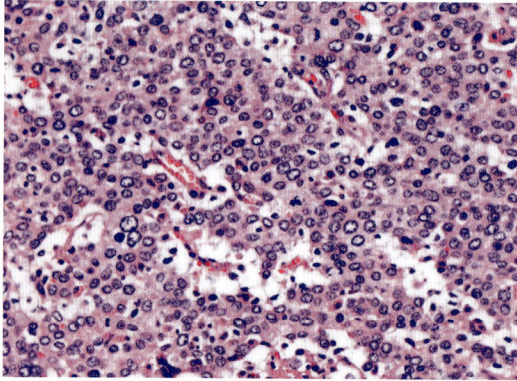

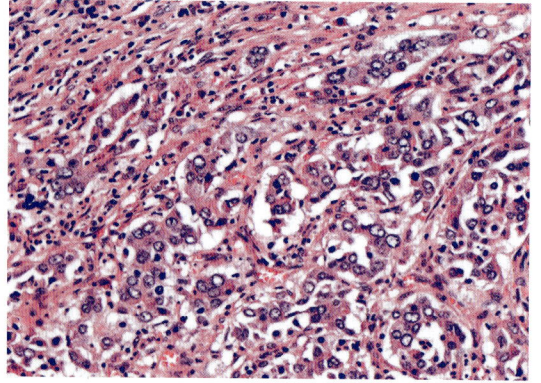

7A(HE × 200)　　　　　　　　　　　　7B(HE × 200)

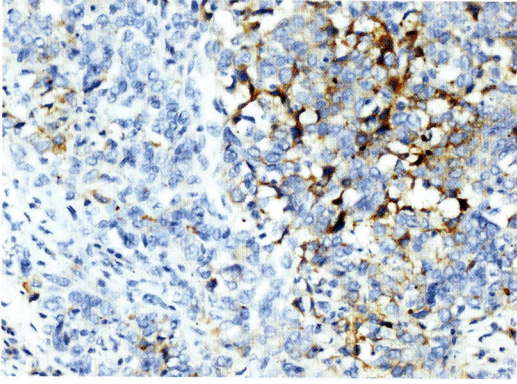

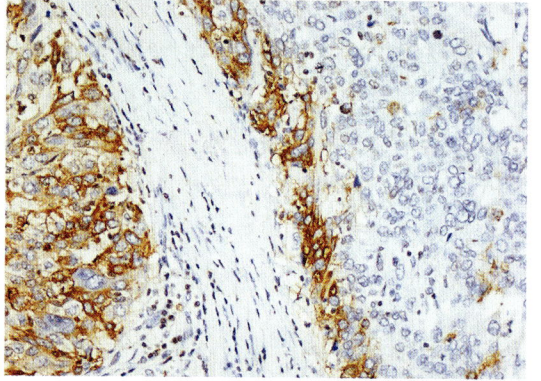

7C(GPC3 × 200)　　　　　　　　　　　7D(CA19-9 × 200)

图 6-7　混合性肝细胞-胆管细胞癌

病例 8 胆 囊 炎

基本资料 女,52 岁,胆囊小结石 20 年。体检发现 CA19-9 升高,行胆囊切除术。

大体检查 胆囊大小 7cm×2.5cm×2cm。剖开胆囊,内容墨绿色液体,胆囊壁厚 0.3cm,内壁呈绒毯状,未见显著异常。

镜下所见 胆囊壁腺体增生(图 6-8A),高倍镜下可见间质内大量炎症细胞浸润,上皮无异型性(图 6-8B)。

病理诊断 胆囊炎。

诊断依据 胆囊炎常为结石或感染引起。不同于其他胆囊炎症,急性胆囊炎并不一定能见到较多中性粒细胞。慢性胆囊炎时,除了炎症细胞浸润,还常常可见肌层肥厚、纤维化。胆囊腺肌症是胆囊慢性损伤时的常见现象,一般来说极少发生恶变。

知识拓展 黄色肉芽肿性胆囊炎(xanthogranulomatous cholecystitis, XGC)是一种特殊类型的慢性胆囊炎,影像检查上多为弥漫性增厚,容易误诊为胆囊癌。镜下特征为泡沫细胞及淋巴浆细胞混合浸润,伴胆囊壁纤维化。

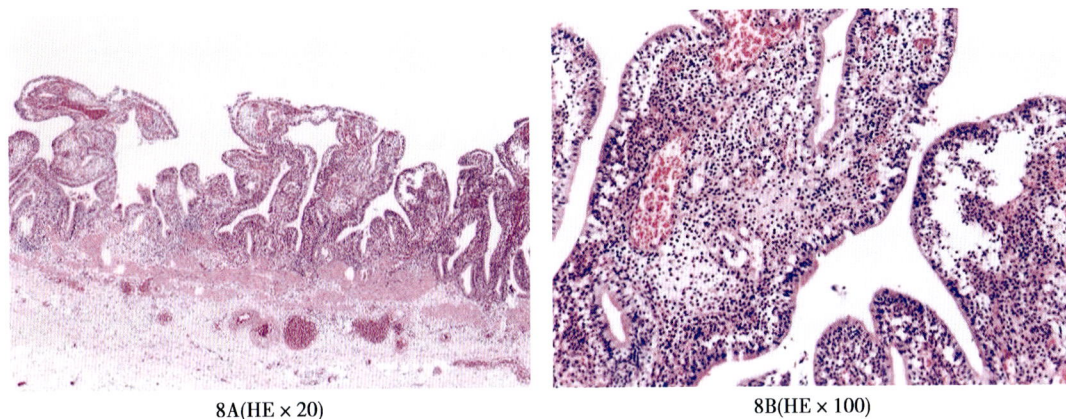

8A(HE × 20)

8B(HE × 100)

图 6-8 胆囊炎

病例9　胆固醇性息肉

基本资料　男,37岁,右上腹不适1月余。超声显示胆囊内密度不均。行胆囊切除术。

大体检查　胆囊大小5.5cm×2.5cm×1.8cm,内容墨绿色胆汁,壁厚0.3cm,内壁呈绒毯样。胆囊内见多发息肉样物,直径0.05~0.2cm,灰黄、质软、似有蒂。

镜下所见　分叶状息肉样物(图6-9A),表面被覆上皮完好,息肉间质可见大量富于脂肪的巨噬细胞(图6-9B)。

病理诊断　胆固醇性息肉。

诊断依据　胆固醇性息肉是最常见的胆囊息肉,好发于中年女性,可能与体重指数偏高有关。形态典型,一般不难作出诊断。

知识拓展　胆囊息肉样病变中约2%为肿瘤性病变,影像学识别胆囊息肉样病变的良恶性可能存在一定困难。一般来说,病变>1cm、无蒂、孤立、形态不规则等因素可能与恶性相关。

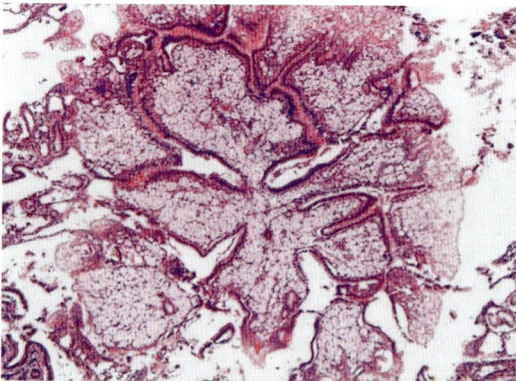
9A(HE × 40)

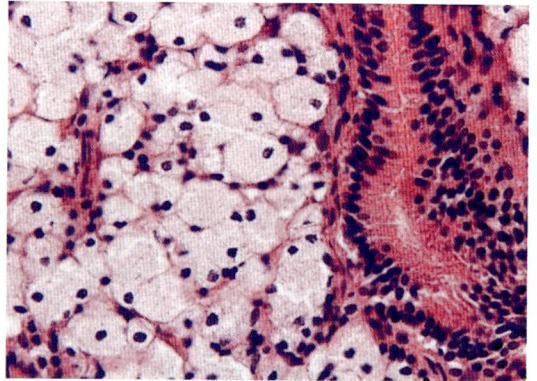
9B(HE × 400)

图6-9　胆固醇性息肉

病例10 胆囊腺瘤

基本资料 女,48岁,胆囊息肉20余年。超声显示胆囊息肉最大径1.2cm。行胆囊切除术。

大体检查 胆囊大小5cm×3cm×3cm,沿胆囊颈剖开,于胆囊底部见一息肉,直径0.5cm,有蒂,切面灰褐、质软。

镜下所见 息肉由大小不等的密集腺体构成,未见异型性(图6-10)。

病理诊断 胆囊腺瘤。

诊断依据 胆囊腺瘤也称作胆囊内乳头状瘤,由乳头状或管状结构排列的腺体构成,常见于胆囊底或胆囊体。一般认为胆囊腺瘤是一种癌前病变,需要充分取材观察有无上皮内瘤变。胆囊黏膜上皮内瘤变(BilIN)包括BilIN-1(低级别,核仍位于腺体黏膜上皮的下2/3);BilIN-2(中级别,核可呈假复层排列达上皮表层)和BilIN-3(高级别,细胞极性完全消失)。

鉴别诊断

(1)胆固醇性息肉:可见富脂的巨噬细胞。

(2)幽门腺化生:未形成息肉样病变,界限不清。

知识拓展 胆囊幽门腺腺瘤(pyloric gland adenoma,PGA)是一种特殊类型的腺瘤,形态上,约1/3有高级别上皮内瘤变,有时常可见鳞状细胞分化,预后比其他类型的腺瘤差,被认为是癌前病变的一种。免疫组化上缺乏黏蛋白表达,常发生*CTNNB1*突变,但很少有*GNAS*或*KRAS*突变(这一点不同于胃/十二指肠/胰腺的幽门腺腺瘤)。

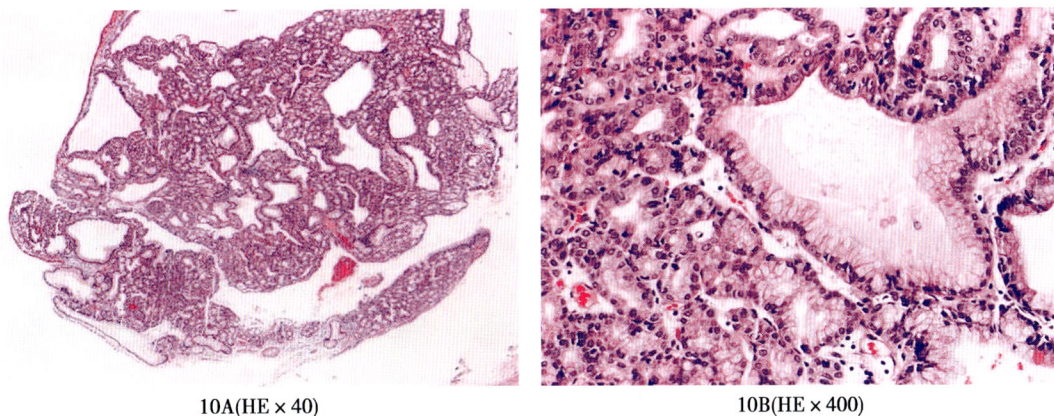

10A(HE × 40)　　　　　10B(HE × 400)

图6-10 胆囊腺瘤

病例 11 胆 囊 癌

基本资料 男,64 岁,出现腹部不适 2 年。超声发现胆结石,未予处理。15 天前就诊行 MRI 检查,提示胆囊壁增厚密度不均。行胆囊及部分肝切除术。

大体检查 胆囊组织大小 8.5cm×3.5cm×2.3cm,内容墨绿色液体,未见息肉,可见多枚结石。内壁呈绒毯状,大部分厚 0.3cm,胆囊底部增厚,范围 3.5cm×3cm×1cm,界限不清,未累及胆囊外侧壁。

镜下所见 胆囊壁见中分化腺癌浸润(图 6-11A),间质可见显著纤维增生(图 6-11B)。

免疫组化 CK7(3+),CK19(3+),HER2(-),MLH1(+),MSH2(+),MSH6(+),PMS2(+)。

病理诊断 胆囊中分化腺癌。

诊断依据 胆囊癌的发生常与胆结石相关。好发部位依次为胆囊底、胆囊体和胆囊颈。胆囊癌最常见的类型是腺癌,常为乳头状腺癌或伴黏液分泌。其免疫组化表型可以为胆管型[最常见,CEA、MUC1、MUC2(+)]、肠型[CDX-2、MUC2(+)]或胃小凹型[MUC5AC(+)]。

鉴别诊断

(1)胆囊腺肌症:正常的胆囊腺体伸入肌层间,有时也可以形成结节样病变甚至继发肿瘤。

(2)胆囊高级别上皮内瘤变:腺上皮重度型增生,但没有出现明确浸润。

知识拓展 胆囊癌最常见的突变是 *TP53*、*KRAS* 和 *ERBB3*,其中 ErbB 通路(包括 EGFR、ERBB2、ERBB3 等)异常尤为重要,该通路突变的病例预后较差,且与 PD-L1 上调引起的免疫逃逸有关。

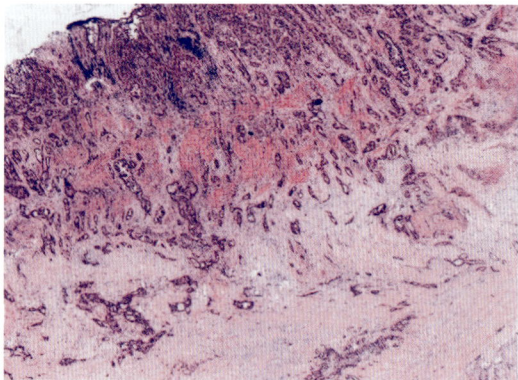
11A(HE × 20)

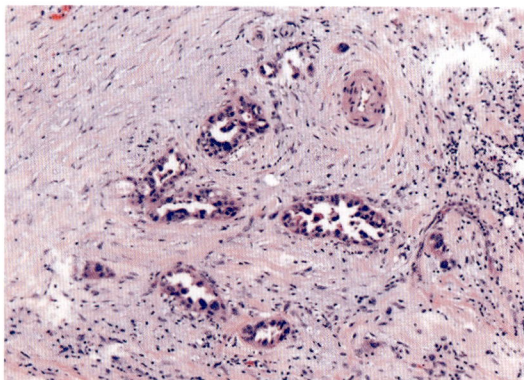
11B(HE × 200)

图 6-11 胆囊中分化腺癌

病例12 肝外胆管细胞癌

基本资料 男,56岁,皮肤黄疸1月余,伴陶土样便。胆红素219μmol/L(正常值≤26μmol/L)。增强CT显示胆总管下段占位,低位胆道梗阻,行胰十二指肠切除术治疗。

大体检查 胃小弯长8cm,大弯长10cm,幽门结构清晰,十二指肠长24cm,十二指肠切缘宽4cm。胰腺总大小6cm×5cm×4cm,切片灰黄。胆总管长5.5cm,于胆总管下段见一肿物,大小3cm×2cm×1cm,紧邻胰腺及十二指肠,距离十二指肠大乳头1.5cm,距胆管切缘1cm。

镜下所见 促纤维化背景中可见中分化腺癌弥漫浸润(图6-12A~C),可见神经侵犯(图6-12D)。

免疫组化 CK7(3+)(图6-12E),CK19(3+)(图6-12F),CDX-2(-),SATB2(-),HER2(-),MLH1(+),MSH2(+),MSH6(+),PMS2(+)。

病理诊断 胆总管中分化腺癌。

诊断依据 肝外胆管细胞癌主要为腺癌,发生率较低(低于胆囊癌)。镜下大部分肿瘤为高分化或中分化,但常见到神经侵犯。

鉴别诊断

(1)(硬化性)胆管炎:腺体细胞异型性不显著,无真性浸润。

(2)邻近其他肿瘤侵犯。

知识拓展 需要注意不同位置的胆管细胞癌TNM分期依据是不同的。肝内胆管细胞癌的T分期主要是依据大小(5cm)和肝内血管侵犯情况;肝门部胆管细胞癌(左/右肝管至胆囊管汇合处之间)的T分期主要依据侵犯结构层次(肌层/肌层外)和肝门血管(门静脉/肝动脉);远端胆管细胞癌(胆囊管汇合处至壶腹之间)的T分期主要依据侵犯深度(5mm、12mm);壶腹癌需要使用壶腹癌分期,T分期主要依据侵犯结构层次[奥迪(Oddi)括约肌、胰腺实质等]。

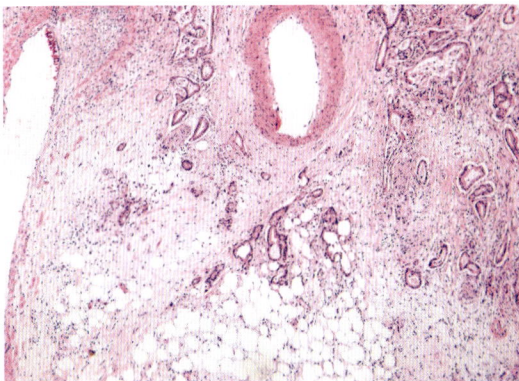

12A(HE×40)

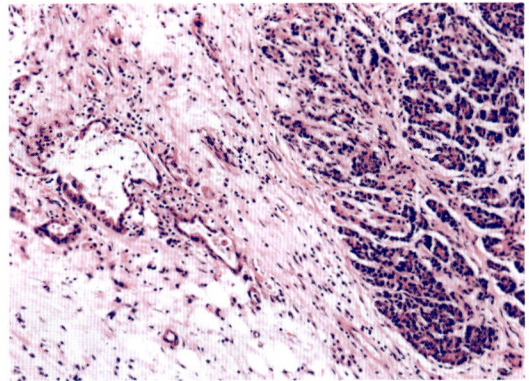

12B(HE×100)

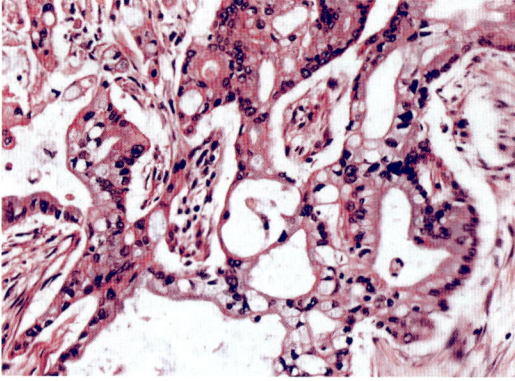

12C(HE × 200)

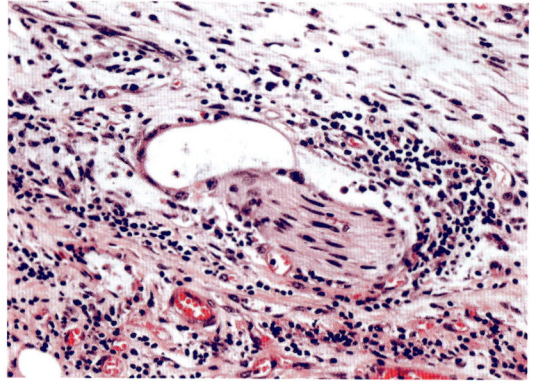

12D(HE × 200)

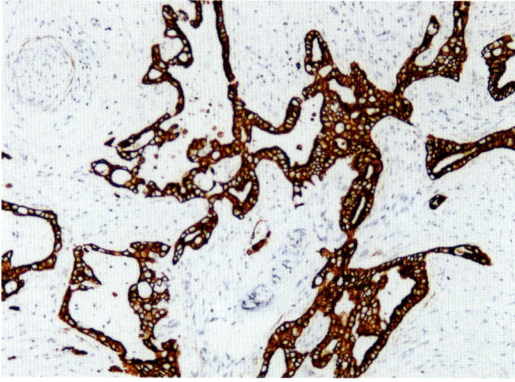

12E(CK7 × 200)

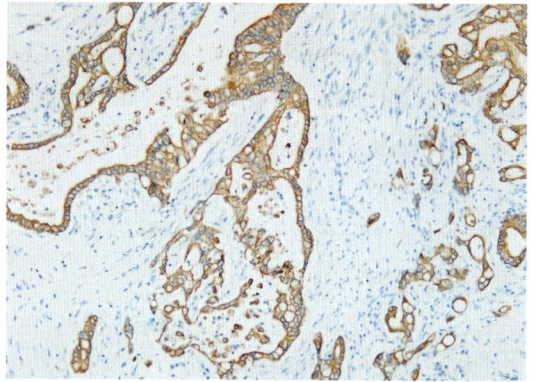

12F(CK19 × 200)

图 6-12　胆总管中分化腺癌

病例 13 肝转移性肿瘤

基本资料 男,71 岁,结肠癌术后 1 年,发现左肝占位 1 个月。

大体检查 部分肝组织,大小 6.5cm×4.7cm×3.5cm,肝被膜局部皱缩,皱缩被膜下见一肿物,大小 3cm×2.5cm×1.8cm,切面灰白、质硬,距离切缘最近 1cm。行部分肝切除术。

镜下所见 肝组织内见肠型腺癌浸润(图 6-13A),伴大量坏死(图 6-13B)。

免疫组化 CDX-2(3+),CK20(3+),AFP(−),CK19(−)。

病理诊断 结肠腺癌肝转移。

诊断依据 肝脏是最常见的肿瘤转移部位之一。原发肿瘤常为消化道来源,尤其是结直肠癌。转移癌常表现为肝脏多发结节,依据病史及镜下形态一般不难作出诊断。

知识拓展 对肝转移灶(主要是结直肠癌)的生长方式分类可能对提示转移灶的生物学行为有较大意义,根据 2017 年共识可分为促纤维组织增生型、推挤型、替代型、血窦型和门静脉型,其中促纤维组织增生型预后较好。相关文献:PMID35650276(2022)、PMID33834322(2021)、PMID28982110(2017)。

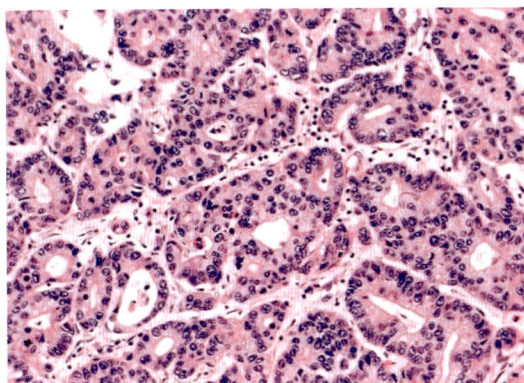 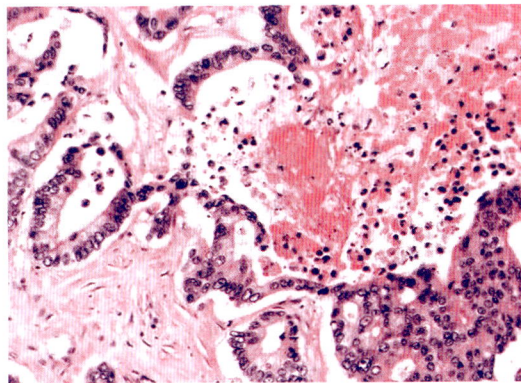

13A(HE × 200) 13B(HE × 200)

图 6-13 结肠腺癌肝转移

病例 14 壶 腹 癌

基本资料 男,53 岁,上腹部不适 3 个月,食欲减退。大便颜色陶土样,小便颜色加深。CT 显示胰头部占位,低位胆道梗阻。行胰十二指肠切除术。

大体检查 胃大弯长 9cm,小弯长 6cm。十二指肠长 23cm,切缘宽 4cm。胰腺大小 8cm×6cm×3cm,胆总管长 8.5cm,切缘宽 1cm。于十二指肠大乳头处见一肿物,大小 2cm×2cm×1.5cm,灰白、质硬,累及胆总管,似累及胰腺组织。

镜下所见 壶腹部可见腺癌浸润,累及十二指肠肌层及胆总管(图 6-14A,左侧为胆总管侧,右侧为十二指肠侧),累及胰腺实质,部分呈微乳头结构,可见脉管瘤栓(图 6-14B、C)。

免疫组化 CK7(3+),CK19(3+),MUC5AC(2+)(图 6-14D),CDX-2(-),SATB2(-),HER2(-),MLH1(+),MSH2(+),MSH6(+),PMS2(+)。

病理诊断 壶腹低分化腺癌。

诊断依据 壶腹癌的概念主要基于肿瘤的解剖位置,因此在取材时应仔细描述肿瘤的位置及毗邻结构的关系。壶腹癌容易引起胆总管及主胰管的梗阻,所以出现黄疸症状较早,预后也比胰头癌要好。在组织学类型上,壶腹腺癌可以分为肠型、胰胆管型、胃型、黏液腺癌等多种类型。

鉴别诊断

(1) 慢性胰腺炎:虽然可见部分结构扭曲的腺体,但细胞异型性不大,背景为增生的纤维组织伴炎症细胞浸润。

(2) 神经内分泌癌:免疫组化显示神经内分泌表达弥漫强阳性。

知识拓展 与胰腺导管腺癌相比,壶腹癌的微卫星不稳定性/错配修复基因缺陷(*MSI/dMMR*)比例更大(20% *vs.* 2%),尤其在 50 岁以下的患者中与林奇综合征的相关性更高,因此在所有壶腹部腺癌中建议常规进行 MLH1/MSH2/MSH6/PMS2 的免疫组化检测。

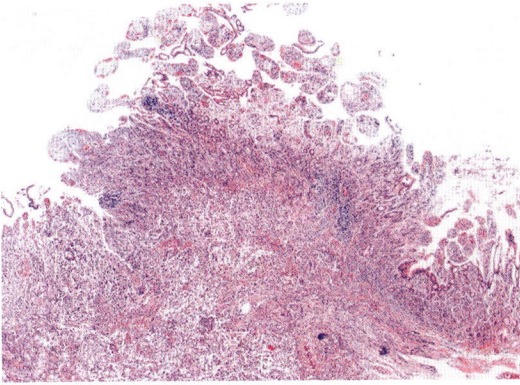

14A(HE × 20)

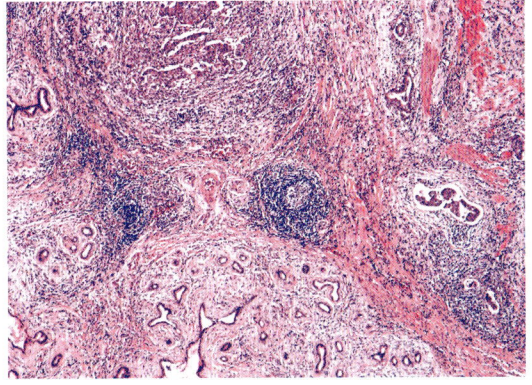

14B(HE × 40)

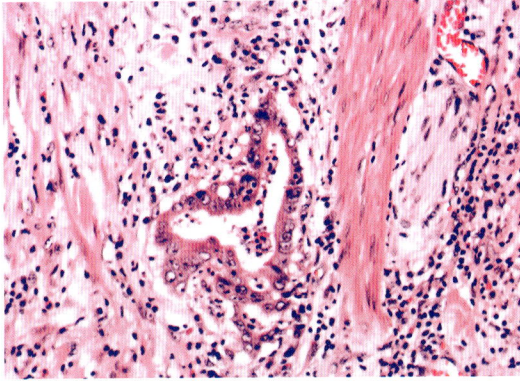

14C(HE × 200)

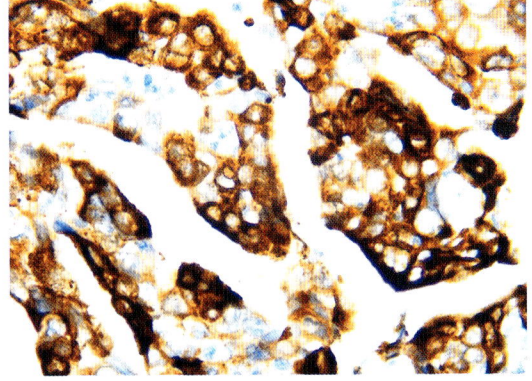

14D(MUC5AC × 400)

图 6-14　壶腹低分化腺癌

病例 15　慢性胰腺炎

基本资料　男,59 岁,上腹部及腰部疼痛近 6 个月。正电子发射计算机体层显像仪 (positron emission tomography and computed tomography,PET/CT) 显示胰腺尾部高代谢物存在。行胰体尾及脾切除术。

大体检查　胰腺组织大小 8cm×4cm×2cm,脾脏大小 13cm×8cm×3cm。多切面切开胰腺组织,胰腺尾部见一质韧区,大小 3.5cm×3cm×2cm,切面灰白灰黄,实性、界不清,紧邻胰腺被膜。

镜下所见　低倍镜下病变边界不清,胰腺组织内见大量炎症细胞浸润,伴淋巴滤泡形成 (图 6-15A),胰腺腺泡大部分被纤维化取代(图 6-15B)。部分导管尚存在,被纤维组织扭曲,但没有异型性(图 6-15C)。可见散在的残存胰岛(图 6-15D)。

免疫组化　CEA(-),p53(10%),IgG4(-)(图 6-15E、F),Ki-67(<3%)。

病理诊断　慢性胰腺炎(chronic pancreatitis, CP)。

诊断依据　慢性胰腺炎好发于中年男性,临床症状以腹痛为主。胰腺组织被炎症细胞浸润,主要为淋巴细胞。胰腺原有的腺泡逐渐萎缩,被纤维化间质取代。胰管扩张,管腔内可见分泌物,有时可见腔内结石及导管鳞化。胰岛通常不受累,甚至可增生呈假瘤样改变,并常可见体积增大的外周神经。常可见到假囊肿形成,囊壁内面并无上皮覆盖,有时可见肉芽组织及钙化。

鉴别诊断

(1) 胰腺导管腺癌:纤维化背景中扭曲的腺管容易与胰腺炎混淆,但胰腺炎可见残存的小叶结构,细胞异型性不明显,且间质的炎症细胞更为丰富。

(2) 胰腺神经内分泌肿瘤:肿瘤呈巢片状、小梁样及腺样结构,边界浸润性生长,间质血管网较丰富。胰腺炎可见残存胰岛,边界不清,周围炎性背景丰富。

(3) 腺泡囊性转化:旧称作"腺泡细胞囊腺瘤",目前证实为腺泡及导管上皮(诊断时需要证实有两种成分)扩张形成的非肿瘤性病变,在第 5 版 WHO 分类中改称为腺泡囊性转化。

知识拓展　自身免疫性胰腺炎(autoimmune pancreatitis, AIP)是慢性胰腺炎的一种特殊类型,与 IgG4 介导的自身免疫疾病相关,以纤维化和 IgG4 阳性的浆细胞浸润为特点,诊断时需要 IgG4 的免疫组化及血清学检查证据。另外还有一种 AIP 可能与 IgG 无关,主要由辅助性 T 细胞(简称 Th 细胞)和调节性 T 细胞(简称 Tr 细胞)介导发生。

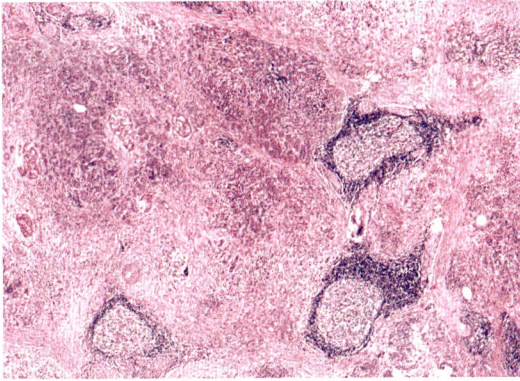

15A(HE × 20)

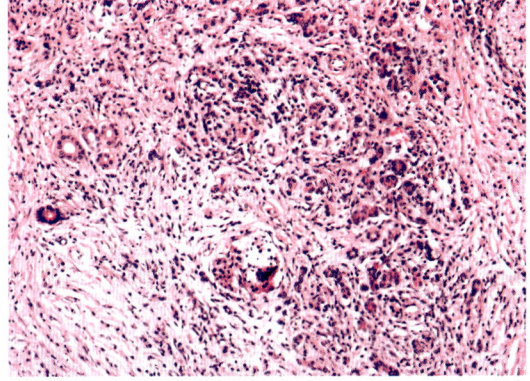

15B(HE × 100)

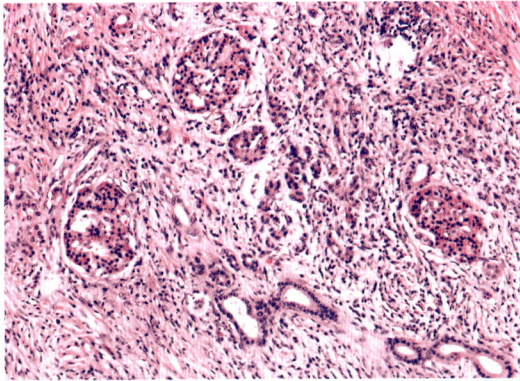

15C(HE × 100)

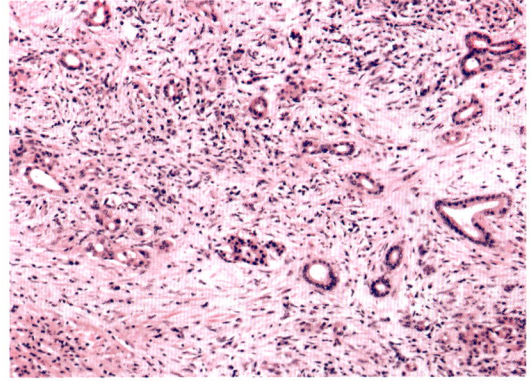

15D(HE × 100)

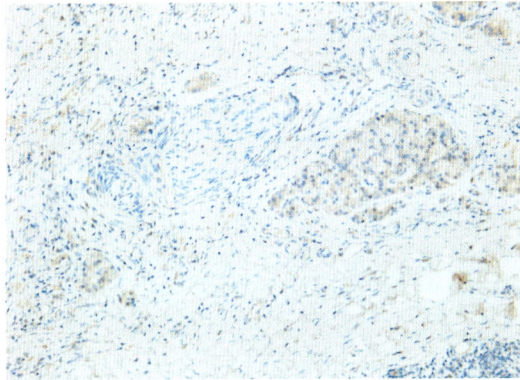

15E(IgG4 × 100)

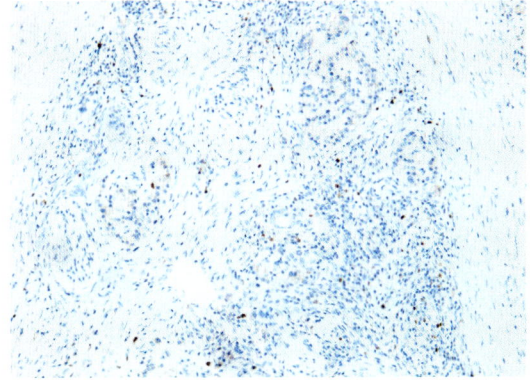

15F(Ki-67 × 100)

图 6-15　慢性胰腺炎

病例 16　胰腺浆液性囊腺瘤

基本资料　女,72岁,体检发现胰腺尾部密度不均占位,无其他临床症状。行胰体尾及脾切除术。

大体检查　胰腺组织大小6.5cm×3.5cm×2cm,脾脏大小12cm×8cm×4cm。于胰腺尾部见一肿物,大小3cm×2cm×1cm,切面灰白灰红、质软,呈蜂窝状,含少量清亮液体,界限尚清。

镜下所见　多囊性病变,界限尚清晰(图6-16A)。大部分呈微腺样,囊肿内衬柱状上皮(图6-16B),小灶区域形成乳头样结构。高倍镜下细胞质透明,形态规则,未见异型性(图6-16C)。

免疫组化　CK18(3+)(图6-16D),CD10(−),CDX-2(−),MUC2(−),MUC5AC(−)。

病理诊断　浆液性囊腺瘤(serous cystadenoma,SCA),不伴异型增生。

诊断依据　常发生于老年女性的胰体尾部,界限较清楚。肿瘤镜下主要呈微囊性结构,也可以呈巨囊性或实性结构。囊壁为单层或复层立方上皮,细胞富含糖原,有时可脱落。纤维间质有时可见丰富的血管网或者胶原变性。诊断时需要注明上皮有无异型增生。新版WHO肿瘤分类中使用2级分类而不再使用旧版的3级分类:高级别异型增生为旧版的胰腺上皮内瘤变3级(pancreatic intraepithelial neoplasia 3,PanIN-3),低级别异型增生包括旧版的PanIN-1和PanIN-2。

鉴别诊断

黏液性囊性肿瘤:肿瘤富含黏液,且有较为特异的卵巢样间质。

知识拓展　当胰腺出现多发性浆液性囊腺瘤时,要考虑到冯希佩尔-林道(Von Hippel-Lindau,VHL)综合征可能。VHL综合征一方面表现为视网膜及中枢神经的血管母细胞瘤;另一方面表现为腹腔病变,包括嗜铬细胞瘤、肾囊肿或肾细胞癌、胰腺囊性病变或神经内分泌肿瘤等。胰腺的囊性病变可以是VHL综合征的首发症状。

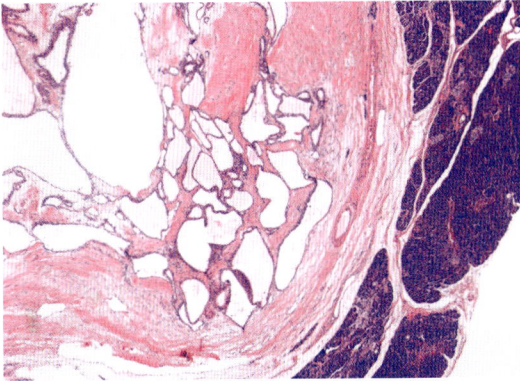
16A(HE × 20)

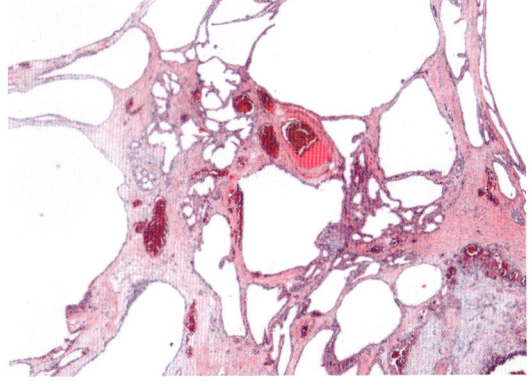
16B(HE × 20)

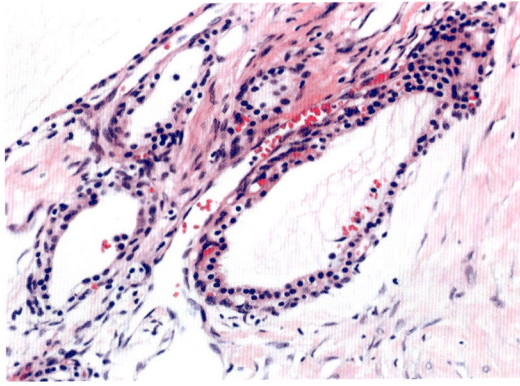
16C(HE × 200)

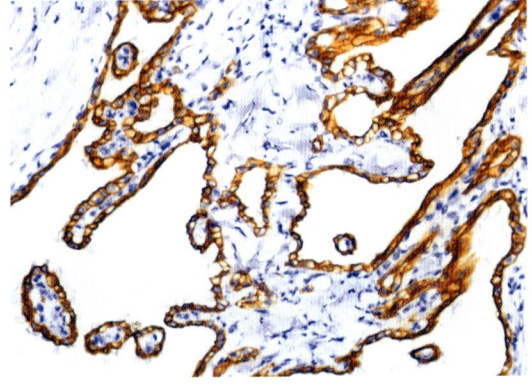
16D(CK18 × 200)

图 6-16　浆液性囊腺瘤

病例 17　胰腺黏液性囊性肿瘤

基本资料　女,49 岁,左侧腰背部疼痛。CT 显示胰腺尾部低密度肿物,边界清楚。行胰体尾切除术。

大体检查　胰腺组织,大小 8cm×5cm×3cm,切面见一囊性肿物,大小 5cm×4cm×3cm,边界清晰。肿物囊性区囊壁光滑,内含液体清亮。

镜下所见　镜下肿瘤呈多房囊性(图 6-17A)。间质细胞较丰富,类似卵巢间质(图 6-17B),周围胰腺组织受挤压萎缩(图 6-17C)。囊壁内附单层腺上皮,未见明确异型性。囊内未见明确黏液(图 6-17D)。

免疫组化　AE1/AE3(3+),CK7(3+),CK18(3+),Ki-67(+1%)。

病理诊断　胰腺黏液性囊性肿瘤(mucinous cystic neoplasm,MCN),不伴异型增生。

诊断依据　患者大部分为女性,好发于胰体尾部,通常为单个肿物。大体上肿瘤通常较大,形成单房巨囊,内容黏液样或水样液体,且通常与胰腺导管不相通。镜下内衬柱状黏液上皮,可伴或不伴异型性。突出的病理特点是具有卵巢样间质,间质细胞梭形、核狭长、细胞质少,有时可出现黄素化。有研究认为该肿瘤的发生也与胚胎发育时的原始卵巢间质异位有关。诊断时需要写明是否伴有上皮内瘤变甚至浸润性癌。

鉴别诊断

(1) 导管内乳头状黏液性肿瘤:与胰管关系密切,没有卵巢样间质。

(2) 胰腺假囊肿:慢性炎症背景,囊壁没有被覆上皮。

知识拓展　在第 5 版 WHO 肿瘤分类中,MCN 和导管内乳头状黏液性肿瘤(intraductal papillary mucinous neoplasm,IPMN)需要进行二级分类,而导管内嗜酸性乳头状肿瘤(intraductal oncocytic papillary neoplasm,IOPN)和导管内管状乳头状肿瘤(intraductal tubulopapillary neoplasm,ITPN)不同,被直接定义为高级别病变。

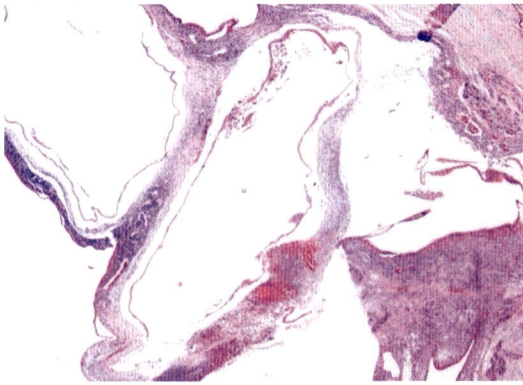

17A(HE × 20)

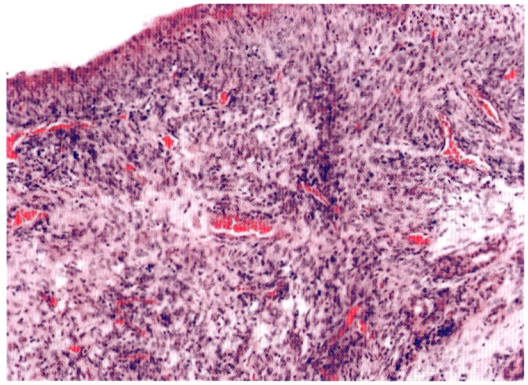

17B(HE × 100)

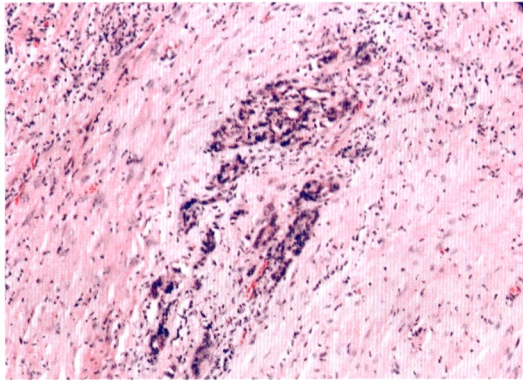

17C(HE × 100)

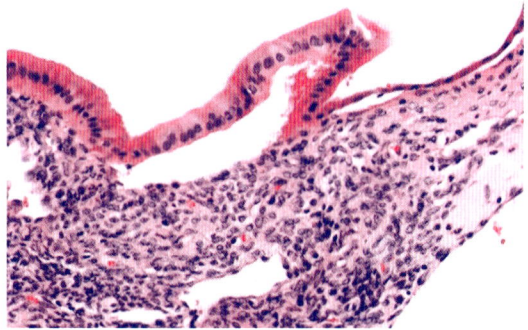

17D(HE × 200)

图 6-17　胰腺黏液性囊性肿瘤

病例18　胰腺导管内乳头状黏液性肿瘤

基本资料　男,64岁,体检发现胰腺占位。CT显示胰头不规则肿物,平扫呈低密度,增强扫描呈不均匀轻度强化,肿物与胰头区胰管相通。行胰十二指肠切除术。

大体检查　胃大弯长14cm,小弯长9.5cm。十二指肠长23cm,宽3cm。胆总管长9.5cm。胰腺大小6.7cm×3.5cm×2cm,多切面切开胰腺,见一黏液样肿物,大小5cm×4cm×2cm,似与胰管相通,未累及胆总管。

镜下所见　正常胰腺组织受挤压,部分萎缩。肿瘤呈多囊性(图6-18A),囊腔内大部分为黏液,被覆上皮为肠型上皮,多见乳头样结构,大部分形态较温和,局灶增生活跃失去极性(图6-18B)。

免疫组化　MUC2(3+)(图6-18D),CDX-2(3+),MUC6(−),Ki-67(局灶+70%)(图6-18C)。

病理诊断　胰腺导管内乳头状黏液性肿瘤(intraductal papillary mucinous neoplasm,IPMN),肠型,伴高级别上皮内瘤变。

诊断依据　IPMN是最常见的胰腺囊性病变,好发于中老年、多位于胰头。顾名思义,IPMN的主要形态为导管内乳头状结构,伴大量黏液分泌。在取材时需要明确位置类型,根据肿瘤位置可分为主胰管型(症状可能较明显)、分支导管型和混合导管型。根据肿瘤细胞的免疫组化表型可以分为肠型[MUC2、CDX-2(+)]、胃型[MUC5AC、MUC6(+)]、胰胆管型[EMA、MUC6(+)]等。IPMN的异型程度需要进行二级分类(高级别/低级别),重要的是,约1/3的病例可见局灶浸润(通常为导管腺癌),此时应诊断为"IPMN伴浸润性癌",并写明浸润灶的大小。

鉴别诊断

(1)黏液性囊性肿瘤:肿瘤与大胰管关系不密切,且有较为特异的卵巢样间质。

(2)潴留囊肿:在胰腺导管梗阻时出现,通常较小,没有黏液。

知识拓展　IPMN恶变可能有多种分子机制,一项研究分析了30例IPMN伴有浸润性癌的病例,发现了3种可能的机制:一是顺序(sequential)型,该类型中IPMN和浸润性癌共享大部分突变;二是分支(branch-off)型,该类2种成分共享*KRAS*和*GNAS*突变,但其他突变有较多不同;三是从头(de novo)型,该类包括*KRAS*和*GNAS*在内的突变都存在较大不同。

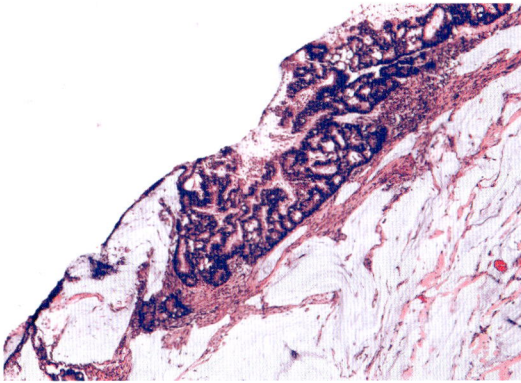
18A(HE × 20)

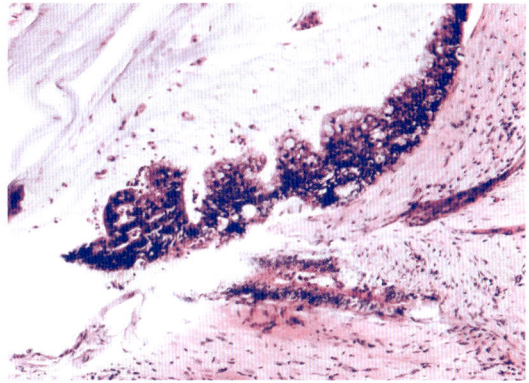
18B(HE × 100)

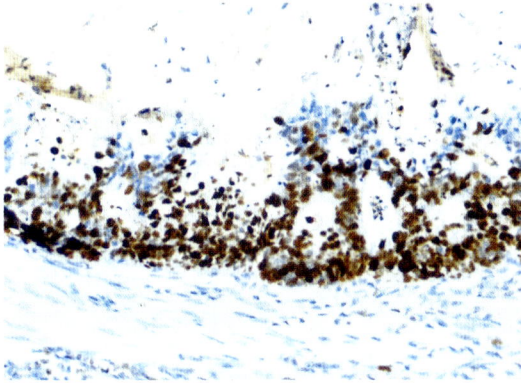
18C(Ki-67 × 200)

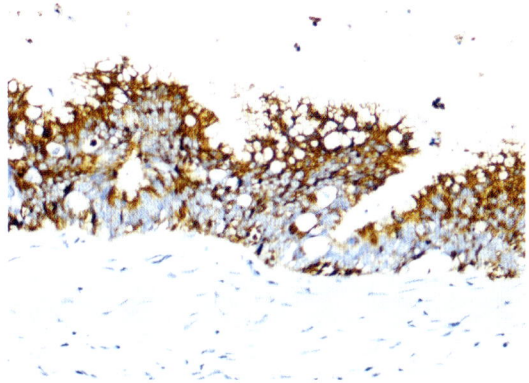
18D(MUC2 × 200)

图 6-18　胰腺导管内乳头状黏液性肿瘤

病例 19　胰腺实性-假乳头状肿瘤

基本资料　女,15 岁,间断出现上腹部不适 1 个月。CT 检查显示胰体部肿物,考虑胰腺来源。行胰体尾切除术。

大体检查　胰腺大小 11cm×6cm×4cm,多切面切开见一结节样肿物,大小 8cm×6vm×4cm,切面呈囊实性,内容物灰红灰褐、质糟脆,与周围胰腺组织分界欠清。

镜下所见　镜下结构较破碎,边缘局部可见纤维性囊壁(图 6-19A),肿瘤部分呈实性,部分呈乳头样结构(图 6-19B)。肿瘤间质较丰富,局部可见胶原变性。高倍镜下肿瘤细胞较一致,核仁明显,核分裂象少见(图 6-19C)。

免疫组化　AE1/AE3(1+),β-catenin[3+,细胞核及细胞质(+)](图 6-19D),LEF1(3+)(图 6-19E),E-cad(−),CD10(2+)(图 6-19F),Syn(−),CgA(−),Ki-67(+2%)。

病理诊断　胰腺实性-假乳头状肿瘤(solid-pseudopapillary neoplasm, SPN)。

诊断依据　胰腺 SPN 好发于年轻女性,常有包膜但也可向周围浸润性生长。镜下肿瘤主要呈实性巢片样结构。所谓"假乳头",实际是由于远离血管的肿瘤细胞出现退变,黏附性变差继而脱落,形成了所谓的假乳头状结构。肿瘤背景较为混杂,可以出现较多出血、囊性变、变性甚至钙化。按照 WHO 分类,全部胰腺 SPN 应归类于恶性肿瘤且适用于 WHO 胰腺外分泌肿瘤的 TNM 分期。但大部分胰腺 SPN 为低度恶性,真正具有侵袭性行为的胰腺 SPN占少数(约 10%)。侵袭性行为的出现可能主要与组织学级别相关,当出现高级别成分时应在报告中指出。免疫组化上,β-catenin 出现细胞质和细胞核同时阳性是该肿瘤特征之一,CD10、CD56、NSE(+),常有 LEF1 核(+)。

鉴别诊断

(1) 神经内分泌肿瘤:形态上较为类似且都可表达 CD56、Syn 等,但神经内分泌肿瘤CgA(+)且 β-catenin(−)。

(2) 腺泡细胞癌:好发于老年男性,以腺泡状结构为主。

(3) 胰母细胞瘤:好发于儿童,常可见特征性鳞状小体。

知识拓展　对 Wnt/β-catenin 信号通路的抑制是肝脏和胰腺发育的必要条件之一,而该通路的激活则是胰腺 SPN 形成最重要的机制。胰腺 SPN 常见的异常为 *CTNNB1* 基因(β-catenin 的编码基因)的 3 号外显子突变。动物实验也证实,对小鼠激活 β-catenin 蛋白可以形成类似于 SPN 的胰腺肿瘤。

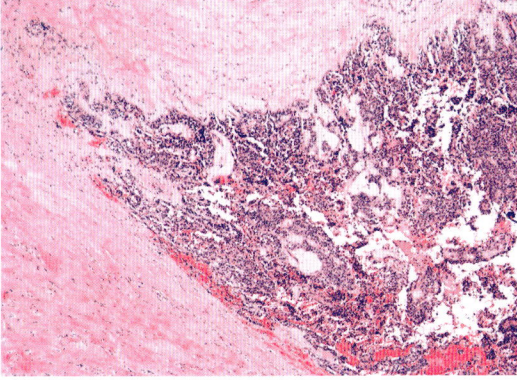
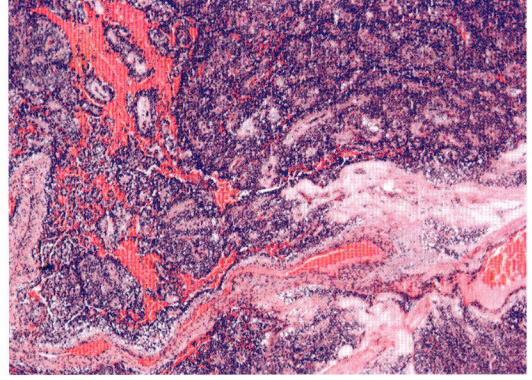

19A(HE×40)   19B(HE×40)

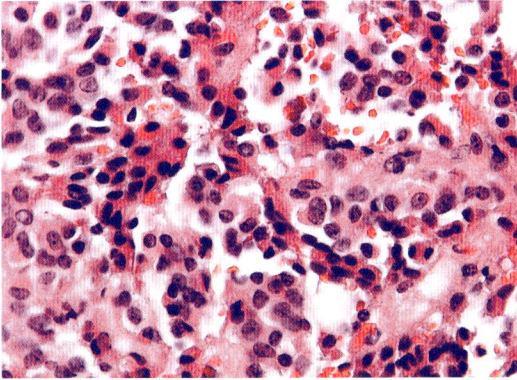
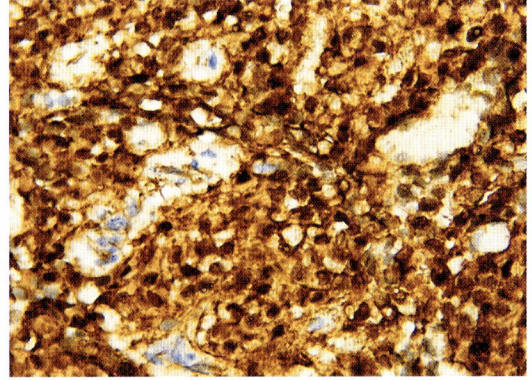

19C(HE×400)   19D(β-catenin×400)

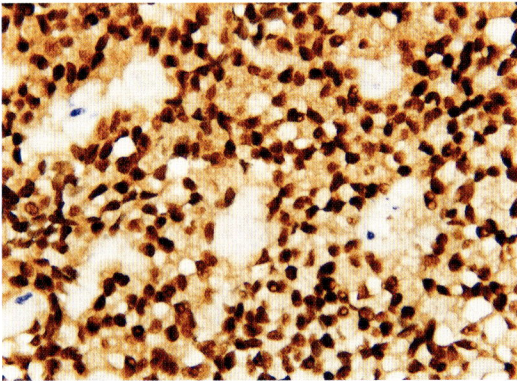
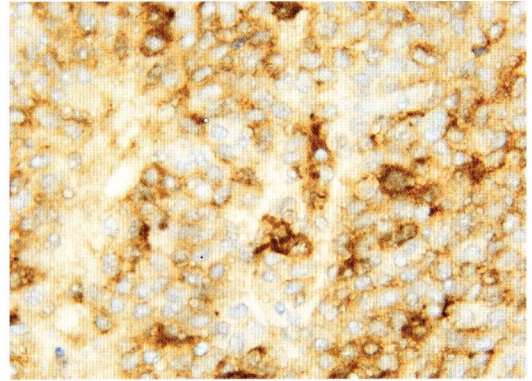

19E(LEF1×400)   19F(CD10×400)

图6-19 胰腺实性-假乳头状肿瘤

病例 20 胰腺导管腺癌

基本资料 男,55 岁,上腹部不适 5 年,1 个月前饮酒后腹胀就诊。腹部 CT 示胰腺软组织密度影,不规则强化。行胰十二指肠切除术。

大体检查 胰腺大小 6cm×5cm×4cm,多切面切开,于胰腺内见一肿物,大小 3cm×3cm×2cm,切面灰白灰黄,质硬、界不清,紧邻胆管及十二指肠壁。

镜下所见 纤维化背景中见较多腺癌浸润(图 6-20A),大部分为中分化腺癌,部分融合呈筛状(图 6-20B),可见神经侵犯(图 6-20C),局灶间质伴黏液分泌(图 6-20D)。

免疫组化 AE1/AE3(3+),MLH1(+),MSH2(+),MSH6(+),PMS2(+),CK7(3+),CK19(3+)。

病理诊断 胰腺中分化导管腺癌(ductal adenocarcinoma,DAC)。

诊断依据 胰腺导管腺癌多见于胰头部,临床症状常表现为腹痛、黄疸及糖尿病。大体检查的显著特点为肿瘤质地非常坚硬,这与镜下所见的丰富的纤维间质相一致,这些纤维间质也可以发生胶原变性。另外,胰腺癌对药物反应不佳一般也被认为和纤维间质的阻碍密切相关。肿瘤主要为中分化腺癌,经常可见神经侵犯。在免疫表型上,大多数是胰胆管型,少数为肠型。胰胆管型的免疫组化表达可见 CK7、CK19(+),区别于腺泡源性肿瘤的 CK8 和 CK18(+)。

鉴别诊断

(1)慢性胰腺炎:胰腺炎时纤维化背景扭曲的腺管容易使人误诊,除了高倍镜下观察导管的异型性,更应当注意低倍镜下所见导管-腺泡分叶结构是否存在。

(2)胰腺上皮内瘤变(PanIN):主要表现为细胞异型增生,但结构上尚不能见到浸润。

知识拓展 约 10% 的胰腺癌具有遗传性因素,涉及多种疾病,详见表 6-3。

表 6-3 胰腺癌的易感基因

综合征	异常基因	胰腺癌风险
遗传性胰腺炎	PRSS1	20% 以上
Peutz-Jeghers 综合征	STK11	11%~36%
家族性非典型性多痣黑色素瘤	CDKN2A	20%
林奇综合征	MLH1/MSH2/MSH6/PMS2/EPCAM	8%
遗传性乳腺癌-卵巢癌综合征	BRAC1/BRAC2	5%

注:Peutz-Jeghers 综合征,波伊茨-耶格综合征。

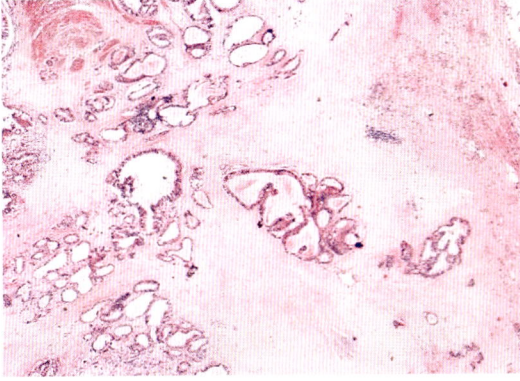

20A(HE × 20)

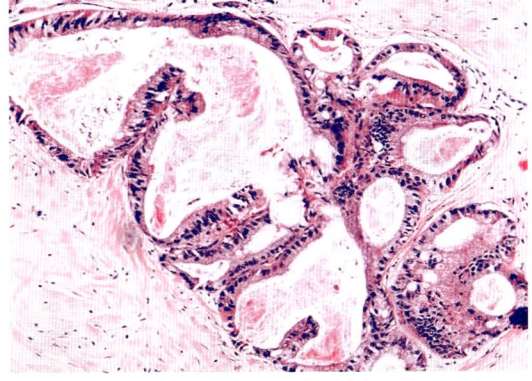

20B(HE × 100)

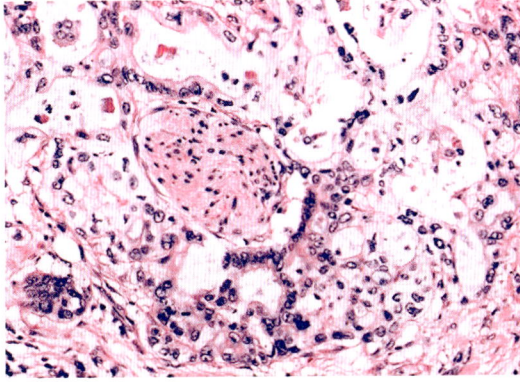

20C(HE × 200)

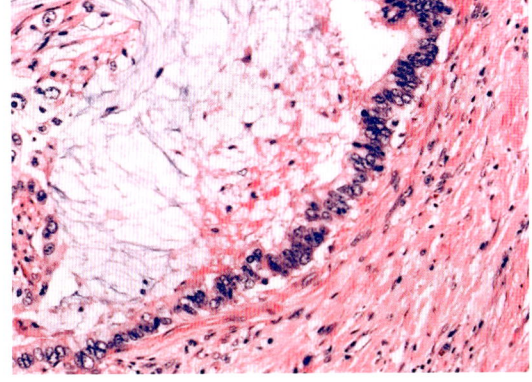

20D(HE × 200)

图 6-20 胰腺中分化导管腺癌

病例 21　胰腺腺泡细胞癌

基本资料　女,45 岁,腹部 CT 显示胃周、胰腺、脾脏多发肿物,呈融合状。行胰体尾+脾+部分胃+部分结肠联合切除术。

大体检查　胰腺大小 8cm×5cm×4cm,被膜粗糙。多切面切开,胰腺被肿物占据,大小 8cm×5cm×4cm,大部分灰黄、质糟脆,部分灰白、质略硬。

镜下所见　肿瘤由密集的小腺泡构成,间质成分较少(图 6-21A)。高倍镜下细胞核均匀,通常可见单个突出的核仁(图 6-21B)。细胞质嗜酸,富含抗淀粉酶酶原颗粒,过碘酸希夫(periodic acid Schiff,PAS)染色(+)。

免疫组化　AE1/AE3(3+),AAT(3+)(图 6-21C),ACT(3+)(图 6-21D),Syn(-)。PAS 特殊染色(+)。

病理诊断　腺泡细胞癌(acinic cell carcinoma,ACC)。

诊断依据　腺泡细胞癌较为少见,多见于中老年男性。镜下肿瘤大部分呈密集的腺泡样,间质较少。分化较差时也可以呈实性,间质常可见坏死。高倍镜下可见中等量的细胞质,因富含酶原颗粒而呈颗粒样。血管侵犯可能较常见,而神经侵犯不常见。免疫组化可显示 α1 胰蛋白酶抑制剂(α1-antitrypsin,AAT)、Bcl-10(+)。部分腺泡细胞癌伴有其他肿瘤成分,如导管腺癌等。另外,如果有>30%的成分显示神经内分泌分化,则应诊断为混合性腺泡-神经内分泌癌。

鉴别诊断

(1) 神经内分泌肿瘤:虽然可能也会出现腺管样结构,但 ACC 中的腺泡更为均匀一致,神经内分泌标记可辅助鉴别。

(2) 胰母细胞瘤:好发于儿童,常见鳞状小体,且容易出现器官样结构。

(3) 实性-假乳头状肿瘤:好发于年轻女性,并不形成真正的腺样结构。

知识拓展　胰腺腺泡分化的病变包括腺泡囊性转化、腺泡细胞囊腺癌、混合性癌伴腺泡分化、腺泡细胞癌、胰母细胞瘤,形态上都可见细胞质的腺泡分泌性小颗粒[PAS 染色(+)]。Wnt 信号通路改变可能是该谱系病变较为普遍的分子特征。腺泡细胞癌还可出现其他分子改变,包括 *RAF1* 基因融合(约 20%)和 *RET*、*BRAF* 基因重排(约 10%)。

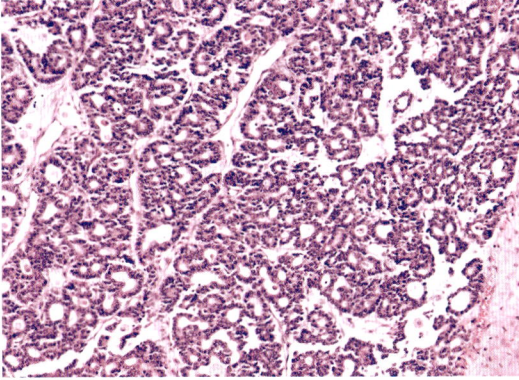

21A(HE × 100)

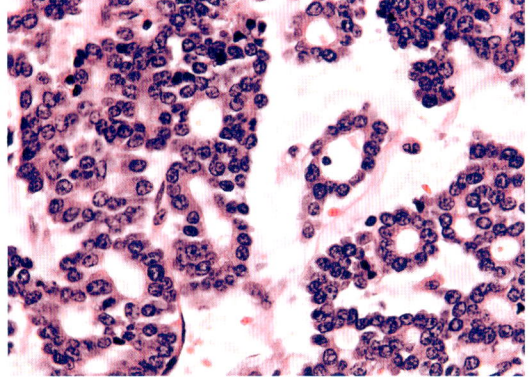

21B(HE × 400)

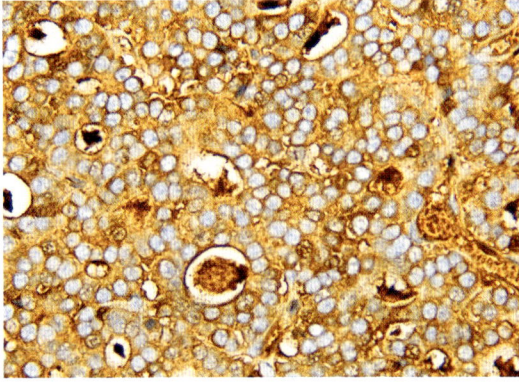

21C(AAT × 400)

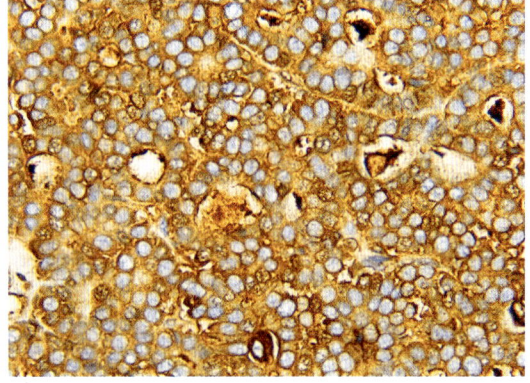

21D(ACT × 400)

图 6-21 胰腺腺泡细胞癌

病例 22 胰腺神经内分泌肿瘤

基本资料 女,46 岁,腹部 CT 示胰腺钩突混杂密度肿物,血液检查显示内分泌激素未见异常。行胰头肿物切除术。

大体检查 胰腺组织,大小 6cm×4.5cm×2cm。多切面切开胰腺组织,切面见一多结节样肿物,大小 5cm×4cm×2cm,切面灰白灰褐,质稍硬,边界欠清。

镜下所见 肿瘤呈巢片状、小梁样及腺样结构,边界浸润性生长,间质血管网较丰富(图6-22A)。低倍镜下形态较温和,细胞质粉染或透亮,细胞核均匀,可见胡椒盐样点状染色质(图 6-22B、C)。

免疫组化 AE1/AE3(3+),Syn(3+)(图 6-22E),CD56(1+),SSTR2(2+),CgA(1+),S-100(−),β-catenin(胞膜+)(图 6-22F),Ki-67(+10%)(图 6-22D)。

病理诊断 胰腺神经内分泌瘤,G2。

诊断依据 按照第 5 版 WHO 分类,胃肠胰神经内分泌肿瘤(neuroendocrine neoplasms,NEN)主要依据形态分为神经内分泌瘤(neuroendocrine tumor,NET)和神经内分泌癌(neuroendocrine carcinoma,NEC),二者的诊断标准见表 6-4。另外,根据肿瘤是否分泌活性激素并引起特异性的临床症状可以分为功能性神经内分泌肿瘤和非功能性神经内分泌肿瘤。胰腺中最常见的功能性神经内分泌肿瘤是胰岛素瘤,主要表现为低血糖症状,恶性潜能比较低。而其他功能性肿瘤(如胰高血糖素瘤)虽然更少见,但恶性潜能较高。

表 6-4 神经内分泌瘤和神经内分泌癌的诊断标准

分类	分化	分级	Ki-67/%	核分裂象/(/2mm²)
神经内分泌瘤				
G1	好	低	<3	<2
G2	好	中	3~20	2~20
G3	好	高	>20	>20
神经内分泌癌				
小细胞癌	差		>20	>20
大细胞癌	差		>20	>20

鉴别诊断

(1)胰岛增生:常在慢性胰腺炎时出现,注意胰腺腺泡出现的萎缩性改变。

(2)腺泡细胞癌:呈密集腺泡样,神经内分泌标记阴性或弱阳性。

(3)副神经节瘤:也呈巢片状或器官样结构,但 S-100 显示支持细胞阳性。

知识拓展 多发性内分泌肿瘤(multiple endocrine neoplasia,MEN)分为两型,均为常染色体显性遗传病。MEN-1 的致病基因为 *Menin*,以甲状旁腺、胰岛细胞和垂体肿瘤为特征,其中胃肠胰神经内分泌肿瘤出现概率较高,为 80%~100%,可以有非功能性肿瘤、胃泌素瘤、胰岛素瘤等。MEN-2 的主要致病基因为 *RET*,常表现为甲状腺髓样癌、嗜铬细胞瘤和甲状旁腺功能亢进,较少出现胃肠胰神经内分泌肿瘤。

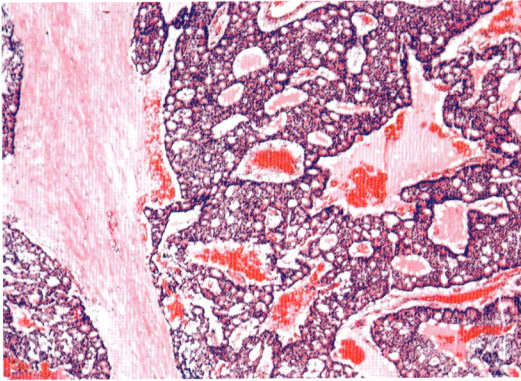

22A(HE × 40)

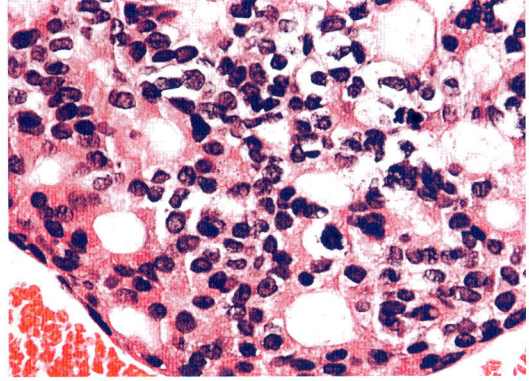

22B(HE × 400)

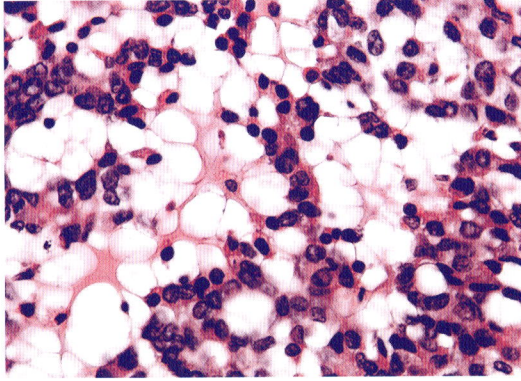

22C(HE × 400)

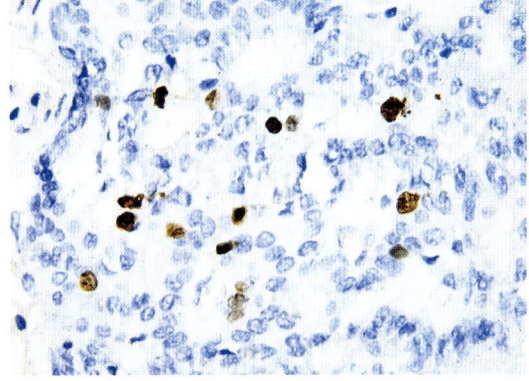

22D(Ki-67 × 400)

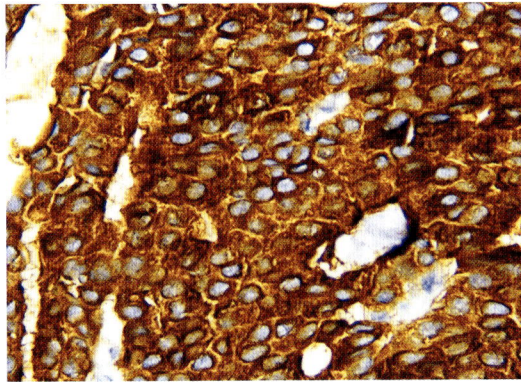

22E(Syn × 400)

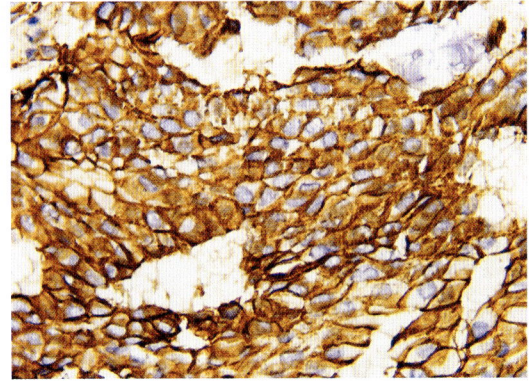

22F(β-catenin × 400)

图 6-22　胰腺神经内分泌肿瘤

（鲁海珍　王炳智）

（审校:农琳）

第七章

腹膜、网膜及肠系膜疾病

病例 1　恶性间皮瘤／289

病例 2　腹膜假黏液瘤／291

病例 3　髓脂肪瘤／293

病例 4　去分化脂肪肉瘤／295

病例 5　黏液样脂肪肉瘤／298

病例 6　韧带样纤维瘤病／300

病例 7　节细胞神经瘤／302

病例 8　副神经节瘤／304

病例1　恶性间皮瘤

基本资料　女,57岁,腹胀、腹痛1月余,发现盆腹腔积液1个月。CT检查显示:盆腔可见多发软组织结节,较大者位于右侧附件区,大小约2.1cm×1.8cm,边界欠清。大网膜、小网膜、肠系膜增厚,脂肪间隙密度增高,可见多发小结节,盆底网膜可见多个结节,较大者大小约1.3cm×1.2cm。

大体检查　大网膜、双侧卵巢、部分小肠等组织表面可见大量灰白结节样物,切面灰白、实性、质韧。

镜下所见　肿瘤细胞呈巢状结构,部分呈上皮样,细胞质较丰富、红染,也可空泡状或透明,部分呈短梭形,可见弥漫或车辐状排列,细胞异型性明显,核分裂象易见,可见多核巨细胞(图7-1A~D)。

免疫组化　肿瘤细胞WT1(图7-1E)、D2-40(图7-1F)、CR(图7-1G)弥漫强阳性。肿瘤细胞增殖指数Ki-67较高(图7-1H)。

病理诊断　恶性间皮瘤。

诊断依据　①盆腹腔多发结节。②镜下见肿瘤呈双相分化,上皮性和肉瘤样两种成分。上皮成分呈巢状结构,梭形细胞成分与纤维肉瘤相似,梭形细胞与上皮样细胞间相互移行。③WT1、D2-40、CR免疫组化标记弥漫强阳性。

鉴别诊断

(1) 滑膜肉瘤:两者均属于双相分化肿瘤,形态近似,但在免疫表型上,滑膜肉瘤可见Bcl-2和CD99阳性,FISH检测可见染色体(X;18)(p11;q11)易位,形成 *SYT-SSX* 融合。

(2) 肉瘤样型恶性间皮瘤需与纤维肉瘤鉴别。纤维肉瘤具有鱼骨样排列,免疫组化染色出现间皮细胞标记物加以鉴别。

知识拓展　恶性间皮瘤为腹膜常见的恶性肿瘤,50岁以上男性多见。石棉接触史是致病因素之一。临床多表现为腹痛、腹胀和血性腹水。肉眼和影像学均见腹膜弥漫性增厚,早期为多个散在的灰白结节或斑块,随病变进展,结节相互融合并与腹腔脏器粘连。肿物质地坚韧或为胶冻样。

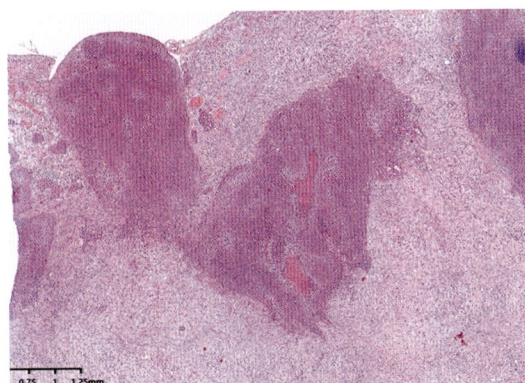

1A(HE×20)

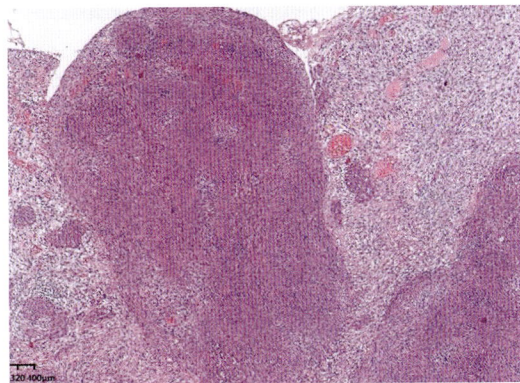

1B(HE×40)

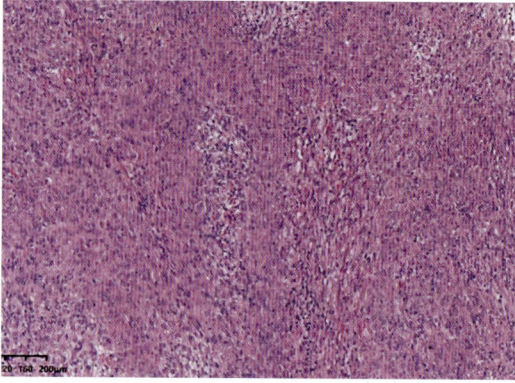
1C(HE × 100)

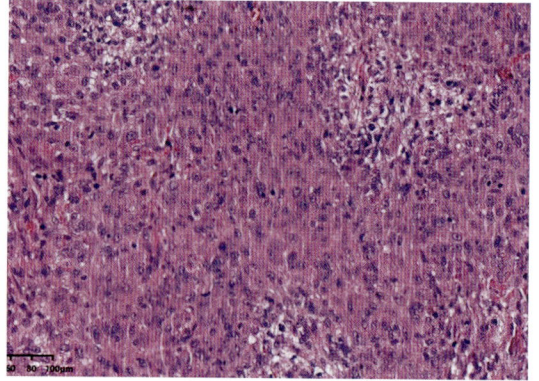
1D(HE × 200)

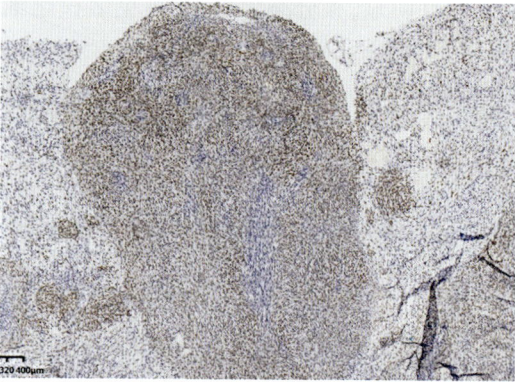
1E(WT-1 × 40)

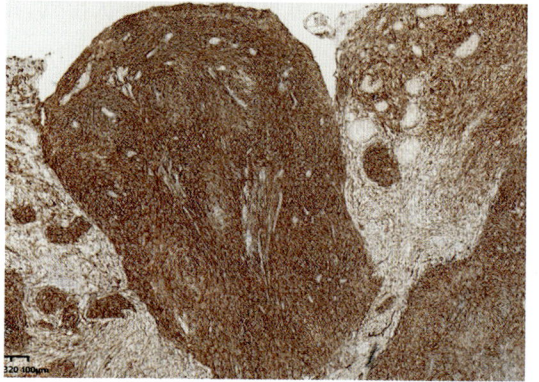
1F(D2-40 × 40)

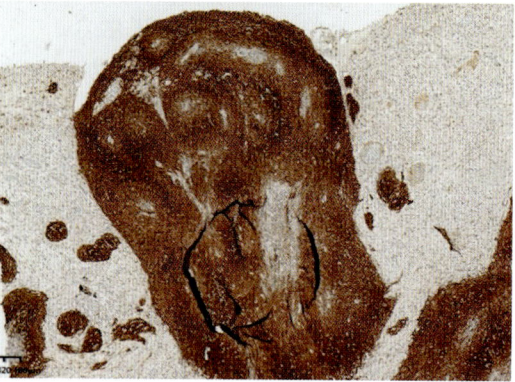
1G(CR × 40)

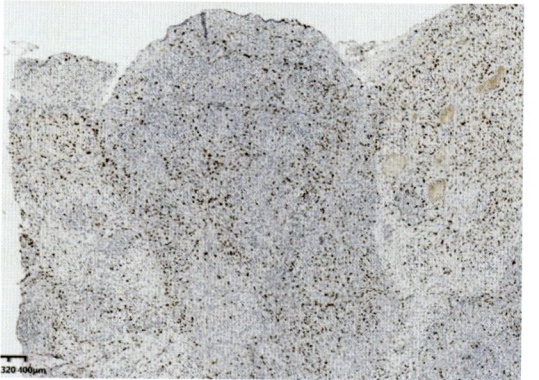
1H(Ki-67 × 40)

图 7-1　恶性间皮瘤

病例 2　腹膜假黏液瘤

基本资料　男,74 岁,无明显诱因出现大便表面带血,大便次数增多、便条变细,大便每日最多可达 10 次,伴肛门坠胀感,无里急后重。正电子发射计算机体层显像仪(positron emission tomography and computed tomography,PET/CT)检查显示:阑尾不均匀增粗,壁增厚,最厚处 1.0cm,伴摄取增高,内部可见液性低密度区。腹盆腔腹膜(包括大网膜、脏器被膜、胃肠浆膜及系膜)弥漫片絮状增厚,伴摄取增高,部分胃肠浆膜面病变与胃肠壁分界欠清。

大体检查　切除大网膜组织,大小 17cm×8cm×2cm,切面散在多灶灰白灰黄、实性、胶冻样结节,直径 0.5~1cm。

镜下所见　镜下见结节主要为黏液成分,其内细胞稀少,呈条索状、小巢状或单排状排列,核小,规则,轻度异型,形态温和,核分裂象罕见(图 7-2)。

病理诊断　低级别腹膜假黏液瘤。

诊断依据　①盆腹腔多发胶冻样结节。②大量黏液内漂浮少许上皮细胞成分。③细胞轻度异型,形态温和,核分裂象罕见。

鉴别诊断

(1) 局限于阑尾的黏液腺癌:肿瘤局限于阑尾,细胞异型明显,核分裂象多见,一般表达 CK20、CDX-2 和 MUC2,多数表达 CK7。

(2) 由于胆囊、胃、大肠、胰腺、输卵管、脐尿管、肺和乳腺的黏液癌也可导致腹膜假黏液瘤,应当根据病史和临床资料进行鉴别。

知识拓展　腹膜假黏液瘤是指大量黏液或胶样物质局限或广泛性积聚于腹部和/或盆腔腹膜腔内,和/或在腹膜表面形成多量黏液结节。大多数腹膜假黏液瘤是阑尾黏液性肿瘤进展的结果。在腹膜假黏液瘤中黏液及其中的上皮细胞沿着腹膜液的正常流动和通过淋巴管及淋巴腔隙趋向聚集在肝脏和脾脏被膜、结肠旁沟、网膜和盆腔等区域,常称之为"重分布"现象。世界卫生组织(World Health Organization,WHO)肿瘤分类中将腹膜假黏液瘤分为低级别腹膜假黏液瘤和高级别腹膜假黏液瘤。低级别腹膜假黏液瘤一般生长缓慢,其播散很少超出腹膜,很少发生淋巴结转移。

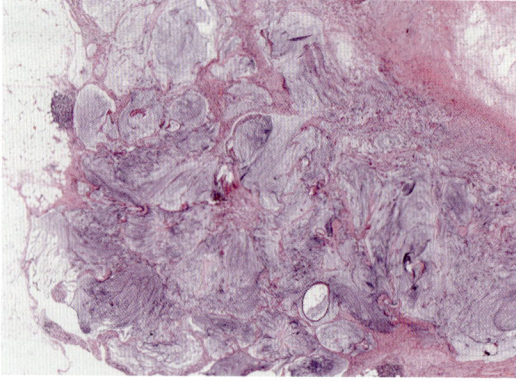
2A(HE×20)

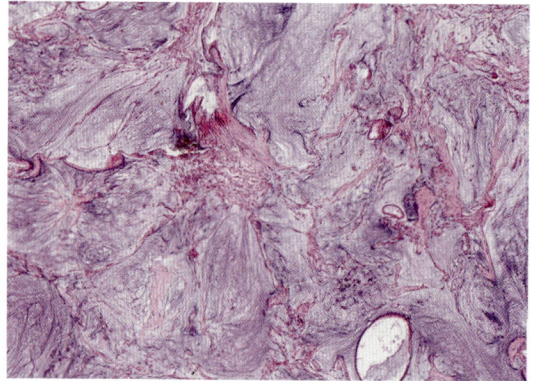
2B(HE×40)

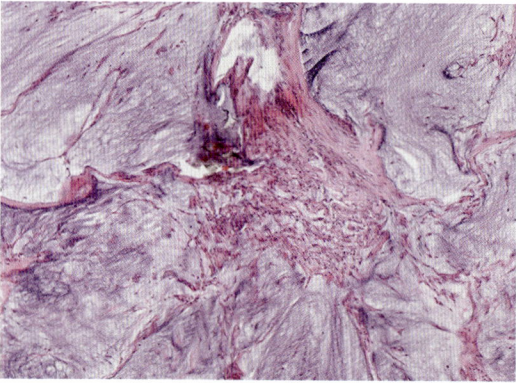
2C(HE×100)

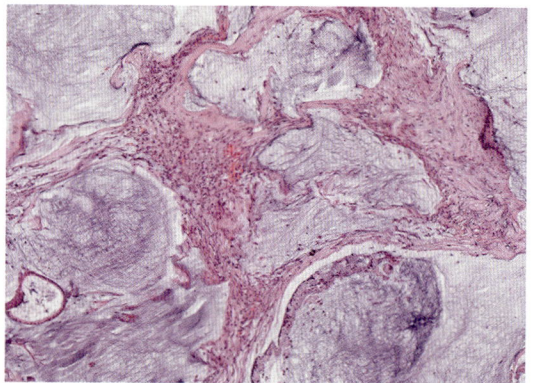
2D(HE×100)

图 7-2　腹膜假黏液瘤

病例3　髓脂肪瘤

基本资料　女,65岁,腹胀1月余。MR检查显示:腹腔肠系膜根部肿物,边界清,边缘尚光整,大小约4.5cm×3.4cm×3cm,T$_1$WI等稍低混杂信号,T$_2$WI/FS信号混杂,内见片状较低信号区及点片状高信号区,弥散加权成像(diffusion weighted imaging,DWI)等稍高信号,增强扫描呈渐进性不均匀明显强化。

大体检查　结节样肿物及脂肪总大小6cm×5cm×4.5cm。结节样物表面可见部分包膜,多切面切开,切面灰红、质软、质糟脆,可见血凝块,局灶似为坏死,坏死区域占10%。

镜下所见　肿瘤镜下边界清楚,由成熟的脂肪细胞和造血细胞组成;成熟的脂肪细胞散在分布,其间可见不同分化阶段的三系造血细胞,形态多样,巨核细胞多见(图7-3)。

病理诊断　髓脂肪瘤。

诊断依据　①有包膜的结节状肿物。②由成熟的脂肪细胞和造血细胞组成。

鉴别诊断

(1)本病需与浸润脂肪组织的转移性恶性肿瘤鉴别:转移性恶性肿瘤常表现出相应肿瘤类型的组织学特征及免疫表型,病史及影像学检查有助于鉴别。

(2)髓系白血病:细胞成分单一且形态原始幼稚,无巨核细胞。

知识拓展　髓脂肪瘤主要发生于肾上腺,发生于肾上腺外者少见,称肾上腺外髓脂肪瘤。肾上腺外髓脂肪瘤易发生于腹膜后及盆腔内,呈良性过程。肉眼可见无包膜但界限清楚的肿块,直径0.6~6cm,切面红黄相间,质地软。镜下见肿瘤由成熟的脂肪细胞和造血细胞组成,两种成分多少不等;成熟的脂肪细胞散在分布,其间可见不同分化阶段的三系造血细胞,形态多样,常见巨核细胞。

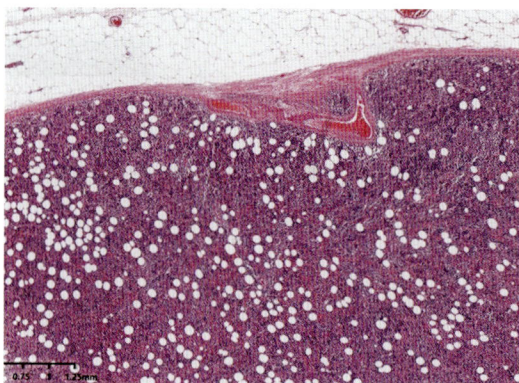

3A(HE × 20)

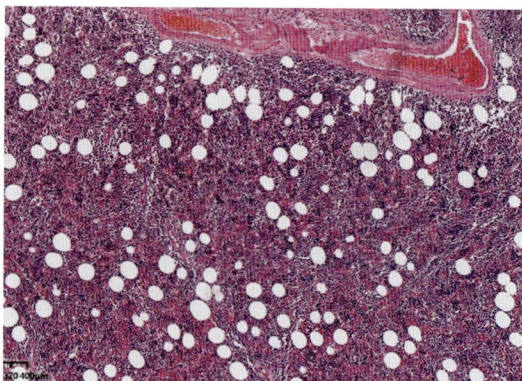

3B(HE × 40)

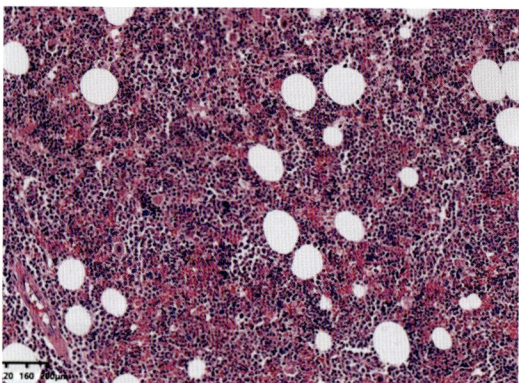

3C(HE × 100)

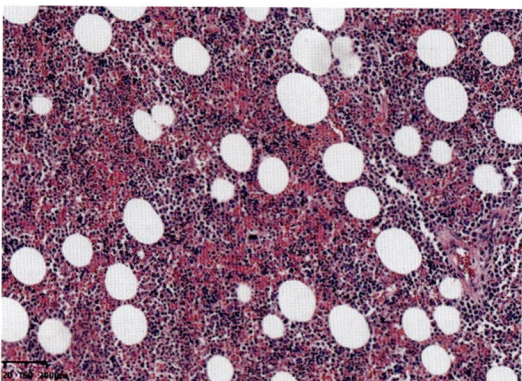

3D(HE × 100)

图 7-3　髓脂肪瘤

病例4　去分化脂肪肉瘤

基本资料　女,50岁,发现腹腔占位1月余。CT检查显示:腹腔内巨大肿物,最大截面约18.0cm×13.2cm×10cm,增强后显示不均匀结节状及片絮状,侵犯右肾,右肾前部多发低密度区,病变与肝脏、胰腺及部分肠管分界不清;右肾动静脉、下腔静脉受压狭窄,周围脂肪间隙消失,右肾周脂肪间隙及肠系膜内多发肿物及条索影,大者约4.8cm×2.4cm×2cm。

大体检查　右肾及腹膜后肿物切除标本,肾及肾周脂肪总大小11cm×9.5cm×6.5cm,表面尚光滑。沿肾门对侧剖开,裸肾大小8cm×5.5cm×5cm,肾周脂肪内见不规则结节样物多枚,大小3cm×2.5cm×1cm至7cm×3.5cm×3cm,切面小者灰黄、质稍韧,大者灰白胶冻样,似未累及肾被膜。输尿管一段长7cm,切缘宽0.5cm,输尿管黏膜灰白、皱襞正常。

镜下所见　经过多切面镜下观察,肿瘤由高分化脂肪肉瘤及多形性脂肪肉瘤成分组成,部分为高度恶性的梭形肉瘤成分。多种成分相互移行。细胞异型明显,可见瘤巨细胞(图7-4A~D)。

免疫组化　肿瘤细胞S-100(图7-4E)弱阳,MDM2(图7-4F)、CD34(图7-4G)弥漫阳性。瘤细胞增殖指数Ki-67较高(图7-4H)。

病理诊断　去分化脂肪肉瘤。

诊断依据　①大体多呈结节状,切面部分灰黄,部分灰白;侵袭性生长。②镜下肿瘤由高分化和多形性脂肪肉瘤两种成分组成,部分为高度恶性的梭形肉瘤成分。

鉴别诊断

(1)非脂肪源性的肉瘤:当取材不充分,遗漏非典型脂肪瘤性肿瘤/高分化脂肪肉瘤的区域时,易被误诊为非脂肪源性的肉瘤。注意实际工作中充分取材,不同颜色质地、不同区域取材。

(2)高分化的梭形细胞脂肪肉瘤:低度恶性的去分化脂肪肉瘤需与之鉴别,低度恶性的去分化脂肪肉瘤在梭形细胞区域内不含非典型脂肪细胞或脂肪母细胞等脂肪肿瘤的成分。

知识拓展　去分化脂肪肉瘤是一种复发率高的恶性脂肪源性肿瘤,显示从高分化脂肪肉瘤向不同分化程度的非脂肪性梭形细胞肉瘤的移行。其占所有脂肪肉瘤的18%,约10%高分化脂肪肉瘤可发生去分化。腹膜后高分化脂肪肉瘤发生去分化的频率更高。多发生于中老年人,偶发生于儿童和青少年。绝大多数发生在腹膜后,其次是四肢,少数病例发生在肢体和睾丸,皮下的脂肪肉瘤罕见去分化。多数表现为体积较大的无痛性肿块。最常见的高分化成分是高分化脂肪肉瘤,最常见的去分化成分是高级别非脂肪源性肉瘤。去分化成分可表现为从低级别到高级别的多种肉瘤形态。低级别和高级别区域可在同一肿瘤内并存。去分化脂肪肉瘤与高分化脂肪肉瘤有相同或类似的遗传学异常。荧光原位杂交(fluorescence in situ hybridization,FISH)检测显示 *MDM2* 和 *CDK4* 基因扩增。

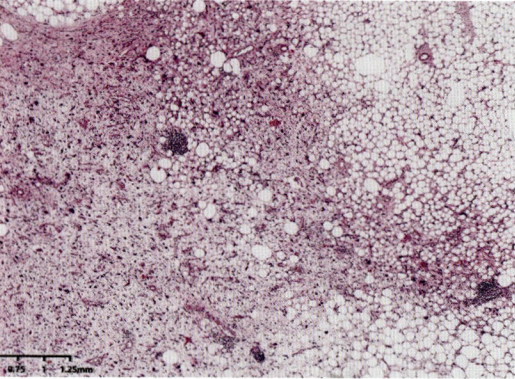

4A(HE × 20)

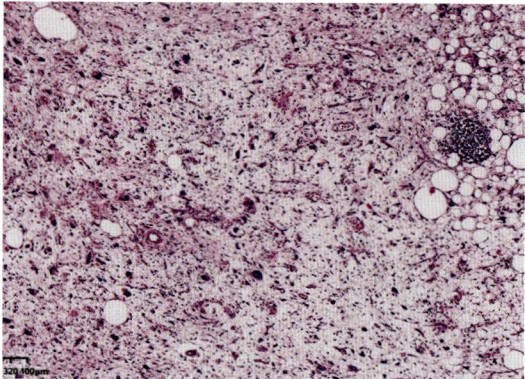

4B(HE × 40)

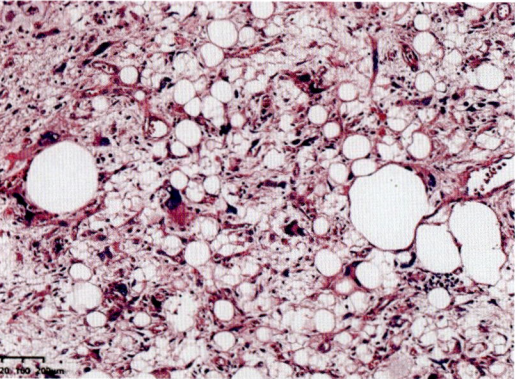

4C(HE × 100)

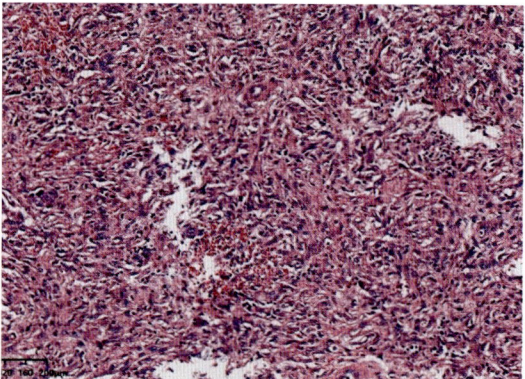

4D(HE × 100)

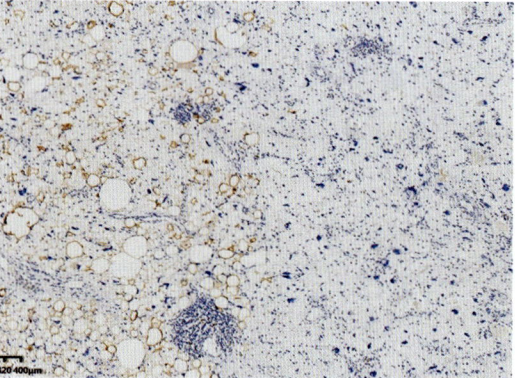

4E(S-100 × 40)

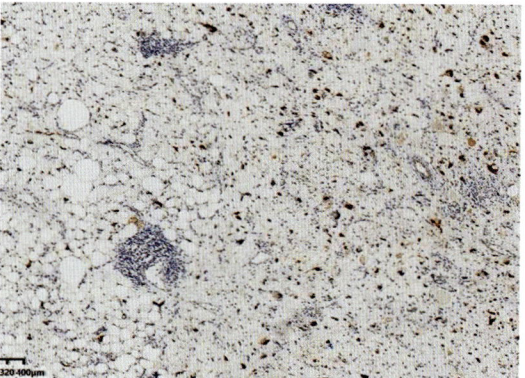

4F(MDM2 × 40)

4G(CD34 × 40)

4H(Ki-67 × 40)

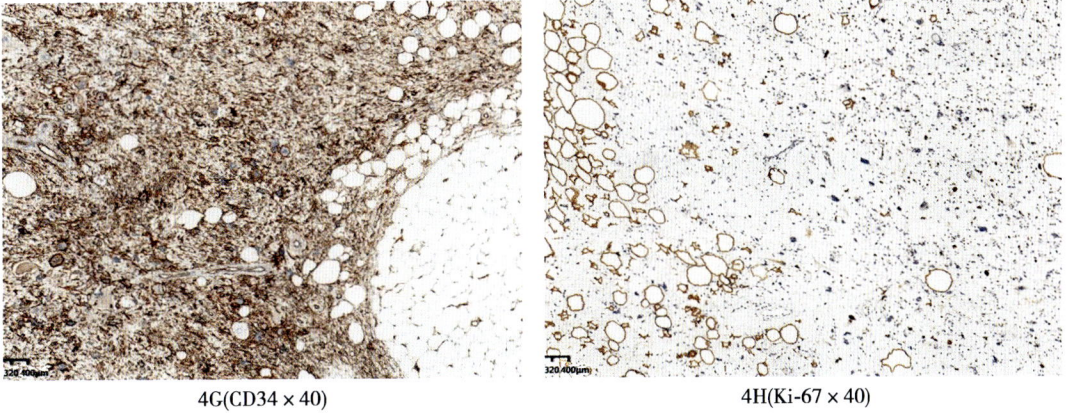

图 7-4 去分化脂肪肉瘤

病例5　黏液样脂肪肉瘤

基本资料　男,59岁,查体发现左腹膜后肿物1月余。MRI检查显示:左侧肾周间隙、肾旁前间隙及肾旁后间隙异常信号肿物。

大体检查　不整形组织2块,大者大小9.5cm×7cm×6cm,局部可见包膜,多切面切开,切面灰白灰黄、胶冻样;小者大小9cm×6cm×5cm,表面粗糙,上附少许脂肪组织,局部可见包膜,切面大部分灰褐灰红、胶冻状,局灶灰白、质稍韧。

镜下所见　低倍镜下肿瘤常呈结节状或分叶状生长,结节周边细胞相对丰富。肿瘤由圆形、卵圆形至短梭形细胞、印戒样脂肪母细胞组成。间质由分支状的毛细血管网和黏液样基质组成,其中薄壁毛细血管网呈丛状或分支状(图7-5)。

病理诊断　黏液样脂肪肉瘤。

诊断依据　①大体多呈结节状,切面胶冻状,部分灰黄;侵袭性生长。②镜下肿瘤细胞呈卵圆形至短梭形,可见印戒样脂肪母细胞。③间质由分支状的毛细血管网和黏液样基质组成。④*FUS-DDIT3*基因融合为其特征性分子改变。

鉴别诊断

(1) 黏液纤维肉瘤:因肿瘤的间质也可呈黏液样变性,以及在为数不少的肿瘤内可见少量多泡状脂肪母细胞样细胞,有时肿瘤内的血管也可呈丛状,故非常容易被误诊为黏液样脂肪肉瘤。

(2) 肌内黏液瘤:瘤细胞稀少,呈短梭形或星状,无印戒样脂肪母细胞。瘤内血管稀少,无丛状毛细血管网。

知识拓展　黏液样脂肪肉瘤是一种由圆形至卵圆形原始间叶细胞组成的肿瘤,在脂肪肉瘤中,本型的发生率仅次于高分化脂肪肉瘤,占5%~10%。发病高峰年龄段为30~50岁,值得一提的是,发生于22岁以下儿童和青少年的脂肪肉瘤主要为黏液样脂肪肉瘤,无明显的性别差异。肿瘤好发于下肢深部的软组织内,特别是大腿肌肉内和腘窝,占60%~70%;其次为小腿,占30%;偶可发生于上肢,很少原发于皮下、腹腔或腹膜后,后者多为转移性。临床上多表现为肢体深部体积较大的无痛性肿块。大体上,肿瘤的体积多较大,境界清楚,多结节状,切面呈胶冻状、黄色或灰黄色,可伴有出血而呈褐色。低倍镜下肿瘤常呈结节状或分叶状生长,结节周边细胞相对丰富。肿瘤由圆形、卵圆形至短梭形的原始间叶细胞、印戒样脂肪母细胞组成。间质由分支状的毛细血管网和黏液样基质组成,其中薄壁毛细血管网呈丛状或分支状是本瘤的特征性形态之一。瘤细胞多聚集在血管周围,多为圆形、卵圆形或短梭形细胞质内无脂滴的原始间叶细胞,形态上基本一致,核无明显的多形性,核分裂象罕见,不见巨核细胞或多核细胞。分化较差时,肿瘤由形态较为一致的增生性小圆细胞组成,细胞周界清楚,可见单泡状脂肪母细胞,偶见多泡状脂肪母细胞,瘤细胞之间无黏液样的基质。FISH检测瘤组织呈特征性*FUS-DDIT3*(*CHOP*)基因融合。

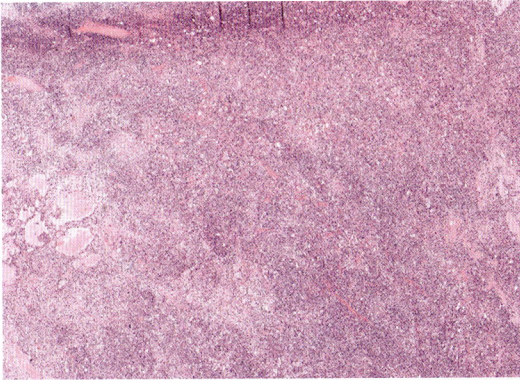
5A(HE × 20)

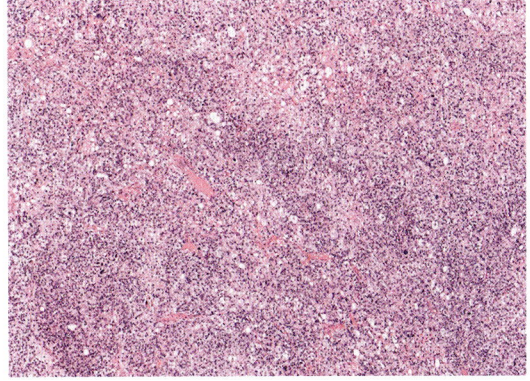
5B(HE × 40)

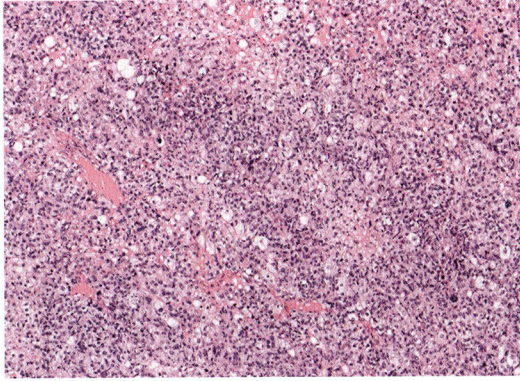
5C(HE × 100)

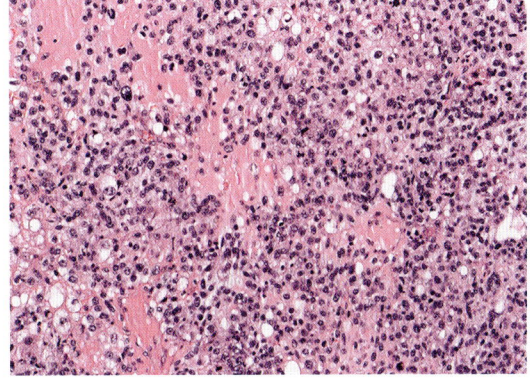
5D(HE × 200)

图 7-5　黏液样脂肪肉瘤

病例6　韧带样纤维瘤病

基本资料　男,36 岁,腹胀 20 天,腹膜后占位。CT 检查显示:右下腹占位性病变。

大体检查　右半结肠及腹膜后肿物切除标本,回肠长 14cm,切缘宽 4cm,结肠长 10cm,切缘宽 5.5cm,阑尾长 6.8cm,直径 0.5cm。于阑尾表面粘连一肿物,大小 3.3cm×3.2cm×2.8cm,切面灰白、实性、质硬,界不清,累及阑尾、阑尾系膜及回盲部系膜,未累及肠壁及阑尾开口。肠黏膜尚光滑,未见明确息肉。

镜下所见　肿瘤边界不清,由梭形细胞与胶原纤维交错排列。细胞丰富区可见少量核分裂象,胶原纤维丰富区似瘢痕组织(图 7-6)。

病理诊断　韧带样纤维瘤病。

免疫组化　梭形细胞表达 SMA、MSA,β-catenin 呈核阳性。

诊断依据　①发生于阑尾表面。②肿瘤边界不清,镜下由梭形细胞与胶原纤维交错排列。③细胞丰富区可见少量核分裂象。

鉴别诊断

(1) 结节性筋膜炎:韧带样纤维瘤病细胞成分单一,只有分化成熟的成纤维细胞和肌成纤维细胞,且排列紧密,无红细胞外渗,间质黏液变性轻微,可加以鉴别。

(2) 炎性肌成纤维细胞瘤:梭形细胞有轻度异型,间质炎症细胞较多,SMA 和 Desmin 阳性有助于鉴别。

知识拓展　韧带样纤维瘤病为侵袭性纤维瘤的一种类型。根据发生部位分为 3 种亚型:①肠系膜纤维瘤病。②盆腔纤维瘤病。③腹膜后纤维瘤病。肉眼见肿瘤,无包膜边界不清,浸润周围组织,质韧如橡皮,切面灰白,呈编织状,偶有黏液变及囊性变。镜下见肿瘤由分化成熟的梭形细胞组成,免疫表型为成纤维细胞和肌成纤维细胞。上述细胞与其所产生的胶原纤维交错排列。不同病例或不同区域间细胞成分和胶原成分比例不同,细胞丰富区可见少量核分裂象,胶原纤维丰富区似瘢痕组织。

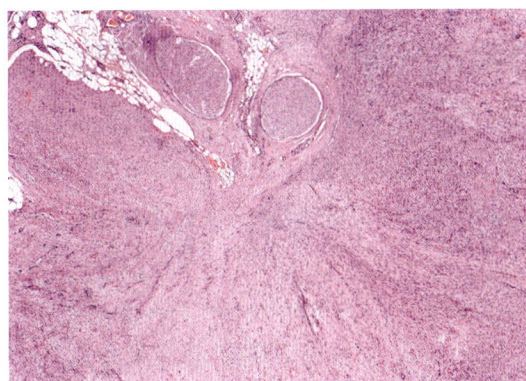

6A(HE × 20)

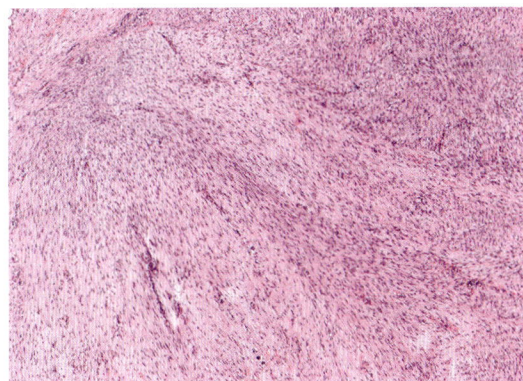

6B(HE × 40)

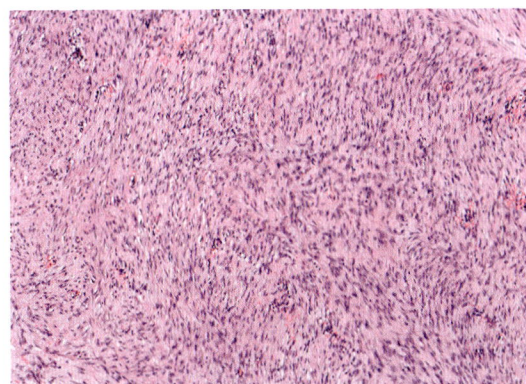

6C(HE × 100)

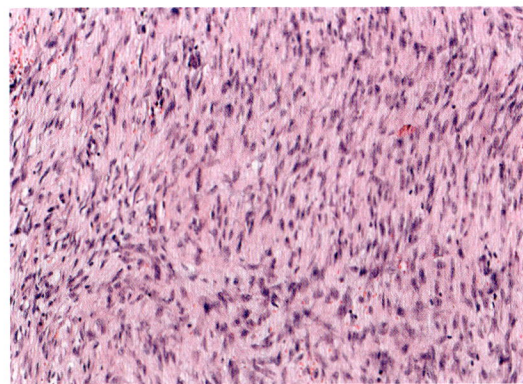

6D(HE × 200)

图 7-6　韧带样纤维瘤病

病例 7 节细胞神经瘤

基本资料 女,15 岁,左侧腹胀、腹痛 1 月余。MRI 检查显示:左肾上腺区见多发结节、肿块影,边界清楚,较大病灶约 7.2cm×4.5cm×4.1cm,T_1WI/DUAL 呈稍低信号,T_2WI/FS 呈稍高/中高混杂信号,DWI 呈中高信号,增强扫描呈明显不均匀强化,见无强化坏死区。病变相邻血管呈推压改变,未见充盈缺损。

大体检查 左侧腹膜后肿物,灰白结节样物数枚,大小 3cm×3cm×1cm 至 8.3cm×6.5cm×3.5cm,上附完整包膜,切面均灰白灰黄、实性、质韧,似有黏液样物,被膜光滑完整。

镜下所见 可见神经节细胞和增生的神经纤维;神经节细胞分化成熟,体积大,呈多角形,常可见伸长轴突,细胞质红染,核大,圆形,染色质均细,核仁明显,弥散于神经纤维和胶原纤维之中(图 7-7)。

病理诊断 节细胞神经瘤。

诊断依据 ①青年女性,腹膜后多发结节。②肿瘤由神经节细胞和增生的神经纤维构成;神经节细胞分化成熟。

鉴别诊断 神经纤维瘤,当瘤中神经节细胞较少时,易与之混淆。经多切片细心观察仍可见神经节细胞,亦可见到两核、三核的神经节细胞,间质黏液变性和水肿较明显。

知识拓展 节细胞神经瘤为分化成熟的良性肿瘤,常发生于腹膜后,多见于 10 岁以后的青少年,切除后预后良好。肿瘤多为单发,少数为多发或伴发神经纤维瘤病。肉眼见肿瘤呈结节状,境界清楚,发生于腹膜后者常无完整包膜,肿瘤质地硬韧,最大直径可达 10cm,切面灰白、灰黄色,部分区域呈编织状或旋涡状。镜下见肿瘤由神经节细胞、增生的神经鞘细胞和神经纤维构成;分化成熟的神经节细胞呈弥散或丛状分布于神经纤维束之间,可见神经鞘细胞和胶原纤维混杂其中。瘤组织的成熟神经节细胞体积大,呈多角形,常可见伸长轴突和树突,细胞质红染,核大,圆形,染色质均细,核仁明显。

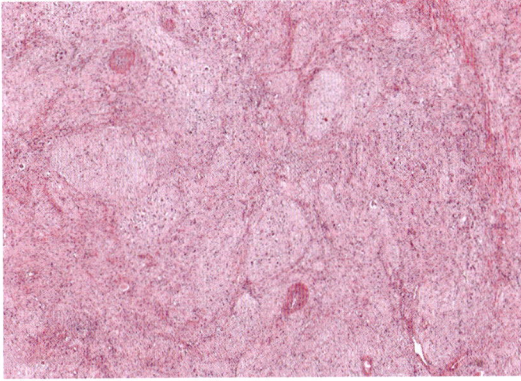

7A(HE × 20)

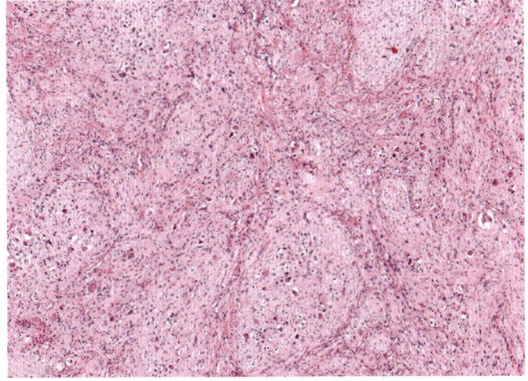

7B(HE × 40)

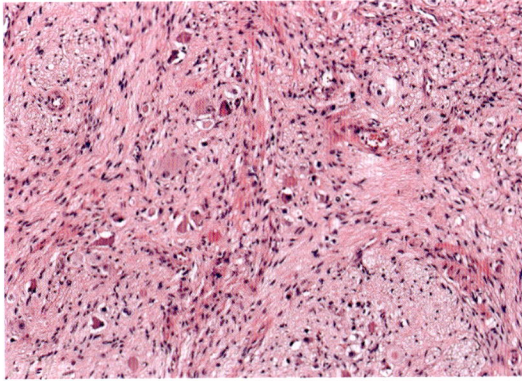

7C(HE × 100)

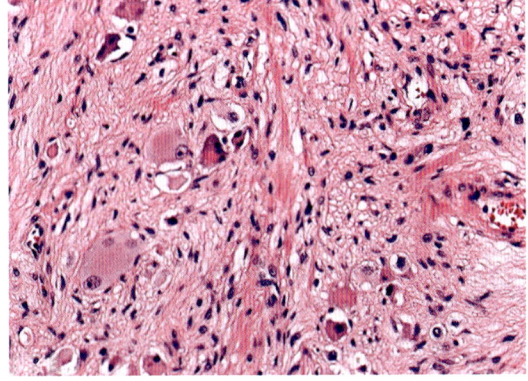

7D(HE × 200)

图 7-7　节细胞神经瘤

病例8　副神经节瘤

基本资料　女,51岁,腹胀1月余。MR检查显示:腹膜后腹主动脉左旁异常信号,与十二指肠水平段肠壁分界不清,大小约1.6cm×1.2cm×1cm,$T_1WI/DUAL$呈高信号,T_2WI及T_2WI/FS呈中高信号、内伴点状低信号,DWI呈高信号,增强扫描强化不明显。

大体检查　红褐色结节一枚,表面光滑,周围附少许脂肪组织,结节大小2.8cm×2.3cm×1.3cm,切面灰黄、实性、质细,局部似有轻微囊性变。

镜下所见　肿瘤细胞排列成巢状、束状结构,肿瘤细胞呈多边形,细胞质嗜酸淡染或呈细颗粒状,核小,圆形,核仁不明显。间质有丰富的血窦包绕细胞巢,呈器官样结构(图7-8A~D)。

免疫组化　肿瘤细胞Syn阳性(图7-8E、F),CD56(图7-8G)、CgA(图7-8H)弥漫强阳性,S-100支持细胞阳性。

病理诊断　副神经节瘤。

诊断依据　①腹膜后肿物。②肿瘤细胞排列成巢状、束状结构;间质有丰富的血窦包绕细胞巢,呈器官样结构。③免疫组化神经内分泌标记物弥漫强阳性表达,TFE3弥漫核阳性,具有*TFE3*基因融合。

鉴别诊断

(1) 腺泡状软组织肉瘤:好发于青年的四肢肌肉或阴道、肛门区,腹膜后罕见,瘤细胞较大,无主细胞和支持细胞之分,细胞质粗颗粒,无神经内分泌标记。

(2) 颗粒细胞瘤:多见于皮肤、皮下及舌,瘤细胞巢间无窦状血管网,细胞质丰富,含嗜酸性粗颗粒。

知识拓展　腹膜后是副神经节瘤的好发部位之一,发生率仅次于颈部,多位于腹主动脉和肾门处。可发生于任何年龄,以中老年多见,男女发病率相似。肿瘤生长缓慢,多呈良性经过,少数为恶性病程,可侵犯包膜和血管并发生淋巴结、肺、骨等器官转移。腹膜后恶性副神经节瘤较其他部位比例大,可达24%~50%,诊断时应予以注意。肉眼见肿瘤体积较大,直径3~20cm,外观为圆形或卵圆形,略呈分叶状,界限清但无包膜。切面实性,质地均匀,呈灰红色或暗红色,可有出血坏死、囊性变。镜下见肿瘤由主细胞和支持细胞组成,主细胞排列成束、簇状,称“细胞球”,周围由支持细胞包绕呈巢状结构。高倍镜下,主细胞多呈多边形,细胞质嗜酸淡染或呈细颗粒状,核小,圆形,核仁不明显。间质有丰富的血窦包绕细胞巢,呈器官样结构,并有数量不等的神经纤维、神经元及结缔组织或平滑肌束。

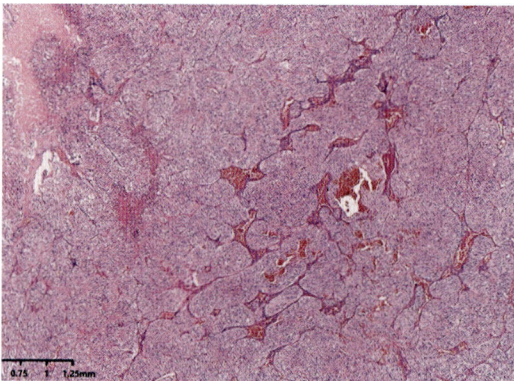

8A(HE×20)

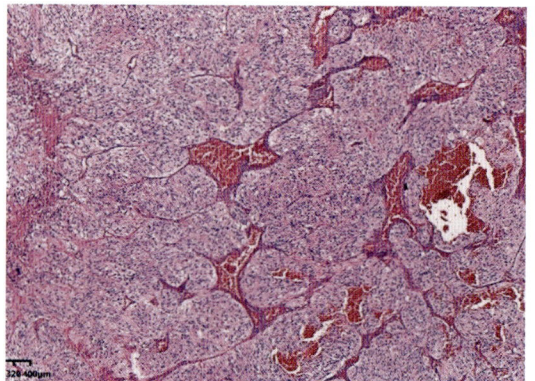

8B(HE×40)

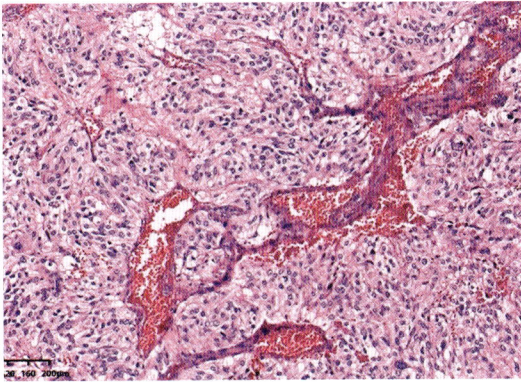

8C(HE × 100)

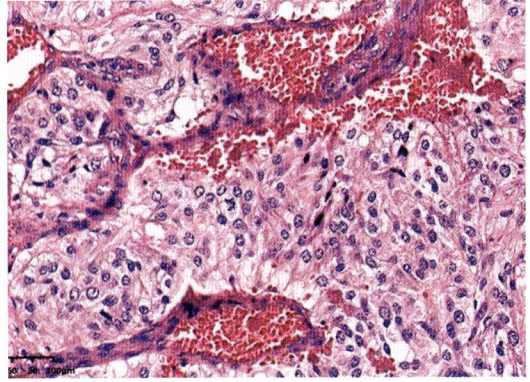

8D(HE × 200)

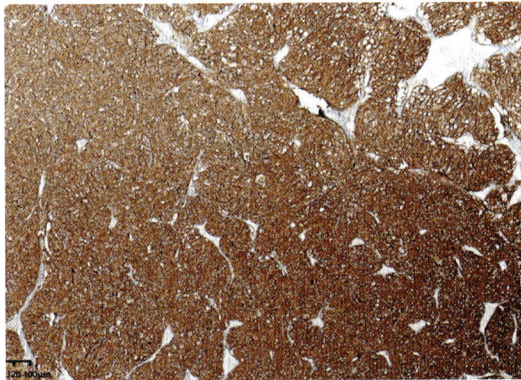

8E(Syn × 40)

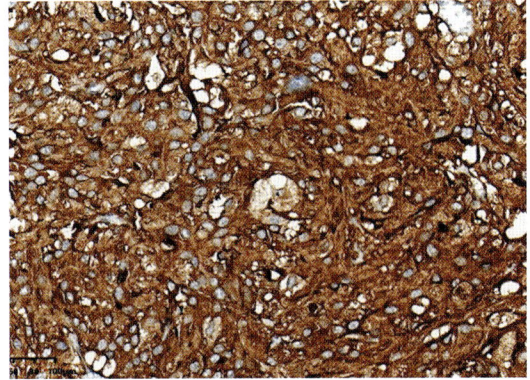

8F(Syn × 200)

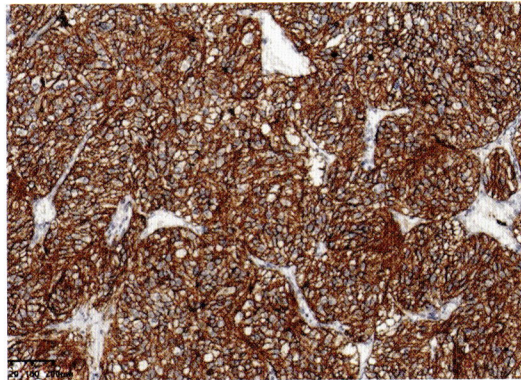

8G(CD56 × 100)

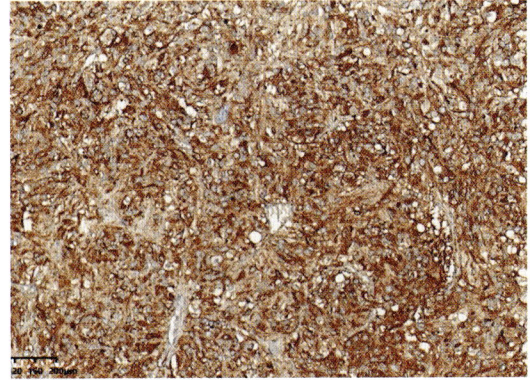

8H(CgA × 100)

图 7-8 副神经节瘤

（梁晶 王欣）

（审校:农琳）

第八章

内分泌疾病

病例 1　亚急性甲状腺炎 / 307

病例 2　淋巴细胞性甲状腺炎 / 309

病例 3　桥本甲状腺炎 / 310

病例 4　结节性甲状腺肿 / 312

病例 5　毒性甲状腺肿 / 314

病例 6　木样甲状腺炎 / 315

病例 7　甲状腺腺瘤(滤泡性
　　　　腺瘤) / 316

病例 8　甲状腺乳头状癌 / 318

病例 9　甲状腺髓样癌 / 324

病例 10　甲状腺间变性癌
　　　　 (未分化癌) / 326

病例 11　甲状旁腺增生 / 328

病例 12　甲状旁腺腺瘤 / 329

病例 13　甲状旁腺腺癌 / 331

病例 14　肾上腺单纯性囊肿 / 333

病例 15　肾上腺皮质结节状
　　　　 增生 / 334

病例 16　肾上腺皮质腺瘤 / 335

病例 17　嗜铬细胞瘤 / 336

病例 18　肾上腺髓脂肪瘤 / 337

病例 19　肾上腺节细胞神经瘤 / 338

病例 20　垂体腺瘤 / 339

病例 21　颅咽管瘤 / 340

病例 22　副神经节瘤 / 342

病例 23　Rathke 裂囊肿 / 343

病例 24　甲状舌管囊肿 / 344

病例1 亚急性甲状腺炎

基本资料 女,51 岁,体检发现甲状腺结节 3 个月。超声检查显示:甲状腺双侧腺叶多发实性结节。甲状腺功能化验结果显示:游离甲状腺素(free thyroxine,FT_4)下降,促甲状腺激素受体抗体(thyroid stimulating hormone receptor antibody,TRAb)上升,三碘甲腺原氨酸(triiodothyronine,T_3)、T_4、FT_3 及促甲状腺激素(thyroid stimulating hormone,TSH)正常。

大体检查 临床送检肿物为超声提示结节切除标本:灰黄组织一块,可疑结节,大小 1.5cm×1cm×1cm,质韧,界不清。

镜下所见 病变范围边界不清(图 8-1A),甲状腺间质纤维化及玻璃样变(图 8-1B),可见大量淋巴细胞、泡沫样组织细胞、上皮样组织细胞及多核巨细胞浸润,小灶肉芽肿形成(图 8-1C、D)。

病理诊断 亚急性甲状腺炎。

诊断依据 病变弥漫生长,边界不清。正常甲状腺滤泡散落在纤维化间质中,炎症明显,可见多核巨细胞、泡沫样组织细胞、上皮样组织细胞及急慢性细胞浸润。根据疾病的发展,可呈现出不同的病变阶段,早期阶段:滤泡破坏及胶质外溢,可见中性粒细胞浸润,形成微小脓肿。中期阶段:在不同程度的纤维化背景下,可见淋巴细胞及浆细胞浸润,在破损的滤泡周围或内部,组织细胞及多核巨细胞包绕并吞噬残留的胶质,形成肉芽肿。晚期阶段:破坏的滤泡被纤维组织所取代,滤泡组织再生,恢复正常结构。随后可见间质纤维化,炎症消退。

鉴别诊断

(1) 甲状腺乳头状癌(滤泡亚型):由肿瘤性滤泡构成,肿瘤细胞具有乳头状癌的细胞核特征,部分伴有间质反应。

(2) 慢性淋巴细胞性甲状腺炎(桥本甲状腺炎):甲状腺内的弥漫性炎性病变,大量淋巴细胞浸润,淋巴滤泡形成,可见上皮细胞嗜酸性变,缺乏滤泡破坏及多核巨细胞。

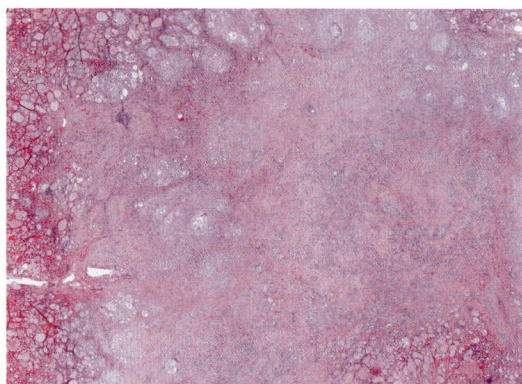

1A(HE × 20)

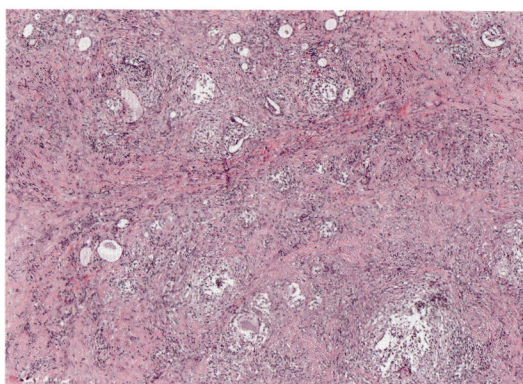

1B(HE × 100)

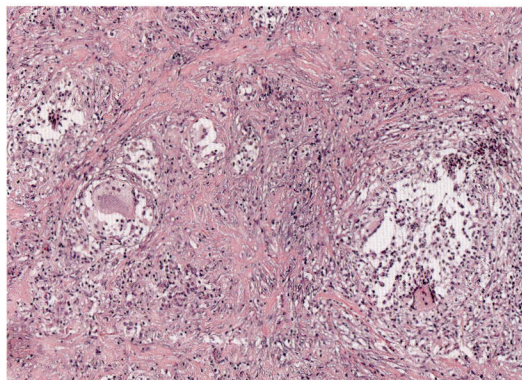

1C(HE × 200)

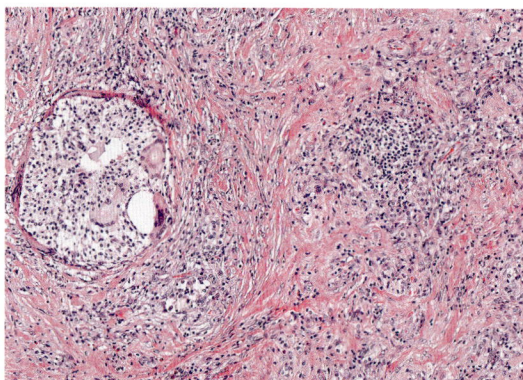

1D(HE × 200)

图 8-1　亚急性甲状腺炎

病例 2 淋巴细胞性甲状腺炎

基本资料 女,54 岁。超声检查显示:甲状腺右叶中部背侧可见低回声结节,边界欠清,大小 0.36cm×0.37cm,未见明确血流信号。

大体检查 甲状腺腺叶大小 5.8cm×3.2cm×1.4cm,多切面切开,切面见两枚灰白结节,质较细腻,直径 0.2~0.3cm,周围甲状腺灰红、质软。

镜下所见 甲状腺滤泡间可见灶状淋巴细胞浸润,伴淋巴滤泡形成(图 8-2A、B)。甲状腺滤泡结构正常,未见滤泡上皮嗜酸性变,未见滤泡萎缩及破坏(图 8-2C、D)。

病理诊断 淋巴细胞性甲状腺炎。

诊断依据 滤泡间或滤泡内的纤维组织中淋巴细胞局灶性聚集,无嗜酸性细胞变,无滤泡萎缩,无滤泡破坏。

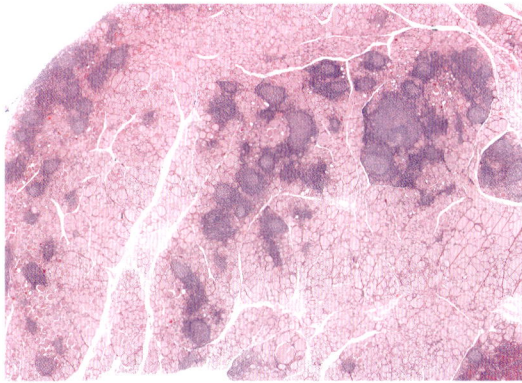

2A(HE × 20)

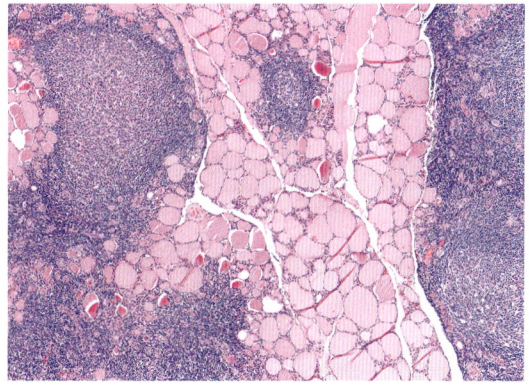

2B(HE × 100)

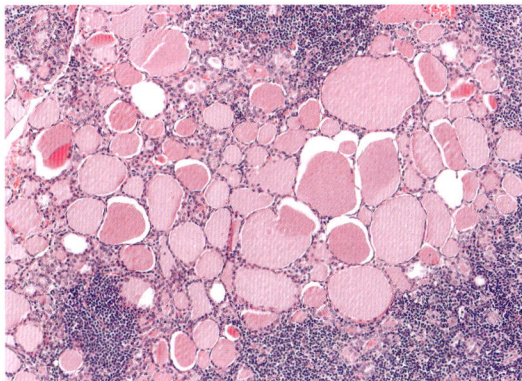

2C(HE × 200)

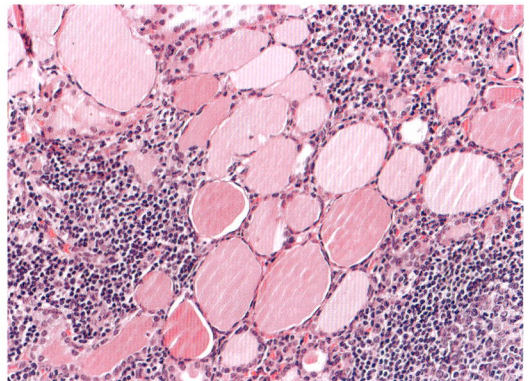

2D(HE × 400)

图 8-2 淋巴细胞性甲状腺炎

病例3　桥本甲状腺炎

基本资料　女,27岁,体检发现甲状腺肿物1个月。超声检查提示:甲状腺弥漫性病变。

大体检查　甲状腺腺叶,大小5cm×2.5cm×1.5cm,多切面切开,切面灰白灰黄、质中,未见明确肿物及质硬区。

镜下所见　甲状腺组织内可见大量淋巴细胞和浆细胞浸润(图8-3A),淋巴滤泡形成(图8-3B),淋巴细胞以T淋巴细胞和浆细胞为主。可见滤泡上皮嗜酸性变,周边可见萎缩的滤泡(图8-3C、D)。

病理诊断　桥本甲状腺炎。

诊断依据　大体上,甲状腺弥漫性增大,切面灰白、质硬。镜下,大量淋巴细胞浸润伴生发中心形成,滤泡萎缩,以及滤泡上皮嗜酸性变。

鉴别诊断

(1)甲状腺乳头状癌:典型的乳头状癌含有许多真正的乳头结构,具有特征性的细胞核改变,毛玻璃状(透明)细胞核;核内假包涵体;核沟。

(2)亚急性甲状腺炎:甲状腺结节内滤泡大小不等,内含不等量的胶质。滤泡上皮呈扁平、立方或柱状,一些滤泡因退变而融合成大的胶质囊肿,有些囊肿的被覆上皮可形成乳头样结构。

(3)嗜酸细胞肿瘤:通常单发,边界清楚,肿瘤细胞密集增生,具有丰富的嗜酸性颗粒状细胞质成分,细胞核呈圆形,核仁突出。

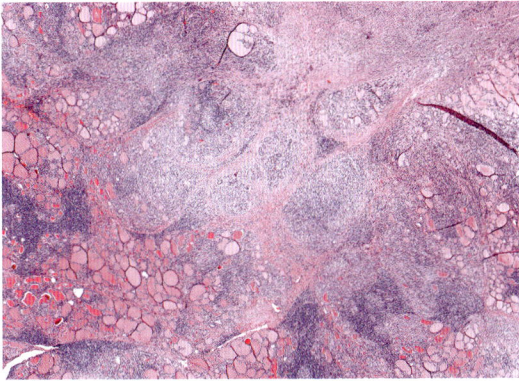

3A(HE × 40)

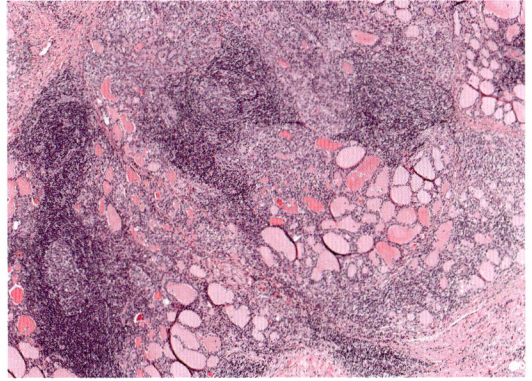

3B(HE × 100)

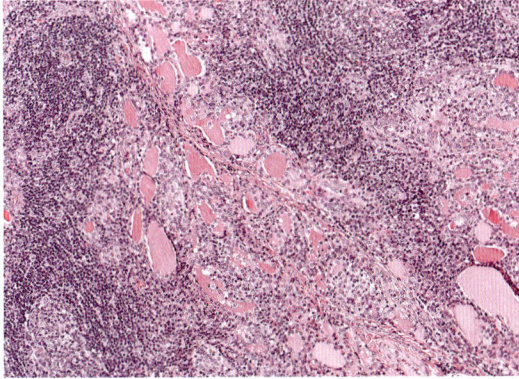

3C(HE × 200)

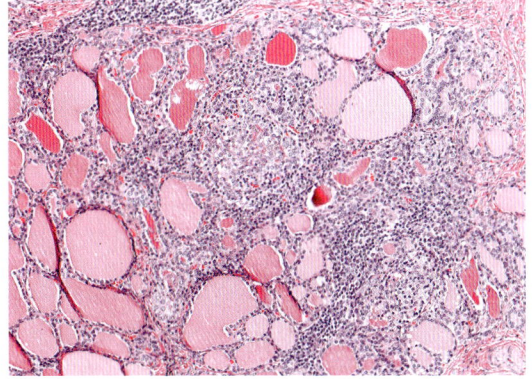

3D(HE × 200)

图 8-3　桥本甲状腺炎

病例4 结节性甲状腺肿

基本资料 女,33岁,发现甲状腺结节9个月。超声检查显示:甲状腺右叶囊实性肿物,约5.0cm×3.7cm,甲状腺多发结节,大者约0.3cm×0.2cm。

大体检查 甲状腺腺叶,大小5cm×4.4cm×3.5cm。多切面切开,切面囊实性,囊内含暗红色血性液体,囊壁厚0.1cm,实性区大小4cm×3.5cm×2.5cm,周围甲状腺灰红、质软。

镜下所见 多发结节不对称地分布在甲状腺内(图8-4A、B);滤泡上皮萎缩,呈立方或扁平,小滤泡内可见增生的上皮乳头,滤泡大小不等,腔内充满胶质(图8-4C、D)。

病理诊断 结节性甲状腺肿。

诊断依据 大体上,结节性甲状腺肿体积较大,表面和切面均呈明显的多结节状,切面结节大小不等,有的结节形成纤维间隔,常伴有囊性变、钙化等。结节内滤泡大小不等,内含不等量的胶质。滤泡上皮呈扁平、立方或柱状,一些滤泡因退变而融合成大的胶质囊肿,有些囊肿的被覆上皮可形成乳头样结构。

鉴别诊断

(1) 甲状腺滤泡性腺瘤:肿瘤几乎总是单发,大体和镜下均显示有完整的薄包膜,滤泡大小不等,肿瘤周围可见纤维包膜。

(2) 甲状腺滤泡癌:为甲状腺滤泡上皮来源的恶性肿瘤,伴有明确的包膜或血管浸润。

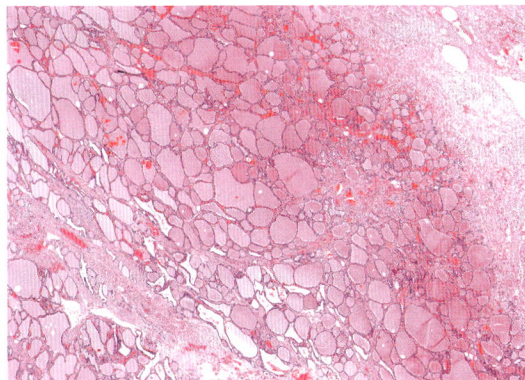

4A(HE × 40)

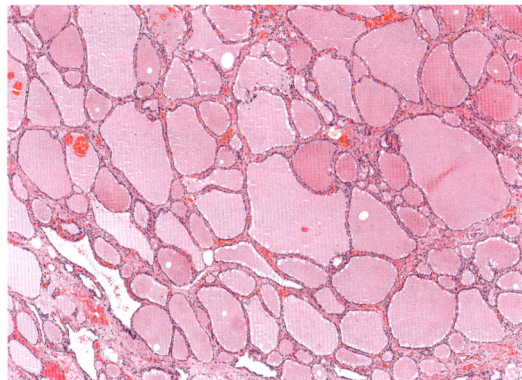

4B(HE × 100)

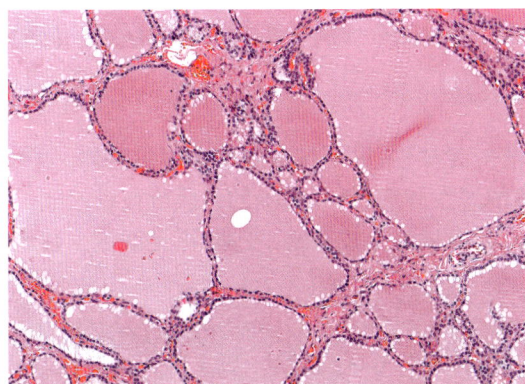

4C(HE × 200)

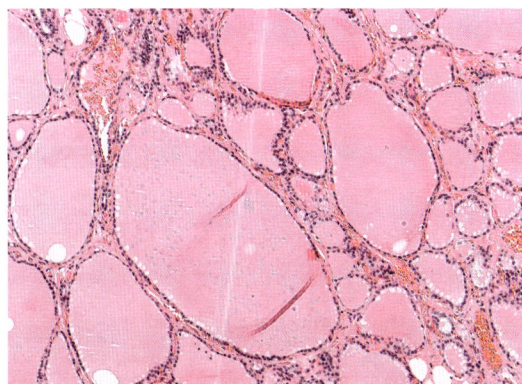

4D(HE × 200)

图 8-4　结节性甲状腺肿

病例5 毒性甲状腺肿

基本资料 女,36岁,体检发现甲状腺肿物15天。超声检查显示:甲状腺左叶中部实性结节,右叶未见明确结节及肿物。甲状腺功能化验结果显示:FT_4增高,TSH、甲状腺球蛋白(thyroglobulin,TG)下降。

大体检查 甲状腺右叶,大小4cm×2.5cm×1.5cm,切面可见灰粉结节,直径0.6cm,紧邻被膜,质软、界不清。

镜下所见 滤泡上皮细胞增生(图8-5A、B),呈高柱状及乳头状(图8-5C),间质血管丰富(图8-5D)。

病理诊断 毒性甲状腺肿。

诊断依据 甲状腺弥漫一致性增生,滤泡小而密集,滤泡内胶质明显减少,胶质周围有许多空泡。滤泡小而密集,滤泡上皮细胞呈高柱状,形成无分支的乳头突入滤泡腔内。间质血管丰富。

鉴别诊断

(1)甲状腺乳头状癌:肿瘤细胞核呈毛玻璃样,无核仁,可见核沟或核内假包涵体。

(2)甲状腺滤泡癌:为甲状腺滤泡上皮来源的恶性肿瘤,伴有明确的包膜或血管浸润。

(3)结节性甲状腺肿:一般呈弥漫多发结节,伴有滤泡上皮萎缩、变薄,可见滤泡上皮乳头样增生。

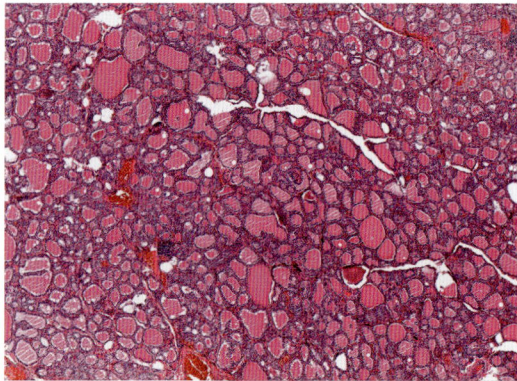

5A(HE×40)

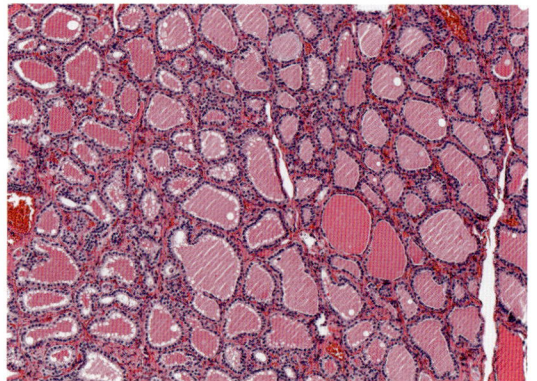

5B(HE×100)

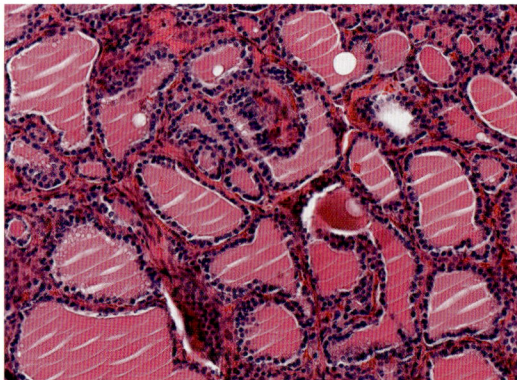

5C(HE×200)

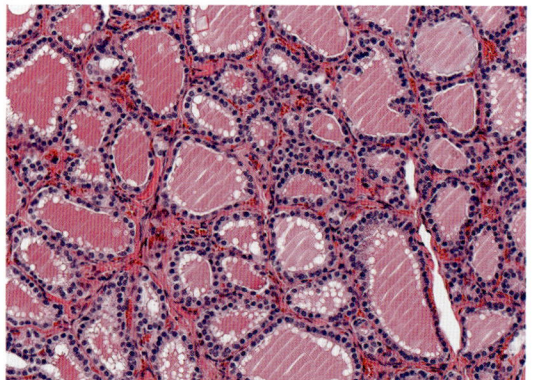

5D(HE×200)

图8-5 毒性甲状腺肿

病例6　木样甲状腺炎

基本资料　男,31岁。超声检查显示:甲状腺左叶内侧大片低回声区。

大体检查　甲状腺部分腺叶,大小3.5cm×2cm×1.5cm,多切面切开,切面灰白、质韧。

镜下所见　甲状腺组织,滤泡显著萎缩(图8-6A、B),伴显著纤维组织增生及灶状淋巴细胞浸润(图8-6C、D)。

病理诊断　木样甲状腺炎。

诊断依据　甲状腺组织可见广泛纤维化、腺泡萎缩及大量炎症细胞浸润,没有出现细胞嗜酸性变及多核细胞聚集。

鉴别诊断

（1）桥本甲状腺炎(纤维亚型):肿瘤细胞嗜酸性变明显,背景可见大量淋巴细胞、浆细胞浸润及淋巴滤泡形成。

（2）肉瘤样癌/未分化癌:梭形细胞恶性肿瘤,肿瘤细胞异型性明显,核分裂象多见,它是甲状腺滤泡上皮来源的肿瘤,免疫组化协助诊断。

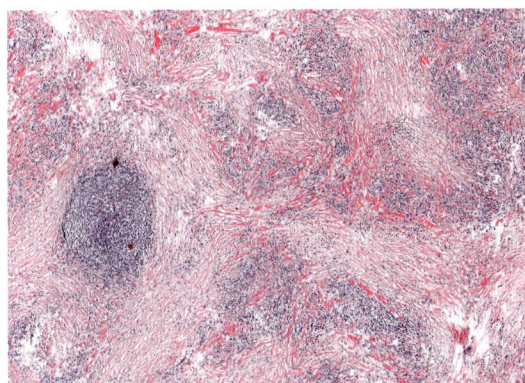
6A(HE×40)

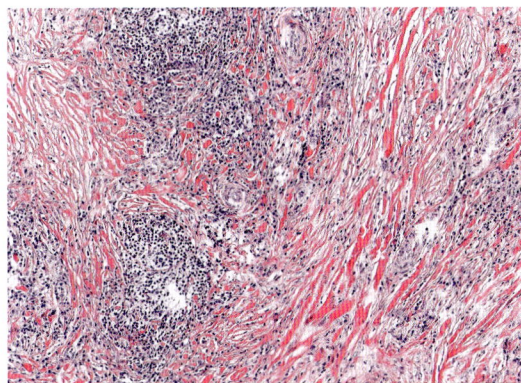
6B(HE×100)

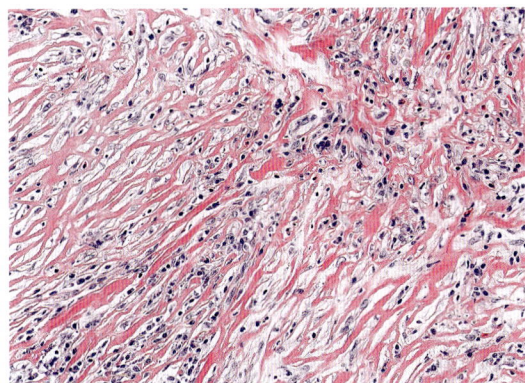
6C(HE×200)

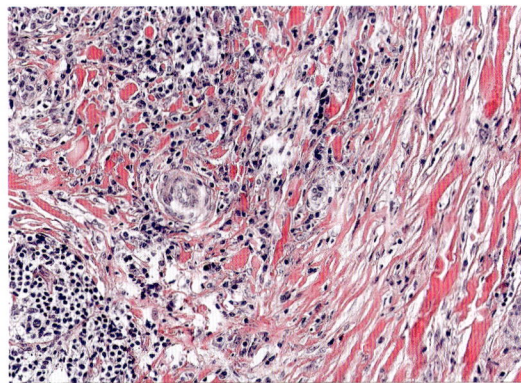
6D(HE×200)

图8-6　木样甲状腺炎

病例 7 甲状腺腺瘤（滤泡性腺瘤）

基本资料 女,48 岁,体检发现甲状腺肿物 1 个月。超声检查显示:甲状腺右叶肿物。

大体检查 肿物一枚,大小 6cm×3.5cm×3cm,表面包膜完整光滑,周围附灰红甲状腺组织,大小 3cm×1.5cm×0.7cm。多切面切开,切面呈灰红、胶冻样,质软,局部呈囊性,囊内含暗褐色液体。

镜下所见 肿瘤周围可见纤维包膜,包膜完整(图 8-7A、B);肿瘤由大小不等的甲状腺滤泡构成(图 8-7C、D)。

病理诊断 甲状腺腺瘤(滤泡性腺瘤)。

诊断依据 滤泡性腺瘤是最常见的甲状腺肿瘤。腺瘤几乎总是单发的。其特征是在大体上和镜下肿瘤周围均有完整的、薄的包膜。肿瘤挤压周围的甲状腺组织。滤泡性腺瘤中核分裂象很少或没有。继发性或退行性改变均很常见,尤其是在较大的肿瘤中,例如出血、水肿、纤维化、钙化、成骨和囊性变等。

鉴别诊断

(1) 甲状腺滤泡癌:细胞形态与滤泡性腺瘤相似,但包膜或血管侵犯是其重要特征。

(2) 甲状腺乳头状癌,滤泡亚型:肿瘤呈浸润性生长方式,由滤泡结构构成,具有乳头状癌的细胞核特征。

(3) 结节性甲状腺肿:结节内滤泡大小不等,内含不等量的胶质。滤泡上皮呈扁平、立方或柱状。

知识拓展 滤泡性腺瘤存在以下变异型。

(1) 嗜酸性细胞腺瘤:由大的嗜酸性细胞构成,核大,核异型性明显。肿瘤细胞排列成小梁状,可以形成小滤泡,内含少量胶质。

(2) 非典型性腺瘤:腺瘤内细胞丰富,具有显著的细胞增生,不形成滤泡,可见核分裂象,细胞结构形态不规则,但无包膜或血管侵犯。

(3) 伴有奇异性细胞核的腺瘤:腺瘤内有巨大而深染的核奇形怪状的细胞,常成簇出现,而不伴有其他恶性特征。

(4) 透明细胞滤泡性腺瘤:主要由于细胞内糖原、脂质、甲状腺球蛋白沉积或线粒体肿胀所致细胞质透明或弱嗜酸性。

(5) 印戒样细胞滤泡性腺瘤:滤泡性腺瘤中含有大量的印戒细胞。免疫组化证实这些印戒细胞的细胞质内充满甲状腺球蛋白。

(6) 毒性(高功能性)腺瘤:腺瘤产生甲状腺激素,常伴有甲状腺功能亢进症状。显微镜下滤泡由高细胞组成,并形成乳头突入腔内。

(7) 甲状腺腺脂肪瘤:镜下为甲状腺腺瘤中含脂肪组织。

(8) 玻璃样变梁状腺瘤:是一种罕见的滤泡源性的肿瘤,以往归类于滤泡性腺瘤中,WHO 分类已将其单独列为一种肿瘤,属于交界性或低风险肿瘤。肿瘤由多角形、卵圆形或梭形细胞排列成明显的梁状,也有些肿瘤细胞形成实性的细胞团。并且肿瘤细胞的细胞质内因富含中间丝而呈玻璃样,血管周围有玻璃样变的纤维组织包绕。肿瘤细胞核内可有假包涵体,可见核沟,偶可见砂砾体。

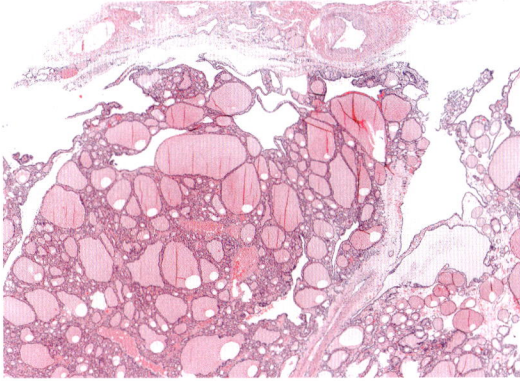

7A(HE × 40)

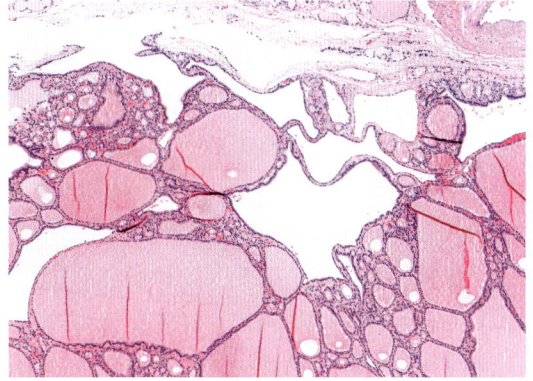

7B(HE × 100)

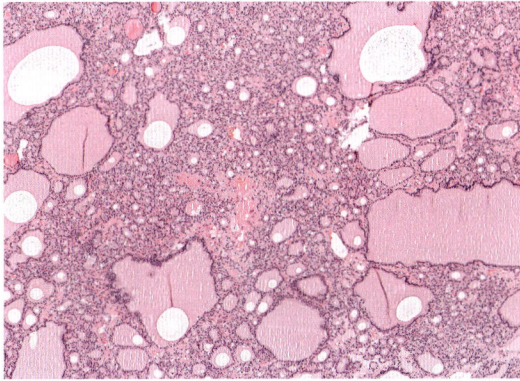

7C(HE × 100)

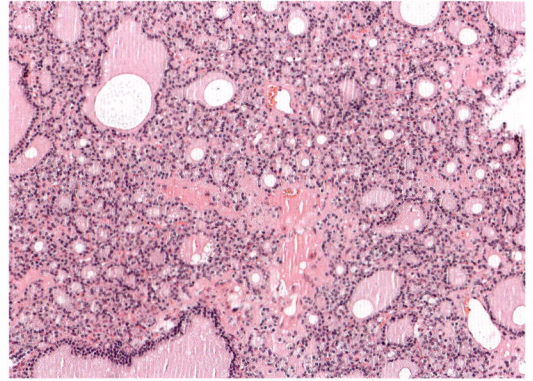

7D(HE × 200)

图 8-7 甲状腺腺瘤(滤泡性腺瘤)

病例 8　甲状腺乳头状癌

（1）经　典　型

基本资料　女,40岁,体检发现甲状腺肿物1个月。超声检查显示:甲状腺右叶下极、右叶中上部实性结节伴钙化。

大体检查　甲状腺腺叶,大小 5cm×3.5cm×1.5cm。多切面切开,切面见一肿物,大小 1.9cm×1.7cm×1.3cm,灰白、实性、质韧、界欠清,紧邻被膜。周围甲状腺灰红、质软。

镜下所见　低倍镜下可见肿瘤细胞排列成乳头状结构(图 8-8A),中央可见含纤维血管轴心的乳头结构(图 8-8B、C),乳头上皮细胞核呈毛玻璃样(图 8-8D),有核沟、核内假包涵体,核相互重叠。间质纤维化,局部可见砂粒样钙化。

病理诊断　甲状腺乳头状癌,经典型。

诊断依据　典型的乳头状癌含有许多真正的乳头,这些乳头通常呈复杂分支状,排列方向无序,具有纤维血管轴心,被覆单层或复层立方细胞,部分可有鞋钉样特征。乳头状癌的细胞有特征性的细胞核特征:毛玻璃状(透明)细胞核;核增大,核型不规则,核内假包涵体及核沟。核分裂象罕见。在大约半数的病例中可见到广泛的纤维化和/或砂砾体。因为砂砾体在其他甲状腺病变中罕见,所以出现砂砾体应警惕甲状腺乳头状癌。

免疫组化　肿瘤细胞表达滤泡上皮性标记物,如 TTF-1、TG 及 PAX8,还可以表达 CK19 及 galectin-3,突变相关特异性蛋白例如 *BRAF* V600E 在部分病例中表达。

鉴别诊断

（1）良性乳头状增生:其乳头状结构常常无明显纤维血管轴心,乳头分支少,多为单层立方上皮,核较小,无乳头状癌的核特征。

（2）淋巴细胞性甲状腺炎伴反应性改变:表现为核增大、核拉长等改变,但没有核内包涵体等甲状腺乳头状癌的核特点出现。

（3）甲状腺髓样癌:同样也可以形成实性及乳头状结构,但是其核特点为胡椒盐样核,肿瘤细胞被富含血管的间质、玻璃样变的胶原和淀粉样物分隔,同时肿瘤细胞表达神经内分泌标记物。

（4）甲状腺透明变梁状肿瘤:虽然可以出现甲状腺乳头状癌的核特征,但是肿瘤细胞垂直于基底膜排列是其独特的形态学表现。分子病理学上可以出现 *GLIS* 的重排。

知识拓展　甲状腺乳头状癌可以出现 BRAF、RAS、MET、RET 及 TERT 启动子突变等。

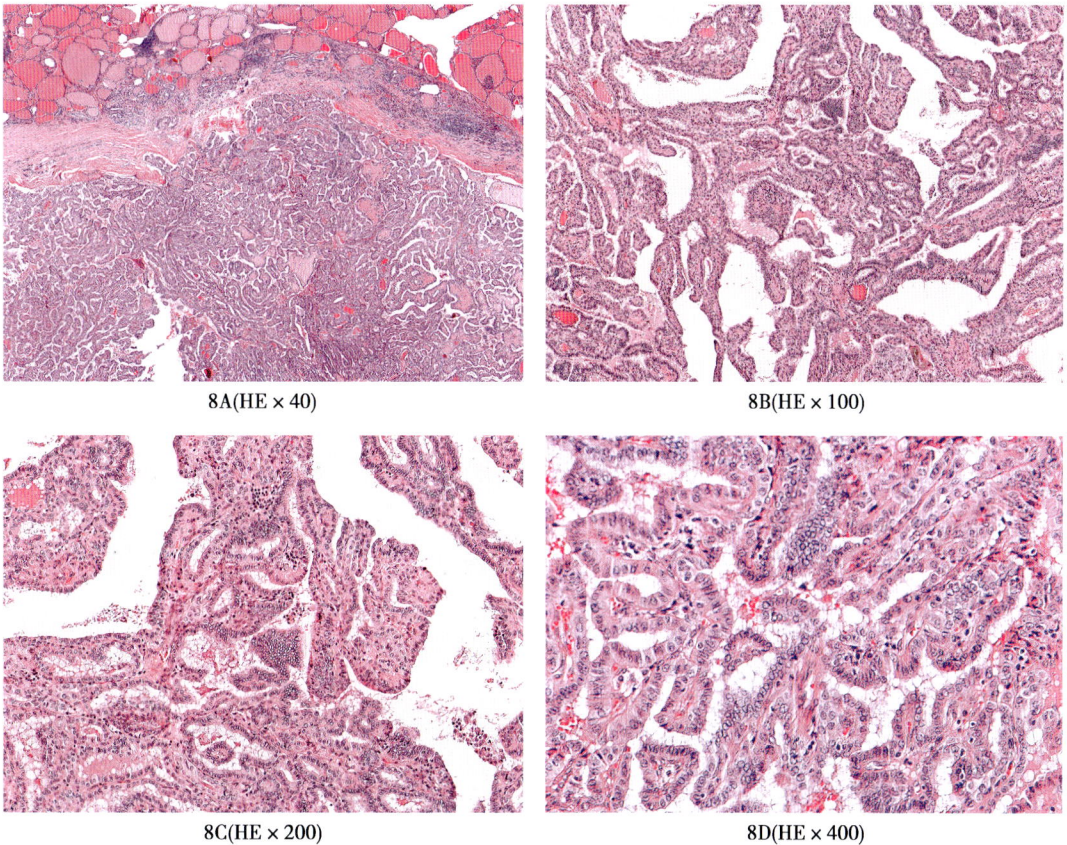

8A(HE × 40)

8B(HE × 100)

8C(HE × 200)

8D(HE × 400)

图 8-8(1) 经典型

（2）滤 泡 亚 型

基本资料 男,65 岁,体检发现甲状腺肿物 1 个月。超声检查显示:甲状腺右叶中上部实性结节。

大体检查 甲状腺腺叶,大小 5cm×3.5cm×1.5cm。多切面切开,切面见一肿物,大小 0.8cm×0.6cm×0.6cm,切面灰白、质硬,边界较清,未累及被膜。周围甲状腺灰红、质软。

镜下所见 肿瘤几乎只由滤泡构成(图 8-8E～G),出现核重叠、毛玻璃样,核沟和核内假包涵体等甲状腺乳头状癌的核特征(图 8-8H)。

病理诊断 甲状腺乳头状癌,滤泡亚型。

诊断依据 滤泡亚型乳头状癌是一类完全或几乎完全由滤泡结构组成的乳头状癌,其诊断是基于甲状腺乳头状癌的核特征存在,包括核重叠、毛玻璃样,核沟、核内假包涵体。砂砾体很少出现在滤泡亚型中,一旦出现砂砾体需要仔细剖检除外经典型甲状腺乳头状癌。

鉴别诊断

（1）滤泡癌:与滤泡亚型乳头状癌的鉴别主要依据细胞核的特征,同时滤泡癌会出现包膜或血管侵犯。

（2）经典型甲状腺乳头状癌:见上文。

（3）具有乳头状核特征的非浸润性甲状腺滤泡性肿瘤(non-invasive follicular thyroid neoplasm with papillary-like nuclear feature，NIFTP）：肿瘤呈滤泡结构，有完整纤维包膜或边界清，存在甲状腺乳头状状癌的核特征，不存在包膜浸润。

知识拓展 滤泡亚型甲状腺乳头状腺癌具有较高比例的 *RAS* 突变。

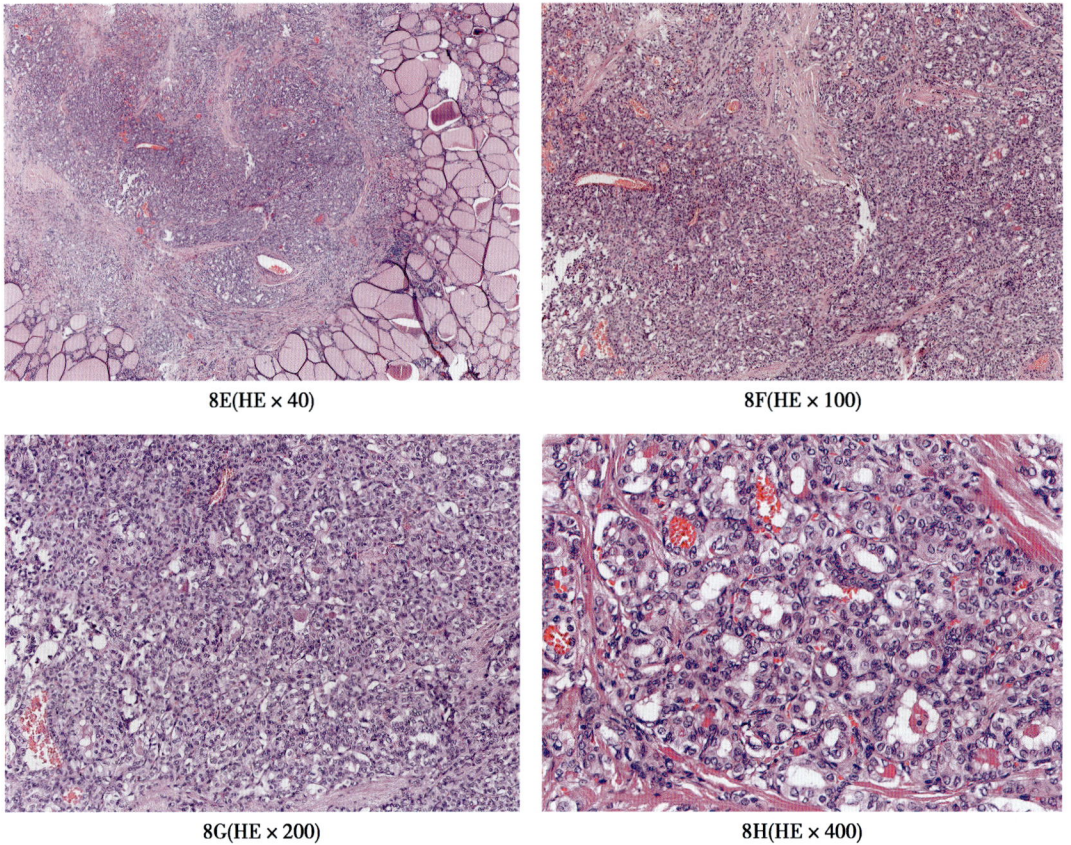

8E(HE × 40)

8F(HE × 100)

8G(HE × 200)

8H(HE × 400)

图 8-8（2） 滤泡亚型

（3）嗜酸细胞亚型

基本资料 女,57 岁,发现甲状腺肿物 3 年余。超声检查显示：甲状腺回声粗糙不均,右叶见条片状低回声区,范围约 0.9cm×0.3cm,界尚清。

大体检查 甲状腺腺叶,大小 5cm×3cm×2.5cm,被膜光滑。多切面切开,切面见一灰白结节,直径 0.4cm,紧邻被膜。周围甲状腺灰红、质软。

镜下所见 肿瘤细胞排列成乳头状,大部分由嗜酸性滤泡上皮细胞构成,细胞呈多角形,细胞边界尚清晰（图 8-8I~K）,可见丰富的、嗜酸性颗粒状细胞质,细胞核具有典型乳头状癌核的特点（图 8-8L）。

病理诊断 甲状腺乳头状癌,嗜酸细胞亚型。

诊断依据 肿瘤细胞排列成乳头状,大部分由嗜酸性滤泡上皮细胞构成,细胞呈多角形,细胞边界尚清晰,可见丰富的、嗜酸性颗粒状细胞质,细胞核具有典型乳头状癌核的特点。免疫组化表型与经典型甲状腺乳头状癌类似。

鉴别诊断

（1）甲状腺乳头状癌，高细胞亚型：细胞的高度至少是宽度的 2~3 倍，预后不良。

（2）甲状腺乳头状癌，Warthin 样亚型：纤维血管轴心内可见大量淋巴细胞浸润。

（3）嗜酸细胞腺癌：是一种包膜内嗜酸性肿瘤，伴有包膜或者血管侵犯，细胞核圆，核仁居中，缺乏甲状腺乳头状癌核的特征。

（4）甲状腺髓样癌，嗜酸细胞亚型：胡椒盐样核，间质富于毛细血管及淀粉样物，免疫组化表达可以鉴别。

知识拓展 大约一半病例会出现 *BRAF* V600E 突变，另外也有一些研究显示这种亚型的甲状腺乳头状癌会出现 *RET/PTC* 基因重排。

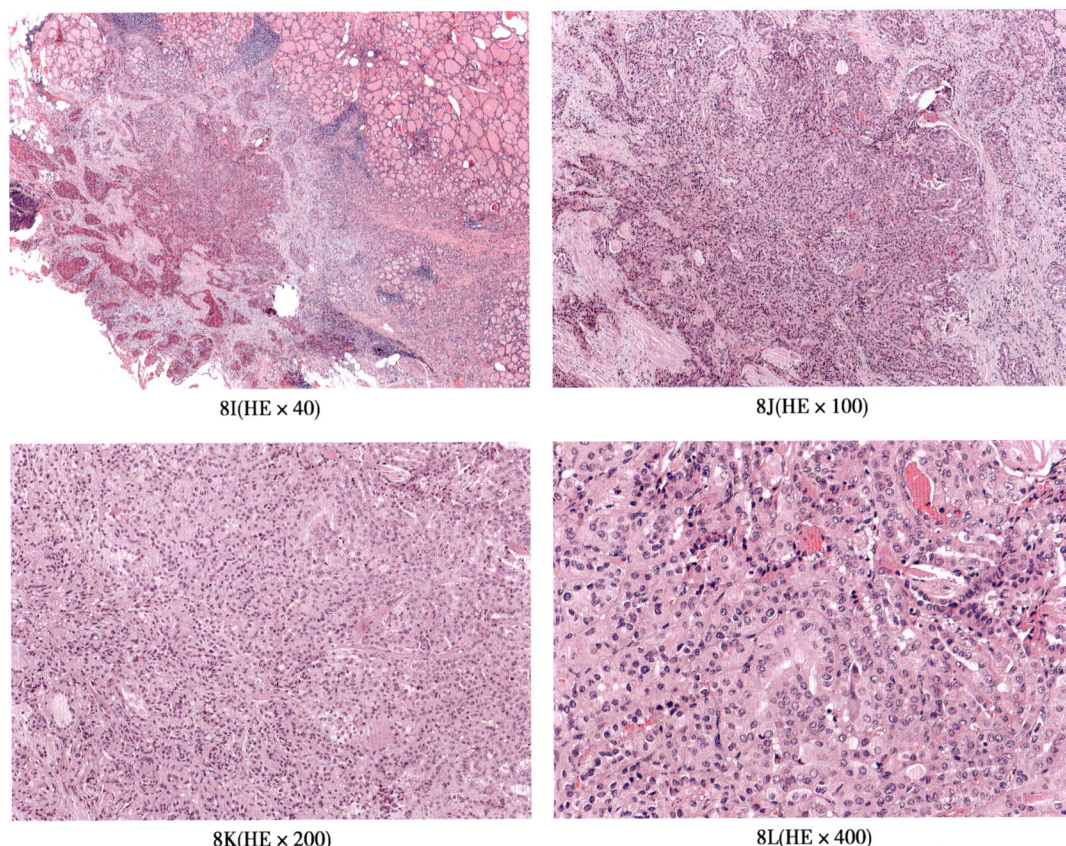

8I(HE × 40)

8J(HE × 100)

8K(HE × 200)

8L(HE × 400)

图 8-8(3) 嗜酸细胞亚型

（4）高细胞亚型

基本资料 女,56 岁,发现甲状腺肿物 5 年余。超声检查显示:甲状腺左叶中下部见低回声结节,约 1.4cm×1.2cm,边界不清,形态欠规整。

大体检查 甲状腺腺叶,大小 6.5cm×3.5cm×3cm。多切面切开,切面见一灰白结节,最大径 1.5cm,未累及被膜。周围甲状腺灰红、质软。

镜下所见 肿瘤细胞排列成乳头状结构(图 8-8M、N),浸润性生长,细胞高度是宽度的

2~3 倍(图 8-8O、P)。

病理诊断 甲状腺乳头状癌,高细胞亚型。

诊断依据 高细胞亚型是最常见的甲状腺乳头状癌的高危亚型。其特点是乳头被覆高柱状上皮,细胞的高度至少是宽度的 2~3 倍,细胞质丰富、嗜酸性,核位于基底部。

鉴别诊断

(1) 甲状腺乳头状癌,经典型:见上文。

(2) 甲状腺乳头状癌,柱状细胞亚型:肿瘤细胞核复层排列,缺乏嗜酸性细胞质,细胞边界不清晰,约半数病例表达 CDX2。

(3) 甲状腺乳头状癌,Warthin 样亚型:同样有大量淋巴细胞浸润,但是肿瘤细胞明显嗜酸性,一般不出现实性结构、砂砾体形成及鳞状上皮化生。

知识拓展 *BRAF* V600E 突变比例较高(约 80%),TERT 启动子突变比例较高(5%~30%)。

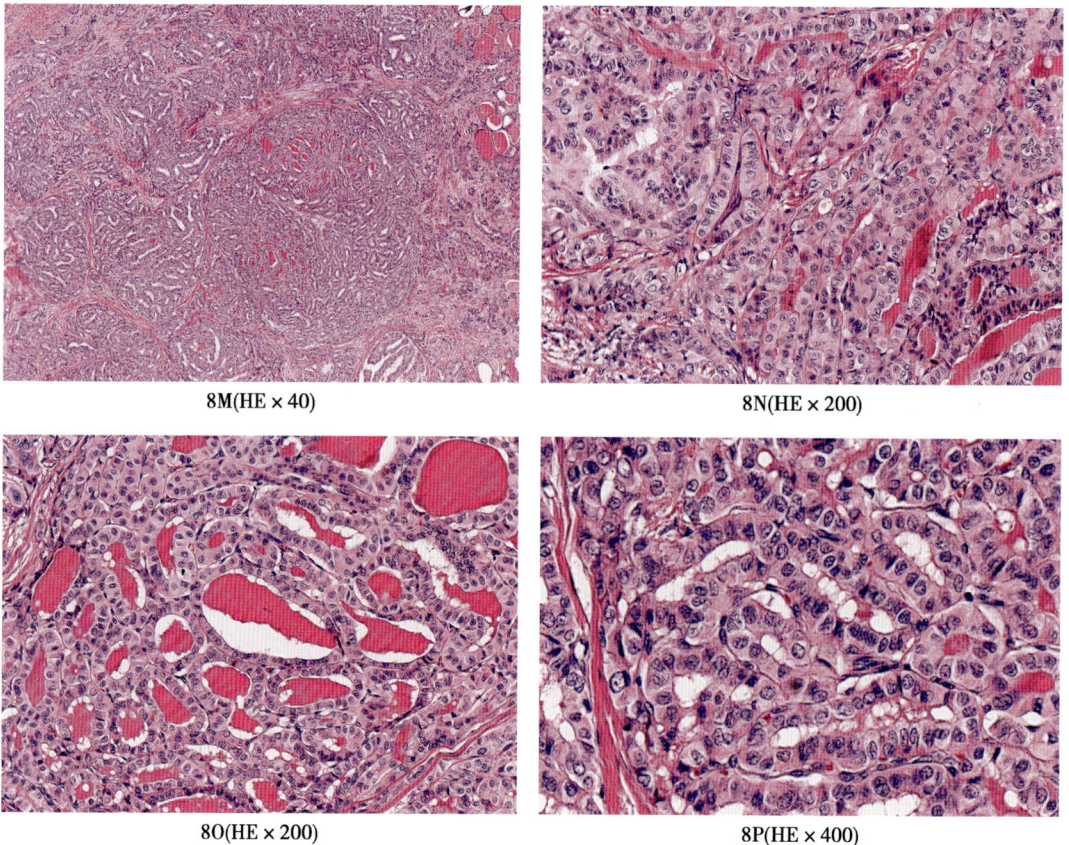

8M(HE × 40)

8N(HE × 200)

8O(HE × 200)

8P(HE × 400)

图 8-8(4) 高细胞亚型

(5) 柱状细胞亚型

基本资料 女,31 岁,体检发现甲状腺肿物 15 天。超声检查显示:甲状腺左叶中下部不规则低回声结节,界欠清,伴钙化,约 1.3cm×1.0cm。

大体检查　甲状腺腺叶,大小3.5cm×2cm×1cm,多切面切开,切面见一肿物,最大径1.8cm,灰白、质硬、边界不清。周围甲状腺灰白灰黑、质略韧。

镜下所见　乳头被覆假复层柱状细胞(图8-8Q、R),部分细胞含有核上或核下细胞质空泡(图8-8S、T)。

病理诊断　甲状腺乳头状癌,柱状细胞亚型。

诊断依据　乳头被覆假复层柱状细胞,细胞核复层排列,细胞质透明,核深染,可有核上或核下细胞质空泡(类似于分泌期子宫内膜),缺乏或少见经典的甲状腺乳头状癌特征。

鉴别诊断

(1)甲状腺乳头状癌,高细胞亚型:见上文。

(2)甲状腺髓样癌:髓样癌的肿瘤细胞可以是核偏位的浆细胞样细胞、梭形细胞、嗜酸性细胞、鳞化细胞或呈现奇异性特征的细胞。间质可以稀少,有出血、骨化或水肿。淀粉样物质沉积可以广泛、局限于砂砾体样凝结物中或完全缺如。

知识拓展　17%～33%的病例会出现 *BRAF* V600E 突变。

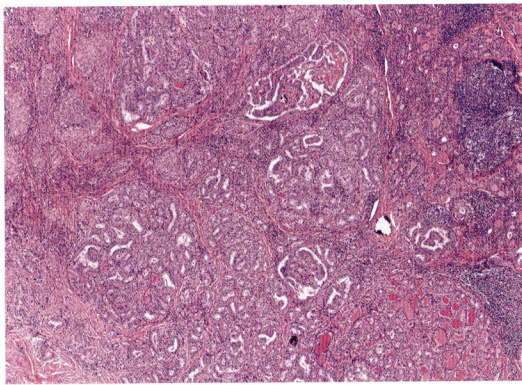

8Q(HE×40)

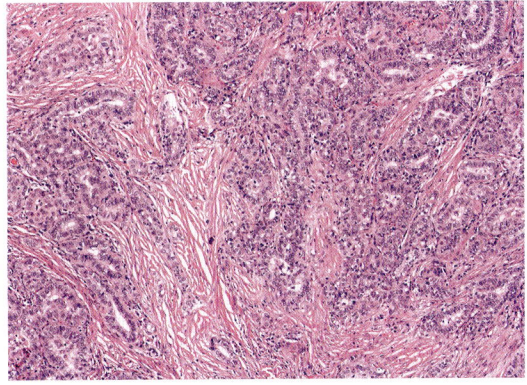

8R(HE×100)

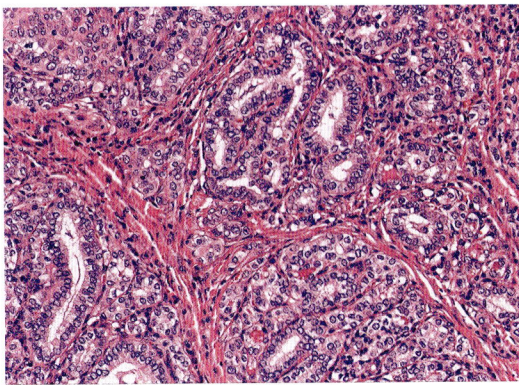

8S(HE×200)

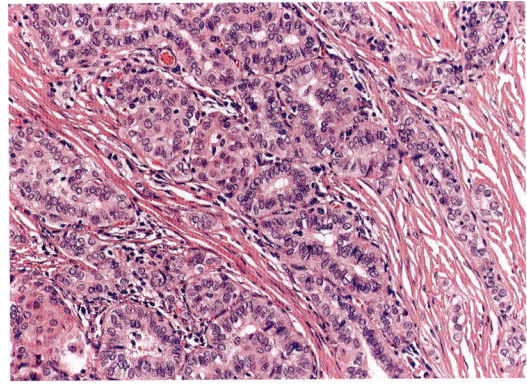

8T(HE×200)

图8-8(5)　柱状细胞亚型

病例9 甲状腺髓样癌

基本资料 女,47岁,体检发现甲状腺结节1个月。超声检查显示:甲状腺左叶中部见一极低回声结节,约1.2cm×1.0cm,边界不清,形态不规则。

大体检查 甲状腺腺叶,大小4.2cm×1.8cm×1cm,多切面切开,切面见一肿物,大小1.2cm×1cm×0.8cm,切面灰白、实性、质硬,距被膜最近0.3cm。周围甲状腺灰红、质软。

镜下所见 肿瘤呈浸润性生长,呈片状、巢状(图8-9A),间质内可见玻璃样变的胶原和淀粉样物沉积(图8-9B、C)。细胞大小及形态较一致,具有典型神经内分泌肿瘤细胞的形态学特征(胡椒盐样核),细胞核中等大小,核仁不明显,核分裂象少见,可见丰富的毛细血管(图8-9D)。

免疫组化及特殊染色 髓样癌的肿瘤细胞表达上皮性标志物(例如低分子量CK)、TTF-1、神经内分泌标记物(例如Syn、CgA)以及最重要的C细胞特异性产物,即降钙素。髓样癌CEA染色总是呈阳性,而甲状腺球蛋白(thyroglobin,TG)染色通常呈阴性。间质淀粉样物刚果红染色阳性。

病理诊断 甲状腺髓样癌。

诊断依据 髓样癌的肿瘤细胞可以是核偏位的浆细胞样细胞、梭形细胞、嗜酸性细胞、鳞化细胞或呈现奇异性特征的细胞。间质可以稀少,有出血、骨化或水肿。淀粉样物质沉积可以广泛、局限于砂砾体样凝结物中或完全缺如。有时,其淀粉样物质还能引起明显的异物巨细胞反应,可以出现真正的砂砾体,偶尔可见大量的中性粒细胞浸润。免疫组化显示降钙素(calcitonin)及神经内分泌标记物阳性,CEA阳性,TG阴性。间质淀粉样物刚果红染色阳性。

鉴别诊断

(1)甲状腺乳头状癌:髓样癌可有乳头、假乳头或滤泡状结构,但没有乳头状核的特征性改变。免疫组化方面髓样癌calcitonin阳性,TG阴性,而乳头状癌是TG阳性,calcitonin阴性。

(2)甲状腺未分化癌:未分化癌的细胞异型性较明显,无间质淀粉样物沉积,免疫组化显示TG阳性,calcitonin阴性。

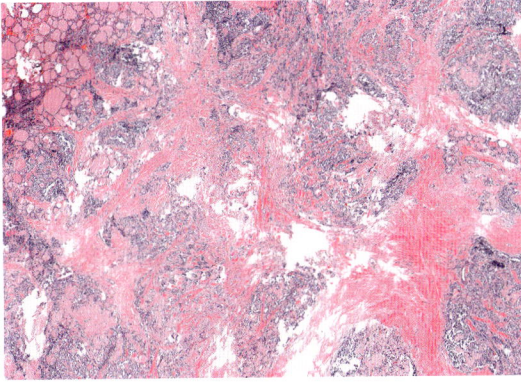

9A(HE × 40)

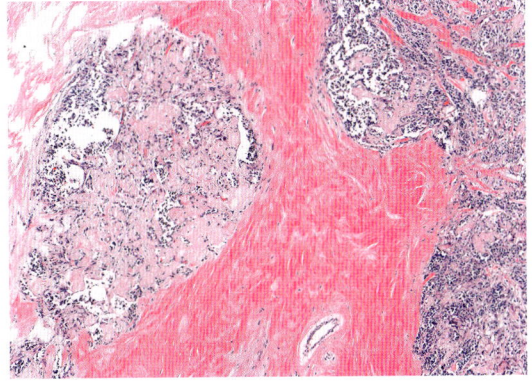

9B(HE × 100)

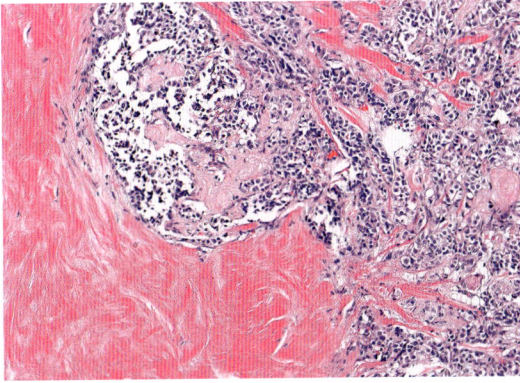

9C(HE × 200)

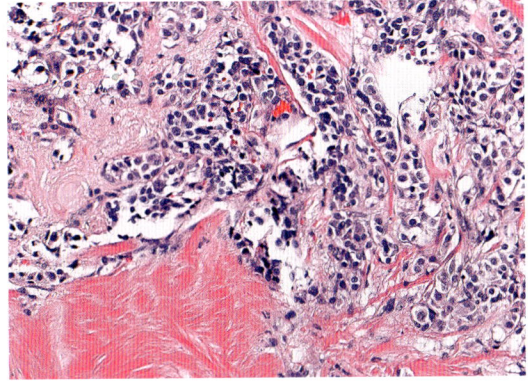

9D(HE × 400)

图 8-9 甲状腺髓样癌

病例 10　甲状腺间变性癌（未分化癌）

基本资料　女,68 岁,发现甲状腺肿物 7 年。超声检查显示:甲状腺右叶区见低回声肿物,大小约 5.4cm×3.8cm,边界尚清,呈分叶状。

大体检查　甲状腺腺叶,大小 7cm×6cm×5cm。多切面切开,切面见一肿物,大小 5cm×4.5cm×3.5cm,切面灰白黄鱼肉样,质韧,局部囊性变,范围 2.3cm×2cm×2cm,内含豆腐渣样物,肿物紧邻被膜。

镜下所见　肿瘤呈浸润性生长(图 8-10A),边界不清,肿瘤细胞主要呈实性生长(图 8-10B),镜下可见梭形细胞、多核巨细胞及上皮样细胞等几种细胞混合存在,细胞异型性比较明显,核分裂象多见(图 8-10D)。可见单核或多核的瘤巨细胞(图 8-10C)。

免疫组化　AE1/AE3(图 8-10E)、PAX8(图 8-10F)阳性,TG、TTF-1 阴性。

病理诊断　甲状腺间变性癌(未分化癌)。

诊断依据　肿瘤细胞排列成实性、梁状及岛状结构,细胞体积较大,边界不清,浸润性生长,由梭形细胞、上皮样细胞及多核巨细胞混合构成。肿瘤间质可见大量炎症细胞浸润。核分裂象及坏死多见。免疫组化显示 CK 呈阳性,TG 一般阴性、TTF-1 表达不定。

鉴别诊断

(1) 甲状腺髓样癌:间质有淀粉样物,calcitonin 及神经内分泌标记物阳性,TG 阴性。

(2) 肉瘤:梭形细胞成分为主的未分化癌需与软组织肉瘤鉴别,甲状腺未分化癌表达上皮标记物。

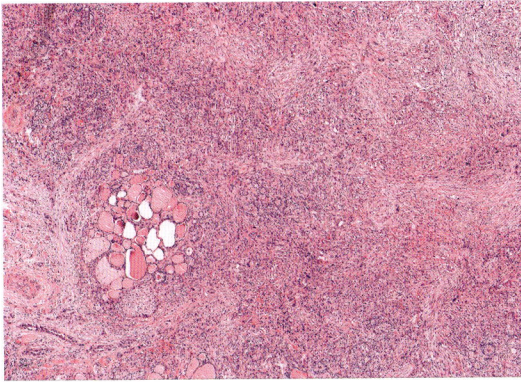
10A(HE × 40)

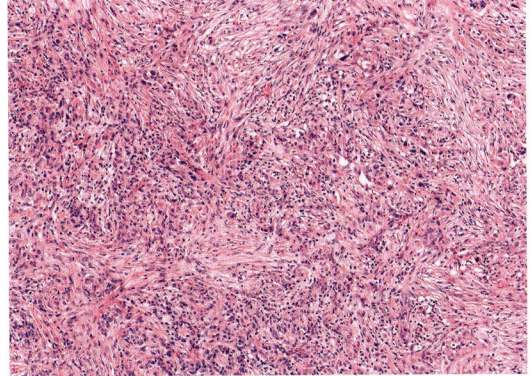
10B(HE × 100)

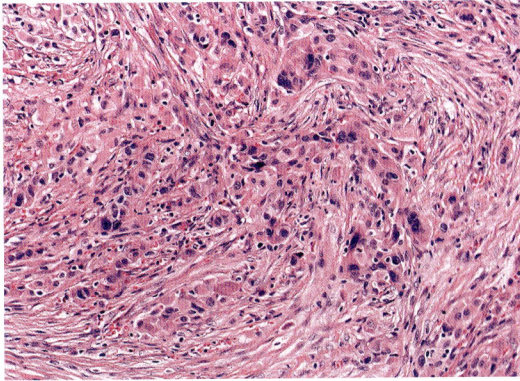
10C(HE × 200)

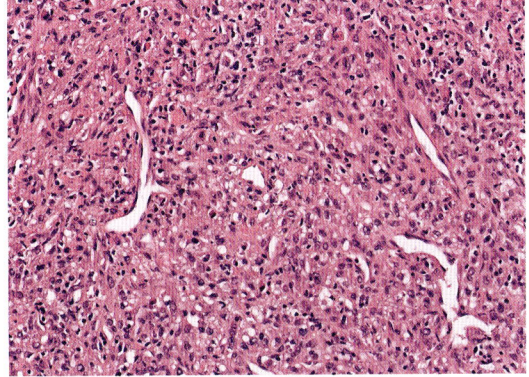
10D(HE × 200)

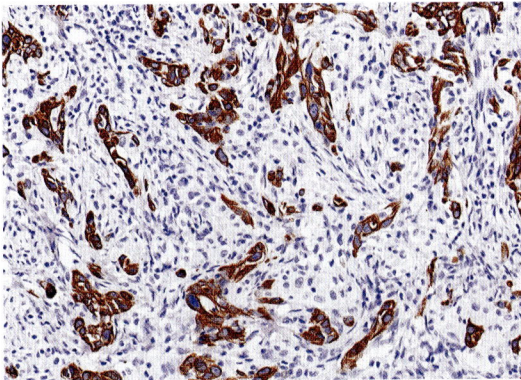
10E(AE1/AE3 × 200)

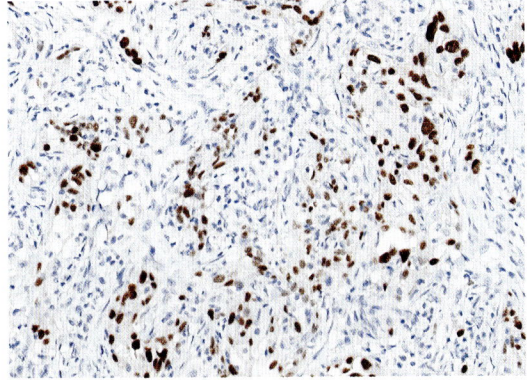
10F(PAX8 × 200)

图 8-10 甲状腺间变性癌(未分化癌)

病例11　甲状旁腺增生

基本资料　女,57岁,体检发现甲状腺肿物1个月。

大体检查　结节样物一枚,最大径1.5cm,一侧为断面,包膜光滑。

镜下所见　弥漫性生长方式,界清(图8-11A),可见散在脂肪细胞(图8-11B、C)。增生成分主要为主细胞(图8-11D)。

病理诊断　甲状旁腺增生。

诊断依据　增生的甲状旁腺腺体保存原有小叶结构,周围没有包膜,没有挤压正常腺体的现象,增生的主细胞排列成条索、片块或腺泡样结构,间质有散在不等量的脂肪细胞。

鉴别诊断　甲状旁腺腺瘤,通常有完整的包膜,肿瘤周围有残存的正常的甲状旁腺细胞,有时可见大量的多形性细胞核。

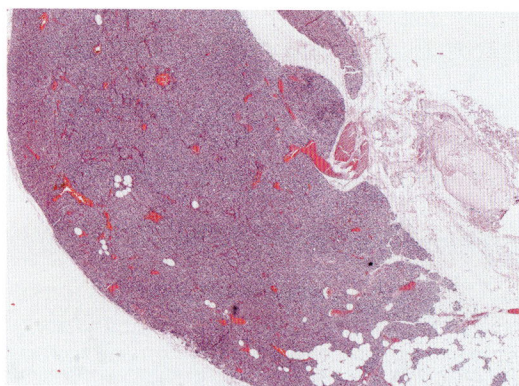

11A(HE×40)

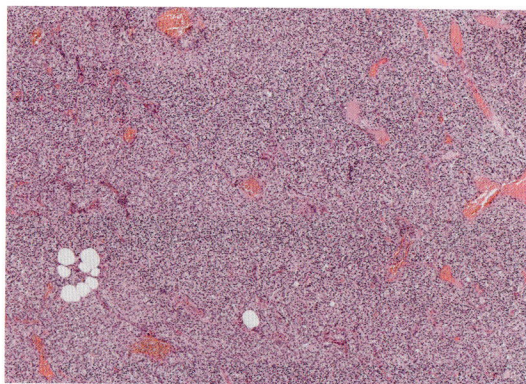

11B(HE×100)

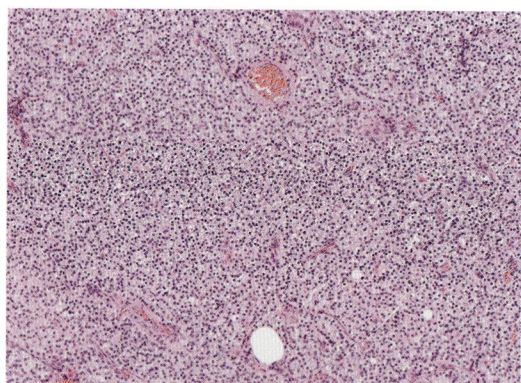

11C(HE×200)

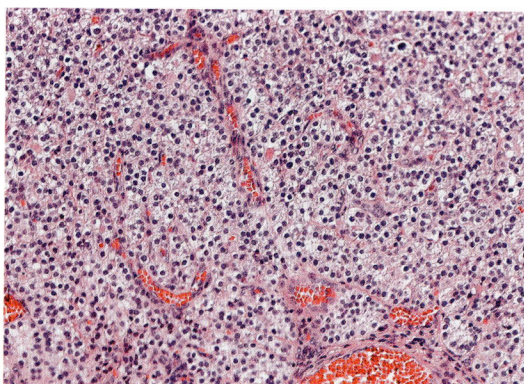

11D(HE×400)

图8-11　甲状旁腺增生

病例 12　甲状旁腺腺瘤

基本资料　男,47 岁,体检发现颈部肿物 2 个月。超声检查显示:甲状腺右叶下极背侧实性结节。

大体检查　灰红灰黄结节一枚,大小 1.7cm×1cm×0.5cm。

镜下所见　肿瘤大部分可见完整包膜(图 8-12D),细胞密度较高(图 8-12B、C),周围可见正常的甲状旁腺组织(图 8-12A)。

病理诊断　甲状旁腺腺瘤。

诊断依据　甲状旁腺腺瘤有包膜,细胞密度较高。周围可见正常的甲状旁腺组织。甲状旁腺腺瘤的生长方式一般为弥漫性,但也可以呈巢状、滤泡状或假乳头状。腺瘤本身可以由构成正常甲状旁腺组织的任何类型的细胞组成,但通常以主细胞为主,混合其他几种细胞成分。细胞核的大小可能存在显著差异,伴有单个或成簇的染色质模糊的细胞核。通常缺乏核分裂象,但可以偶见核分裂象。

鉴别诊断

(1) 甲状旁腺增生:通常累及所有(四个)腺体,弥漫性肿大,不是结节状生长,正常组织边缘受压。

(2) 甲状旁腺腺癌:有侵袭(血管、淋巴结侵犯、神经周围侵犯、侵入邻近结构)或转移的明确证据,核分裂象活性增加(>5/50HPF)和病理性核分裂象。

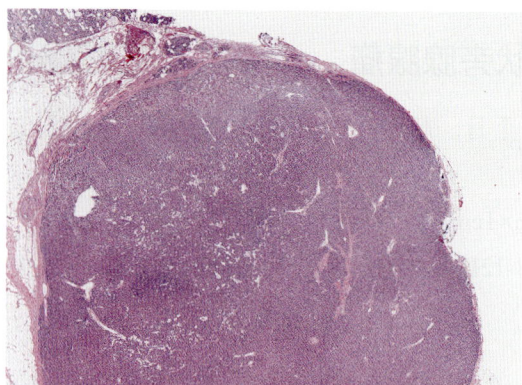

12A(HE × 20)

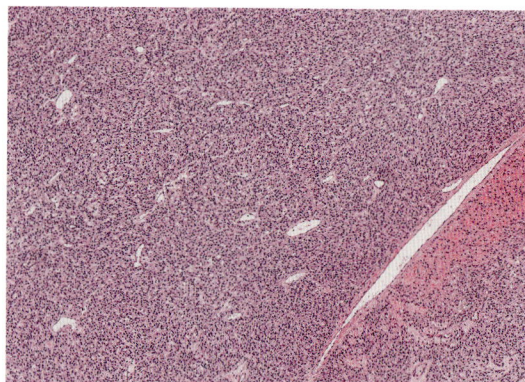

12B(HE × 100)

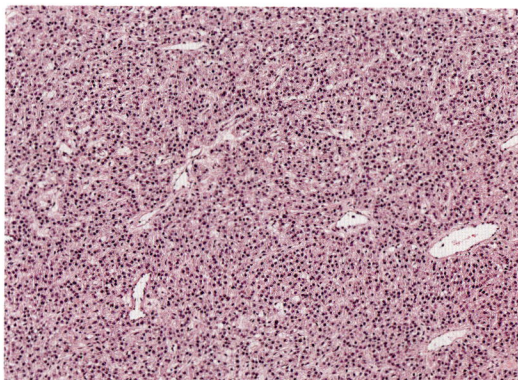

12C(HE × 200)

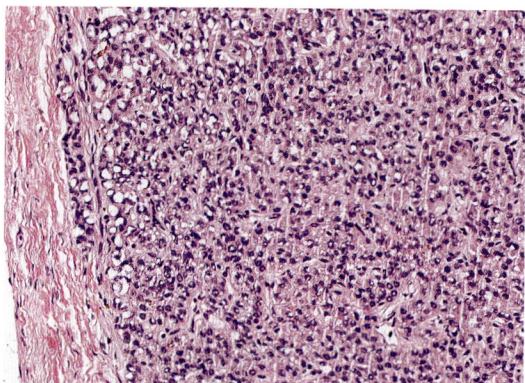

12D(HE × 400)

图 8-12　甲状旁腺腺瘤

病例 13　甲状旁腺腺癌

基本资料　女,44 岁,颈部不适 1 个月,体检发现甲状旁腺激素增高。

大体检查　灰红结节样物,大小 5cm×4cm×4cm。多切面切开,切面呈囊实性,可见直径 0.3~0.5cm 的囊腔数枚,内容咖啡样液体,实性区呈灰红、胶冻样。

镜下所见　肿瘤细胞密度较高,伴出血及囊性变、间质纤维化及灶状炎症细胞浸润(图 8-13A);肿瘤细胞呈结节状生长(图 8-13B),局部呈实性结构(图 8-13C),浸润周围纤维脂肪组织(图 8-13D)。

免疫组化　AE1/AE3、PTH、GATA3、CK18 表达阳性,还可以表达神经内分泌标记物 ChrA、Syn 等,TG 及 TTF-1 表达阴性。

病理诊断　甲状旁腺癌。

诊断依据　甲状旁腺癌与甲状旁腺腺瘤组织学形态相似,甲状旁腺癌细胞呈小梁状排列,有致密的纤维间隔,核分裂象较多见。甲状旁腺癌的确切诊断需要有明确的浸润性生长或转移的证据,包括血管、淋巴管及神经侵犯,周围组织结构侵犯,以及远处转移。

鉴别诊断　甲状旁腺腺瘤,肿瘤细胞异型性较小,在出现侵袭或转移的时候才能诊断为癌。

知识拓展　有研究显示,*HRPT2*(*CDC73*)突变与家族性和散发性甲状旁腺癌密切相关,但在甲状旁腺腺瘤中不常见。另外,cyclin D1 在某些甲状旁腺癌中过表达。在一些罕见病例中还可以见到 *MEN1* 突变。

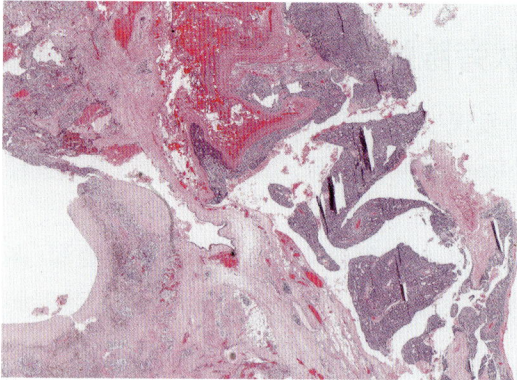

13A(HE × 10)

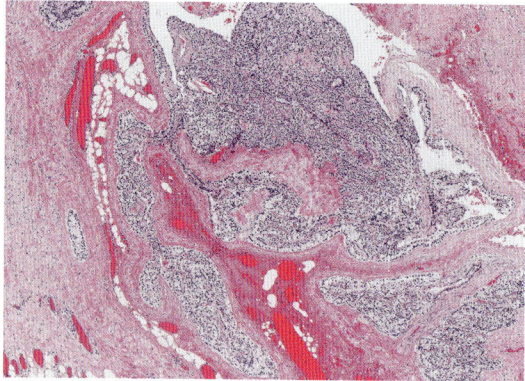

13B(HE × 40)

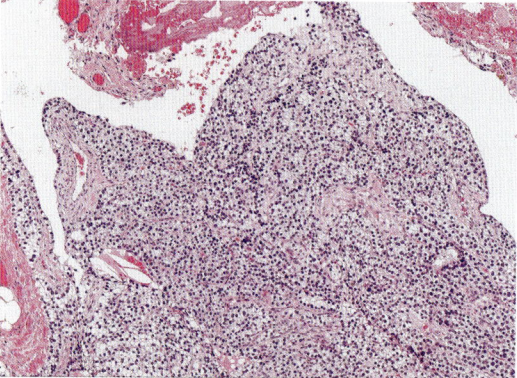

13C(HE × 100)

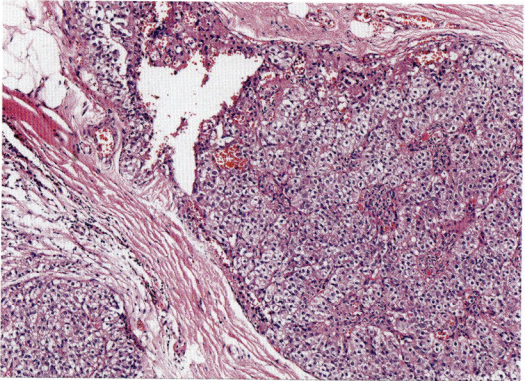

13D(HE × 200)

图 8-13　甲状旁腺腺癌

病例 14　肾上腺单纯性囊肿

基本资料　男,57 岁,体检发现右肾上腺肿瘤 1 个月。CT 检查显示:右肾上腺低密度结节,边界锐利。

大体检查　脂肪组织一堆,大小 5cm×5cm×3cm,其内可见囊性肾上腺组织,大小 3.5cm×1.5cm×1cm,内容物已流失。

镜下所见　囊肿壁周围可见正常肾上腺组织(图 8-14A、B)。囊壁为无被覆上皮的纤维组织(图 8-14C、D)。

病理诊断　肾上腺单纯性囊肿。

诊断依据　肾上腺囊肿囊壁为较厚的纤维组织,内层缺乏上皮细胞。

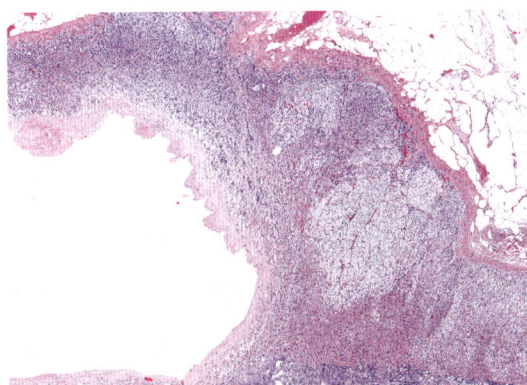
14A(HE × 40)

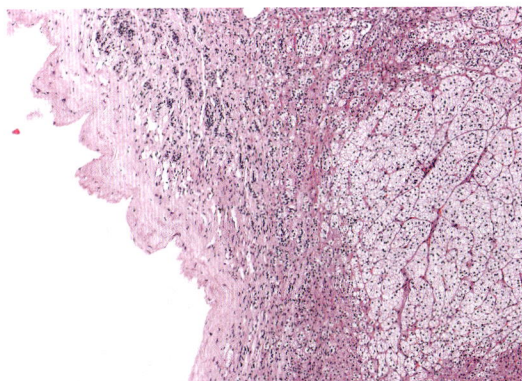
14B(HE × 100)

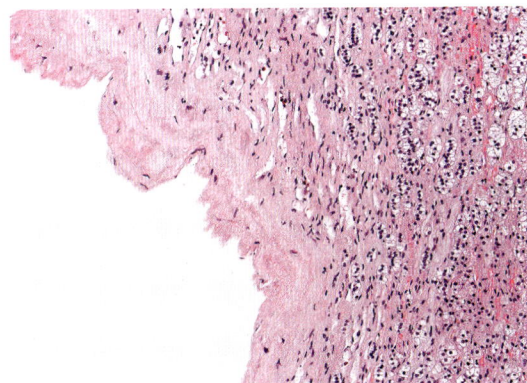
14C(HE × 200)

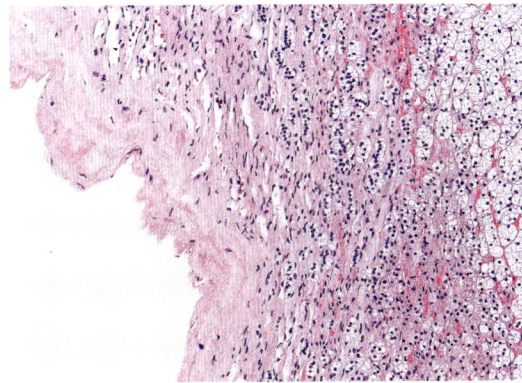
14D(HE × 200)

图 8-14　肾上腺单纯性囊肿

病例 15　肾上腺皮质结节状增生

基本资料　男,48 岁,体检发现右肾肿瘤 1 个月。MRI 检查显示:右肾上极肿物影。左侧肾上腺多发结节。

大体检查　结节样物 2 枚,小者游离,直径 2cm,大者位于肾上腺内,大小 3.5cm×2.5cm×2cm,两者切面均呈金黄色。

镜下所见　正常的肾上腺皮质组织呈大小不等结节状增生,无包膜构成(图 8-15)。

病理诊断　肾上腺皮质结节状增生。

诊断依据　结节常多发,由正常的肾上腺皮质组织结节增生。细胞核异质性及核分裂象罕见。

鉴别诊断　肾上腺皮质腺瘤,通常单发。

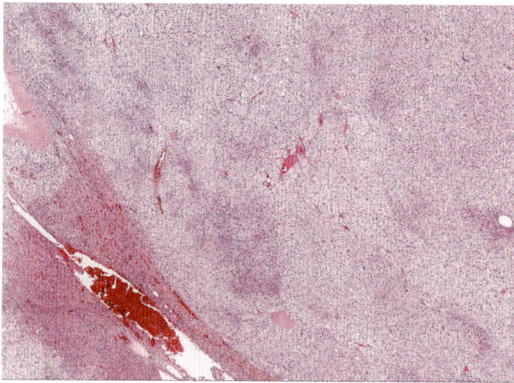
15A(HE × 20)

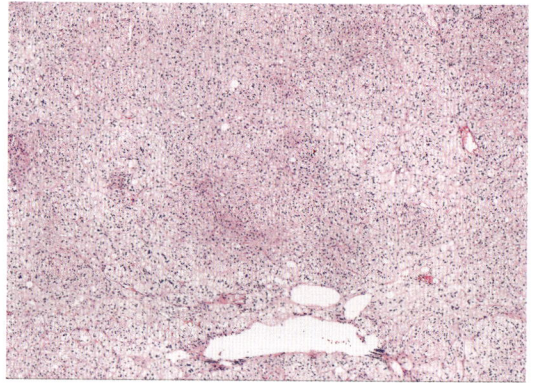
15B(HE × 40)

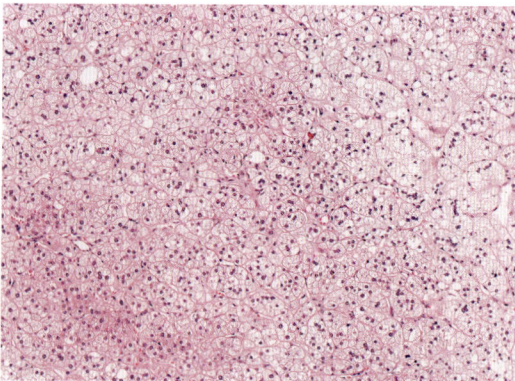
15C(HE × 100)

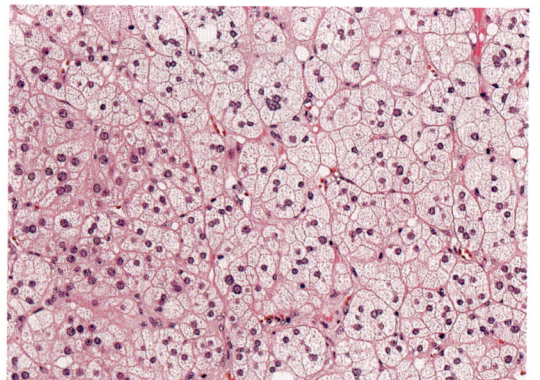
15D(HE × 200)

图 8-15　肾上腺皮质结节状增生

病例16　肾上腺皮质腺瘤

基本资料　女,50岁,体检发现肾上腺占位。MRI检查显示:左侧肾上腺结节,大小约3.3cm×2.3cm。

大体检查　灰黄结节样肿物,大小4cm×3.5cm×3cm,包膜完整光滑,周围附脂肪,大小6cm×4.5cm×2cm,肿物切面金黄色、质软,未见出血、坏死。

镜下所见　肿瘤界限清楚,有包膜(图8-16A)。肿瘤细胞排列成巢状、条索状、假腺样(图8-16B、C),肿瘤由胞质富含脂滴的亮细胞及胞质嗜酸性的暗细胞组成,伴有丰富的毛细血管(图8-16D)。

病理诊断　肾上腺皮质腺瘤。

诊断依据　肾上腺皮质腺瘤界限清楚,通常有包膜,切面呈实性、金黄色。肿瘤细胞常常排列成巢或条索,伴有丰富的毛细血管。肿瘤由不同比例的两种细胞构成(亮细胞及暗细胞)。偶见奇异核,但是其核分裂象罕见。

鉴别诊断

(1) 肾上腺皮质癌:体积一般较大,表面包膜不完整,切面呈灰白或黄色,有出血、坏死、囊性变和钙化。癌细胞异型性明显,核分裂象较多见。

(2) 嗜铬细胞瘤:位于髓质内,肿瘤细胞大小及形态差异大,具有细颗粒状嗜碱性或嗜双色性胞质。

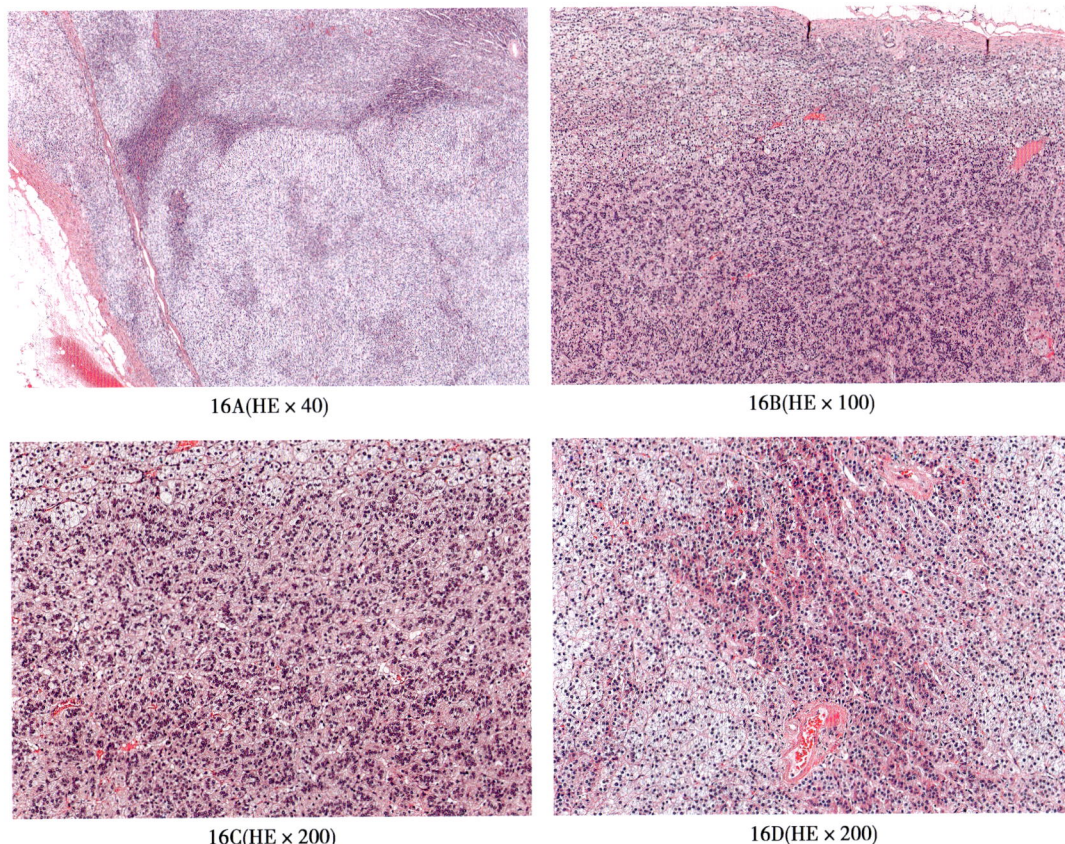

16A(HE×40)

16B(HE×100)

16C(HE×200)

16D(HE×200)

图8-16　肾上腺皮质腺瘤

病例 17　嗜铬细胞瘤

基本资料　女,41 岁,血压升高 1 个月,发现右肾上腺占位 1 个月。MRI 检查显示:右肾上腺类圆形肿物,边界清楚。

大体检查　灰黄组织大小 6.5cm×4cm×3.5cm。多切面切开,可见一肿物,大小 5cm×4cm×3.5cm,切面金黄色、质软、界尚清,紧邻肾上腺组织,肾上腺大小 3.5cm×1.5cm×0.5cm。

镜下所见　肿瘤界限清楚,有纤维包膜(图 8-17A、B),细胞体积较大,细胞核嗜碱,血窦非常丰富(图 8-17C、D),未见明确血管及包膜侵犯。

免疫组化　CgA、Syn 强阳性,肿瘤细胞巢周支持细胞 S-100 阳性。

病理诊断　嗜铬细胞瘤。

诊断依据　肿瘤表面有包膜,由包膜发出的纤维条索将肿瘤组织分隔成分叶状。肿瘤细胞排列成器官样结构,间质含有丰富的血窦。肿瘤细胞的大小和形状差异很大,细胞质丰富、颗粒状嗜碱性及嗜双色性,细胞核呈圆形或卵圆形,核仁明显,核异型性多见,但核分裂少或无。

鉴别诊断　恶性嗜铬细胞瘤,只有广泛浸润邻近脏器与组织,以及在正常没有嗜铬组织的器官内发现转移瘤才可诊断为恶性嗜铬细胞瘤。

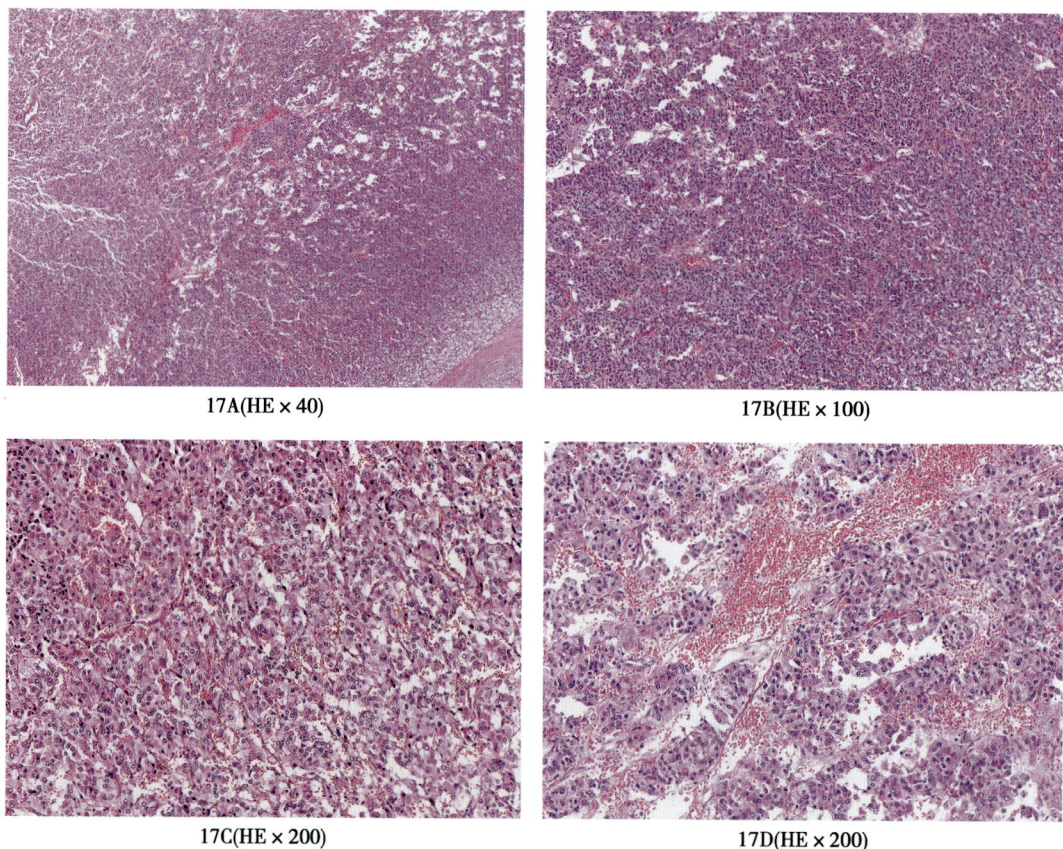

17A(HE × 40)

17B(HE × 100)

17C(HE × 200)

17D(HE × 200)

图 8-17　嗜铬细胞瘤

病例 18　肾上腺髓脂肪瘤

基本资料　女,57 岁,体检发现左肾上腺占位 15 天。MRI 检查显示:左侧肾上腺区肿物,约 6cm×3.9cm×4.7cm,边界较清。

大体检查　肿物大小 7cm×6cm×5cm,表面有包膜,光滑,部分区域质韧,部分区域呈脂肪样。肿物周围为金黄色肾上腺组织。

镜下所见　肿瘤位于肾上腺内,伴出血,左上可见正常肾上腺组织(图 8-18A),主要由脂肪组织(图 8-18B、C)及造血组织构成(图 8-18D)。

病理诊断　肾上腺髓脂肪瘤。

诊断依据　肿瘤与肾上腺组织界限清楚,肿瘤由成熟的脂肪组织和多少不等的造血组织构成。

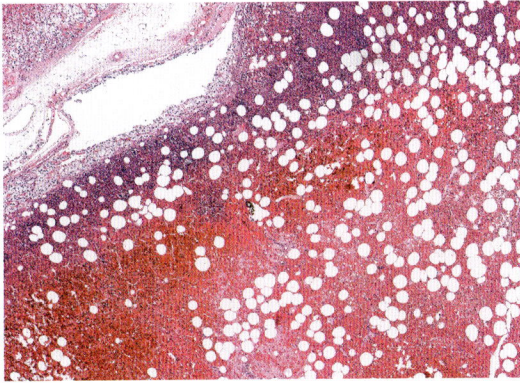

18A(HE × 40)

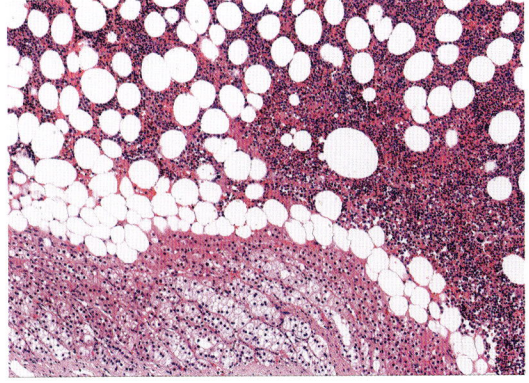

18B(HE × 100)

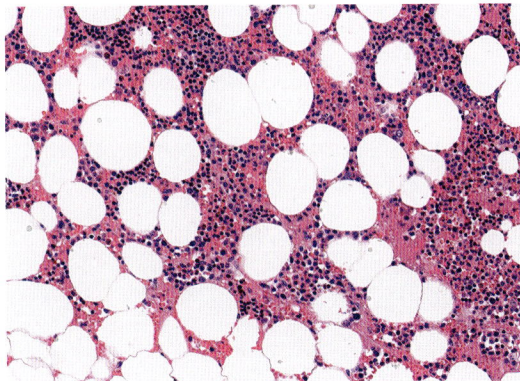

18C(HE × 200)

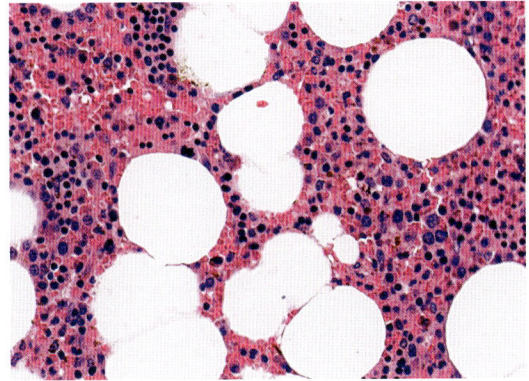

18D(HE × 400)

图 8-18　肾上腺髓脂肪瘤

病例 19 肾上腺节细胞神经瘤

基本资料 女,42 岁,体检发现右肾上腺肿瘤 1 个月。MRI 检查显示:右侧肾上腺区可见肿物,大小约 4.5cm×3.1cm,边界尚清。

大体检查 肾上腺组织,大小 6cm×5cm×4cm。多切面切开,可见一灰黄结节样肿物,大小 5cm×4.2cm×4cm,切面呈编织状、质韧,未见出血、坏死,结节与肾上腺边界欠清。

镜下所见 肿瘤包膜完整(图 8-19A),由分化成熟的神经节细胞和神经纤维构成(图 8-19B~D),未见明确出血、坏死。

病理诊断 肾上腺节细胞神经瘤。

诊断依据 肿瘤呈圆形、实性,有包膜。分化成熟的神经节细胞成片或散在地分布在无髓鞘的神经纤维中。

鉴别诊断

(1) 神经母细胞瘤:节细胞神经瘤没有神经母细胞瘤成分。

(2) 神经纤维瘤:无神经节细胞。

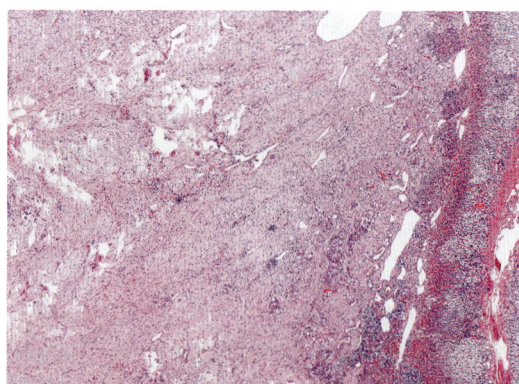
19A(HE × 40)

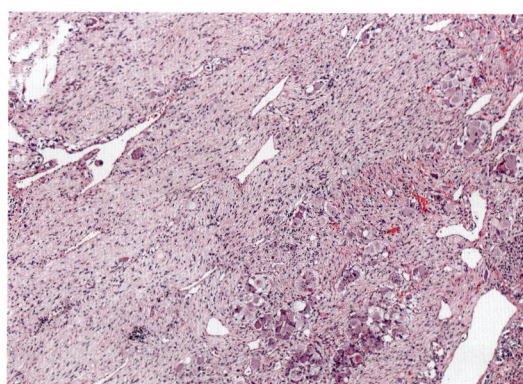
19B(HE × 100)

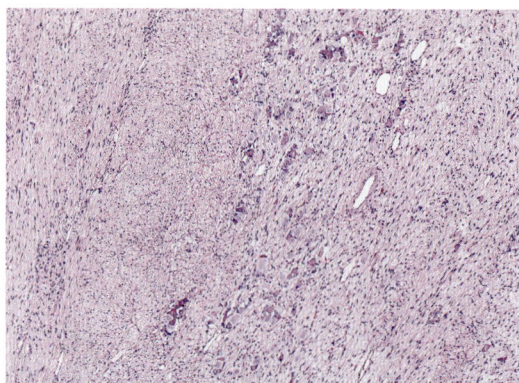
19C(HE × 100)

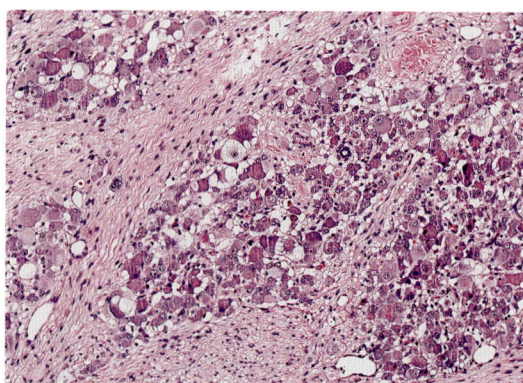
19D(HE × 200)

图 8-19 肾上腺节细胞神经瘤

病例20　垂体腺瘤

基本资料　男,64 岁,无明显诱因出现恶心、呕吐 2 年余。MRI 检查显示:鞍区占位病变,形态规则、边界尚清,呈等 T_1、T_2 信号,增强后明显强化。垂体柄向左移位,鞍区左侧可见受压推挤残留垂体组织增强;视神经和视神经轻度受压移位。

大体检查　灰黄破碎组织一堆,大小 3cm×3cm×1cm,质中偏软。

镜下所见　肿瘤细胞排列成巢状(图 8-20A),由形态单一的细胞组成(图 8-20D);核呈较一致的圆形,未见明确坏死及核分裂象,肿瘤细胞巢之间为血管丰富的纤维间质(图 8-20B、C)。

免疫组化　Syn 阳性,CgA 和 CK 可阳。激素表型、转录因子等可有助于垂体腺瘤功能亚型分类。

病理诊断　垂体腺瘤。

诊断依据　腺瘤形态一致,可以发生囊性变、出血和坏死。肿瘤细胞弥漫成片或排成条索、巢状、假腺样或乳头状结构,间质为血管丰富的纤细间质,肿瘤细胞可有一定的异型性,但核分裂象罕见。

鉴别诊断　垂体癌,瘤细胞核分裂象明显增多,但只有脑脊髓和/或全身转移才是判断恶性的证据。

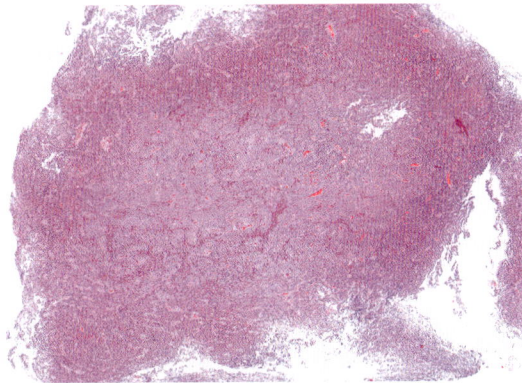

20A(HE × 40)

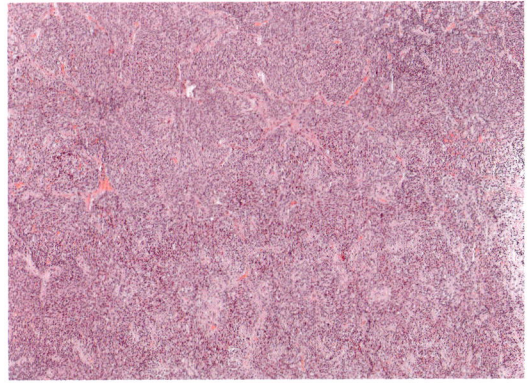

20B(HE × 100)

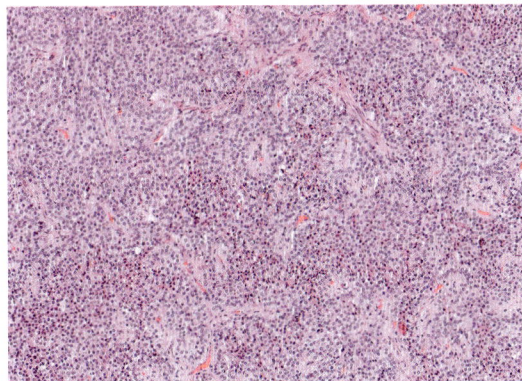

20C(HE × 200)

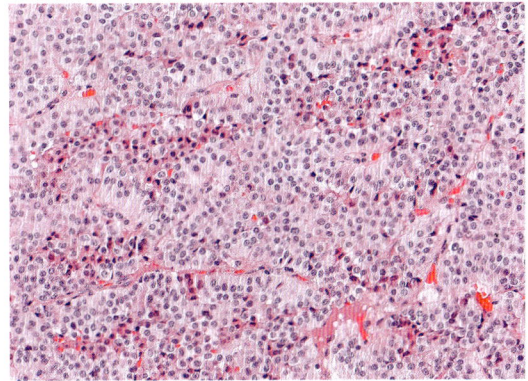

20D(HE × 400)

图 8-20　垂体腺瘤

病例21　颅咽管瘤

（1）造釉细胞型

基本资料　女,8岁,右眼视力下降5个月。查体:双眼视力下降,右眼较左眼严重,粗测双眼颞侧视野缺损。MRI检查显示:鞍上区不规则囊实性肿物,边缘光整,最大截面3.1cm× 2.1cm,T_1WI部分囊内呈低信号,部分囊内呈较高信号。DWI部分囊壁可见高信号,增强扫描囊壁及实性成分可见强化。

大体检查　灰白碎组织一堆,质软,小块骨样质硬。

镜下所见　在疏松的纤维间质中有鳞状上皮细胞岛及钙化(图8-21A～D)。

病理诊断　颅咽管瘤,造釉细胞型。

诊断依据　外周细胞核栅栏样排列,中心为星形细胞相互吻合构成的鳞状上皮岛,并见鬼影细胞、局灶性钙化以及伴有神经胶质沉积而形成的罗森塔尔(Rosenthal)纤维。

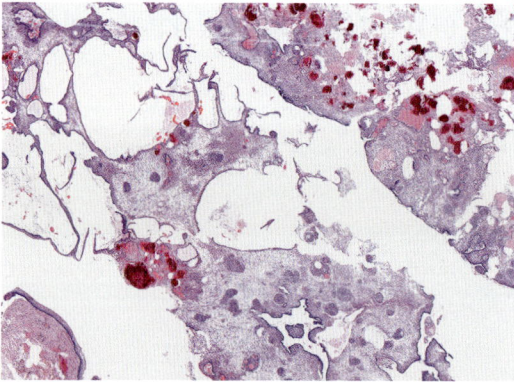

21A(HE × 40)

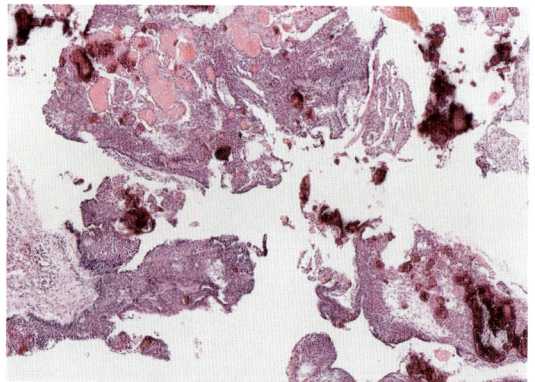

21B(HE × 100)

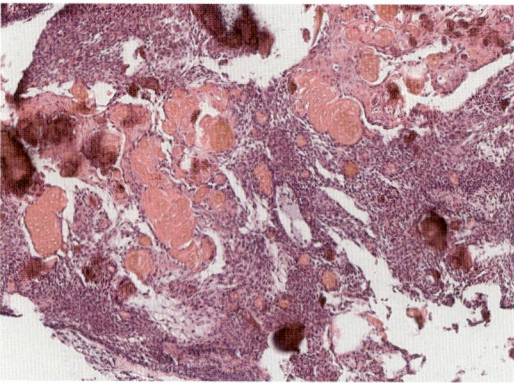

21C(HE × 200)

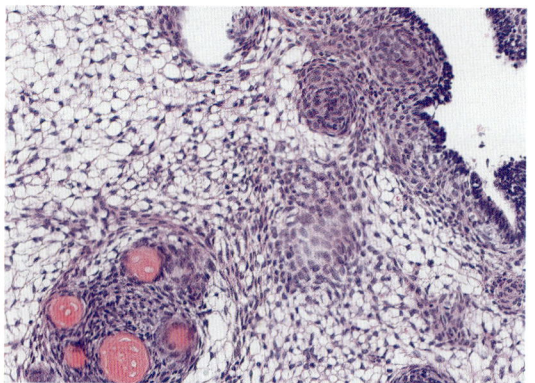

21D(HE × 400)

图 8-21（1）　颅咽管瘤造釉细胞型

（2）乳 头 型

基本资料 男,43 岁,右眼视力进行性下降 2 个月。左眼视力正常,无头痛、恶心、呕吐,无意识障碍,于当地医院行脑部 MRI 提示"鞍区占位"。

大体检查 灰红囊皮样组织,大小 1.5cm×1cm×0.4cm,囊壁厚 0.1~0.2cm。

镜下所见 囊壁被覆角化复层鳞状上皮(图 8-21E、F),形成乳头状结构(图 21G、H)。

病理诊断 颅咽管瘤,乳头型。

诊断依据 肿瘤囊壁由鳞状上皮构成,上皮细胞围绕纤维血管形成乳头状结构,缺乏造釉细胞型颅咽管瘤中的栅栏样排列的细胞核、鬼影细胞和钙化现象。

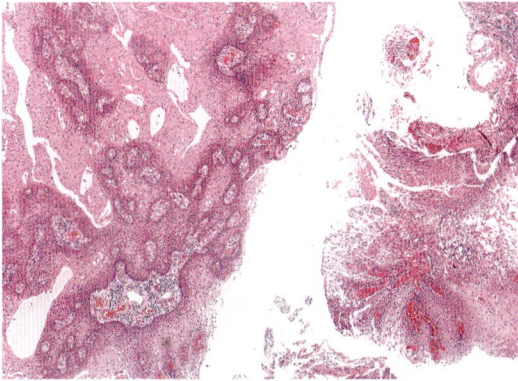

21E(HE × 40)

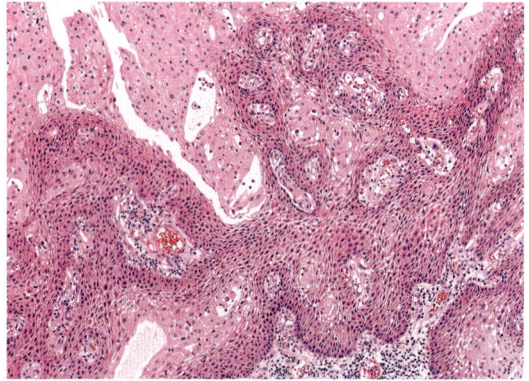

21F(HE × 100)

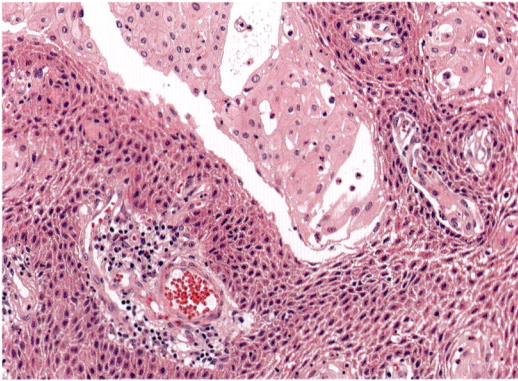

21G(HE × 200)

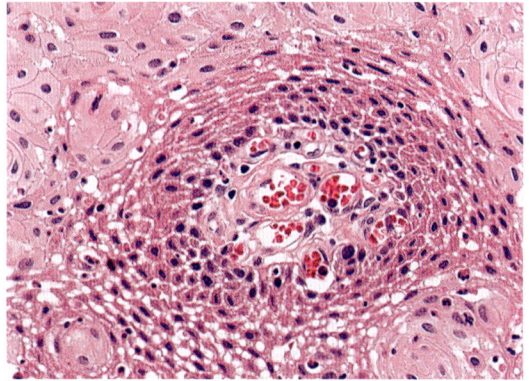

21H(HE × 400)

图 8-21(2) 乳头型

病例 22 副神经节瘤

基本资料 女,38 岁,因"甲状腺乳头状癌术后"复查行 MRI 发现:左侧颈部 II 区颈总动脉分叉处可见结节,T$_2$WI/FS 呈稍高信号,边界清,增强扫描呈明显均匀强化,大小约 2.2cm×1.7cm×2.3cm。

大体检查 结节样物一枚,大小 2cm×1.5cm×1.5cm,似有包膜,切面灰粉、质中较细腻。

镜下所见 肿瘤细胞排列成巢(图 8-22A~C),有丰富的血窦间隔(图 8-22D)。

免疫组化 肿瘤细胞表达 GgA、Syn、NSE,支持细胞 S-100 阳性。

病理诊断 副神经节瘤。

诊断依据 肿瘤界限清楚,可有假包膜。肿瘤细胞排列成细胞球状,伴有丰富的血窦。肿瘤细胞呈多角形或卵圆形,可见奇异核,但核分裂象罕见。

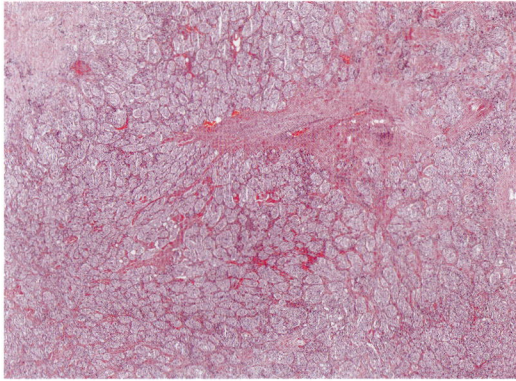

22A(HE × 40)

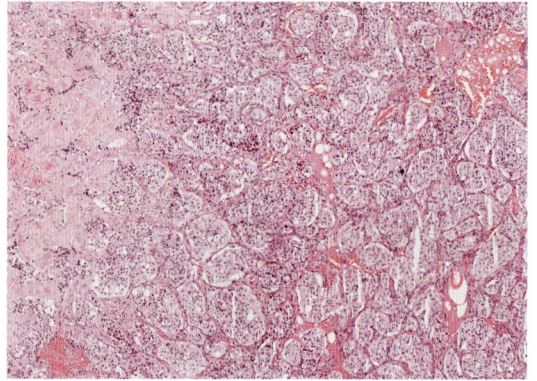

22B(HE × 100)

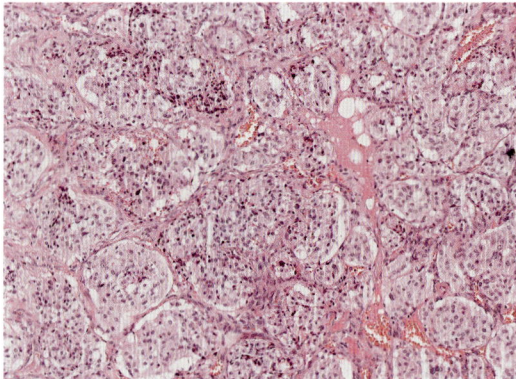

22C(HE × 200)

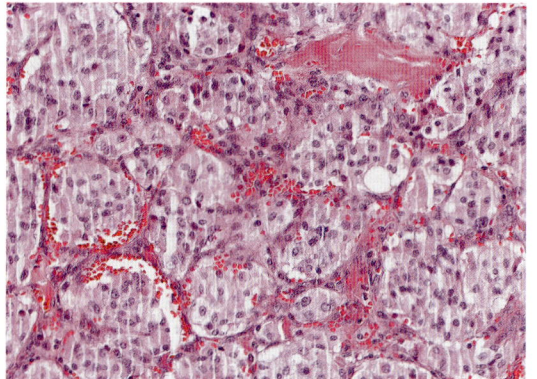

22D(HE × 400)

图 8-22 副神经节瘤

病例23 Rathke 裂囊肿

基本资料 女,43 岁,体检发现鞍区占位。MRI 检查显示:鞍区内可见一异常信号结节影,大小约 0.9cm×1cm×0.9cm,边界清楚。

大体检查 灰白组织一堆,大小 0.6cm×0.3cm×0.3cm,另见凝血块,直径 0.3cm,及少量半透明物,直径 0.5cm。

镜下所见 无定形粉染物(图 8-23A、B),其内散在少许细胞(图 8-23C、D),个别细胞可见纤毛。

病理诊断 Rathke 裂囊肿。

诊断依据 囊肿内含有多少不等的致密胶样蛋白样成分,通常表现为无定形嗜酸性物质,囊壁由单层立方上皮或假复层纤毛柱状上皮构成,偶见杯状细胞和鳞状上皮化生灶。

鉴别诊断 乳头型颅咽管瘤,肿瘤囊壁由鳞状上皮构成,上皮细胞围绕纤维血管形成乳头状结构。

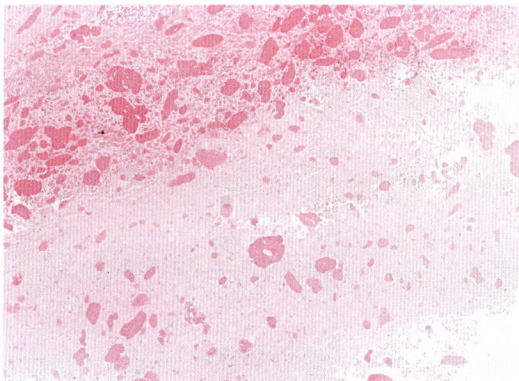

23A(HE × 40)

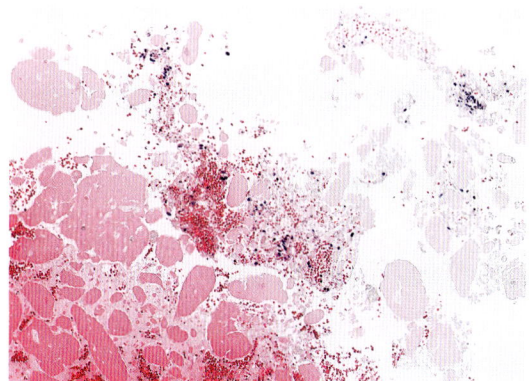

23B(HE × 100)

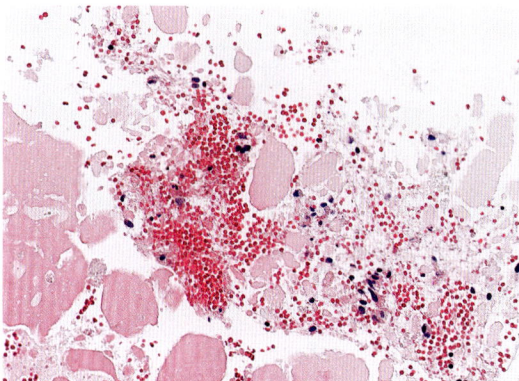

23C(HE × 200)

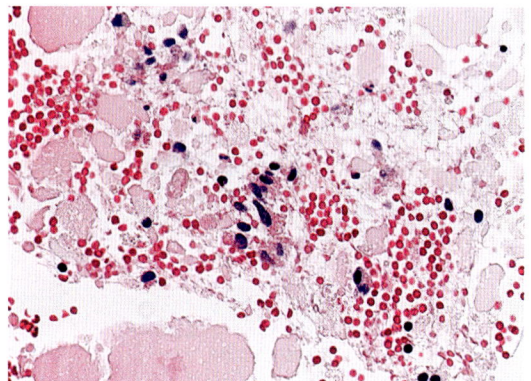

23D(HE × 400)

图 8-23 Rathke 裂囊肿

病例24 甲状舌管囊肿

基本资料 女,50岁,体检发现甲状腺结节1个月。

大体检查 灰褐结节样物一枚,大小2.5cm×2cm×0.8cm,沿最大面剖开,剖面呈囊性,囊壁尚光滑,壁厚0.2cm。

镜下所见 良性囊肿,被覆假复层纤毛柱状上皮,囊壁见少量淋巴组织(图8-24)。

病理诊断 甲状舌管囊肿。

诊断依据 甲状舌管囊肿通常位于颈部中线舌骨的部位。镜下,甲状舌管囊肿内衬假复层纤毛或鳞状上皮,邻近间质中常可见黏液腺体和甲状腺滤泡。继发性炎症很常见,尤其是在伴有窦道的病例,可能会导致被覆上皮部分脱失,间质可见炎症细胞浸润。

鉴别诊断 鳃裂囊肿:多位于颈动脉三角区,多偏离中线,不随吞咽而活动。镜下囊壁内淋巴细胞丰富。

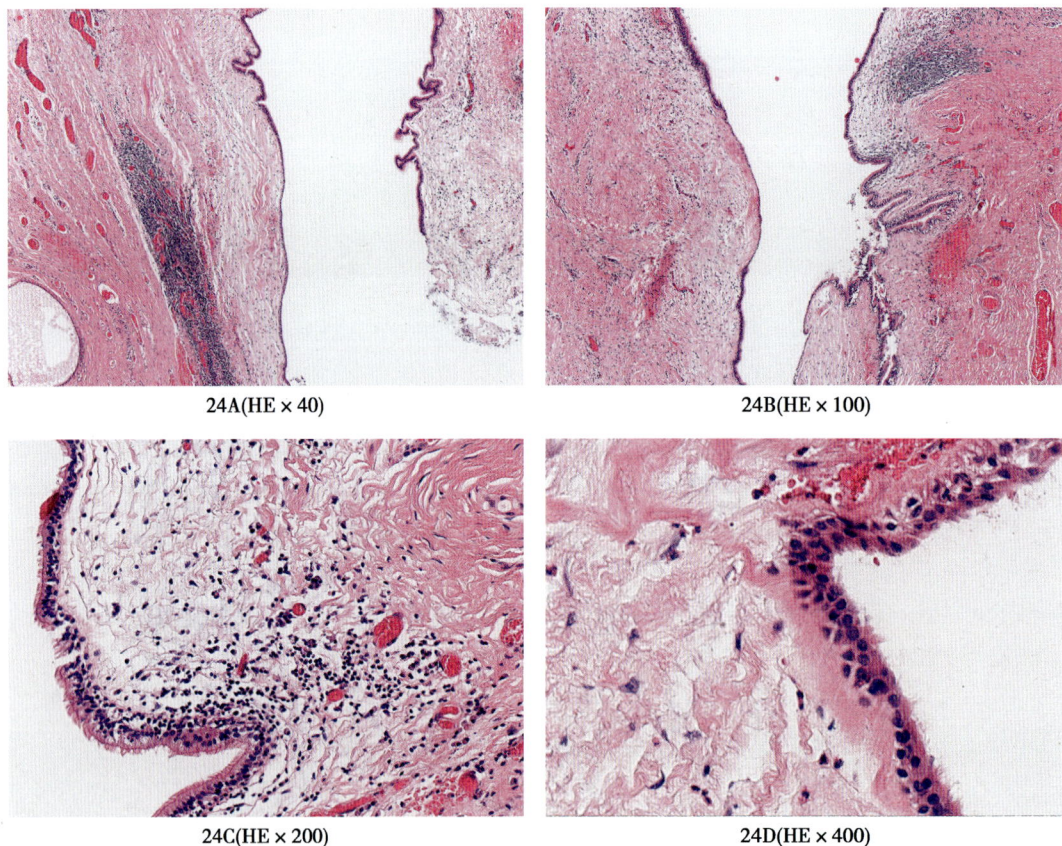

24A(HE×40)

24B(HE×100)

24C(HE×200)

24D(HE×400)

图8-24 甲状舌管囊肿

(冯小龙 曹雨青)

(审校:张虹)

第九章

泌尿系统疾病

病例 1　透明细胞肾细胞癌 / 346

病例 2　透明细胞乳头状肾细胞肿瘤 / 348

病例 3　低度恶性潜能的多房囊性肾肿瘤 / 350

病例 4　乳头状肾细胞癌 / 352

病例 5　乳头状肾细胞癌 / 354

病例 6　肾嫌色细胞癌 / 356

病例 7　集合管癌 / 358

病例 8　FH 缺陷型肾细胞癌 / 361

病例 9　*TFE3* 易位肾细胞癌 / 364

病例 10　肾结核 / 366

病例 11　肾盂尿路上皮癌 / 368

病例 12　肾母细胞瘤 / 370

病例 13　嗜酸细胞瘤 / 373

病例 14　血管平滑肌脂肪瘤 / 376

病例 15　浸润性尿路上皮癌 / 379

病例 16　尿路上皮乳头状瘤 / 381

病例 17　内翻性乳头状瘤 / 383

病例 18　低度恶性潜能的尿路上皮肿瘤 / 385

病例 19　高级别非浸润性尿路上皮乳头状癌 / 387

病例 20　低级别非浸润性尿路上皮乳头状癌 / 389

病例 21　尿路上皮原位癌 / 390

病例 22　腺性膀胱炎 / 392

病例 23　黏液小管状和梭形细胞癌 / 394

病例 24　后肾腺瘤 / 396

病例 25　肾混合性上皮间质肿瘤 / 398

病例1　透明细胞肾细胞癌

基本资料　男,50岁,体检发现左肾占位,无发热,无尿频、尿急、尿痛。MRI增强扫描检查显示:左肾中部肿物,大小约4.1cm×3.4cm,T_1WI呈等信号,T_2WI/FS呈等信号,弥散加权成像(diffusion weighted imaging,DWI)呈稍高信号。

大体检查　一侧肾切除标本,肾及肾周脂肪囊总大小12cm×9cm×7cm,肾周脂肪囊大部分易剥离,局灶与肾粘连,裸肾大小11cm×7cm×4cm。沿肾门对侧剖开肾,切面可见一肿物,大小3.8cm×3.5cm×2.5cm,切面灰白灰黄、质韧、界不清,局灶呈囊状,似累及肾周脂肪,紧邻肾窦脂肪,未累及肾盂,多切面切开周围肾灰红、质韧。于肾周及肾窦脂肪未触及明确结节。附输尿管一段,长7cm,直径0.5cm,输尿管黏膜光滑。

镜下所见　肿瘤细胞呈实性巢、索状排列,部分呈管状、腺泡状或乳头状排列(图9-1A～B)。间质有丰富的毛细血管。肿瘤细胞体积较大,呈立方形、柱状或楔形。细胞质内含有大量糖原和脂类物质,呈透明状(图9-1C～D)。细胞核染色质细腻或粗颗粒状,圆形、卵圆形或怪异形,可见核仁。病理性核分裂象不易见。

免疫组化　肿瘤细胞的细胞膜CA Ⅸ阳性(图9-1E),Vimentin(图9-1F)弥漫强阳性。

病理诊断　肾透明细胞肾细胞癌。

诊断依据　①肿瘤细胞呈实性巢、索状排列,部分呈管状、腺泡状或乳头状排列。细胞质内含有大量糖原和脂类物质,呈透明状。②间质有丰富的毛细血管,薄壁窦状血管构成网状间隔。③CA Ⅸ、Vimentin免疫组化标记弥漫阳性。

鉴别诊断

(1) 肾嫌色细胞癌:呈单一的实性巢状排列。癌细胞包膜较厚,呈植物细胞状。细胞质呈毛玻璃状或细颗粒状,核周晕明显,Hale胶状铁染色阳性。

(2) 经典的肾透明细胞肉瘤:发生于儿童,预后很差,早期骨转移。CK阴性,Vimentin阳性。

(3) 软组织透明细胞肉瘤:呈肉瘤样结构,癌巢不明显;免疫组化CK阴性,S-100阳性,HMB45阳性。

知识拓展　肾透明细胞肾细胞癌镜下肿瘤细胞呈圆形或多边形,体积较大,细胞膜清楚,细胞质丰富,呈透明或颗粒状,透明细胞质含丰富糖原和类脂质,过碘酸希夫(periodic acid-Schiff staining,PAS)染色和油红染色阳性,但无黏液。高级别和出血坏死区可见嗜酸性细胞质的癌细胞。细胞核位于中央,呈圆形,大小较一致,染色质为细颗粒状,均匀分布,不同级别的肿瘤核仁大小不等。WHO/ISUP分级标准如下,1级:400倍下核仁不可见或不明显的嗜碱性核仁;2级:400倍下可见嗜酸性核仁但100倍下不明显;3级:100倍下核仁嗜酸可见;4级:明显的核多形、多核巨细胞、和/或出现横纹肌样、肉瘤样分化。癌细胞排列结构多样,最常见实性巢状和腺泡状。腺泡状结构中央腔内可见淡染的嗜酸性浆液或红细胞,腺泡状结构可扩张形成或大或小的囊腔。有时可见局灶性假乳头形成,偶见小管结构。瘤组织中散布大量薄壁窦状血管,构成的网状间隔,有时血管扩张呈血管瘤样,这一特征有助于诊断。PAX8 和 PAX2 呈细胞核染色,PAX8 更敏感。多数透明细胞肾细胞癌弥漫表达碳酸酐酶Ⅸ(CA Ⅸ),呈完整的膜浆型染色。一般刷状缘抗原、AE1/AE3、CAM5.2 和 Vimentin 阳性。大多数透明细胞肾细胞癌表达肾细胞癌标记抗原、CD10 和 EMA,CK7 罕见阳性。分子遗传学分析显示,透明细胞肾细胞癌存在 3 号染色体的短臂缺失,有别于其他肾肿瘤。

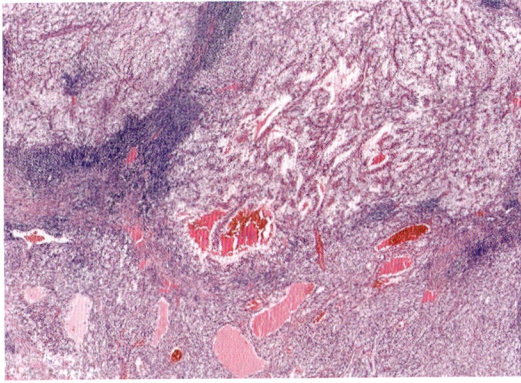

1A(HE×20)

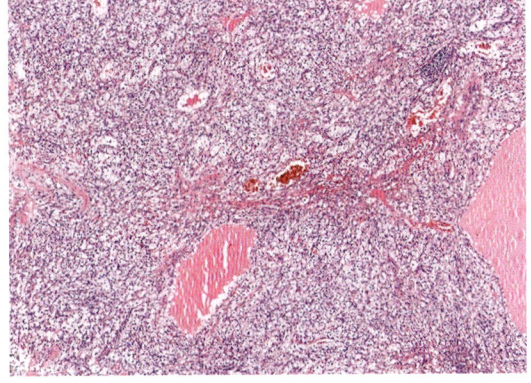

1B(HE×40)

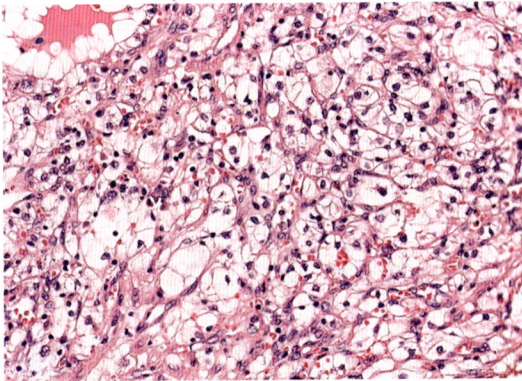

1C(HE×200)

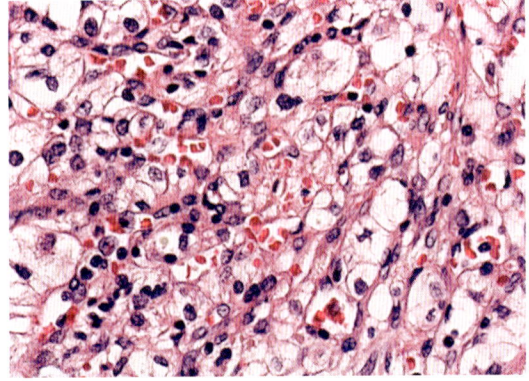

1D(HE×400)

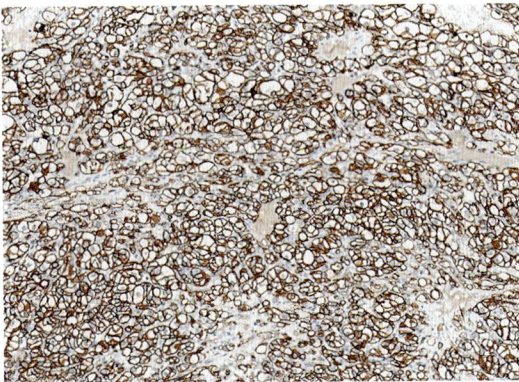

1E(CA Ⅸ×100)

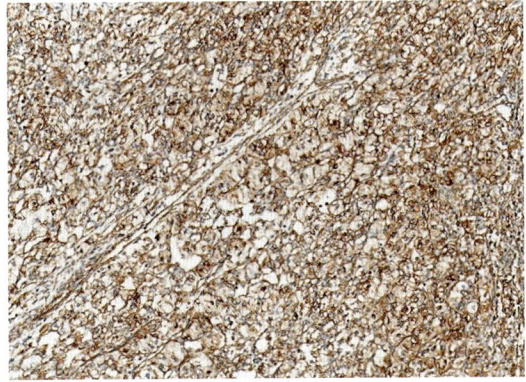

1F(Vimentin×100)

图 9-1　肾透明细胞肾细胞癌

病例 2　透明细胞乳头状肾细胞肿瘤

基本资料　女,60 岁,腹胀、腹痛 1 月余,发现盆腹腔积液 1 个月。MRI 增强扫描检查显示:左肾可见一异常信号影,边界模糊,大小约 1.8cm×1.8cm×1.6cm,T_1WI 等信号,T_2WI/FS 中央呈稍低信号,DWI 略高信号。

大体检查　部分肾及肿物,大小 3.5cm×3.5cm×2.2cm,被膜附少许脂肪。临床已剖开,剖面见一肿物,直径 1.5cm,切面灰黄、质韧,紧邻被膜,距基底 0.2cm。另附游离脂肪组织,大小 2.2cm×2.2cm×1cm。

镜下所见　肿瘤与周围边界清楚(图 9-2A),呈管状、囊状及乳头状结构(图 9-2B),肿瘤细胞呈立方或矮柱状,细胞质丰富透明,均一的圆形细胞核呈线性排列,远离基底膜(图 9-2C~D)。部分乳头有血管轴心,部分乳头没有。肿瘤细胞温和,核仁不明显,核分裂象罕见,1~2 级核。

免疫组化　肿瘤细胞的细胞质 CK7 弥漫阳性(图 9-2E),CD10 阴性(图 9-2F)。

病理诊断　透明细胞乳头状肾细胞肿瘤。

诊断依据　①肿瘤细胞呈立方或矮柱状,细胞质丰富透明,均一的圆形细胞核呈线性排列,远离基底膜,核仁不明显,核分裂象罕见,1~2 级核。②CK7 免疫组化标记弥漫阳性,CD10 免疫组化标记阴性。

鉴别诊断

(1) 透明细胞肾细胞癌:细胞透亮,可有高级别核,肿瘤细胞的细胞质更丰富,可伴有乳头状结构,但无分支乳头状排列,间质中具有特征性的由小的薄壁血管构成的规则网状间隔。CA Ⅸ 及 CD10 膜阳性,CK7 及 CD117 阴性。

(2) 乳头状肾细胞癌:由具有纤细的纤维血管轴心的乳头状结构及管状结构构成,细胞质多嗜酸,部分透亮,可有泡沫样组织细胞及胆固醇结晶、砂粒体。CK7 及 P504S 阳性。

知识拓展　透明细胞乳头状肾细胞肿瘤是 2022 年第 5 版 WHO 更新的肿瘤命名。曾用名为透明细胞乳头状肾细胞癌(这是 2006 年新提出的一种独立分类),是一种由形态温和透亮细胞组成的惰性肿瘤,瘤细胞主要排列成管状、乳头状结构,往往可见肿瘤细胞核远离细胞基底部而朝向腔面分布的现象。2006 年以前,透明细胞乳头状肾细胞肿瘤最常被诊断为透明细胞肾细胞癌。而随着肿瘤分类的完善,发现其具有独特的形态学特点和免疫表型,阳性表达 CK7、高分子量细胞角蛋白和 GATA3,CA Ⅸ 呈特征性的"杯状"着色模式,不表达 P504S,不表达或局灶弱阳性表达 CD10。因此,不难将其与透明细胞肾细胞癌区分开来。此外,透明细胞乳头状肾细胞肿瘤几乎不存在 *VHL* 基因改变或 3p 缺失,其基因组相对稳定,目前没有发现特征性的遗传改变或拷贝数变化的模式。透明细胞乳头状肾细胞肿瘤是一种惰性肿瘤,其 ICD-O 编码为 1,代表其生物学行为等同于交界性肿瘤,几乎不复发转移。

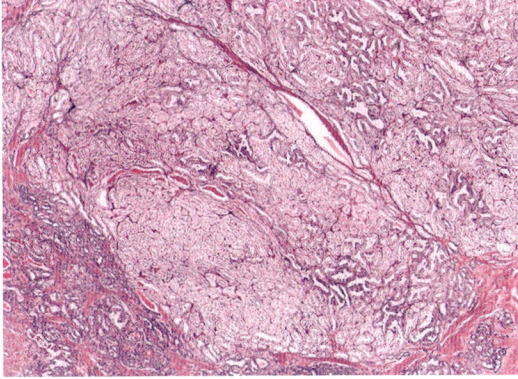

2A(HE × 20)

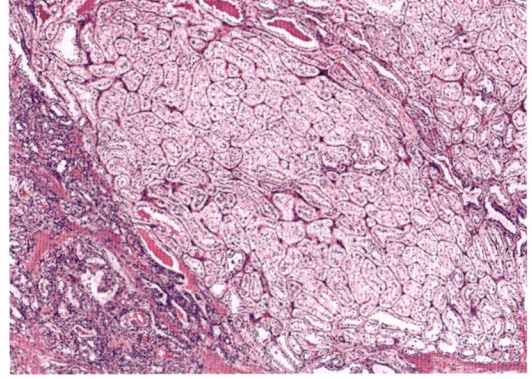

2B(HE × 40)

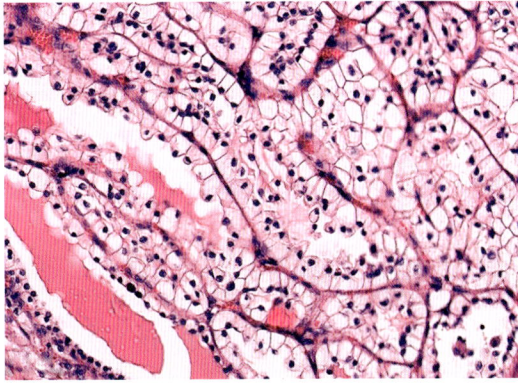

2C(HE × 100)

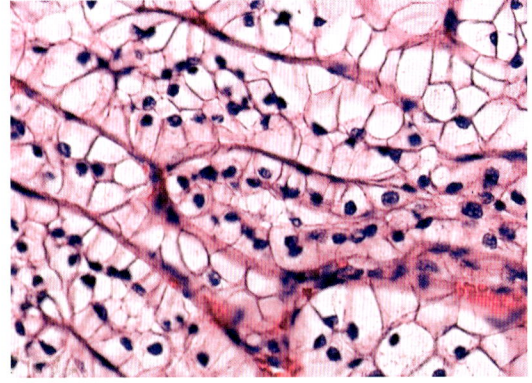

2D(HE × 200)

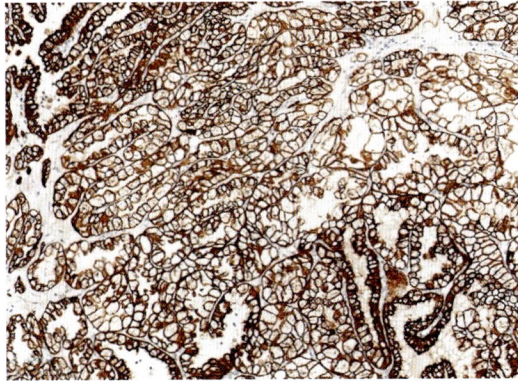

2E(CK7 × 100)

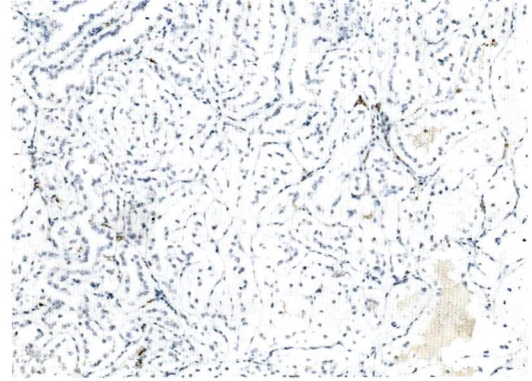

2F(CD10 × 100)

图 9-2　透明细胞乳头状肾细胞肿瘤

病例3　低度恶性潜能的多房囊性肾肿瘤

基本资料　男,58岁,腰部不适1周余。体检CT增强扫描检查显示:左肾下极可见低密度肿物影,大小约4.2cm×2.8cm,边界清晰,增强扫描内部可见不均匀强化。

大体检查　左肾部分及肿瘤,大小4cm×3.5cm×3cm。多切面切开,见一肿物大小3.2cm×2.5cm×2.5cm,切面呈多房囊性,界尚清,紧邻肾被膜。

镜下所见　囊壁内侧由具有透明细胞肾细胞癌的肿瘤细胞被覆(图9-3A、B),呈单层,小灶低乳头状,轻度异型(图9-3C、D)。

免疫组化　肿瘤细胞的细胞核PAX8阳性(图9-3E),CD10阳性(图9-3F)。

病理诊断　低度恶性潜能的多房囊性肾肿瘤。

诊断依据　①肿瘤呈多房囊性。②囊壁内侧由具有透明细胞肾细胞癌的肿瘤细胞被覆,呈单层,轻度异型。

鉴别诊断

(1) 透明细胞肾细胞癌囊性变:实性肿瘤的背景下,出血坏死的基础上,有囊性病变。缺乏真正的囊壁。

(2) 多囊性肾瘤:常发生在婴儿,囊壁内衬肾小管上皮,多呈"鞋钉样"。

知识拓展　低度恶性潜能的多房囊性肾肿瘤是一种完全由多数囊腔构成的肿瘤,囊腔间隔内有小灶性透明细胞。本病见于成人,发病平均年龄51岁,男女比例为3:1。本病进展缓慢,尚未发现复发和转移报道。肉眼见肿瘤边界清楚,有纤维性包膜与周围组织分隔,直径2.5~13.0cm。切面呈多房囊性,囊腔大小不等,腔内充以浆液性、胶状或血性液体。1/5以上的肿瘤间隔内可见钙化,偶见骨化生。无实性病灶,囊壁上无肉眼可见的结节状病灶。镜下见肿瘤囊内壁一般被覆单层上皮细胞,也可无上皮被覆,偶尔为复层或呈现小乳头状结构。内衬细胞呈扁平状或肥胖,细胞质丰富,透明到淡染。细胞核小而圆,染色质致密、深染,无核仁。囊腔为纤维性间隔,常为致密的胶原。部分间隔内可见灶性透明细胞,该细胞与囊壁内衬上皮相似,细胞核小而深染。透明细胞可出现小灶状聚集,不形成大结节,类似组织细胞。囊内壁一般被覆单层上皮细胞,细胞质透明。肿瘤无坏死,无血管侵犯和肉瘤样变。囊腔间隔中的透明细胞CK和EMA阳性,CD68等组织细胞标记物阴性。

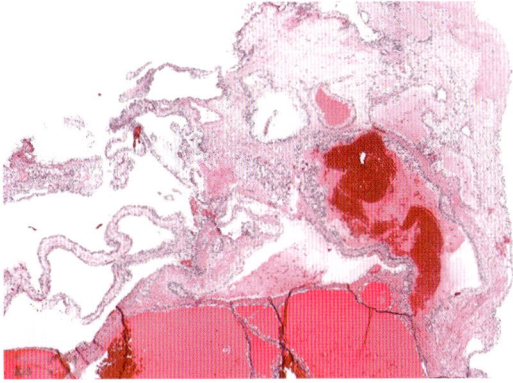

3A(HE × 20)

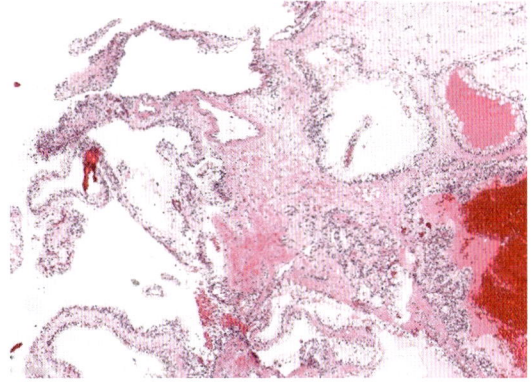

3B(HE × 40)

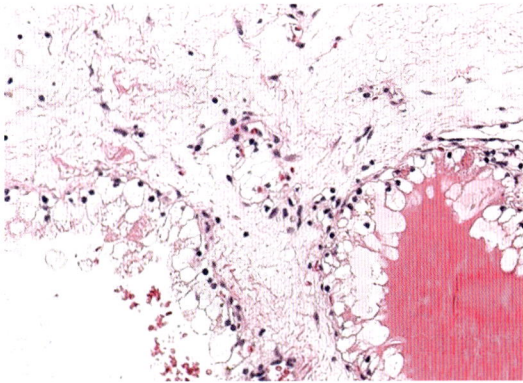

3C(HE × 200)

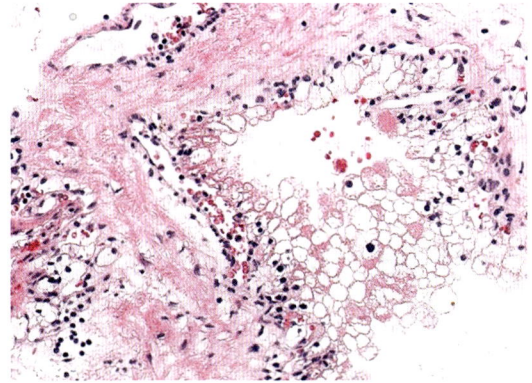

3D(HE × 200)

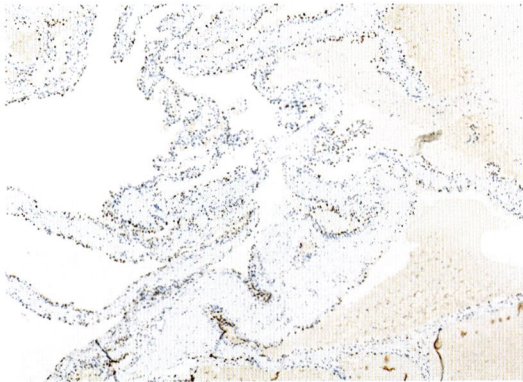

3E(PAX8 × 40)

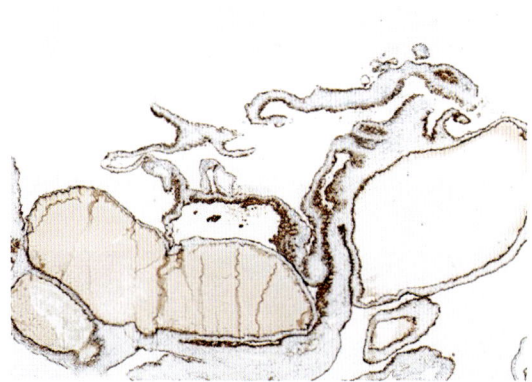

3F(CD10 × 20)

图 9-3　低度恶性潜能的多房囊性肾肿瘤

病例 4　乳头状肾细胞癌

基本资料　女,71 岁,体检发现肾占位。MRI 检查显示:右肾中部类圆形肿物,大小约 2.6cm×2.3cm,边界清晰光整,有包膜,T_1WI 等、低信号,反相位未见信号减低,T_2WI/FS 等、高信号,DWI 高信号,增强扫描呈渐进性、充填式强化。

大体检查　部分肾大小 5.5cm×4cm×2cm。其上可见一肿物,大小 3.4cm×2.9cm×2.8cm,切面呈多彩样、界尚清,未累及肾被膜,距切缘最近 0.7cm。另见少许脂肪,6cm×6cm×3cm,灰黄、质软。

镜下所见　肿瘤主要呈细乳头状结构(图 9-4A、B),细胞质稀少的嗜碱性细胞覆盖于短且纤细的血管轴上,可见泡沫细胞。上皮细胞呈小立方形,单层排列(图 9-4C、D)。

免疫组化　肿瘤细胞 P504S 阳性(图 9-4E)、PAX8 阳性(图 9-4F),CA Ⅸ 阴性(图 9-4G),Ki-67(9-4H)低表达。

病理诊断　乳头状肾细胞癌。

诊断依据　①肿瘤呈细乳头状结构,细胞的细胞质稀少、嗜碱性,可见泡沫细胞浸润。上皮细胞呈小立方形,单层排列。②肿瘤细胞 P504S、PAX8 免疫组化标记阳性。

鉴别诊断

(1)透明细胞肾细胞癌:透明细胞肾细胞癌在实性结构基础上,可出现局部乳头样结构,被覆细胞质丰富透明的癌细胞。CK7 及 P504S 阴性。

(2)集合管癌:以管状结构为主,纤维性肿瘤间质丰富,肿瘤细胞异型明显。

知识拓展　乳头状肾细胞癌构成多少不等的乳头状和小管状结构。乳头状结构含有纤细的纤维血管轴心。泡沫状巨噬细胞和胆固醇结晶可在纤维血管轴心聚集,这是乳头状肾细胞癌的特征性表现。偶尔乳头轴心也可因水肿和结缔组织透明变性而变宽。实性型乳头状肾细胞癌内小管或短乳头结构似肾小球。坏死和出血常见,巨噬细胞内、间质和肿瘤细胞质内均可有含铁血黄素。乳头轴心和周围纤维化间质中常有砂粒体样钙化。

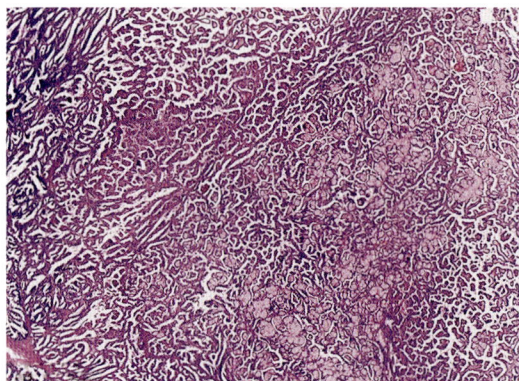

4A(HE × 20)

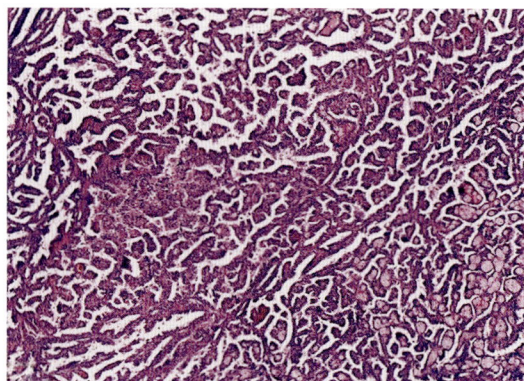

4B(HE × 40)

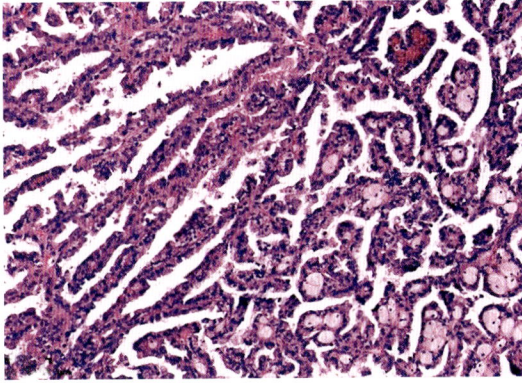

4C(HE×100)

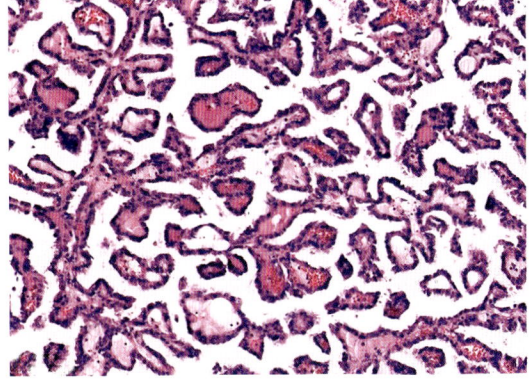

4D(HE×100)

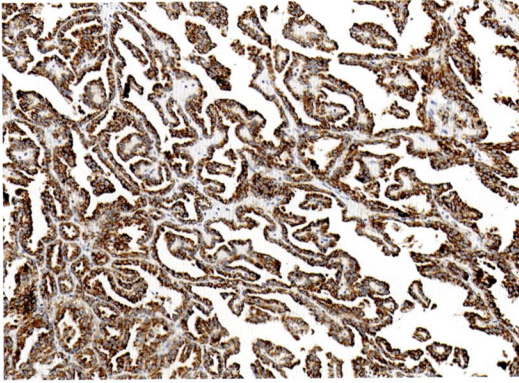

4E(P504S×100)

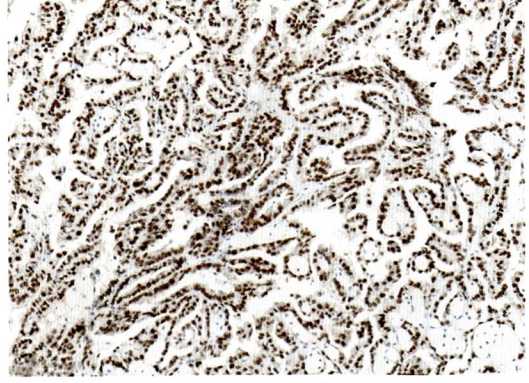

4F(PAX8×100)

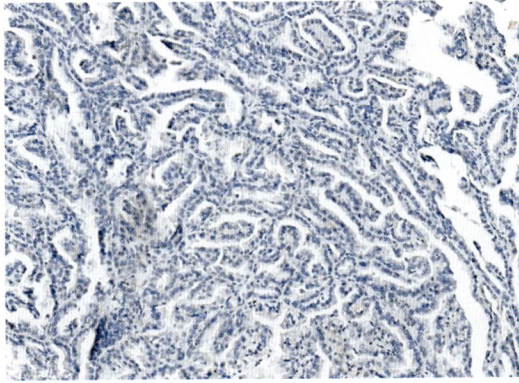

4G(CA Ⅸ×100)

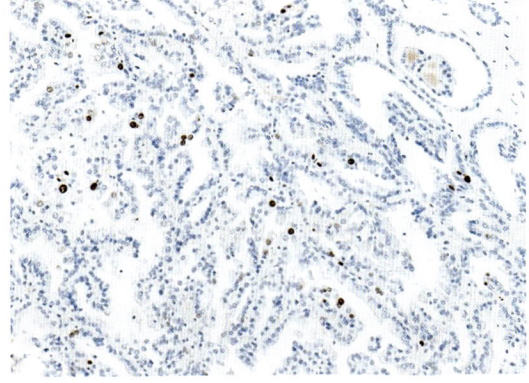

4H(Ki-67×100)

图 9-4　乳头状肾细胞癌

病例5　乳头状肾细胞癌

基本资料　男,52岁,体检发现右肾占位1年。MRI检查显示:右肾下极异常信号肿物,大小约5.2cm×4.1cm,形态尚规则,边界尚清,突出于肾轮廓外,T_1WI同相位呈近等信号,反相位信号未见明确减低,T_2WI/FS呈近等信号,内见片状高信号,DWI呈高信号,增强扫描呈轻度强化。

大体检查　部分右肾及肿瘤,总大小7.8cm×6cm×4.6cm。其上可见一肿物,大小4.8cm×4.5cm×4.1cm,切面灰白、实性、质糟脆,累及肾被膜,未累及肾盂及肾窦脂肪,紧邻肾周脂肪,距切缘最近0.6cm。

镜下所见　肿瘤主要呈巨乳头结构(图9-5A、B),细胞的细胞质丰富、嗜酸性,覆盖于水肿而较粗的血管轴上(图9-5C、D)。上皮细胞核较大,富有嗜酸性细胞质,多层排列。

免疫组化　肿瘤细胞P504S阳性(图9-5E)、PAX8阳性(图9-5F)。CA Ⅸ阴性(图9-5G),Ki-67(图9-5H)低表达。

病理诊断　乳头状肾细胞癌。

诊断依据　①肿瘤主要呈巨乳头结构,细胞的细胞质丰富、嗜酸性,覆盖于水肿而较粗的血管轴上。上皮细胞核较大,富有嗜酸性细胞质,多层排列。②肿瘤细胞P504S、PAX8免疫组化标记阳性。

鉴别诊断

(1)透明细胞乳头状肾细胞肿瘤:被覆乳头状结构上的肿瘤细胞的细胞质透明,形态温和,核为低级别,特征性的CA Ⅸ杯口状表达方式。

(2)集合管癌:以管状结构为主,纤维性肿瘤间质丰富,异型明显,表达CK7,不表达P504S。

知识拓展　既往乳头状肾细胞癌分为Ⅰ型和Ⅱ型,第5版WHO分类乳头状肾细胞癌不再进行Ⅰ型和Ⅱ型的区分,采用和透明细胞肾细胞癌相同的核分级,对于符合既往Ⅱ型标准的乳头状肾细胞癌,根据其是否具有特异的遗传学改变归入相应的肾细胞癌亚类,包括FH缺陷型肾细胞癌、*ALK*重排的肾细胞癌、集合管癌等。

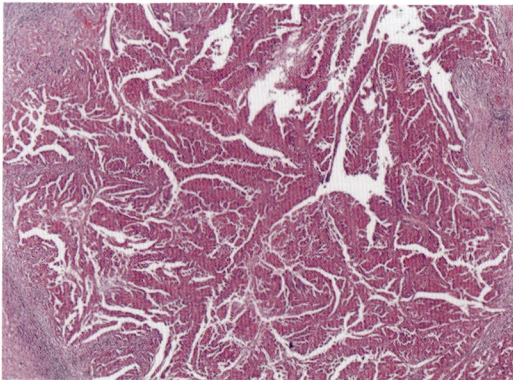

5A(HE×20)

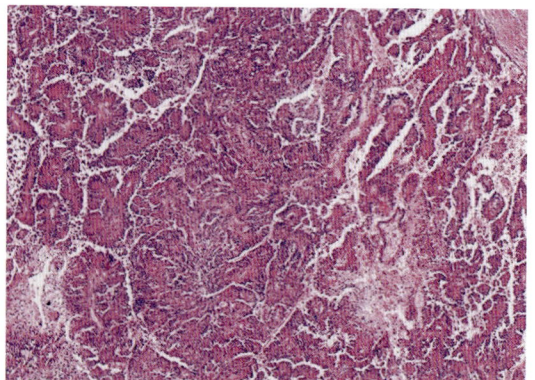

5B(HE×40)

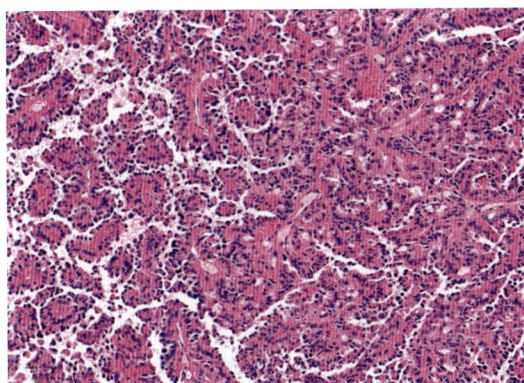

5C(HE × 100)

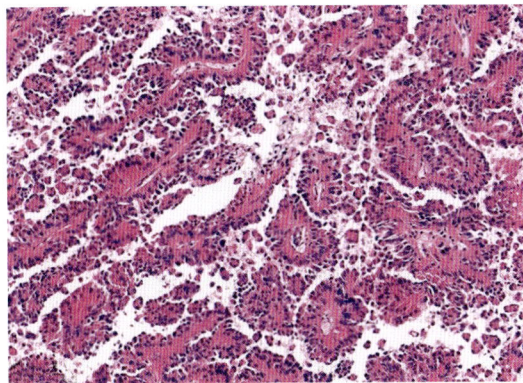

5D(HE × 100)

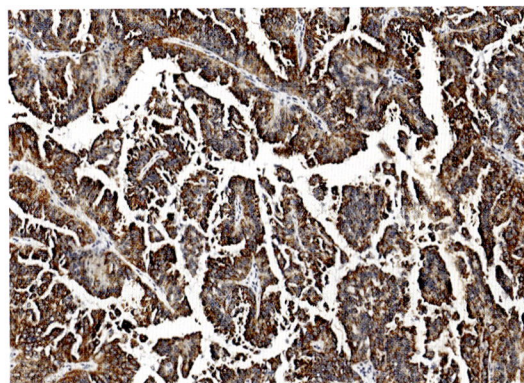

5E(P504S × 100)

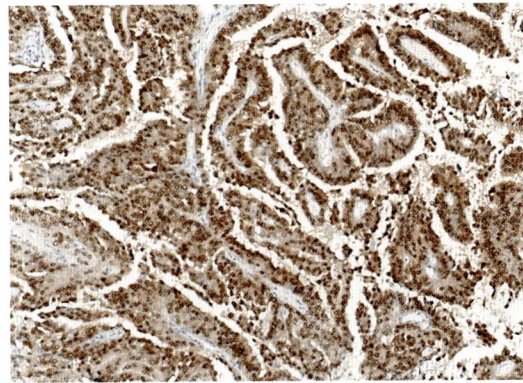

5F(PAX8 × 100)

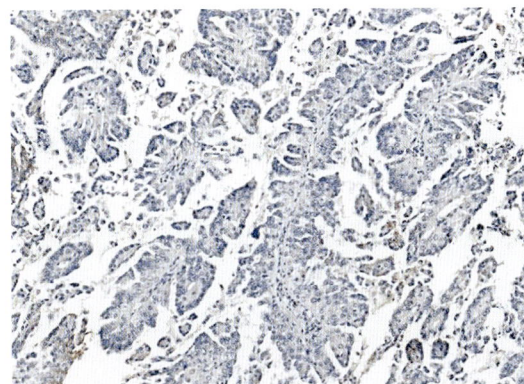

5G(CA Ⅸ × 100)

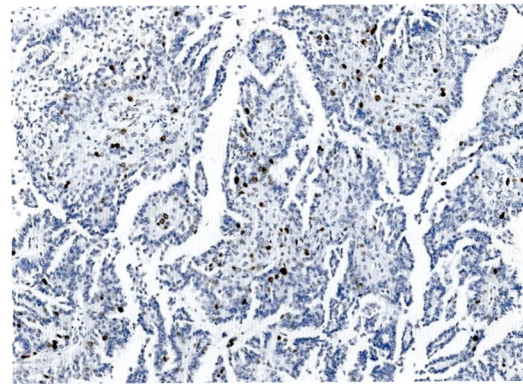

5H(Ki-67 × 100)

图 9-5　乳头状肾细胞癌

病例6　肾嫌色细胞癌

基本资料　女,60 岁,常规体检发现左肾占位 1 个月。MRI 检查显示:左肾下极可见类圆形异常信号,边界清楚,信号均匀,大小约 3cm×4.1cm,形态尚规则,边界尚清,突出于肾轮廓外,T_1WI 同相位呈近等信号,反相位信号未见明确减低,T_2WI/FS 呈近等信号,内见片状高信号,DWI 呈高信号,增强扫描呈轻度强化。

大体检查　左肾及肿瘤切除标本,总大小 12cm×10cm×7.5cm,肾周脂肪囊易剥离,裸肾大小 10.5cm×6.5cm×4.5cm。沿肾门对侧剖开肾,于肾下极见一肿物,大小 3.9cm×3.6cm×3.5cm,切面灰黄伴出血,紧邻肾被膜、肾盂黏膜及肾窦脂肪,突向肾周脂肪,多切面切开周围肾灰红、质中。输尿管长 5cm,周径 0.5cm。

镜下所见　肿瘤细胞排列呈实性巢状,有灶状、管状和小梁状结构(图 9-6A、B)。肿瘤细胞呈圆形或多边形、细胞膜较厚、细胞界限清楚,丰富的毛玻璃状的细胞质,透明的核周晕明显(图 9-6C、D)。

免疫组化及特殊染色　肿瘤细胞胶体铁染色阳性(图 9-6E),CD117(图 9-6F)、PAX8(图 9-6G)弥漫阳性,CA IX阴性(图 9-6H)。

病理诊断　肾嫌色细胞癌。

诊断依据　①肿瘤细胞呈圆形或多边形、细胞膜较厚、细胞界限清楚,丰富的毛玻璃状的细胞质,透明的核周晕明显。②肿瘤细胞胶体铁染色阳性;免疫组化标记 CD117、CK7 常为阳性,CA IX阴性,CD10 阴性或仅小灶阳性。

鉴别诊断

(1) 透明细胞肾细胞癌,其细胞质更透明,肾嫌色细胞癌的细胞质呈毛玻璃状,细胞膜厚,CA IX阳性。

(2) 嗜酸细胞瘤:形态与嗜酸性肾嫌色细胞癌相似,但胶体铁染色阴性,CK7 阴性,且核分裂活性低。

知识拓展　肾嫌色细胞癌的肿瘤细胞呈植物细胞样,丰富的毛玻璃状的细胞质,透明的核周晕明显。约 30% 的病例有细颗粒状细胞质,称嗜酸性肾嫌色细胞癌。癌细胞多数呈实性巢索状排列,部分有灶状、管状和小梁状排列。少数病例呈肉瘤样结构。约 40% 的病例出现玻璃样变的间质。

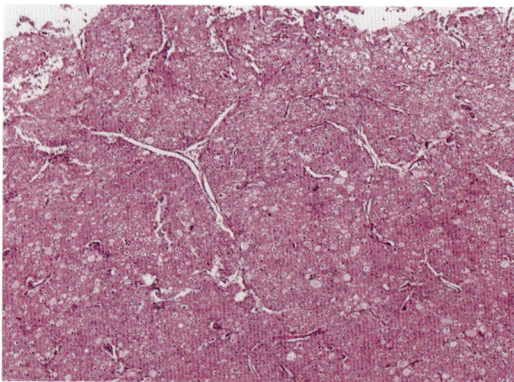

6A(HE × 40)

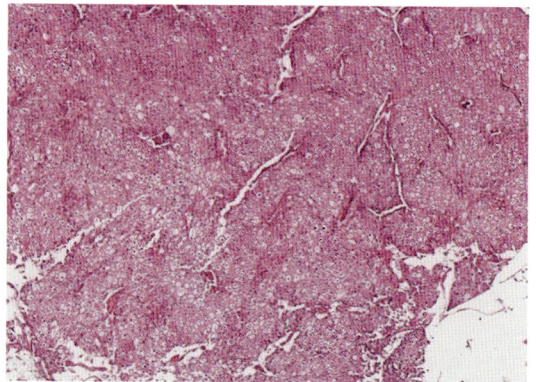

6B(HE × 40)

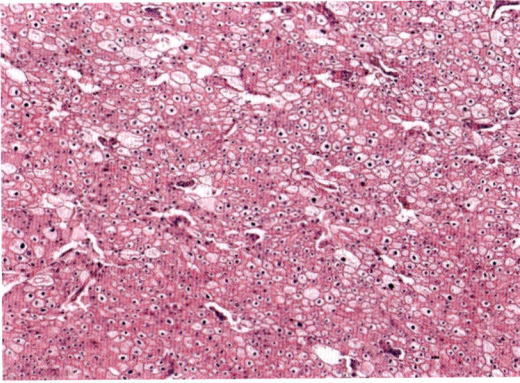

6C(HE×100)

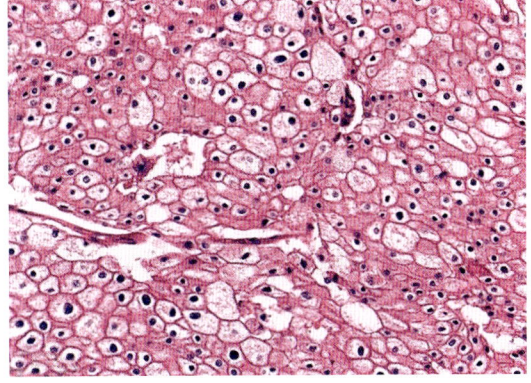

6D(HE×200)

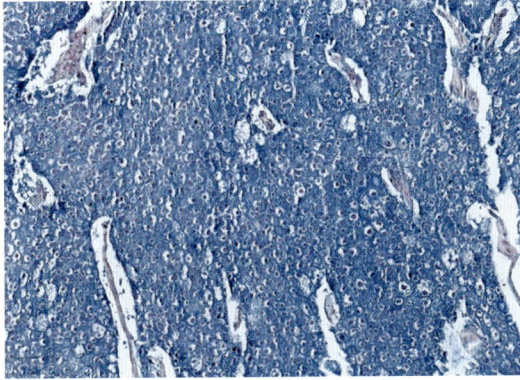

6E(胶体铁×100)

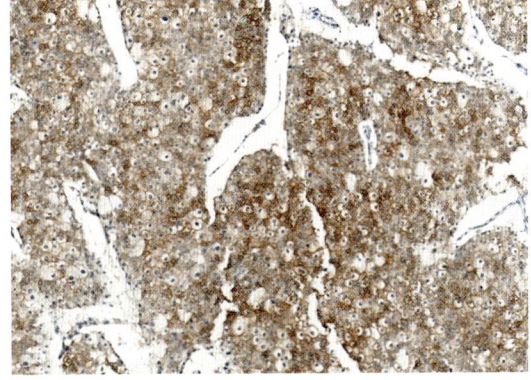

6F(CD117×100)

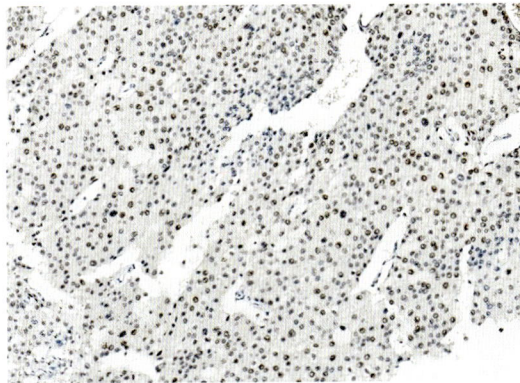

6G(PAX8×100)

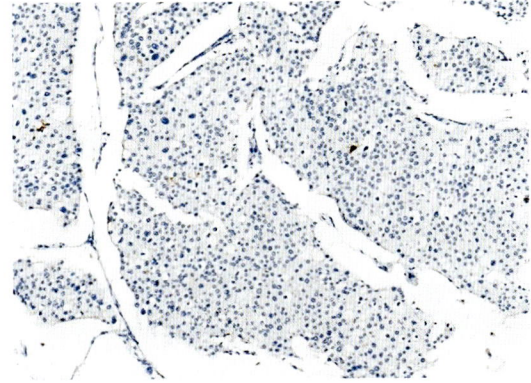

6H(CA Ⅸ×100)

图 9-6 肾嫌色细胞癌

病例 7　集 合 管 癌

基本资料　女,76 岁,体检发现左肾肿瘤。MRI 增强扫描检查显示:左肾体积增大,下极可见一肿物,最大横截面约 6.2cm×4.8cm,T_1WI 呈近等信号,反相位未见明确信号减低,T_2WI/FS 呈等、稍低信号,DWI 呈稍高信号,内部可见部分出血信号;增强扫描皮质期轻度强化,髓质期强化程度进一步升高,排泄期略降低,周围肾皮质受压变薄。左侧肾盂下段受压变窄,上段明显扩张。

大体检查　一侧肾及脂肪囊切除标本,附输尿管一段,长 17cm,直径 0.5cm,输尿管黏膜光滑。下附少许膀胱壁组织,大小 0.7cm×0.6cm×0.4cm。肾及脂肪囊总大小 17cm×6.5cm×6cm。沿肾门对侧剖开肾,于肾下极见一肿物,大小 3.9cm×3.6cm×3.5cm,切面灰黄伴出血,紧邻肾被膜、肾盂黏膜及肾窦脂肪,突向肾周脂肪,多切面切开周围肾灰红、质中。输尿管长 5cm,周径 0.5cm。

镜下所见　低倍镜下,肿瘤形态以小管状结构为主(图 9-7A、B);高倍镜下细胞呈单层立方或柱状,细胞核明显异型,染色质粗或泡状,可见单个或多个核仁,核分裂象多见(图 9-7C、D)。

免疫组化　肿瘤细胞 CK7(图 9-7E)、CK18(图 9-7F)、CK19(图 9-7G)、CK34βE12(图 9-7H)弥漫强阳性。

病理诊断　集合管癌。

诊断依据　①肿瘤以小管状结构为主,细胞单层立方或柱状,细胞核明显异型,染色质粗或泡状,可见核仁,核分裂象多见。②肿瘤细胞 CK7、CK18、CK19、CK34 β E12 免疫标记弥漫强阳性。

鉴别诊断

(1) 乳头状肾细胞癌:以乳头状结构为主,乳头轴心可见泡沫细胞,肿瘤间质少。

(2) 肾盂腺癌或尿路上皮癌伴腺性分化、尿路上皮癌累及集合管:应注意肾盂黏膜的病变,常见肾盂内乳头状或菜花状肿块,有肿瘤与尿路上皮异型增生移行过渡现象。

知识拓展　集合管癌是来源于贝利尼(Bellini)集合管主细胞的恶性肿瘤,又名 Bellini 集合管癌,此癌罕见,仅占肾恶性肿瘤的 1%～2%,发病年龄 13～83 岁,平均 55 岁,男女比例 2∶1。患者常有腰背部疼痛、肋部肿块和血尿。肉眼见肿块常位于肾中心髓质部,使肾盂、肾盏变形,可侵犯皮质和肾窦。肿瘤直径 2.5～15cm,切面实性、灰白色,边界呈浸润性生长,常见出血和卫星结节。典型集合管癌由扩张的小管和乳头构成,多数病例以小管状结构为主。小管和乳头被覆单层立方至柱状上皮,细胞常呈鞋钉状,细胞质呈嗜双色性至嗜酸性。细胞核明显异型,染色质粗或泡状,可见单个或多个核仁,核分裂象多见,可见肉瘤样变,分化好的病例常见明显的管状和囊状结构,细胞核多形性和核分裂象少见,紧邻癌组织的集合管上皮可见异型增生,提示其集合管来源。其常侵犯肾盂,间质结缔组织增生明显。

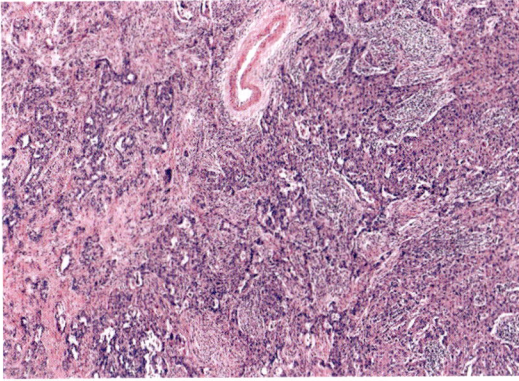

7A(HE × 20)

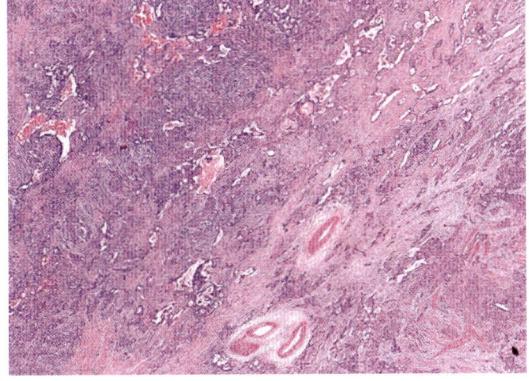

7B(HE × 20)

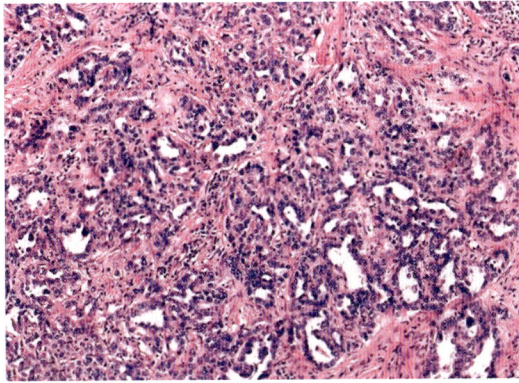

7C(HE × 100)

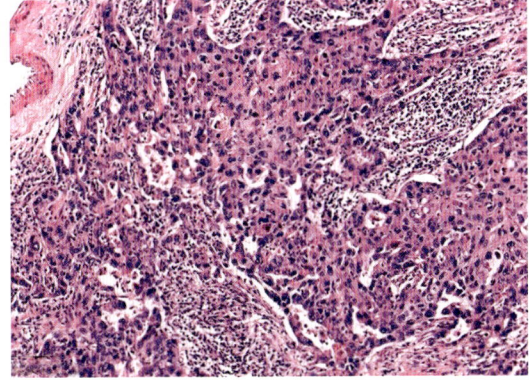

7D(HE × 100)

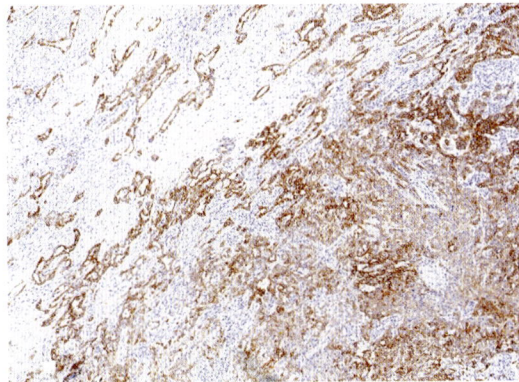

7E(CK7 × 10)

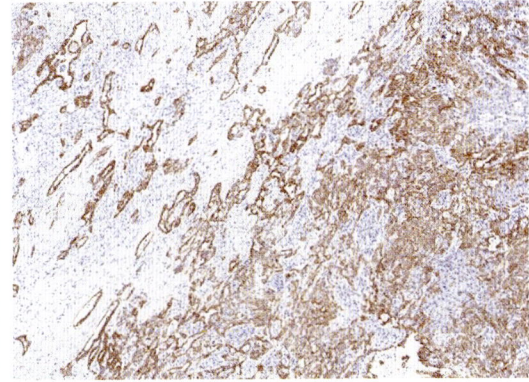

7F(CK18 × 10)

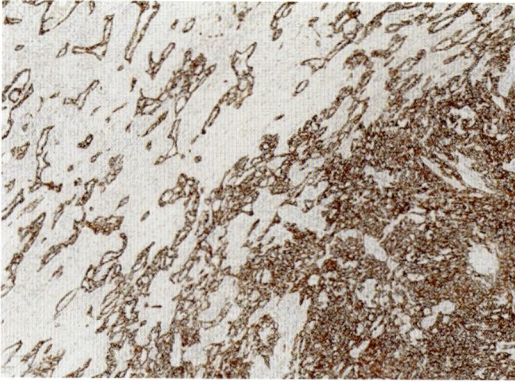

7G(CK19 × 10)

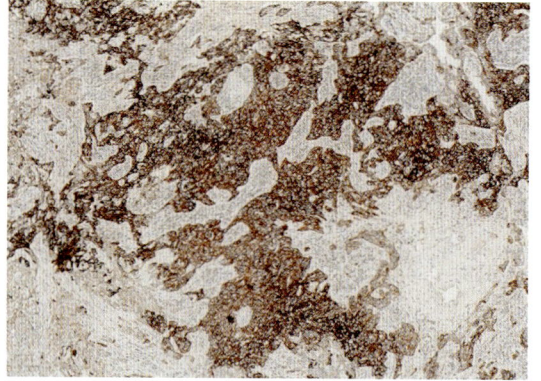

7H(CK34 β E12 × 10)

图 9-7　集合管癌

病例8 FH缺陷型肾细胞癌

基本资料 男,26岁,左腰部疼痛。正电子发射计算机体层显像仪(positron emission tomography and computed tomography,PET/CT)显示:左肾中上部巨大囊实性肿物,伴明显不均匀摄取增高,最大标准摄取值(standard uptake value,SUV)11.2,最大横截面约12.2cm×9.7cm,与左肾上腺分界不清。推压胰尾部及脾脏,包绕左肾动静脉。

大体检查 一侧肾及肿瘤+肾上腺切除标本,附输尿管一段,长4cm,断端周径0.7cm,输尿管黏膜光滑。肾及肾周脂肪总大小12cm×8cm×6.5cm,表面肾周脂肪局部不易剥离。多切面切开,于肾实质内见一肿物,大小8.7cm×6cm×6cm,切面灰白、灰黄、实性、质硬、界不清,累及肾被膜及肾窦脂肪,紧邻肾盂黏膜,可疑累及肾周脂肪。肾上腺区已被肿物占据,未见明确肾上腺组织残存。于肾门侧可见疑似静脉癌栓,大小1.5cm×1.5cm×0.8cm,癌栓旁另见结节样物一枚,大小1.5cm×0.8cm×0.5cm。

镜下所见 肿瘤细胞呈乳头状或腺泡状结构(图9-8A),细胞钉状突入中心(图9-8B),可见粉红色腔内容物,肿瘤具有嗜酸性细胞质、絮状细胞质、细颗粒染色质和小核仁(图9-8C、D)。

免疫组化 肿瘤细胞CK(AE1/AE3)(图9-8E)、Vimentin(图9-8F)、PAX8(图9-8G)弥漫强阳性,TFE3(图9-8H)阴性。

分子检测:显示FH体细胞突变。

病理诊断 FH缺陷型肾细胞癌。

诊断依据 ①肿瘤细胞具有嗜酸性细胞质、絮状细胞质、细颗粒染色质和小核仁,钉状突入中心,可见粉红色腔内容物。②分子检测显示FH缺陷。

鉴别诊断

(1)琥珀酸脱氢酶(succinate dehydrogenase,SDH)缺陷型肾细胞癌:形态可能有相似之处,但免疫组化及分子检测显示SDH缺陷。

(2)乳头状肾细胞癌:形态可能有相似之处,但分子检测没有FH缺陷。

知识拓展 FH缺陷型肾细胞癌(fumarate hydratase-deficient renal cell carcinoma)是一种高度侵袭性的肾小管乳头状癌,主要发生在有遗传性平滑肌瘤病-肾细胞癌综合征的家族病史患者中,且缺乏FH。镜下,由紧密堆积的带有嗜酸性细胞质的细胞巢组成的肿瘤。肿瘤结节之间具有明显的间质黏液性变,偶有钉状细胞突入肾小管中心。还可以观察到散在的具有管状和微囊的外观以及密集的粉红色腔内容物。高倍镜下,可见实性巢状的肿瘤主要具有嗜酸性细胞质的细胞,可变的絮状细胞质以及具有细颗粒染色质且具有分散的小核仁。

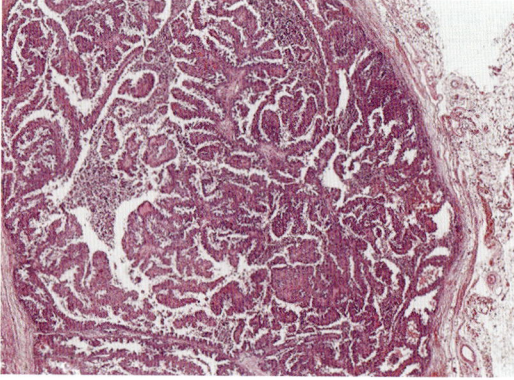

8A(HE × 20)

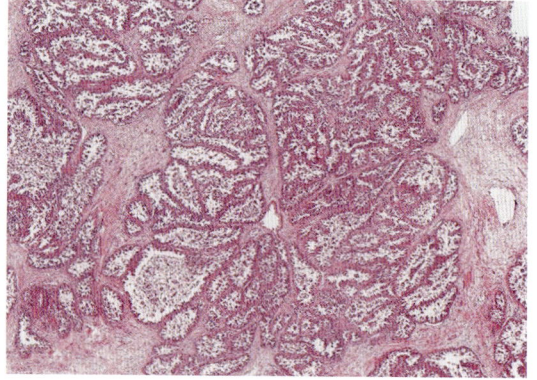

8B(HE × 20)

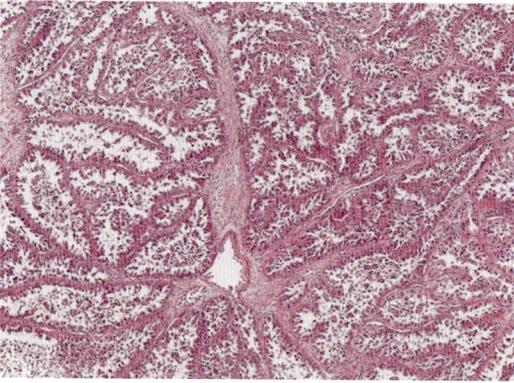

8C(HE × 40)

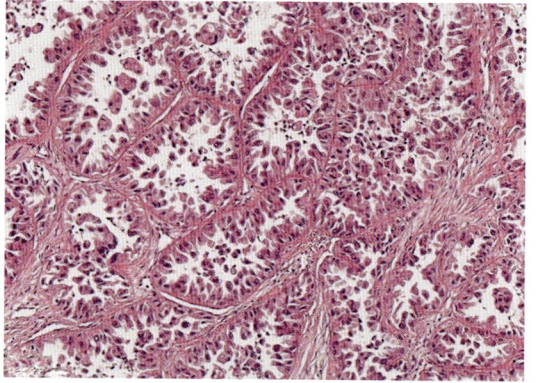

8D(HE × 100)

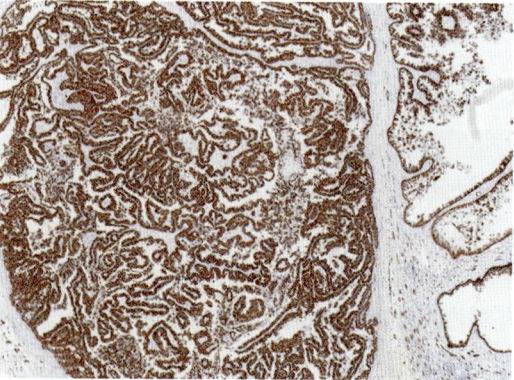

8E(AE1/AE3 × 20)

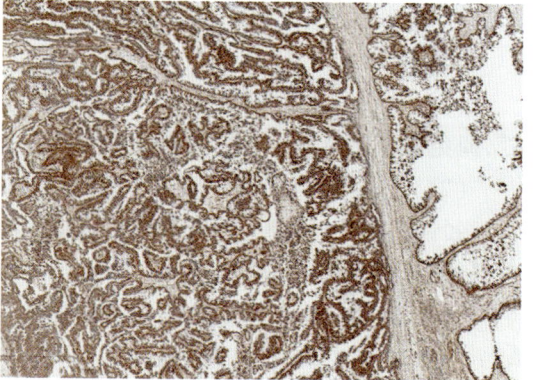

8F(Vimentin × 20)

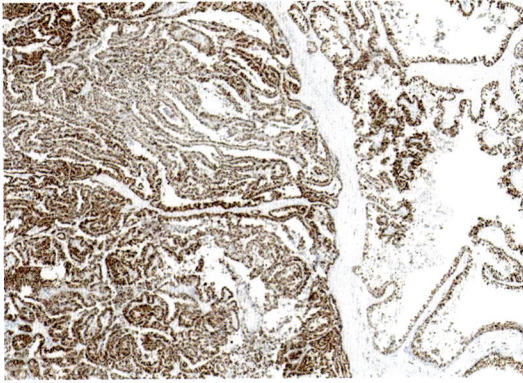

8G(PAX8 × 20)

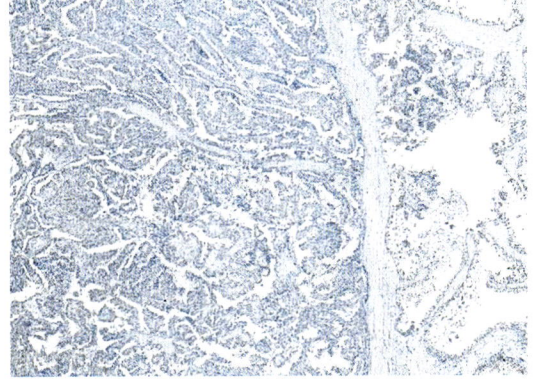

8H(TFE3 × 20)

图 9-8　FH 缺陷型肾细胞癌

病例 9　*TFE3* 易位肾细胞癌

基本资料　男,21 岁,患者体检发现左肾肿瘤。MRI 增强扫描检查显示:左肾中部可见一类圆形肿物影,大小约 4.1cm×4.0cm×3.6cm,T_1WI 高信号为主伴少许低信号,T_2WI/FS 高低混杂信号,DWI 多发高信号灶,增强后轻度强化,晚期可见包膜样强化。肿物一侧邻近肾窦,一侧突向肾轮廓外,左肾静脉通畅。

大体检查　左肾部分及肿瘤切除标本,大小 4.5cm×4.5cm×4cm,肾脂肪囊易剥离。多切面切开见,肾组织被肿物占据,大小 4.1cm×4cm×3.5cm,切面灰白灰黄质糟脆,界不清,累及肾被膜,未累及肾周脂肪,距离肾切缘 0.3cm。周围肾组织灰红质中。

镜下所见　由成片的上皮样细胞和腺管状、乳头状结构混合组成(图 9-9A、B),这些腺管状或乳头状结构内衬中等大小立方至高柱状细胞,胞质透明或絮状嗜酸性,细胞核圆形,大小均匀一致,并且整齐地排列在腔面,远离基底膜,出现核下空泡的现象(图 9-9C、D),类似分泌期子宫内膜腺体。

免疫组化　肿瘤细胞 TFE3、PAX8 阳性(图 9-9E、F、H),CA Ⅸ(图 9-9G)阴性。

病理诊断　*TFE3* 易位肾细胞癌。

诊断依据　*TFE3* 易位肾细胞癌属于小眼畸形转录因子 MiTF 家族易位性肾细胞癌,主要见于年轻患者,存在染色体 Xp11.2 易位并产生 *TFE3* 基因融合。形态上最显著的表现是呈"双向性",即由大的上皮样细胞巢和围绕于基底膜样物质周围的小细胞组成。肿瘤细胞呈腺泡状、巢状、乳头状排列。细胞质较丰富,可完全透明状至丰富嗜酸性。

鉴别诊断　依据组织学表现、免疫组化和基因改变与其他肿瘤鉴别。

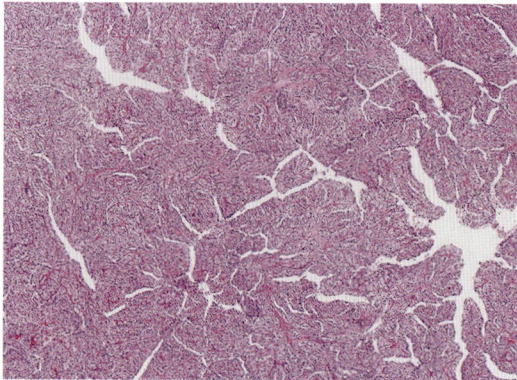

9A(HE × 20)

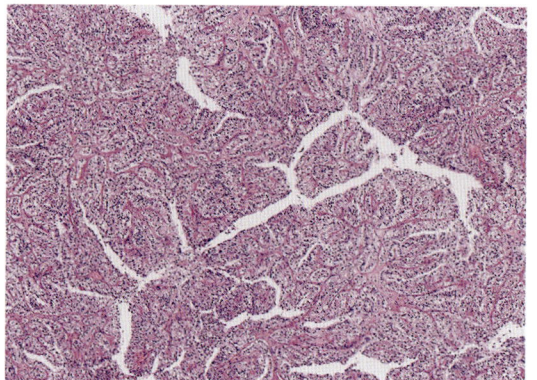

9B(HE × 40)

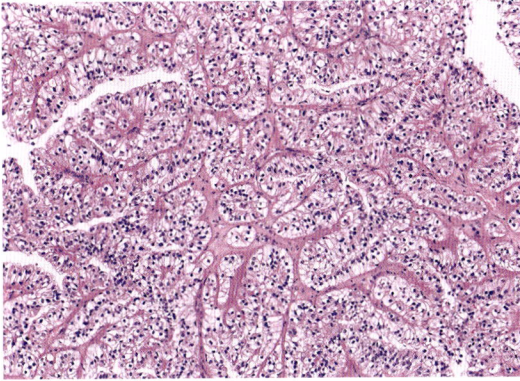

9C(HE×100)

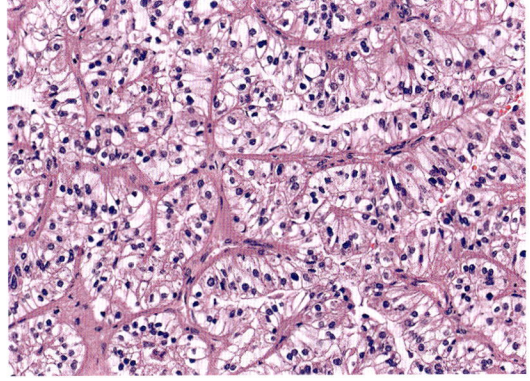

9D(HE×200)

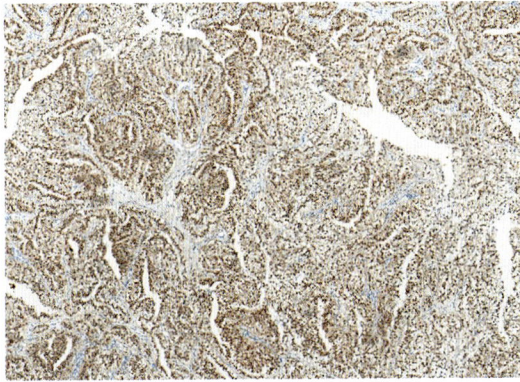

9E(TFE3×40)

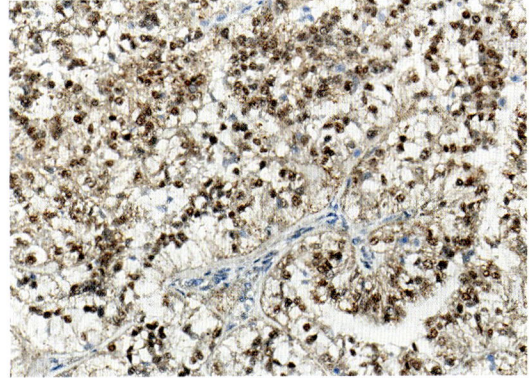

9F(TFE3×200)

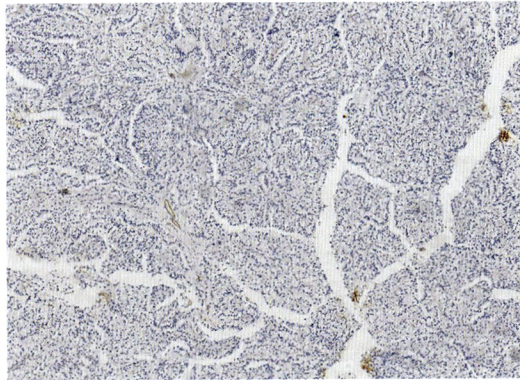

9G(CAIX×40)

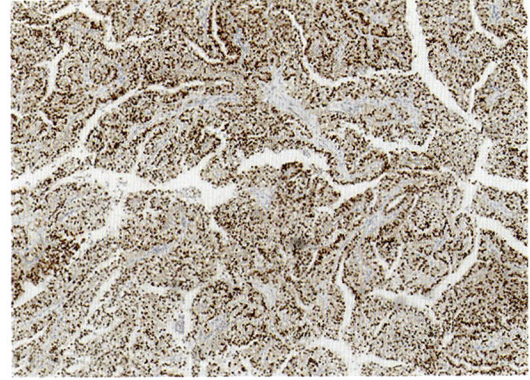

9H(PAX8×40)

图 9-9　TFE3 易位肾细胞癌

病例10 肾 结 核

基本资料 女,49岁,无明显诱因出现尿频6个月,无血尿、尿痛,无恶心、呕吐,无发热、腰腹部疼痛等全身不适。MR增强扫描检查显示:左肾盂及左肾上极异常信号囊实性肿物,边界不清楚,最大截面约3.7cm×3.0cm×2.9cm,T_1WI低信号,T_2WI/FS稍高信号,囊变呈高亮信号,DWI呈弥漫高信号,增强扫描不均匀强化,肿物侵及左肾动静脉,与左侧输尿管关系密切。

大体检查 左肾输尿管、部分膀胱及肾切除标本,肾及肾周脂肪总大小11cm×7cm×6cm,肾被膜光滑。临床已沿肾门侧剖开,肾盂内见一肿物,大小3cm×2.5cm×1.8cm,切面灰白灰黑、质硬、界欠清,肿物累及肾上极实质,紧邻肾被膜,未累及肾门脂肪及肾窦脂肪,多切面切开周围肾灰红、质中。输尿管长16cm,周径0.5cm,黏膜光滑。下附膀胱组织,大小2.7cm×1.3cm×1cm。周围肾灰红、质软。于肾门旁脂肪内找到疑似结节一枚,直径1.5cm。

镜下所见 肾实质内可见肉芽肿样结节(图9-10A),中央干酪样坏死(图9-10B),可见大量多核巨细胞(图9-10C、D),并伴淋巴细胞、浆细胞、单核细胞浸润。

病理诊断 肾结核。

诊断依据 ①病变位于肾盂和肾实质。②肉芽肿样结节,中央干酪样坏死。③抗酸染色找到抗酸杆菌。

鉴别诊断 黄色肉芽肿性肾炎,该病肾盏可见大量黄色质脆的物质,易与肾结核混淆。镜下见肾盏内大片含脂质的泡沫细胞为主的炎症细胞浸润,亦可出现多核巨细胞,但无干酪样坏死和明显的肉芽肿形成。

知识拓展 肾是肺外结核病最常累及的部位,约占肺外结核病的1/5。肾结核是结核分枝杆菌感染引起的肾组织肉芽肿性炎,约占肺外结核的10%,多由原发性肺结核血行转移所致,最常见于20~40岁男性,多为单侧。临床症状轻微,可有膀胱刺激征。结核菌素纯蛋白衍化物试验阳性。胸部X线检查常显示原有肺结核病史。尿液检查显示脓尿和镜下血尿。肉眼见病变起始于肾髓质、皮髓质交界处或肾乳头内。在肾乳头表面形成溃疡,继而肾乳头病变逐渐扩大,并发生干酪样坏死。干酪样坏死物质液化破溃入肾盂,在肾内形成多数空洞。肾盂输尿管交界被干酪样物质阻塞可引起肾盂积水,肾皮质可发生萎缩,最后肾仅剩一空壳。镜下见皮、髓质均受累。肾组织内可见淋巴细胞、浆细胞和单核细胞浸润,结核结节形成,典型的结核结节中央可见干酪样坏死。

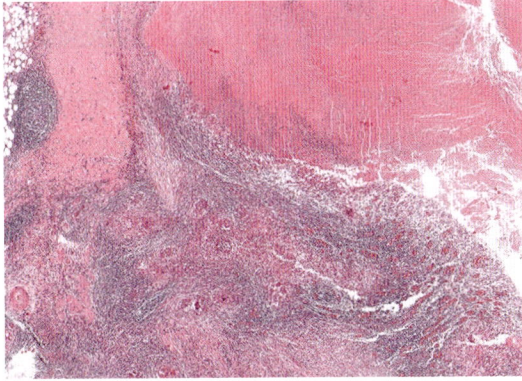

10A(HE×20)

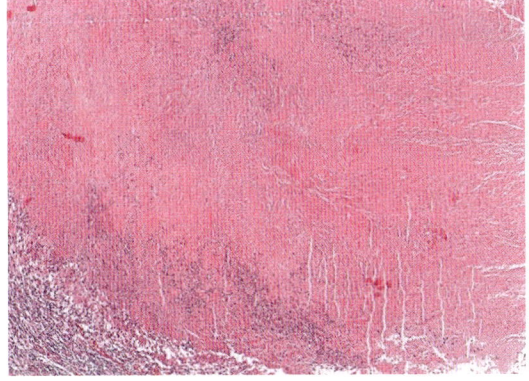

10B(HE×40)

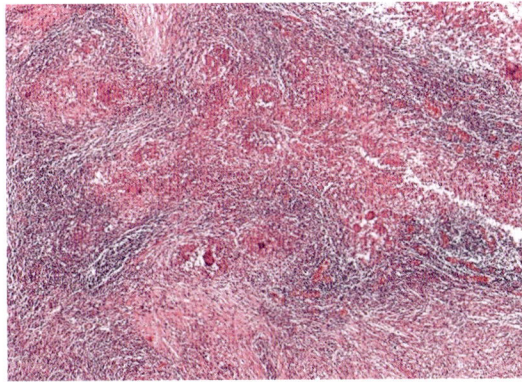

10C(HE×40)

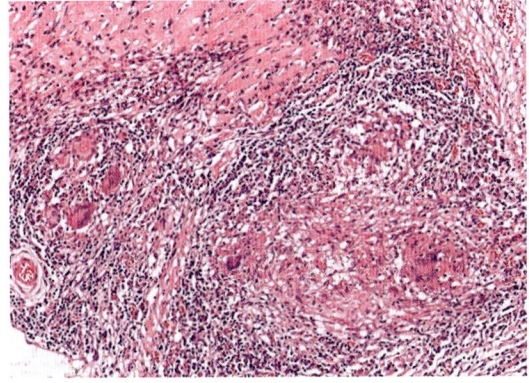

10D(HE×100)

图 9-10　肾结核

病例11　肾盂尿路上皮癌

基本资料　女,72岁,无明显诱因出现右腰部绞痛伴暗红色血尿。CT增强扫描检查显示:右肾上部软组织肿物,边界欠清,累及右侧肾盂及肾实质,较前略饱满,现最大截面约4.2cm×3.3cm×2.9cm,不均匀轻度强化。

大体检查　右肾及右侧输尿管大部切除标本,肾及肾周脂肪囊总大小12cm×9cm×7cm,肾周脂肪囊不易剥离。沿肾门对侧剖开肾,裸肾大小10.5cm×6.5cm×5.5cm,输尿管长10.5cm,切缘宽1cm;于肾盂内见一肿物,大小4.5cm×3cm×2cm,切面灰白灰褐、质软,周围肾灰黄、质韧,肿物似浸透肾盂,并侵犯肾实质,紧邻输尿管开口。

镜下所见　低倍镜下可见融合乳头结构,细胞层次增多,排列较规则,极向紊乱,尚有黏附性,表面伞细胞消失(图9-11A~B)。高倍镜下,细胞核增大,大小不等,细胞核中等异型,染色质部分粗糙,轻度增多(图9-11C~D)。常见核仁,核分裂象易见,偶见病理性核分裂象。

病理诊断　肾盂尿路上皮癌。

诊断依据　①低倍镜下可见融合乳头结构,细胞层次增多,排列较规则,极向紊乱,表面伞细胞消失。②高倍镜下,细胞核增大,大小不等,细胞核中等异型,染色质部分粗糙,轻度增多。常见核仁,核分裂象易见,偶见病理性核分裂象。

鉴别诊断　肾集合管癌,肿块主要位于肾髓质,无肿瘤与尿路上皮异型增生移行过渡现象,形态及免疫表型不同。

知识拓展　肾盂尿路上皮癌是起源于肾盂尿路上皮的恶性肿瘤。多数患者为50~70岁男性。主要临床症状是血尿及侧腹部疼痛。大体上见肿瘤呈乳头状、息肉样、结节状、溃疡状或浸润性,部分肿瘤可扩散到整个肾盂,引起肾盂壁增厚。镜下见肿瘤组织学类型和形态特征与膀胱尿路上皮肿瘤相同,鳞状上皮化生和腺样分化、少见形态学类型或未分化癌常可与普通的浸润性差分化癌混合存在。

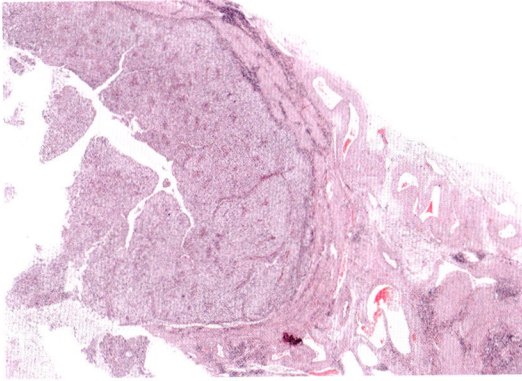

11A(HE × 20)

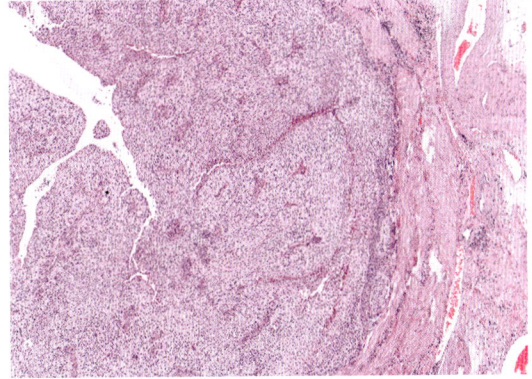

11B(HE × 40)

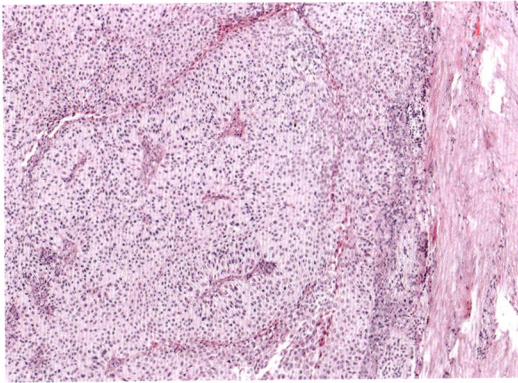

11C(HE × 100)

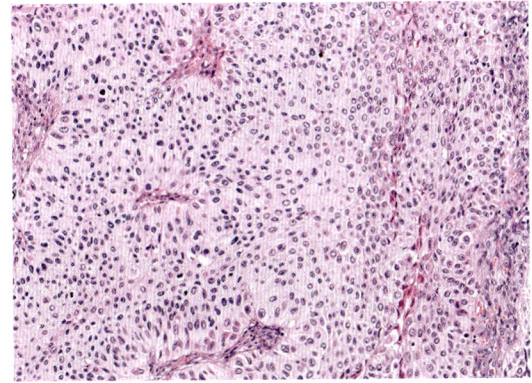

11D(HE × 200)

图 9-11　肾盂尿路上皮癌

病例 12　肾母细胞瘤

基本资料　女,9 岁,发现右肾肿物。PET/CT 检查显示:右肾中部肿物,大小约 3.7cm×3.5cm×2.5cm,伴摄取增高,以等密度为主,边缘可见条状低密度影,与周围肾实质分界不清。

大体检查　右肾及肿瘤切除标本,肾及肾周脂肪囊总大小 20.5cm×9.8cm×5.8cm,肾周脂肪易剥离,裸肾大小 12.2cm×6.8cm×5.5cm。于肾中部被膜下可见一肿物,大小 3.8cm×3.5cm×2.1cm,切面灰白灰褐、实性、质硬、界欠清,紧邻肾被膜,未累及肾盂及肾周脂肪。周围肾未见显著异常。输尿管长 5.5cm,切缘周径 0.6cm。

镜下所见　肿瘤细胞呈圆形或卵圆形未分化小细胞,弥漫性排列(图 9-12A、B)。局灶可见胚胎性肾小管/肾小球结构,局灶可见黏液样基质和梭形细胞(图 9-12C、D)。核分裂象多见。

免疫组化　胚芽细胞呈 Vimentin 阳性(图 9-12E),Bcl-2(图 9-12F)弥漫强阳性。WT1呈核阳性(图 9-12G、H),向胚芽细胞和早期上皮分化恒定弥漫强阳性。

病理诊断　肾母细胞瘤。

诊断依据　①儿童患者。②肿瘤细胞呈圆形或卵圆形未分化小细胞,弥漫性排列,可见胚胎性肾小管/肾小球结构、黏液样基质和梭形细胞。③WT1 免疫组化标记弥漫核阳性。

鉴别诊断　本病需与原始神经外胚叶肿瘤、神经母细胞瘤、滑膜肉瘤、淋巴瘤、畸胎瘤等鉴别。肾母细胞瘤不同于上述肿瘤,它是由未分化的胚芽组织、间胚叶性间质和上皮成分构成,多部位取材可见各种成分存在。

知识拓展　肾母细胞瘤又称维尔姆斯(Wilms)瘤,是来源于肾胚芽细胞的恶性胚胎性肿瘤,常显示多向分化特点。肾母细胞瘤是儿童最常见的恶性肿瘤,每 8 000 例中约有 1 例为此肿瘤,男女发病无明显差异。男性和女性患者首诊年龄分别约 37 个月和 43 个月,98% 的患者年龄<10 岁。成人肾母细胞瘤罕见。绝大部分肾母细胞瘤为单发,左右侧发病率相同。肾母细胞瘤最常见的临床表现为腹部包块;腹痛、血尿、高血压、外伤引起肿瘤破裂也可见。大多数肾母细胞瘤分期低、分化好,并且预后较好。以胚芽组织为主的肾母细胞瘤一般对治疗敏感。肾母细胞瘤常见的转移部位为肺、肝和局部淋巴结。约 10% 肾母细胞瘤的发生与具有明确畸形的综合征有关,尤其是 11p 缺失综合征(WAGR syndrome;WAGR 分别为肾母细胞瘤、虹膜缺失、泌尿生殖系统异常、智力障碍)的患者有 30% 的概率发展为肾母细胞瘤。患者体细胞染色体 11p13 上有 *WTI* 基因缺失。肉眼见肾母细胞瘤一般为圆形实性肿块,与周围肾实质分界清楚,周围有纤维性假包膜。肿块体积和重量相差悬殊,平均 550g。常隆起于切面的表面,呈均一的灰白色或黄褐色,质地偏软。当肿瘤大部分成分为成熟的间叶组织时,质地硬韧,呈旋涡状。纤维性间隔较常见,使肿瘤呈分叶状。当肿瘤突入肾盂肾盏时,可呈葡萄簇状外观,类似葡萄状横纹肌肉瘤大体。有时可见明显囊性变。常有出血坏死,但一般不明显。肿瘤常蔓延至肾静脉,并转移至局部淋巴结。偶见肾母细胞瘤发生在肾外部位。

镜下肾母细胞瘤由未分化胚芽组织、不同分化程度且数量不等的上皮成分和间叶成分组成。组织形态多样,大多数病例为三相分化,也常见双相和单相分化,反映了肾的正常或异常发育过程。另外还可见骨骼肌和软骨等非肾性结构。5%~8%的肾母细胞瘤可发生间变,预后差。间变指征包括细胞核增大、染色质增多、多极核分裂象等。

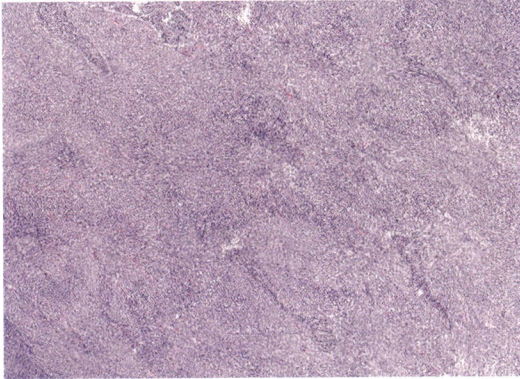

12A(HE×20)

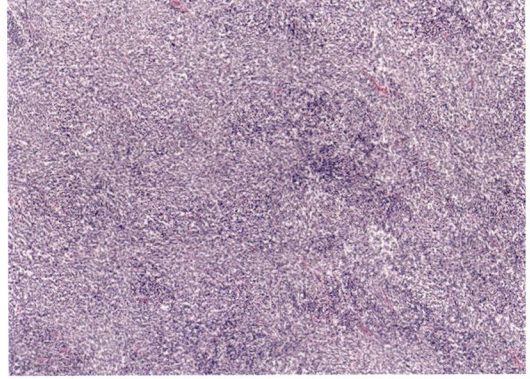

12B(HE×40)

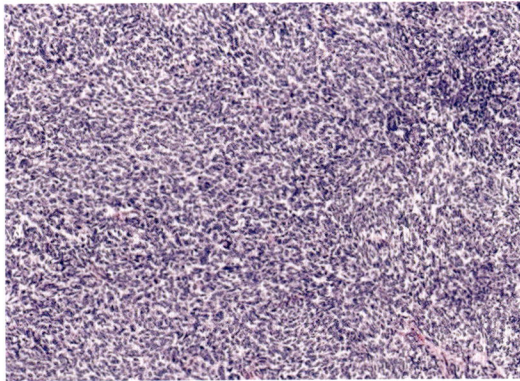

12C(HE×100)

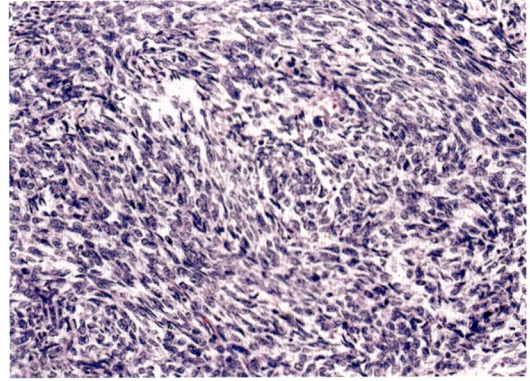

12D(HE×200)

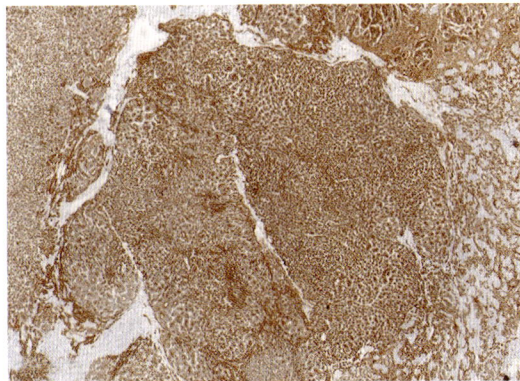

12E(Vimentin×20)

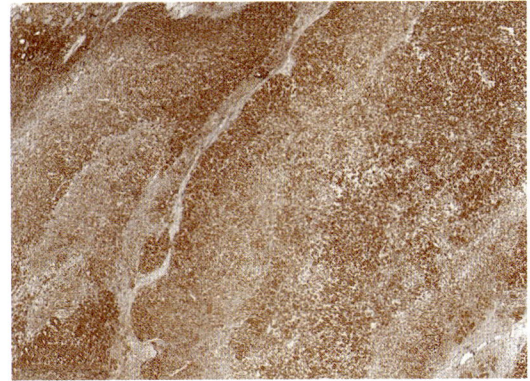

12F(Bcl-2×20)

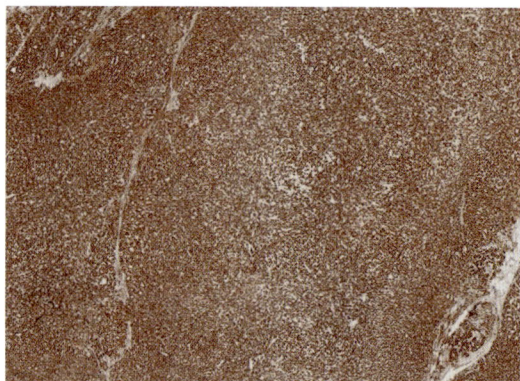
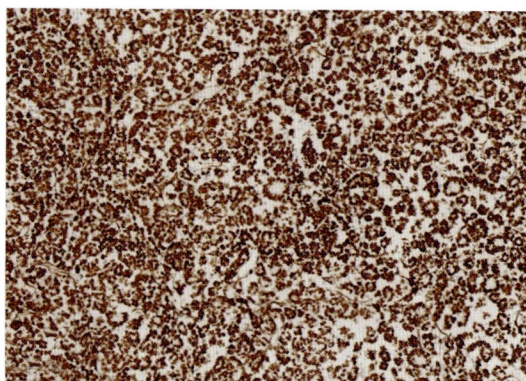

12G(WT1 × 20)　　　　　　　　　　　　　　12H(WT1 × 100)

图 9-12　肾母细胞瘤

病例 13　嗜酸细胞瘤

基本资料　女,52 岁,体检发现肾肿瘤。MR 增强扫描检查显示:左肾中部可见异常信号肿物影,最大截面约 3.8cm×3.6cm,边界清楚,突出肾轮廓,T_1WI/DUAL 病灶大部分为等信号、中央可见条状低信号、T_2WI/FS 大部分为低信号、中央可见条状信号,DWI 未见明显扩散受限;增强扫描皮髓质期病变大部分明显强化、中央可见条片状无强化区,延迟期病变强化程度减低,中央可见强化。

大体检查　左肾根治标本,肾及肾周脂肪总大小 16.5cm×8.5cm×3cm,裸肾大小 10cm×4.5cm×3cm。沿肾门对侧剖开见一肿物,大小 3.5cm×3.5cm×3.5cm,切面灰黄、实性、质硬、界清,未累及肾周脂肪、肾盂及肾窦脂肪,紧邻肾被膜。输尿管长 4cm,周径 0.5cm,黏膜光滑。

镜下所见　低倍镜下(图 9-13A、B)显示肿瘤全部由嗜酸细胞构成,伴中央瘢痕区(胶原),肿瘤细胞呈实性巢状(中央疏松,周围紧密)、腺泡状排列。高倍镜下(图 9-13C、D),细胞呈圆形、卵圆形,细胞质内均匀分布嗜酸性颗粒,未见核分裂象。

免疫组化　肿瘤细胞 CD117 阳性(图 9-13E),PAX8 阳性(图 9-13F),CA Ⅸ(图 9-13G)、P504S(图 9-13H)阴性。

病理诊断　嗜酸细胞瘤。

诊断依据　①肿瘤切面灰黄,实性,中央可见瘢痕,边界清楚。②肿瘤细胞呈实性巢状(中央疏松,周围紧密)、腺泡状排列,细胞质均匀分布、嗜酸性,核分裂象罕见。③免疫组化:广谱 CK、CK7、CD117、PAX8 阳性,Vimentin、CA Ⅸ阴性。

鉴别诊断

(1) 肾嫌色细胞癌:大体切面呈棕黄色,镜下见癌细胞质呈毛玻璃状,细胞膜厚,呈植物细胞样,Hale 胶样铁染色阳性,细胞内含多数微泡,而非大量线粒体。

(2) 包含嗜酸性细胞的肾肿瘤:肾肿瘤包含嗜酸性细胞,但仅嗜酸细胞瘤完全由嗜酸性细胞组成。鉴别诊断应从大体标本观察开始,如大体标本呈一致的棕色,无坏死,中央可见瘢痕,则支持嗜酸细胞腺瘤的诊断。组织学上,任何透明细胞、呈乳头状和片状生长、植物样细胞灶及非罕见的核分裂象均可除外嗜酸细胞瘤。

知识拓展　嗜酸细胞瘤是一种由细胞质嗜酸的大细胞组成的良性上皮性肿瘤,细胞质内富含线粒体,可能来源于集合管的嵌入细胞,也称暗细胞。嗜酸细胞瘤占所有肾肿瘤的5%～9%,发病年龄范围较广,但绝大多数发生在 50 岁以后,中位年龄 62 岁。男女发病率(2～3):1。多数患者无症状,约 2/3 患者是在无意中发现,少数患者出现血尿,季肋部疼痛,或触及包块。CT 或 MRI 检查显示肿瘤中央有瘢痕,肾血管造影可显示透亮带征等特征性表现。大多数嗜酸细胞瘤为散发。肉眼见嗜酸细胞瘤可发生在肾的任何部位。肿瘤边界清楚,但无包膜,有时浸润周边。大多数肿瘤体积较大(中位直径 6cm),尸检发现者体积较小(中位直径 2cm),肿瘤切面实性、均质,呈特征性的红褐色,约 33% 的肿瘤中央有放射状瘢痕,多见于较大的肿瘤。不到 20% 的肿瘤有灶性出血,肉眼可见的坏死极为罕见。一般为单发,仅 5% ~ 6% 的病例呈单侧或双侧肾多发,此时肉眼或镜下见多发性嗜酸细胞瘤,伴有瘤旁肾小管嗜酸性变。镜下见肿瘤全部由嗜酸性细胞构成;细胞核呈一致的圆形、实性巢状、腺泡状排列。肿瘤细胞(所谓的"嗜酸细胞")呈圆形、卵圆形或柱状,细胞质内有均匀分布的嗜酸性颗粒。细胞核规则,圆形、卵圆形,直径不超过 10μm。染色质均匀分布,核仁小,位于中央。核分裂象罕见,无病理性核分裂象。少数细胞缺少颗粒状细胞质,核浆比升高,核染色质深。实性巢状排列的细胞在中央区疏松,而在周围排列紧密。管状、小梁状和微囊少见,无片状排列。偶尔细胞呈簇状聚集,其中细胞多形性明显、核染色质增多,但无大核仁和核分裂象。肿瘤内可见小灶状坏死。罕见情况下,嗜酸细胞可延伸至肾周脂肪组织,此时应在诊断中说明。非常的情况下可见灶状小乳头状结构,但是嗜酸细胞腺瘤中无真正广泛的乳头状结构形成。中央瘢痕为胶原组织,细胞少并有透明变性,其中可有微囊和出血,透明性的间质内也可见孤立的透明细胞灶。

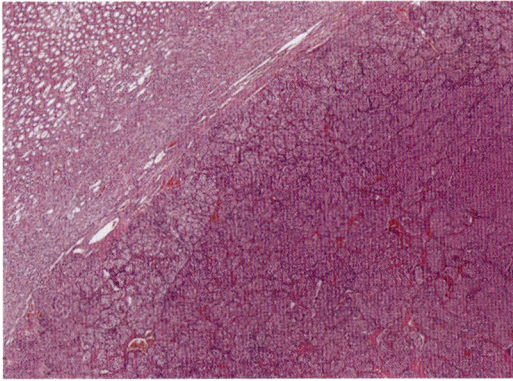

13A(HE × 20)

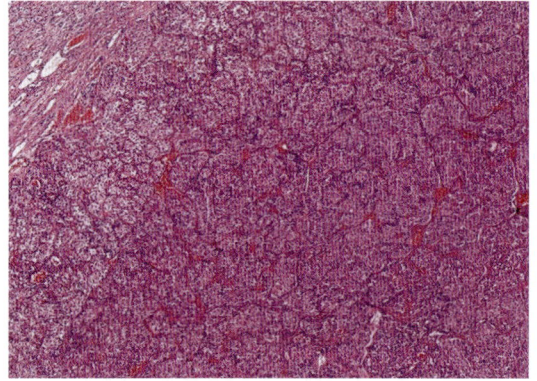

13B(HE × 40)

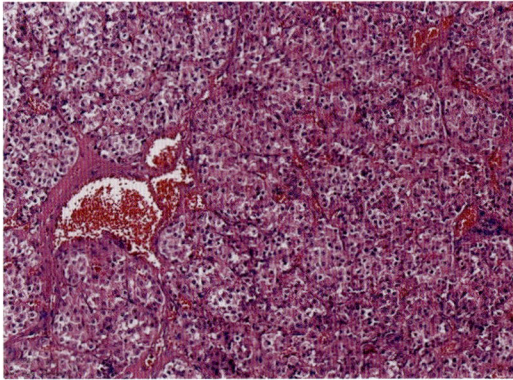

13C(HE × 100)

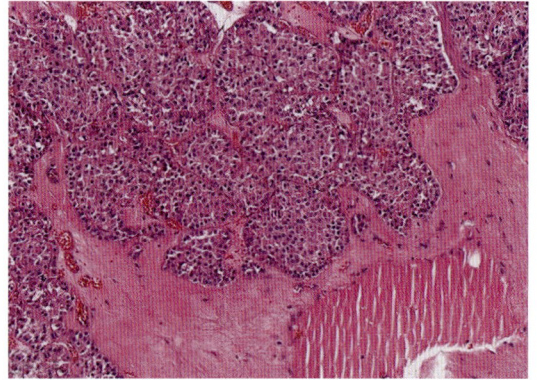

13D(HE × 100)

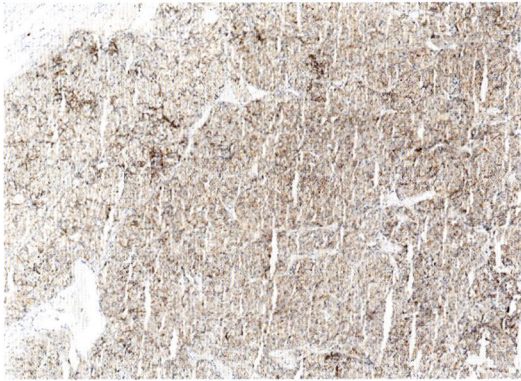
13E(CD117 × 40)

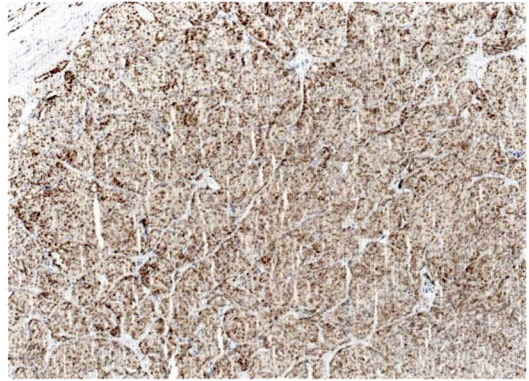
13F(PAX8 × 40)

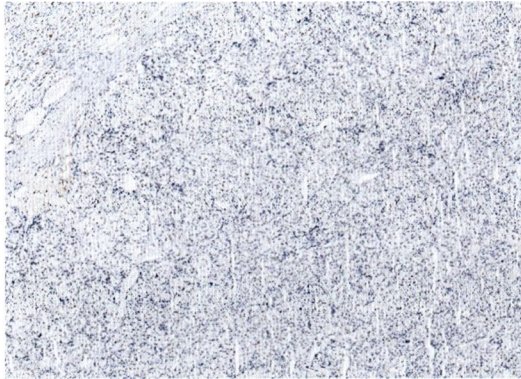
13G(CA Ⅸ × 40)

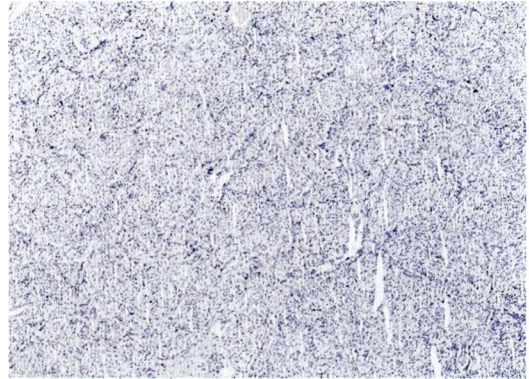
13H(P504S × 40)

图 9-13　嗜酸细胞瘤

病例 14　血管平滑肌脂肪瘤

基本资料　女,45岁,发现左侧腹部包块2月余。MRI增强扫描检查显示:左肾可见异常信号肿物,大部分突向肾周生长,形态不规则,大小约8.9cm×12.7cm×19.4cm,T_1WI呈高信号,反相位未见明确信号减低,脂相呈高信号,水相呈低信号,T_2WI/FS呈低信号,内部可见条片状稍高信号,增强后大部分未见明显强化,内部散在条片状强化。肿物与左肾界面呈楔形,左肾皮质缺损。

大体检查　灰黄肿物一个,大小18cm×13cm×8cm,表面尚光滑。多切面切开,切面灰黄、质细腻,局部灰白、质略韧,未见明确出血及坏死,一侧附少许肾组织,大小8cm×2cm×0.5cm,肿物距肾切缘0.5cm。

镜下所见　肿瘤可见多少不等的成熟脂肪组织、厚壁的不规则血管成分(图9-14A~D),平滑肌与血管外层平滑肌关系密切,呈放射状排列。

免疫组化　肿瘤细胞Melan-A阳性(图9-14E、F),HMB45(图9-14G)、S-100(图9-14H)阳性。

病理诊断　血管平滑肌脂肪瘤。

诊断依据　①肿瘤可见多少不等的成熟脂肪组织、厚壁的不规则血管成分,平滑肌与血管外层平滑肌关系密切,呈放射状排列。②黑色素细胞标记(Melan-A、HMB45)、肌源性标记(MSA、SMA、desmin)、Vimentin、S-100免疫组化标记阳性。

鉴别诊断

(1) 肾的平滑肌瘤、脂肪瘤或血管瘤:成分单一。

(2) 平滑肌肉瘤:多取材观察,无多成分组合。免疫组化HMB45阴性。

(3) 肉瘤样肾细胞癌和恶性黑色素瘤:免疫组化有助于鉴别。

知识拓展　血管平滑肌脂肪瘤是一种良性间叶性肿瘤,由多少不等的脂肪组织、梭形和上皮样平滑肌细胞及异常的厚壁血管组成,属于血管周细胞来源的遗传性病变。与结节硬化症关系密切。约占手术切除肾肿瘤的1%,女性多发(男女发病比例为1:2),平均发病年龄41岁。临床表现与患者是否有结节硬化症有关。其在CT和超声影像上有特征性表现,细针穿刺活检可以明确诊断,尤其辅以免疫组化检查。经典的血管平滑肌脂肪瘤属于良性肿瘤,极少数患者可因并发症死亡。可与其他肾肿瘤(如透明细胞癌、嗜酸细胞腺瘤)并存。上皮样血管平滑肌脂肪瘤具有一定的恶性潜能,有局部浸润和转移能力。肉眼见肿瘤呈膨胀性生长,与周围肾组织边界清楚,但无包膜,一般为孤立性,但约20%的病例为多发,大小3~20cm(中位数9.4cm)。血管平滑肌脂肪瘤一般呈分叶状,黄色到红褐色、略油腻。根据肿瘤成分含量不同,呈不同的颜色变化,以平滑肌成分为主者呈灰白色、质韧,含有三种成分者呈透明细胞癌样的外观,出血则呈红褐色。血管平滑肌脂肪瘤偶尔长入肾静脉和腔静脉,被误诊为恶性肿瘤转移。血管平滑肌脂肪瘤也可见于局部淋巴结、肾包膜、腹膜后、肝、输卵管和脾等组织中,一般认为是肾外的多中心性生长,而不是转移。镜下见血管平滑肌脂肪瘤由多少不等的成熟脂肪组织、厚壁的不规则血管和平滑肌构成。瘤组织与周围肾实质界限清楚,部分肿瘤边缘可有肾小管陷入,其中显著的囊性变极为罕见。肿瘤中一般脂肪成分较多,主要是成熟脂肪组织,也可有脂肪母细胞。若以脂肪细胞分化为主,则类似脂肪肉瘤,可见脂肪坏死和巨噬细胞吞噬脂质现象。血管成分为厚壁血管,类似静脉的动脉化改变,内弹力层缺乏或不完整。当血管平滑肌脂肪瘤以血管成分为主时,似血管畸形。平滑肌细胞与外层的平滑肌壁关系密切,在血管壁周围呈放射状向外延伸,此后可呈束状生长。

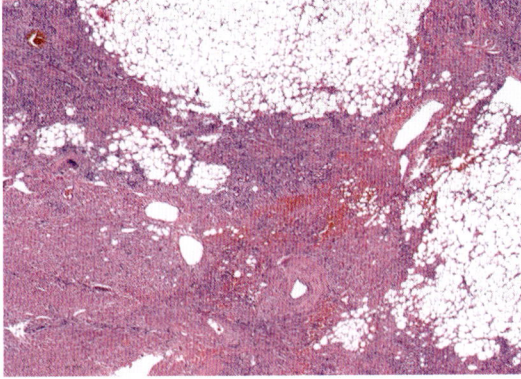

14A(HE × 20)

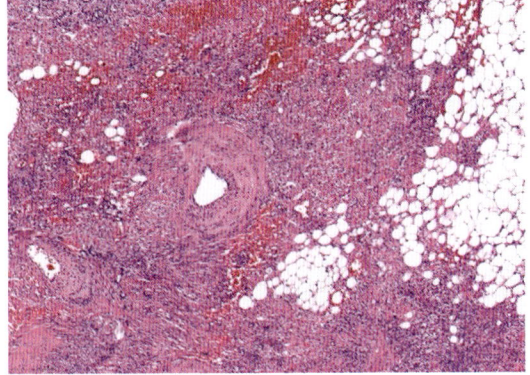

14B(HE × 40)

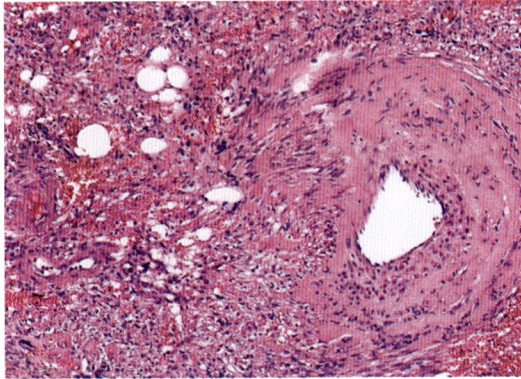

14C(HE × 100)

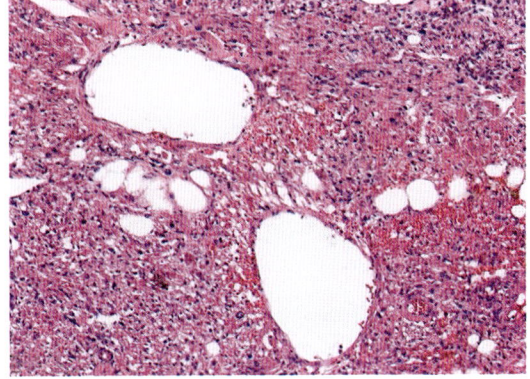

14D(HE × 100)

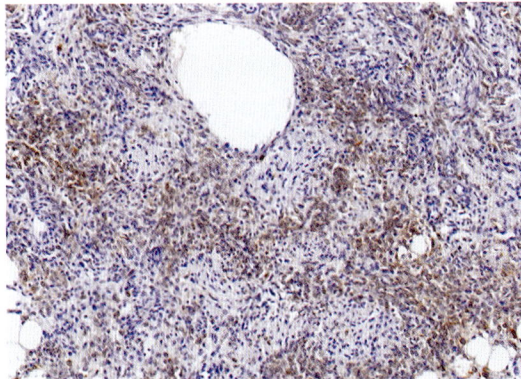

14E(Melan-A × 100)

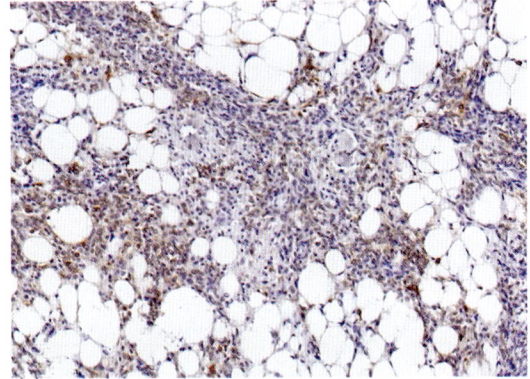

14F(Melan-A × 100)

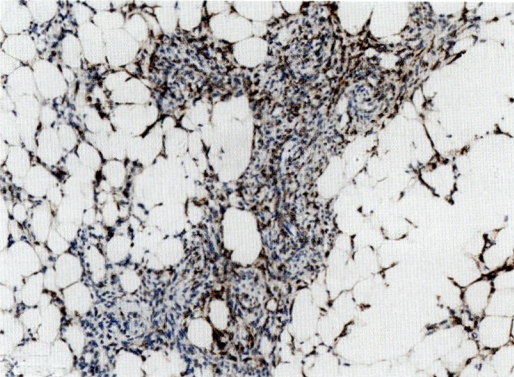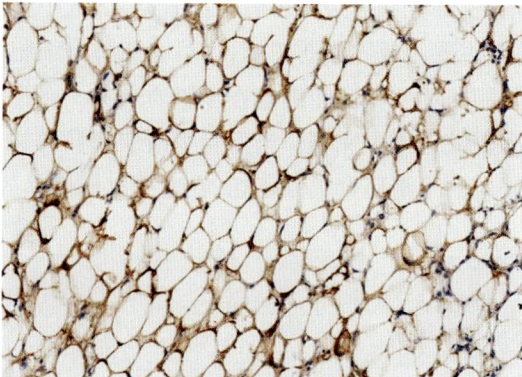

14G(HMB45 × 100)　　　　　　　　14H(S-100 × 100)

图9-14　血管平滑肌脂肪瘤

病例15　浸润性尿路上皮癌

基本资料　女,70岁,无明显诱因出现尿频,无血尿、尿痛,无恶心、呕吐。

大体检查　全膀胱+前列腺+精囊腺切除标本,膀胱大小7cm×6.5cm×2cm。沿前壁打开,于膀胱侧壁见一菜花形肿物,大小5cm×4.5cm×1.5cm,肿物切面灰白、实性、质硬、界欠清,似累及肌层,累及右侧输尿管开口,未累及前列腺。前列腺大小5.5cm×3cm×2.5cm,左侧精囊腺大小3cm×1.5cm×1cm,左输精管长5cm,断端周径0.3cm;右侧精囊腺大小2.5cm×1.5cm×1cm,右输精管长5cm,断端周径0.4cm。

镜下所见　肿瘤呈浸润性生长(图9-15A～B),细胞的细胞质丰富,嗜双色性,细胞核大、深染、形状多样,可见数目不等、大小不一的核仁,核分裂象易见,可见病理性核分裂象(图9-15C～D)。

病理诊断　高级别浸润性尿路上皮癌。

诊断依据　①肿瘤呈浸润性生长。②肿瘤细胞的细胞质丰富,嗜双色性,异型明显,可见核仁,核分裂象易见,可见病理性核分裂象。

鉴别诊断

(1) 鳞癌或腺癌:由单一的鳞状细胞或腺性成分构成。

(2) 前列腺癌累及膀胱:前列腺有原发灶,与尿路上皮无过渡关系,免疫组化检查可辅助鉴别。

知识拓展　浸润性尿路上皮癌是指浸润至基底膜以下的尿路上皮肿瘤,旧称移形细胞癌。膀胱癌是世界七大最常见的癌症之一,其发病率占癌症总数的3.2%,男性多于女性,发病年龄广,多为65～70岁。吸烟是引发膀胱癌的最主要因素,家族遗传、职业接触(如与苯胺原料接触的印染工)、应用非那西丁、环磷酰胺、慢性血吸虫性膀胱炎、饮用加氯消毒的或被砷污染的水可增加膀胱癌的发生风险。无痛性肉眼血尿是最常见的临床表现,CT检查对本病的发现有一定敏感性,PET/CT有助临床分期。但证实肿瘤仍依据膀胱镜活检,活检组织要深达肌层。上尿路肿瘤近2/3位于输尿管远端,原发性输尿管浸润性尿路上皮癌罕见。多灶性肿瘤、直径>3cm、合并原位癌是肿瘤复发和进展的危险因素。肿瘤浸润超过浆膜面、浸润尿道口、淋巴结转移、系统性扩散均提示预后不良。肉眼见肿瘤呈乳头状、息肉样、结节状、溃疡性或弥漫透壁性生长,病变为孤立性或多灶性,周围的黏膜可正常或充血,有时在显微镜下表现为原位癌。镜下见浸润性尿路上皮肿瘤的形态学多样。根据细胞核间变程度和某些组织学结构的异常,浸润性尿路上皮癌分为低级别和高级别。多数早期(pT_1期)癌呈乳头状,为低级别或高级别,而多数晚期(pT_2～T_4期)癌呈非乳头状,为高级别。肿瘤有无浸润及浸润的范围是评价尿路上皮癌最重要的预后指标。早期(pT_1期)浸润性尿路上皮癌必须注意其浸润固有层的范围和深度,这是判断预后的参数。其局灶性浸润特点是在乳头轴心和/或固有层之间出现巢状、簇状细胞团或单个癌细胞。

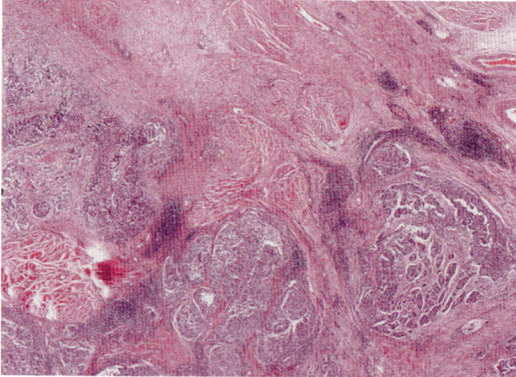

15A(HE × 20)

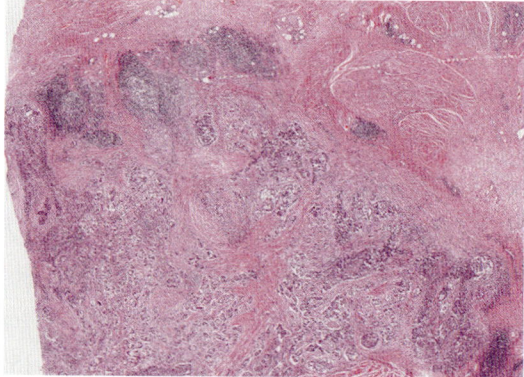

15B(HE × 20)

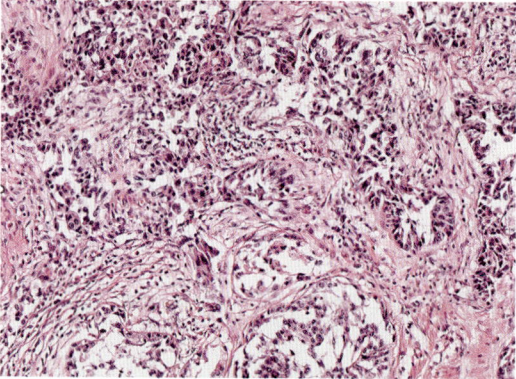

15C(HE × 100)

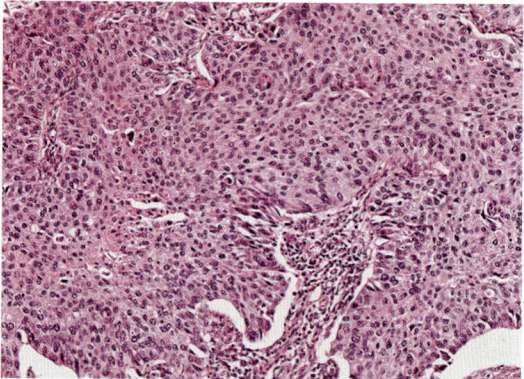

15D(HE × 100)

图 9-15　浸润性尿路上皮癌

病例16　尿路上皮乳头状瘤

基本资料　男,46岁,无明显诱因出现无痛肉眼血尿9天,无尿频、尿急、尿痛,无发热、无腰痛。超声提示:膀胱内肿物,大小约1.4cm×1cm×1cm。

大体检查　乳头样组织,大小1.2cm×1cm×0.5cm。

镜下所见　低倍镜下(图9-16A、B),纤细的乳头表面可见伞细胞,保持极向。高倍镜下(图9-16C、D),细胞核大小正常,核形状一致,核染色质细腻,无核仁,无核分裂象。

病理诊断　尿路上皮乳头状瘤。

诊断依据　①低倍镜下,纤细的乳头表面可见伞细胞,保持极向。②高倍镜下,细胞核大小正常,核形状一致,核染色质细腻,无核仁,无核分裂象。

鉴别诊断　低级别尿路上皮乳头状癌,肿瘤细胞异型,常缺乏伞细胞,失去极向,层次更多。

知识拓展　尿路上皮乳头状瘤是指具有纤细的纤维血管轴心并被覆正常尿路上皮的乳头状肿瘤,呈外生性生长。尿路上皮乳头状瘤仅占膀胱肿瘤的1%~4%,发病率男女比例为1.9:1,成人和儿童均可发病,多数患者年龄<50岁。邻近输尿管口的膀胱后壁或侧壁及尿道是本病的最常发生部位。肉眼或镜下血尿是其主要症状。病灶多数为单发、复发率低(8%~14%)。

　　肉眼见肿瘤呈外生性生长,呈纤细的乳头状或细丝状隆起于黏膜面。镜下见病变的特征为肿瘤组织内稀疏的叶片状乳头,有纤细的脉管轴心。乳头偶有分支,但不相互融合,间质可有水肿或散在的炎症细胞浸润。尿路上皮在细胞学和组织结构上无异型,表层上皮(伞细胞)明显。分裂象无或罕见,位于底层,且无病理性核分裂象。病变体积很小,偶尔伴发内翻性生长方式。罕见乳头状瘤广泛累及黏膜,如果出现,则称弥漫性乳头状瘤病。

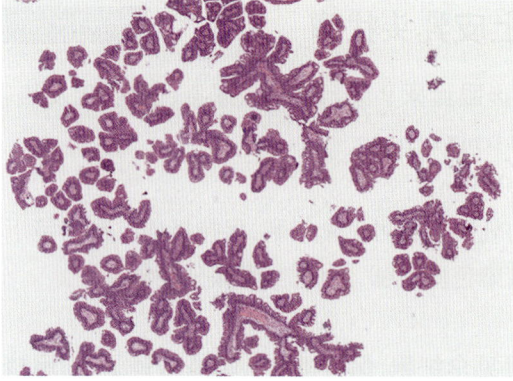

16A(HE × 20)

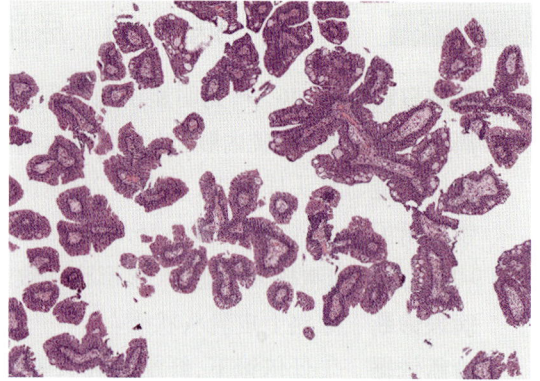

16B(HE × 40)

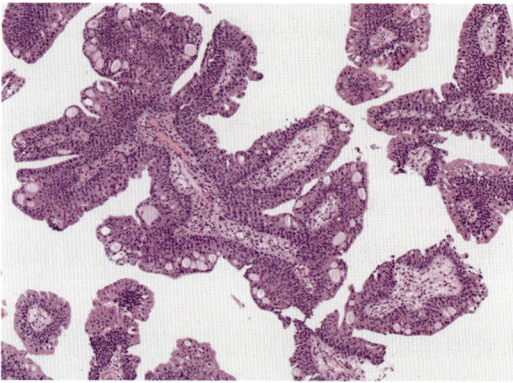

16C(HE × 100)

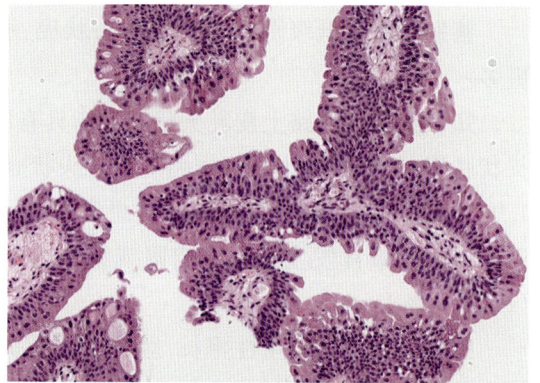

16D(HE × 200)

图 9-16　尿路上皮乳头状瘤

病例 17　内翻性乳头状瘤

基本资料　女,71 岁,发现膀胱肿瘤 15 天。

大体检查　灰黄组织一堆,总大小 1.8cm×1cm×0.5cm。

镜下所见　肿瘤细胞巢索中心是尿路上皮(图 9-17A、B),周边是栅栏状排列,细胞均匀一致,未见核分裂象(图 9-17C、D)。

病理诊断　内翻性乳头状瘤。

诊断依据　①肿瘤呈内生结构。②瘤巢周边栅栏状排列,细胞均匀一致,未见核分裂象。

鉴别诊断

(1) 腺性膀胱炎或囊性膀胱炎:虽然可在黏膜固有层形成布鲁恩(Brunn)巢聚集增生,但多数上皮巢由中心囊腔形成,并与黏膜下水肿及浸润炎症细胞混合存在,病变弥漫分布,不形成肿块。

(2) 浸润性尿路上皮癌:癌细胞有一定的异型性,可见呈条索状或斑片状向深部浸润。

知识拓展　内翻性乳头状瘤是由正常细胞组成的、以内生性方式生长的一种良性肿瘤。无细胞异型,肿瘤多为孤立性,发病率小于尿路上皮肿瘤的 1%。男女发病比例为 4.5∶1,发病年龄 9~88 岁,50~60 岁高发,肿瘤复发率高。70% 以上的病例发生在膀胱,多见于膀胱三角区,也可依次发生在输尿管、肾盂和尿道。血尿是最常见的症状,部分病例可出现尿路阻塞症状。内翻性乳头状瘤复发病例<1%,单纯的内翻性乳头状瘤进展为癌罕见。肉眼见肿瘤呈有蒂或无蒂的息肉样隆起,黏膜表面光滑。肿瘤多数直径<3cm,少数可>8cm。镜下见肿瘤表面光滑,被覆正常尿路上皮。内生性上皮巢随机分布,从上皮表层反折至固有层,但不累及肌层。肿瘤基底界限清楚,相同大小的尿路上皮细胞巢索可相互吻合,像乳头状伸入固有层,与一般的膀胱乳头状瘤不同,细胞巢索中心是尿路上皮,周边是栅栏状排列的底层细胞,有少量的纤维组织间质。常见囊性变和灶状非角化性鳞状上皮化生,也可有神经内分泌分化。尿路上皮主要表现为良性细胞学特性,但也可见小灶性轻度异型的细胞,核分裂象无或罕见。

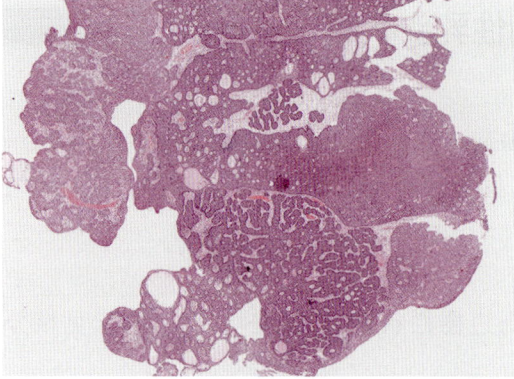
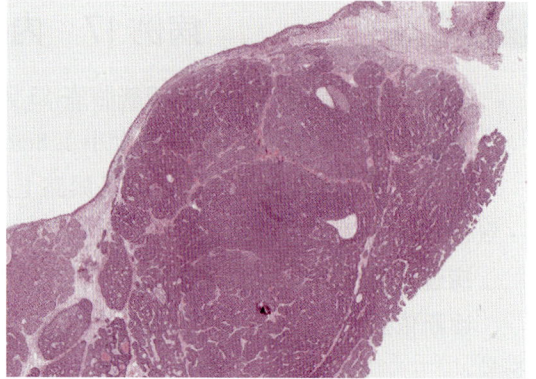

17A(HE × 20)　　　　　　　　　　　　　　　17B(HE × 20)

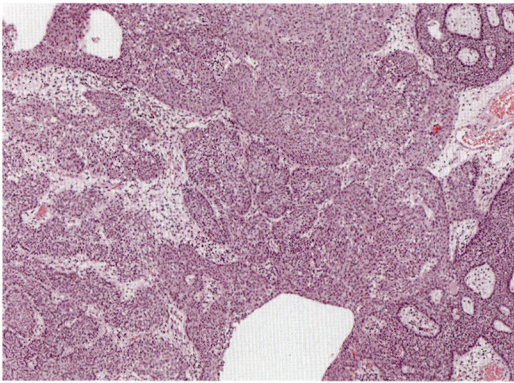
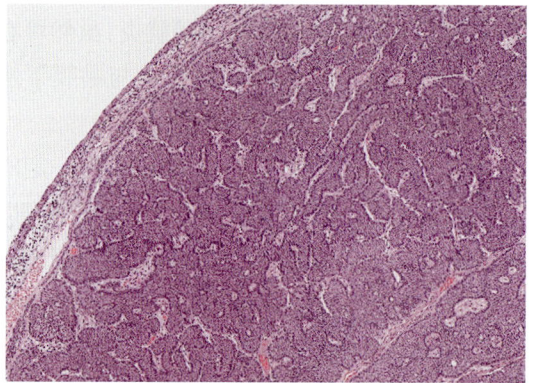

17C(HE × 100)　　　　　　　　　　　　　　17D(HE × 100)

图 9-17　内翻性乳头状瘤

病例 18　低度恶性潜能的尿路上皮肿瘤

基本资料　女,50 岁,无明显诱因出现无痛肉眼血尿 3 个月,无尿频、尿急、尿痛,无发热、无腰痛等。膀胱镜检查显示:膀胱内见一直径约 1.0cm 肿物,紧邻左侧输尿管口。

大体检查　破碎肿物组织,总体直径 0.8cm。

镜下所见　低倍镜下(图 9-18A、B),乳头纤细,偶有融合,细胞层次增多,极向正常,有黏附性,表面存在伞细胞。中倍镜下(图 9-18C、D),细胞核增大,核形状一致,核染色质细腻,核仁无或不显著,核分裂象罕见,位于基底部。

病理诊断　低度恶性潜能的尿路上皮肿瘤。

诊断依据　①低倍镜下,乳头纤细,细胞层次增多,极向正常,表面存在伞细胞。②高倍镜下,细胞核增大,核形状一致,核染色质细腻,核仁无或不显著,核分裂象罕见,位于基底部。

鉴别诊断　低级别尿路上皮乳头状癌,肿瘤细胞异型,常缺乏伞细胞,失去极向,层次更多。

知识拓展　低度恶性潜能的尿路上皮肿瘤指类似于外生性尿路上皮乳头状瘤的尿路上皮肿瘤,细胞增生显著,超过正常上皮厚度,但细胞异型性极小。其年发病率为 3/10 万,男女比例为 5∶1,发病年龄 29～94 岁,平均 64 岁。好发于邻近输尿管口的膀胱后壁及侧壁。多数患者表现为肉眼或镜下血尿,尿细胞学检查大多正常,膀胱镜检查通常可见 1～2cm 的肿瘤,使人联想到"漂浮在大海中的海草"。预后好,复发率很低,罕见进展。镜下见肿瘤由纤细的相互不融合的乳头组成,表面被覆多层尿路上皮,细胞正常或轻度异型,细胞密度较正常增加,但极向保存完好。底层细胞呈栅栏状排列,伞细胞保存完好,分裂象罕见且位于底层。

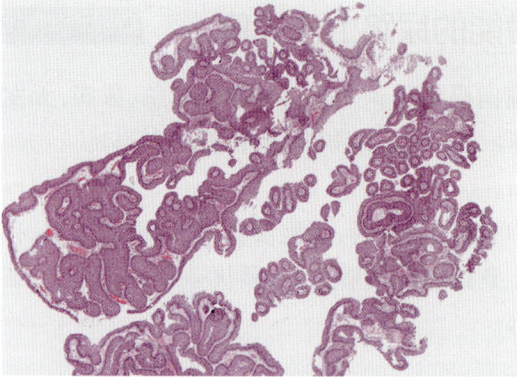

18A(HE×20)

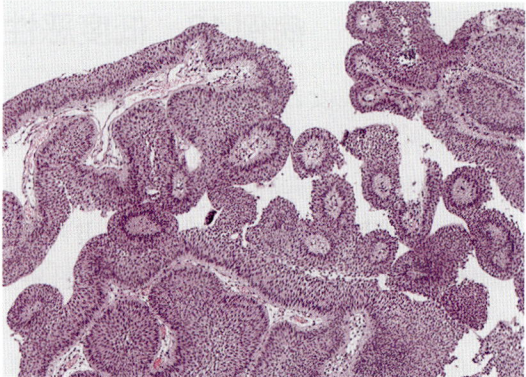

18B(HE×100)

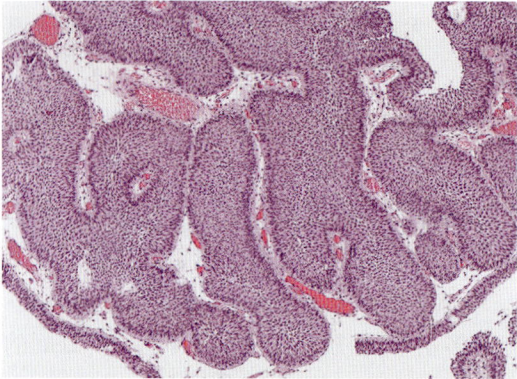

18C(HE×100)

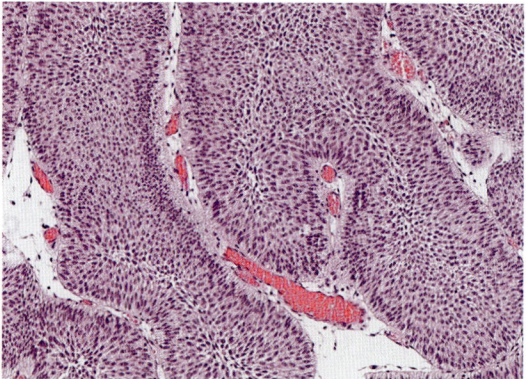

18D(HE×200)

图 9-18　低度恶性潜能的尿路上皮肿瘤

病例 19　高级别非浸润性尿路上皮乳头状癌

基本资料　男,47 岁,血尿 6 个月,体检发现膀胱占位。镜下血尿,无排尿时疼痛,无血凝块。MR 增强扫描检查显示:膀胱充盈可,左后壁可见一异常信号结节,大小约 1.3cm× 1.1cm,结节主要突向膀胱腔内,宽基底贴邻膀胱壁,邻近膀胱壁增厚不明显,T_1WI 呈稍高信号,T_2WI 及 T_2WI/FS 稍高信号,DWI 高信号,增强扫描呈较明显强化。

大体检查　灰白色菜花样组织一堆,总大小 3cm×3cm×1cm。

镜下所见　低倍镜下(图 9-19A、B)可见粗大、融合、分支的乳头,细胞层次增多,排列较规则,极向紊乱,尚有黏附性,表面伞细胞消失。高倍镜下(图 9-19C、D),细胞核增大,大小不等,细胞核中等或呈显著多形性,染色质部分粗糙,轻度增多。常见核仁,或多个显著核仁,核分裂象常见。

病理诊断　高级别非浸润性尿路上皮乳头状癌。

诊断依据　①低倍镜下可见乳头,细胞层次增多,极向紊乱,表面伞细胞消失。②高倍镜下细胞核增大,异型性,染色质部分粗糙,常见核仁,核分裂象常见。

鉴别诊断　低级别非浸润性尿路上皮乳头状癌,低倍镜下,可见粗大的乳头,融合多见,可有分支,细胞层次增多,排列较规则,轻度极向紊乱,尚有黏附性,表面伞细胞消失。高倍镜下,细胞核增大,大小不等,细胞核略呈多形性,染色质部分粗糙,轻度增多,有核仁,但不显著,有核分裂象,但不显著。

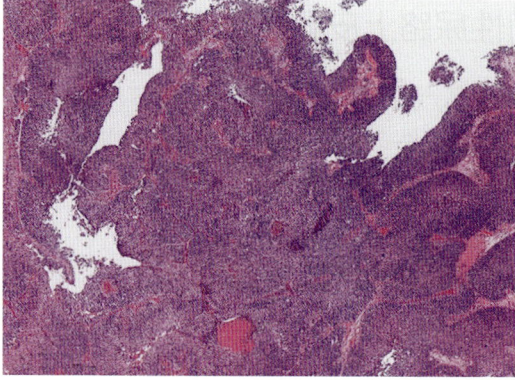

19A(HE × 20)

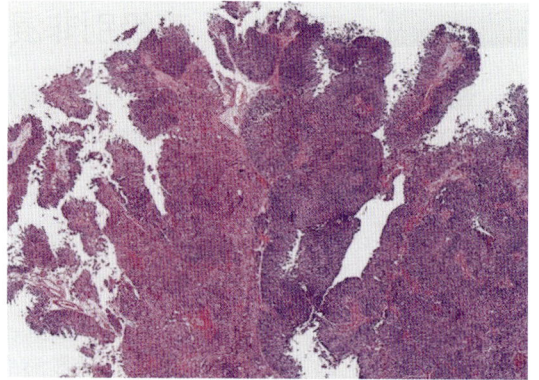

19B(HE × 20)

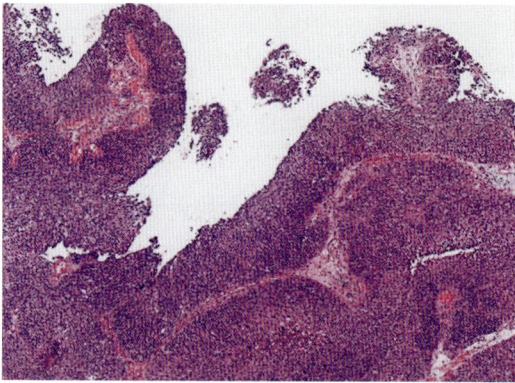

19C(HE × 40)

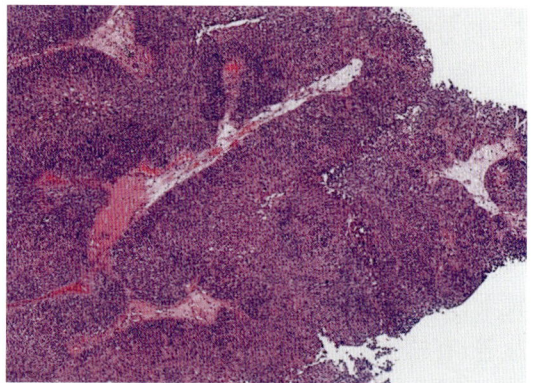

19D(HE × 40)

图 9-19　高级别非浸润性尿路上皮乳头状癌

病例20　低级别非浸润性尿路上皮乳头状癌

基本资料　女,49岁,膀胱癌术后3年,复发2个月。膀胱镜提示膀胱肿瘤,约1cm,宽基底,无尿频、尿急、尿痛,无发热、无腰痛。

大体检查　灰白碎组织一堆,直径0.4cm,质软。

镜下所见　低倍镜下(图9-20A、B),可见粗大的乳头,融合多见,可有分支,细胞层次增多,排列较规则,轻度极向紊乱,尚有黏附性,表面伞细胞消失。高倍镜下(图9-20C、D),细胞核增大,大小不等,细胞核略呈多形性,染色质部分粗糙,轻度增多,有核仁,但不显著,有核分裂象,但不显著。

病理诊断　低级别非浸润性尿路上皮乳头状癌。

诊断依据　①低倍镜下,可见乳头结构,可有分支,细胞层次增多,排列较规则,轻度极向紊乱,尚有黏附性,表面伞细胞消失。②高倍镜下,细胞核增大,略呈多形性,染色质轻度增多,有核仁,但不显著,有核分裂象,但不显著。

鉴别诊断　高级别非浸润性尿路上皮乳头状癌,低倍镜下可见粗大、融合、分支的乳头,细胞层次增多,排列较规则,轻度极向紊乱,尚有黏附性,表面伞细胞消失。高倍镜下,细胞核增大,大小不等,细胞核中等或呈显著多形性,染色质部分粗糙,轻度增多。常见核仁,或多个显著核仁,核分裂象常见。

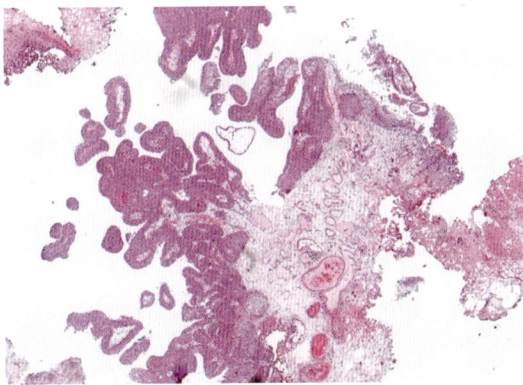

20A(HE × 20)

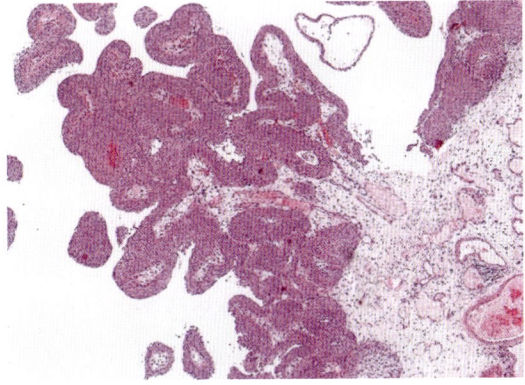

20B(HE × 40)

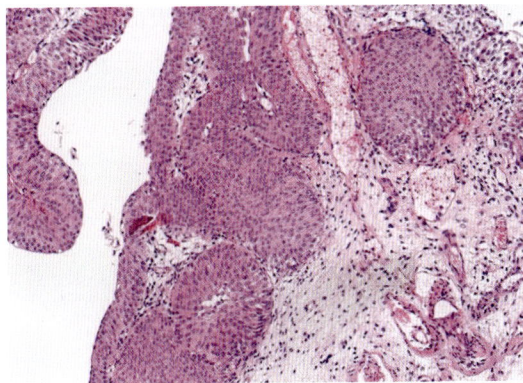

20C(HE × 100)

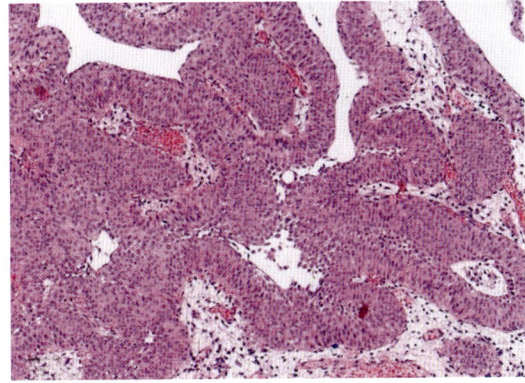

20D(HE × 100)

图9-20　低级别非浸润性尿路上皮乳头状癌

病例21 尿路上皮原位癌

基本资料 女,61岁,膀胱肿瘤术后7年。MR增强扫描检查显示:膀胱充盈良好,膀胱底部黏膜局灶欠光整。膀胱镜检查提示:膀胱颈部12点处可见黏膜局部隆起,大小0.6cm。

大体检查 灰白组织一粒,直径0.2cm。

镜下所见 低倍镜下,细胞异型明显,核大、深染、染色质粗糙/密集、可见大核仁、核分裂象多见、极向消失、排列不规则。固有层不同程度充血、水肿、炎症细胞浸润。高倍镜下(图9-21),单个癌细胞或癌细胞群可散在分布于正常上皮细胞中,呈佩吉特样扩散。

病理诊断 尿路上皮原位癌。

诊断依据 ①低倍镜下,细胞异型明显,核大、深染、染色质粗糙/密集、可见大核仁、核分裂象多见、极向消失、排列不规则。固有层不同程度充血、水肿、炎症细胞浸润。②高倍镜下,单个癌细胞或癌细胞群可散在分布于正常上皮细胞中,呈佩吉特样扩散。

鉴别诊断 正常或反应性上皮有别于瘤细胞剥脱,正常或反应性上皮细胞无异型,无病理性核分裂象。多部位多次重复取材有助于鉴别。

知识拓展 尿路上皮原位癌又名高级别上皮内瘤变,是一种非浸润性、非乳头状的扁平性病变,细胞形态具有恶性特征。约占尿路上皮肿瘤的不到1%~3%,但常见于高级别尿路上皮乳头状癌的附近或可继发尿路上皮癌,也可见于45%~65%的浸润性尿路上皮癌。最常见于膀胱,呈多灶性或弥漫性,也可见于肾盂和近端输尿管,6%~60%累及远端输尿管,20%~67%可发生在尿道前列腺部,高达40%的前列腺内病变累及导管和腺泡。好发于40~50岁,无特殊临床症状,也可表现为尿急、尿频、排尿困难,甚至血尿。伴发浸润性肿瘤患者的死亡率高于伴发非浸润性乳头状瘤。肉眼见膀胱黏膜无明显改变或有多灶性弥漫性稍隆起的红斑,可出现黏膜糜烂。镜下见尿路上皮原位癌与高级别尿路上皮癌相同的细胞核间变,表现为核大、多形、深染,染色质粗或密集分布,可见大核仁、核分裂象多见,可扩展到上皮表层,并可见病理性核分裂象。在低倍镜下可见癌细胞的异型性,细胞质嗜酸性或嗜双色性,细胞极向消失,拥挤、排列不规则(细胞一般不大于7层)。病变累及或不累及黏膜全层,伞细胞可存在。病变可仅位于基底层或覆盖于良性上皮之上。单个癌细胞或癌细胞群可散在分布于正常上皮细胞中,称佩吉特样扩散。细胞缺乏黏附性,可导致表面剥脱("剥脱性膀胱炎"),或出现残余的单个瘤细胞黏附在黏膜表面。Brunn巢和囊性膀胱炎可完全或部分被恶性细胞替代。

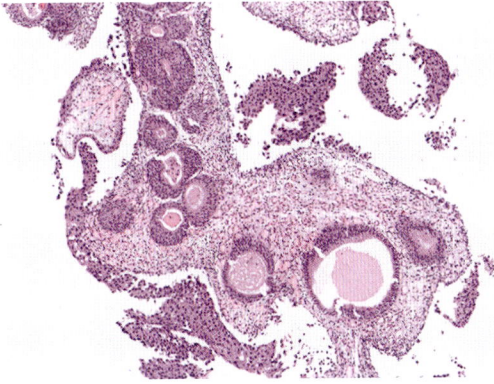

21A(HE × 20)

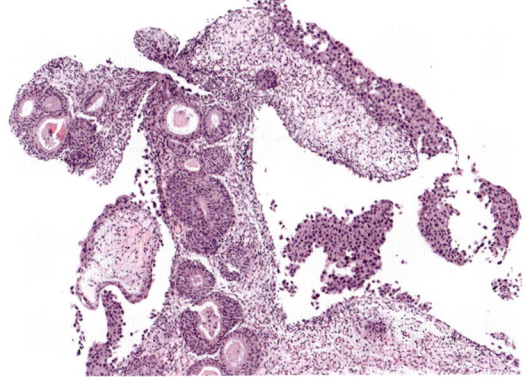

21B(HE × 40)

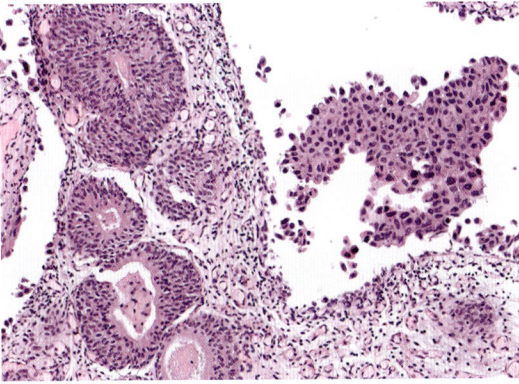

21C(HE × 100)

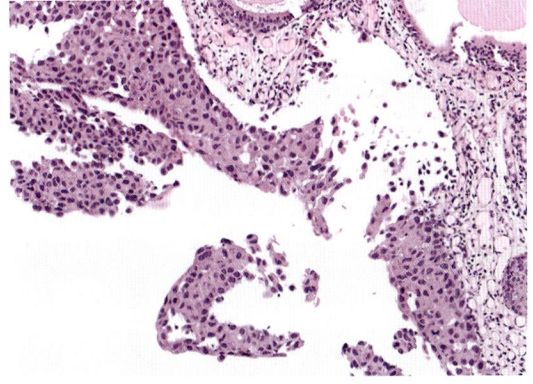

21D(HE × 100)

图 9-21　尿路上皮原位癌

病例 22　腺性膀胱炎

基本资料　男,53 岁。MR 增强扫描检查显示:膀胱三角区壁增厚,较前略减轻,最厚处约 0.8cm,T_1WI 呈等信号,T_2WI 及 T_2WI/FS 呈等信号,DWI 呈略高信号,增强扫描黏膜面较明显强化。

大体检查　灰白碎组织一堆,直径 1cm。

镜下所见　黏膜下水肿、炎症细胞浸润和 Brunn 巢混合存在(图 9-22A、B),Brunn 巢中心囊腔形成(图 9-22C、D)。

病理诊断　腺性膀胱炎。

诊断依据　①黏膜下水肿、炎症细胞浸润和 Brunn 巢混合存在。②巢中心囊腔形成。

鉴别诊断　内翻性乳头状瘤,有肿块形成,细胞巢索中心是尿路上皮,周边是栅栏状排列的底层细胞。内翻性乳头状瘤中出现分泌黏液的腺样结构实际上是腺性或囊性膀胱炎过度增生形成的。

知识拓展　腺性膀胱炎是一种常见的膀胱慢性增生性炎症性病变,与 Brunn 巢及囊性膀胱炎有关系。可见于良性和恶性肿瘤的周围,其本质为上皮化生现象。本病多发生于成年男性,年龄 34~78 岁。临床主要表现为尿频、尿急、尿痛和血尿。一旦病因和炎症被消除,病变可消退。肉眼见膀胱黏膜粗糙不平,甚至有不规则乳头状或息肉状突起,易误诊为膀胱肿瘤。镜下,见正常膀胱黏膜,在慢性炎症刺激下,尿路上皮的基底细胞灶性增生,并向黏膜下呈花蕾样延伸至固有层有膜,进而被周围的结缔组织包绕分割,形成多数与尿路上皮分离的实心上皮细胞巢,即 Brunn 巢。Brunn 巢的细胞由分化好的尿路上皮组成,细胞与周围的基底膜垂直排列。有时上皮巢中心囊性变,囊腔面被覆为移行上皮,亦可称为囊性膀胱炎;腔面上皮可伴有肠上皮化生。多数病例可见 Brunn 巢、囊性化及腺性化生同时存在。

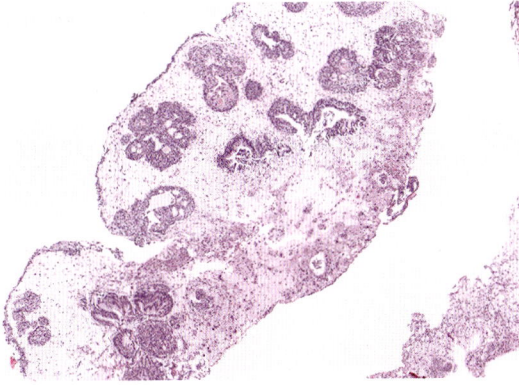

22A(HE × 40)

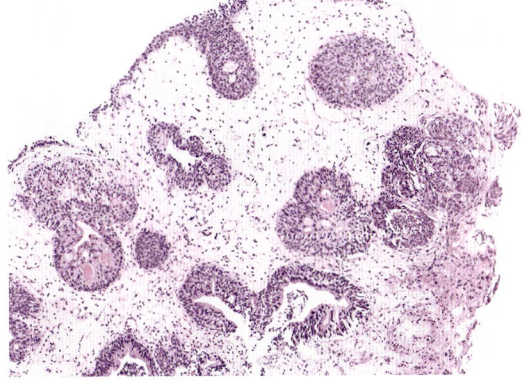

22B(HE × 100)

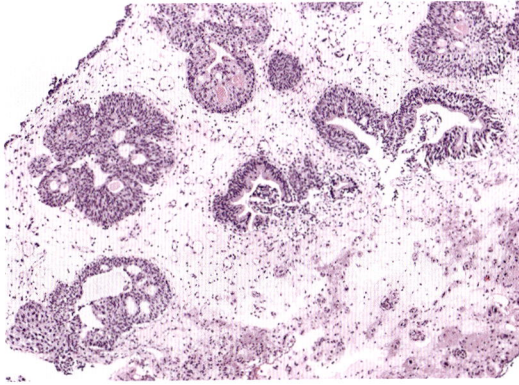

22C(HE × 100)

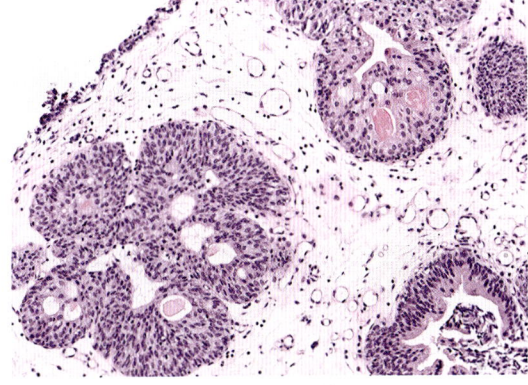

22D(HE × 200)

图 9-22 腺性膀胱炎

病例 23　黏液小管状和梭形细胞癌

基本资料　女,69 岁,发现肾占位。

大体检查　一侧肾切除标本,肾及肾周脂肪总大小 12cm×9cm×7cm,表面肾脂肪囊易剥离,裸肾大小 11cm×8.5cm×6.8cm。沿肾门对侧剖开,切面见一灰白灰红肿物伴坏死,大小 6.2cm×5.5cm×5cm,未累及肾被膜、肾盂、肾窦脂肪及肾周脂肪。输尿管长 2.5cm,切缘宽 0.8cm,输尿管黏膜光滑。肾门脂肪未触及明确结节。

镜下所见　低倍镜下(图 9-23A、B),肿瘤边界清楚,可见紧密狭长分支小管状结构,或呈梭形细胞样,小管间为黏液样间质。高倍镜下(图 9-23C、D),肿瘤细胞小,细胞质少,核级别低。

免疫组化　肿瘤细胞 EMA(图 9-23E)、CK18(图 9-23F)、CD15(图 9-23G)、P504S(图 9-23H)弥漫强阳性。

病理诊断　黏液小管状和梭形细胞癌。

诊断依据　①肿瘤边界清楚,可见紧密狭长分支小管状结构,部分呈梭形细胞样,似平滑肌瘤或肉瘤,小管间为黏液样间质,肿瘤细胞小,细胞质少,核级别低。②EMA、CK18、CD15、P504S 免疫组化标记弥漫强阳性。

鉴别诊断

(1) 后肾腺瘤:瘤细胞呈规则的圆形,排列成腺泡状和管状,免疫组化 EMA 阴性、WT1 阳性、CD57 阳性。

(2) 肉瘤样肾细胞癌:非独立性肿瘤,肿瘤内可见多少不等的其他类型肾细胞癌。镜下表现常类似恶性纤维组织细胞瘤。

知识拓展　黏液小管状和梭形细胞癌是具有黏液性小管和梭形细胞特点的低级别多形性肾上皮肿瘤,可能来源于髓袢和集合管,占肾肿瘤不到 1%。发病年龄 13~81 岁,平均 58 岁,女性发病率是男性的 4 倍。该肿瘤虽然定义为癌,但生物学行为较好。临床上,患者常无症状。肉眼见肿瘤边界清楚,切面实性,质地均匀,呈灰白色、黄色或浅褐色,可有小灶性出血坏死。镜下,见肿瘤细胞紧密排列成狭长、温和的分支小管状结构。小管平行排列呈条索状,或呈梭形细胞样,似平滑肌瘤或肉瘤,以往常诊断为未分化或梭形细胞(肉瘤样)癌。小管周围的基底膜呈 PAS 阳性反应、小管间为淡染黏液样间质,间质嗜碱性,可呈现大量小泡状的特征性表现。瘤细胞小,呈立方状或呈圆形,细胞质少、透明或淡嗜酸性染色,核级别低。

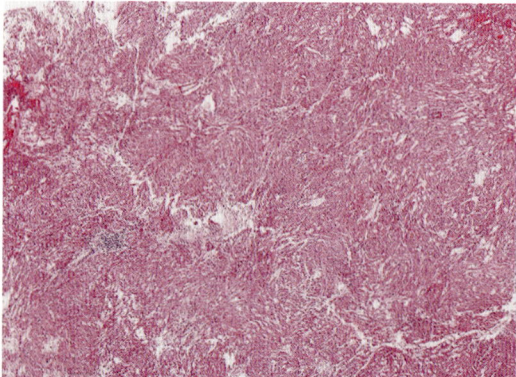

23A(HE × 20)

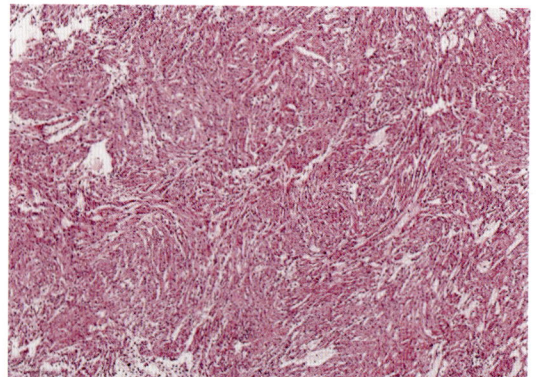

23B(HE × 40)

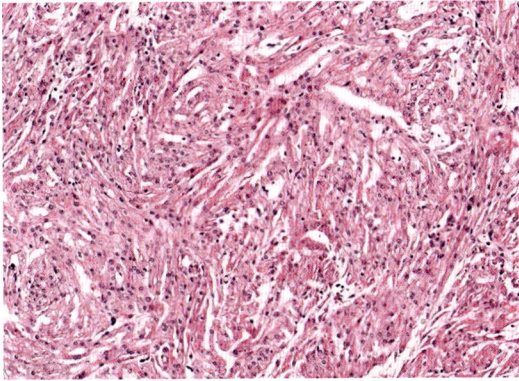

23C(HE×100)

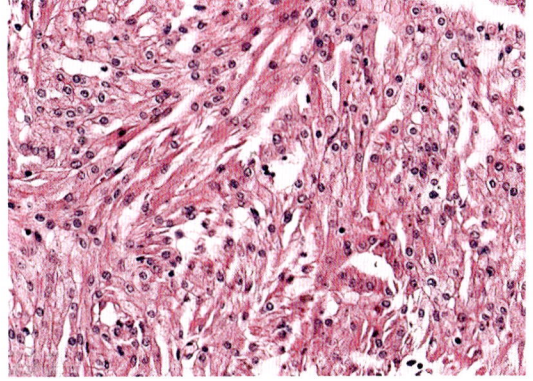

23D(HE×200)

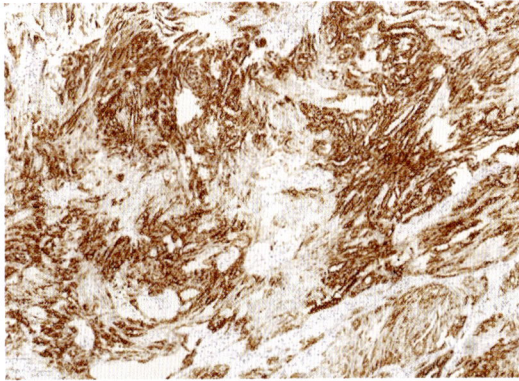

23E(EMA×40)

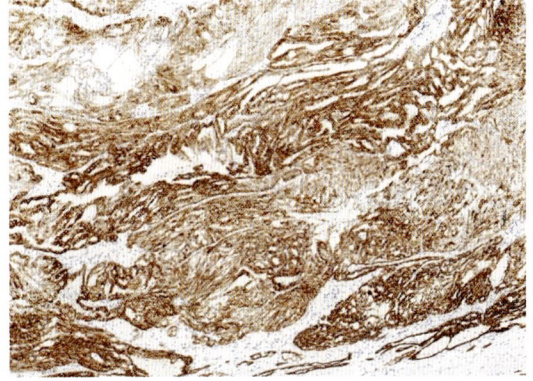

23F(CK18×40)

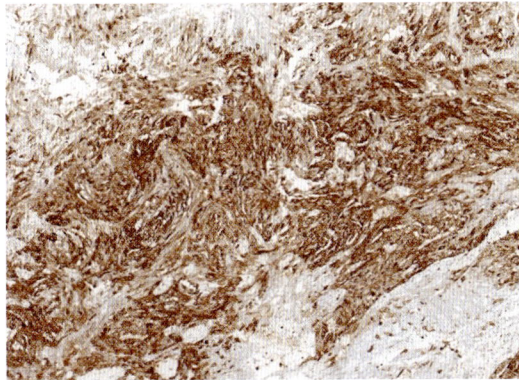

23G(CD15×40)

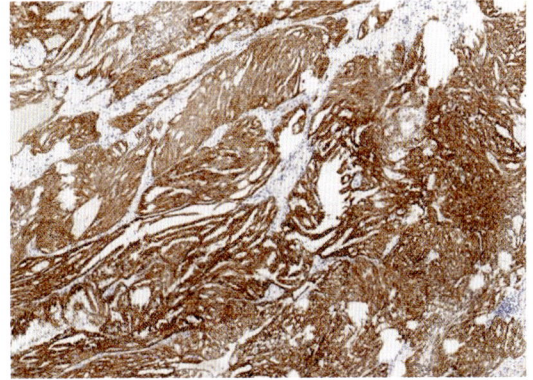

23H(P504S×40)

图 9-23　黏液小管状和梭形细胞癌

病例 24　后 肾 腺 瘤

基本资料　女,48 岁。

大体检查　一侧肾切除标本,肾及肾周脂肪总大小 11cm×7cm×6.5cm,表面肾脂肪囊易剥离,裸肾大小 10.5cm×7cm×6cm。沿肾门对侧剖开,于肾中极见一肿物,大小 8.5cm×7cm×5.5cm,切面灰白、质韧、界尚清,局灶伴出血,隆起于肾被膜表面,似累及肾被膜,紧邻肾窦脂肪,未累及肾盂及肾周脂肪。输尿管长 4cm,断端直径 0.4cm,输尿管黏膜光滑。肾门脂肪未触及明确结节。

镜下所见　低倍镜下(图 9-24A、B),肿瘤边界清楚,瘤细胞丰富,形态一致,呈精细而微小的腺泡状或管状排列。中倍镜下(图 9-24C、D),细胞小、深染,核染色质细腻,核仁不明显,有少量嗜酸性细胞质,无病理性核分裂象,间质稀少,可见砂粒样钙化。

免疫组化　肿瘤细胞 WT1(图 9-24E)、CD57(图 9-24F)、CK8(图 9-24G)、CK18(图 9-24H)弥漫强阳性。

病理诊断　后肾腺瘤。

诊断依据　①肿瘤边界清楚,瘤细胞形态一致,呈小的腺泡状或管状排列,核染色质细腻,核仁不明显,有少量嗜酸性细胞质,无病理性核分裂象,间质稀少,可见砂粒样钙化。②WT1、CD57、CK8、CK18 免疫组化标记弥漫强阳性。

鉴别诊断

(1) 黏液小管状和梭形细胞癌:具有明显的黏液形成和梭形细胞。

(2) 集合管癌:异型非常明显,间质为丰富的伴有血管的纤维性结缔组织。

(3) 肾母细胞瘤:由未分化的胚芽组织、间胚叶性间质和上皮成分共同组成,异型明显。

知识拓展　后肾腺瘤是一种罕见的肾良性肿瘤,来源于后肾组织。多见于青壮年,女性多见。患者多无明显症状。大体上,肿瘤常位于肾皮质,呈类圆形,与周围肾组织界限清楚,无包膜,呈灰白、实性,有时可见出血坏死及钙化。镜下,肿瘤细胞排列成规则而紧密的小管状或肾小球样结构,还常排列呈乳头状或紧密腺泡状结构。肿瘤细胞非常丰富,小而一致,细胞质淡染,细胞核圆形、蓝染,核仁不明显,无异型性,无病理性核分裂象或少见,间质呈无细胞的水肿样、黏液样或玻璃样变的状态,无坏死。

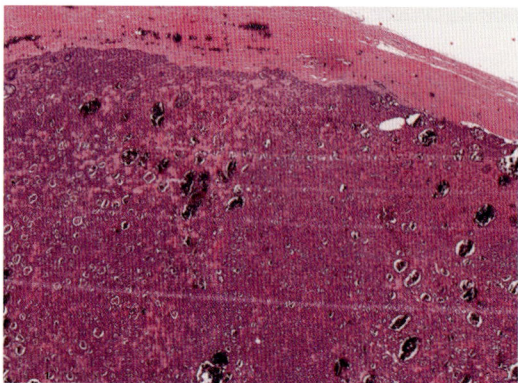

24A(HE × 20)

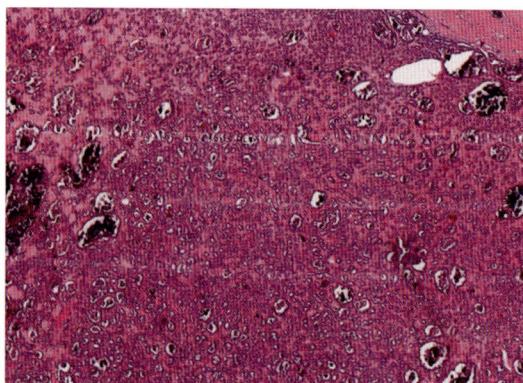

24B(HE × 40)

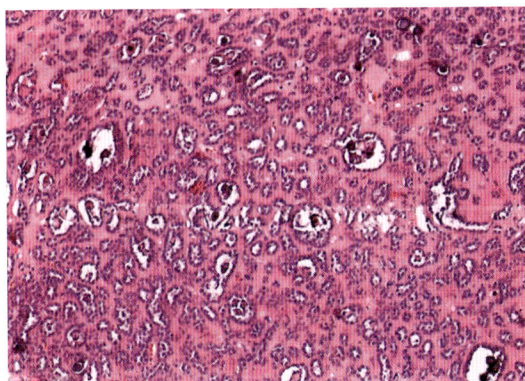
24C(HE × 100)

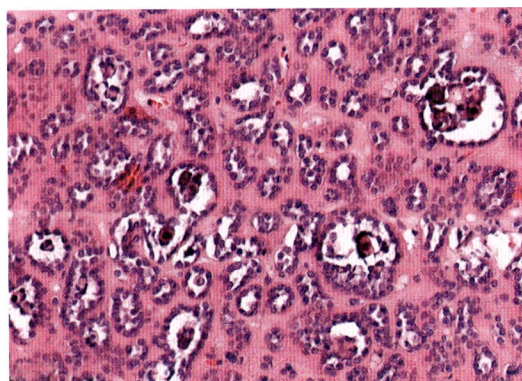
24D(HE × 200)

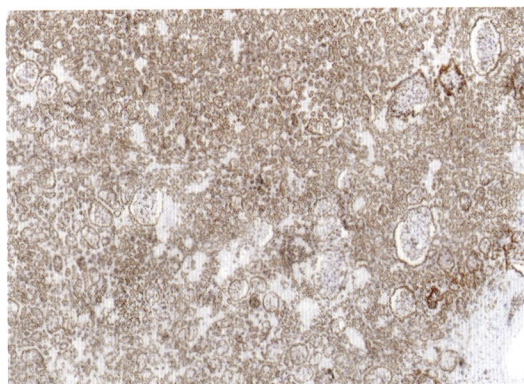
24E(WT1 × 40)

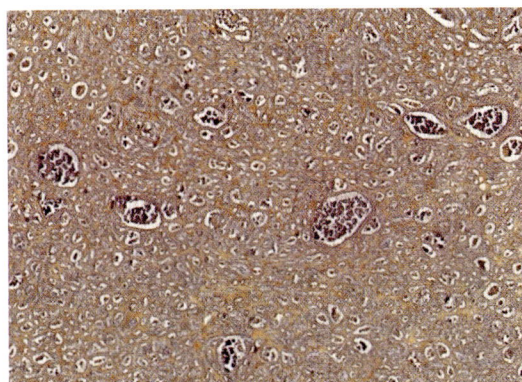
24F(CD57 × 40)

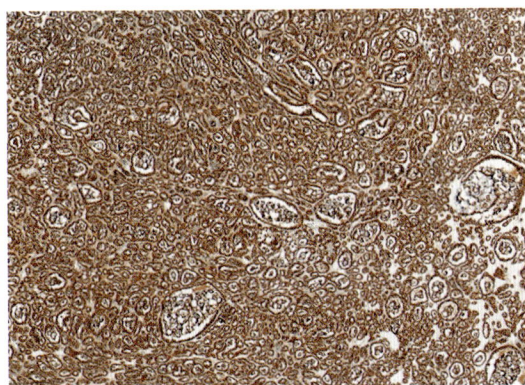
24G(CK8 × 40)

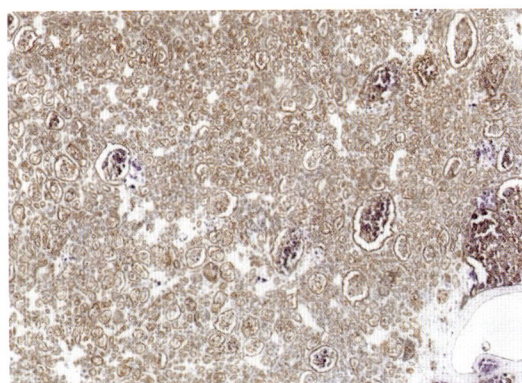
24H(CK18 × 40)

图 9-24　后肾腺瘤

病例 25　肾混合性上皮间质肿瘤

基本资料　女,35 岁,体检发现右肾上极肿瘤。

大体检查　部分肾组织,肾及肾周脂肪总大小 5.2cm×4.2cm×2.2cm,表面肾脂肪囊易剥离,裸肾大小 4.7cm×3.2cm×2.3cm。多切面切开,切面于肾实质内见一肿物,大小 1.7cm×1.6cm×1.4cm,切面灰黄、囊实性、质韧、界清,距肾被膜 0.1cm,距基底切缘 0.5cm。周围肾灰红、实性、质中。

镜下所见　肿瘤呈囊实性结构(图 9-25A、B),由大囊、微囊和小管状结构组成,有的形成分支状迷路结构(图 9-25C),囊壁内衬扁平、立方或柱状上皮(图 9-25D),细胞质透明。实性区为梭形的间质成分,伴黏液变性和胶原形成。

免疫组化　梭形细胞表达 ER(图 9-25E)、Desmin(图 9-25F)、Vimentin(图 9-25G)、PR,囊内衬上皮细胞表达 AE1/AE3(图 9-25H)。

病理诊断　肾混合性上皮间质肿瘤。

诊断依据　①肿瘤呈囊实性结构,囊性区囊壁内衬扁平、立方或柱状上皮,细胞质透明;实性区为梭形的间质成分,伴黏液变性和胶原形成。②实性区梭形细胞表达 ER、Desmin、Vimentin 和 PR 免疫组化标记,囊内衬上皮细胞表达 AE1/AE3。

鉴别诊断　需与肾双相分化的肿瘤,如肾母细胞瘤、滑膜肉瘤等鉴别,后者为恶性,肿瘤细胞异型性、核分裂象、免疫组化及分子均明显不同。

知识拓展　混合性上皮间质肿瘤为双相分化的肿瘤,通常发生在中老年女性。镜下可见囊腔间的梭形细胞增生,与卵巢间质类似,也表达激素受体。其上皮成分大部分与囊性肾瘤相似,但也可有其他表现,可表现米勒(Müller)型分化的特征,包括上皮呈子宫内膜样、输卵管、透明细胞和鳞状细胞型。临床生物学行为良性。

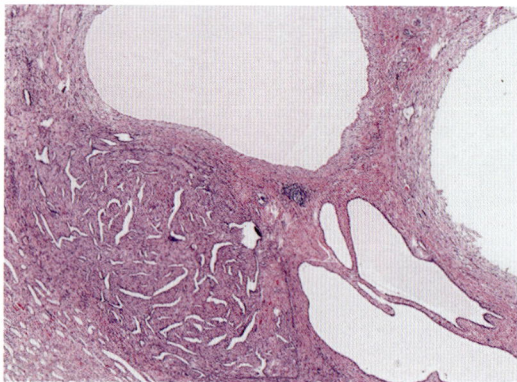

25A(HE × 20)

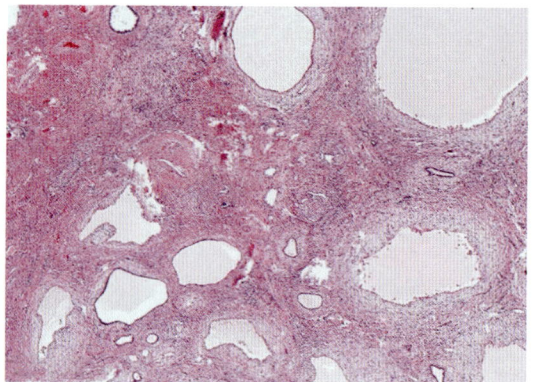

25B(HE × 20)

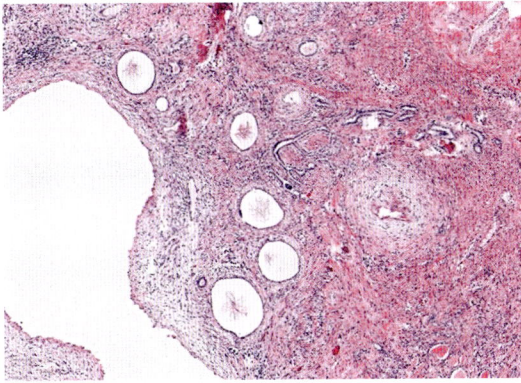

25C(HE × 40)

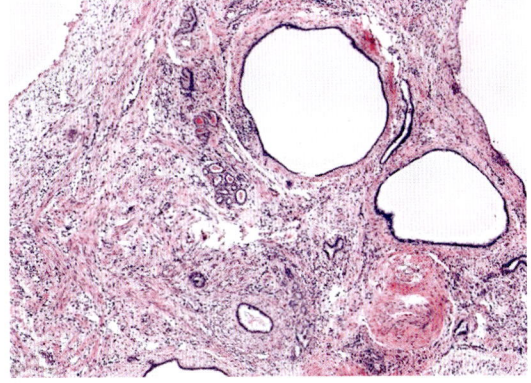

25D(HE × 40)

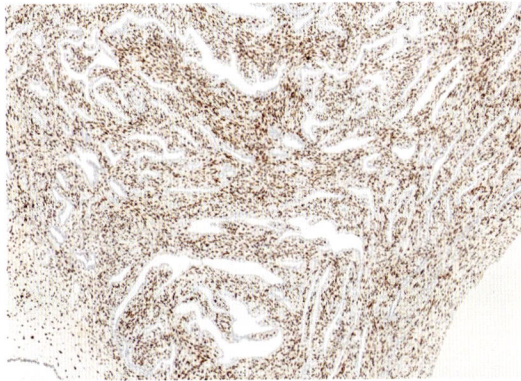

25E(ER × 40)

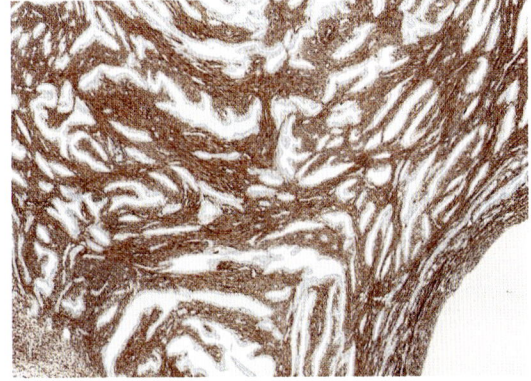

25F(Desmin × 40)

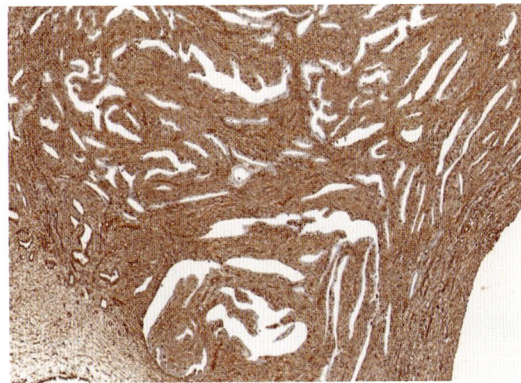

25G(Vimentin × 40)

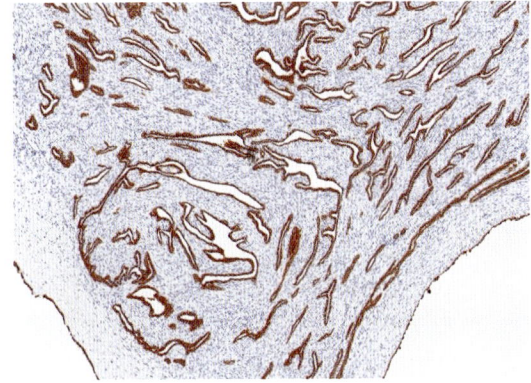

25H(AE1/AE3 × 40)

图 9-25 肾混合性上皮间质肿瘤

（梁晶　王欣）

（审校：张虹）

第十章

男性生殖系统疾病

病例 1　精原细胞瘤／401

病例 2　卵黄囊瘤，青春期后型／403

病例 3　畸胎瘤，青春期前型／405

病例 4　混合性生殖细胞肿瘤(精原细胞瘤+胚胎性癌)／407

病例 5　腺瘤样瘤／410

病例 6　Leydig 细胞瘤／412

病例 7　弥漫大 B 细胞淋巴瘤／414

病例 8　高分化脂肪肉瘤／417

病例 9　前列腺腺泡腺癌／419

病例 10　前列腺导管腺癌／420

病例1　精原细胞瘤

基本资料　男,29岁,发现腹膜后肿物数周。

大体检查　结节样肿物一枚,大小12cm×8.5cm×6cm,包膜完整,切面灰白、实性、质韧,近包膜处切面灰黄,面积2cm×1.5cm,质软。

镜下所见　肿瘤细胞大小一致,弥漫分布,肿瘤细胞被纤维间质分隔(图10-1A);间质有散在淋巴细胞(图10-1B);肿瘤细胞排列呈巢团状(图10-1C);细胞体积较大,细胞边界清楚,细胞质丰富,有细颗粒状嗜酸细胞质,核大、居中、规则,核仁明显,核分裂象不等(图10-1D)。

免疫组化　肿瘤表达CD117、PLAP、SALL4、OCT3/4等,CD30和AFP阴性(图10-1E~K)。

病理诊断　精原细胞瘤。

诊断依据　形态一致的肿瘤细胞被纤维间隔分隔成巢片状,伴有散在淋巴细胞浸润。肿瘤表达生殖细胞标记CD117、PLAP、SALL4、OCT3/4,且CD30阴性。

鉴别诊断

(1)实性型胚胎性癌:少部分精原细胞瘤病例形态学改变不典型或分化差,与胚胎性癌、卵黄囊瘤之间形态常有重叠,分化差时难以明确区分,但胚胎性癌常表达CD30及广谱CK。

(2)实性型卵黄囊瘤:缺乏淋巴细胞浸润及纤维间隔分隔,且通过多处取材、仔细寻找,常常能查见卵黄囊瘤其他形态。卵黄囊瘤表达AFP、GCP3glypican3及CK,不表达OCT3/4。

(3)精母细胞性肿瘤:肿瘤间质缺少典型精原细胞瘤的结构,罕见淋巴细胞浸润及纤维间隔分隔,间质常伴水肿,致肿瘤细胞呈假腺样结构。与精原细胞瘤相反,免疫组化不表达PLAP、OCT3/4。

(4)恶性支持(Sertoli)细胞瘤:是生物学行为表现为恶性的性索肿瘤。肿瘤细胞实性、片状排列多见,间质成分少,细胞异型性明显。免疫组化表达性索间质分化标记SF1、CD99、Melan-A、WT1等,部分病例核表达β-catenin,不表达生殖细胞标记。

(5)弥漫性大B细胞淋巴瘤:细胞形状、大小不一,细胞核不规则,免疫组化弥漫表达CD20等B细胞标记物,有助于帮助诊断。

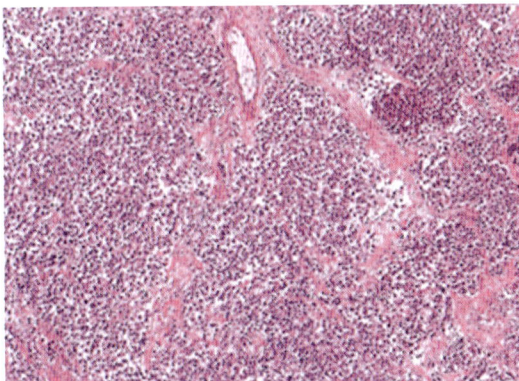

1A(HE×40)

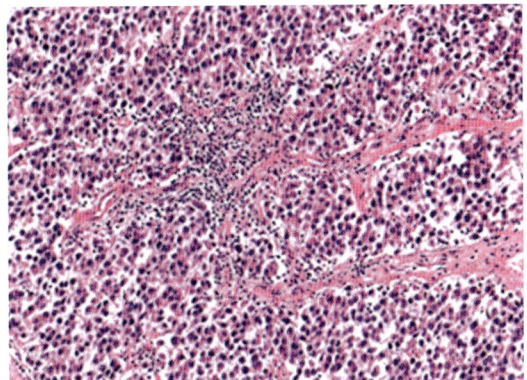

1B(HE×100)

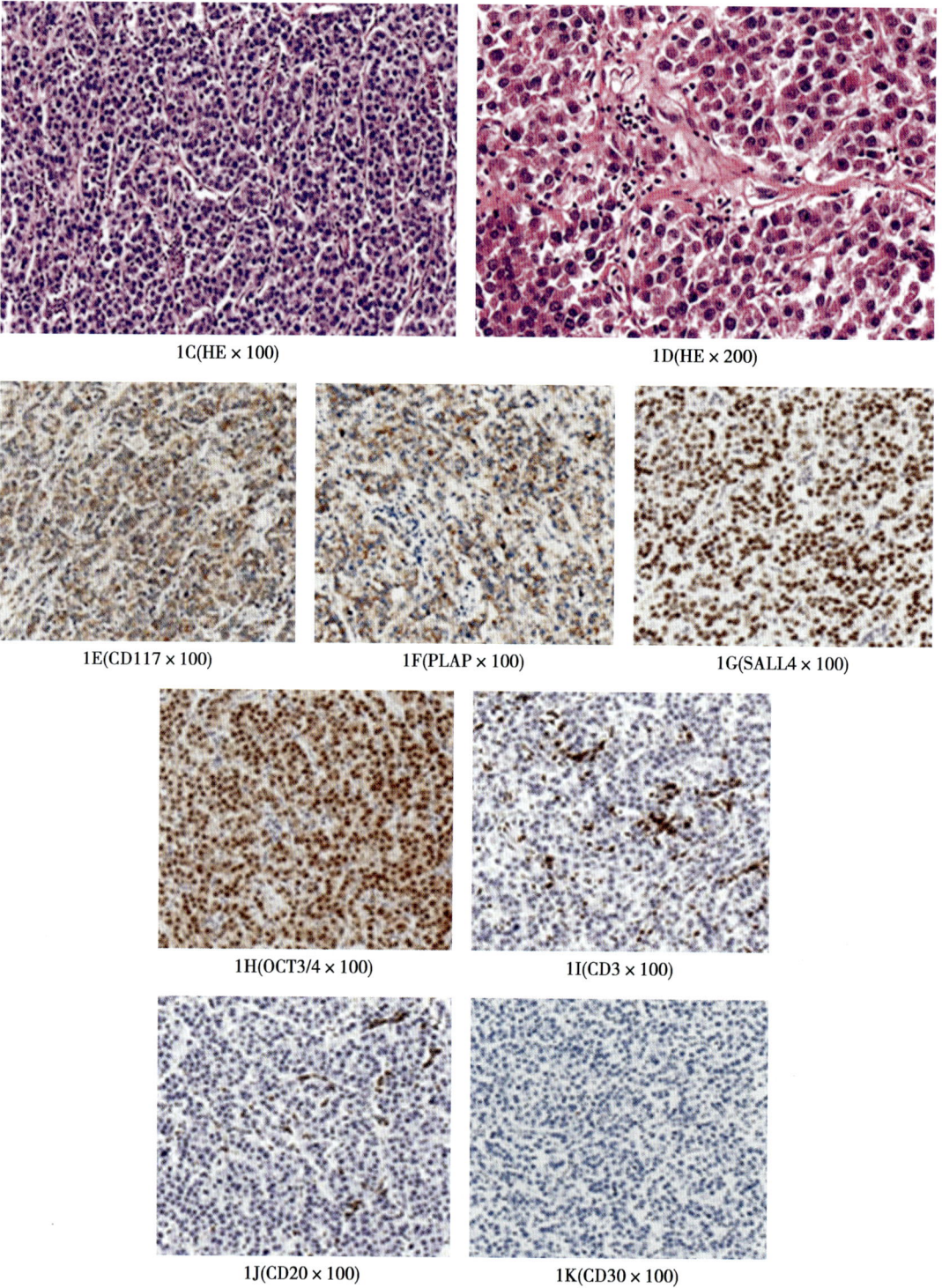

1C(HE × 100)

1D(HE × 200)

1E(CD117 × 100)

1F(PLAP × 100)

1G(SALL4 × 100)

1H(OCT3/4 × 100)

1I(CD3 × 100)

1J(CD20 × 100)

1K(CD30 × 100)

图 10-1　精原细胞瘤

病例2 卵黄囊瘤，青春期后型

基本资料 男,31岁,发现左睾丸占位6个月。既往双侧隐睾术后。

大体检查 左侧睾丸、附睾及精索切除标本,总大小11cm×9cm×9cm,切面睾丸大部分被肿物占据,灰黄灰白,质细腻,伴坏死,局灶紧邻白膜;精索长3cm,直径1cm。

镜下所见:肿瘤细胞由微囊、疏松的黏液样基质、迷路样裂隙构成的特征性网状结构(图10-2A);可见透明(嗜酸)小体及基底膜样物(图10-2B~D)。

免疫组化 肿瘤细胞表达AFP、广谱CK、glypican3、SALL4等,不表达CD30、OCT3/4、EMA、CK7(图10-2E~H),Ki-67指数约50%(图10-2I)。

病理诊断 卵黄囊瘤,青春期后型。

诊断依据 肿瘤细胞由微囊、疏松的黏液样基质、迷路样裂隙构成的特征性网状结构;可见透明(嗜酸)小体,位于细胞质内或间质中;不规则的带状的基底膜样物质沉积于肿瘤细胞间。

鉴别诊断

(1)卵黄囊瘤,青春期前型:几乎只发生在小于10岁的患者中,肿瘤形态及免疫组化与青春期后型相似,但无原位生殖细胞肿瘤。

(2)胚胎性癌:肿瘤细胞较大,形状不规则,边界不清,核多形性显著,可见单个或多个红染大核仁,病理性核分裂象及凋亡小体易见。免疫组化CD30阳性。

(3)精原细胞瘤:形态一致的肿瘤细胞被纤维间隔分隔成巢片状,伴有散在淋巴细胞浸润。肿瘤表达生殖细胞标记CD117、PLAP、SALL4、OCT3/4,且CD30阴性。

(4)幼年型颗粒细胞瘤:常发生于儿童或年轻成人,可见滤泡结构,滤泡腔内含红染物,内衬覆卵圆形瘤细胞。瘤细胞不表达AFP,表达inhibin、CR、CD99等。

(5)转移癌:多有其他肿瘤病史,且肿瘤形态与原发肿瘤一致。

2A(HE × 100)

2B(HE × 200)

2C(HE × 400)

2D(HE × 400)

2E(CK × 100)

2F(AFP × 100)

2G(SALL4 × 100)

2H(CD30 × 100)

2I(Ki-67 × 100)

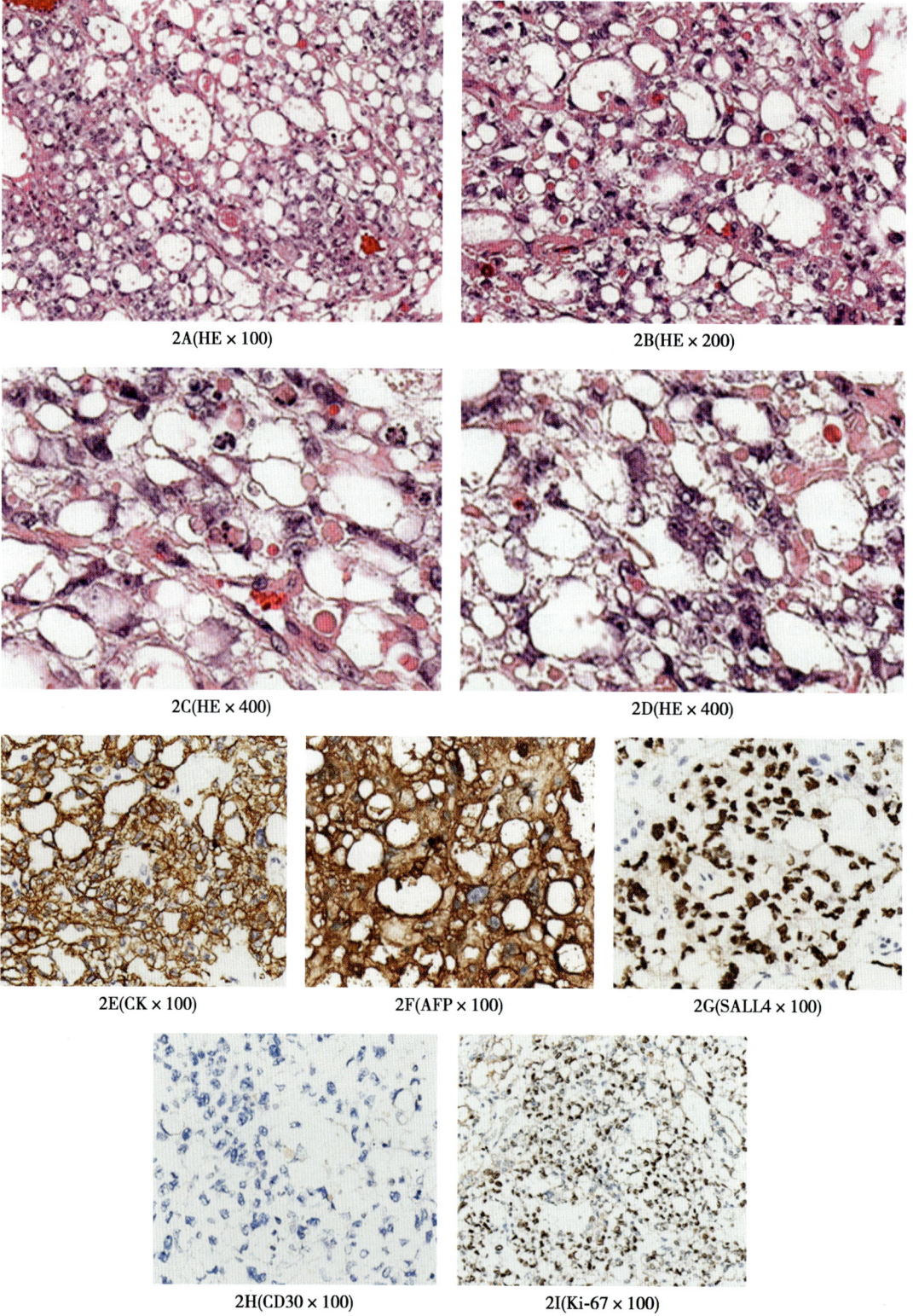

图 10-2　卵黄囊瘤,青春期后型

病例3 畸胎瘤，青春期前型

基本资料 男，17岁，偶然发现右侧睾丸肿物。

大体检查 结节样肿物一枚，大小1.7cm×1.3cm×1cm，切面可见灰黄色油脂样物，局灶灰黄，实性，质稍韧。

镜下所见 囊肿周围可见正常生精小管，未见原位生殖细胞肿瘤（图10-3A）；角化的鳞状上皮（图10-3C）；被覆黏液柱状上皮的腺体及囊壁（图10-3B、D）。

病理诊断 畸胎瘤，青春期前型。

诊断依据 囊性肿物，周围可见正常生精小管，可见被覆柱状上皮的腺体、纤维囊壁及表皮样囊肿。

鉴别诊断

（1）青春期后型畸胎瘤：由一个或多个胚层成分组成，具有多种形态的起源于原位生殖细胞的恶性生殖细胞肿瘤，可分化为成熟组织，也可类似未成熟的胚胎期样组织。

（2）畸胎瘤伴体细胞恶性转化：体细胞恶变表现为间叶或上皮成分明显的恶性形态。肉瘤最常见。肉瘤和癌两种成分很少同时出现。免疫组化与恶变的组织来源的特异性标记物一致。

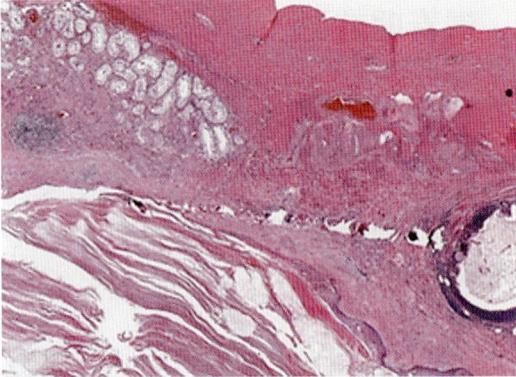

3A(HE × 10)

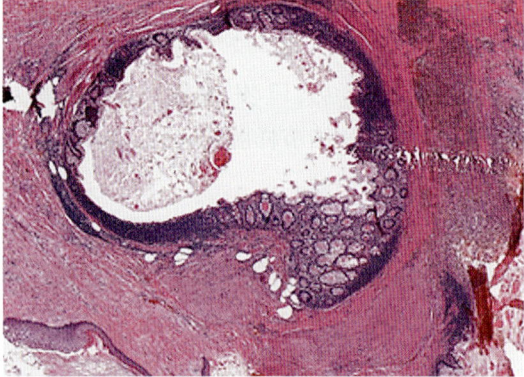

3B(HE × 20)

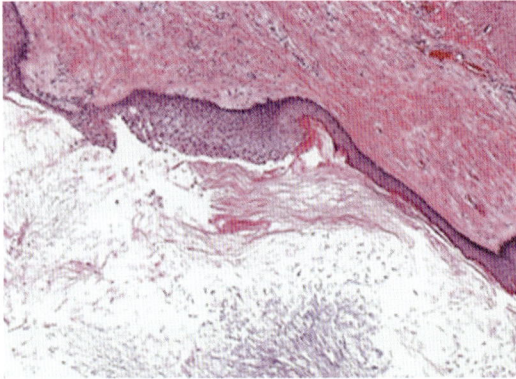

3C(HE × 40)

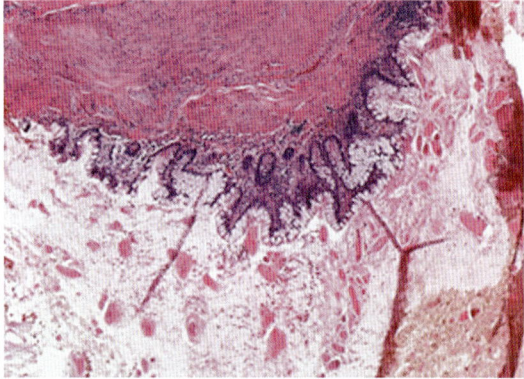

3D(HE × 40)

图 10-3　畸胎瘤,青春期前型

病例 4　混合性生殖细胞肿瘤
（精原细胞瘤+胚胎性癌）

基本资料　男,30 岁,查体发现右侧睾丸占位 3 周。

大体检查　右侧睾丸、附睾及部分精索切除标本,睾丸大小 4.5cm×3.8cm×2.5cm,附睾大小 3.2cm×0.7cm×0.5cm,精索长 5.5cm,直径 0.5cm。切面见肿物 2 处,一处肿物大小 1.5cm×1cm×0.8cm,切面灰黄灰褐,实性,质中,界尚清;另一处肿物大小 4.2cm×3.5cm× 2.5cm,切面灰白,实性,质细腻,可见出血,界不清。

镜下所见　局部可见形态一致的肿瘤细胞被纤维间隔分隔成巢片状,伴有散在淋巴细胞浸润(图 10-4A、B、E、H);部分肿瘤由未分化的上皮细胞组成(图 10-4C、D),伴有坏死(图 10-4D),细胞质丰富透明或细颗粒状(图 10-4F、G);细胞界限不清楚,细胞拥挤,核分裂象常见(图 10-4I、J)。

免疫组化　精原细胞瘤区域肿瘤细胞表达 OCT3/4,不表达 AFP 和 CD30(图 10-4K ~ M);胚胎性癌区域肿瘤细胞表达 CD30 和 OCT3/4,不表达 AFP(图 10-4N ~ P)。

病理诊断　混合性生殖细胞肿瘤,主要成分为精原细胞瘤及胚胎性癌。

诊断依据　在精原细胞瘤区域,肿瘤细胞被纤维间隔分隔成巢片状,伴有散在淋巴细胞浸润,该部分免疫组化 OCT3/4 阳性,AFP 和 CD30 阴性。胚胎性癌区域由未分化上皮细胞组成,细胞界限不清,细胞质丰富透明或颗粒状,免疫组化 CD30 和 OCT3/4 阳性,AFP 阴性。

鉴别诊断

(1) 单一成分的生殖细胞肿瘤:混合性生殖细胞肿瘤由两种或更多类型的生殖细胞肿瘤组成。典型的组织学类型及免疫组化可以帮助诊断。

(2) 弥漫性大 B 细胞淋巴瘤:细胞形状、大小不一,细胞核不规则,免疫组化弥漫表达 CD20 等 B 细胞标记物,有助于帮助诊断。

(3) 转移性肿瘤:多有其他肿瘤病史,且肿瘤形态与原发肿瘤一致。

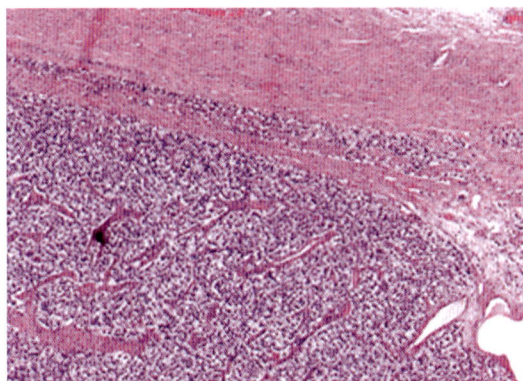

4A(HE × 40)

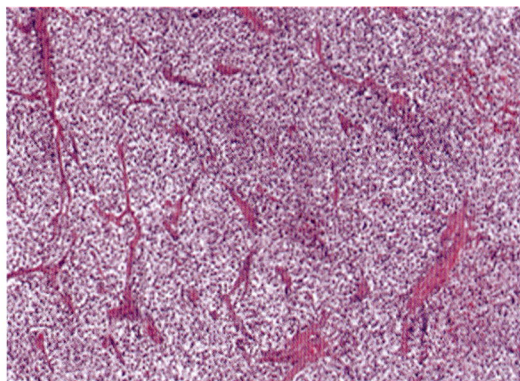

4B(HE × 40)

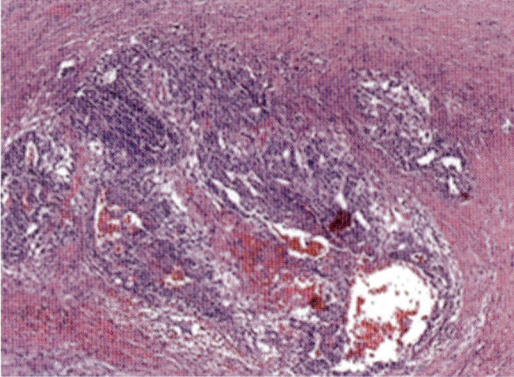

4C(HE×40)

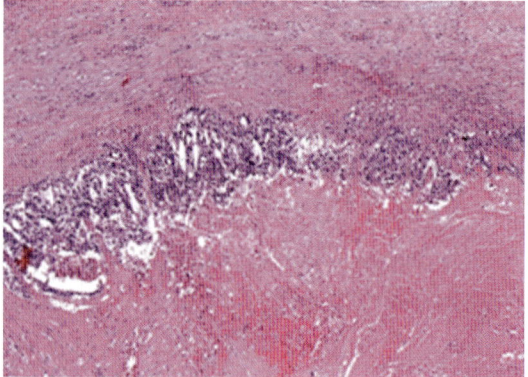

4D(HE×40)

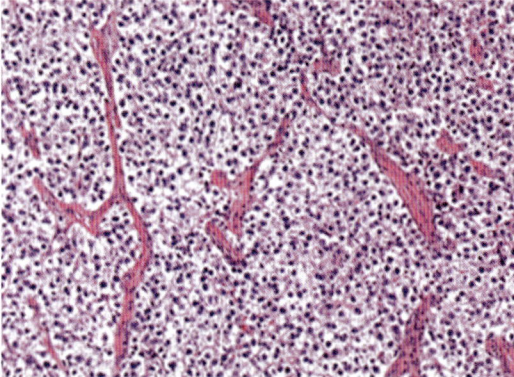

4E(HE×100)

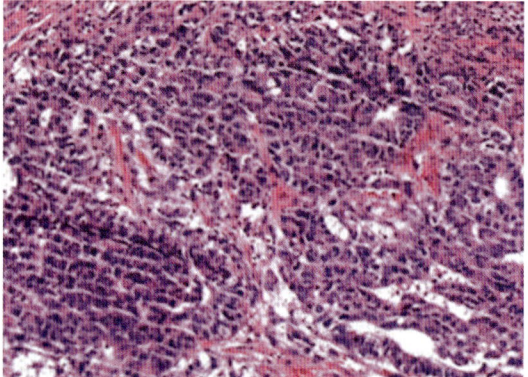

4F(HE×100)

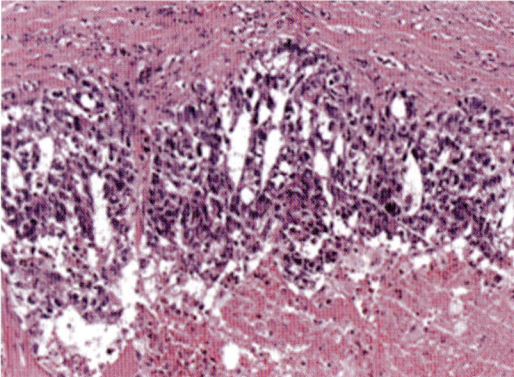

4G(HE×100)

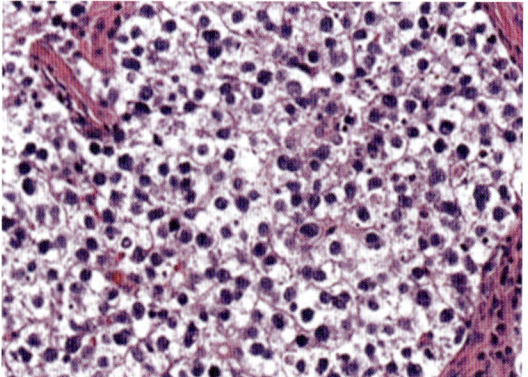

4H(HE×200)

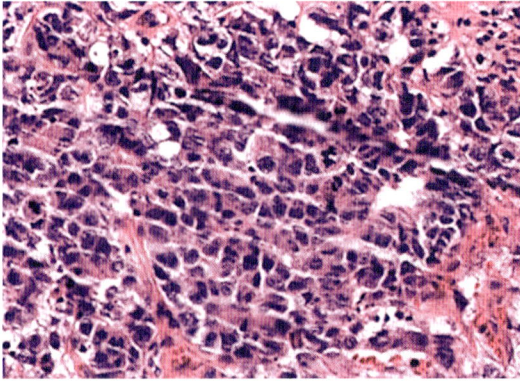
4I(HE × 200)

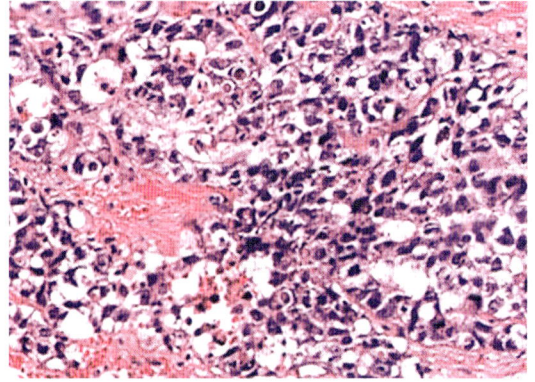
4J(HE × 200)

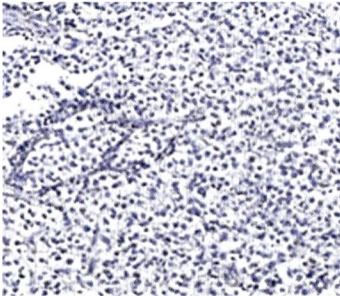
4K(AFP × 100)

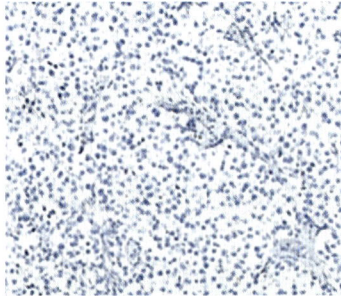
4L(CD30 × 100)

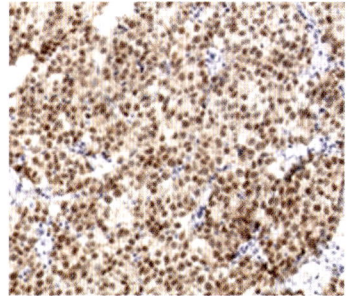
4M(OCT3 × 100)

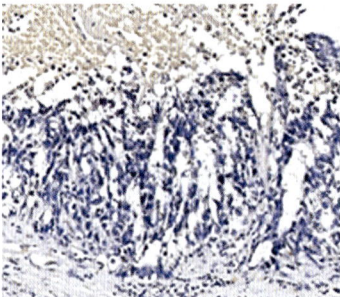
4N(AFP × 100)

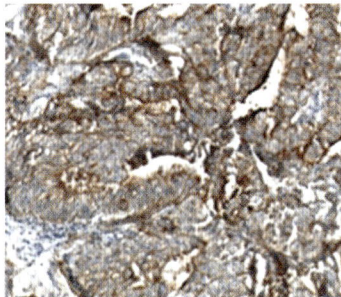
4O(CD30 × 100)

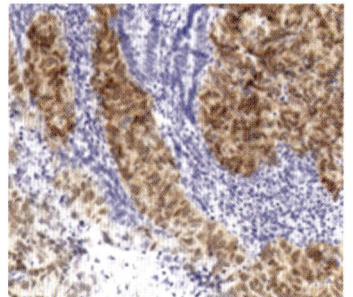
4P(OCT3/4 × 100)

图 10-4　混合性生殖细胞肿瘤

病例5　腺瘤样瘤

基本资料　男,53岁,检查发现右睾丸实性占位20天。定期复查,大小无明显变化。

大体检查　右侧睾丸、附睾及精索切除标本,睾丸大小4.5cm×3cm×2cm,精索长6cm,直径1cm,切面于睾丸近精索处可见灰白肿物,大小1cm×1cm×0.8cm,界尚清。

镜下所见　肿瘤细胞呈腺样、小管腔样结构(图10-5A);小管内衬扁平上皮(图10-5B);部分呈单个细胞样伴空泡状细胞质(图10-5C),周围间质纤维化(图10-5D)。

免疫组化　肿瘤表达上皮标记(AE1/AE3、CK7)和间皮起源标记物(WT1、D2-40),不表达血管内皮标记物(CD31、CD34)(图10-5E~J),且Ki-67指数极低。

病理诊断　腺瘤样瘤。

诊断依据　肿瘤细胞呈腺样、小管样结构,内衬扁平上皮,部分呈单个细胞伴空泡状细胞质;免疫组化表达AE1/AE3、CK7、WT1、D2-40。腺瘤样瘤是最常见的附睾肿瘤,认为是来源于间皮的良性肿瘤。

鉴别诊断

(1) 血管瘤:肿瘤细胞排列成海绵状、毛细血管、上皮样或网状结构。上皮样血管瘤可表现为实性巢状,不见血管腔。肿瘤细胞表达CD31、CD34、Fli-1。

(2) 肾血管平滑肌脂肪瘤又称血管周上皮样细胞肿瘤(perivascular epithelioid cell tumor,PEComa):腺瘤样瘤呈实性巢状生长,伴有丰富的颗粒状嗜酸性细胞质时,需要与少脂肪的PEComa鉴别。前者表达间皮相关标记,后者表达SMA、HMB45、Melan-A。

(3) Sertoli细胞瘤:肿瘤形态多样,可见特征性小管结构,小管周围伴基底膜样物质围绕。肿瘤细胞表达α-inhibin、calretinin、SF1、CD99、Melan-A、WT1。

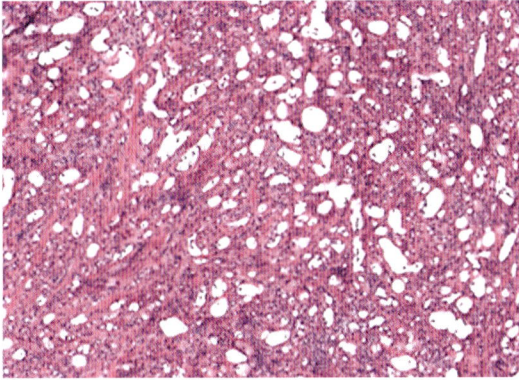

5A(HE × 40)

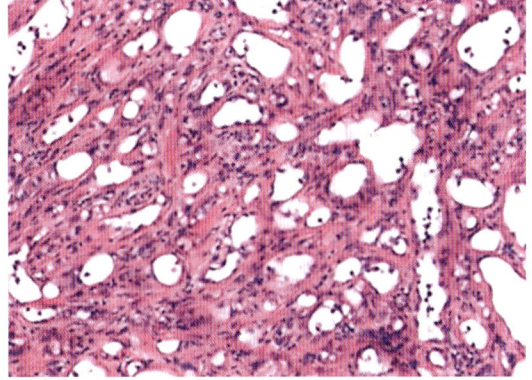

5B(HE × 100)

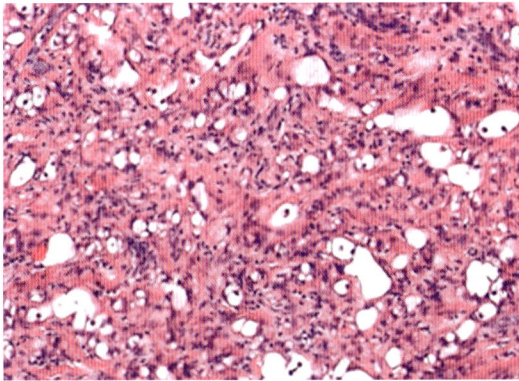

5C(HE × 100)

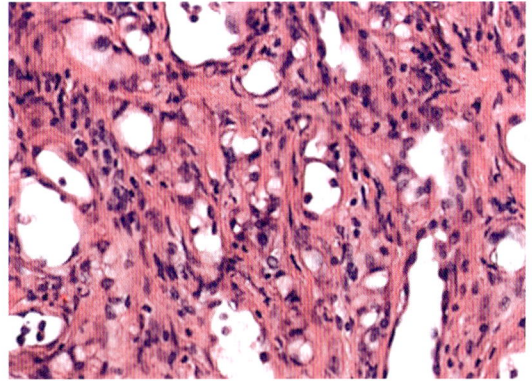

5D(HE × 200)

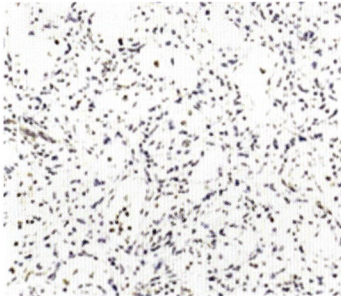

5E(CD31 × 100)

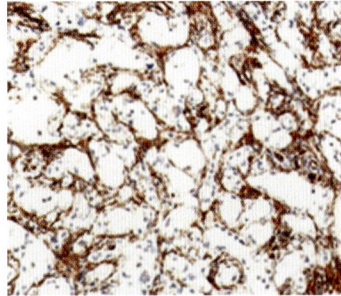

5F(CD34 × 100)

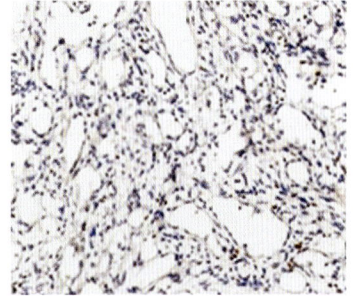

5G(GATA-3 × 100)

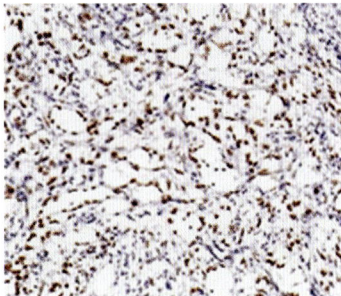

5H(WT1 × 100)

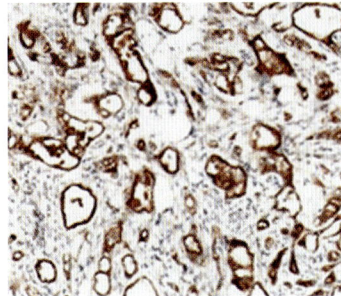

5I(D2-40 × 100)

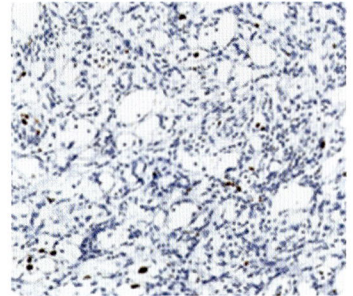

5J(Ki-67 × 100)

图 10-5　腺瘤样瘤

病例6 Leydig 细胞瘤

基本资料 男,29 岁,右侧睾丸肿物。MRI 及超声提示恶性可能性大。

大体检查 一侧睾丸及输精管切除标本,精索长 6cm,直径 0.5cm,附睾大小 4cm×2cm×1cm,睾丸大小 5cm×3cm×3cm。于睾丸实质内见一灰黄结节,大小 1.8cm×1.8cm×1.5cm,界尚清,未累及白膜。

镜下所见 肿瘤细胞呈弥漫性排列(图 10-6A);间质较少,可见残存生精小管(图 10-6B);细胞质丰富嗜酸(图 10-6C);细胞圆形,核大小不一,核仁明显,可见双核细胞,核分裂象罕见(图 10-6D)。

免疫组化 肿瘤细胞表达 α-inhibin、calretinin、Melan-A、CD99、Vimentin,也可表达 S-100、Syn、CgA、CK 等(图 10-6E~H)。

病理诊断 Leydig 细胞瘤。

诊断依据 肿瘤细胞呈弥漫性排列,细胞质丰富嗜酸性;肿瘤细胞类似睾丸的非肿瘤性的 Leydig 细胞;免疫组化表达 calretinin、α-inhibin、Melan-A、Vimentin。

鉴别诊断

(1) Sertoli 细胞瘤:肿瘤形态多样,可见特征性小管结构,小管周围伴基底膜样物质围绕。

(2) 肾上腺性腺综合征相关睾丸结节(testicular tumor of the adrenogenital syndrome,TTAGS):形态类似 Leydig 细胞瘤,但往往双侧发生、可见典型的纤维化带、更宽阔的细胞质、明显的脂褐素沉积、一定程度的淋巴细胞浸润和脂肪化生倾向。免疫组化表达 DLK1、CYP21A2、MC2R、Syn、CD56,不表达 INSL3 和 AR。

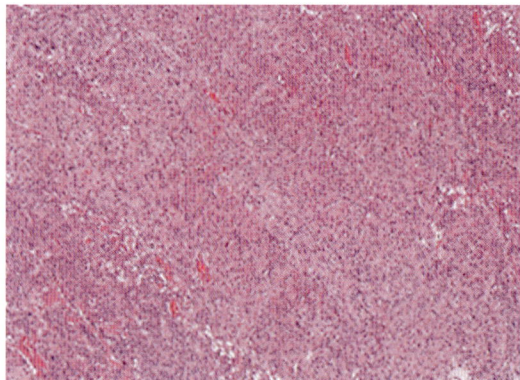

6A(HE × 40)

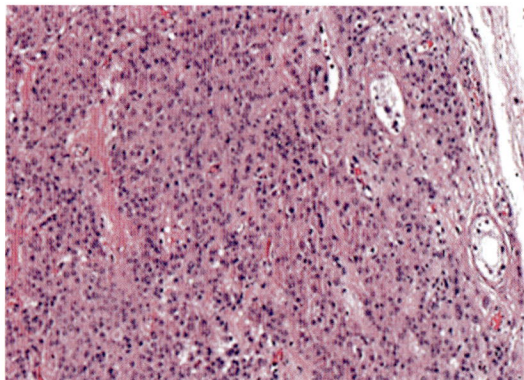

6B(HE × 100)

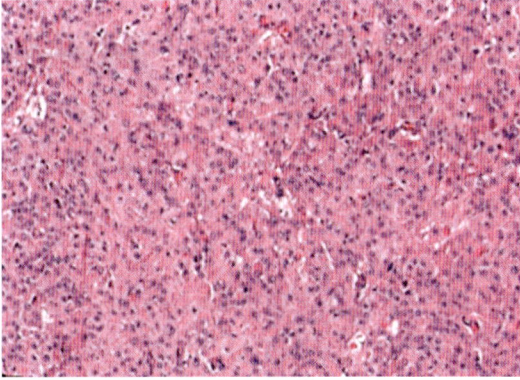

6C(HE × 100)

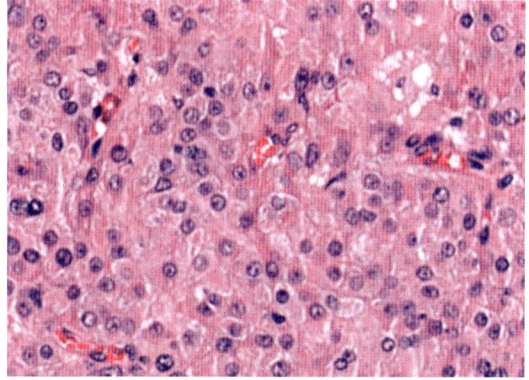

6D(HE × 200)

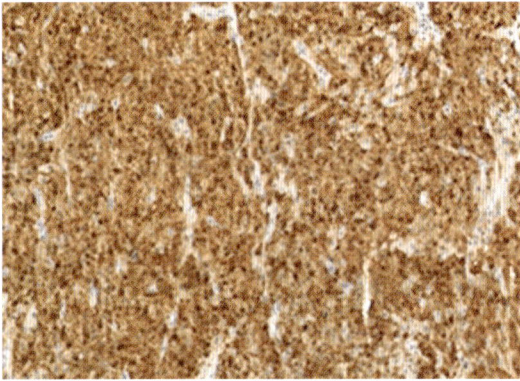

6E(CR × 100)

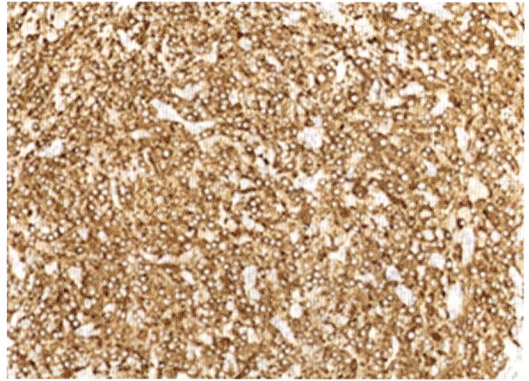

6F(α-inhibin × 100)

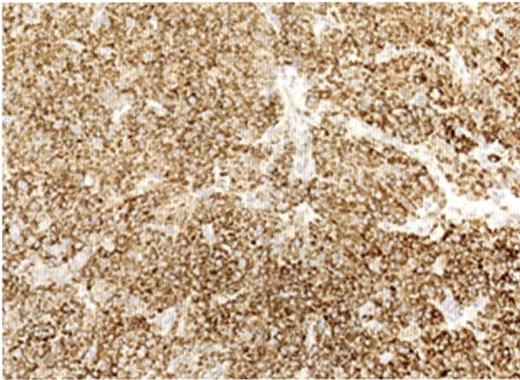

6G(Melan-A × 100)

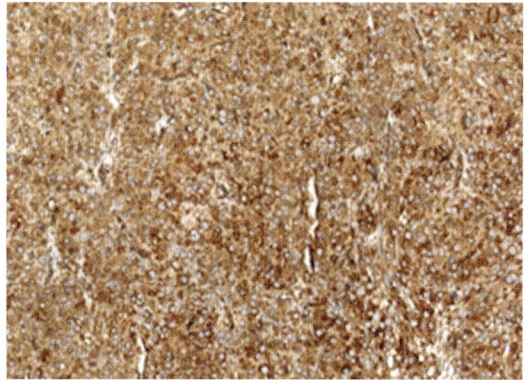

6H(Vimentin × 100)

图 10-6　间质（Leydig）细胞瘤

病例7 弥漫大 B 细胞淋巴瘤

基本资料 男,77 岁,淋巴瘤化疗后 1 年余,左睾丸增大 1 个月。

大体检查 左侧睾丸及附睾切除标本,总大小 4.2cm×4.2cm×3cm,切面大部分被肿物占据,灰白,实性,质硬,界尚清,似累及白膜。附睾大小 4.7cm×0.7cm×0.2cm,精索长 8cm,直径 2.7cm。

镜下所见 肿瘤细胞呈弥漫性分布(图 10-7A);肿块中央区生精小管完全破坏,周边部肿瘤细胞围绕生精小管(图 10-7B);瘤细胞较大,圆形至卵圆形,细胞质稀少,核不规则或多边形,核仁明显,可见血管浸润(图 10-7C、D)。

免疫组化 肿瘤细胞表达 CD19、CD20、CD10、Bcl-6、MUM-1、Bcl-2,不表达 CD5、CD30、ALK、EBER 等(图 10-7E~M)。

病理诊断 弥漫大 B 细胞淋巴瘤,GCB 型。

诊断依据 肿瘤细胞呈弥漫性分布,破坏部分生精小管;肿瘤细胞中-大型,卵圆形或不规则,核仁明显,可见血管浸润;肿瘤细胞表达 B 细胞系标记物。

鉴别诊断

(1) 精原细胞瘤:形态一致的肿瘤细胞被纤维间隔分隔成巢片状,伴有散在淋巴细胞浸润。肿瘤表达生殖细胞标记 CD117、PLAP、SALL4、OCT3/4,且 CD30 阴性。

(2) 精母细胞性肿瘤:肿瘤弥漫或多结节状生长,其间穿插明显的水肿带,致肿瘤细胞呈假腺样结构,常伴囊性变。由大、中、小 3 种形态的细胞组成,偶尔由一致的中等大小的核仁明显的细胞组成。免疫组化表达 SALL4、OCT2 等,不表达 LCA、B 系细胞标记物,也不表达 PLAP、OCT3/4、AFP、β-hCG、CD30。

(3) 其他类型淋巴瘤:对应类型淋巴瘤相关的形态学特点和典型的免疫组化标记物表达可助鉴别。

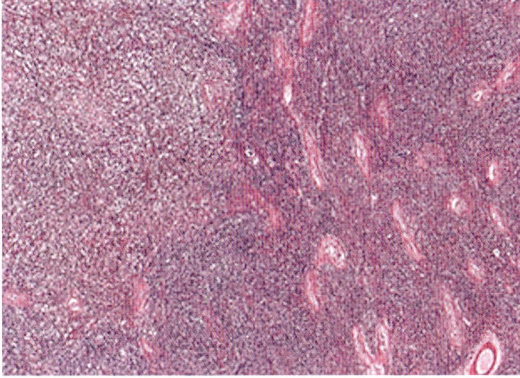

7A(HE × 20)

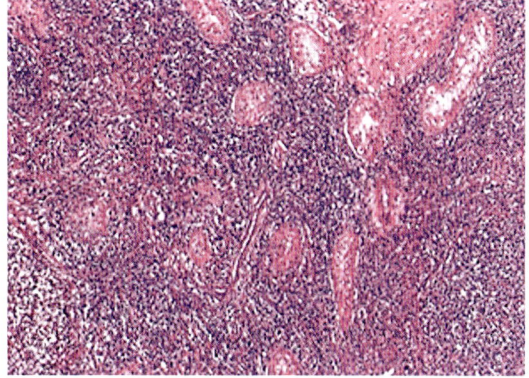

7B(HE × 40)

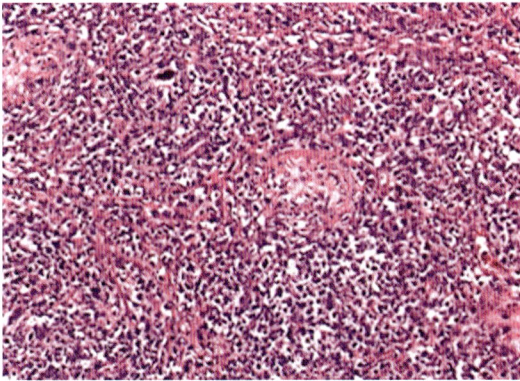

7C(HE × 100)

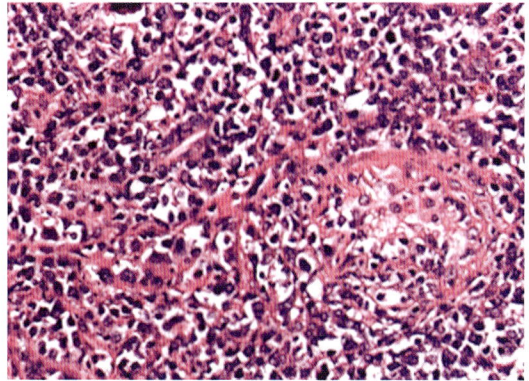

7D(HE × 200)

7E(CD3 × 100)

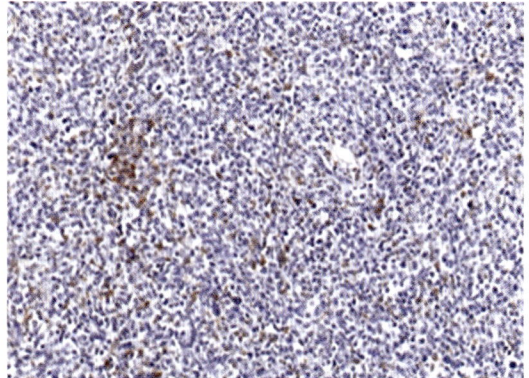

7F(CD5 × 100)

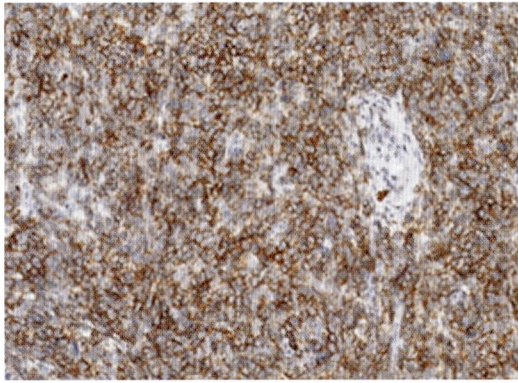

7G(CD19 × 100)

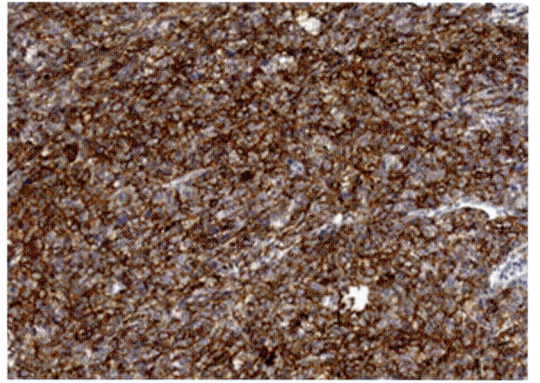

7H(CD20 × 100)

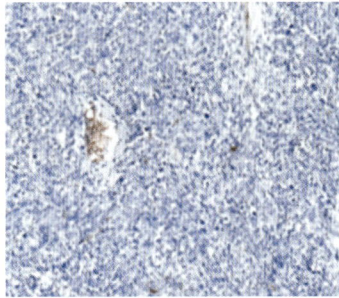

7I(CD30 × 100)

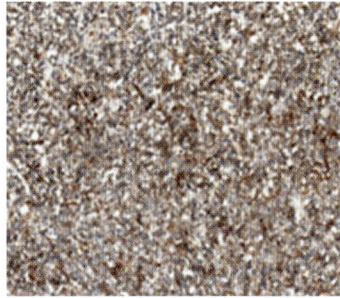

7J(CD10 × 100)

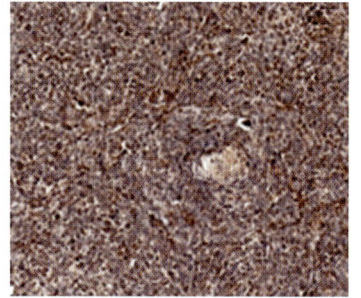

7K(Bcl-6 × 100)

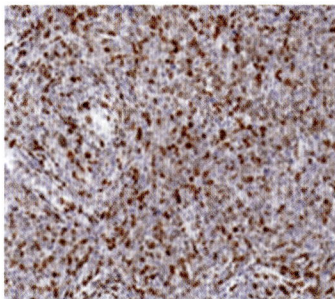

7L(MUM-1 × 100)

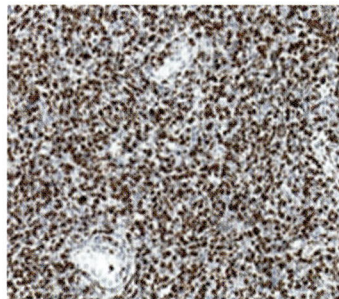

7M(Ki-67 × 100)

图 10-7　弥漫大 B 细胞淋巴瘤

病例8 高分化脂肪肉瘤

基本资料 男,61岁,偶然发现左侧阴囊肿物3月余。

大体检查 左侧睾丸、附睾及精索切除标本,总大小11cm×6cm×5.5cm,精索长5.5cm,直径1.5cm,睾丸大小3cm×2.6cm×2cm,附睾大小4.5cm×0.6cm×0.5cm。于精索旁见一肿物,大小9cm×5.5cm×4.5cm,切面灰黄,质软,局部灰白,质硬,未累及睾丸及附睾。

镜下所见 肿物位于软组织内,呈结节状生长(图10-8A);肿瘤由分化好的脂肪样细胞构成(图10-8B);细胞大小、形状变化较大,可见脂肪母细胞及核大深染的异型细胞(图10-8C、D)。

分子病理 基因检测:FISH-*MDM2*(*MDM2*基因扩增)。

病理诊断 高分化脂肪肉瘤。

诊断依据 肿物呈结节状生长,由分化好的脂肪细胞构成,可见脂肪母细胞及核大深染的异型细胞,基因检测示*MDM2*基因扩增。

鉴别诊断

(1)良性脂肪瘤:由成熟脂肪细胞构成的良性肿瘤,多具有菲薄、完整的包膜,界限清楚。可发生于皮下脂肪组织、深部软组织、骨的表面及关节。

(2)多形性脂肪瘤:由成熟脂肪细胞组成的良性脂肪瘤,含有多少不等的小花样多核巨细胞,并可见多少不等的梭形细胞、胶原纤维和肥大细胞。

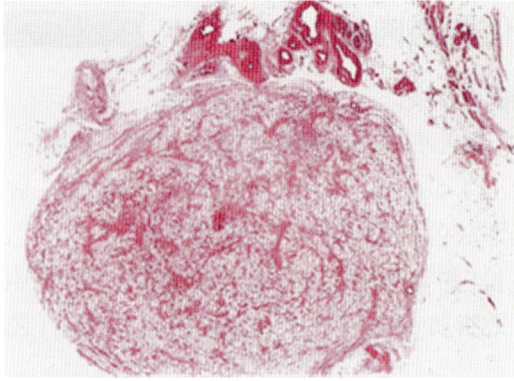

8A(HE × 2.7)

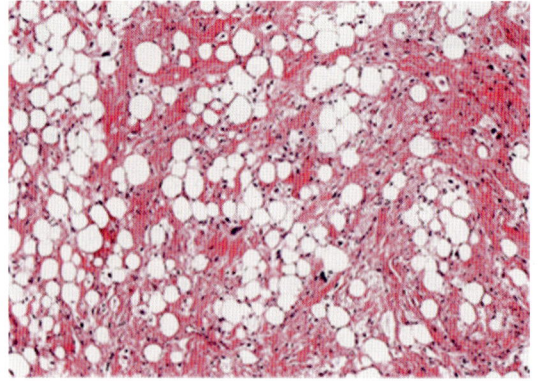

8B(HE × 40)

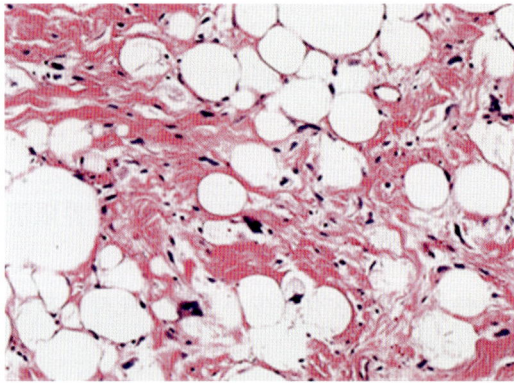

8C(HE × 200)

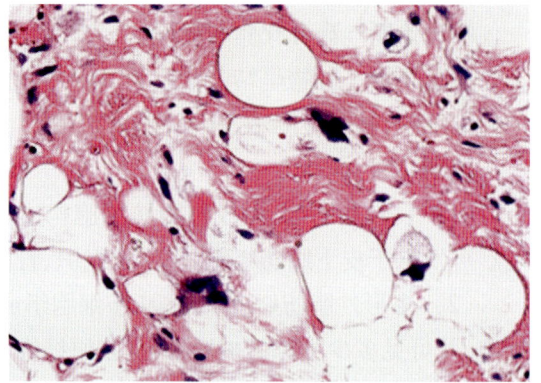

8D(HE × 400)

图 10-8　高分化脂肪肉瘤

病例9　前列腺腺泡腺癌

基本资料　男,70岁,因前列腺特异性抗原(prostate-specific antigen,PSA)异常穿刺发现前列腺腺癌。

大体检查　前列腺及双侧精囊腺切除标本,前列腺大小5.5cm×4.5cm×3.5cm,左侧输精管长1.5cm,直径0.5cm,左侧精囊腺大小2.5cm×1.5cm×1cm;右侧输精管长1cm,直径0.5cm,右侧精囊腺大小2cm×1.5cm×1cm。尿道通畅。

镜下所见　分化好的腺体增生明显,腺体拥挤,腺体大小不一(图10-9A);部分腺体融合,可见不典型的小腺体浸润性生长(图10-9B);肿瘤性腺体周围缺乏基底细胞(图10-9C);肿瘤细胞核增大,核仁明显(图10-9D)。

病理诊断　前列腺腺泡腺癌。

诊断依据　肿瘤呈浸润性生长,腺体结构异常,基底细胞消失及核非典型性。

鉴别诊断　良性前列腺增生,主要表现为前列腺间质和腺体成分的增生。但增生是不均匀的,结节的外周无明显的纤维包膜,与正常的前列腺无界限。具有完整的双层上皮细胞结构(腺上皮及基底细胞)。

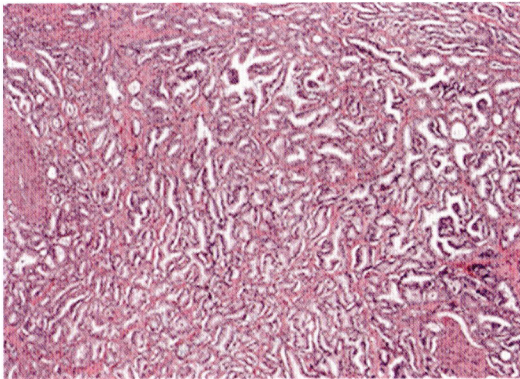

9A(HE×50)

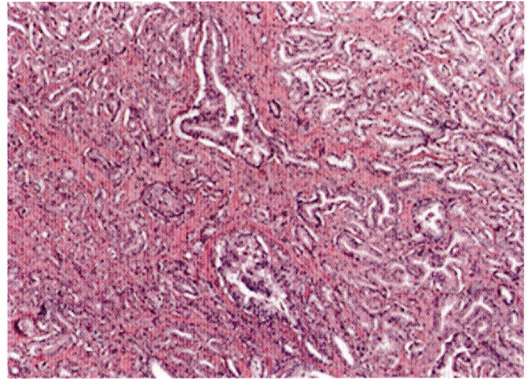

9B(HE×100)

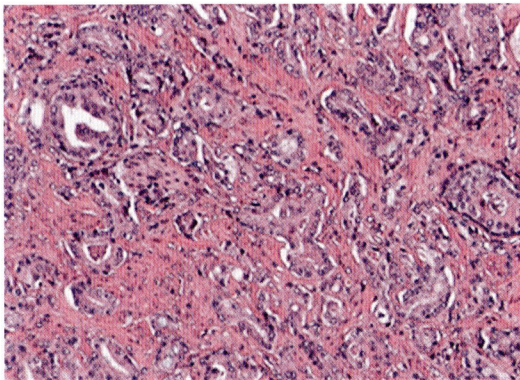

9C(HE×200)

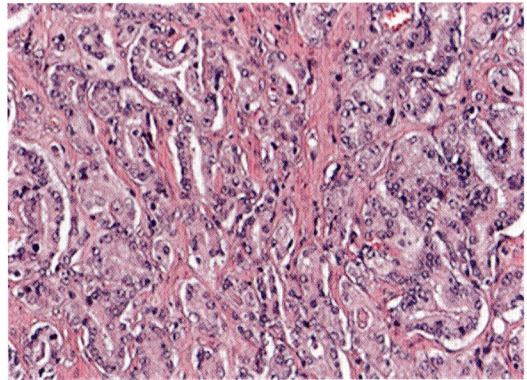

9D(HE×200)

图10-9　前列腺腺泡腺癌

病例10　前列腺导管腺癌

基本资料　男,71岁,前列腺癌经尿道前列腺切除术(transurethral resection of prostate,TURP)术后,内分泌治疗后。

大体检查　前列腺及双侧精囊腺切除标本,前列腺大小3cm×3cm×4cm,左侧精囊腺大小2cm×1cm×1cm,右侧精囊腺大小2cm×1.5cm×1cm。前列腺多切面剖开,局部灰黄结节状,界不清。

镜下所见　分化好的腺体拥挤生长,可见纤维血管轴心(图10-10A);腺体呈乳头状生长模式(图10-10B);肿瘤由假复层高柱状上皮细胞组成,细胞质丰富(图10-10C);核大空泡状,核仁明显,核分裂象多见(图10-10D)。

病理诊断　前列腺导管腺癌。

诊断依据　肿瘤由乳头状排列的异型腺体组成,细胞呈假复层、高柱状,伴明显异型。

鉴别诊断

(1) 前列腺腺泡腺癌:腺泡腺癌一般不具有由高柱状细胞构成的,肿瘤由分化好的腺管或分化差的单个肿瘤细胞浸润间质或实性片状生长。

(2) 前列腺导管内癌:不伴纤维血管轴心。免疫组化显示基底细胞完整或部分存在。

(3) 转移癌或邻近器官肿瘤累及前列腺:原发或转移性膀胱癌、肺癌或胃肠道癌的组织形态学都可出现高柱状细胞、乳头状及微乳头状结构,在经尿道切除的标本中诊断前列腺导管腺癌一定要排除转移癌。不同的免疫组化标记可帮助诊断。

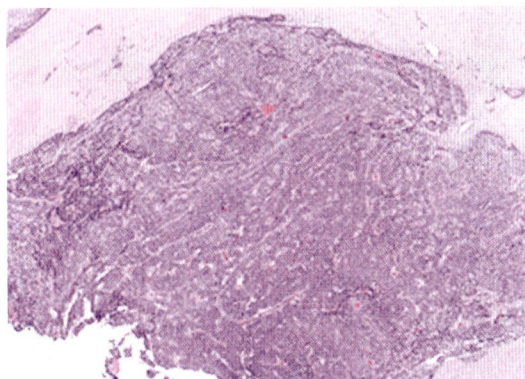

10A(HE × 25)

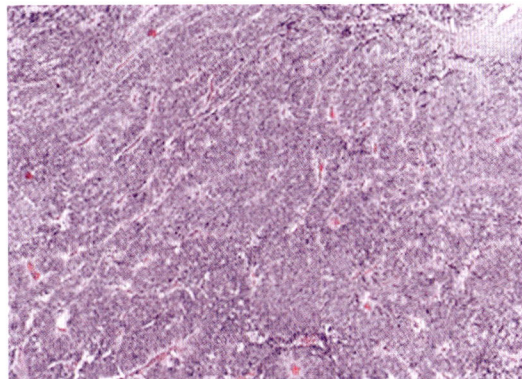

10B(HE × 50)

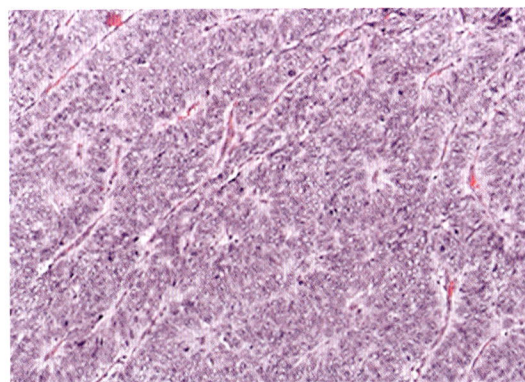

10C(HE × 100)

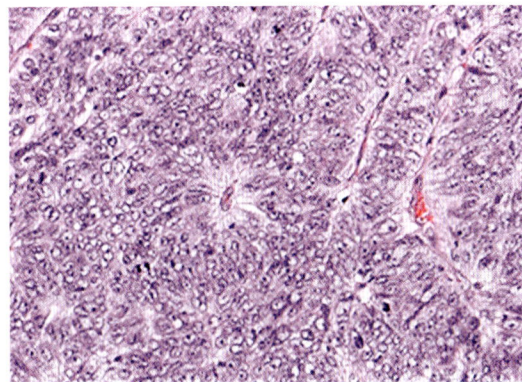

10D(HE × 200)

图 10-10　前列腺导管腺癌

（李琳　曹琪）

（审校：张虹）

第十一章

女性生殖系统疾病

外阴 / 424

病例 1　外阴尖锐湿疣 / 424

病例 2　外阴鳞状细胞乳头状瘤 / 425

病例 3　外阴上皮内瘤变 / 426

病例 4　外阴鳞状细胞癌 / 428

病例 5　外阴 Paget 病 / 429

病例 6　外阴恶性黑色素瘤 / 430

病例 7　外阴纤维上皮性息肉 / 431

病例 8　外阴血管肌纤维母细胞瘤 / 432

阴道 / 434

病例 9　阴道恶性黑色素瘤 / 434

病例 10　阴道子宫内膜异位症 / 436

病例 11　阴道鳞状细胞癌 / 437

宫颈 / 438

病例 12　宫颈尖锐湿疣 / 438

病例 13　宫颈低级别鳞状上皮内病变 / 439

病例 14　宫颈高级别鳞状上皮内病变 / 440

病例 15　宫颈高级别鳞状上皮内病变伴累腺 / 441

病例 16　宫颈微小浸润鳞状细胞癌 / 442

病例 17　宫颈鳞状细胞癌 / 443

病例 18　宫颈原位腺癌 / 444

病例 19　宫颈蓝痣 / 445

子宫 / 446

病例 20　子宫内膜息肉 / 446

病例 21　子宫内膜周期性改变 / 447

病例 22　子宫内膜增生(不伴不典型性) / 449

病例 23　子宫内膜不典型增生/子宫内膜样上皮内瘤变 / 450

病例 24　子宫内膜样癌 / 451

病例 25　子宫内膜样癌伴黏液分化 / 452

病例 26　子宫内膜浆液性癌 / 454

病例 27　子宫内膜透明细胞癌 / 456

病例 28　富于细胞性平滑肌瘤 / 458

病例 29　上皮样平滑肌瘤 / 459

病例 30　脂肪平滑肌瘤 / 460

病例 31　恶性潜能未定的平滑肌肿瘤 / 461

病例 32　子宫平滑肌肉瘤 / 463

病例 33　子宫内膜间质结节 / 465

病例 34　低级别子宫内膜间质肉瘤 / 466

病例 35　高级别子宫内膜间质肉瘤 / 467

病例 36　腺肉瘤 / 469

病例 37　未分化子宫肉瘤 / 471

输卵管及卵巢 / 473

病例 38　慢性输卵管炎 / 473

病例 39　浆液性囊腺瘤 / 474

病例 40　子宫内膜样囊腺瘤/腺纤维瘤 / 476

病例 41　交界性浆液性肿瘤 / 477

病例 42　交界性黏液性肿瘤 / 479

病例 43　高级别浆液性癌 / 481

病例 44　子宫内膜样癌 / 483

病例 45　透明细胞癌 / 485
病例 46　癌肉瘤 / 487
病例 47　纤维瘤 / 489
病例 48　卵泡膜细胞瘤 / 490
病例 49　成年型颗粒细胞瘤 / 492
病例 50　幼年型颗粒细胞瘤 / 494
病例 51　支持-间质细胞瘤 / 496
病例 52　无性细胞瘤 / 498

病例 53　卵黄囊瘤 / 500
病例 54　胚胎性癌 / 502
病例 55　成熟性囊性畸胎瘤 / 504
病例 56　未成熟性畸胎瘤 / 505
病例 57　卵巢甲状腺肿 / 506
病例 58　卵巢神经内分泌肿瘤 / 507
病例 59　卵巢转移性肿瘤 / 508

外 阴

病例 1　外阴尖锐湿疣

基本资料　女,32 岁,发现外阴赘生物 2 个月。

大体检查　灰白质韧组织,大小 1cm×0.8cm×0.8cm。

镜下所见　鳞状上皮细胞呈乳头状生长(图 11-1A),高倍镜下上皮内可见挖空细胞(图 11-1B)。

病理诊断　外阴尖锐湿疣。

诊断依据　肿瘤呈鳞状细胞乳头状瘤形态,虽然没有明显的疣状结构,但可见挖空细胞,棘细胞层增生。

鉴别诊断

(1) 脂溢性角化病:可见鳞状上皮乳头状增生,表皮角化过度,没有挖空细胞,人乳头瘤病毒原位杂交(human papilloma virus-in situ hybridization,HPV-ISH)阴性。

(2) 疣状癌:多见于老年妇女,鳞状上皮细胞呈疣状增生,推挤的边界向深部浸润,无挖空细胞,间质可见炎症反应,HPV-ISH 阴性。

(3) 外阴鳞状细胞乳头状瘤:往往有蒂,可见纤维血管轴心,没有挖空细胞,HPV-ISH阴性。

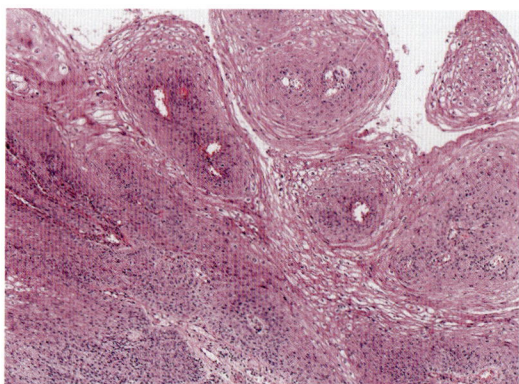 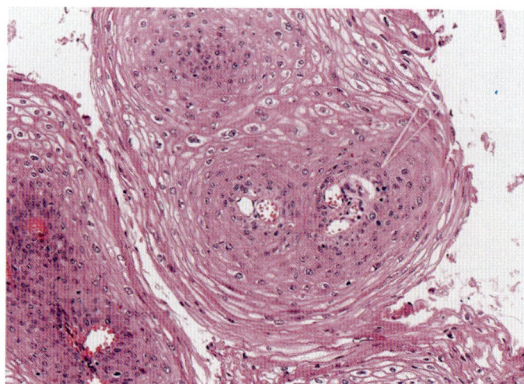

1A(HE × 100)　　　　　　　　　　　　1B(HE × 200)

图 11-1　外阴尖锐湿疣

病例 2 外阴鳞状细胞乳头状瘤

基本资料 女,55 岁,发现外阴肿块 2 个月。

大体检查 灰白结节样物一个,大小 1.2cm×1cm×0.8cm。

镜下所见 鳞状上皮细胞呈乳头状生长(图 11-2A),细胞无异型性(图 11-2B)。

病理诊断 外阴乳头状瘤。

诊断依据 鳞状上皮细胞呈乳头状瘤形态,且细胞没有异型性及挖空细胞。

鉴别诊断

(1)外阴尖锐湿疣:复杂的结构,有挖空细胞;Ki-67 和 p16 免疫组化可能有帮助。

(2)疣状癌:细胞异型性也不明显,推挤的生长方式,间质往往伴炎症反应。

(3)宫颈/颈管内膜息肉:由单层鳞状上皮或腺上皮被覆的息肉样病变。

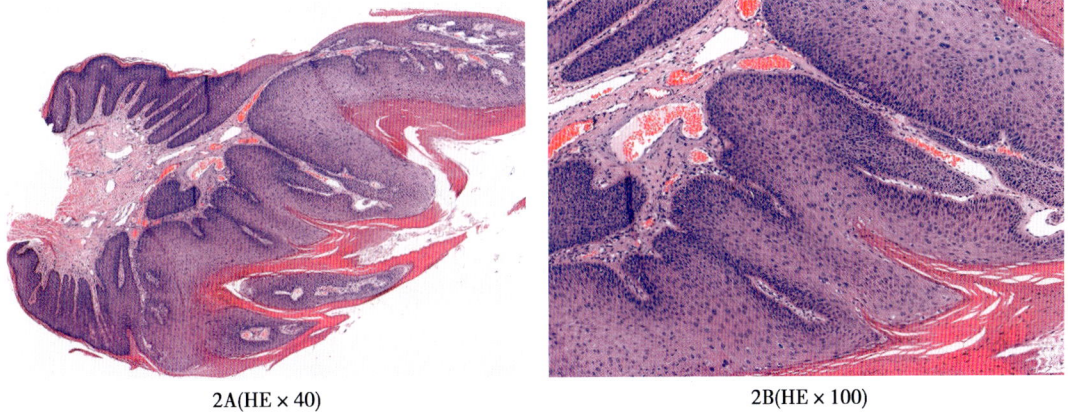

2A(HE × 40)　　　　　　　　2B(HE × 100)

图 11-2 外阴乳头状瘤

病例3 外阴上皮内瘤变

基本资料 女,54岁,发现阴道口左侧缘、尿道外口肿物,直径较大者约1cm,质地脆,活动,淡粉色。膀胱镜示尿道外口、尿道口旁腺及阴道口左侧缘多发菜花样肿物,较大者直径约1cm,质地脆,轻触易出血。

大体检查 外阴总大小7cm×5.5cm×4cm,于阴道口处可见一肿物,大小1.3cm×1cm×0.6cm,似未累及尿道口。

镜下所见 鳞状上皮局部可见挖空细胞(图11-3A),部分细胞有异型,伴有不典型核分裂(图11-3B)。

免疫组化 p16阳性,Ki-67约25%。

病理诊断 外阴上皮内肿瘤。

诊断依据 鳞状上皮内≤2/3范围内可见核异型,伴有不典型核分裂。

鉴别诊断

(1) 佩吉特(Paget)病:鳞状上皮内的腺上皮病变,CK7、CEA、黏蛋白阳性,表层可见挖空细胞。

(2) 鳞状细胞反应性增生:Ki-67局限于基底细胞。

(3) 浸润性鳞状细胞癌:轮廓不规则、间质反应、结构扭曲是侵袭的特征。

知识拓展 根据是否与HPV感染相关,外阴上皮内肿瘤分为SIL,HPV相关型(squamous intraepithelial lesion,HPV-associated);VIN,HPV非相关型(vulvar intraepithelial neoplasia,HPV-independent)。外阴SIL,HPV相关型分为高级别鳞状上皮内病变(high-grade squamous intraepithelial lesion,HSIL)和低级别鳞状上皮内病变(low-grade squamous intraepithelial lesion,LSIL),主要为高危型HPV感染所致。VIN,HPV非相关型包括分化型VIN、分化型外生性疣状上皮内病变(differentiated exophytic verrucous intraepithelial lesions,DEVIL)、外阴棘皮病伴异常分化(vulvar acanthosis with altered differentiation,VAAD)等。分化型VIN,通常发生在绝经后妇女(70~80岁),常伴有慢性炎症如硬化性苔藓等,常易被误诊为反应性改变,但此病可快速进展。分化型VIN的形态学特点为基底细胞可见异型性,细胞核大,可见突出的核仁,细胞排列改变,并伴有角化不全。分化型外生性疣状上皮内病变(DEVIL)的诊断要点为常伴有疣状棘皮病,可见角化过度和/或角化不全,颗粒层减少,细胞质苍白,但核无明显异型性。由于VIN,HPV非相关型病变虽形态学异型性不显著,但能快速进展到浸润性鳞状细胞癌(5~55个月),因此需注意对此病的识别。

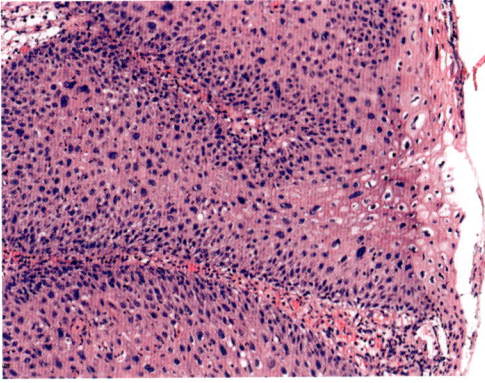
3A(HE×40)

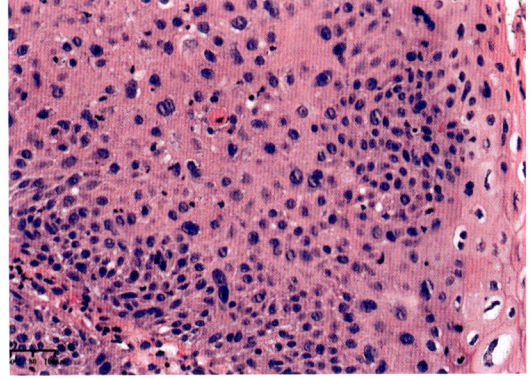
3B(HE×200)

图 11-3　外阴上皮内瘤变

病例4 外阴鳞状细胞癌

基本资料 女,68岁,外阴瘙痒3个月,发现外阴肿物2个月。

大体检查 灰白组织3粒,直径0.1~0.3cm。

镜下所见 肿瘤由浸润性生长的上皮细胞组成(图11-4A),肿瘤细胞呈多角形,细胞质丰富嗜酸,但角化及细胞间桥不明显。细胞异型性大,核质比明显升高,核深染,核位于中央,核仁明显,可见核分裂象(图11-4B),未见明确坏死。

免疫组化 肿瘤细胞鳞状上皮标记物(CK5/6、p40、p63)阳性。

病理诊断 外阴鳞状细胞癌。

诊断依据 肿瘤呈浸润性生长,巢团状排列,细胞嗜酸,角化珠及细胞间桥不明显,鳞状上皮标记物阳性。

鉴别诊断 低分化腺癌,细胞也往往呈巢团状排列,没有角化珠及细胞间桥,免疫组化染色鳞状上皮标记阴性,而CK7、CK18、CEA阳性。

知识拓展 外阴鳞状细胞癌目前分为HPV相关型及HPV非相关型。HPV相关型鳞状细胞癌,最常见基底细胞样及湿疣样鳞状细胞癌,64%可出现*PIK3CA*突变,55%伴随NOTCH1通路改变;而HPV非相关型鳞状细胞癌,常见角化型鳞状细胞癌及湿疣状癌,93%可见*TERT*改变,87%出现*TP53*突变,67%存在CDKN2A及NOTCH通路改变。HPV非相关型与HPV相关型相比,一般发病年龄较大,预后相对较差。

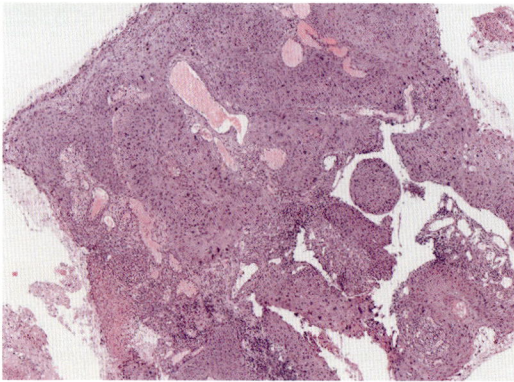 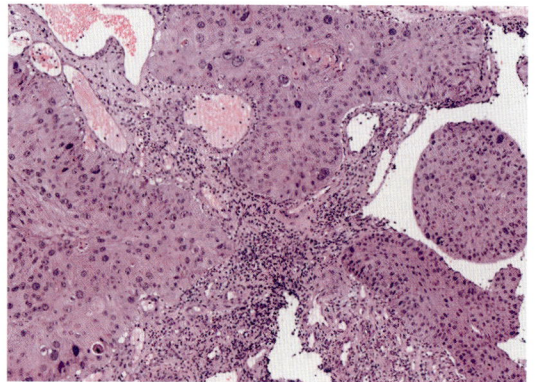

4A(HE×40)　　　　　　　　　　4B(HE×100)

图11-4　外阴鳞状细胞癌

病例 5　外阴 Paget 病

基本资料　女,70 岁,发现外阴红肿 7 年。

大体检查　局部外阴切除标本,总大小 10cm×4cm×3cm,于左侧大阴唇见灰黄灰白粗糙区,大小 4cm×3cm×0.2cm,临近左侧小阴唇,未累及阴蒂。

镜下所见　表皮内可见单个及成簇大细胞分布,肿瘤细胞较周围正常细胞明显增大,透明-嗜碱性,呈泡状核,可见小核仁,偶见核分裂象(图 11-5)。

免疫组化　上皮标记物(CK7、CAM5.2、AE1/AE3、EMA)阳性,AR、GCDFP-15 阳性,过碘酸希夫(periodic acid-Schiff staining,PAS)染色阳性。

病理诊断　外阴 Paget 病。

诊断依据　肿瘤细胞散在分布于表皮,免疫组化证实腺上皮来源。

鉴别诊断

(1) 鲍恩(Bowen)病:多见于非日光照射部位,全层细胞异型,CK5/6、p40 及 p63 等鳞状上皮标记阳性。

(2) 透明细胞丘疹病:多见于 2 岁以内的儿童,与 Paget 病形态学相似,主要靠临床特征进行鉴别。

(3) 原位恶性黑色素瘤:瘤细胞往往更多形,不均匀分布,可见色素,S-100、Melan-A、HMB45 阳性,上皮标记阴性。

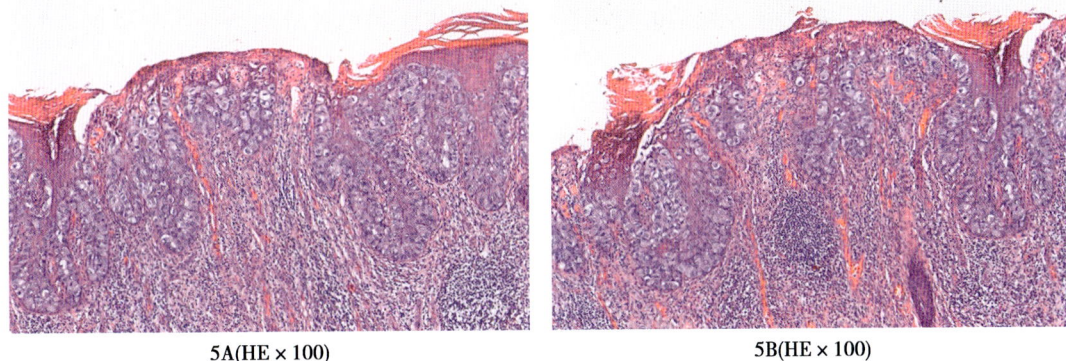

5A(HE × 100)　　　　5B(HE × 100)

图 11-5　外阴 Paget 病

病例6 外阴恶性黑色素瘤

基本资料 女,70岁,发现尿道口赘生物7月余,伴阴道排液。近3个月自觉外阴赘生物较前略增大,直径0.5cm,质硬,伴瘙痒。

大体检查 外阴癌根治标本,大小9.5cm×7cm×0.5cm,见缝线标记,于左侧阴蒂及外阴皮肤之间见灰黑区,范围2cm×2cm,隆起0.3cm;于右侧大阴唇及阴道口之间见灰黑结节,大小3cm×2cm×1.5cm,其余阴唇及外阴皮肤切缘之间见不规则灰黑区,直径0.4cm,大小1.8cm×1cm×0.5cm。

镜下所见 皮肤真皮内可见巢片状肿瘤浸润,伴有色素(图11-6A),侵犯表皮。高倍镜下可见肿瘤细胞体积较大,呈上皮样,细胞嗜碱性,核质比高,核深染,核仁明显(图11-6B)。

免疫组化 黑色素标记物(S-100、SOX10、HMB45、Melan-A)阳性,MITF阳性。

病理诊断 外阴恶性黑色素瘤。

诊断依据 肿瘤细胞呈巢片状生长,可见色素,细胞上皮样,异型显著,黑色素标记物阳性。

鉴别诊断

(1)色素性隆突性皮肤纤维肉瘤(Bednar瘤):可伴有黑色素沉着,细胞呈梭形,排列呈翻花样,CD34阳性,黑色素标记阴性。

(2)色素性脂溢性角化病:表现为表面鳞状上皮的乳头状增生性病变,伴角化过度,细胞异型不显著,表皮基层可见较丰富的黑色素沉积。恶性黑色素瘤常浸润到真皮,且黑色素标记物阳性。

知识拓展 发生于外阴及阴道的黑色素瘤预后较皮肤黑色素瘤差,5年生存率仅20%,*BRAF*及*KIT*突变频率也较皮肤低。

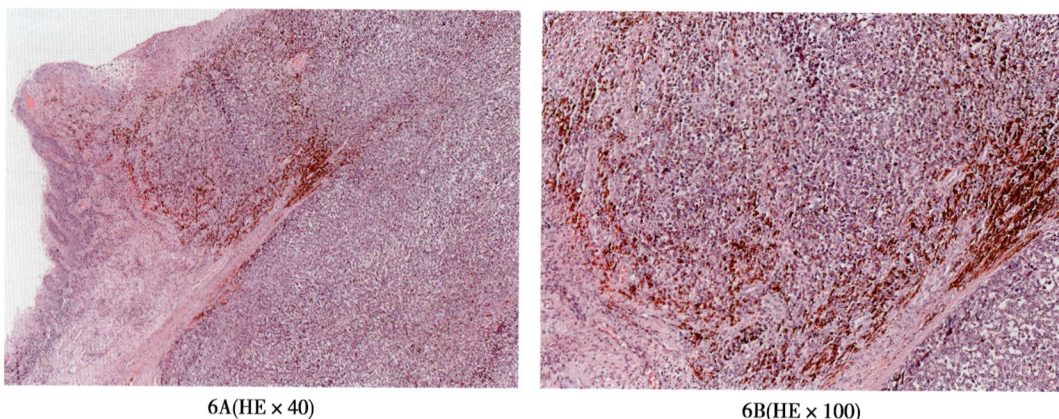

6A(HE × 40)

6B(HE × 100)

图11-6 外阴恶性黑色素瘤

病例7　外阴纤维上皮性息肉

基本资料　女,56岁,宫颈癌放疗后。

大体检查　灰白组织1粒,直径0.5cm。

镜下所见　息肉状病变,表面鳞状上皮未见异常(图11-7A),间质增生,可见扩张的血管以及增生、水肿的纤维间质,不伴有异型性(图11-7B)。

病理诊断　外阴纤维上皮性息肉。

诊断依据　息肉状生长的病变,伴有增生及水肿的纤维间质,表面被覆鳞状上皮。

鉴别诊断

(1) 深部侵袭性血管黏液瘤:常位于较深位置,多>10cm,生长较快,浸润性边界,HM-GA2细胞核强阳性。

(2) 血管肌纤维母细胞瘤:位于皮下,边界清,肿瘤细胞为具有丰富嗜酸性细胞质的肌纤维母细胞,聚集在血管周围,含有细胞稀疏区及丰富区,伴有薄壁血管,Desmin、Bcl-2、CD99阳性。

(3) 富于细胞性血管纤维瘤:大量中等大小的血管,相互交叉的短梭形细胞,Desmin及SMA阴性或弱阳性,CD34不同程度的阳性,13q14缺失。

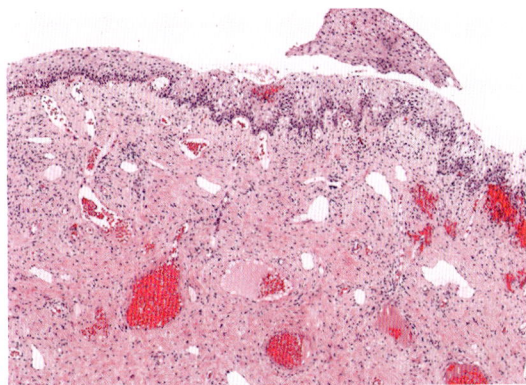
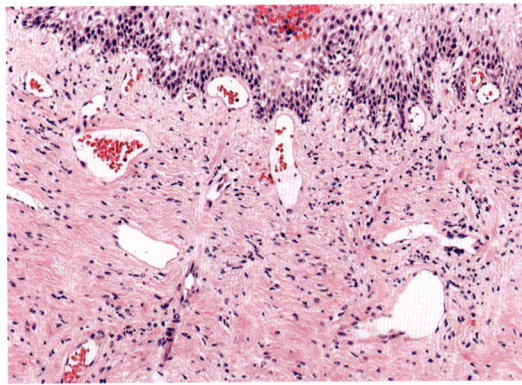

7A(HE×40)　　　　　7B(HE×100)

图11-7　外阴纤维上皮性息肉

病例 8　外阴血管肌纤维母细胞瘤

基本资料　女,57 岁,发现外阴肿物 1 个月。

大体检查　灰白组织一粒,直径 0.7cm,对剖全埋。

镜下所见　边界尚清,分为疏密区(图 11-8A),肿瘤细胞呈梭形(图 11-8B),轻度异型性,细胞质嗜酸,核深染,核仁不明显,核分裂象罕见(图 11-8C、D),伴较多薄壁血管。

免疫组化　ER(图 11-8E)、PR(图 11-8F)及 Vimentin 阳性。

病理诊断　外阴血管肌纤维母细胞瘤。

诊断依据　疏密相间的梭形肿瘤细胞伴有薄壁血管的增生,ER、PR 阳性。

鉴别诊断

(1) 深部侵袭性血管黏液瘤:常位于较深位置,多>10cm,浸润性的边界,缺乏富于细胞区域,HMGA2 细胞核强阳性。

(2) 富于细胞性血管纤维瘤:大量中等大小血管,相互交叉的短梭形细胞,Desmin 及 SMA 阴性或弱阳性,CD34 不同程度的阳性,13q14 缺失。

(3) 平滑肌瘤:梭形细胞肿瘤,具有雪茄样细胞核及嗜酸性细胞质,可见厚壁血管,SMA、Desmin、caldesmon 阳性。

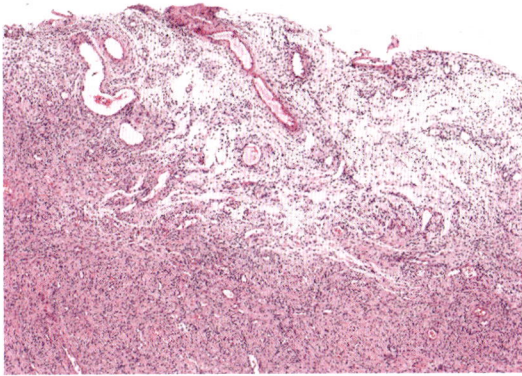

8A(HE × 40)

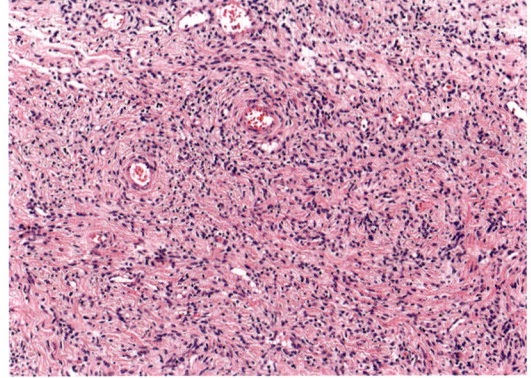

8B(HE × 100)

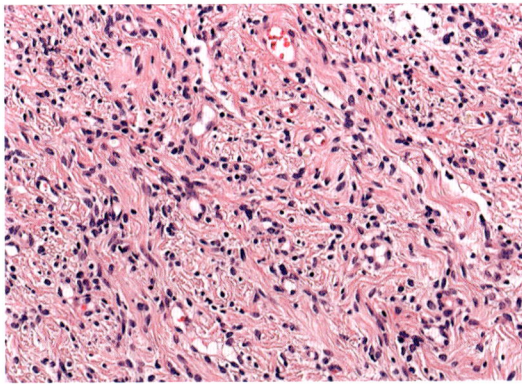

8C(HE × 200)

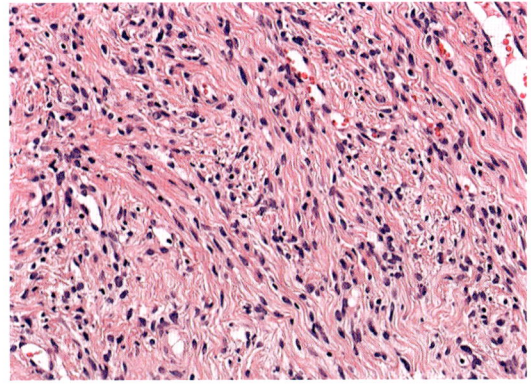

8D(HE × 200)

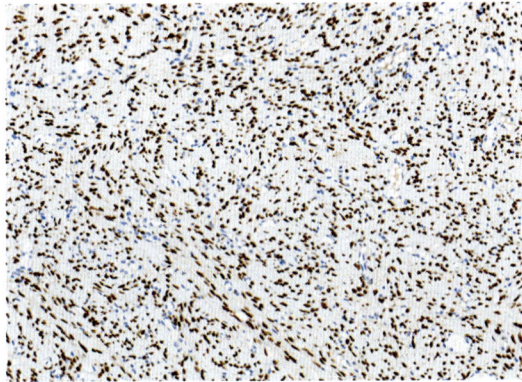

8E(ER × 100)

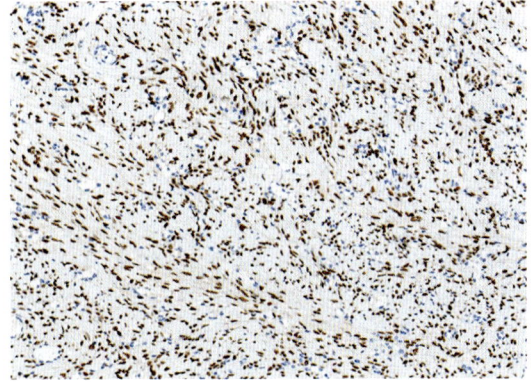

8F(PR × 100)

图 11-8　外阴血管肌纤维母细胞瘤

阴　道

病例9　阴道恶性黑色素瘤

基本资料　女,42岁,发现阴道结节2个月,伴疼痛,不伴出血。

大体检查　阴道壁黏膜灰白较破碎,近内切缘处可见一灰褐质硬区,范围1.6cm×1cm×0.3cm,距外切缘0.8cm,周围黏膜质稍韧。

镜下所见　黏膜内可见片状排列的肿瘤浸润,细胞排列密集(图11-9A);高倍镜下可见肿瘤细胞体积较大,细胞嗜碱性,核质比高,核深染,部分细胞核仁明显(图11-9B、C)。

免疫组化　黑色素标记物[S-100、SOX10、HMB45、Melan-A(图11-9D)]阳性。

病理诊断　阴道恶性黑色素瘤。

诊断依据　肿瘤细胞呈片状生长,异型显著,核仁明显,黑色素标记物阳性。

鉴别诊断

(1) 生殖道型非典型黑色素细胞痣:大体为对称性病变,边界清晰,镜下可见黑色素细胞增生,形成大的卵圆形细胞巢,细胞通常为轻度至中度异型性,与表浅扩散性恶性黑色素瘤较难鉴别,但是生殖道型非典型黑色素细胞痣很少出现单个细胞排列的非典型黑色素细胞,罕见派杰样播散,与本例生长方式不同。

(2) 低分化癌:弥漫实性及巢团状增生的上皮样细胞,细胞中-重度异型,核分裂象多见,可见坏死,上皮标记物(AE1/AE3、EMA)阳性,黑色素标记物阴性。

(3) 大细胞神经内分泌癌:表现为密集排列的神经内分泌细胞,中至重度核异型性,呈岛状、小梁状、腺状和实性生长模式,核分裂及坏死多见,但本例中神经内分泌标记物阴性,可以协助鉴别。

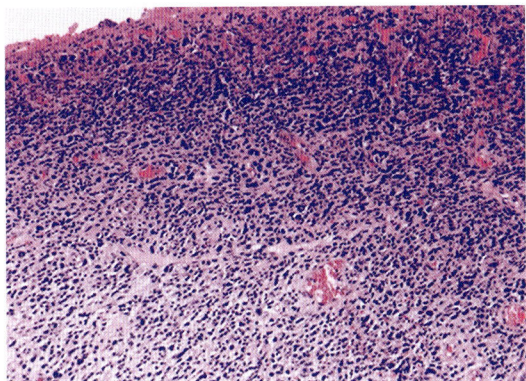

9A(HE × 100)

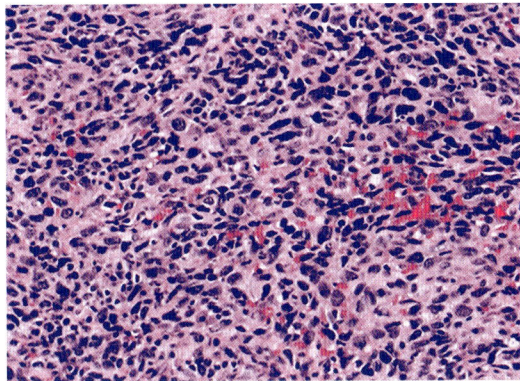

9B(HE × 200)

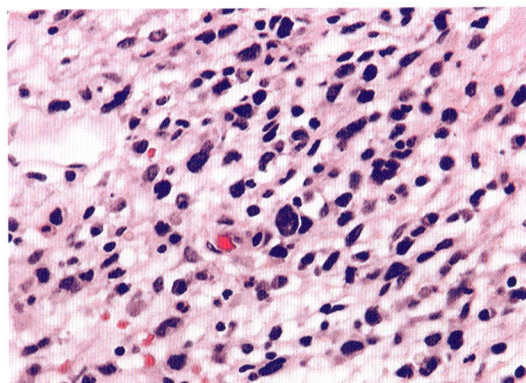

9C(HE × 400)

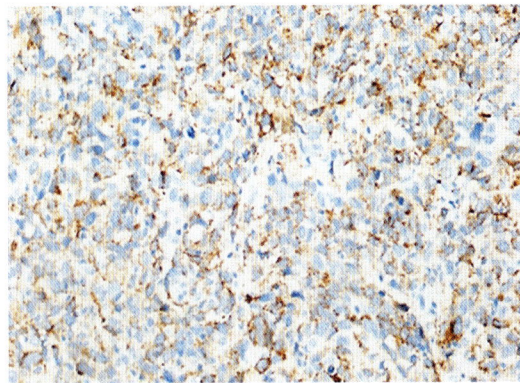

9D(Melan-A × 200)

图 11-9 阴道恶性黑色素瘤

病例 10　阴道子宫内膜异位症

基本资料　女,34 岁,月经不规律 2 年余。

大体检查　部分阴道壁长 2cm,直径 1cm,切面可见散在紫红色结节。

镜下所见　阴道壁内可见子宫内膜样腺体及间质,细胞无异型性(图 11-10)。

免疫组化　上皮成分 CK7、ER、PR 阳性,间质成分 CD10 阳性。

病理诊断　阴道子宫内膜异位症。

诊断依据　根据部位,阴道出现子宫内膜样上皮及间质且没有异型性,可伴陈旧性出血。

鉴别诊断

(1) 阴道腺病:阴道固有层内有宫颈管内膜腺上皮或输卵管上皮,往往伴鳞状化生,无子宫内膜样间质。认为是副中肾管残留。

(2) 中肾管残留:一般位于阴道侧壁,位置较深,为内衬单层立方上皮的小管,管腔内含嗜酸性分泌物。

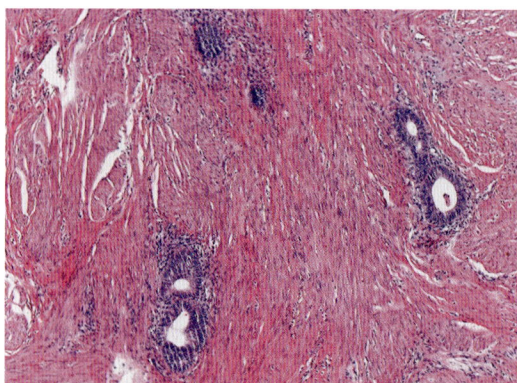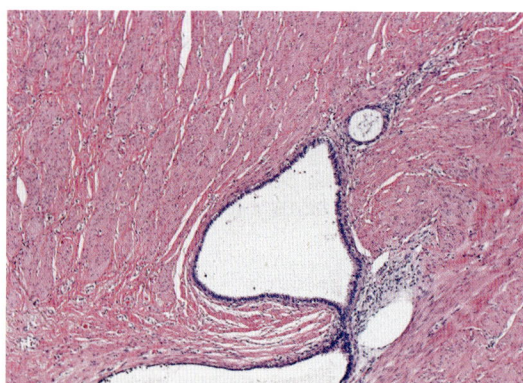

10A(HE × 100)　　　　　　　　　　　10B(HE × 100)

图 11-10　阴道子宫内膜异位症

病例 11　阴道鳞状细胞癌

基本资料　女,68 岁,发现外阴肿物 3 个月。

大体检查　带皮组织一块,大小 10cm×5.6cm×2cm。皮肤中央偏右侧见一肿物,大小 4.5cm×2.5cm×1.1cm,切面灰白、实性、质硬、界欠清,表面破溃,距基底切缘 0.8cm,紧邻上切缘,距下切缘 1cm。紧邻肿物左侧皮肤表面见一灰白区,面积 2.5cm×1.7cm,质稍硬。

镜下所见　肿瘤细胞呈不规则巢状浸润,伴有角化及间质炎症反应(图 11-11A)。肿瘤细胞核大、深染、不规则(图 11-11B)。

免疫组化　肿瘤细胞鳞状上皮标记物(CK5/6、p40、p63)阳性。

病理诊断　阴道鳞状细胞癌。

诊断依据　肿瘤呈巢团状分布,浸润性生长,可见角化,伴有间质反应,鳞状上皮标记物(CK5/6,p40,p63)阳性。

鉴别诊断

(1) 低分化腺癌:肿瘤无角化及细胞间桥,不表达鳞状上皮标记,表达腺上皮标记物(CK7,CK18)。

(2) 神经内分泌癌:基底细胞样鳞状细胞癌和神经内分泌癌可通过神经内分泌标记物及 CK5/6、p40 及 p63 进行鉴别。

知识拓展　阴道鳞状细胞癌目前分为 HPV 相关型及 HPV 非相关型。

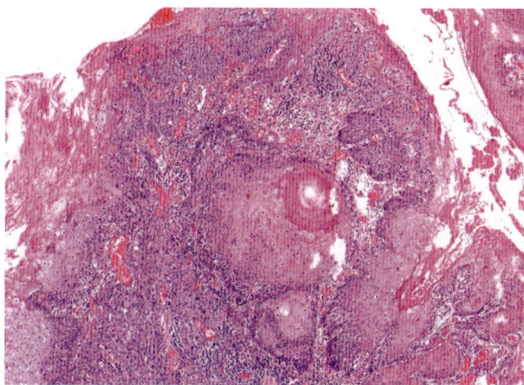 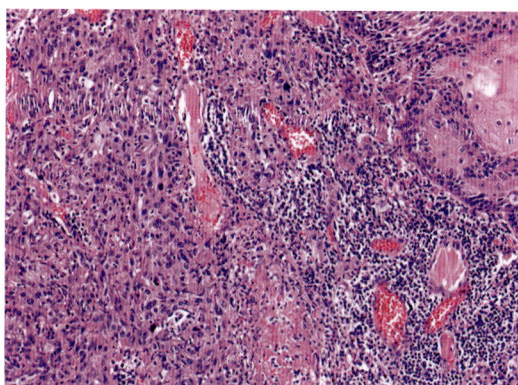

11A(HE × 40)　　　　　　　　　　　11B(HE × 100)

图 11-11　阴道鳞状细胞癌

宫　颈

病例 12　宫颈尖锐湿疣

基本资料　女,38 岁,体检发现宫颈赘生物。

大体检查　灰白组织 2 粒,直径 1~1.2cm。

镜下所见　肿瘤呈乳头状及疣状生长(图 11-12A),高倍镜下可见挖空细胞(图 11-12B)。

病理诊断　宫颈尖锐湿疣。

诊断依据　肿瘤呈乳头状及疣状形态,有挖空细胞,细胞无异型性。

鉴别诊断　疣状癌,推挤的边界向深部浸润,间质伴炎症反应。

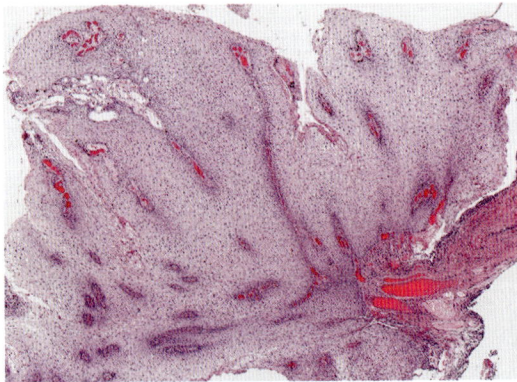

12A(HE×40)

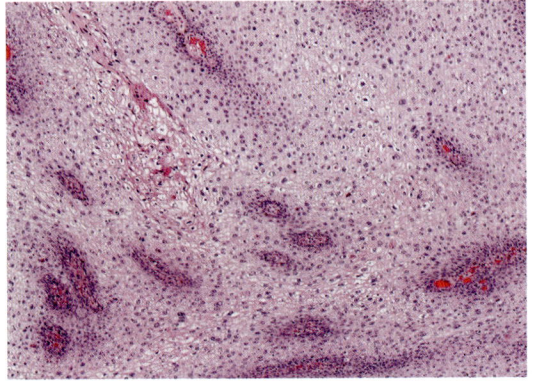

12B(HE×100)

图 11-12　宫颈尖锐湿疣

病例 13 宫颈低级别鳞状上皮内病变

基本资料 女,38 岁,体检发现 HPV 阳性,活检提示低级别鳞状上皮内病变(LSIL)。

大体检查 宫颈锥切标本,锥高 1.5cm,周径 4.5cm,黏膜尚光滑。

镜下所见 鳞状上皮底层细胞核大、深染、不规则,表面可见挖空细胞(图 11-13)。

免疫组化 p16 阴性。

病理诊断 宫颈 LSIL。

诊断依据 鳞状上皮下 1/3 层内可见异型细胞。

鉴别诊断

(1) 宫颈 HSIL:高核质比的鳞状细胞密集深染,超过上皮全层的 1/3,p16 阳性。

(2) 宫颈鳞状上皮反应性增生:细胞核圆形,一致,无深染,极向正常。

(3) 鳞状上皮不成熟化生:细胞内有黏液,细胞核无深染。

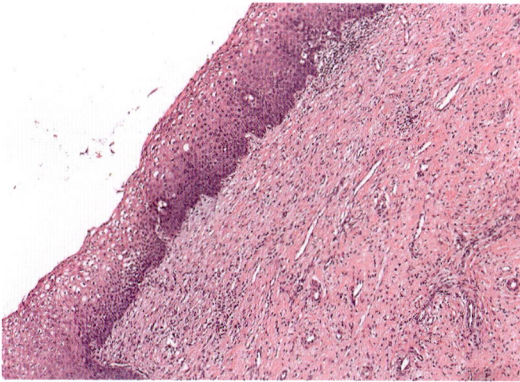 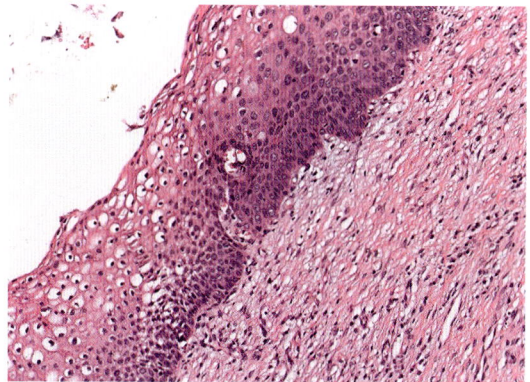

13A(HE × 200)   13B(HE × 200)

图 11-13 宫颈低级别鳞状上皮内病变

病例14　宫颈高级别鳞状上皮内病变

基本资料　女,38岁,体检发现HPV阳性,活检提示高级别鳞状上皮内病变(HSIL)。

大体检查　宫颈锥切标本,锥高1.4cm,周径4.2cm,黏膜全周粗糙。

镜下所见　鳞状上皮成熟异常,>2/3层可见细胞核大、深染、不规则,核分裂象近全层可见(图11-14)。

免疫组化　p16弥漫强阳性,Ki-67升高。

病理诊断　宫颈HSIL。

诊断依据　鳞状上皮成熟异常,>2/3层可见异型细胞及核分裂象,结合p16阳性,Ki-67升高。

鉴别诊断

(1) 萎缩性改变:核质比高但染色质细,无明显的核不规则,无核分裂象。Ki-67非常低。

(2) 放射性改变:有放射治疗病史。细胞增大,但是核质比低。

(3) 不成熟鳞状上皮化生:极向存在,细胞核均匀,染色质细腻,表面可见柱状细胞,无异常核分裂象。

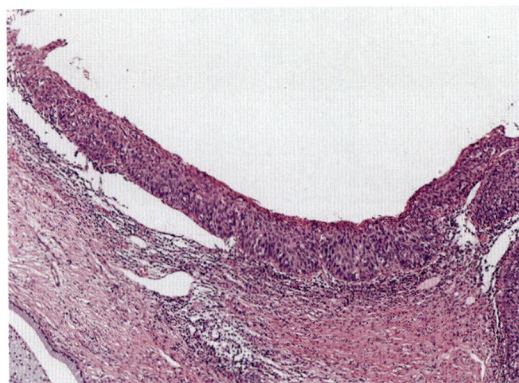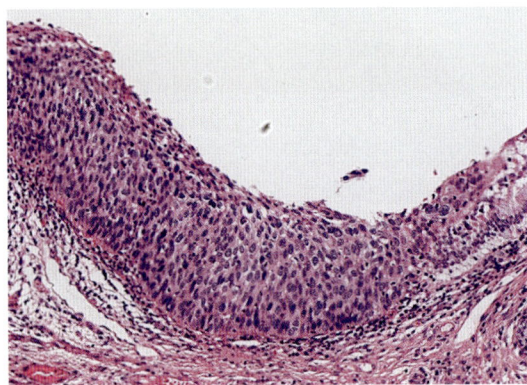

14A(HE×100)　　14B(HE×200)

图11-14　宫颈高级别鳞状上皮内病变

病例15　宫颈高级别鳞状上皮内病变伴累腺

基本资料　女,26岁,体检细胞学提示HSIL,活检提示HSIL。

大体检查　宫颈锥切标本,锥高1.8cm,周径5cm,黏膜全周粗糙。

镜下所见　鳞状上皮成熟异常,>2/3层可见异型细胞,核大、深染、不规则,鳞状上皮下方腺体可见异型鳞状上皮累及(图11-15),受累腺体边缘规则。

病理诊断　宫颈HSIL伴累腺。

诊断依据　鳞状上皮成熟异常,>2/3层可见异型细胞,诊断为宫颈HSIL,同时腺体有受累。

鉴别诊断

(1) 鳞状细胞癌:宫颈HSIL累腺表现为平滑轮廓,无促结缔组织增生间质反应,鳞癌边缘不规则,有纤维间质反应。

(2) 微小浸润癌:如出现早期浸润,往往可见小团异型鳞状上皮呈出芽状、泪滴状或舌状突破基底膜浸润间质。

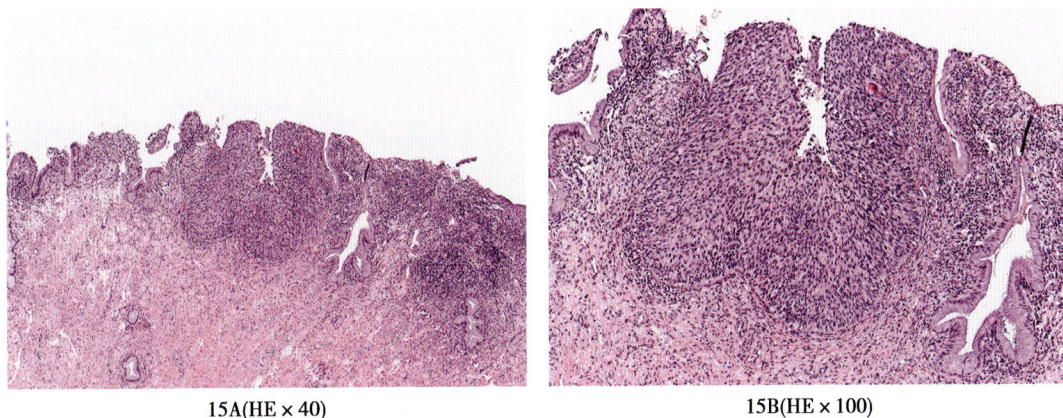

15A(HE × 40)　　　　15B(HE × 100)

图 11-15　宫颈 HSIL 伴累腺

病例16　宫颈微小浸润鳞状细胞癌

基本资料　女,30岁,体检细胞学提示 HSIL,活检提示 HSIL。

大体检查　宫颈锥切标本,锥高1.9cm,周径5cm,黏膜全周粗糙。

镜下所见　标本局灶可见一处深染区域(图11-16A),高倍镜下可见肿瘤组织呈巢团状浸润宫颈间质,伴有间质反应(图11-16B),浸润深度<1mm。

免疫组化　肿瘤细胞鳞状上皮标记物(CK5/6、p40、p63)阳性,如果为 HPV 相关型,p16阳性。

病理诊断　宫颈微小浸润癌。

诊断依据　浸润癌浸润深度,垂直浸润<5mm,水平浸润<7mm,属于微小浸润癌。可分为<3mm(I_{a1}),<5mm(I_{a2})。

鉴别诊断

(1) 宫颈鳞状细胞癌:垂直浸润深度≥5mm。

(2) 宫颈 HSIL 累腺:宫颈 HSIL 累及腺体,腺体轮廓光滑,基底膜完整,未见出芽或泪滴状浸润。

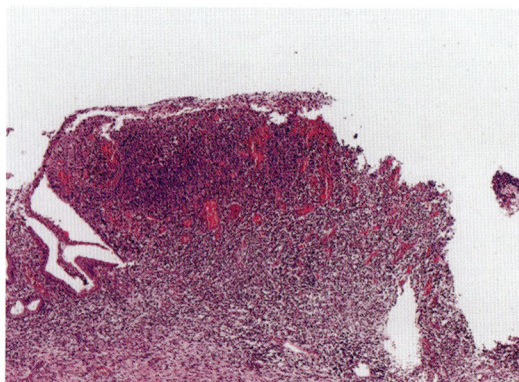 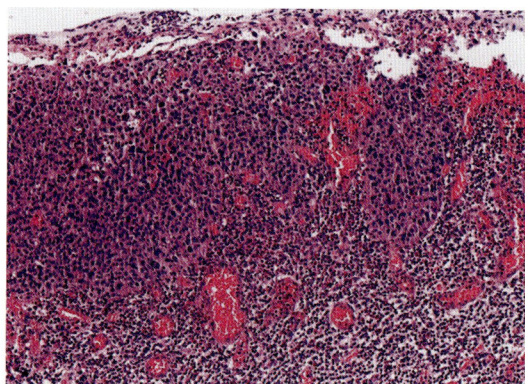

16A(HE×40)　　　16B(HE×100)

图11-16　宫颈微小浸润鳞状细胞癌

病例 17　宫颈鳞状细胞癌

基本资料　女,35 岁,阴道不规则出血 2 个月。

大体检查　于宫颈外口见一肿物,大小 3cm×3cm×2cm,切面灰白、实性、质硬、界不清,浸润宫颈壁>2/3,紧邻阴道穹隆。

镜下所见　宫颈间质内肿瘤细胞呈不规则巢状浸润,伴有间质炎症反应(图 11-17)。肿瘤细胞核大、深染、不规则。

免疫组化　肿瘤细胞鳞状上皮标记物(CK5/6、p40、p63)阳性,如果为 HPV 相关型,p16 阳性。

病理诊断　宫颈鳞状细胞癌。

诊断依据　肿瘤呈浸润性生长,伴有间质反应,且鳞状上皮标记物阳性。

鉴别诊断

(1)小细胞神经内分泌癌:需与基底细胞样鳞状细胞癌鉴别,小细胞呈巢状、索状、小梁状和菊形团,细胞质稀少,核深染,有较多核分裂象,地理样坏死;神经内分泌标记物阳性。

(2)低分化腺癌:呈实性生长,异型显著,腺上皮标记(CK7、CK18)阳性。ER、PR 及鳞状上皮标记阴性。

(3)腺样基底细胞癌:由形态温和的基底样细胞组成,呈小巢状或索状排列,中心可见囊性腔隙,间质无促结缔组织增生反应。

知识拓展　宫颈浸润性鳞状细胞癌分为 HPV 相关型和 HPV 非相关型。

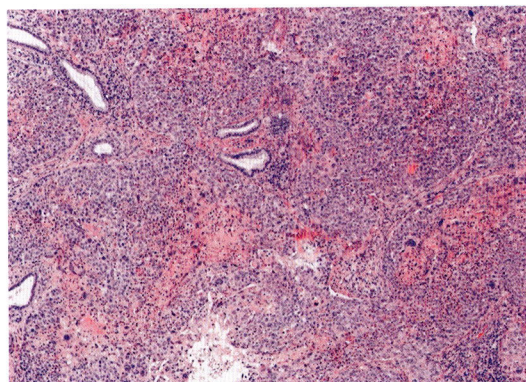 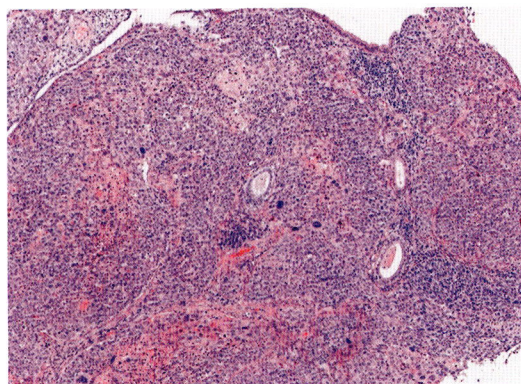

17A(HE × 100)　　　　　　　　　　　　17B(HE × 100)

图 11-17　宫颈鳞状细胞癌

病例18　宫颈原位腺癌

基本资料　女,41岁,体检HPV阳性。

大体检查　宫颈锥切标本,锥高1.8cm,未见明确黏膜粗糙区。

镜下所见　宫颈结构正常,其中数个腺体内上皮细胞异型明显,核质比明显升高,细胞核深染及核重叠,间质无促结缔组织增生反应(图11-18A、B)。

免疫组化　p16阳性(呈现强阳性弥漫表达)(图11-18C),Ki-67 90%以上(图11-18D)。

病理诊断　宫颈原位腺癌。

诊断依据　宫颈腺体异型性明显,p16阳性,Ki-67升高,且无间质反应及浸润的证据。

鉴别诊断

(1)宫颈腺癌:浸润性腺体不规则或融合生长,伴间质反应,大部分情况下病变延伸至良性颈管内膜腺体外。

(2)腺体输卵管化生:纤毛细胞丰富,ER、PR、Bcl-2、PAX2、Vimentin阳性。

(3)阿-斯(Arias-Stell)反应,简称A-S反应:有怀孕或激素治疗病史,可见灶性增大的细胞,细胞质丰富,嗜酸性空泡,核质比正常,无核分裂象或凋亡小体,ER、PR阳性,Ki-67低,p16阴性。

知识拓展　宫颈原位腺癌分为HPV相关型和HPV非相关型。

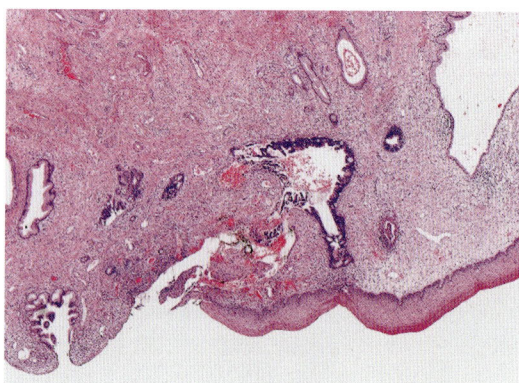

18A(HE×40)

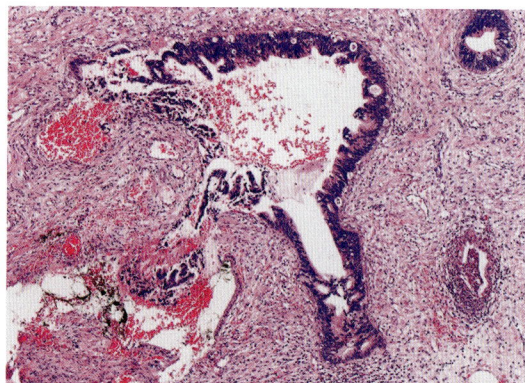

18B(HE×100)

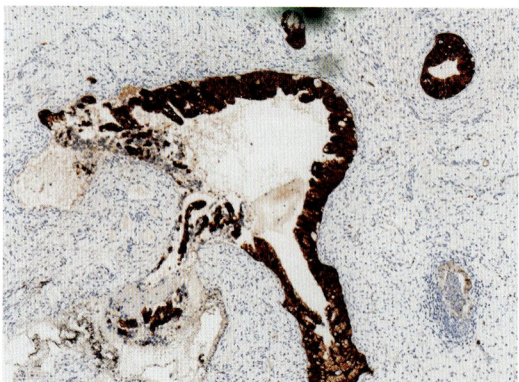

18C(p16×100)

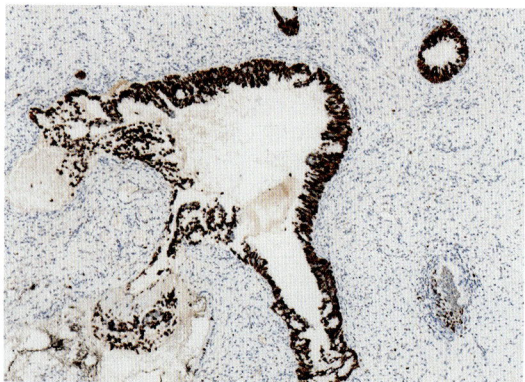

18D(Ki-67×100)

图11-18　宫颈原位腺癌

病例19 宫颈蓝痣

基本资料 女,53岁,宫颈流液。

大体检查 灰黑组织,大小1.5cm×0.8cm×0.7cm,全埋。

镜下所见 宫颈表浅间质内可见散在的黑色素细胞,呈梭形,细胞无明显异型,未见核分裂象(图11-19A、B)。

免疫组化 S-100(图11-19C)、HMB45(图11-19D)阳性。

病理诊断 宫颈蓝痣。

诊断依据 多数位于宫颈管后壁,通常为偶然发现;大体表现为蓝黑色斑点或斑块;镜下可见邻近上皮的宫颈间质内散在增生的黑色素细胞,呈梭形,可见树枝状突起,形态与发生于皮肤的蓝痣相同。

鉴别诊断 宫颈恶性黑色素瘤,大体通常为外生性肿块,表面呈蓝灰色或暗褐色;镜下肿瘤细胞呈梭形或上皮样,也可呈透明细胞或浆细胞样,细胞质内可见黑色素颗粒,但部分病例不含黑色素;肿瘤细胞核有异型,核仁明显,核分裂象多见。免疫组化S-100、HMB45及Melan-A阳性。

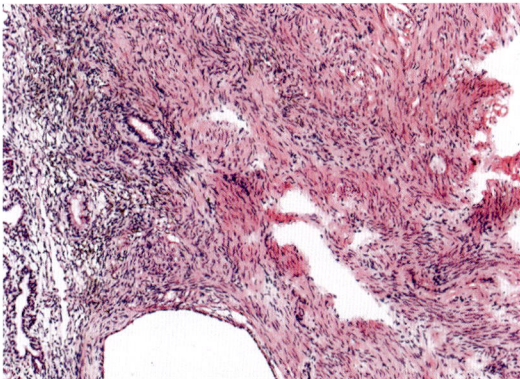

19A(HE × 100)

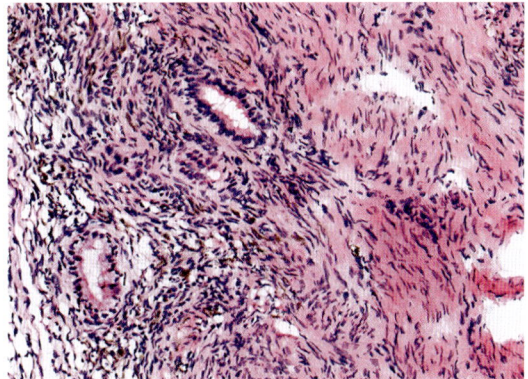

19B(HE × 200)

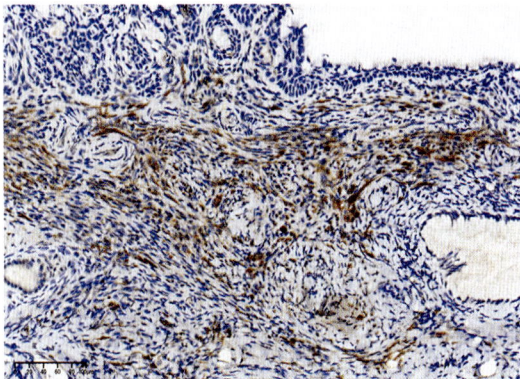

19C(HMB45 × 100)

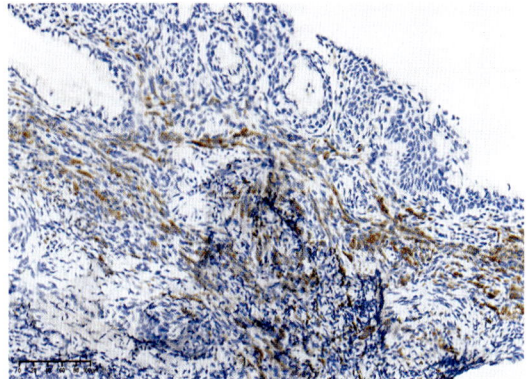

19D(S-100 × 200)

图11-19 宫颈蓝痣

子　宫

病例 20　子宫内膜息肉

基本资料　女,39 岁,月经不规律 1 年余。

大体检查　部分子宫壁,肌壁大小 3cm×2cm×1.8cm,内膜面见一息肉,大小 3cm×3cm×2cm。

镜下所见　子宫内膜局部呈息肉状突起,其内可见子宫内膜腺体及间质,部分腺体囊性扩张,上皮及间质均无异型性。间质纤维组织增生,并可见厚壁血管(图 11-20)。

病理诊断　子宫内膜息肉。

诊断依据　子宫内膜可见息肉,其内及表面可见子宫内膜腺体及间质,纤维性间质及厚壁血管。

鉴别诊断

(1) 子宫不典型息肉样腺肌瘤:间质表现出更明显的平滑肌分化,复杂的腺体结构,腺上皮有非典型性,常表现为广泛的鳞化。

(2) 子宫腺肉瘤:通常是巨大的息肉样肿块,叶状结构,宽阔的乳头由表面上皮和间质组成,间质成分较丰富,有异型性,核分裂象>2 个/10HPF,整体结构类似于乳腺叶状肿瘤。通常没有囊状扩张的腺体或厚壁血管,间质细胞较多,有一定程度的核异型性,尤其是腺体周围。对于多次复发的子宫内膜息肉,应怀疑是腺肉瘤。

(3) 子宫腺肌瘤:通常不是息肉状,含有突出的间质平滑肌。

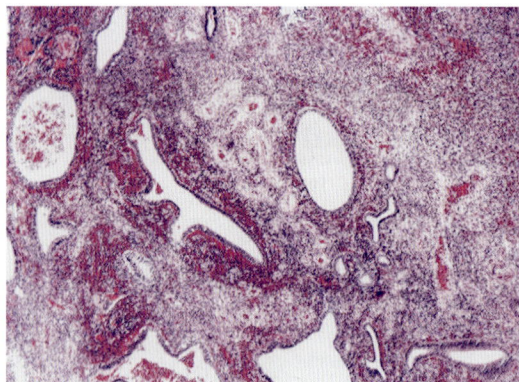
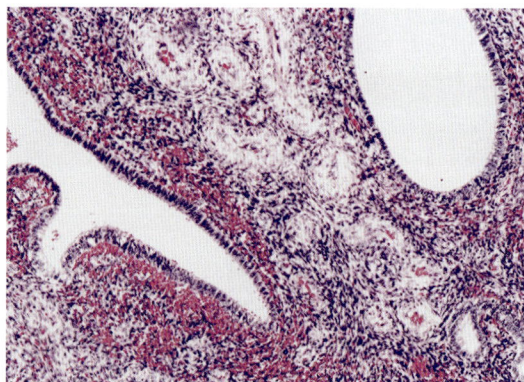

20A(HE × 40)　　　　　　　　　　　　20B(HE × 100)

图 11-20　子宫内膜息肉

病例 21　子宫内膜周期性改变

镜下所见

（1）增殖早期：腺体呈直管状，大小较一致；腺上皮细胞呈柱状或假复层，排列紧密；细胞核呈腊肠状，靠近基底；间质富于细胞，排列致密。

（2）增殖中期：相比早期，腺体稍弯曲，其他形态变化不大。

（3）增殖晚期：腺体变得弯曲，腺体之间大小和形状差异逐渐增大，细胞腊肠状核，局灶出现水肿。

（4）分泌早期：腺体呈弯曲状；腺上皮细胞核仍为腊肠状；腺上皮细胞出现核下空泡（>50%腺体）；部分间质水肿；间质细胞卵圆形或胖梭形；间质细胞的细胞质稀少，缺乏蜕膜样变（图 11-21A、B）。

（5）分泌中期：腺体由弯曲变为锯齿状；腺腔内可见分泌物；腺上皮细胞出现核上空泡；或者表现为染色质空泡状；间质明显水肿；间质发生早期蜕膜样变。

（6）分泌晚期：锯齿状腺体；腺体分泌减少；腺上皮细胞出现核上空泡或空泡状核；细胞开始出现凋亡；间质水肿；螺旋动脉易见；间质细胞进一步蜕膜样变（图 11-21C、D）。

（7）月经期：腺体呈锯齿状，逐渐破碎；随着间质崩解坍塌，腺体变得致密拥挤；腺体可能出现背靠背或乳头状增生假象；腺上皮细胞可出现退变引起的非典型性；腺体内可见凋亡；间质细胞与腺体分离，聚集成堆积的球状；间质细胞核染色较深；腺体和间质均可见凋亡小体；小血管内出现纤维性血栓；可见碎屑状坏死和纤维素沉积。

病理诊断　子宫内膜周期性改变。

诊断依据　形态学符合对应的周期性改变。

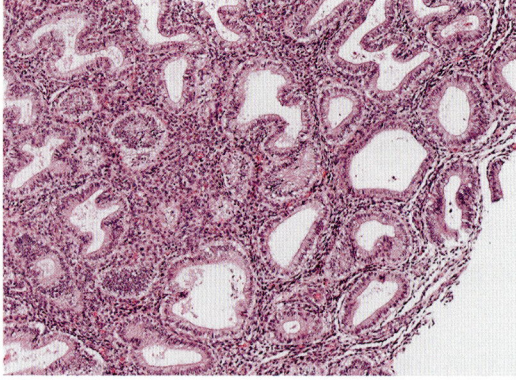

21A(HE×100)

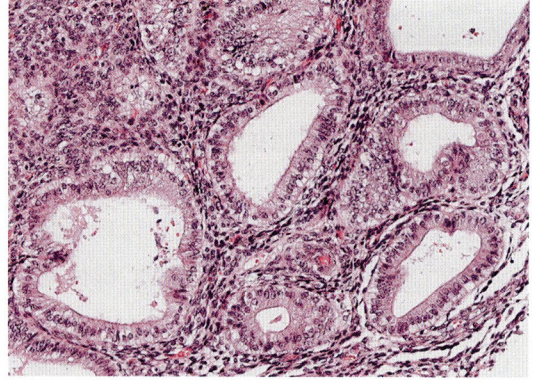

21B(HE×200)

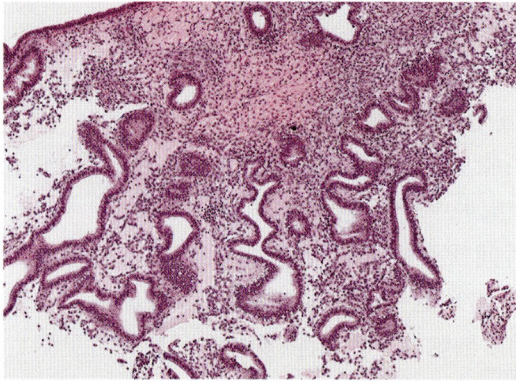

21C(HE×100)

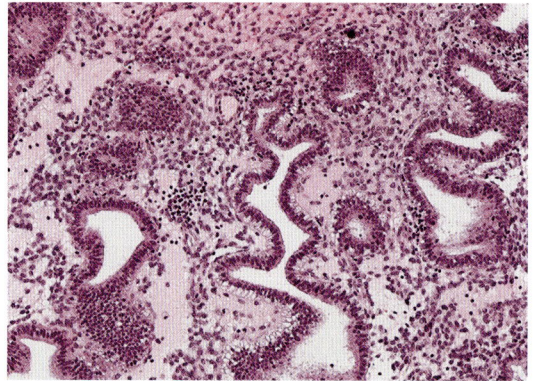

21D(HE×200)

图 11-21　子宫内膜周期性改变

病例22　子宫内膜增生（不伴不典型性）

基本资料　女,43 岁,月经不规律 1 年。

大体检查　灰红质软组织一堆,大小 2cm×2cm×1cm。

镜下所见　紧密排列的腺体,腺体与间质的比例>1∶1,但间质仍然存在于腺体之间。与正常增殖性子宫内膜相似（图 11-22A）。细胞及细胞核正常大小,嗜碱性,核膜光滑,没有明显的核仁（图 11-22B）。

病理诊断　子宫内膜增生(不伴不典型性)。

诊断依据　子宫内膜腺体明显增加,高于正常腺体-间质比例,但是细胞没有异型性。

鉴别诊断

（1）不典型增生/子宫内膜样上皮内瘤变:细胞可见异型,细胞核增大,变圆和不规则,核仁增大,染色质粗。

（2）化生性改变:鳞化和桑葚样化生,当累及非增生性腺体时,可造成实性拥挤的假象;嗜酸细胞化生,由于细胞质嗜酸性增加、胞质增多,细胞通常呈高柱状。

知识拓展　世界卫生组织（World Health Organization,WHO）分类目前将子宫内膜增生分为两种,子宫内膜增生不伴不典型性（endometrial hyperplasia without atypia）以及不典型增生/子宫内膜样上皮内瘤变［atypical hyperplasia/endometrioid intraepithelial neoplasia（AH/EIN）］,单纯性增生及复杂性增生目前不再使用。其中 AH/EIN 归入一种癌前病变。

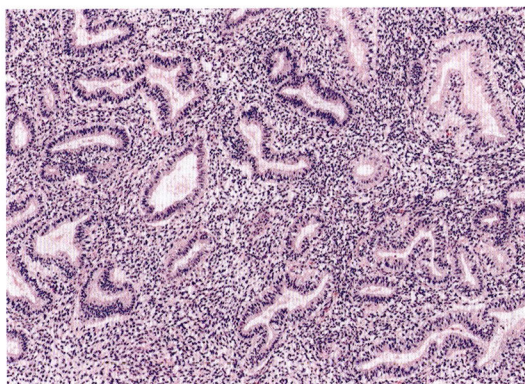
22A(HE×100)

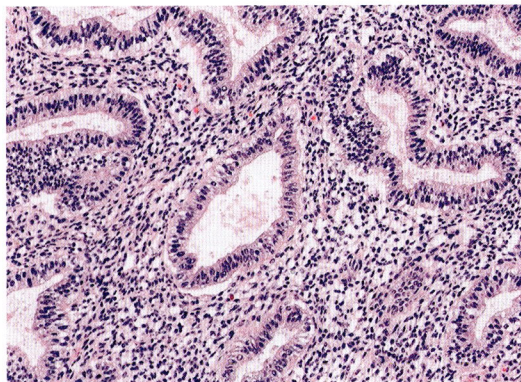
22B(HE×200)

图 11-22　子宫内膜增生(不伴不典型性)

病例23 子宫内膜不典型增生/
子宫内膜样上皮内瘤变

基本资料 女,43岁,月经不规律1年。子宫内膜诊刮提示不典型增生。

大体检查 全子宫切除标本,内膜弥漫增厚,厚度0.8~1cm。

镜下所见 紧密排列的腺体,腺体与间质的比例>3:1,但间质仍然存在于腺体之间(图11-23A),腺体细胞增大,核质比升高,细胞核圆形,染色质增粗(图11-23B)。

免疫组化 PAX2、PTEN缺失。

病理诊断 子宫内膜不典型增生/子宫内膜样上皮内瘤变。

诊断依据 子宫内膜增生,细胞伴有不典型性,且腺体之间存在间质。

鉴别诊断

(1)子宫内膜增生(不伴不典型性):细胞没有异型性。

(2)子宫内膜样癌,高分化(G1):细胞异型性通常非常相似,鉴别有时候非常困难,子宫内膜癌可见腺体融合、呈筛状或迷路样,间质消失或出现间质反应。目前融合腺体的直径国际无统一标准,有2mm及3mm等不同标准。

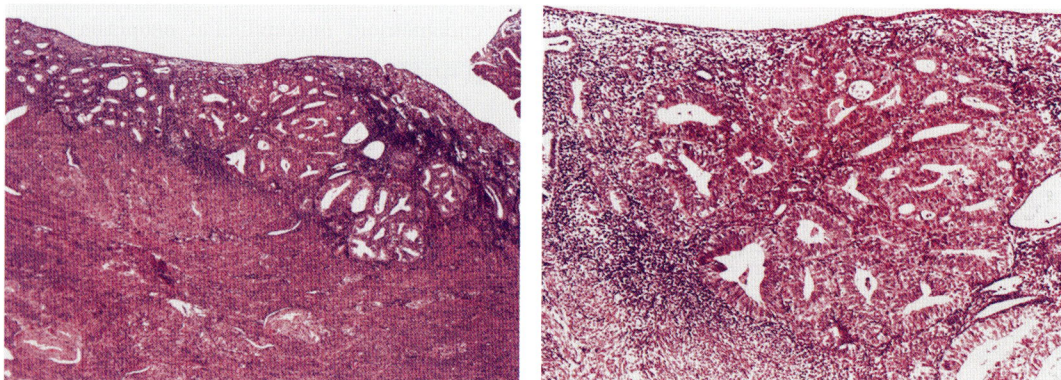

23A(HE×40)　　　　　　　23B(HE×100)

图11-23 子宫内膜不典型增生/子宫内膜样上皮内瘤变

病例 24　子宫内膜样癌

基本资料　女,50 岁,阴道不规则出血 2 个月。子宫内膜诊刮提示子宫内膜非典型增生,伴癌变。

大体检查　全子宫切除标本,子宫底可见一灰白、实性、质韧的肿物,大小 2.1cm×1.8cm×0.8cm,肿物似局灶累及子宫肌壁。

镜下所见　低倍镜下可见融合或背靠背腺体,腺体之间缺乏间质,部分呈筛状结构(图11-24A)。细胞/细胞核增大,细胞核变圆,核仁明显(图 11-24B)。

免疫组化　ER、PR、Vimentin 及 PAX8 阳性。

病理诊断　子宫内膜样癌。

诊断依据　子宫内膜样形态的腺体异型增生,腺体之间相互融合,间质消失。

鉴别诊断

(1) 子宫浆液性癌:多起源于萎缩的内膜背景中,常出现在子宫内膜息肉内。两者都可以有乳头状结构。有突出的核多形性和较高的 Ki-67。p16(弥漫性)和 p53 突变型表达模式(多为强阳性)。

(2) 子宫透明细胞癌:鞋钉样形态,细胞质透明-嗜酸,细胞核一致但有中等异型,常可见明显的核仁。乳头的轴心通常玻璃样变。HNF-1β 和 Napsin A 阳性以及 ER/PR 阴性。

(3) 子宫内膜不典型增生(AH/EIN):高分化子宫内膜样癌需要与子宫内膜不典型增生鉴别,子宫内膜癌可见弥漫的腺体融合,间质消失。

知识拓展　子宫内膜样癌(endometrioid carcinoma)使用 FIGO 分级标准:根据非鳞化的实性结构比例≤5%,6%~50% 及>50% 分为 G_1(高分化)、G_2(中分化)及 G_3(低分化)。若≥50% 肿瘤细胞核存在显著异型,则分级应增加 1 级。

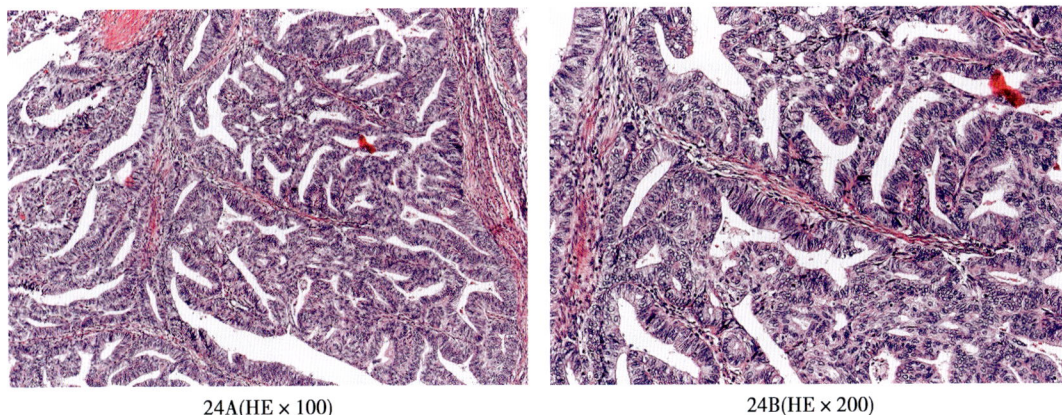

24A(HE×100)　24B(HE×200)

图 11-24　子宫内膜样癌

病例 25 子宫内膜样癌伴黏液分化

基本资料　女,65 岁,腹痛 3 个月余,发现子宫内膜癌 20 余天。

大体检查　子宫大小 8.5cm×6cm×4cm,于子宫体可见一肿物,大小 5cm×2cm×0.7cm,切面灰白灰黄、实性、质硬、界不清,累及子宫体壁全层。大于 2/3,肿物似累及子宫下段及颈管。

镜下所见　肿瘤排列成腺样、乳头状、筛状结构,腺体密集(图 11-25A、B),腺上皮复层化(图 11-25C),细胞内含黏液,可见黏液湖(图 11-25D)。

免疫组化　ER、PR、p53、p16、Vimentin 均阴性。

病理诊断　子宫内膜样癌伴黏液分化。

诊断依据　黏液性腺癌倾向于排列成腺样或绒毛腺性结构,衬覆一致的黏液柱状上皮,复层排列轻微。黏液表现为嗜碱性小球,或为稍淡染的颗粒状细胞质,黏液卡红和 CEA 阳性。常见鳞状分化。核有轻至中度非典型性,有丝分裂活性低。肌层浸润一般仅限于内 1/2。约半数病例可出现小灶性子宫颈管内膜样腺体。在绝经或围绝经期女性的子宫内膜活检标本中,由于缺乏相应的子宫内膜间质,增生的黏液性病变常难以与非典型增生和高分化子宫内膜癌鉴别。若存在腺体融合或筛状结构,即使细胞学非典型性轻微,也应诊断为癌。不具有这些特征的增生性病变应诊断为非典型性黏液腺性增生。由于很少伴发有低级别癌,这样的病变还需要进一步研究。

鉴别诊断

(1) 分泌型子宫内膜样腺癌:二者均可有细胞质内空泡结构,分泌型子宫内膜样腺癌表现为核下空泡,而黏液性腺癌可见细胞内外黏液,且复层结构不明显。

(2) 宫颈管普通型腺癌:形态相似,宫颈管普通型腺癌更为常见,具体鉴别还需结合原发灶主体所在部位。

(3) 胃肠型黏液癌:罕见,形态类似于宫颈非 HPV 相关胃型腺癌,产黏液的腺上皮可见杯状细胞,免疫组化 CK20、CDX2 可局灶阳性。预后差,视为高级别/侵袭性子宫内膜癌。

知识拓展　第 5 版 WHO 女性生殖道肿瘤分类中,将子宫内膜黏液癌纳入低级别子宫内膜样癌变型/分化,因其具有共同的分子学特征和自然病史。

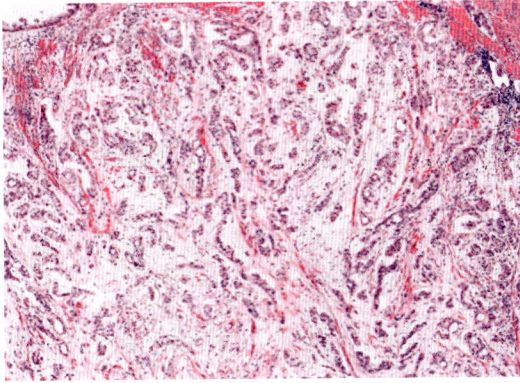

25A(HE × 40)

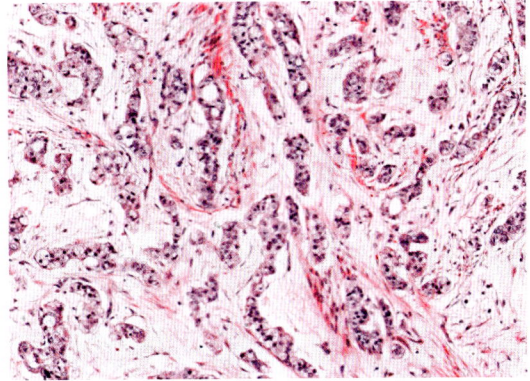

25B(HE × 100)

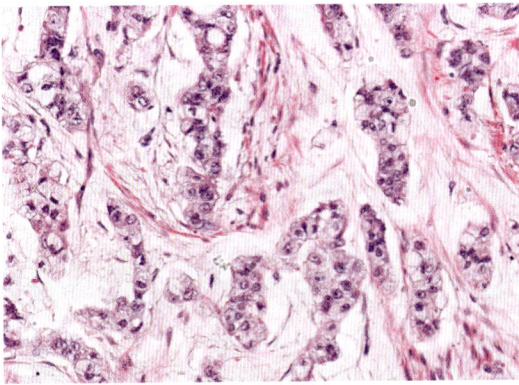

25C(HE × 200)

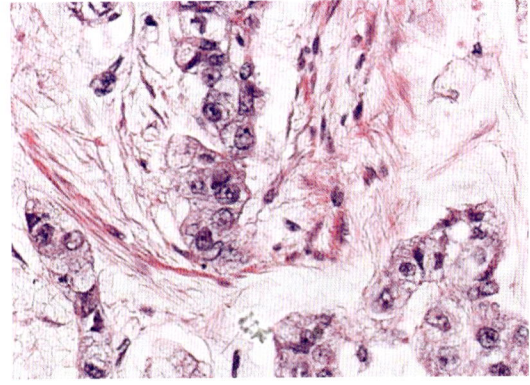

25D(HE × 400)

图 11-25 子宫内膜样癌伴黏液分化

病例 26　子宫内膜浆液性癌

基本资料　女,50 岁,阴道不规则出血 3 个月。子宫内膜诊刮提示局灶癌变。

大体检查　全子宫切除标本,内膜局灶粗糙,粗糙区面积 2cm×1cm,切面肿物不明确。

镜下所见　肿瘤组织呈乳头状及腺样排列(图 11-26A);肿瘤细胞异型性较大,细胞明显增大,细胞质嗜碱性,核质比升高,核深染,核分裂象较多(图 11-26B)。

免疫组化　p53 呈错义突变表达(图 11-26C),p16 弥漫强阳性(图 11-26D),ER、PR 部分细胞阳性。

病理诊断　子宫内膜浆液性癌。

诊断依据　肿瘤呈乳头状结构,细胞异型性大,p53 呈突变表达,p16 弥漫阳性。

鉴别诊断

(1) 子宫内膜透明细胞癌:典型的形态为乳头状、管状囊性和实性结构,乳头通常较小,且伴有轴心玻璃样变,乳头外侧可见单层的鞋钉状细胞排列。透明-嗜酸性细胞质,常表现出突出的核仁。细胞异型性一致,多为中度异型,其程度低于子宫浆液性癌和高级别子宫内膜样癌。HNF-1β 和 napsin A 阳性。

(2) 子宫内膜样癌:最重要的区别是子宫内膜样癌有绒毛腺样结构,会出现易于识别的腺体区域,鳞状或黏液性化生常见于子宫内膜样癌(子宫浆液性癌不可见),与子宫浆液性癌相比,细胞异型性小,ER/PR 通常阳性。p53 往往野生型,p16 斑驳阳性。

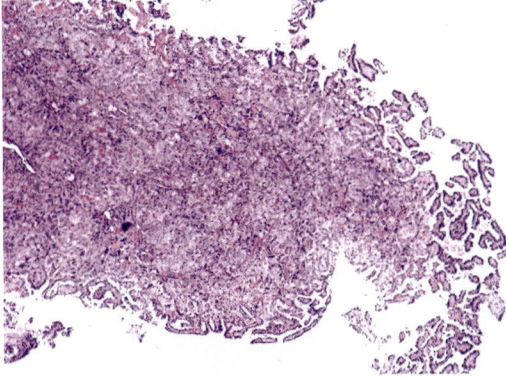

26A(HE × 40)

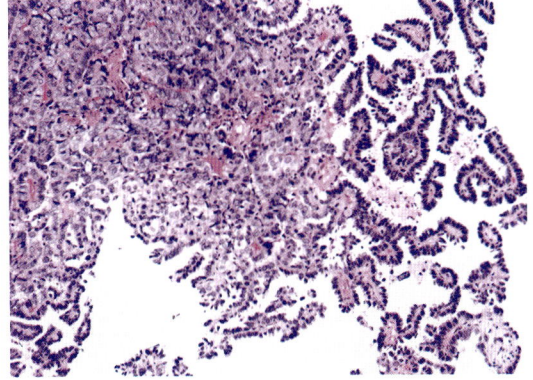

26B(HE × 100)

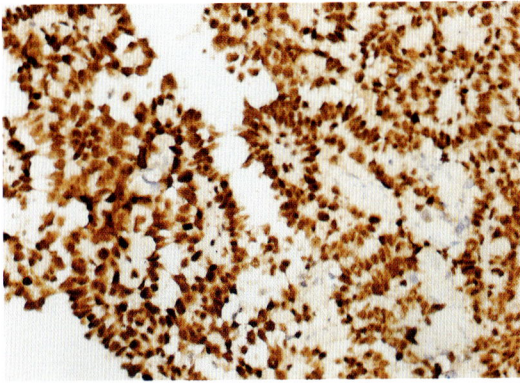

26C(p53 × 200)

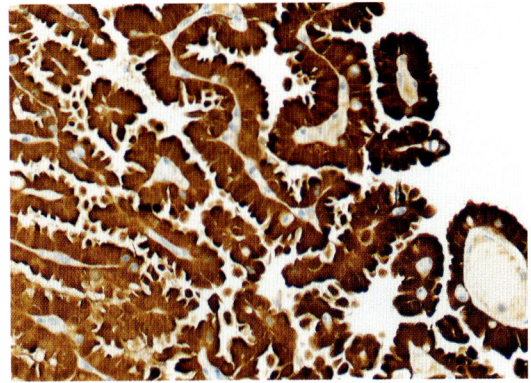

26D(p16 × 100)

图 11-26 子宫内膜浆液性癌

病例27 子宫内膜透明细胞癌

基本资料 女,48岁,阴道不规则出血1个月。子宫内膜诊刮提示局灶癌变。

大体检查 全子宫切除标本,子宫底可见一质韧肿物,大小1.7cm×1cm×0.5cm,切面灰白灰黄、实性、质韧、界不清,累及子宫肌壁内1/2。

镜下所见 肿瘤由大量乳头状结构组成(图11-27A),乳头由透明细胞被覆,细胞的细胞质透明,细胞膜清晰,细胞核位于中央,核深染,核质比高,可见核分裂象(图11-27B)。

免疫组化 napsin A及HNF-1β阳性(图11-27C),ER(图11-27D)及PR阴性。

病理诊断 子宫内膜透明细胞癌。

诊断依据 肿瘤组织排列成细乳头状结构,肿瘤细胞呈透明状,同时napsinA及HNF-1β阳性。

鉴别诊断

(1)子宫内膜浆液性癌:多起源于萎缩的内膜背景中,常出现在子宫内膜息肉内。两者都可以有乳头状结构。有突出的核多形性和较高的Ki-67。p16(弥漫性)和p53突变型表达模式。

(2)子宫内膜样癌:最重要的区别是子宫内膜样癌有绒毛腺样结构,腺腔平滑,会出现易于识别的腺体区域,鳞状或黏液性化生常见于子宫内膜样癌(子宫透明细胞癌不可见),ER/PR通常阳性。

(3)A-S反应:有怀孕或激素治疗病史,可见灶性增大的细胞呈鞋钉样,细胞质丰富,嗜酸性空泡,核质比正常,无核分裂象或凋亡小体,ER、PR阳性,Ki-67低。

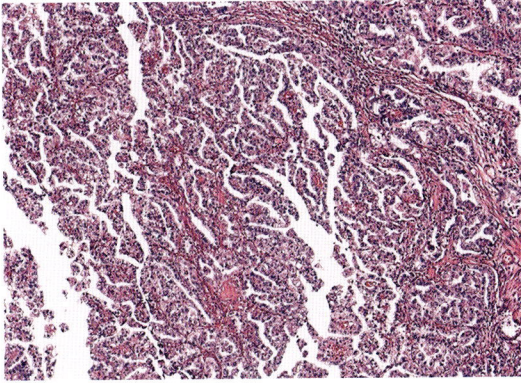

27A(HE × 100)

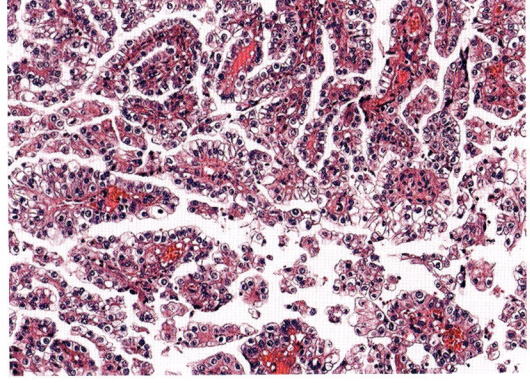

27B(HE × 200)

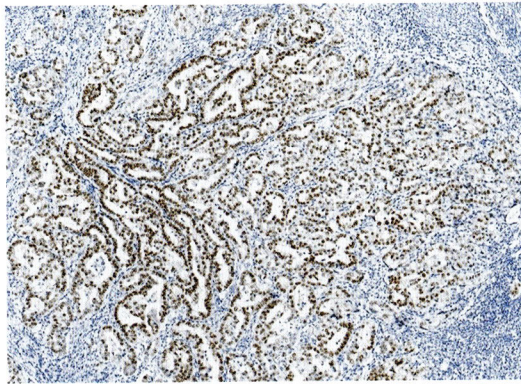

27C(HNF-1β × 100)

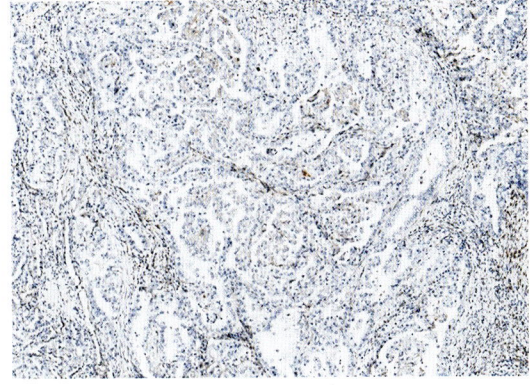

27D(ER × 100)

图 11-27　子宫内膜透明细胞癌

病例 28　富于细胞性平滑肌瘤

基本资料　女,37 岁,体检发现子宫肌壁间多发结节。

大体检查　全子宫切除标本,子宫肌壁间可见多发灰白结节,直径 0.8cm,大小 6cm×5cm×3cm,切面均灰白、质韧、编织状,边界清楚。

镜下所见　肿瘤由梭形细胞组成,细胞丰富,无细胞异型及肿瘤细胞坏死,未见明确病理核分裂象(图 11-28)。

免疫组化　肿瘤细胞平滑肌标记物 caldesmon、Desmin 和 SMA 阳性。

病理诊断　富于细胞性平滑肌瘤。

诊断依据　虽然细胞密集,但无细胞异型性,无坏死、核分裂象,且平滑肌标记物阳性。

鉴别诊断

(1) 平滑肌肉瘤:达到 2 个或以上恶性肿瘤形态学标准,即细胞弥漫明显异型性,坏死,核分裂象≥10 个/10HPF。

(2) 恶性潜能未定的平滑肌瘤(uterine smooth muscle tumor of uncertain malignant potential,STUMP):形态介于良性平滑肌瘤和平滑肌肉瘤之间,详见病例"恶性潜能未定的平滑肌肿瘤"。

(3) 子宫内膜间质结节:细胞短梭形,无厚壁血管,无束状生长方式,平滑肌标记物染色弱或缺失,CD10 有一定帮助,但特异性不强。

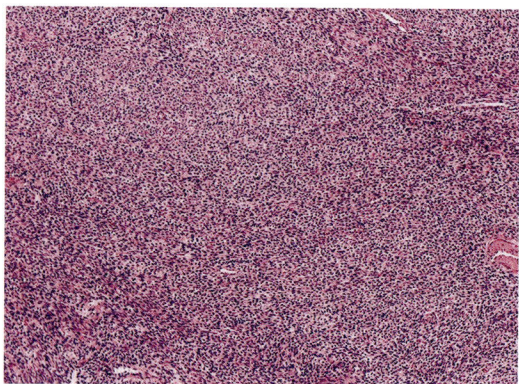 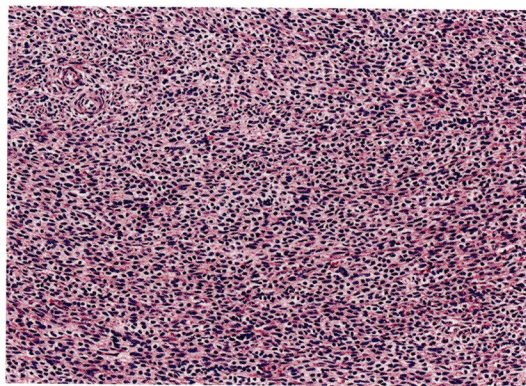

28A(HE×100)　　　　　　28B(HE×200)

图 11-28　富于细胞性平滑肌瘤

病例 29　上皮样平滑肌瘤

基本资料　女,37 岁,体检发现子宫肌壁间多发结节。

大体检查　全子宫切除标本,子宫肌壁间可见多发灰白结节,直径 0.2cm,大小 5cm×3cm×3cm,切面均灰白、质韧、编织状,边界清。

镜下所见　肿瘤由排列为小梁状结构的肿瘤细胞构成,肿瘤细胞为圆形或多角形细胞,细胞质嗜酸性,无细胞异型及肿瘤细胞坏死,未见明确核分裂象(图 11-29)。

免疫组化　肿瘤细胞平滑肌标记物 caldesmon、Desmin 和 SMA 阳性。

病理诊断　上皮样平滑肌瘤。

诊断依据　肿瘤细胞呈上皮样,无异型,无坏死,核分裂象<2 个/10HPF。

鉴别诊断

(1)血管周上皮样细胞肿瘤(perivascular epithelioid cell tumor,PEcoma):血管纤细,巢状或梁状结构,透明-嗜酸性颗粒样细胞质,细胞核呈圆形,至少有 2 个黑色素细胞标志物表达,包括 HMB45、Melan-A 或组织蛋白酶 K。存在 *TSC1/2* 突变或 *TFE3* 融合。

(2)上皮样平滑肌肉瘤:具有 2 个或以上恶性肿瘤形态学标准,即核分裂象≥4 个/10HPF;细胞异型性;肿瘤细胞坏死。

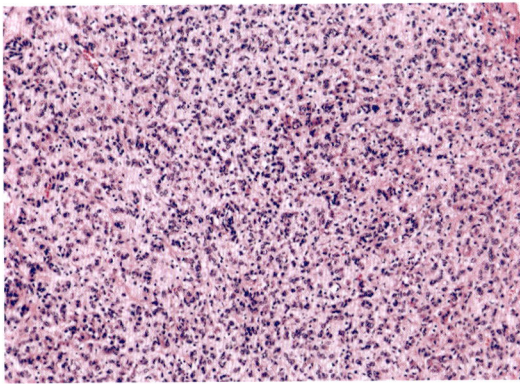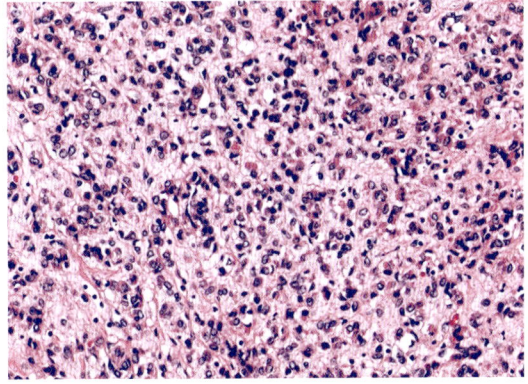

29A(HE×100)　　　　　　　　　29B(HE×200)

图 11-29　上皮样平滑肌瘤

病例30 脂肪平滑肌瘤

基本资料 女,63岁,发现盆腔包块1年余。

大体检查 子宫肌壁间见一灰黄结节,大小4cm×4cm×3cm,切面灰黄、质韧、编织状。

镜下所见 肿瘤内可见平滑肌与成熟脂肪细胞交织存在,细胞没有异型性,未见核分裂象(图11-30)。

免疫组化 平滑肌成分平滑肌标记物caldesmon,Desmin和SMA阳性,脂肪成分脂肪细胞标记物S-100阳性。

病理诊断 脂肪平滑肌瘤。

诊断依据 肿瘤细胞内可见没有异型的平滑肌和成熟脂肪交织存在。

鉴别诊断 富于细胞性平滑肌瘤,其内没有脂肪存在。

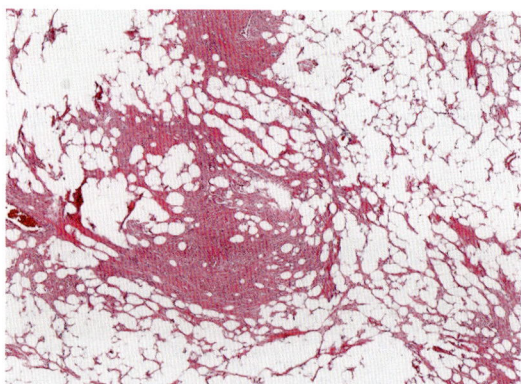
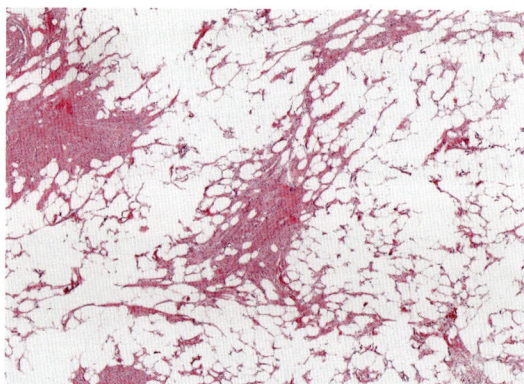

30A(HE×40)　　　　　　　　　　30B(HE×40)

图11-30 脂肪平滑肌瘤

病例 31　恶性潜能未定的平滑肌肿瘤

基本资料　女,51岁,CT:左附件区及腹盆腔多发肿物,考虑恶性可能性大。影像考虑:间叶组织来源肿瘤(间质瘤?)? 腹膜来源神经内分泌肿瘤? 卵巢癌伴种植转移?

大体检查　子宫大小8.5cm×5cm×3cm,于子宫底前壁浆膜下见一肿物,突出于浆膜,大小4cm×3cm×1.8cm,表面光滑,似有被膜。切面灰白、实性、质软。

镜下所见　肿瘤细胞呈梭形,密集排列(图11-31A、B),伴中度异型,核分裂象8个/10HPF(图11-31C、D)。

免疫组化　caldesmon(3+),calponin(2+),Desmin(3+),SMA(2+),ER(3+),PR(3+)。

病理诊断　恶性潜能未定的平滑肌肿瘤。

诊断依据　形态介于良性平滑肌瘤和平滑肌肉瘤之间。某些特殊类型的平滑肌瘤不应包含在这类肿瘤中,包括富于细胞性平滑肌瘤、伴有奇异性核的平滑肌瘤、核分裂活跃的平滑肌瘤、转移性平滑肌瘤等。以下特征可作为诊断参考:①肿瘤具有局灶、多灶或弥漫分布的细胞核异型性,核分裂象6~9个/10HPF,无坏死。②形态无恶性特征,伴有性质不确定的坏死。③无明显异型性和坏死,伴有活跃的核分裂象(>15个/10HPF)。caldesmon、calponin、Desmin、SMA(+)。

鉴别诊断

(1) 富于细胞性平滑肌瘤:细胞排列紧密,但细胞核无明显异型性,细胞质稀少,无坏死,核分裂象罕见。

(2) 伴有奇异性核的平滑肌瘤:细胞核伴有中-重度异型,异型细胞可呈灶状或弥漫分布,可见多核瘤巨细胞;但缺乏核分裂象及坏死。

(3) 核分裂活跃的平滑肌瘤:细胞较丰富,核分裂活跃(平均6~14个/10HPF),但无细胞核异型及肿瘤性坏死。

(4) 平滑肌肉瘤:细胞核伴有中-重度异型性,核分裂象>10个/10HPF,可见坏死;免疫组化染色常见p53过表达。

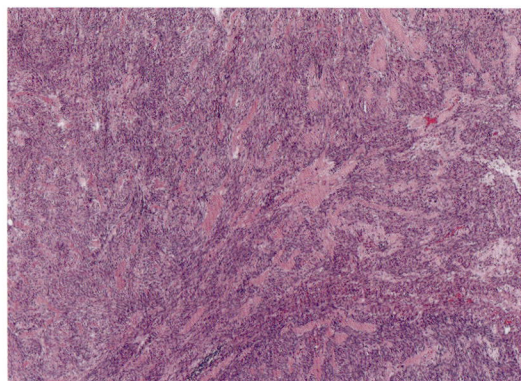

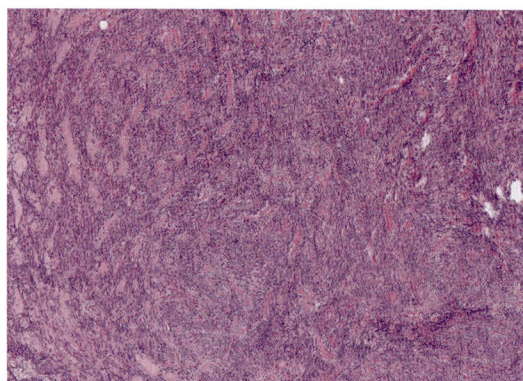

31A(HE × 20)

31B(HE × 40)

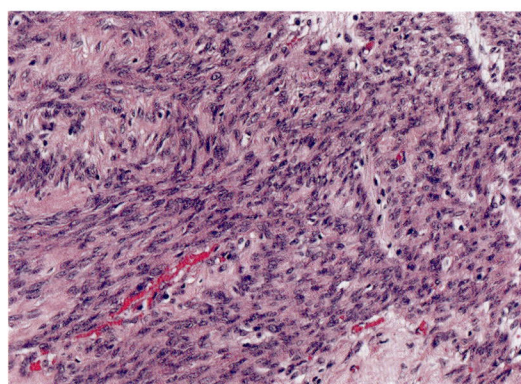

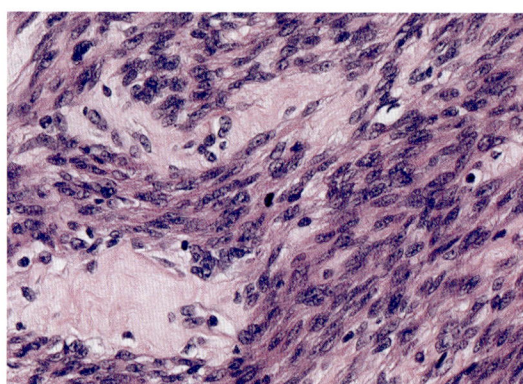

31C(HE × 100)

31D(HE × 200)

图 11-31　恶性潜能未定的平滑肌肿瘤

病例 32　子宫平滑肌肉瘤

基本资料　女,50岁,下腹不适2年余。

大体检查　全子宫切除标本,子宫肌壁间可见多发灰白结节,大小3cm×2.5cm×1cm至6.7cm×4.5cm×3cm,切面大部分灰白、质韧,大者切面灰白、质软。

镜下所见　肿瘤由梭形细胞组成,束状排列,细胞中度至重度异型性,核分裂象多见(>10个/10HPF),未见明确坏死(图11-32)。

免疫组化　肿瘤细胞平滑肌标记物caldesmon,Desmin和SMA阳性。

病理诊断　子宫平滑肌肉瘤。

诊断依据　肿瘤细胞可见中重度异型性,核分裂象多见(>10个/10HPF),虽然无明确坏死,但已符合2条形态学标准,并且平滑肌标记物阳性。

鉴别诊断

(1) 平滑肌瘤:没有以下任意形态学标准,即细胞异型性,坏死,核分裂≥10个/10HPF。

(2) 恶性潜能未定的平滑肌肿瘤:具有部分恶性形态学特征,但诊断恶性证据不足(见病例"恶性潜能未定的平滑肌肿瘤")。

(3) 低级别子宫内膜间质肉瘤:细胞异型性小,核分裂象少,CD10和ER/PR常阳性,但caldesmon阴性,大多数出现*JAZF1*融合。

知识拓展　2020年WHO新分类规定,计数核分裂象统一按照每mm^{2}进行有丝分裂来进行划分,平滑肌肉瘤计数核分裂个数时,在直径0.55mm的显微镜高倍视野(面积0.24mm^2)下,通常≥4/mm^2,即≥10个/10HPF。平滑肌肉瘤形态上主要有3种亚型,不同亚型诊断标准略有不同,具体如下。①梭形细胞平滑肌肉瘤:肿瘤细胞呈梭形和/或多形性,细胞质嗜酸性,束状或无规律性排列。可见中、重度异型性及肿瘤细胞凝固性坏死。异型性、核分裂数及坏死特征至少满足2个,是基本的病理学诊断条件。②上皮样平滑肌肉瘤:肿瘤细胞圆形或多角形,细胞质丰富、嗜酸性,罕见情况下细胞质略透明,上皮样形态一般>50%比例。肿瘤细胞呈中、重度异型性,核分裂象≥4个/10HPF。③黏液性平滑肌肉瘤:间质丰富、黏液变性,肿瘤细胞分布稀疏,肿瘤细胞通常为中等异型性,重度异型性较少见,核分裂象≥2个/10HPF。大部分伴有肌层浸润。缺乏重度异型性或高的核分裂象指数时,侵袭性边界是重要的诊断依据。

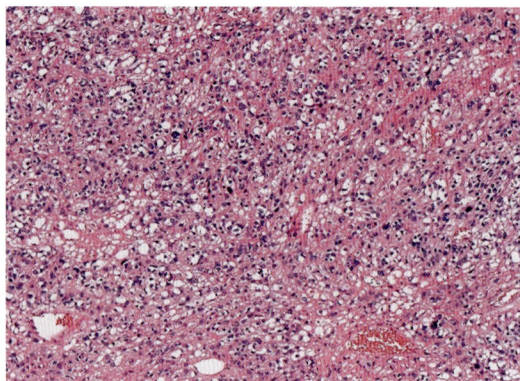

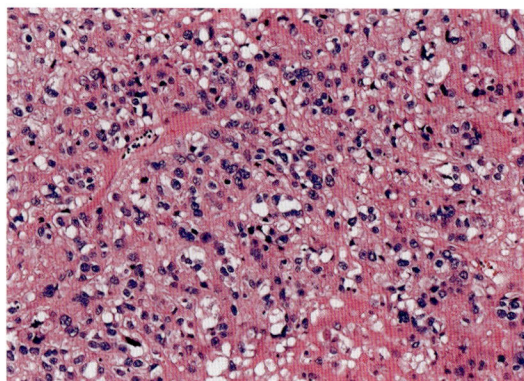

32A(HE × 100)　　　　　　　　　　　　　　32B(HE × 200)

图 11-32　子宫平滑肌肉瘤

病例 33　子宫内膜间质结节

基本资料　女,38 岁,腹胀 2 个月。

大体检查　子宫肌壁间见多发灰白结节,直径 0.2~0.6cm,切面实性、质韧、编织状,边界清。

镜下所见　子宫肌壁间可见一灶结节状肿物,与周围子宫平滑肌界限清楚,细胞密集,形态与子宫内膜间质相似,伴有增生,边缘膨胀性生长,不伴有浸润性生长,核分裂象罕见(图 11-33)。

免疫组化　ER、PR、CD10、WT1 阳性。

病理诊断　子宫内膜间质结节。

诊断依据　子宫内膜间质细胞增生,不伴有周围组织的浸润。

鉴别诊断

(1) 富于细胞性平滑肌瘤:梭形细胞,束状生长,可见厚壁血管,弥漫性 Desmin 和 caldesmon 阳性。

(2) 子宫内膜息肉:可见子宫内膜腺体,间质缺乏有丝分裂,可见厚壁血管。

(3) 低级别子宫内膜间质肉瘤:浸润性生长特征及淋巴管血管浸润。

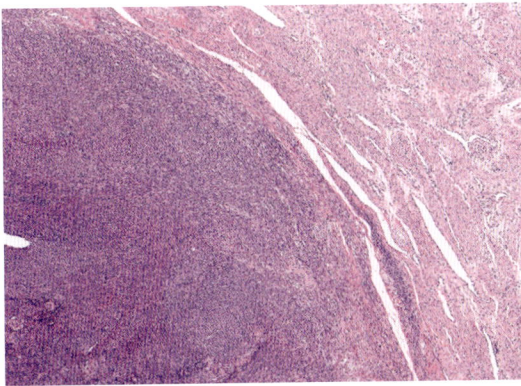

33A(HE × 40)

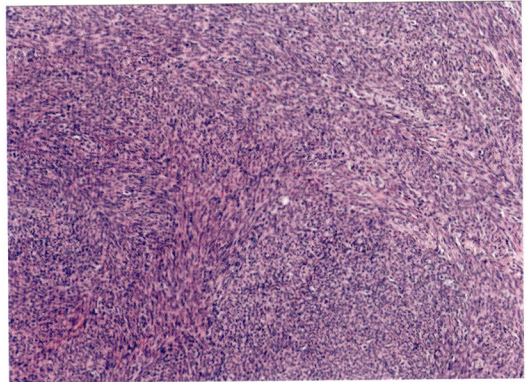

33B(HE × 100)

图 11-33　子宫内膜间质结节

病例 34　低级别子宫内膜间质肉瘤

基本资料　女,29 岁,外院子宫肌瘤剔除术后。

大体检查　子宫大小 9.8cm×5.5cm×2.3cm,肌壁间可见 2 枚灰白结节,直径 0.3~0.5cm,边界较清。

镜下所见　镜下可见不规则肿瘤细胞岛,形成舌样浸润肌层(图 11-34A);细胞为单一的卵圆形至梭形细胞,细胞异型性小,细胞质稀少,核分裂象偶见,未见坏死(图 11-34B)。

免疫组化　肿瘤细胞 CD10、WT1、ER、PR 阳性。

病理诊断　低级别子宫内膜间质肉瘤。

诊断依据　肿瘤细胞形态较温和,呈舌状浸润子宫肌壁。肿瘤内无坏死,核分裂象罕见。免疫组化表达子宫内膜间质标记物。

鉴别诊断

(1) 子宫内膜间质结节:无肌层侵犯(若有微小突起,≤3 个突起,每个突起<3mm),无淋巴管侵犯。

(2) 高级别子宫内膜间质肉瘤:伴有更加明确的细胞异型性和有丝分裂计数升高;cyclin D1 和 BCOR 常常阳性,ER 阴性;伴有 *YWHAE-NUTM2A/B* 融合,*BCOR* 融合或内部串联重复。

(3) 富于细胞性平滑肌瘤:梭形细胞,束状生长,可见厚壁血管,弥漫性 Desmin 和 caldesmon 阳性,缺乏 *JAZF1* 或 *PHF1* 融合。

知识拓展　瘤细胞类似于增殖期子宫内膜间质细胞,肿瘤组织呈舌状或蠕虫状生长,浸润子宫肌壁,并可形成脉管内瘤栓。低级别子宫内膜间质肉瘤具有多种组织学变异,最常见伴有平滑肌分化、性索样分化、纤维黏液样分化,其余少见者还可伴有脂肪分化,横纹肌分化,内膜腺体成分,破骨样多核巨细胞等。肿瘤细胞表达 CD10、ER、PR,少数表达 SMA,几乎不表达或仅偶尔表达 h-caldesmon、Desmin(平滑肌分化除外)。约有半数低级别子宫内膜间质肉瘤有 *JAZF1-SUZ12* 基因融合,另外少数病例伴有其他分子改变,包括 *JAZF1-PHF1*,*EPC1-PHF1*,*MEAF6-PHF1* 等。

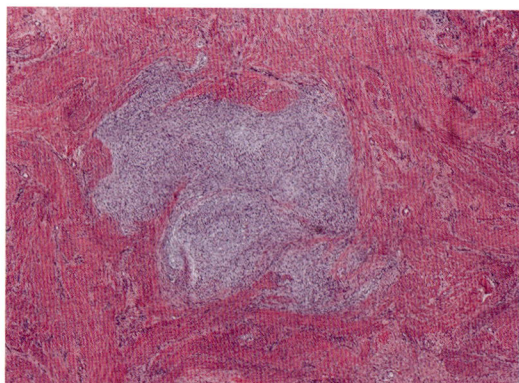
34A(HE × 40)

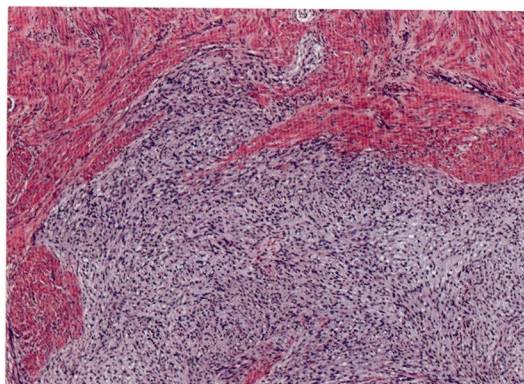
34B(HE × 100)

图 11-34　低级别子宫内膜间质肉瘤

病例 35　高级别子宫内膜间质肉瘤

基本资料　女,54 岁。2017 年超声检查显示:子宫前壁低回声包块(考虑子宫肌瘤),宫内混合回声包块(肌瘤变性? 子宫内膜病变?)。

大体检查　子宫双附件切除标本,大小 14cm×14cm×10cm,浆膜面局部破溃,破溃处灰白灰黄、质硬。多切面切开,切面见一肿物,直径 7cm,灰白灰黄、质硬,界不清,伴坏死,未累及颈管。

镜下所见　肿瘤细胞排列呈实性片状(图 11-35A),细胞呈梭形或上皮样(图 11-35B),伴有明显坏死(图 11-35C),核分裂象多见(图 11-35D)。

免疫组化　CD10(3+),Vimentin(3+),AE1/AE3(−),ER(−),PR(−)。

病理诊断　高级别子宫内膜间质肉瘤。

诊断依据　宫腔内或肌壁间肿物,切面黄褐色,鱼肉样,可见出血、坏死;镜下形态一致的圆形或梭形细胞,异型性明显,核形不规则,空泡状;核分裂多见;可伴有低级别子宫内膜间质肉瘤成分。cyclin D1(+),ER、PR 常(−),BCOR 常弥漫(+)。

鉴别诊断

(1) 低级别子宫内膜间质肉瘤:肿瘤细胞类似增殖期子宫内膜间质细胞,异型性不明显;免疫组化 CD10、ER、PR 弥漫(+),cyclin D1 及 BCOR(−)或灶状(+)。

(2) 未分化肉瘤:该肿瘤为排除性病理诊断,需除外其他具有特殊分子改变的肿瘤;肿瘤细胞形态一致或多形性明显,呈上皮样或梭形,异型显著,免疫组化 p53、p16 常(+)。

(3) 平滑肌肉瘤:平滑肌来源肿瘤,肌源性标记 Desmin 及 SMA 应为(+)。

知识拓展　常见分子改变包括 *YWHAE-NUTM2A/B* 基因融合,*ZC3H7B-BCOR* 基因融合及 *BCOR*-ITD(internal tandem duplication,内部串联重复)等。

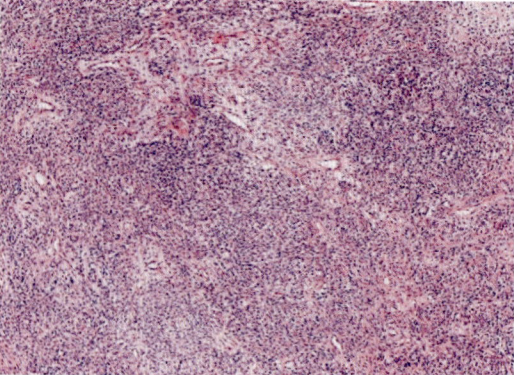

35A(HE × 100)

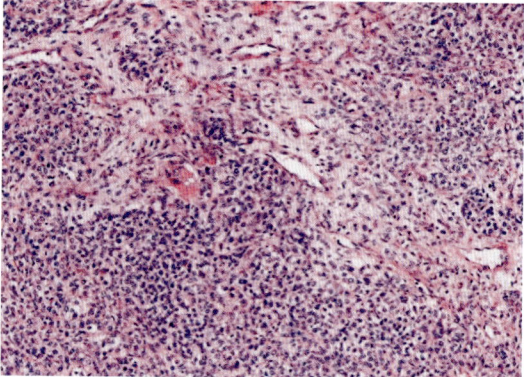

35B(HE × 200)

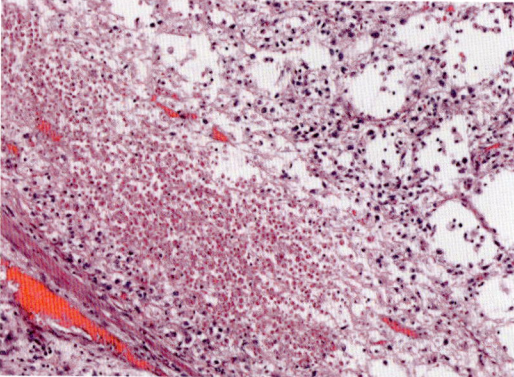

35C(HE × 200)

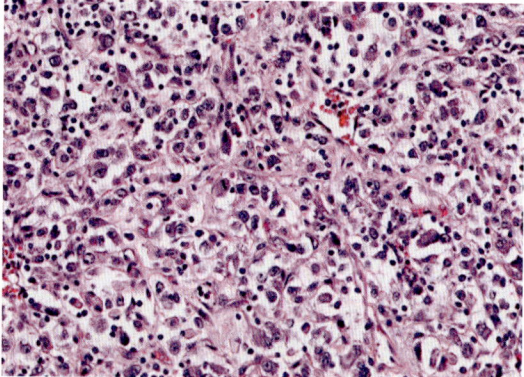

35D(HE × 400)

图 11-35 高级别子宫内膜间质肉瘤

病例36　腺　肉　瘤

基本资料　女,27 岁,MRI:宫腔、宫颈管及阴道内异常信号影,局部形成肿物。阴道内最大截面约 3.3cm×6.2cm。

大体检查　子宫大小 11cm×9cm×3.5cm,于宫底近左宫角处见一带蒂息肉状肿物,大小 7.5cm×5cm×3cm,切面灰白灰褐色,多房囊实性,质糟脆,囊内含清亮液体(已流失)。

镜下所见　镜下可见类似叶状肿瘤的裂隙状或扩张腺体(图 11-36A),被覆上皮为良性形态(图 11-36D);腺体周围围绕肿瘤性间质细胞(图 11-36B),细胞呈梭形或卵圆形,伴明确异型性(图 11-36C)。

免疫组化　异型的间质细胞 CD10(灶+),ER(-),PR(灶+),AE1/AE3(-),WT(3+),Desmin(-),Ki-67(30%+)。

病理诊断　腺肉瘤。

诊断依据　通常为外生性、息肉状,突入宫腔内,也可发生于宫颈或阴道,较大肿瘤可见出血、坏死。镜下可见类似叶状肿瘤的裂隙状或扩张腺体,被覆上皮为良性,可伴有化生性改变;腺体周围围绕肿瘤性间质细胞,靠近腺体区域细胞密集,呈低级别肉瘤样,可伴有横纹肌样分化,偶尔可见性索样分化;30% ~ 50% 病例可出现肉瘤过度生长(肉瘤成分超过肿瘤的 25%,通常为高级别,异型性明显,核分裂象多见,上皮成分消失)。免疫组化 CD10、ER、PR(+),但肉瘤过度生长区域常(-)。

鉴别诊断

(1) 子宫内膜间质肉瘤:缺乏腺体,或仅分布于肿瘤边缘,无明显分叶状结构;可出现上皮样肿瘤细胞或伴性索样分化。

(2) 子宫内膜息肉:缺乏腺肉瘤的典型分叶状结构,腺体周围无细胞密集区,核分裂象少见;中央常可见厚壁血管,细胞无异型性。

(3) 非典型息肉样腺肌瘤:可见结构复杂的子宫内膜样腺体,细胞可有轻-中度异型,常伴鳞状化生;间质成分为平滑肌或肌纤维母细胞样细胞,免疫组化 SMA(+)。

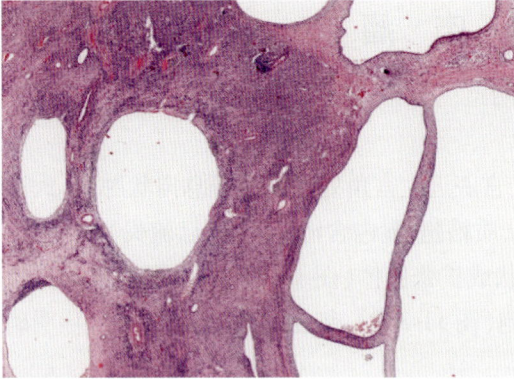

36A(HE × 20)

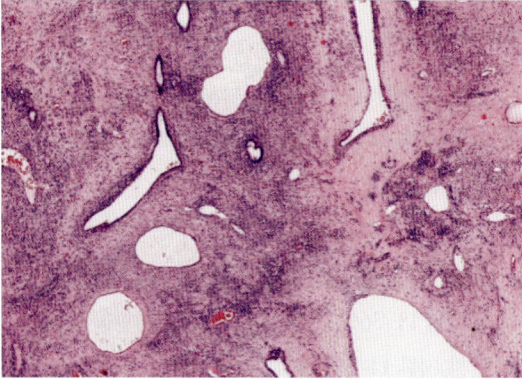

36B(HE × 40)

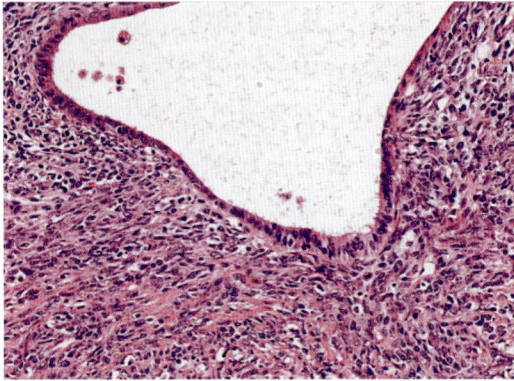

36C(HE × 100)

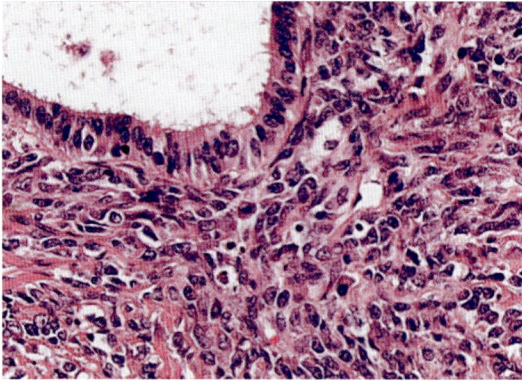

36D(HE × 400)

图 11-36　腺肉瘤

病例 37　未分化子宫肉瘤

大体检查　子宫大小 11cm×10cm×5cm,子宫体后壁及左侧宫旁见鱼肉状肿物,大小 9cm×8cm×6cm,部分灰黄、质糟脆,肿物主要由子宫体肌壁向外生长,右宫旁见肿物侵犯。

镜下所见　肿瘤组织呈实性片状分布(图 11-37A),肿瘤细胞呈梭形或多边形,体积较大,异型性及多形性均较明显,可见瘤巨细胞(图 11-37B、C)。细胞核染色质粗糙,可见明显核仁;核分裂象活跃(图 11-37D)。

免疫组化　ER(1+),PR(1+),CD10(1+),Vimentin(1+)。

病理诊断　未分化子宫肉瘤。

诊断依据　肿瘤常突入宫腔内,可呈息肉状,或位于肌壁内,切面呈鱼肉状,常见出血坏死。镜下肿瘤由实性片状的上皮样或梭形细胞构成,缺乏分化,形态较一致或具有明显多形性,核分裂象活跃,常见坏死及淋巴管、血管侵犯。免疫组化染色肿瘤细胞常表达 p53 及 p16,有时表达 ER、PR 及 CD10。需要注意的是该肿瘤为排除性诊断,需首先除外其他类型的肿瘤才能诊断。

鉴别诊断

(1) 平滑肌肉瘤:细胞核可见中-重度异型性,细胞质较丰富、红染,免疫组化可证实有平滑肌分化,SMA、Desmin(+)。

(2) 高级别子宫内膜间质肉瘤:由形态一致的圆形或梭形细胞构成,异型性明显,可伴有低级别子宫内膜间质肉瘤成分。免疫组化 cyclin D1(+),ER、PR 常(−),BCOR 常弥漫(+)。分子检测可见 *YWHAE-NUTM2A/B* 基因融合,*ZC3H7B-BCOR* 基因融合或 *BCOR*-ITD (internal tandem duplication,内部串联重复)。

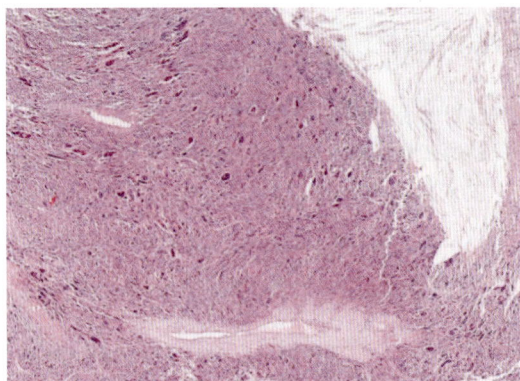

37A(HE × 40)

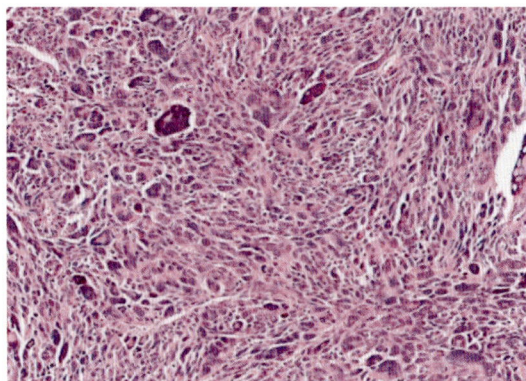

37B(HE × 100)

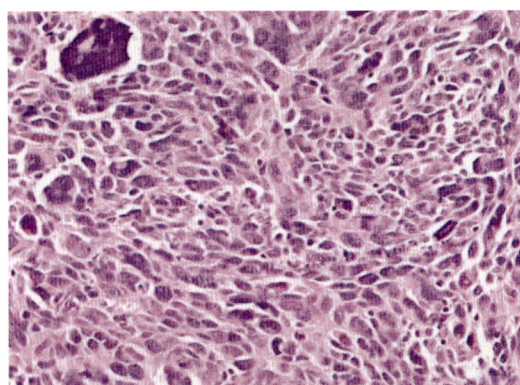

37C(HE × 200)

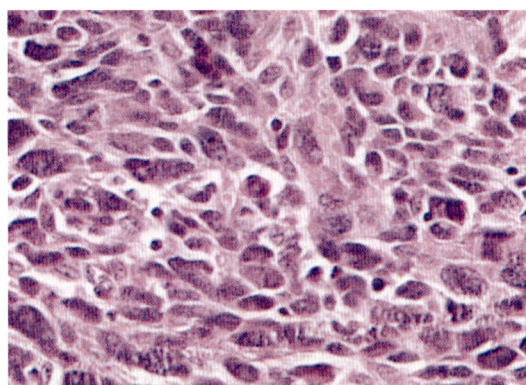

37D(HE × 400)

图 11-37　未分化子宫肉瘤

输卵管及卵巢

病例 38　慢性输卵管炎

基本资料　女,50岁,进行性痛经加重3年。超声检查提示子宫腺肌瘤。

大体检查　右输卵管长7cm,直径0.5~1cm,伞端开放。

镜下所见　镜下黏膜皱襞消失,形成不规则腔隙(图11-38A);黏膜固有层及肌层内可见大量淋巴细胞及浆细胞浸润(图11-38B、C)。黏膜上皮细胞呈单层低柱状或立方状(图11-38D);肌层变薄,伴纤维组织增生。

病理诊断　慢性输卵管炎。

诊断依据　大体常见输卵管与卵巢粘连及输卵管伞端闭锁,切面可见管腔扩张、积水。镜下黏膜扭曲、变形,皱襞可相互粘连,形成滤泡样或不规则腔隙;黏膜内可见淋巴细胞及浆细胞浸润。积水的输卵管黏膜萎缩,仅见残留的小皱襞,上皮细胞呈矮立方状;肌层变薄或由纤维组织替代。

鉴别诊断　输卵管炎症较重时可出现输卵管上皮显著崩解及反应性增生,需和浆液性癌进行鉴别,鉴别点主要是大量炎症细胞浸润,细胞异型不显著,罕见核分裂象。

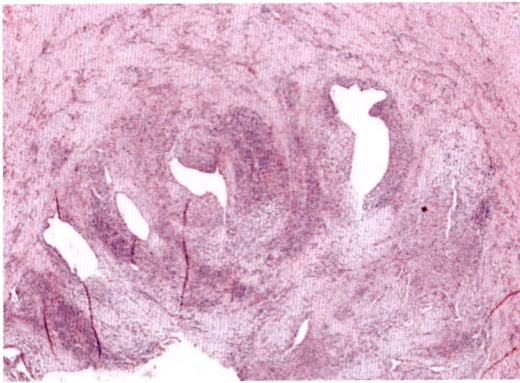

38A(HE × 40)

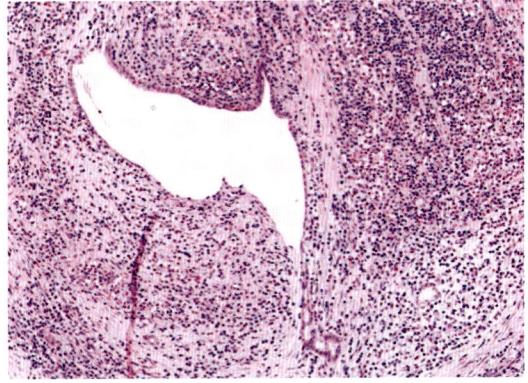

38B(HE × 100)

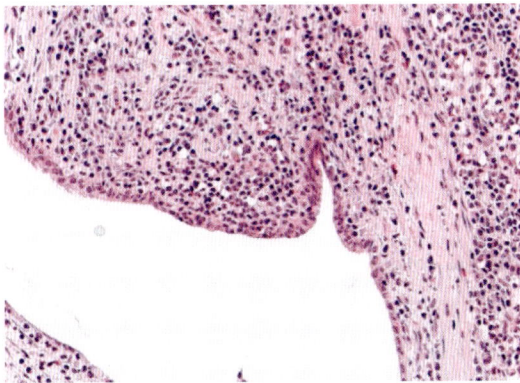

38C(HE × 200)

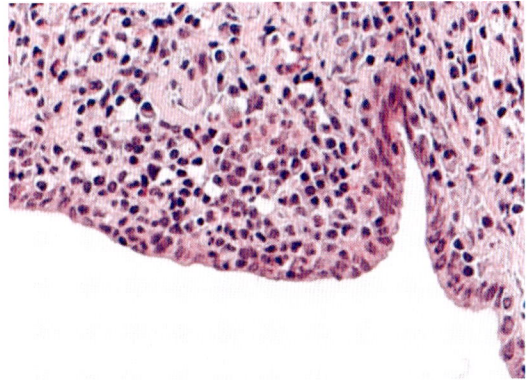

38D(HE × 400)

图 11-38　慢性输卵管炎

病例 39　浆液性囊腺瘤

基本资料　女,37 岁,影像学检查:左侧盆腔囊实性肿块。

大体检查　一侧附件切除标本,输卵管长 4cm,直径 0.5cm,系膜表面可见一直径 0.5cm 泡状附件。卵巢区已被囊性肿物取代,内容物已流失,仅见囊皮样组织,大小 10.7cm×7.5cm× 0.5cm,囊壁厚 0.2~0.5cm,内壁光滑,可见少许暗褐色液体残存。

镜下所见　囊壁被覆单层或假复层立方状或柱状上皮,类似输卵管上皮细胞,无明显异型,无核分裂象(图 11-39)。

病理诊断　浆液性囊腺瘤。

诊断依据　囊性肿瘤,>1cm,内容透明清亮液体,内外表面均光滑。囊壁被覆单层或假复层立方状或柱状上皮,类似输卵管上皮细胞,无明显异型,无核分裂象;可见少量粗大、结构简单的乳头状突起。

鉴别诊断

(1) 交界性浆液性肿瘤:乳头状结构较丰富,呈分支乳头或微乳头结构,上皮增生成复层,伴轻-中度异型,增生细胞比例大于肿瘤的 10%。

(2) 浆液性囊腺纤维瘤:形态与浆液性囊腺瘤类似,伴有纤维瘤样间质。

(3) 子宫内膜异位囊肿:囊肿被覆子宫内膜样腺体,周围可见子宫内膜样间质,常伴有出血及含铁血黄素沉积。

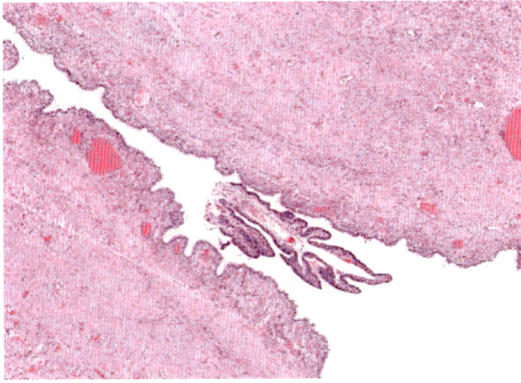
39A(HE×40)

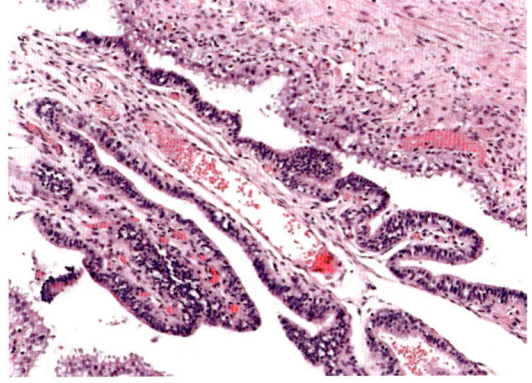
39B(HE×100)

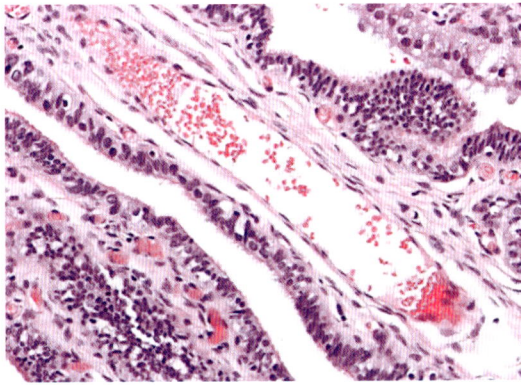
39C(HE×200)

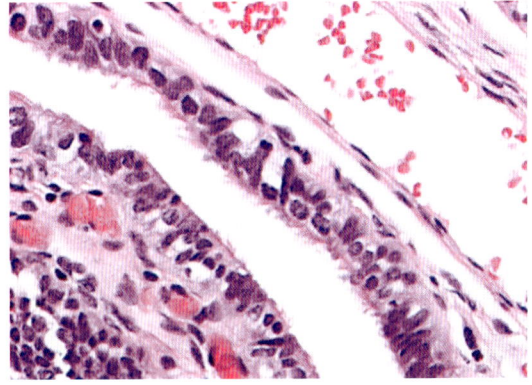
39D(HE×400)

图 11-39 浆液性囊腺瘤

病例 40　子宫内膜样囊腺瘤/腺纤维瘤

基本资料　女,55 岁。

大体检查　左卵巢大小 2cm×2cm×1.5cm,切面呈囊实性。

镜下所见　良性的子宫内膜样腺体分布在纤维间质中(图 11-40A、B),部分腺体扩张。细胞质嗜碱性,杆状细胞核和明显的核仁(图 11-40C、D)。

病理诊断　子宫内膜样囊腺瘤/腺纤维瘤。

诊断依据　子宫内膜样囊腺瘤通常呈单房囊性,被覆子宫内膜样上皮,周围缺乏子宫内膜间质;腺纤维瘤切面常呈灰白、实性,或散在囊腔形成,呈蜂窝状,镜下由纤维瘤样间质构成,散在分布类似增殖期子宫内膜的腺体,部分腺体扩张。腺上皮高柱状,核卵圆形。二者均可伴有子宫内膜异位,可见鳞状上皮化生及黏液化生。

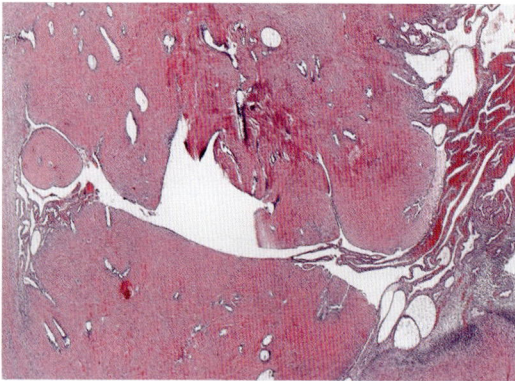

40A(HE × 20)

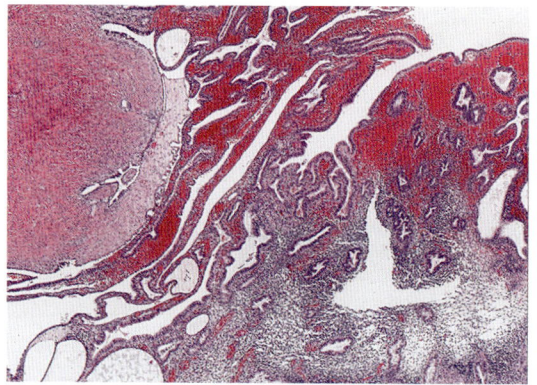

40B(HE × 40)

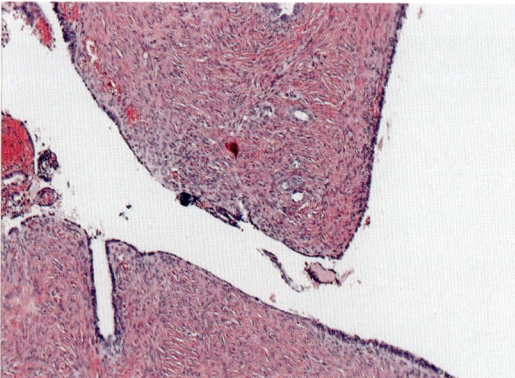

40C(HE × 100)

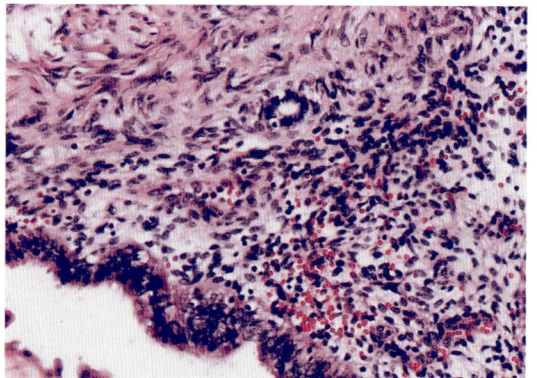

40D(HE × 400)

图 11-40　子宫内膜样囊腺瘤/腺纤维瘤

病例 41　交界性浆液性肿瘤

基本资料　女,35 岁,盆腔肿物。影像学检查显示:左侧卵巢囊实性肿块,倾向恶性。

大体检查　一侧附件切除,卵巢区可见一囊实性肿物,大小 6cm×3.5cm×2.8cm,囊内壁光滑,囊内容物已流失,囊壁厚 0.1~0.2cm,内壁可见乳头状突起,范围约 7cm×4cm×1cm。

镜下所见　囊内壁可见粗细不等的乳头状结构(图 11-41A),肿瘤性上皮细胞呈复层排列,局部形成细小乳头状结构及簇状结构(图 11-41B)。肿瘤细胞伴轻-中度异型,核质比高,可见小核仁(图 11-41C、D)。

病理诊断　交界性浆液性肿瘤。

诊断依据　囊性肿瘤,内外壁均可出现乳头状结构,乳头较纤细,结构较复杂。肿瘤细胞呈复层、簇状排列,细胞核较小,伴轻-中度异型,核质比增高。可出现微乳头(突出于较大乳头表面,长宽比>5∶1)及筛状结构。若微乳头/筛状区域最大径≥5mm,则诊断为微乳头亚型。Ki-67 增殖指数较低。

鉴别诊断

(1) 交界性浆液性肿瘤伴有微小浸润癌:需与交界性浆液性肿瘤伴有微小间质浸润鉴别。二者间质内病变最大径均<5mm,但后者为间质内小簇状或单个细胞浸润,细胞质嗜酸性深染,细胞异型性与交界性肿瘤细胞一致;前者为微乳头状或实性细胞巢,无丰富的嗜酸性细胞质,形态类似浸润性低级别浆液性癌。

(2) 低级别浆液性癌:呈乳头状、微乳头状、腺样或小巢状,细胞形态较一致,可见间质浸润或肿瘤漂浮于透明间隙之中。

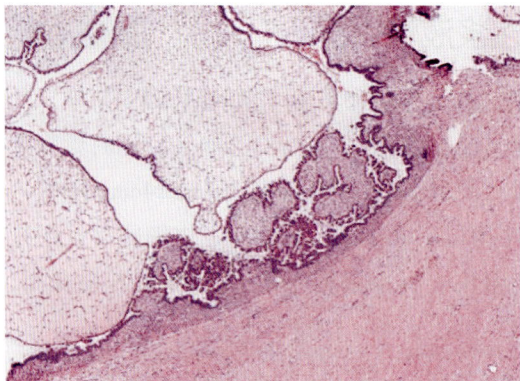

41A(HE × 40)

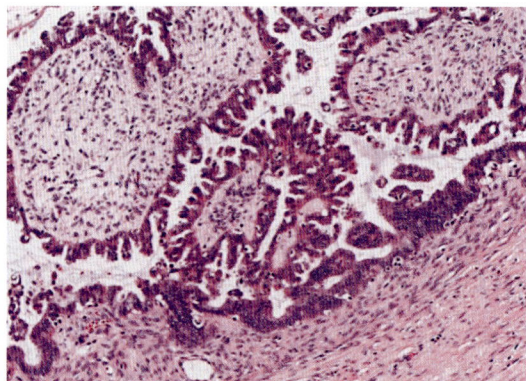

41B(HE × 100)

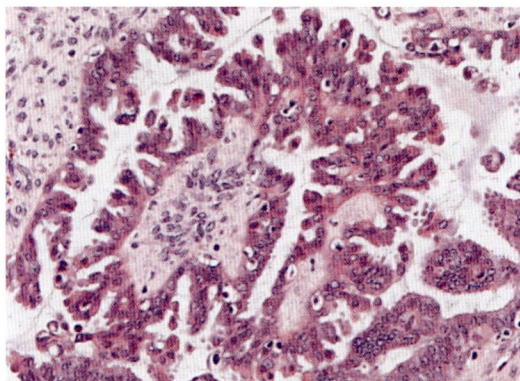

41C(HE × 200)

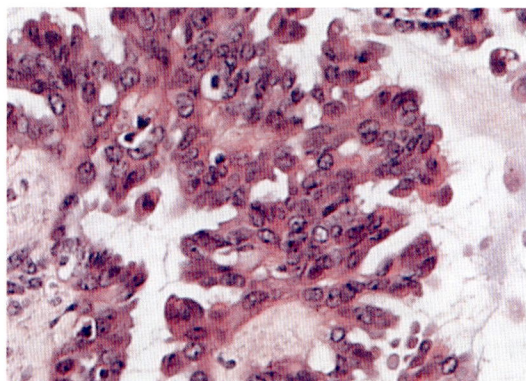

41D(HE × 400)

图 11-41　交界性浆液性肿瘤

病例 42　交界性黏液性肿瘤

基本资料　女,64 岁,下腹坠胀。超声检查显示:盆腔内囊性占位? 查体:盆腔可触及10~15cm 囊性肿物。

大体检查　囊性肿物,大小 16cm×9cm×3cm,囊内容物已流失,囊内壁大部分光滑,壁厚0.1~0.2cm;局灶可见灰白、质硬、隆起结节,直径 0.3~1.2cm,表面附着少许黏液,肿物表面光滑。

镜下所见　肿瘤组织呈大小不等的腺腔样结构,部分腺体扩张,腔内可见黏液。衬覆上皮为胃肠型黏液上皮,大部分呈单层(图 11-42A、B),少部分呈复层排列(图 11-42C)。部分细胞伴轻度异型,无明显间质浸润(图 11-42D),偶见核分裂象。

病理诊断　交界性黏液性肿瘤。

诊断依据　肿瘤通常体积较大,单侧发生,切面多房囊性,内含黏液。囊壁被覆胃肠型黏液上皮,复层排列,呈乳头状、绒毛状、簇状结构。可见杯状细胞。细胞伴轻-中度异型,可见核分裂象。

鉴别诊断

(1) 黏液性囊腺瘤:单层黏液上皮,细胞无明显异型。当<10% 的肿瘤细胞增生呈交界性形态时应诊断为黏液性囊腺瘤伴局灶上皮增生。

(2) 黏液性上皮内癌:交界性肿瘤背景,局灶或散在多灶明显异型的细胞,复层生长,一般大于 4 层,核分裂象活跃。

(3) 黏液性癌:腺体拥挤、结构复杂,细胞异型性显著;可见破坏性或膨胀性间质浸润。

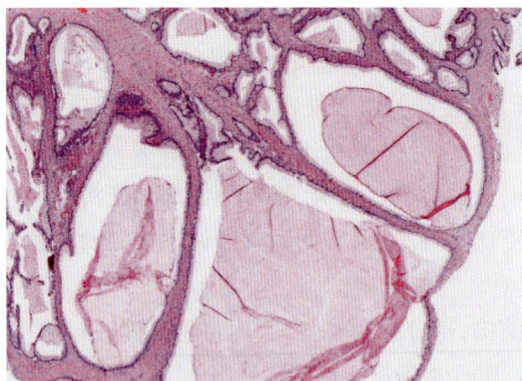

42A(HE × 40)

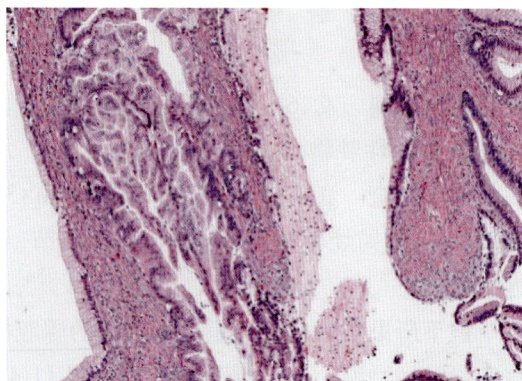

42B(HE × 100)

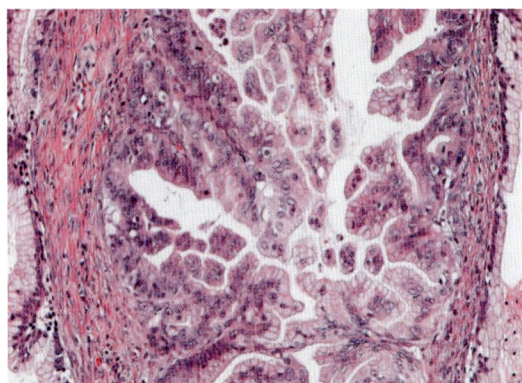

42C(HE × 200)

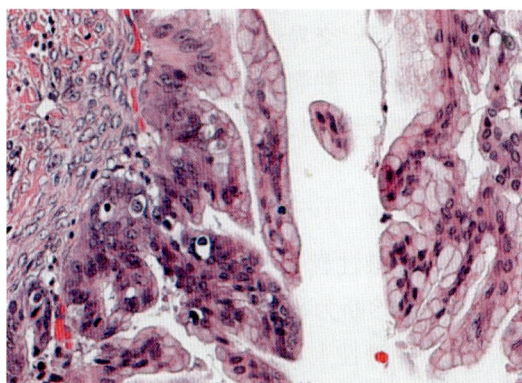

42D(HE × 400)

图 11-42　交界性黏液性肿瘤

病例 43　高级别浆液性癌

基本资料　女,53 岁,盆腔肿物。

大体检查　肿物大小 8cm×8cm×6cm,切面灰白灰黄、实性、质硬。输卵管部分包埋于肿物内,长 4cm,直径 0.6cm。

镜下所见　肿瘤组织呈巢片状分布,可见显著纤维组织增生(图 11-43A),部分区域呈筛状结构(图 11-43B、C)。肿瘤细胞异型性及多形性明显,可见大量核分裂象(图 11-43D)。

免疫组化　ER(2+),p16(2+),p53 突变型表达,PAX8(2+),PR(−),WT1(2+)。

病理诊断　高级别浆液性癌。

诊断依据　大体多为双侧发生的较大的囊实性肿物,实性区常见坏死,囊内多见乳头状结构。镜下呈实性片状、乳头状、腺样、筛状或迷宫样结构,细胞核大,异型性及多形性明显(大小差异大于 3 倍),核分裂象多见(大于 12 个/10HPF)。免疫组化 WT1 弥漫(+),p16 肿瘤弥漫(+),p53 呈突变型表达[弥漫强(+)、全(−)或细胞质(+)]。

鉴别诊断

(1) 低级别浆液性癌:肿瘤呈巢状、乳头状、微乳头状及腺样结构,细胞核圆形,细胞质较少,轻-中度异型,多形性不明显(细胞核大小差异小于 3 倍),可见小核仁。核分裂象通常 3~5 个/10HPF,常见砂粒样钙化,常伴有交界性浆液性肿瘤成分。免疫组化 CK7、PAX8、ER、WT1 弥漫(+),p16 斑驳(+),p53 呈野生型表达。

(2) 子宫内膜样癌:多为管状或筛状结构,形态较规则,细胞核圆形或卵圆形,大小较一致,常见鳞状分化,免疫组化 ER、PR 常弥漫(+),p53 呈野生型表达,p16 斑驳(+)[低分化子宫内膜样癌 p53 可呈突变型表达,p16 弥漫(+)]。

(3) 透明细胞癌:细胞异型性明显,可见鞋钉样细胞,部分细胞质透明。免疫组化 ER、PR(−),WT1(−),p53 多呈野生型表达。

(4) 恶性间皮瘤:罕见。免疫组化 Calretinin、CK5/6、D2-40(+),ER、PR(−)。

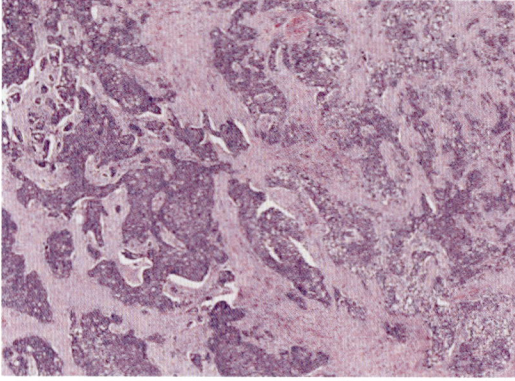
43A(HE × 40)

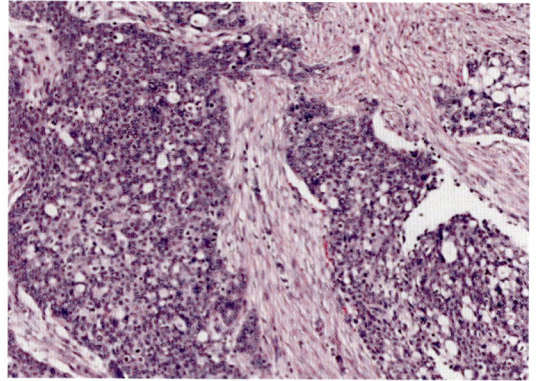
43B(HE × 100)

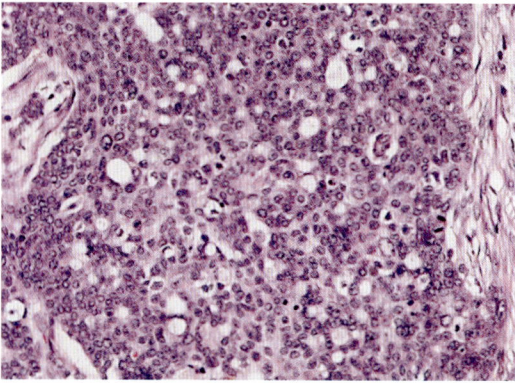
43C(HE × 200)

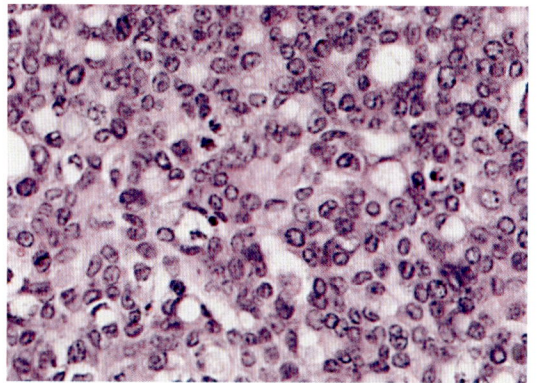
43D(HE × 400)

图 11-43 高级别浆液性癌

病例 44　子宫内膜样癌

基本资料　女,43 岁,结肠癌术后 6 年,腹胀、盆腔包块 1 周。

大体检查　右附件组织,卵巢被肿物占据,大小 20cm×17cm×7cm,切面灰黄灰红,实性、质中偏软,伴黏液分泌。

镜下所见　异型增生的腺上皮排列成密集的腺管样结构,间质稀少。腺体形状不规则,可见乳头状结构,部分腺体相互融合(图 11-44A、B)。腺上皮排列成复层,细胞核伴中-重度异型,可见核仁及核分裂象(图 11-44C、D)。

免疫组化　CA125(2+),ER(50% 强阳),PR(80% 强阳),p16(1+),p53(−),WT(−),PAX8(1+)。

病理诊断　卵巢子宫内膜样癌。

诊断依据　通常为单侧发生,肿瘤体积较大,切面囊实性,可出现广泛出血坏死。镜下形态与发生于子宫的肿瘤相似,多数肿瘤表现为相互融合的腺体,呈膨胀性或推挤性浸润;少数病例可见不规则的腺体、实性肿瘤细胞巢或单个肿瘤细胞呈破坏性浸润。细胞核圆形或卵圆形,伴轻-中度异型,核仁明显;可见鳞状分化或黏液分化,有时可见核上或核下空泡形成。免疫组化 ER、PR 及 PAX8(+),p16 呈斑驳(+),WT1 通常(−)。p53 通常呈野生型表达,高级别肿瘤可呈突变型表达。

鉴别诊断

(1) 高级别浆液性癌:细胞核异型性及多形性明显,WT1 及 p16 常弥漫(+),p53 呈突变型表达方式。子宫内膜样癌常见鳞状分化及子宫内膜异位。

(2) 透明细胞癌:细胞质透明或嗜酸,异型性明显,可见鞋钉样细胞。ER、PR、WT1 通常(−),HNF-1β 及 napsin A 可(+)。

(3) 支持-间质细胞瘤:需与伴性索样分化的子宫内膜样癌鉴别,支持-间质细胞瘤患者平均年龄 25 岁,而子宫内膜样癌多见于围绝经期或绝经期患者;无鳞状分化、子宫内膜异位或腺纤维瘤等表现;免疫组化 inhibin、Calretinin 及 WT1(+),EMA(−)。

(4) 结肠腺癌卵巢转移:本病例有"结肠癌"病史,需要鉴别转移,常为双侧卵巢发生,形态与子宫内膜样癌较相似,往往伴有坏死,最终鉴别需要结合免疫组化染色,结肠癌转移 PAX8、ER、PR(−),CDX-2、CK20 及 STAB2(+)。

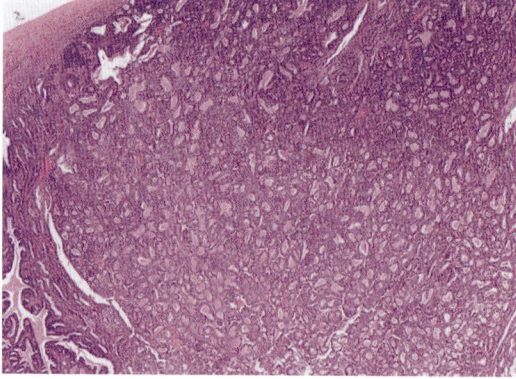
44A(HE×40)

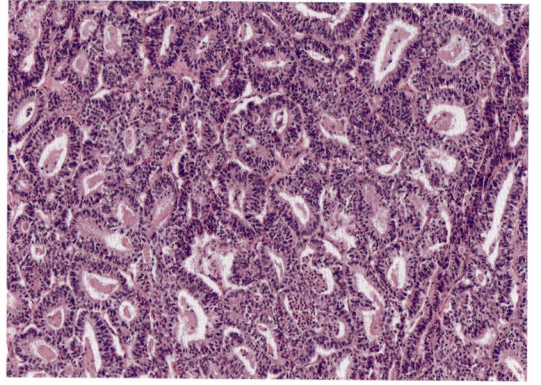
44B(HE×100)

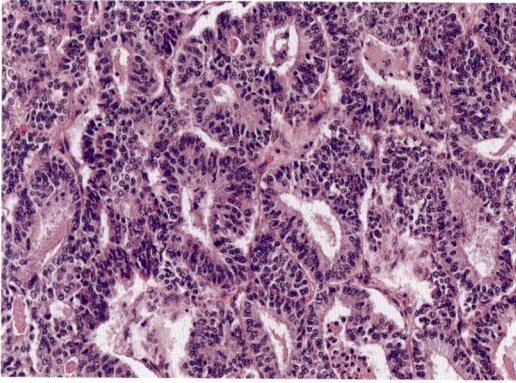
44C(HE×200)

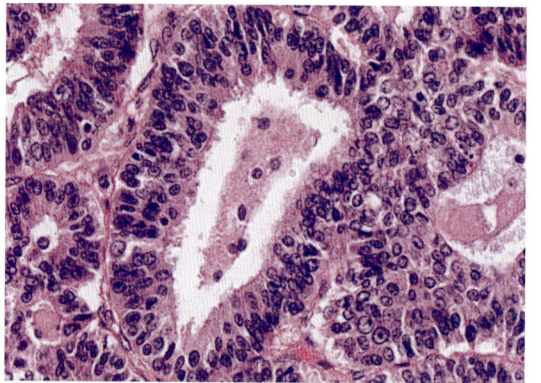
44D(HE×400)

图 11-44　卵巢子宫内膜样癌

病例 45　透明细胞癌

基本资料　女,55 岁,查体发现左卵巢占位 1 个月余。盆腔 MR 提示囊腺癌。

大体检查　左输卵管长 6.5cm,直径 0.3cm。左卵巢被肿物占据,位于输卵管下方,肿物为囊性,大小 4cm×2cm×1.5cm,壁厚 0.1~0.3cm,内壁灰黄灰褐色,附凝血;局部见一隆起区,范围 0.7cm×0.5cm×0.3cm,切面灰黄、质硬。

镜下所见　肿瘤组织由管状及腺样结构组成(图 11-45A、B),肿瘤细胞的细胞质透明或嗜酸性,可见鞋钉样细胞,可见较多微乳头结构形成(图 11-45C、D)。细胞异型性明显,核染色深,有突出的核仁,核分裂象多见。

免疫组化　HNF-1β(2+),Naption A(1+),ER(−),PR(−),p16(3+),p53(灶+),WT(−),PAX8(3+)。

病理诊断　透明细胞癌。

诊断依据　常单侧发生,切面实性或囊实性,体积较大。镜下肿瘤细胞呈管状、囊状、乳头状或实性片状生长,囊内可见嗜酸性分泌物。肿瘤细胞立方状、多边形或鞋钉样,细胞质透明或嗜酸,细胞核异型性明显,可见核仁,核分裂象多见。免疫组化 PAX8、HNF-1β、Napsin A 通常为(+),ER、PR、WT1(−)。

鉴别诊断

(1) 高级别浆液性癌:透明细胞癌常见管状、囊状结构,乳头较纤细,间质常伴有玻璃样变性。免疫组化浆液性癌 WT1、ER(+),HNF-1β、Napsin A(−),而透明细胞癌则 WT1、ER(−),HNF-1β、Napsin A(+)。

(2) 子宫内膜样癌伴有分泌改变:肿瘤细胞呈高柱状,可见核上或核下空泡,类似分泌期子宫内膜。免疫组化 ER、PR(+),HNF-1β(−);而透明细胞癌 ER、PR(−),HNF-1β(+)。

(3) 卵黄囊瘤:患者年龄较轻,血清甲胎蛋白(α-fetoprotein,AFP)常升高。形态较多样,可见 S-D 小体。免疫组化 CK7、EMA(−),SALL4、AFP 及 GPC-3(+)。

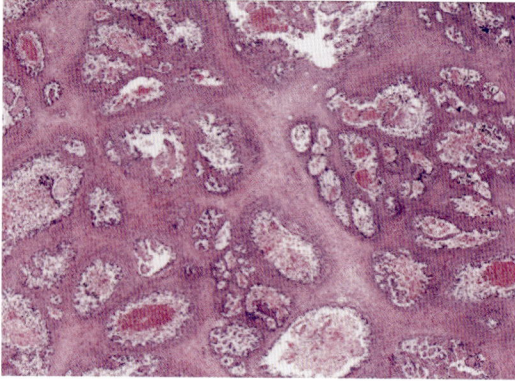

45A(HE × 20)

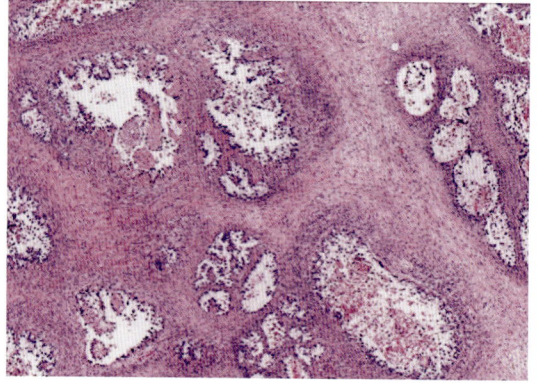

45B(HE × 40)

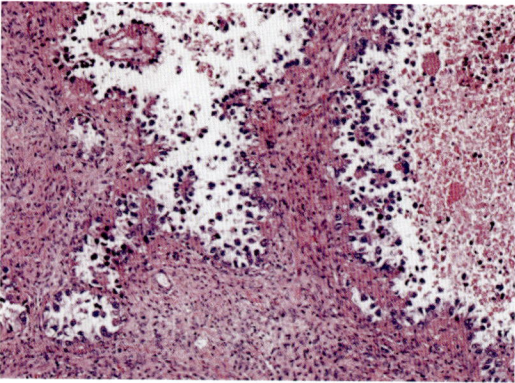

45C(HE × 100)

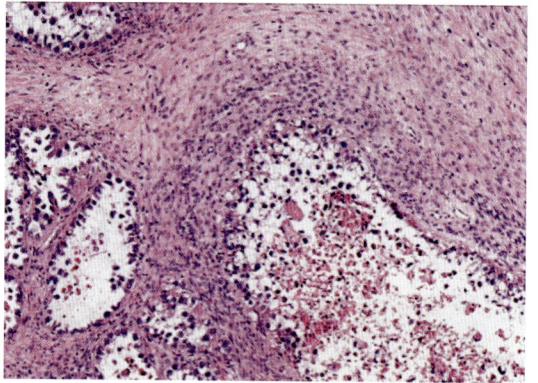

45D(HE × 100)

图 11-45 透明细胞癌

病例 46 癌 肉 瘤

基本资料 女,64岁,影像学检查:盆腔不规则肿物,倾向为恶性,与子宫及双附件分界不清。

大体检查 右附件及肿物切除标本,输卵管长 3.5cm,直径 0.6cm;右卵巢已被肿物占据,总大小 6.5cm×4.5cm×1.5cm,切面灰白、呈囊实性,实性区范围 4cm×2.5cm×1.5cm,囊性区囊壁厚 0.1~0.2cm。

镜下所见 肿瘤细胞呈弥漫片状排列(图 11-46A),癌成分主要呈未分化癌(图 11-46B),部分呈鳞状细胞癌(图 11-46C)、低级别子宫内膜样癌、高级别浆液性癌和透明细胞癌;肉瘤成分为软骨肉瘤(图 11-46D)。

免疫组化 AE1/AE3(3+),CK18(3+),Vimentin(1+),S-100(1+),ki-67(40%+)。

病理诊断 癌肉瘤。

诊断依据 肿瘤切面常见出血、坏死及囊性变。肿瘤由恶性上皮及间叶成分混合而成,上皮成分多为浆液性癌或难以分类的高级别癌,偶可见透明细胞癌或中肾样癌。间叶成分通常为高级别肉瘤,类似纤维肉瘤或恶性纤维组织细胞瘤,有时可见异源性成分,如横纹肌肉瘤、软骨肉瘤及骨肉瘤等。

鉴别诊断

(1) 去分化癌:由分化较好的癌成分及未分化成分构成,分化性癌成分通常为国际妇产科联盟(Federation International of Gynecology and Obstetrics,FIGO)1~2 级的子宫内膜样癌,未分化成分通常为形态较一致的小圆形细胞构成的未分化癌。

(2) 子宫内膜样癌:偶尔可见异源性成分如软骨及骨样组织,但缺少肉瘤样成分。

知识拓展 第 5 版 WHO 女性生殖道肿瘤分类中,不推荐使用恶性混合性米勒肿瘤诊断名称。

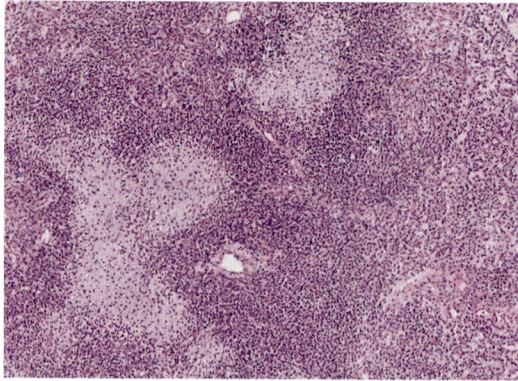

46A(HE × 50)

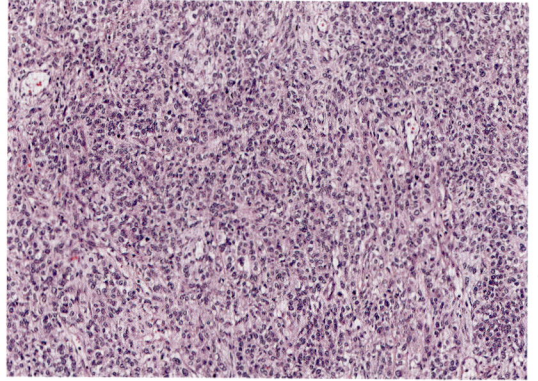

46B(HE × 100)

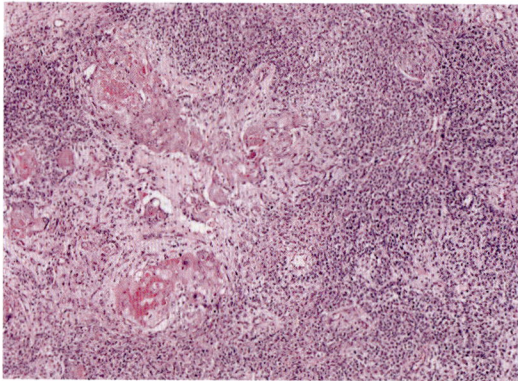

46C(HE × 100)

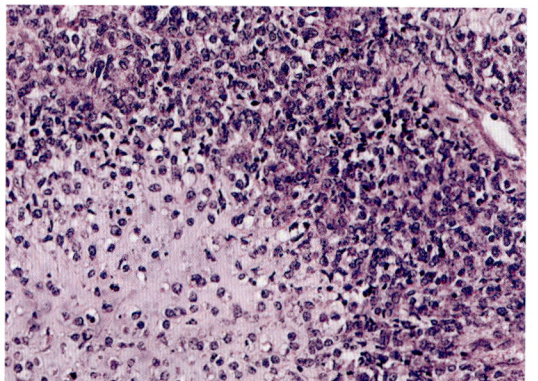

46D(HE × 200)

图 11-46　癌肉瘤

病例47　纤　维　瘤

基本资料　女,73岁,发现盆腔肿物30年。超声检查提示:左侧盆腔囊实性病变(考虑来源于左卵巢)。

大体检查　破碎组织一堆,大小1cm×0.5cm×0.5cm至1.7cm×1cm×0.5cm,切面灰红、质硬。

镜下所见　肿瘤细胞呈梭形,束状、席纹状排列,可见少许胶原带。肿瘤细胞密集排列,无明显异型性,未见核分裂象(图11-47)。

免疫组化　α-inhibin(1+),Ki-67(10%+)。

病理诊断　卵巢纤维瘤。

诊断依据　肿瘤切面灰白、质硬,呈编织状,可见水肿、出血及囊性变。梭形肿瘤细胞形态较温和,呈束状、席纹状排列,可见玻璃样变的胶原带。肿瘤细胞可见黄素化。部分肿瘤富于细胞,镜下可见细胞密集区与稀疏区交错分布。免疫组化α-inhibin及Calretinin局灶弱(+),ER、PR、CD56、WT1常(+)。

鉴别诊断

(1) 卵泡膜细胞瘤:鉴别较困难,相比纤维瘤,卵泡膜细胞瘤的细胞质丰富淡染,细胞界限不清,核呈圆形或卵圆形,无胶原化的间质。

(2) 硬化性间质瘤:呈假小叶结构,由水肿的胶原或黏液样间质分隔;细胞质透明或嗜酸,空泡状;可见薄壁扩张的血管。

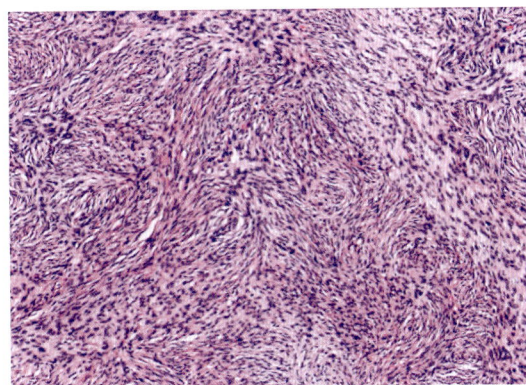 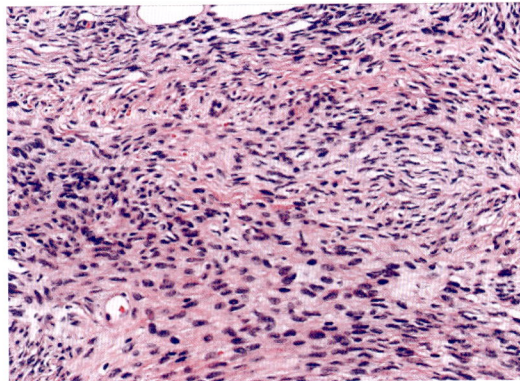

47A(HE×100)　　　　　　47B(HE×200)

图11-47　卵巢纤维瘤

病例 48　卵泡膜细胞瘤

基本资料　女,65 岁,无诱因出现下腹部不适。盆腔 MRI 检查显示:子宫后方软组织肿物,倾向为性索间质来源肿瘤。

大体检查　右卵巢已被肿物替代,大小 10cm×7cm×5.5cm,表面呈多结节状,多切面切开,切面灰白灰褐花斑状,实性、质韧,界尚清。

镜下所见　肿瘤组织实性片状分布(图 11-48A~C),肿瘤细胞呈卵圆形或梭形,束状或编织状排列;细胞质较丰富,嗜酸性,淡染,细胞核无明显异型,未见核分裂象(图 11-48D)。

免疫组化　α-inhibin(2+),Vimentin(3+),CR(1+),WT1(3+)。

病理诊断　卵泡膜细胞瘤。

诊断依据　通常为单侧发生,实性结节,切面黄色或灰白灰黄。肿瘤细胞常弥漫片状分布,局部呈结节状,散在玻璃样变的胶原斑块。细胞呈圆形或卵圆形,梭形细胞形态,细胞质较丰富,淡染,部分呈空泡状,富含脂质。细胞核无明显异型,核分裂象罕见。卵泡膜细胞瘤中有时可见少量性索成分存在(<10%),不影响诊断。表达性索间质肿瘤的标记如 inhibin、Calretinin、CD56、WT1 等。

鉴别诊断

(1) 纤维瘤:卵泡膜细胞瘤的细胞质呈浅红色或富于脂质。纤维瘤的细胞呈梭形,杆状,可见胶原化间质。

(2) 成年型颗粒细胞瘤:肿瘤细胞呈梁状、带状分布,细胞质少,可见核沟,部分肿瘤中可见上皮成分;网织纤维染色显示网织纤维包绕单个细胞,而在卵泡膜细胞瘤中则围绕细胞巢。

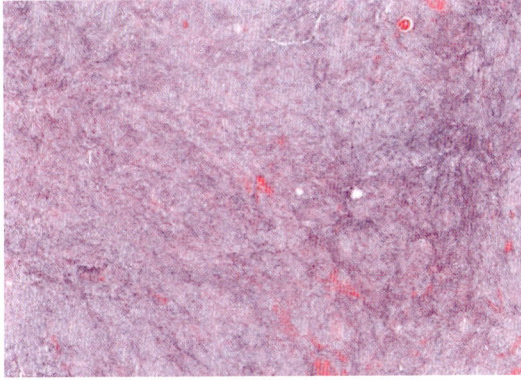

48A(HE × 40)

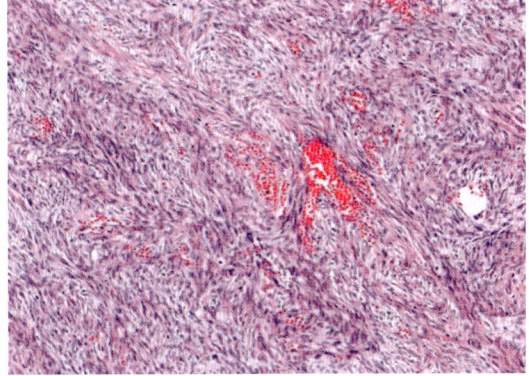

48B(HE × 100)

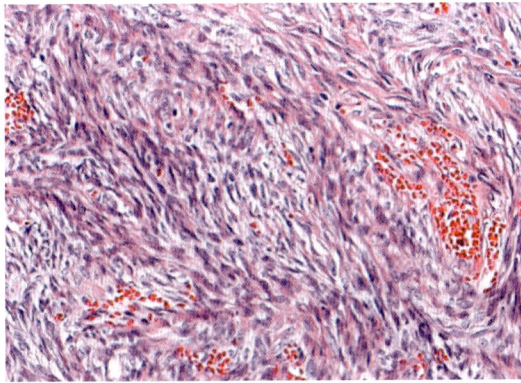

48C(HE × 200)

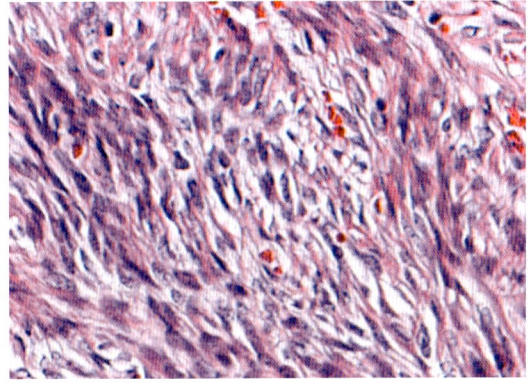

48D(HE × 400)

图 11-48 卵泡膜细胞瘤

病例 49　成年型颗粒细胞瘤

基本资料　女,70 岁,超声检查发现盆腔肿物。

大体检查　肿物一枚,大小 7cm×6cm×5cm,形状不规则,切面灰黄质细,部分区域伴出血及坏死。

镜下所见　肿瘤组织呈实性片状、条索状、梁状分布(图 11-49A～C),肿瘤细胞大小较一致,核圆形或卵圆形,核膜有皱褶或核沟,形成所谓的咖啡豆样核(图 11-49D)。细胞的细胞质较少,核分裂象少见,未见明确考尔-埃克斯纳(Call-Exner)小体。

免疫组化　α-inhibin(2+),Calretinin(-),ER(1+),AE1/AE3(-),WT1(3+)。

病理诊断　成年型颗粒细胞瘤。

诊断依据　通常为单侧,体积较大,切面囊实性或实性,切面灰黄灰褐色,常见出血。镜下肿瘤组织形态多样,可呈实性片状、条索状、梁状、岛状分布,可见微滤泡或巨滤泡结构,偶见 Call-Exner 小体;肿瘤细胞较一致,圆形或卵圆形,细胞质较少,可见核沟。核分裂象少见。表达 α-inhibin、Calretinin、SF1、FOXL2;ER、AE1/AE3 及 WT1 常阳性。

鉴别诊断

(1) 幼年型颗粒细胞瘤:患者年龄较轻,常呈分叶状或结节状结构,镜下滤泡形态不规则,腔内可见嗜碱性或黏液性分泌物;肿瘤细胞无核沟,常见黄素化。

(2) 未分化癌:细胞核深染,异型性及多形性明显;免疫组化 α-inhibin、Calretinin 等性索间质肿瘤标记物阴性。

(3) 高钙血症型小细胞癌:血钙升高,小圆细胞恶性肿瘤,细胞质稀少,核分裂象多见,滤泡内不含分泌物,就诊时常为晚期,免疫组化 α-inhibin(-),EMA(+),SMARCA4 表达缺失。

知识拓展　90% 成年型颗粒细胞瘤显示 *FOXL2* 基因突变。

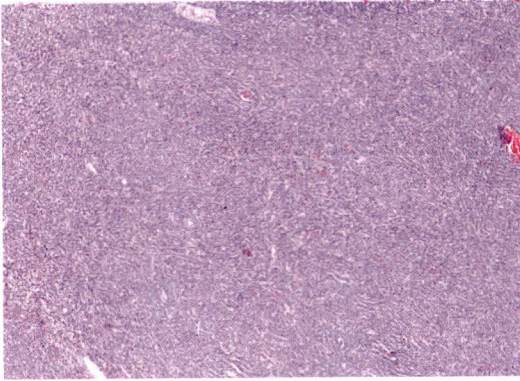

49A(HE × 40)

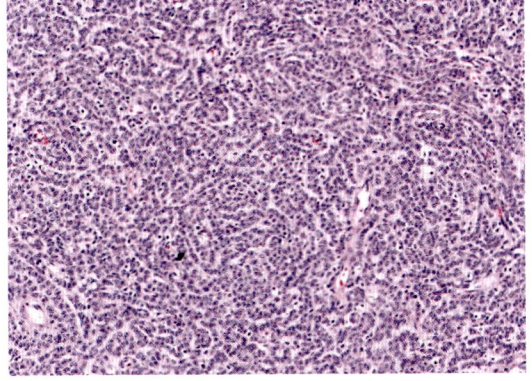

49B(HE × 100)

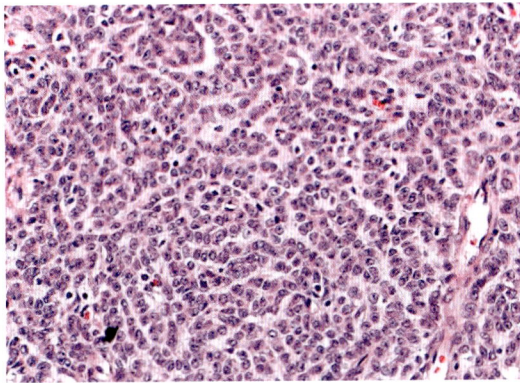

49C(HE × 200)

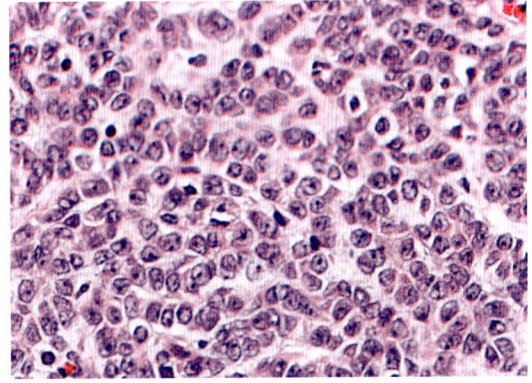

49D(HE × 400)

图 11-49　成年型颗粒细胞瘤

病例50　幼年型颗粒细胞瘤

基本资料　女,17岁,体检发现盆腔肿物。

大体检查　肿物一个,大小4.5cm×4cm×2cm,有包膜,切面多结节状,灰黄色、实性、质韧硬,累及周围脂肪组织。

镜下所见　肿瘤细胞形成大量大小不等的滤泡状结构,弥漫性分布(图11-50A～C),滤泡内有嗜碱性分泌物。细胞核圆形或卵圆形,无核沟,部分伴轻-中度异型性(图11-50D)。

免疫组化　α-inhibin(3+),Vimentin(3+),CD56(3+),AE1/AE3(2+)。

病理诊断　幼年型颗粒细胞瘤。

诊断依据　患者年龄较轻,多数30岁以内,通常为单侧,体积较大,切面灰黄灰褐色,实性或囊实性,常见出血。镜下肿瘤组织呈结节状或弥漫分布,可见大小不等的滤泡结构及假乳头结构,滤泡内含嗜酸或嗜碱性分泌物。肿瘤细胞核圆形、深染,无核沟,局部可明显异型,细胞质丰富淡染或嗜酸,部分肿瘤核分裂象较活跃。

鉴别诊断

(1) 成年型颗粒细胞瘤:详见病例49。

(2) 高钙血症型小细胞癌:血钙升高,肿瘤细胞形态较一致,细胞质稀少,滤泡内不含分泌物,免疫组化α-inhibin(-),EMA(+),SMARCA4表达缺失。

(3) 生殖细胞肿瘤:如卵黄囊瘤、胚胎性癌,血清人绒毛膜促性腺激素(human chorionic gonadotrophin,hCG)或AFP常升高,肿瘤细胞分化不成熟,形态多样;免疫组化SALL4、AFP、OCT4等生殖细胞肿瘤标记(+)。

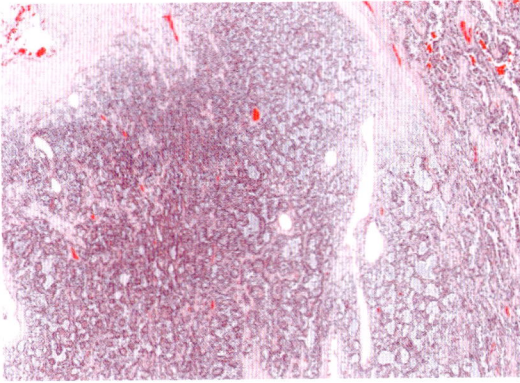

50A(HE × 40)

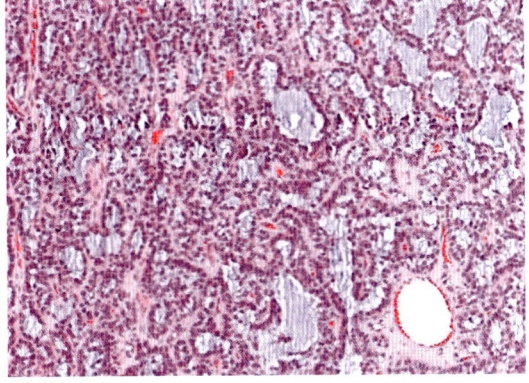

50B(HE × 100)

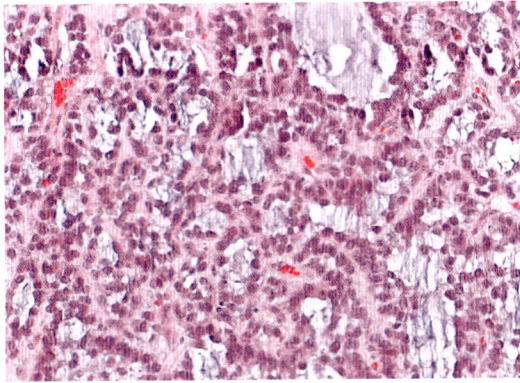

50C(HE × 200)

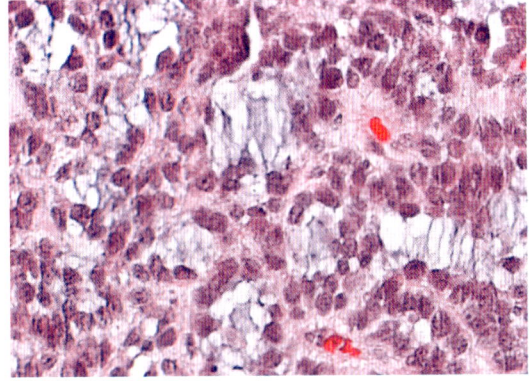

50D(HE × 400)

图 11-50　幼年型颗粒细胞瘤

病例51　支持-间质细胞瘤

基本资料　女,45 岁,左附件肿物。

大体检查　左卵巢已被肿物占据,大小 4.5cm×4.0cm×0.2cm,表面光滑,切面灰黄质中。

镜下所见　肿瘤由大量分化较好的支持(Sertoli)细胞围成的管状结构组成(图 11-51A、B),Sertoli 细胞呈柱状,无明显异型。纤维间质内散在少量间质(Leydig)细胞,细胞质宽、均匀嗜酸性(图 11-51C、D),核分裂象罕见。

病理诊断　高分化支持-间质(Sertoli-Leydig)细胞瘤。

诊断依据　实性或囊实性肿瘤,实性区呈鱼肉样,淡黄色或灰粉色,可见出血坏死。根据分化程度,肿瘤可分为高、中、低分化 3 种类型。①高分化肿瘤:由 Sertoli 细胞围成的管状结构构成,呈分叶状,可见纤维分隔;Sertoli 细胞呈立方或柱状,上皮样,无明显异型。纤维间质内可见散在数量不等的 Leydig 细胞。②中、低分化肿瘤:管状结构减少,不成熟的 Sertoli 细胞形成巢状、条索状结构,梭形间质细胞增多,细胞可见异型,核分裂象增多;低分化肿瘤可见肉瘤样成分,异型性明显,核分裂象可达 20 个/10HPF。约 20% 肿瘤可见异源性上皮或间叶成分。③网状型:仅存在于中、低分化肿瘤中,由相互融合的裂隙状管状结构或囊状结构组成,囊内可见乳头状或息肉状突起,被覆立方或柱状细胞,部分细胞有异型。免疫组化:Sertoli 细胞 inhibin、Calretinin、CD56、WT1、SF1 及 FOXL2 阳性,广谱 CK 可阳性;Leydig 细胞表达 inhibin 及 Melan-A。

鉴别诊断

（1）Sertoli 样子宫内膜样癌:可见典型子宫内膜样癌区域,免疫组化 CK7、EMA 阳性,inhibin、Calretinin 阴性。

（2）类癌:管状、带状结构易与 Sertoli-Leydig 细胞瘤混淆,但间质纤维化更明显,免疫组化表达神经内分泌标记。

（3）卵黄囊瘤:可与网状型肿瘤混淆,但前者细胞不成熟,可见 S-D 小体,免疫组化 AFP、GPC-3、SALL4 阳性。

知识拓展　分子改变常见 *DICER1* 或 *FOXL2* 突变,二者互斥,具有网状分化或异源性成分的肿瘤高度提示存在 *DICER1* 基因突变。

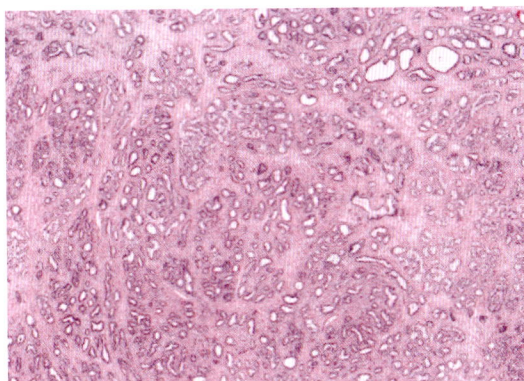

51A(HE×40)

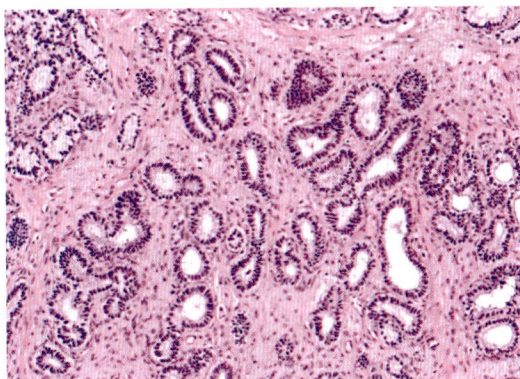

51B(HE×100)

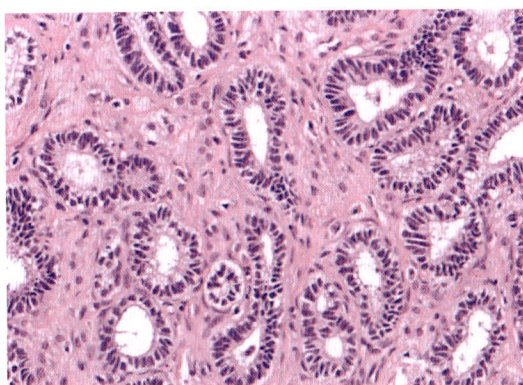

51C(HE×200)

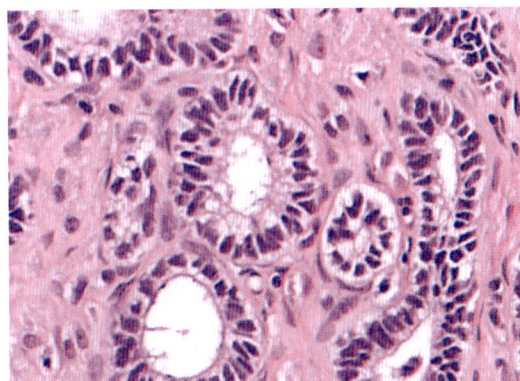

51D(HE×400)

图 11-51　高分化支持-间质(Sertoli-Leydig)细胞瘤

病例 52　无性细胞瘤

基本资料　女,29 岁,婚后 4 年未孕,发现盆腔肿物。

大体检查　一侧附件切除标本,卵巢区已被囊性肿物取代,大小 7cm×6cm×6cm。多切面切开,内含血性液体,囊壁厚 0.1~0.2cm,外壁光滑,内壁局灶可见乳头状实性区,切面灰白、质硬。输卵管长 7cm,直径 0.8cm。

镜下所见　肿瘤组织呈片状或条索状排列,间质稀少(图 11-52A~C);间质内可见较多淋巴细胞浸润。肿瘤细胞大小较一致,呈多边形;细胞质透明,细胞膜清晰。细胞核圆形,位于中心,核仁明显(图 11-52D)。

免疫组化　SALL4(2+),OCT4(3+),CD117(3+),CD30(−)。

病理诊断　无性细胞瘤。

诊断依据　肿瘤通常体积较大,切面灰黄,鱼肉样,分叶状,可见囊性变及出血、坏死。镜下形态单一的肿瘤细胞呈巢片状排列,细胞呈大多边形,边界清楚,细胞质透明或嗜酸。细胞核较大,空泡状,位于中央,核仁明显,核分裂象易见。间质内可见较多淋巴细胞浸润,也可见到浆细胞、嗜酸性粒细胞、肉芽肿或淋巴滤泡形成。免疫组化 SALL4、OCT4 及 CD117(+),EMA、CD30、AFP、GPC-3(−)。

鉴别诊断

(1) 胚胎性癌:肿瘤细胞体积更大,异型性及多形性更加明显;常见腺泡状排列及裂隙状结构。免疫组化 CD117(−),CD30(+)。

(2) 成年型颗粒细胞瘤:肿瘤细胞呈梁状、带状分布,细胞质少,可见核沟、滤泡状结构及 Call-Exner 小体。免疫组化 α-inhibin、FOXL2、SF1 阳性。

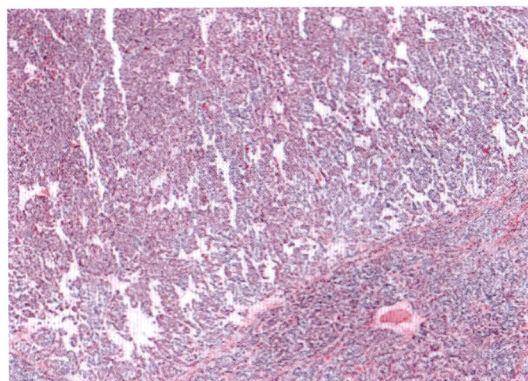

52A(HE × 40)

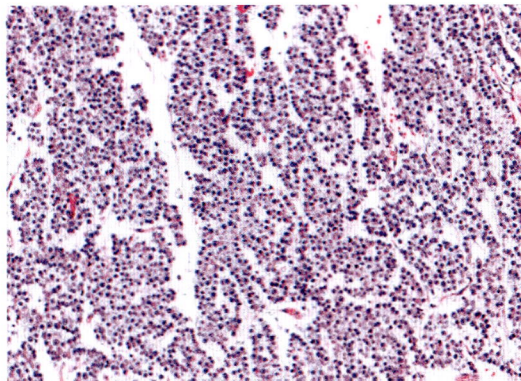

52B(HE × 100)

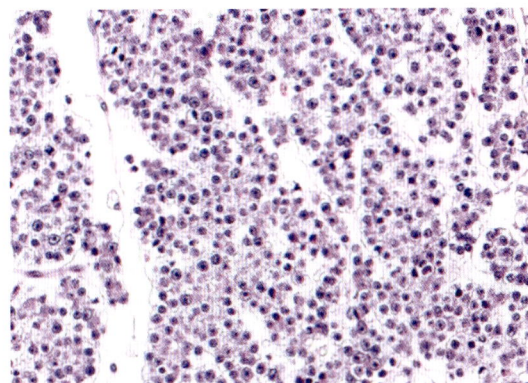

52C(HE × 200)

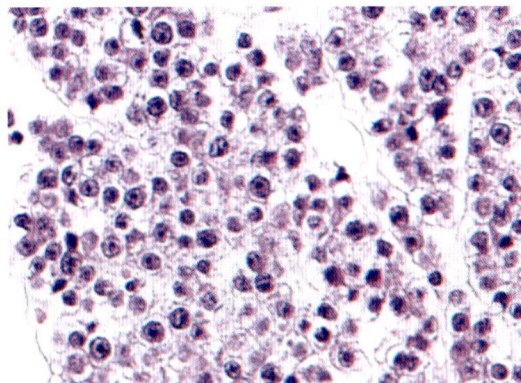

52D(HE × 400)

图 11-52 无性细胞瘤

病例 53　卵 黄 囊 瘤

基本资料　女,22 岁,发现卵巢多房囊实性肿物。

大体检查　左附件切除标本,囊实性肿物,大小 14cm×13cm×10cm。肿瘤切面大部分为实性区,灰白灰黄、质韧。囊性区呈多房状。

镜下所见　肿瘤组织形态结构多样,主要呈实性网状及腺样排列(图 11-53A),间质疏松黏液样。可见内胚窦样结构(S-D 小体)(图 11-53B)。肿瘤细胞异型性明显,细胞质透明或嗜酸,细胞质内可见玻璃样小球(图 11-53C、D)。

免疫组化　AFP(2+),CD117(2+),CD30(−)。

病理诊断　卵黄囊瘤。

诊断依据　单侧巨大肿瘤,囊实性,切面常见出血、坏死。镜下肿瘤组织形态多样,可呈网状、微囊状、实性、乳头状及腺样排列,可见内胚窦样结构(S-D 小体)。肿瘤细胞伴有不同程度的异型,细胞质透明,细胞质内可见玻璃样变小球。免疫组化 AFP、SALL4、GPC-3(+)。

鉴别诊断

(1) 卵巢透明细胞癌:发病人群为中老年,呈管状及乳头状结构,被覆细胞质透明的立方状细胞及鞋钉样细胞;缺乏微囊构成的网状结构,缺乏 S-D 小体。免疫组化 CK7、EMA、PAX8(+),AFP、GPC-3 及 SALL4(−)。

(2) 子宫内膜样癌:发病人群为中老年,子宫内膜样癌伴有分泌性改变时可能与卵黄囊瘤混淆,但后者发病年龄较轻,血清 AFP 水平常升高。子宫内膜癌形态较单一,可见鳞状分化。免疫组化 ER、PR、PAX8(+),AFP 及 SALL4(−)。

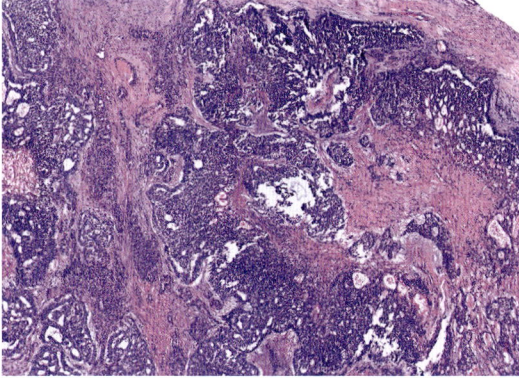

53A(HE × 40)

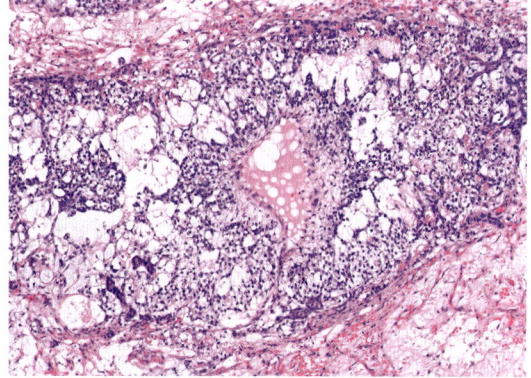

53B(HE × 100)

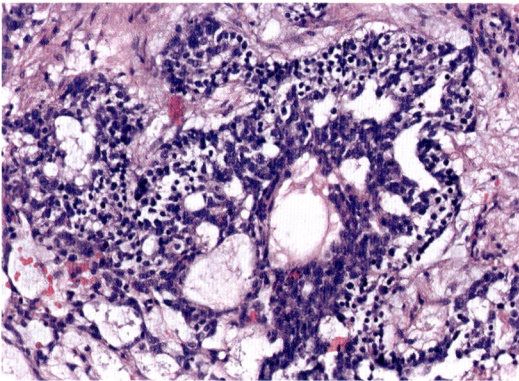

53C(HE × 200)

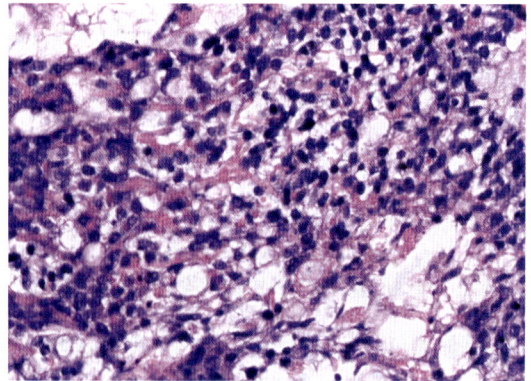

53D(HE × 400)

图 11-53 内胚窦瘤/卵黄囊瘤

病例54 胚 胎 性 癌

基本资料 女,11 岁,左附件肿物。

大体检查 一侧附件切除标本,输卵管长 7.2cm,直径 0.4~0.6cm,伞端开放。卵巢区被一结节状肿物取代,肿物大小 12.8cm×11.2cm×7cm,切面灰黄灰褐、实性、质软。

镜下所见 肿瘤组织呈实性片状,可见不规则腺腔样结构(图 11-54A)。肿瘤细胞体积较大,细胞质嗜双色性或透明(图 11-54B),细胞核异型性明显,呈空泡状,核仁显著,核分裂象多见(图 11-54C、D)。

免疫组化 AE1/AE3(3+),OCT4(2+),CD30(3+),CD117(-)。

病理诊断 胚胎性癌。

诊断依据 肿瘤体积较大,切面实性,常见出血坏死。肿瘤细胞呈实性片状、巢状、腺样或乳头状排列。细胞体积较大,多边形,细胞质较丰富;细胞核深染,异型性明显,空泡状,核分裂象活跃。常与其他恶性生殖细胞肿瘤混合存在。AE1/AE3、SALL4、OCT4、CD30(+)。

鉴别诊断

(1) 无性细胞瘤:细胞形态更单一,呈多边形,边界清,细胞质丰富,透明或嗜酸。细胞核较大,空泡状,位于中央,核仁明显,间质内可见较多淋巴细胞浸润。免疫组化 SALL4、OCT4 及 CD117(+),EMA、CD30、AFP、GPC-3(-)。

(2) 卵黄囊瘤,实性型:免疫组化 GPC-3、AFP(+),而 CD30、OCT4(-)。

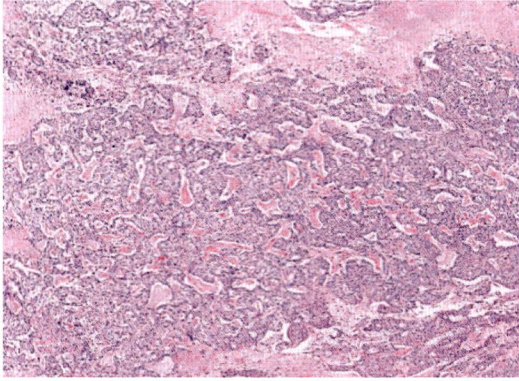

54A(HE × 40)

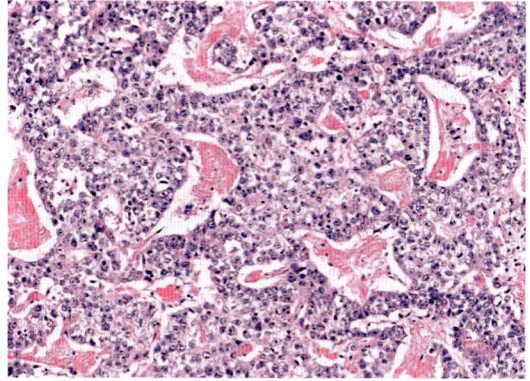

54B(HE × 100)

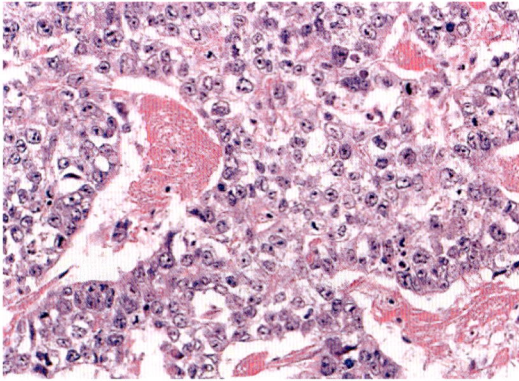

54C(HE × 200)

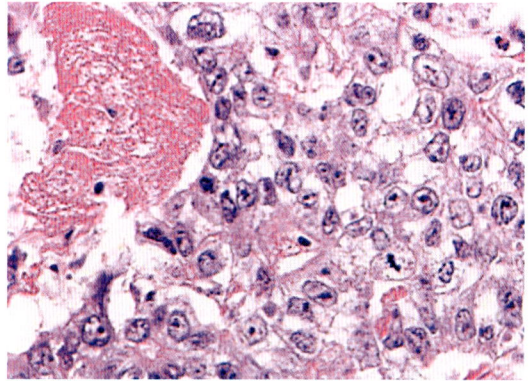

54D(HE × 400)

图 11-54　胚胎性癌

病例 55　成熟性囊性畸胎瘤

基本资料　女,24 岁,盆腔肿物。

大体检查　结节状肿物,大小 8.5cm×6.5cm×3.5cm,包膜尚完整光滑,局部已切开,切面可见油脂及毛发。头节大小 2cm×1.5cm×1cm,部分区域质硬似为骨化,部分区域灰黄灰褐。

镜下所见　镜下可见鳞状上皮、皮肤附属器及脂肪组织(图 11-55)。

病理诊断　成熟性囊性畸胎瘤。

诊断依据　大体肿瘤呈囊性或囊实性,囊内可见油脂、毛发、牙齿等,囊壁可见头节。镜下可见到由 3 个胚层发育而来的成分,如鳞状上皮、皮肤附属器、脂肪、软骨、平滑肌、消化道或呼吸道的上皮等。

鉴别诊断　主要需要与未成熟性畸胎瘤鉴别,需在镜下仔细查找有无原始神经管及未成熟神经上皮成分。

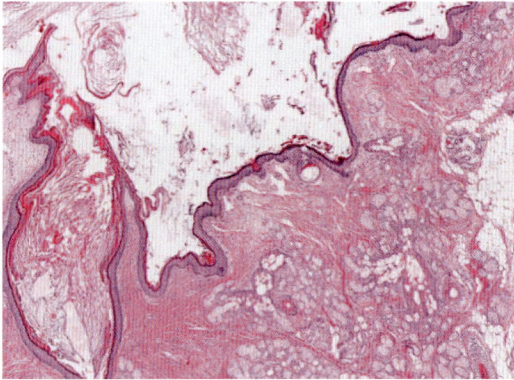 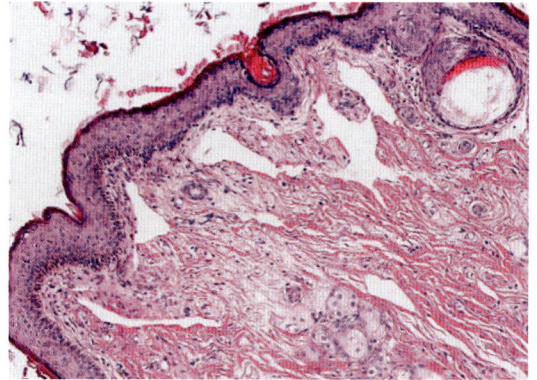

55A(HE × 40)　　　　　　　　　　　　　55B(HE × 100)

图 11-55　囊性成熟性畸胎瘤

病例 56　未成熟性畸胎瘤

基本资料　女,15 岁,盆腔肿物。

大体检查　输卵管长 1.8cm,直径 0.6cm,伞端开放。右卵巢被肿物占据,大小 25cm×20cm×10cm,部分表面光滑,部分呈多结节状,切面囊实性,灰白灰黄,局灶钙化,可见毛发。

镜下所见　可见鳞状上皮、皮肤附属器及软骨组织(图 11-56A),可见大量成熟及不成熟的神经组织,可见原始神经管形成(图 11-56B)。

病理诊断　未成熟性畸胎瘤。

诊断依据　肿瘤最常发生于小于 20 岁的患者,几乎不见于围绝经期后的女性。肿瘤通常单侧发生,体积较大,切面囊实性、鱼肉样,灰白至暗褐色,常见出血坏死。镜下可见来自各胚层的不同成熟程度的组织,未成熟成分主要为原始神经组织,形成管状或菊形团样结构,细胞核深染,核分裂象活跃。也可见富于细胞的胶质成分、不成熟的软骨或横纹肌组织。免疫组化显示不成熟的神经外胚层组织表达 SALL4 及 SOX2,不成熟的胃肠型上皮表达 AFP。分级依据任意切片中包含不成熟神经上皮的低倍视野(总倍数 40×,直径 4.5mm)数量分成二级或三级分类低级别(G_1,≤1 个 LPF/切片)及高级别(G_2,2~3 个 LPF/切片;G_3,>3 个 LPF/切片)。

鉴别诊断

(1) 恶性混合性生殖细胞肿瘤:未成熟性畸胎瘤常合并其他生殖细胞肿瘤成分,如卵黄囊瘤、无性细胞瘤、胚胎性癌等,诊断需充分取材,并结合相应临床表现及免疫组化特征,如合并卵黄囊瘤时血清 AFP 可升高。

(2) 恶性中胚叶混合瘤:常见于 50~70 岁患者,很少发生于年轻人。肿瘤由肉瘤样及癌性成分构成,肉瘤样成分包括纤维肉瘤、横纹肌肉瘤、软骨肉瘤等;肿瘤成分缺乏畸胎瘤的多样性,不表达 SALL4。

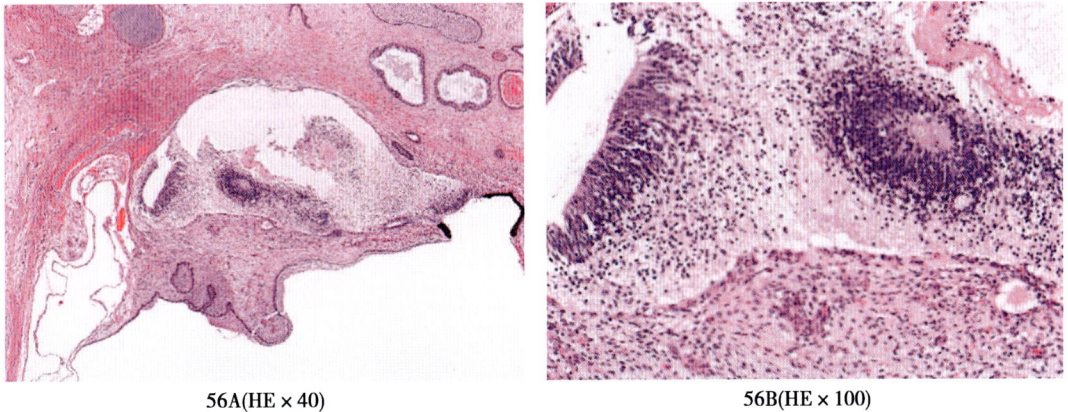

56A(HE×40)　　　　56B(HE×100)

图 11-56　未成熟性畸胎瘤

病例 57　卵巢甲状腺肿

基本资料　女,55 岁,接触性阴道出血 1 月余,发现盆腔肿物。

大体检查　左附件切除标本,左输卵管长 4cm,直径 0.7cm,伞端开放。卵巢大部分被肿物占据,大小 6.5cm×4.5cm×4cm,表面光滑,切面囊实性,实性区占 60%,局灶灰白、质硬,局灶灰黄胶冻样。囊内容物已流失,囊壁厚 0.1~0.2cm,伴钙化,囊内壁光滑。

镜下所见　镜下肿瘤由分化良好的甲状腺组织构成,滤泡大小不一,形态类似结节性甲状腺肿(图 11-57)。

病理诊断　卵巢甲状腺肿。

诊断依据　此为成熟性畸胎瘤的一种特殊类型,仅有甲状腺组织的单胚层成分。肿瘤通常为单侧,小于 10cm,囊实性或囊性,切面暗红色或棕色。镜下肿瘤类似正常甲状腺组织,由大小不等的滤泡组成,滤泡内充满嗜酸性胶质。滤泡上皮细胞立方或扁平状,有时可呈乳头状增生、结节性甲状腺肿或腺瘤样改变。细胞核小而圆,核分裂象罕见。极少数病例中可见恶性肿瘤生成,包括乳头状癌、滤泡癌或间变性癌。肿瘤细胞表达 TG、TTF-1 及 PAX8。

鉴别诊断　透明细胞癌,两者均有囊泡状结构和腔内嗜酸性物质,但甲状腺肿滤泡大小不一,腔内呈胶样物,免疫组化染色 TG、TTF-1 及 PAX8 阳性也可鉴别。

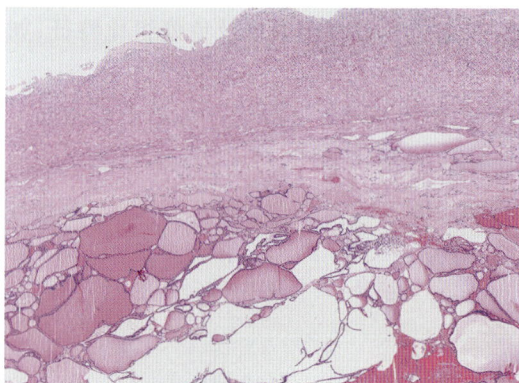 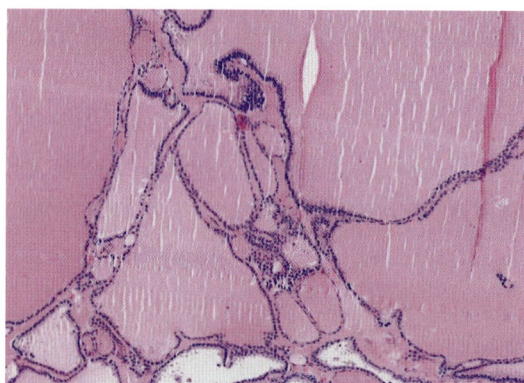

57A(HE × 40)　　　　　　57B(HE × 100)

图 11-57　卵巢甲状腺肿

病例58　卵巢神经内分泌肿瘤

基本资料　女,59岁,间断腹痛6月余,发现盆腔肿物10余天。超声提示左卵巢囊实性肿物,最大径4.6cm,伴盆腔积液。

大体检查　卵巢大小5cm×4cm×3.5cm,表面光滑。多切面切开,切面大部分灰黄、质细腻,局部呈囊性,内容物已流失,囊壁光滑。

镜下所见　肿瘤组织呈片状、缎带样或小滤泡样结构。肿瘤细胞呈小腺泡状排列,细胞形态较一致,细胞质丰富,细胞核圆形或卵圆形,染色质匀细呈胡椒盐状,核分裂象少见(图11-58A)。

免疫组化　Syn(3+)(图11-58B),CgA(3+),CD56(3+)。

病理诊断　卵巢神经内分泌肿瘤(G_1)。

诊断依据　肿瘤可见于囊性成熟性畸胎瘤中,呈结节状;也可单独存在,呈均质的实性结节,切面灰黄或淡褐色。镜下肿瘤呈小腺泡状、实性巢状、岛状或梁索状,肿瘤细胞形态较一致,细胞质丰富,细胞核圆形或卵圆形,染色质匀细呈胡椒盐状,核分裂象少见。畸胎瘤中的类癌常与甲状腺滤泡成分混合存在,部分病例可见小灶胃肠型黏液腺体。免疫组化显示Syn和CgA呈弥漫强(+)表达,pan-CK及CK8/18常(+),CK7及EMA通常(−)或部分弱(+)。神经内分泌肿瘤分级:G_1,核型规则且一致,核分裂罕见;G_2,核大小不一致,核型不规则,核分裂象5~10个/2mm²,可伴局灶坏死。

鉴别诊断

(1) 卵巢子宫内膜样癌:细胞异型性明显,核分裂象多见,可见出血坏死。免疫组化EMA、ER、PR(+),神经内分泌标记(−)。

(2) 颗粒细胞瘤:常呈弥漫分布,可见形态不规则的滤泡结构或囊状结构,肿瘤细胞的细胞质稀少,可见核沟;免疫组化α-inhibin及Calretinin(+)。

(3) 转移性神经内分泌肿瘤:通常累及双侧卵巢,呈结节状,分布不均匀;缺乏其他卵巢畸胎瘤成分。

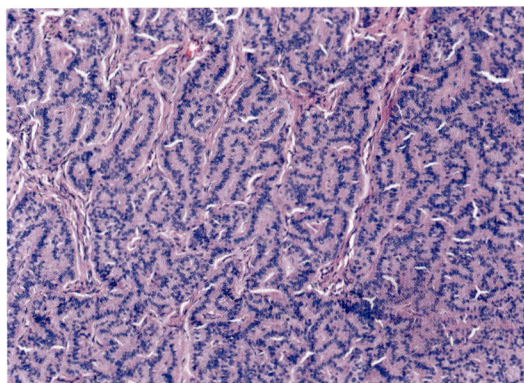

58A(HE×200)

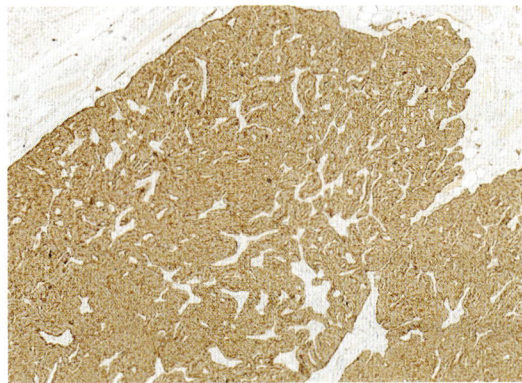

58B(Syn×200)

图11-58　卵巢神经内分泌肿瘤

病例 59　卵巢转移性肿瘤

基本资料　女,46 岁,胃癌病史。

大体检查　左输卵管长 5cm,直径 0.5cm,伞端开放。左卵巢大小 6cm×4cm×4cm,多结节状,切面实性、灰红灰黄、质韧。

镜下所见　致密的纤维组织中可见大量异型上皮样细胞浸润,呈巢片状、腺管样或小簇状(图 11-59)。

免疫组化　CK7(2+),CK20(1+),CDX-2(2+)。

病理诊断　卵巢转移性癌。

诊断依据　卵巢转移性癌最常见来自消化道,包括结直肠、胃、阑尾、胰腺及胆道,也可来源于乳腺、宫颈、子宫内膜、肺及肾脏等。多数大转移性癌通常累及双侧卵巢,切面囊实性,可呈结节状。镜下形态多样,类似卵巢原发良性、交界性或恶性黏液性肿瘤的形态均可出现,可见囊状扩张或相互融合的腺体;部分肿瘤呈结节状生长,伴有明显增生的纤维间质;有时可见肿瘤累及卵巢皮质或卵巢表面。部分转移性肿瘤分化较差,呈印戒细胞癌形态,或形成不规则的癌性腺管结构(如克鲁肯贝格瘤,即 Krukenberg 瘤)。免疫组化表达与原发肿瘤相同,例如转移性消化道腺癌表达 CK7、CK20、CDX-2,转移性恶性黑色素瘤表达 HMB45、Malen-A 及 S-100 等。

鉴别诊断　卵巢原发黏液性肿瘤,通常位于单侧卵巢,体积较大,很少累及卵巢表面;卵巢原发黏液性癌以膨胀性浸润为主,可见复杂分支或相互融合的腺体;很少见印戒细胞、黏液湖形成或广泛盆、腹腔播散。免疫组化 CK7 常(+),CK20、CDX-2 可(+),PAX8 偶尔(+),SATB-2(−)。

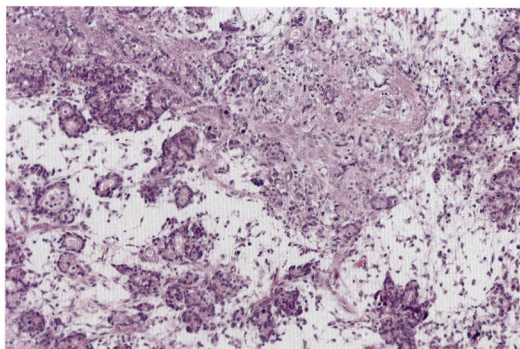
59A(HE × 200)

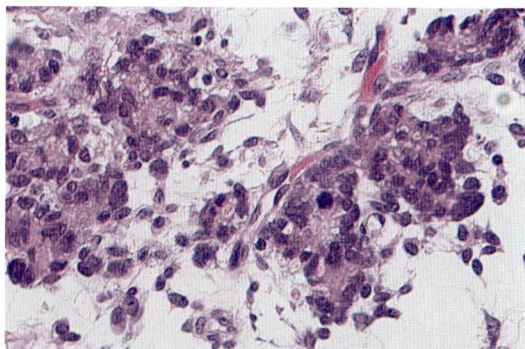
59B(HE × 400)

图 11-59　卵巢转移癌

(宋艳　杜强　李丽红　刘晓琪)

(审校:张虹)

第十二章

乳腺疾病

乳腺浸润性癌／510

病例 1　浸润性癌,非特殊型,Ⅰ级／510

病例 2　浸润性癌,非特殊型,Ⅱ级／512

病例 3　浸润性癌,非特殊型,Ⅲ级／514

病例 4　伴有髓样特征的浸润性癌／516

病例 5　浸润性小叶癌,经典型／518

病例 6　多形性小叶癌／520

病例 7　小管癌／522

病例 8　黏液癌／524

病例 9　浸润性微乳头状癌／526

病例 10　微小浸润性乳腺癌／528

导管原位癌／530

病例 11　低级别导管原位癌／530

病例 12　中级别导管原位癌／532

病例 13　高级别导管原位癌／533

小叶瘤变／534

病例 14　非典型小叶增生／534

病例 15　小叶原位癌／536

良性上皮增生及前驱病变／538

病例 16　普通型导管上皮增生／538

病例 17　导管上皮非典型增生／539

病例 18　柱状细胞增生／540

乳头状肿瘤／541

病例 19　导管内乳头状瘤／541

病例 20　导管内乳头状瘤／543

纤维上皮性肿瘤／545

病例 21　纤维腺瘤／545

病例 22　良性叶状肿瘤／546

病例 23　交界性叶状肿瘤／548

病例 24　恶性叶状肿瘤／549

乳腺腺病／550

病例 25　硬化性腺病／550

其他常见的乳腺病变／551

病例 26　脂肪坏死／551

病例 27　导管扩张症／552

乳腺浸润性癌

病例1 浸润性癌，非特殊型，Ⅰ级

基本资料 女,63岁,发现右乳房肿物20天。超声显示右乳房外上象限10点方向见一形态不规则实性肿物,大小1.2cm×0.9cm,乳腺影像报告和数据系统(Breast Imaging-Reporting and Data System,BI-RADS)5类。

大体检查 右乳房外上肿物,质硬,界欠清,活动可。肿瘤切面灰白灰褐、质硬、界不清。

镜下所见 乳腺组织中肿瘤呈浸润性生长,与周围组织界限不清(图12-1A、B),大部分区域肿瘤细胞排列呈腺样,可见腺腔形成(图12-1C),细胞核较规则,核轻度异型,核分裂象不易见(图12-1D)。

病理诊断 乳腺浸润性癌,非特殊型,Ⅰ级。

诊断依据 BI-RADS 5类;肿瘤大体质硬,界不清;肿瘤呈浸润性生长,大部分区域肿瘤呈单层异型腺管排列,腺腔形成比例约60%,细胞核较规则,相当于正常导管上皮,核分裂象少。

鉴别诊断

(1) 硬化性腺病:病变具有小叶结构轮廓,腺体挤压变形;肌上皮细胞存在,免疫组化肌上皮标记物染色可证实。

(2) 小管癌:腺管成角,管腔开放,无序排列,可见细胞顶浆突起,具有丰富的促纤维增生性间质;免疫组化通常表达ER、PR、HER2阴性。

知识拓展 第5版世界卫生组织(World Health Organization,WHO)对乳腺肿瘤分类中除了浸润性癌,非特殊型(no special type,NST)大类原有的伴有破骨巨细胞、多形性、具有绒毛膜癌及黑色素特征等特殊形态外,还增加了其他特殊形态。①伴有髓样特征的浸润性癌:包含旧版中的髓样癌、不典型类癌、伴有髓样特征的浸润性癌。②其他罕见类型的浸润性癌:旧版中的嗜酸细胞癌、富于脂质的癌、富于糖原的透明细胞癌、皮脂腺癌,在新版分类中分别被称为浸润性癌,NST的嗜酸细胞型、富于脂质型、富于糖原透明细胞型、皮脂腺型。第5版WHO对乳腺肿瘤分类中核分裂象计数推荐使用mm^{2}取代10HPF。

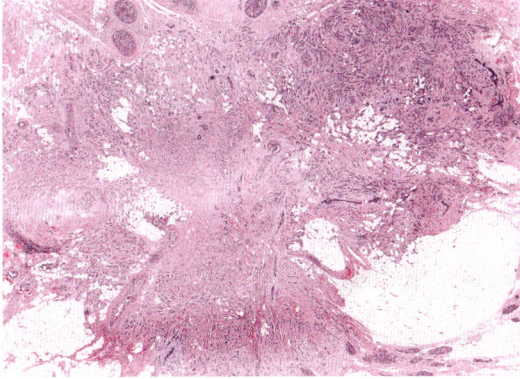

1A(HE × 20)

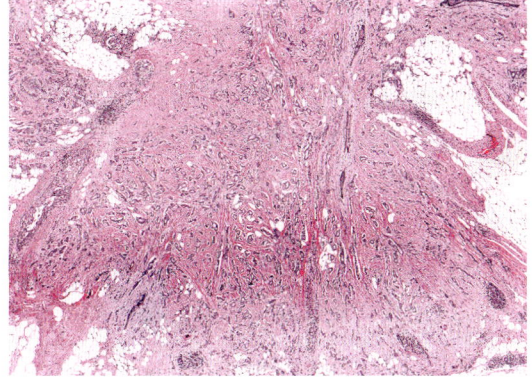

1B(HE × 40)

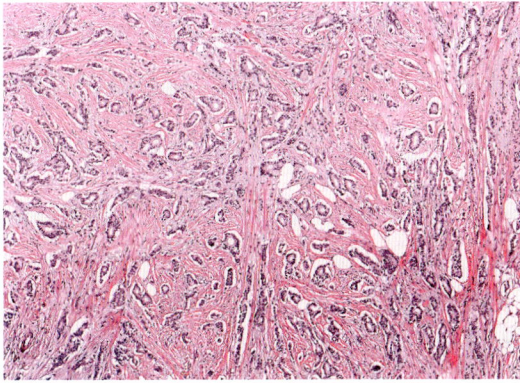

1C(HE × 100)

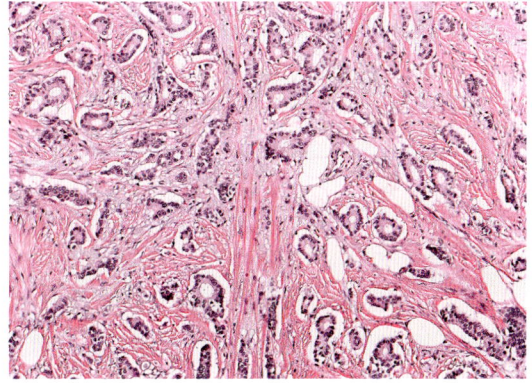

1D(HE × 200)

图 12-1　浸润性癌,非特殊型,Ⅰ级

病例 2　浸润性癌，非特殊型，Ⅱ级

基本资料　女，72 岁，发现右乳房肿物 3 个月。超声显示右乳房外上象限见一低回声结节，大小 1.6cm×1.5cm，BI-RADS 5 类。

大体检查　双乳房对称，未见乳头溢液、凹陷及皲裂。右乳房外上肿物，质硬，界欠清，活动可。肿瘤切面灰白、实性、质硬、界不清。

镜下所见　肿瘤呈浸润性生长，与周围组织界限不清（图 12-2A），大部分区域肿瘤细胞排列呈巢团样，部分区域排列呈腺样（图 12-2B、C），细胞核中等大小，中度异型，可见核分裂象（图 12-2D）。

病理诊断　乳腺浸润性癌，非特殊型，Ⅱ级。

诊断依据　BI-RADS 5 类；肿瘤大体质硬，界不清；肿瘤呈浸润性生长，大部分区域肿瘤细胞排列呈巢团样，部分区域排列呈腺样，腺腔形成比例>10%，细胞核中等大小，中度异型，可见核分裂象。

鉴别诊断

（1）乳腺浸润性癌，非特殊型，Ⅰ级/Ⅲ级：根据腺管形成比例、核异型性、核分裂象计数进行组织学分级。

（2）其他部位的转移癌：注意结合临床病史；免疫组化可以加做乳腺癌标记物（GATA3，GCDFP15，mammoglobin）及原发灶的特异性标记物，例如，怀疑转移性胃癌可以加做 CDX-2，CK20。

知识拓展　乳腺浸润性癌的组织学分级采用半定量的 Nottingham 分级体系，根据腺管形成比例、核多形性及核分裂象三相指标进行分级。其中，腺管形成占肿瘤 75% 以上为 1 分，10%~75% 为 2 分，10% 以下为 3 分；细胞核呈一致性、小而规则为 1 分，中度多形性为 2 分，显著多形性为 3 分；核分裂计数推荐使用 2mm^2 取代 10HPF，≤7 个/2mm^2 为 1 分，9~17 个/2mm^2 为 2 份，≥15 个/2mm^2 位 3 分。累计 3~5 分为Ⅰ级（Grade Ⅰ，高分化），6~7 分为Ⅱ级（Grade Ⅱ，中分化），8~9 分为Ⅲ级（GradeⅢ，低分化）。

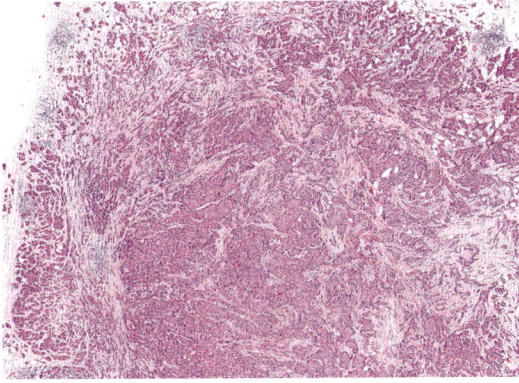

2A(HE × 20)

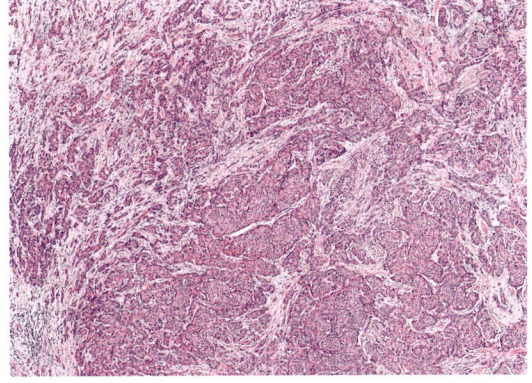

2B(HE × 40)

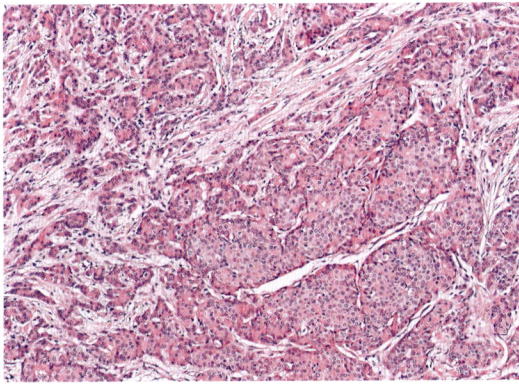

2C(HE × 100)

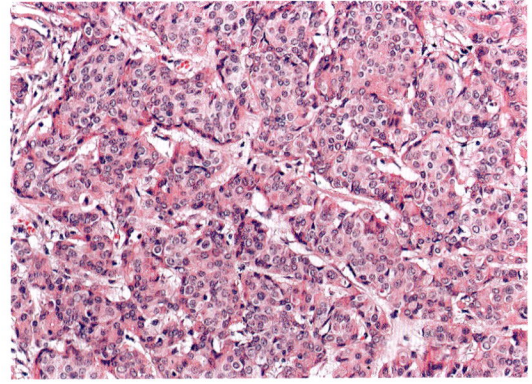

2D(HE × 200)

图 12-2　浸润性癌，非特殊型，Ⅱ级

病例3 浸润性癌，非特殊型，Ⅲ级

基本资料 女,46岁,发现右乳房肿物3周。超声显示右乳房外上象限见一低回声肿物,大小4.5cm×2.1cm,不规则,界不清,BI-RADS 6类。

大体检查 右乳房外上肿物,质硬,界欠清,活动可。肿瘤切面灰白灰红、实性、质硬、界不清。

镜下所见 肿瘤呈浸润性生长(图12-3A),肿瘤细胞呈巢片状排列,可见坏死及间质纤维化(图12-3B、C);肿瘤细胞异型性显著,细胞界限不清,细胞核呈泡状,核仁明显,核分裂象易见(图12-3D)。

病理诊断 乳腺浸润性癌,非特殊型,Ⅲ级。

诊断依据 BI-RADS 6类;肿瘤大体质硬,界不清;肿瘤呈浸润性生长,呈巢片状排列,可见坏死及间质纤维化,肿瘤细胞异型性显著,细胞核呈泡状,核仁明显,核分裂象易见。

鉴别诊断

(1) 乳腺浸润性癌,非特殊型,Ⅰ级/Ⅱ级:根据腺管形成比例、核异型性、核分裂象计数进行组织学分级。

(2) 淋巴瘤:弥漫一致的淋巴样细胞浸润性生长;免疫组化淋巴细胞相关标记物阳性,CK阴性。

知识拓展 随着乳腺癌的分子生物学研究进展及肿瘤个体化治疗的更新,乳腺浸润癌可根据 ER、PR、HER2 及 Ki-67 的免疫组化及 HER2 原位杂交检测分为四个近似分子分型,分别为腔上皮 A 型[Luminal A subtype,ER 阳性,PR 高表达(≥20%),HER2 阴性,Ki-67<14%]、腔上皮 B 型[Luminal B subtype,ER 阳性及 HER2 阴性,且 PR 低表达(<20%)或 Ki-67 高表达(≥14%)],HER2 过表达型(HER2 overexpression subtype,HER2 阳性,且 ER 及 PR 阴性)、基底样型(basal-like subtype,三阴性:ER、PR 及 HER2 均阴性)。Ⅲ级乳腺浸润性癌,分子分型通常为三阴性,或 HER2 过表达型。

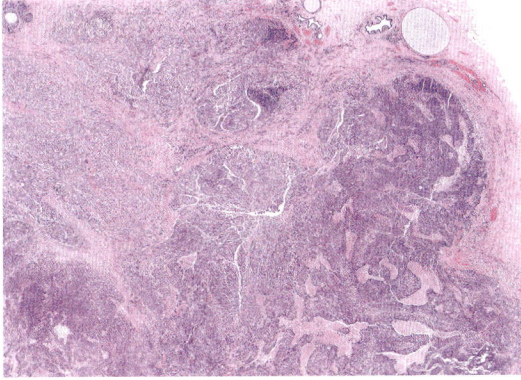

3A(HE × 20)

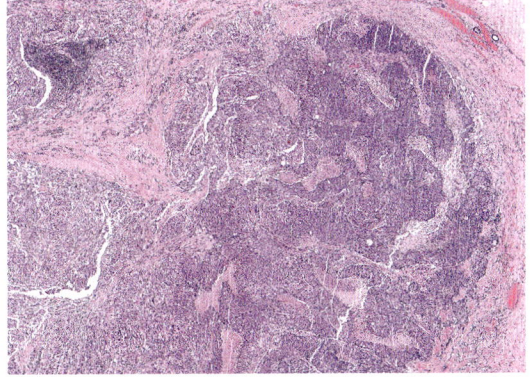

3B(HE × 40)

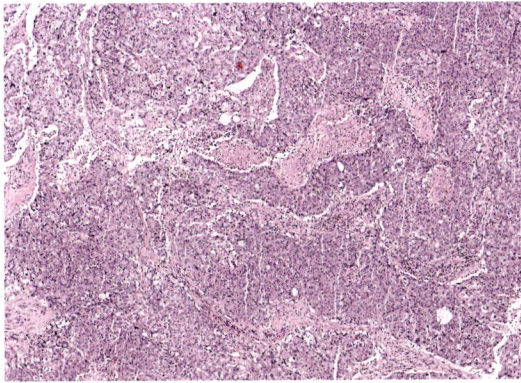

3C(HE × 100)

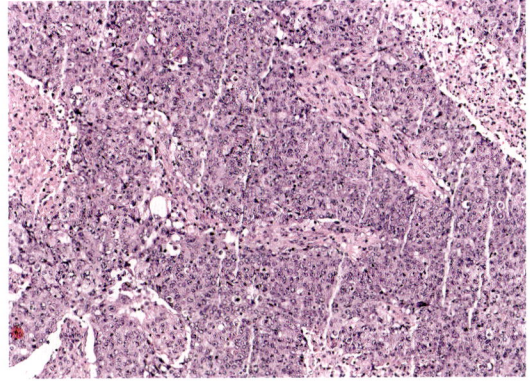

3D(HE × 200)

图 12-3　浸润性癌,非特殊型,Ⅲ级

病例 4　伴有髓样特征的浸润性癌

基本资料　女,63 岁,发现左乳房肿物 4 周。超声显示左乳房外上象限不规则实性肿物,界欠清,大小为 2.8cm×2.0cm,BI-RADS 5 类。

大体检查　左乳腺外上象限可见肿物。肿瘤切面灰白、实性、质硬、界欠清。

镜下所见　肿瘤呈膨胀性、推挤性生长(图 12-4A),肿瘤周围可见大量炎症细胞浸润(图 12-4B),肿瘤细胞呈片状生长(图 12-4C);细胞体积大,细胞质丰富,细胞界不清,呈合体样生长,核级别较高,核分裂象易见(图 12-4D)。

病理诊断　伴有髓样特征的浸润性癌。

诊断依据　BI-RADS 5 类;肿瘤大体质硬,界欠清;肿瘤呈膨胀性、推挤性生长,肿瘤周围可见大量炎症细胞浸润,肿瘤细胞呈片状生长,细胞体积大,细胞质丰富,细胞界不清,呈合体样生长,核级别较高,核分裂象易见。

鉴别诊断

(1) 淋巴瘤:一般缺乏伴有髓样特征的浸润性癌的典型特征,CK 染色可辅助诊断。

(2) 恶性黑色素瘤:免疫组化显示黑色素瘤标记物阳性,CK 阴性。

知识拓展　①新版 WHO 分类中不再使用"髓样癌",而推荐使用"伴有髓样特征的浸润性癌",归入"浸润性癌,非特殊型"大类中。②这类乳腺癌分子分型通常为三阴性(偶尔激素受体弱阳性),不同程度地表达基底样标记物:CK5/6,EGFR,CK14,p63。具有这些特征的癌属于三阴性癌的免疫调节亚群,其主要特征是免疫相关基因和炎症基因的高表达。预后优于其他相同分期Ⅲ级乳腺癌。

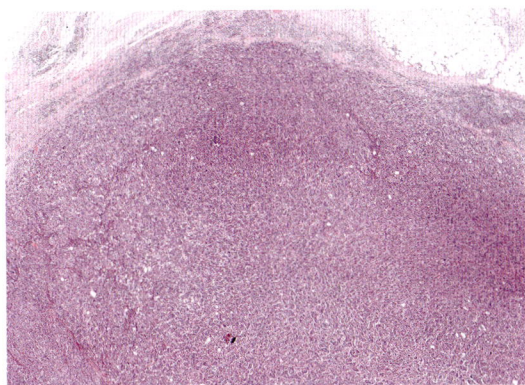

4A(HE × 20)

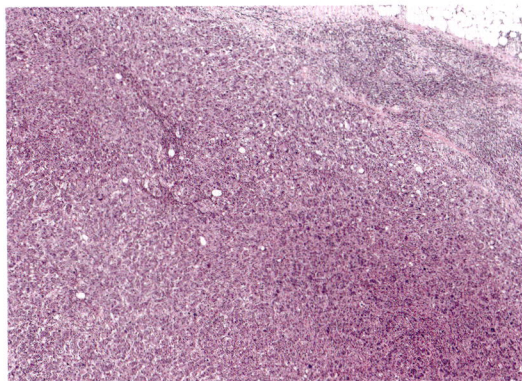

4B(HE × 40)

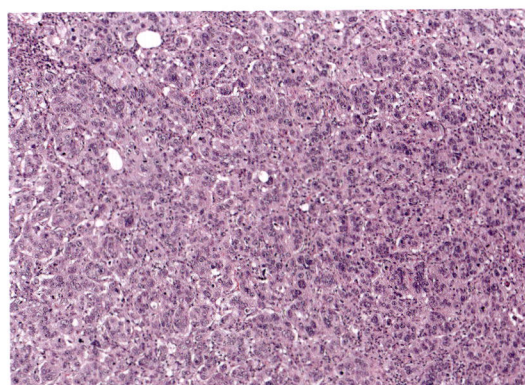

4C(HE × 100)

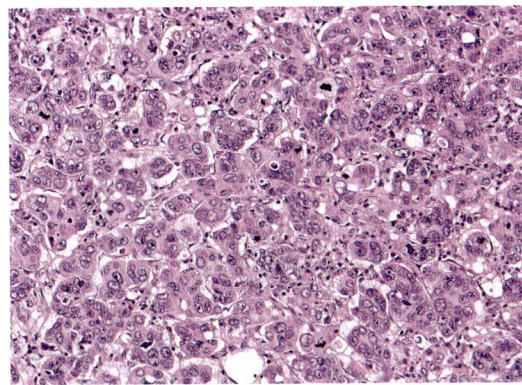

4D(HE × 200)

图 12-4　伴有髓样特征的浸润性癌

病例5　浸润性小叶癌，经典型

基本资料　女,47 岁,发现左乳房肿物 1 年余。MR 显示左乳房不规则肿物,最大截面 4.6cm×3.3cm×2.9cm,不规则,边缘多发毛刺及条索影,BI-RADS 5 类。

大体检查　左乳头凹陷,左乳房上象限可及约 5cm 肿物。肿瘤切面灰白、实性、质硬、界不清。

镜下所见　乳腺组织中肿瘤呈浸润性生长(图 12-5A),肿瘤呈单行列兵样排列穿插在间质中生长(图 12-5B、C);肿瘤细胞均匀一致,细胞较小,黏附性差,细胞核小而均一,大部分细胞质空亮,核分裂象少见(图 12-5D)。

免疫组化　肿瘤细胞 E-cadherin 膜表达缺失(图 12-5E);周围正常对照导管上皮细胞膜阳性(图 12-5F)。

病理诊断　乳腺浸润性小叶癌,经典型。

诊断依据　BI-RADS 5 类;肿瘤大体质硬,界不清;肿瘤细胞呈单行列兵样排列,细胞小,细胞间黏附性差;免疫组化显示 E-cadherin 膜表达缺失/减弱。

鉴别诊断

(1) 具有浸润性小叶癌形态的浸润性导管癌(浸润性癌,非特殊型):免疫组化 E-cadherin 染色和 p120 染色模式可帮助鉴别。

(2) 反应性组织细胞或炎症细胞浸润:CK、CD68 和 CD163 等可辅助诊断鉴别。

(3) 转移性胃印戒细胞癌:临床病史、免疫组化乳腺癌及胃癌相关标记物。

知识拓展　①浸润性小叶癌的分子分型通常是腺腔型(luminal)型,很少为 HER2 过表达型或基底样型。②近期研究显示,与 ER 阳性、HER2 阴性的非特殊型浸润性乳腺癌相比,浸润性小叶癌(infiltrating lobular carcinoma,ILC)的肿瘤浸润淋巴细胞(tumor infiltrating lymphocyte,TIL)较低。只有 15%ILC 的 TIL>10%。③ILC 最常见的体细胞突变包括 16q 缺失(见于几乎所有病例),*CDH1* 突变(50%~80%病例),*PIK3CA* 突变(约 45%病例)。

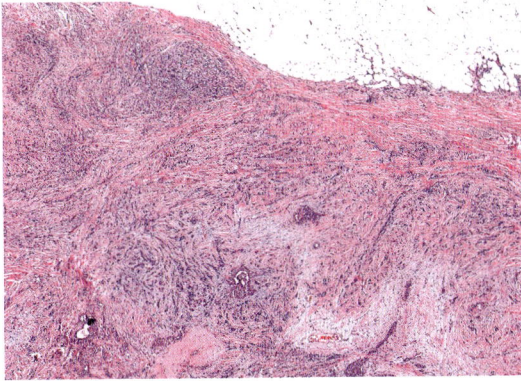

5A(HE × 20)

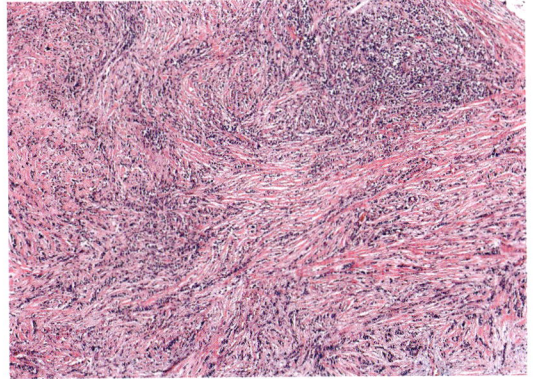

5B(HE × 40)

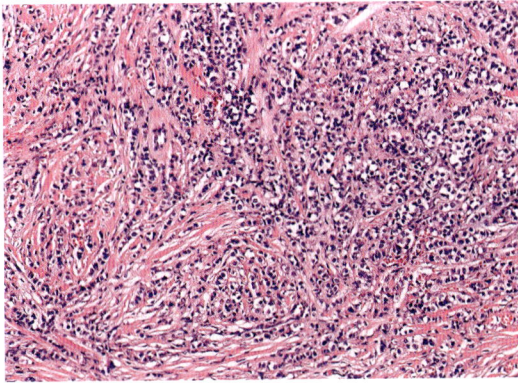

5C(HE × 100)

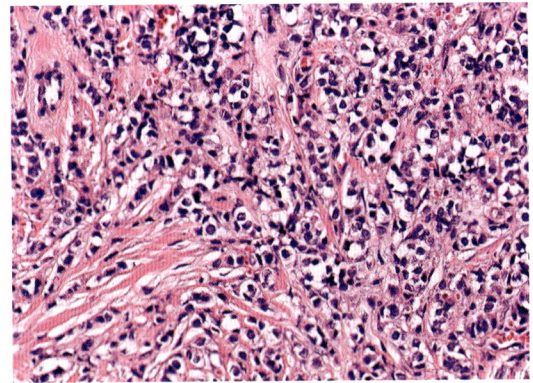

5D(HE × 200)

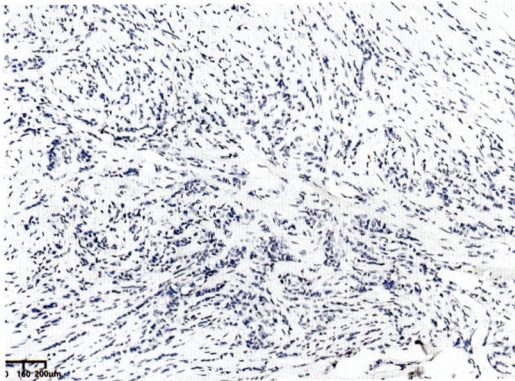

5E(E-cadherin × 100)

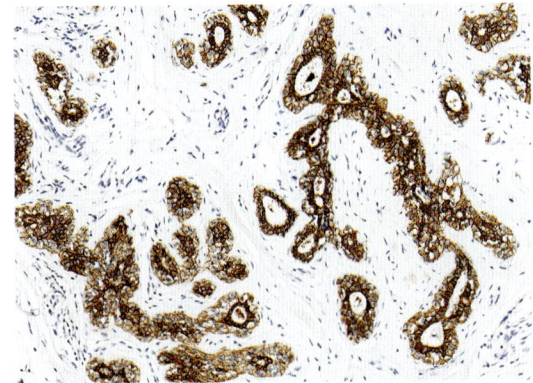

5F(E-cadherin × 100)

图 12-5 浸润性小叶癌,经典型

病例6　多形性小叶癌

基本资料　女,48岁,发现右乳房肿物1月余。MR显示右乳房内下象限不规则肿物,边界不清,分叶,边缘毛刺,大小为2.9cm×2.7cm,BI-RADS 5类。

大体检查　右乳腺内下象限可及一肿物。肿瘤切面灰白、实性、质硬、界不清。

镜下所见　乳腺组织中肿瘤呈浸润性生长(图12-6A),肿瘤呈单行列兵样排列穿插在间质中生长,局部可见小叶原位癌(图12-6B、C);肿瘤细胞较大,异型性显著,黏附性差,细胞核异型性明显,易见核分裂象(图12-6D)。

免疫组化　与周围正常导管上皮(E-cadherin膜表达)相比,肿瘤细胞E-cadherin膜表达缺失(图12-5E);浸润性小叶癌和小叶原位癌成分E-cadherin膜表达均为缺失状态(图12-5F)。

病理诊断　多形性小叶癌。

诊断依据　BI-RADS 5类;肿瘤大体质硬,界不清;肿瘤呈浸润性生长,单行列兵样排列穿插在间质中生长,局部可见小叶原位癌。肿瘤细胞核异型性明显,细胞较大,大小大于4倍淋巴细胞或类似于高级别核大小;免疫组化显示E-cadherin膜表达缺失。

鉴别诊断

(1)浸润性小叶癌,经典型:相对而言,细胞小,异型小。

(2)浸润性导管癌(浸润性癌,非特殊型):免疫组化E-cadherin染色和p120染色模式可帮助鉴别。

知识拓展　多形性小叶癌(pleomorphic lobular carcinoma,PLC)可表现为激素受体阴性,HER2过表达。40%的多形性小叶癌可出现*BRAC2*缺失。

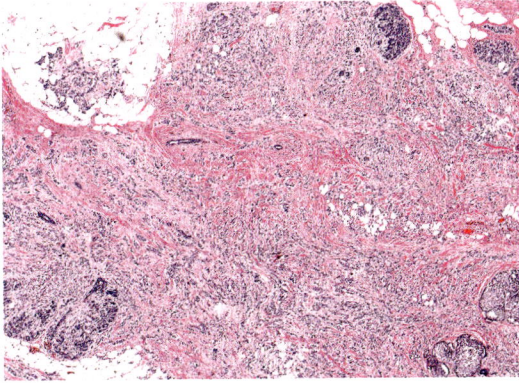

6A(HE × 20)

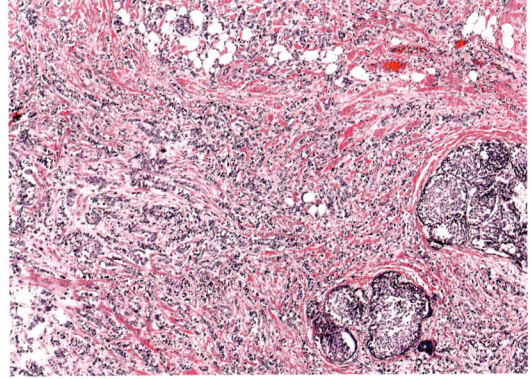

6B(HE × 40)

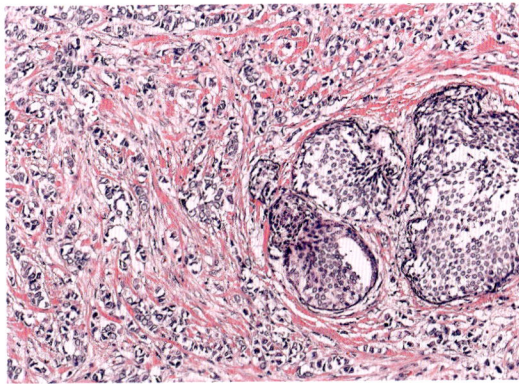

6C(HE × 100)

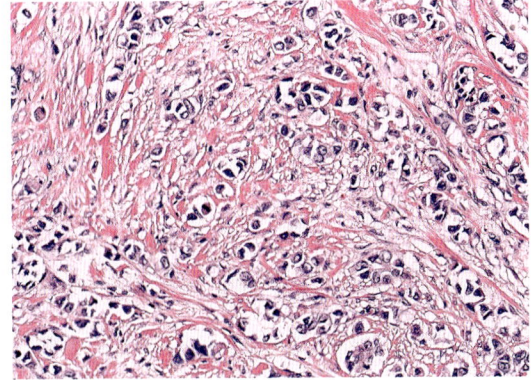

6D(HE × 200)

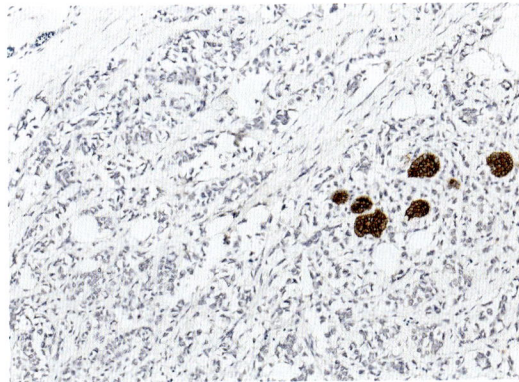

6E(E-cadherin × 100)

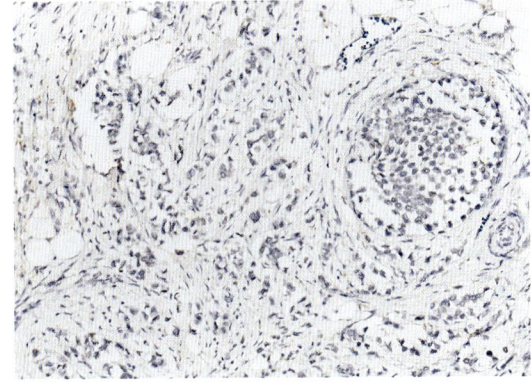

6F(E-cadherin × 100)

图 12-6 多形性小叶癌

病例7　小　管　癌

基本资料　女,46岁,发现右乳房肿物3周余。超声显示右乳房10点位不规则肿物,边界不清,大小为0.9cm×0.7cm×0.5cm,BI-RADS 4b类。

大体检查　双乳房对称,未见乳头溢液、凹陷及皲裂。右乳腺外上象限可及一肿物。肿瘤切面灰白、实性、质硬、界不清。

镜下所见　乳腺组织中肿瘤呈星芒状,浸润性生长(图12-7A),肿瘤由分化良好的小管组成,无序排列,周围可见丰富的促纤维增生性间质(图12-7B)。腺管由单层上皮细胞构成,成角,腺腔开放(图12-7C),上皮细胞温和,形态相对一致,细胞质嗜酸性,可见顶浆突起,细胞核呈圆形或卵圆形,深染,轻度异型,核仁不明显,核分裂象罕见(图12-7D)。

免疫组化　CK5/6和p63染色显示病变肌上皮消失,腺管仅由单层上皮细胞构成(图12-6E、F)。

病理诊断　小管癌。

诊断依据　肿瘤大体质硬,界不清;肿瘤呈浸润性生长,由分化良好的小管组成,小管成分>90%。腺管由单层上皮细胞构成,成角,腺腔开放;免疫组化CK5/6和p63染色显示小管周肌上皮缺失。

鉴别诊断

(1)硬化性腺病:病变具有小叶结构轮廓,腺体挤压变形;小管周存在肌上皮细胞,免疫组化肌上皮标记物染色可证实。

(2)放射状瘢痕:病变可见纤维化和弹力纤维变性;病变存在肌上皮细胞,免疫组化肌上皮标记物染色可证实。

(3)微腺性腺病:腺管呈小而圆单层上皮结构,腔内含有胶样分泌物,缺乏成角的形态及顶浆突起;免疫组化S-100弥漫强阳性,EMA ER及PR均阴性,AE1/AE3弱阳性。虽然缺乏肌上皮细胞,但存在基底膜,基底膜标记(Collagen Ⅳ,D2-40,Lamimin)可助诊。

知识拓展　单纯小管癌预后好,淋巴结转移率很低。

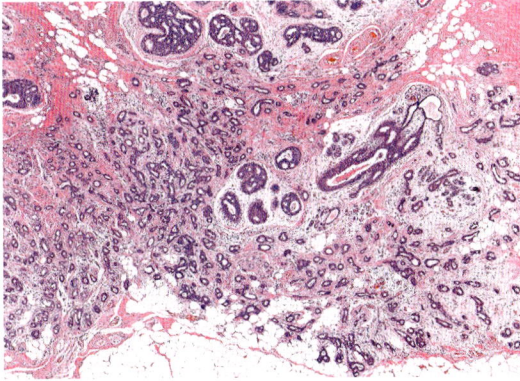

7A(HE × 20)

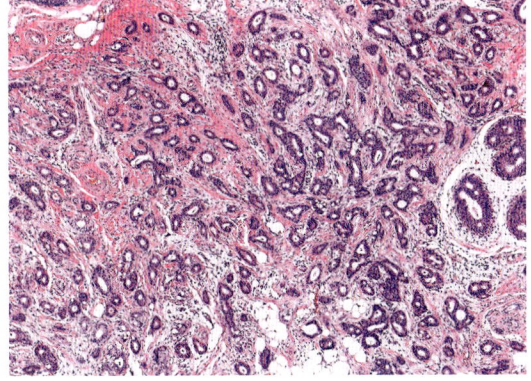

7B(HE × 40)

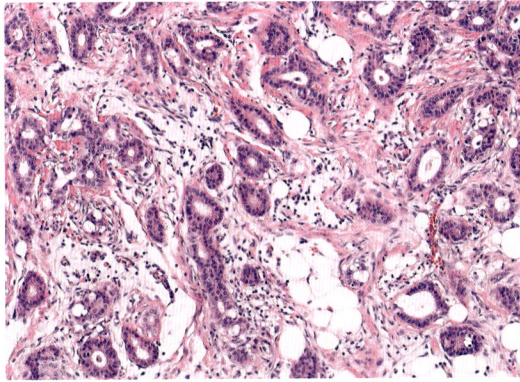

7C(HE × 100)

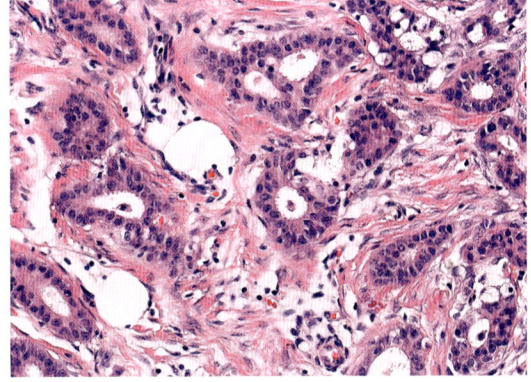

7D(HE × 200)

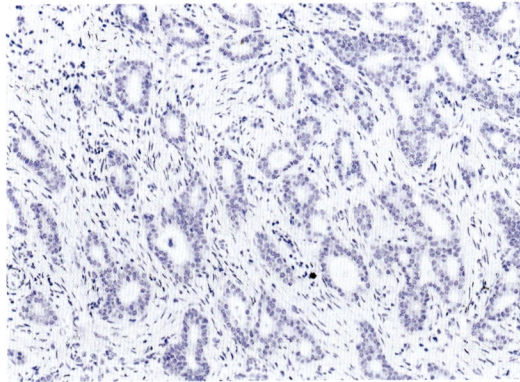

7E(CK5/6 × 100)

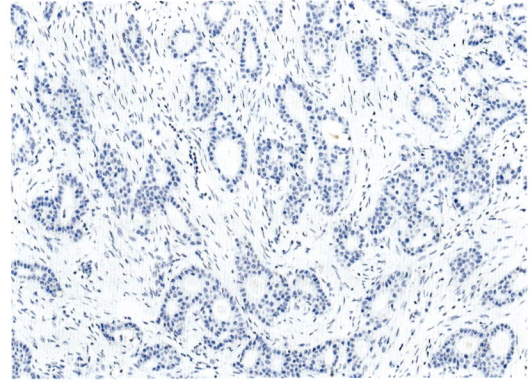

7F(p63 × 100)

图 12-7 小管癌

病例8 黏液癌

基本资料 女,57岁,发现右乳房肿物1个月。MR平扫显示右乳房外上象限不规则异常信号结节,边界尚清,大小为2.0cm×1.5cm,BI-RADS 4类。

大体检查 右乳腺外上象限肿物,界欠清,活动欠佳。肿瘤切面质韧,局灶半透明。

镜下所见 乳腺组织内肿瘤由大量细胞外黏液形成的黏液湖构成,被纤细的富含毛细血管的纤维分隔(图12-8A);黏液湖中漂浮少许肿瘤细胞簇(图12-8B、C),肿瘤细胞异型性小,细胞质嗜酸性,细胞核圆形或卵圆形,深染(图12-8D)。

病理诊断 黏液癌。

诊断依据 肿瘤大体质韧,半透明;肿瘤由大量细胞外黏液形成的黏液湖及漂浮的少许肿瘤细胞簇构成,黏液性肿瘤成分>90%;肿瘤细胞呈簇状,低-中级别核;通常ER/PR阳性,HER2阴性。

鉴别诊断

(1)黏液囊肿样病变:充满黏液的囊状扩张导管,内衬上皮细胞可以呈现扁平至增生,甚至原位癌的改变,当内衬上皮脱落时可利用免疫组化染色肌上皮辅助诊断。

(2)黏液性囊腺癌:罕见,类似胰腺或者卵巢的黏液性囊腺癌,囊性结构被覆高柱状细胞,免疫组化染色可辅助诊断,一般CK7阳性而CK20阴性。

(3)隆胸异物反应:填充物呈强嗜碱性、半透明、有或无黏液湖,其内缺乏漂浮的上皮细胞,可见异物肉芽肿反应;临床隆胸术病史有助于鉴别诊断。

知识拓展 诊断黏液癌需要黏液癌形态>90%,且肿瘤细胞核为低-中级别,如果肿瘤细胞为高级别核,建议诊断为浸润性癌,非特殊型,伴黏液分泌;黏液癌通常ER、PR阳性,HER2阴性,若免疫表型不典型,诊断黏液癌需慎重。

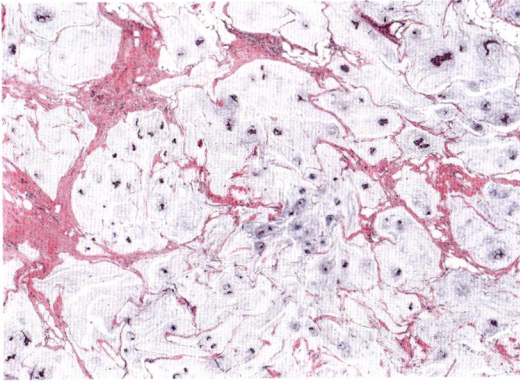
8A(HE × 20)

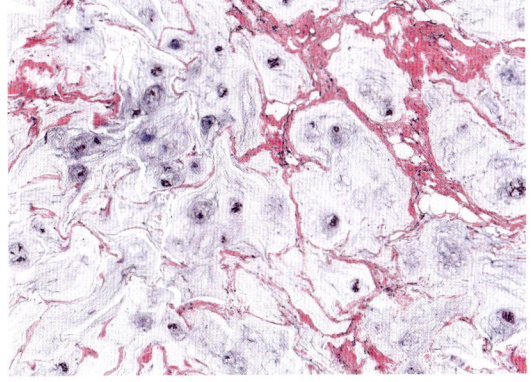
8B(HE × 40)

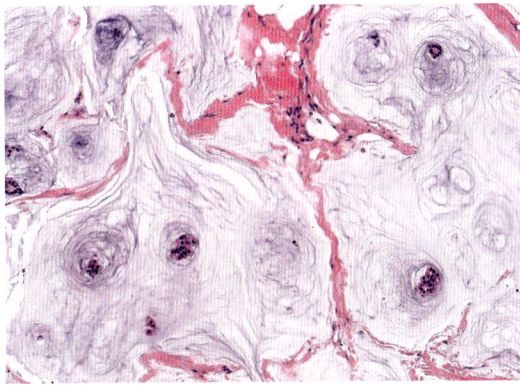
8C(HE × 100)

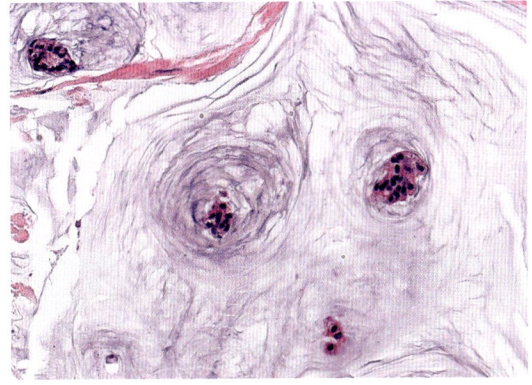
8D(HE × 200)

图 12-8　黏液癌

病例 9　浸润性微乳头状癌

基本资料　女,47 岁,发现右乳房肿物 2 个月。超声显示右乳房内上象限低回声结节,分叶状,边界尚清,大小为 1.4cm×1.1cm,BI-RADS 4a 类。

大体检查　右乳房内上肿物,界欠清,活动可。肿瘤切面灰白、实性、质硬、界欠清。

镜下所见　肿瘤与周围乳腺组织界限欠清(图 12-9A),可见肿瘤细胞团排列呈簇状、腺样或微乳头状,位于纤维间质形成的腔隙内,腔隙内无黏液性物质(图 12-9B、C);肿瘤细胞簇缺乏真正纤维血管轴心,外缘呈毛刺状,细胞呈立方状,细胞质丰富、均质红染,细胞核较大,圆形或卵圆形,部分细胞核呈泡状,核仁明显(图 12-9D)。

免疫组化　EMA 显示微乳头外侧缘阳性或较内部染色程度更强(图 12-9E),证实肿瘤极向反转。

病理诊断　浸润性微乳头状癌。

诊断依据　肿瘤大体质硬,界欠清;肿瘤细胞团排列呈簇状、腺样或微乳头状,位于纤维间质形成的腔隙内,缺乏真正纤维血管轴心,外缘呈毛刺状,微乳头成份>90%;免疫组化 EMA 染色显示肿瘤细胞极向反转。

鉴别诊断

(1) 人工假象,收缩间隙:缺乏"极向反转"这一特征。

(2) 微乳头结构的转移癌:结合病史,必要时结合免疫组化染色进行鉴别,特别警惕女性生殖系统浆液性癌转移。

知识拓展　①大部分浸润性微乳头状癌表现为激素受体阳性,但有 15%~20% 的病例表现为三阴性表型,部分病例会表现为 HER2 过表达型。②HER2 免疫组化染色,U 型染色模式等同于完整的细胞膜染色。

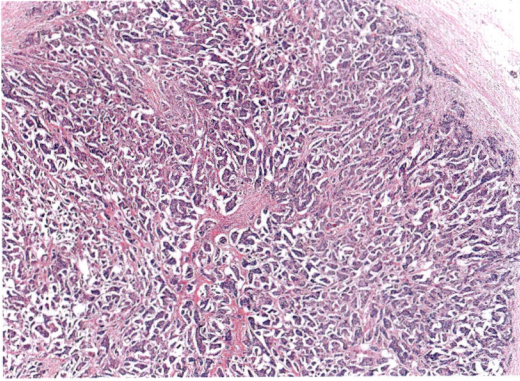

9A(HE × 20)

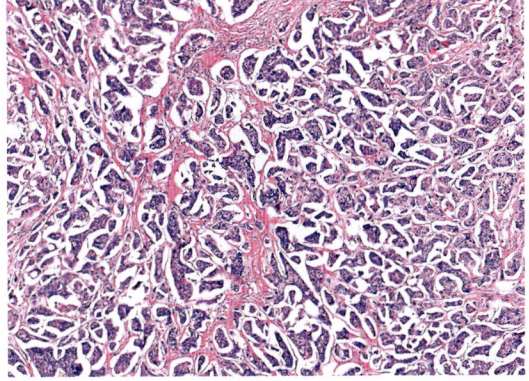

9B(HE × 40)

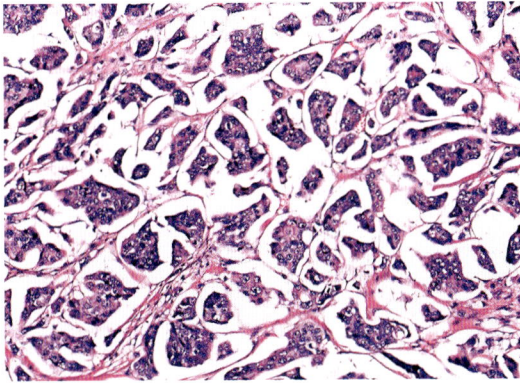

9C(HE × 100)

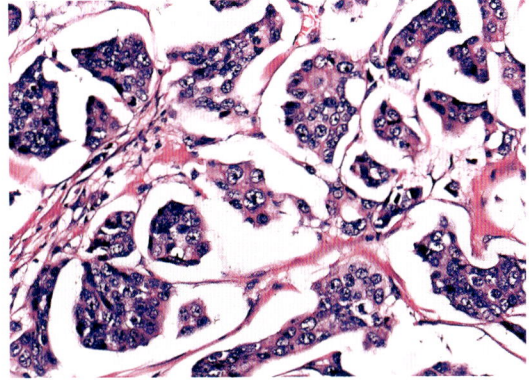

9D(HE × 200)

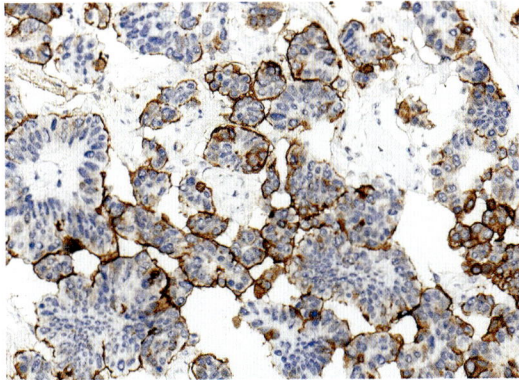

9E(EMA × 200)

图 12-9　浸润性微乳头状癌

病例 10　微小浸润性乳腺癌

基本资料　女,54 岁,发现右乳房钙化灶 1 个月。超声显示右乳房外上象限低回声结节,界不清,形态不规则,大小为 0.7cm×0.5cm,BI-RADS 4b 类。

大体检查　双乳房对称,未见乳头溢液、凹陷及皲裂。肿瘤切面质韧。

镜下所见　肿瘤呈结节状生长(图 12-10A),大部分为导管原位癌成分(图 12-10B),小灶区域肿瘤浸润周围脂肪组织,浸润灶最大径小于 1mm(图 12-10C、D)。

免疫组化　CK5/6 和 p63 染色显示局部肌上皮缺失(图 12-10E、F)。

病理诊断　微小浸润性乳腺癌。

诊断依据　微小浸润性乳腺癌常见于导管原位癌,尤其是病变范围较大的高级别导管原位癌周围。本例大部分为导管原位癌,小灶浸润周围脂肪组织,浸润灶最大径 1mm;免疫组化显示局部肌上皮缺失。

鉴别诊断　导管原位癌累及小叶或累及腺病,免疫组化肌上皮标记物染色可辅助诊断。

知识拓展　乳腺浸润性癌 T 分级肿瘤大小最小单位为毫米,但微小浸润型乳腺癌浸润灶应≤1mm;1.1~1.9mm 的浸润灶,应直接报告为 2mm,归为 T_{1a}。

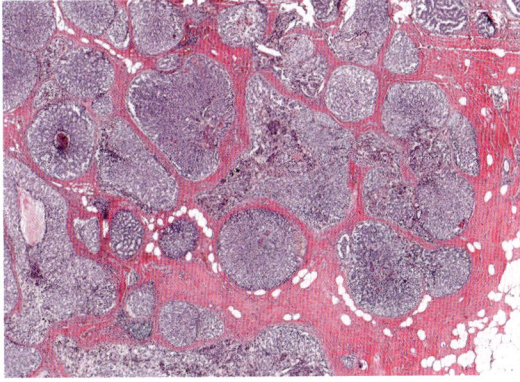

10A(HE × 20)

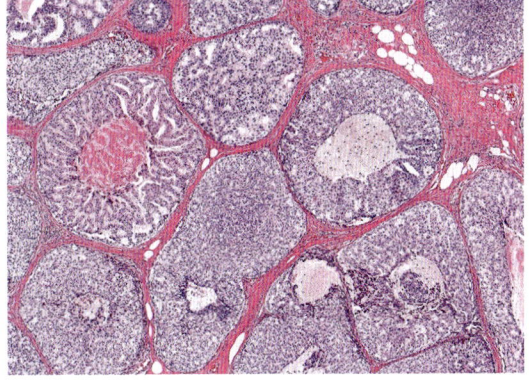

10B(HE × 40)

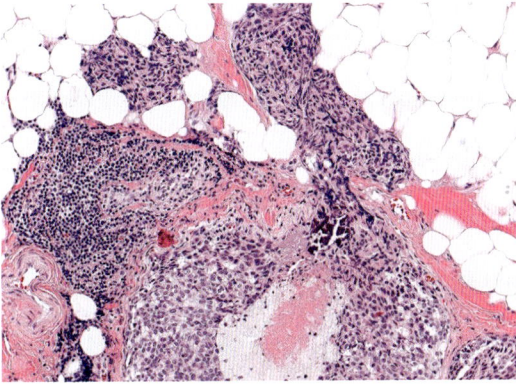

10C(HE × 100)

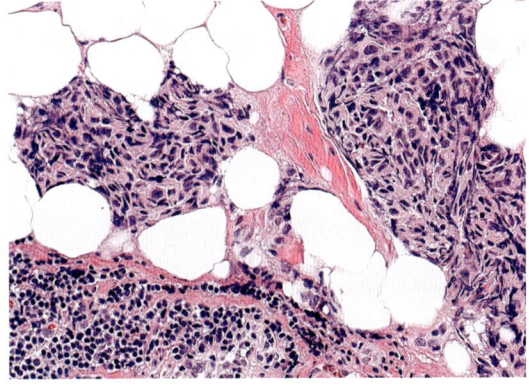

10D(HE × 200)

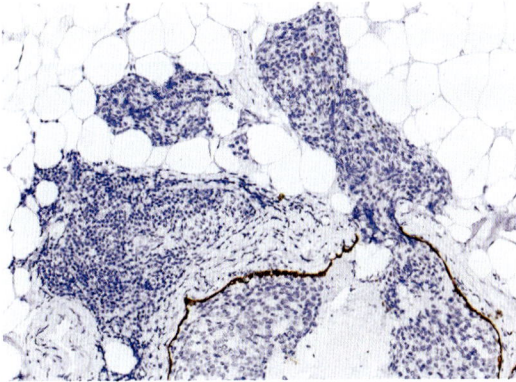

10E(CK5/6 × 100)

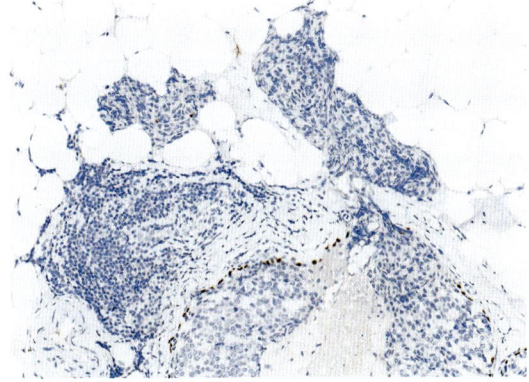

10F(p63 × 100)

图 12-10　微小浸润性乳腺癌

导管原位癌

病例 11　低级别导管原位癌

基本资料　女,61 岁,发现左乳房肿物 1 个月。MR 平扫显示左乳房外上象限异常信号结节影,边界毛糙,形态尚规则,大小为 1.2cm×0.9cm。

大体检查　左乳腺外上肿物。切面粗颗粒状,质韧,界清。

镜下所见　肿瘤呈多结节状生长,界限清楚(图 12-11A),乳腺导管扩张膨胀,肿瘤呈筛状排列,未见明确坏死及钙化(图 12-11B、C);筛孔间细胞桥僵硬,肿瘤细胞形态单一,大小一致,染色质均匀分布,核仁不明显,核分裂象罕见,未见坏死(图 12-11D)。

病理诊断　低级别导管原位癌。

诊断依据　肿瘤呈筛状排列,未见明确坏死及钙化,筛孔间细胞桥僵硬,肿瘤细胞形态单一,大小一致,染色质均匀分布,核仁不明显,核分裂象罕见。

鉴别诊断

(1) 高级别导管原位癌:核多形,核仁明显,核分裂象多见,常见中央粉刺样坏死。

(2) 导管上皮非典型增生:为一致性增生的肿瘤细胞累及一个或多个导管,且管腔横径<2mm。

(3) 小叶原位癌:E-cadherin 和 p120 染色可辅助鉴别。

知识拓展　第 5 版 WHO 对乳腺肿瘤分类中推荐依据细胞核级别来分级(见表 12-1)。

表 12-1　分级标准

	低级别	中级别	高级别
多形性	细胞形态单一、一致	中间	显著多形性
大小	一个正常红细胞或导管上皮细胞核大小的 1.5~2 倍	中间	超过 2 倍正常红细胞或导管上皮核的大小
染色质	通常为弥漫、细腻的染色质	中间	通常为泡状核,伴染色质不规则分布
核仁	偶见	中间	明显,常为多个
核分裂	偶见	中间	常见
极向性	腔隙周围细胞有极性	中间	通常无极性

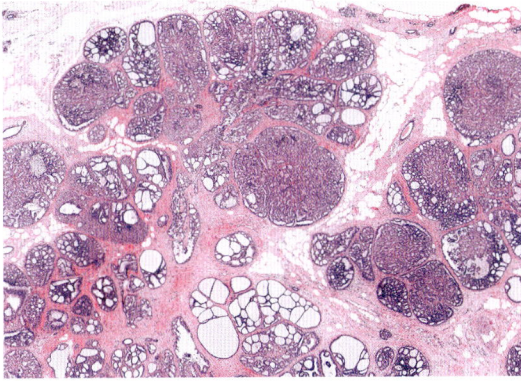

11A(HE × 20)

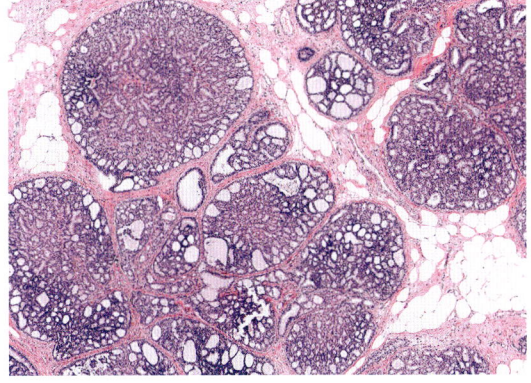

11B(HE × 40)

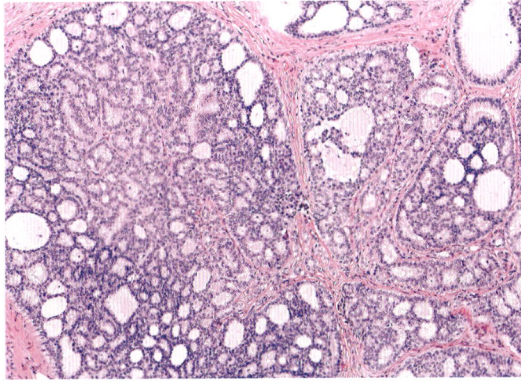

11C(HE × 100)

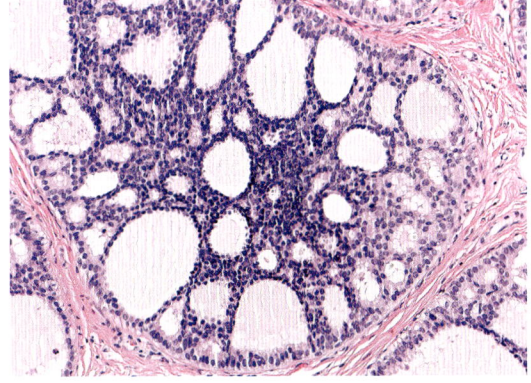

11D(HE × 200)

图 12-11　低级别导管原位癌

病例 12　中级别导管原位癌

基本资料　女,50 岁,发现右乳房肿物 3 个月。超声显示右乳房内上象限低回声结节及索条状低回声,大小为 1.2cm×1.0cm。

大体检查　右乳房内上肿物,切面灰白灰红、质韧,界欠清。

镜下所见　肿瘤呈多结节状生长,界限清楚(图 12-12A),乳腺导管扩张膨胀,肿瘤排列呈筛状(图 12-12B),中央可见坏死(图 12-12C);细胞核中度异型,部分排列有极性,核染色质细腻,可见小核仁,核分裂象少见(图 12-12D)。

病理诊断　中级别导管原位癌。

诊断依据　肿瘤排列呈筛状,中央可见坏死,细胞核中度异型,部分排列有极性,核染色质细腻,可见小核仁,核分裂象少见。

鉴别诊断　导管原位癌级别的判定主要根据细胞核的级别,详见表 12-1。

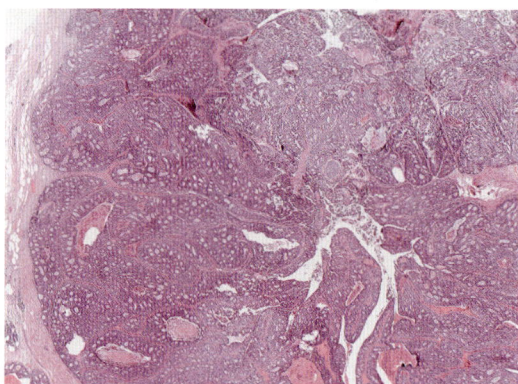

12A(HE × 20)

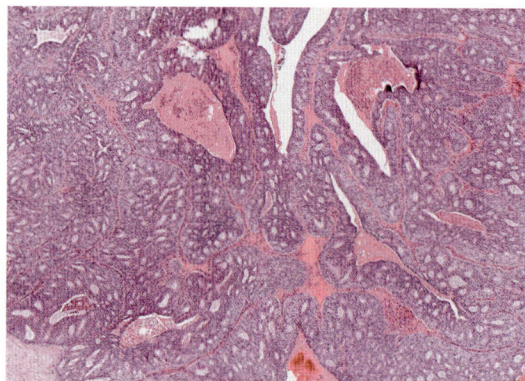

12B(HE × 40)

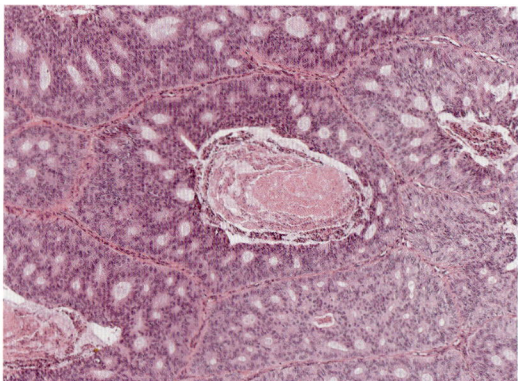

12C(HE × 100)

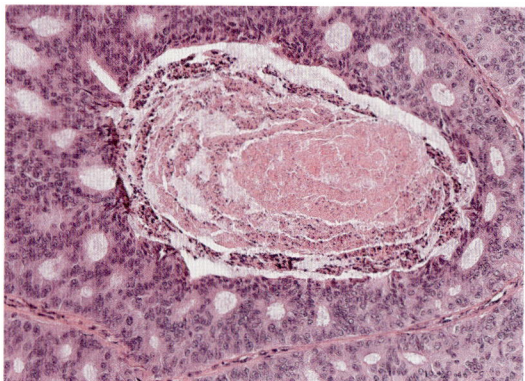

12D(HE × 200)

图 12-12　中级别导管原位癌

病例 13　高级别导管原位癌

基本资料　女,63 岁,发现左乳房钙化 1 周余。超声显示左乳房外上象限低回声区,界不清,最大截面 4.9cm×0.8cm,内见沿导管分布点状强回声。

大体检查　左乳腺外上象限肿物,切面粗颗粒样,质韧,界欠清。

镜下所见　肿瘤呈结节状生长,界限清楚(图 12-13A),肿瘤呈实性巢团状排列(图 12-13B),巢内可见大片坏死(图 12-13C);细胞核显著异型,排列无极性,核染色质空泡状,核仁明显,核分裂象易见(图 12-13D)。

病理诊断　高级别导管原位癌。

诊断依据　肿瘤呈实性巢团状排列,巢内可见大片坏死,细胞核显著异型,排列无极性,核染色质空泡状,核仁明显,核分裂象易见。

鉴别诊断

(1) 低级别或中级别导管原位癌:根据细胞核的级别判定低、中、高级别。

(2) 特殊类型导管原位癌:各具独特特征,如大汗腺型导管原位癌,肿瘤细胞含有丰富的嗜酸性细胞质。

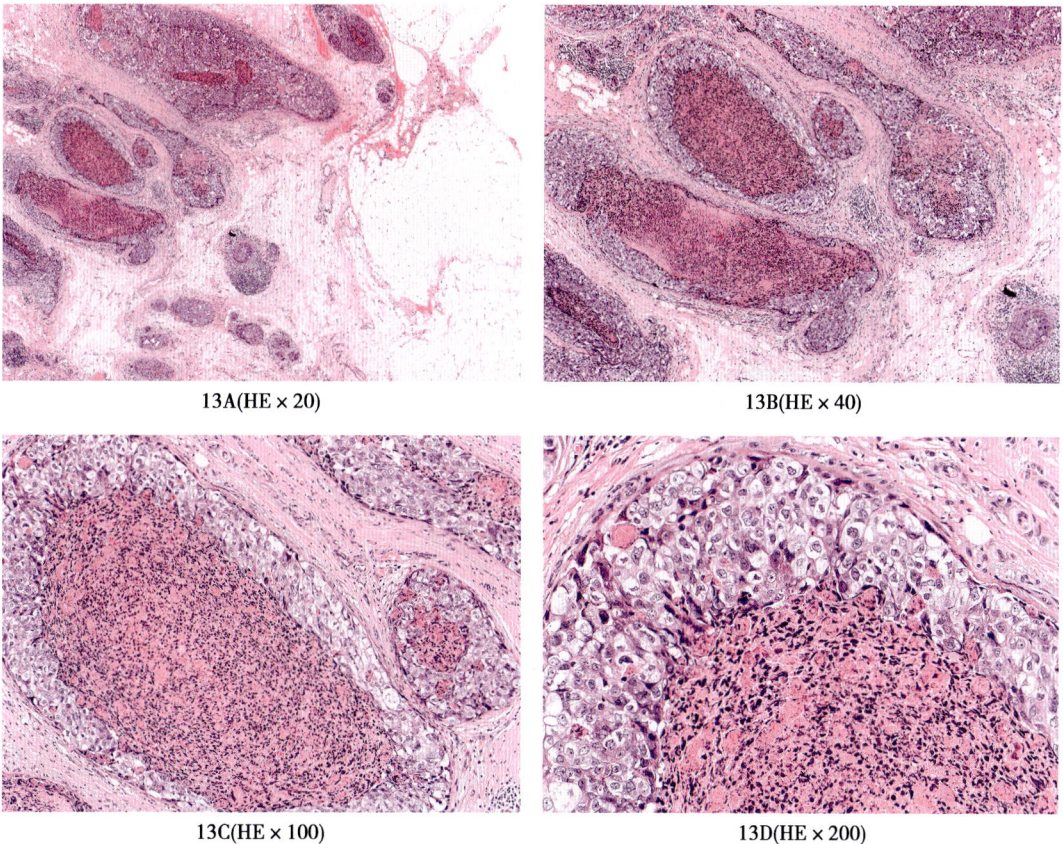

13A(HE × 20)

13B(HE × 40)

13C(HE × 100)

13D(HE × 200)

图 12-13　高级别导管原位癌

小　叶　瘤　变

病例 14　非典型小叶增生

基本资料　女,44 岁,发现左乳房肿物 1 月余。MR 平扫显示左乳房外上象限结节样异常信号,边缘毛刺,大小 0.6cm×0.6cm,BI-RADS 4 类。

大体检查　双乳房对称,未见乳头溢液、凹陷及皱裂。左乳腺外上肿物,切面细颗粒样,灰白、实性、质稍硬、界尚清。

镜下所见　受累腺泡<50%终末导管小叶单位(terminal dust-lobular unit,TDLU)(图 12-14A),部分受累腺泡膨胀(图 12-14B),可见增生的细胞大小一致,排列松散(图 12-14C),核小而一致,核染色质均匀,核仁不明显,细胞质少(图 12-14D)。

病理诊断　非典型小叶增生。

诊断依据　受累腺泡<50% TDLU,部分受累腺泡膨胀,可见增生的细胞大小一致,排列松散,核小而一致,核染色质均匀,核仁不明显,细胞质少。

鉴别诊断　小叶原位癌,根据受累小叶单位的范围(>50% TDLU)予以鉴别。

知识拓展　第 5 版 WHO 对乳腺肿瘤分类中提出 2 种判断腺泡膨胀的方法,①将被肿瘤细胞累犯的腺泡的直径与周围未被累犯的小叶腺泡比较,若大于未被肿瘤累犯的腺泡,则视为膨胀。②根据被肿瘤细胞累犯的腺泡中的细胞数量,若单个腺泡的直径≥8 个细胞,则视为膨胀。但目前这些判断方法尚缺乏循证医学证据。

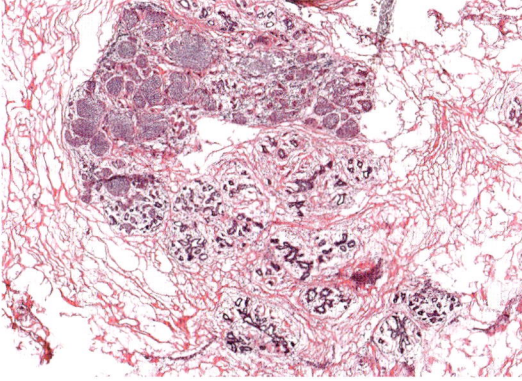
14A(HE×20)

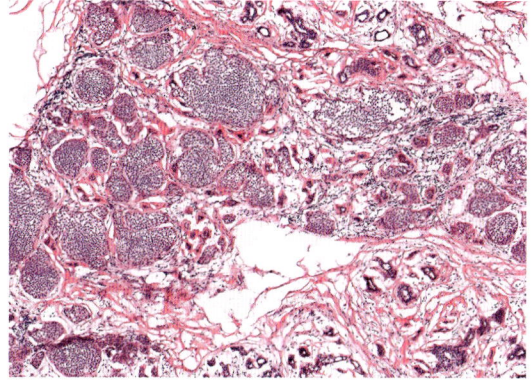
14B(HE×40)

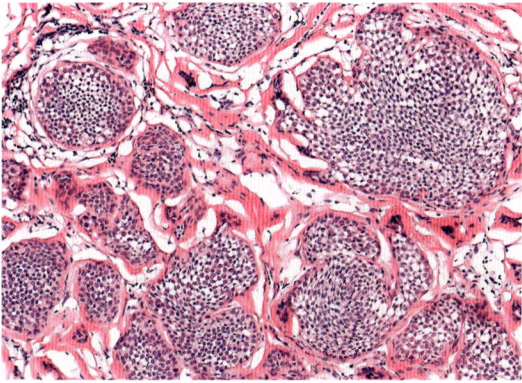
14C(HE×100)

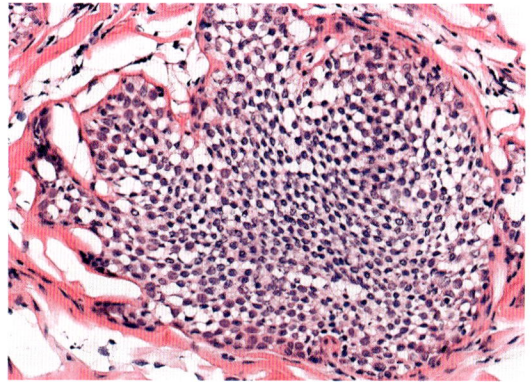
14D(HE×200)

图 12-14　非典型小叶增生

病例 15　小叶原位癌

基本资料　女,74 岁,发现右乳房肿物 2 月余。超声显示右乳头外侧低回声肿物,边缘不清,不规则,大小 0.5cm×0.4cm,BI-RADS 4c 类。

大体检查　双乳房对称,未见乳头溢液、凹陷及皱裂。右乳房外象限肿物,质韧,界欠清,活动可。

镜下所见　受累腺泡几乎充满终末导管小叶单位(TDLU)(图 12-15A),受累腺泡膨胀(图 12-15B),增生的细胞大小较一致,排列松散(图 12-15C),细胞质丰富粉染,核轻度异型,核染色质较均匀,可见核仁(图 12-15D)。

病理诊断　小叶原位癌。

诊断依据　受累腺泡几乎充满 TDLU,受累腺泡膨胀,增生的细胞大小较一致,排列松散,细胞质丰富粉染,核轻度异型,核染色质较均匀,可见核仁。

鉴别诊断

(1) 非典型小叶增生:根据受累小叶单位的范围(<50% TDLU)。

(2) 多形性小叶原位癌:细胞大,核多形,核膜不规则,核仁可见。

(3) 导管原位癌:E-cadherin 和 p120 染色可辅助诊断。

知识拓展　第 8 版美国癌症联合委员会(American Joint Committee on Cancer,AJCC)中将小叶原位癌归为良性疾病,从原位癌(pTis)分期中删除。此外,小叶原位癌的诊断需要关注多形性小叶原位癌和旺炽型小叶原位癌的诊断。

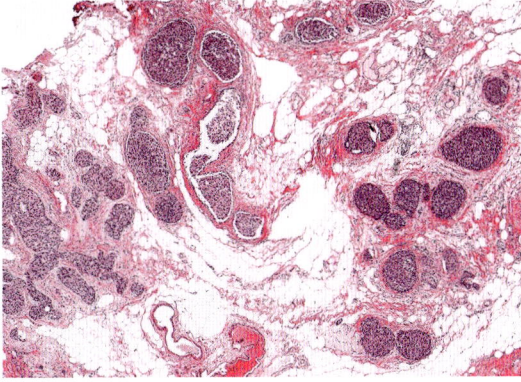

15A(HE × 20)

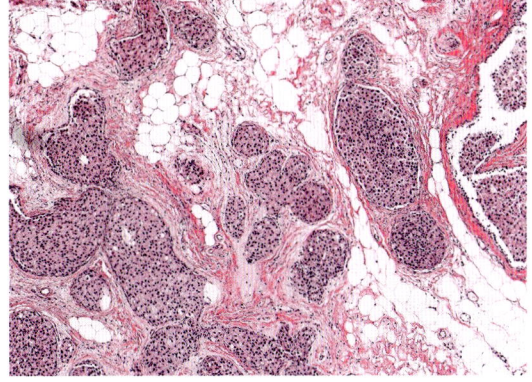

15B(HE × 40)

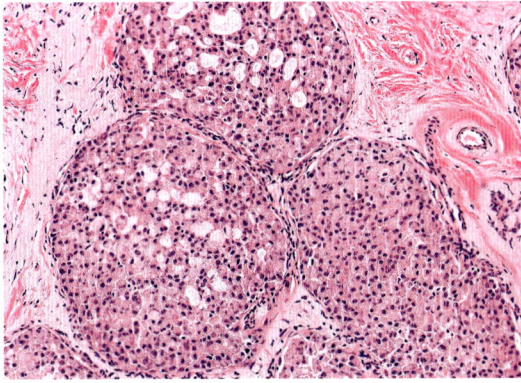

15C(HE × 100)

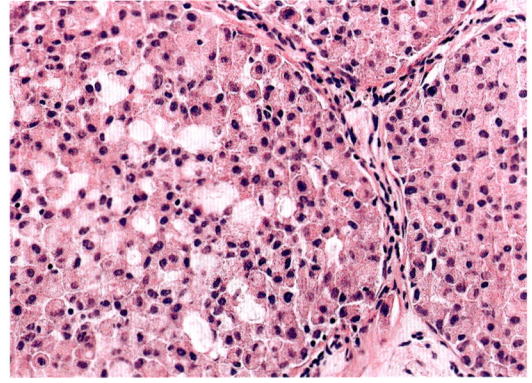

15D(HE × 200)

图 12-15　小叶原位癌

良性上皮增生及前驱病变

病例 16 普通型导管上皮增生

基本资料 女,63 岁,发现左乳房肿物 2 月余。超声显示左乳房下象限实性结节,大小 2.5cm×1.8cm,BI-RADS 6 类。

大体检查 左乳腺肿物,质硬,界欠清,活动差。(注:该病例取自主体病变为浸润性癌的周围)。

镜下所见 乳腺导管上皮细胞增生,排列呈流水样,可见不规则裂隙样开窗(图 12-16A),细胞桥温和,增生的细胞多样,分布不均匀,细胞界限不清,细胞及细胞核重叠(图 12-16B)。

病理诊断 普通型导管上皮增生。

诊断依据 乳腺导管上皮细胞增生,排列呈流水样,可见继发性管腔形成(不规则裂隙样开窗),细胞桥温和,增生的细胞多样,分布不均匀,细胞界限不清,细胞及细胞核重叠。

鉴别诊断 导管上皮非典型增生,增生的细胞单一、均匀一致;免疫组化显示 ER 染色弥漫强阳性,CK5/6 阴性。

知识拓展 普通型导管上皮增生(usual ductal hyperplasia,UDH)的两大特征为"混合性"和"无序性"。UDH 常显示 CK5/6 阳性及 CK5/6 阴性的细胞呈"马赛克"式分布,是其诊断依据。ER 表达也呈现异质性表达模式。

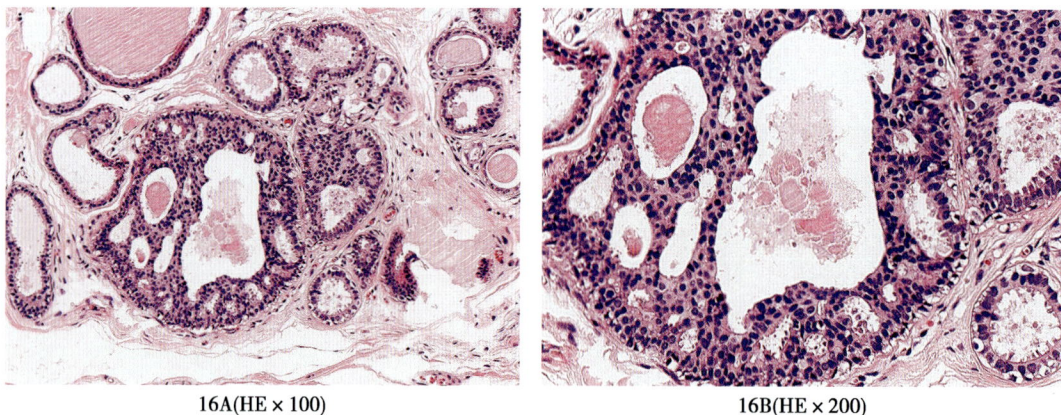

16A(HE × 100)　　　　　16B(HE × 200)

图 12-16 普通型导管上皮增生

病例 17　导管上皮非典型增生

基本资料　女,48 岁,发现左乳房肿物 1 年余。超声显示左乳房 3 点处实性结节,大小 1.6cm×1.0cm,BI-RADS 4c 类。

大体检查　双乳房对称,未见乳头溢液、凹陷及皲裂。左乳房 3 点处触及肿物,质韧,界欠清,活动度一般。切面灰黄灰白、实性、质硬、界不清。

镜下所见　乳腺导管内部分细胞增生,肿瘤细胞小,形态单一,界清(图 12-17A),核圆形,分布均一,可见僵硬拱桥结构(图 12-17B)。

病理诊断　导管上皮非典型增生。

诊断依据　乳腺导管内部分细胞增生,肿瘤增生细胞小而单一,细胞核圆形,分布均一,可形成僵硬拱桥结构或棒状微乳头。

鉴别诊断

(1) 低级别导管原位癌:肿瘤细胞累及一个或多个导管,且管腔横径相加>2mm。

(2) 普通型导管上皮增生:增生的上皮细胞大小不一、形态多样,缺乏极性;免疫组化显示 ER 多克隆性表达,CK5/6 呈镶嵌样表达。

知识拓展　导管上皮非典型增生细胞核为低级别核,如果是中或高级别核,无论病变范围大小都诊断为导管原位癌。

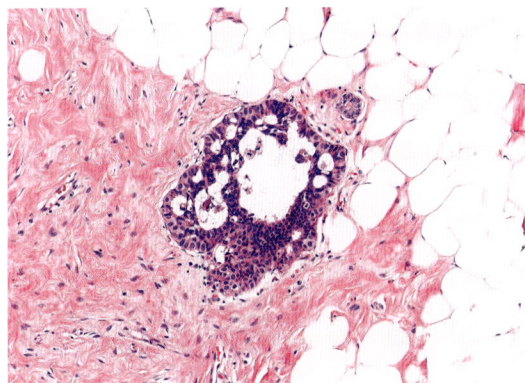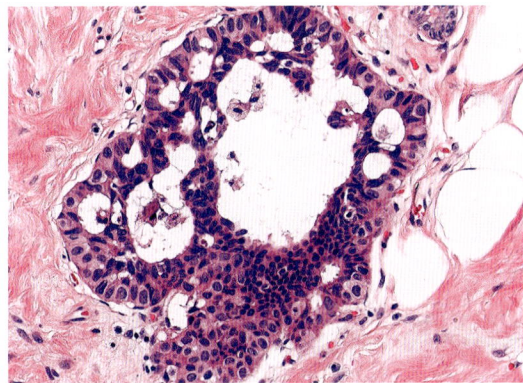

17A(HE × 100)　　　　　　　　　　17B(HE × 200)

图 12-17　导管上皮非典型增生

病例 18 柱状细胞增生

基本资料 女,33岁,左乳房不适1个月。MR平扫显示左乳房内上象限异常信号结节影,边缘毛糙,大小1.1cm×0.6cm,BI-RADS 4类。

大体检查 左乳腺触及肿物,切面灰白、实性,质稍硬。(注:该病例取自主体病变周围)

镜下所见 终末导管小叶单位略增大,腺泡不同程度扩张且外形不规则(图12-18A);腺管内衬柱状细胞,部分腺管内衬细胞超过2层,细胞核卵圆、细长,垂直于基底膜排列,无明显异型,腔缘可见大汗腺顶浆分泌样胞突(图12-18B)。

病理诊断 柱状细胞增生。

诊断依据 腺泡扩张,腺腔内可见絮状物钙化,柱状细胞复层化,核卵圆形,整齐垂直排列于基底膜。细胞腔面可见细胞质顶浆分泌。

鉴别诊断

(1) 柱状细胞变:常一至两层柱状细胞。

(2) 平坦型上皮非典型性增生:一至数层立方至柱状细胞,存在单形性非典型性细胞。

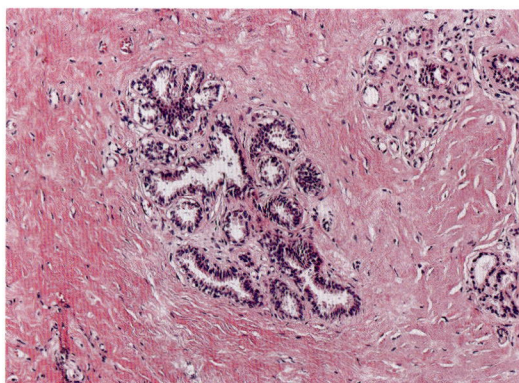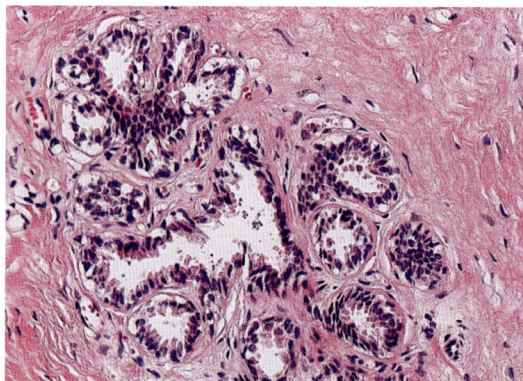

18A(HE×100)　　　　　　　　　　　　18B(HE×200)

图12-18 柱状细胞增生

乳头状肿瘤

病例 19 导管内乳头状瘤

基本资料 女,47岁,发现左乳房肿物1月余。超声显示左乳房外下象限多发低回声结节,大者大小1.7cm×1.0cm,BI-RADS 4a类。

大体检查 双乳房对称,未见乳头溢液、凹陷及皲裂。左乳房腺下肿物,质硬,界欠清,活动可。切面灰白、实性、质硬、界清。

镜下所见 肿瘤位于导管内,界限清楚(图12-19A),肿瘤呈乳头状分叶状结构,乳头密集、分支,有纤维血管轴心(图12-19B)。

免疫组化 CK5/6和Calponin染色显示导管内乳头状结构及导管周围肌上皮均存在(图12-19C、D)。

病理诊断 导管内乳头状瘤。

诊断依据 肿瘤位于导管内,界限清楚,肿瘤呈乳头状分叶状结构,乳头密集、分支,有纤维血管轴心;免疫组化染色显示导管内乳头状结构和导管周围肌上皮均存在。

鉴别诊断

(1)导管内乳头状瘤伴导管上皮非典型增生:非典型导管上皮增生区域不表达高分子量CK,如CK5/6;ER通常弥漫强阳性。

(2)导管内乳头状癌:导管内肌上皮缺失,仅有腺上皮细胞,细胞染色质相对加深,乳头间质纤细,纤维化不易见。

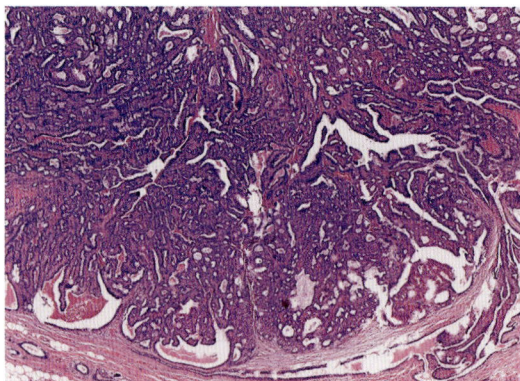
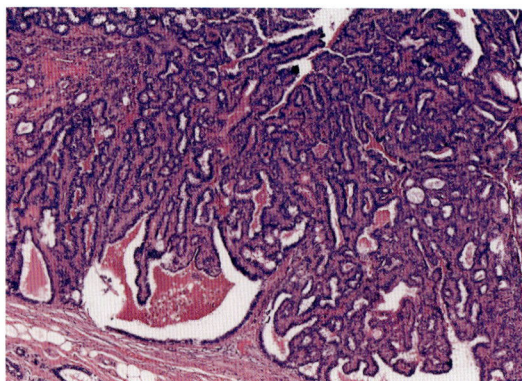

19A(HE × 20)   19B(HE × 40)

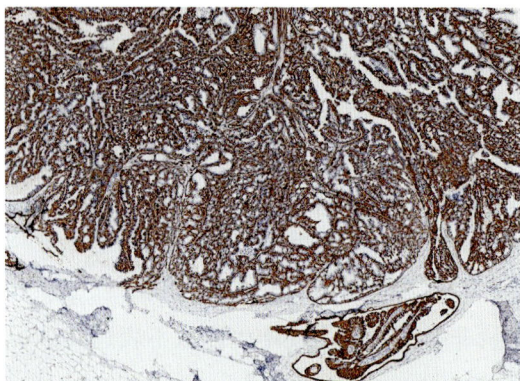
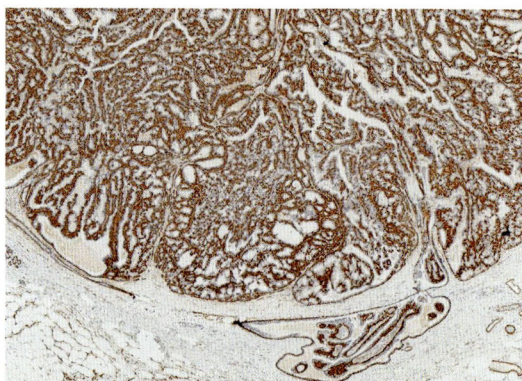

19C(CK5/6 × 20)   19D(Calponin × 20)

图 12-19　导管内乳头状瘤（C、D 为 CK5/6 及 Calponin 免疫组化染色）

病例 20　导管内乳头状癌

基本资料　女,63 岁,发现左乳房肿物 15 天。超声显示右乳房外上象限低回声肿物,大者大小 3.0cm×1.7cm,不规则,BI-RADS 4c 类。

大体检查　右乳腺外上象限肿物,切面灰褐、实性、质软,界尚清。

镜下所见　肿瘤位于导管内,界限清楚(图 12-20A)。肿瘤呈乳头状结构,部分呈筛状排列(图 12-20B),乳头可见纤维血管轴心(图 12-20C),乳头表面衬覆单层腺上皮,细胞核大小、形态一致,染色质深染(图 12-20D)。

免疫组化　CK5/6 染色显示导管内乳头状结构肌上皮消失,导管周围肌上皮存在(图 12-20E);ER 染色显示弥漫强阳性(图 12-20F)。

病理诊断　导管内乳头状癌。

诊断依据　肿瘤位于导管内,界限清楚。肿瘤呈乳头状结构,部分呈筛状排列,乳头可见纤维血管轴心,乳头表面衬覆单层腺上皮,细胞核大小、形态一致,染色质深染。免疫组化显示导管内乳头状结构肌上皮消失,导管周围肌上皮存在。

鉴别诊断

(1)包裹性乳头状癌:乳头状癌结节周围往往有厚纤维被膜包裹,囊内乳头状结构及囊壁周围均缺乏肌上皮。

(2)实性乳头状癌:实性结节状,其中有纤维血管轴心网(呈实性乳头状结构),可具有内分泌特征(神经内分泌标记物阳性)。细胞形态温和,可见细胞质内黏液,有时也可见细胞外黏液,纤维血管轴心及导管周围均有肌上皮存在。

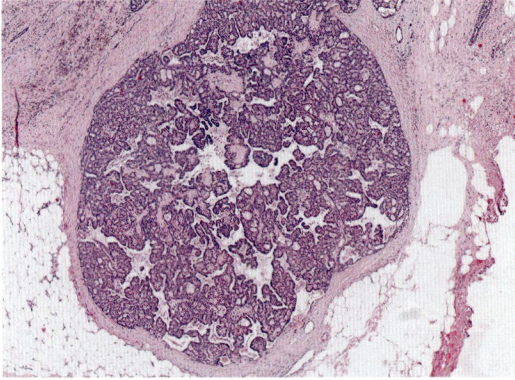

20A(HE × 20)

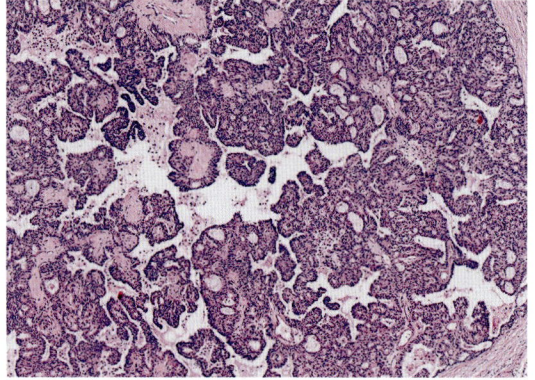

20B(HE × 40)

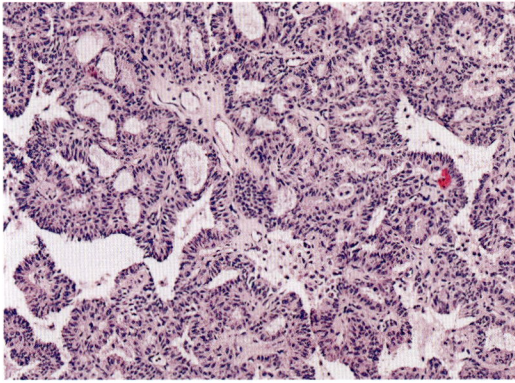

20C(HE × 100)

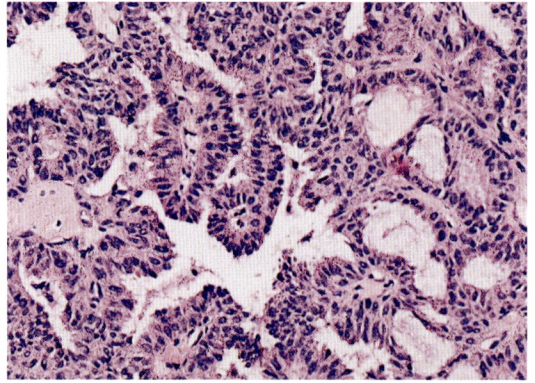

20D(HE × 200)

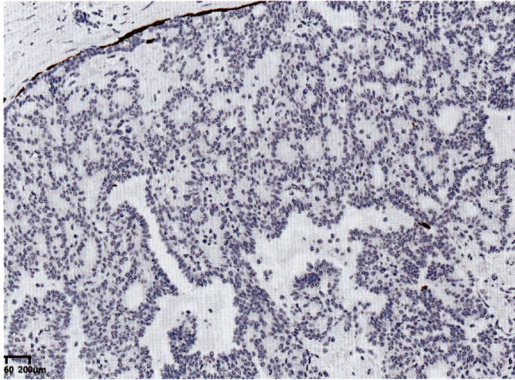

20E(CK5/6 × 100)

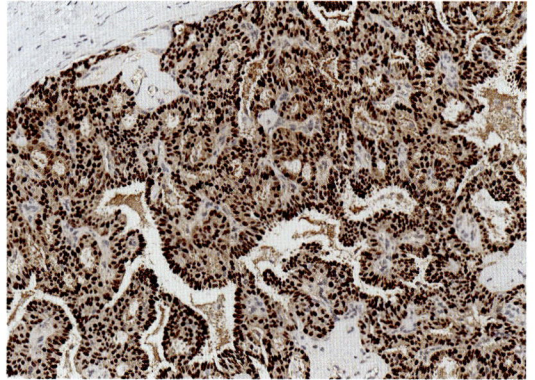

20F(ER × 200)

图 12-20 导管内乳头状癌

纤维上皮性肿瘤

病例21 纤维腺瘤

基本资料 女,38岁,发现左乳房肿物2周余。超声显示左乳房12点至1点低回声结节,局部分叶明显,大小2.6cm×1.7cm。

大体检查 左乳腺外上象限肿物,切面灰白、质稍硬,编织状,边界清。

镜下所见 肿瘤与周围界限清楚(图12-21A),间质增生,挤压导管呈裂隙状(图12-21B),局部区域可伴导管上皮普通型增生(图12-21C),增生的间质由胶原及梭形间质细胞混合组成,导管上皮细胞无明显异型(图12-21D)。

病理诊断 纤维腺瘤。

诊断依据 肿瘤与周围界限清楚,间质增生,挤压导管呈裂隙状,增生的间质由胶原及梭形间质细胞混合组成,增生的间质细胞及导管上皮细胞均无明显异型。

鉴别诊断 良性叶状肿瘤,常见于中年女性,较纤维腺瘤发病年龄大;上皮成分沿裂隙排列形成叶片状,间质细胞较丰富。

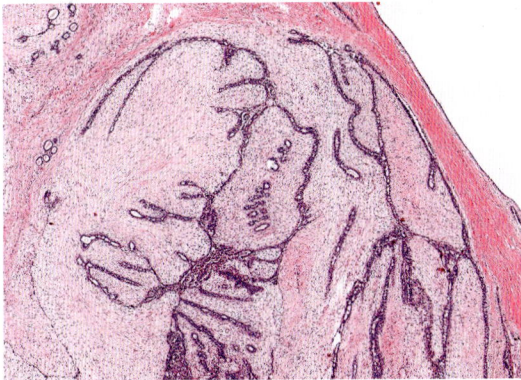
21A(HE × 20)

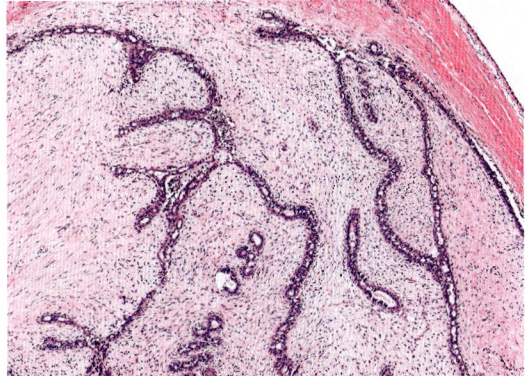
21B(HE × 40)

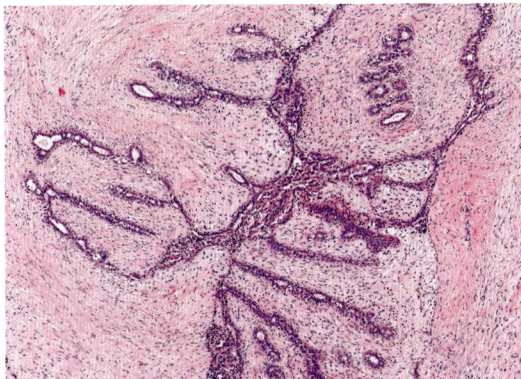
21C(HE × 100)

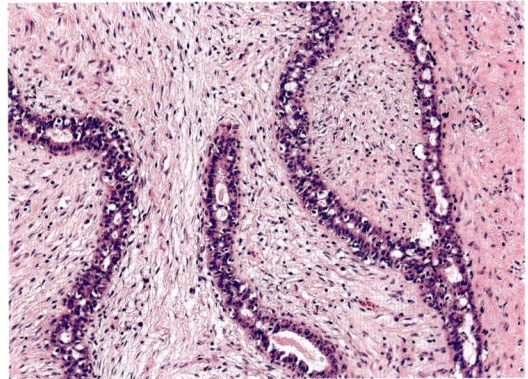
21D(HE × 200)

图12-21 纤维腺瘤

病例 22　良性叶状肿瘤

基本资料　女,48 岁,发现左乳房肿物 2 个月。超声显示左乳房上方实性肿物,欠规则,部分界不清,大小 3.0cm×1.9cm。

大体检查　左乳腺上象限肿物,质韧,界欠清,活动可。切面灰白半透明,分叶状,界尚清。

镜下所见　肿瘤与周围界限清楚(图 12-22A),上皮成分沿裂隙排列形成叶片状(图 12-22B),间质细胞轻度增生(图 12-22C),细胞异型性小,核分裂象少见(<2.5 个/mm²)(图 12-22D)。

病理诊断　良性叶状肿瘤。

诊断依据　肿瘤与周围界限清楚,上皮成分沿裂隙排列形成叶片状,间质细胞轻度富于细胞,细胞异型性小,核分裂象少见。

鉴别诊断

(1) 交界性及恶性叶状肿瘤:依据间质细胞丰富程度、细胞异型性、核分裂象活性、肿瘤边界或边缘的情况、间质分布方式或间质过度生长、恶性异源性成分进行半定量评估分级。

(2) 纤维腺瘤:发病年龄较叶状肿瘤小;间质和上皮增生比例大致一致。

知识拓展　叶状肿瘤中的间质细胞存在 *MED12* 突变,这与纤维腺瘤具有共同的发病机制。一些叶状肿瘤可能通过 *MED12* 突变起源于纤维腺瘤。35.9% 的叶状肿瘤在组织学上出现纤维腺瘤样区域,15.4% 的叶状肿瘤在同侧或对侧乳房中伴有纤维腺瘤。

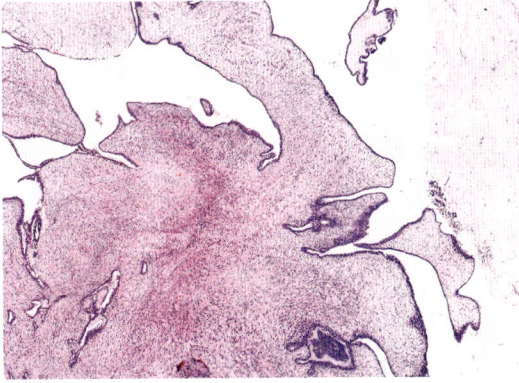
22A(HE × 20)

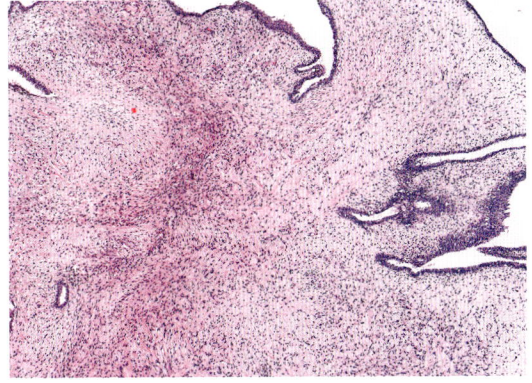
22B(HE × 40)

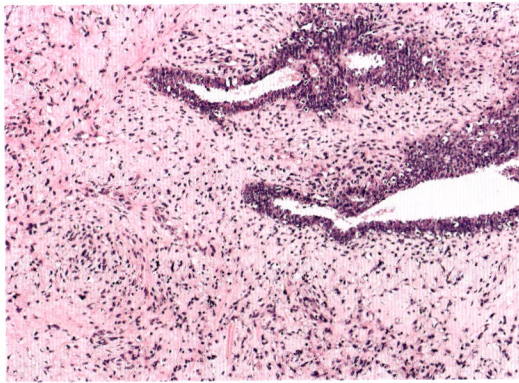
22C(HE × 100)

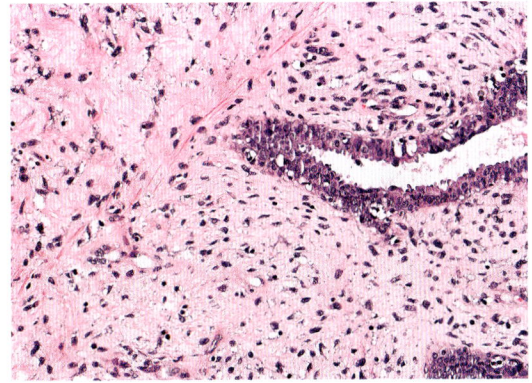
22D(HE × 200)

图 12-22 良性叶状肿瘤

病例 23 交界性叶状肿瘤

基本资料 女,66 岁,发现右乳房肿物 1 周。超声显示右乳房外上象限见一低回声,界稍模糊,分叶状,内回声不均,大小 3.6cm×2.0cm。

大体检查 右乳腺外上象限肿物。切面灰白,分叶状,局部裂隙状,界尚清。

镜下所见 肿瘤与周围界限欠清(图 12-23A),上皮成分沿裂隙排列形成叶片状(图 12-23B),间质细胞中度增生(图 12-23C),细胞中度异型,核分裂象常见(图 12-23D)。

病理诊断 交界性叶状肿瘤。

诊断依据 肿瘤与周围界限欠清,上皮成分沿裂隙排列形成叶片状,间质细胞中度增生,细胞中度异型,核分裂象常见(2.5~5 个/mm²)。

鉴别诊断 良性或恶性叶状肿瘤,依据间质细胞丰富程度、细胞异型性、核分裂象活性、肿瘤边界或边缘的情况、间质分布方式或间质过度生长、恶性异源性成分进行半定量评估分级。

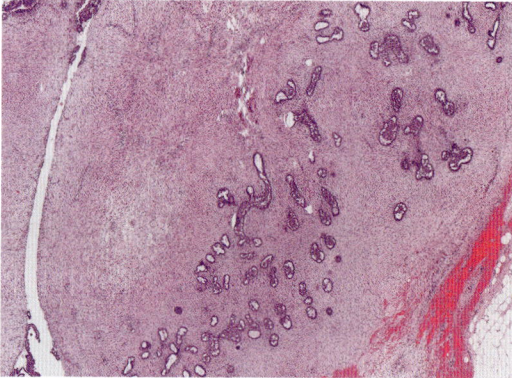

23A(HE × 20)

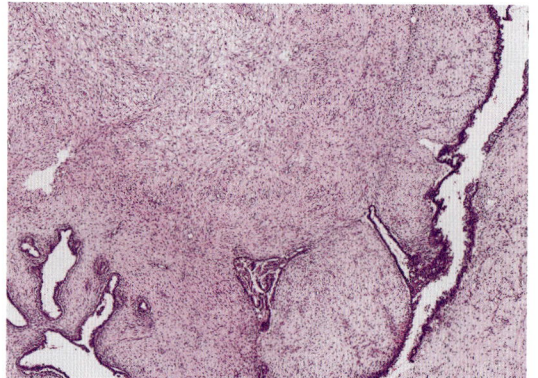

23B(HE × 40)

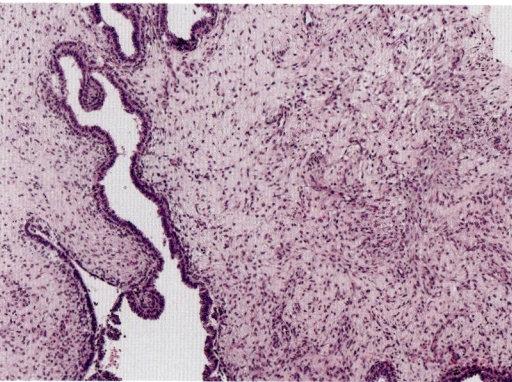

23C(HE × 100)

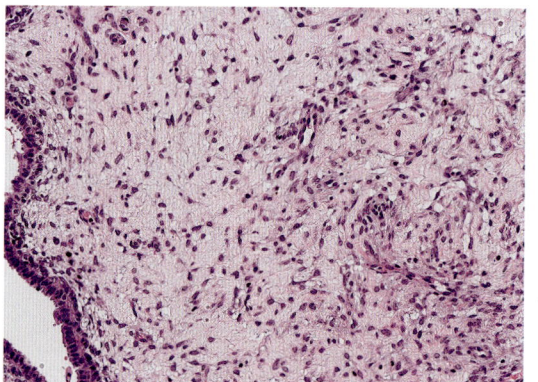

23D(HE × 200)

图 12-23 交界性叶状肿瘤

病例 24　恶性叶状肿瘤

基本资料　女，66 岁，发现右乳房肿物 1 周。超声显示右乳房外上象限见一低回声，界稍模糊，分叶状，内回声不均，大小 3.6cm×2.0cm。

大体检查　右乳腺外上象限肿物，囊实性，切面鱼肉状，半透明，有出血。

镜下所见　肿瘤与周围界限不清，局部浸润周围脂肪组织（图 12-24A）；上皮成分沿裂隙排列形成叶片状（图 12-24B），间质细胞过度增生（图 12-24C），细胞显著异型，核分裂象易见（>5 个/mm^2）（图 12-24D）。

病理诊断　恶性叶状肿瘤。

诊断依据　肿瘤与周围界限不清，局部浸润周围脂肪组织，上皮成分沿裂隙排列形成叶片状，间质细胞过度增生，细胞显著异型，核分裂象易见。

鉴别诊断

（1）原发或转移性肉瘤：密切结合临床；诊断叶状肿瘤依据残存上皮结构的发现，需要充分取材。

（2）化生性癌：免疫组化显示 CK 弥漫强阳性；叶状肿瘤可局灶阳性。

知识拓展　*EGFR*、*KIT*（*c-KIT*）和 *TP53* 过表达/基因突变与恶性叶状肿瘤相关。

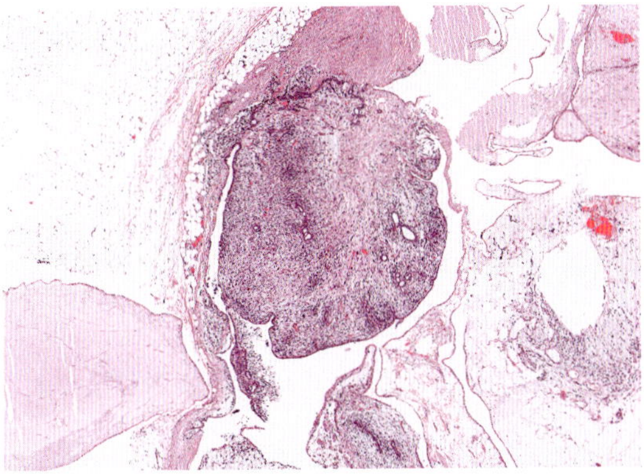

24A(HE × 20)

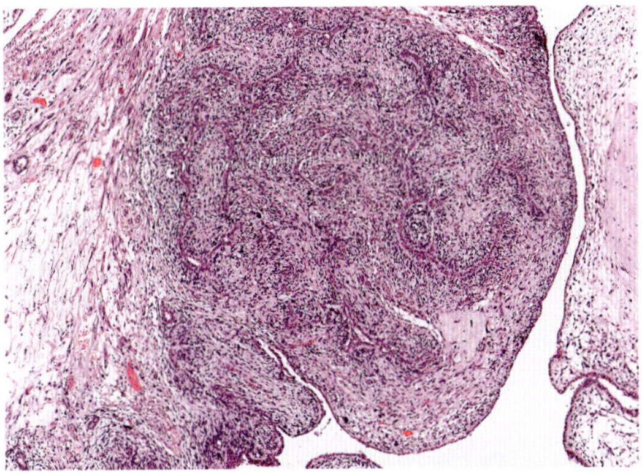

24B(HE × 40)

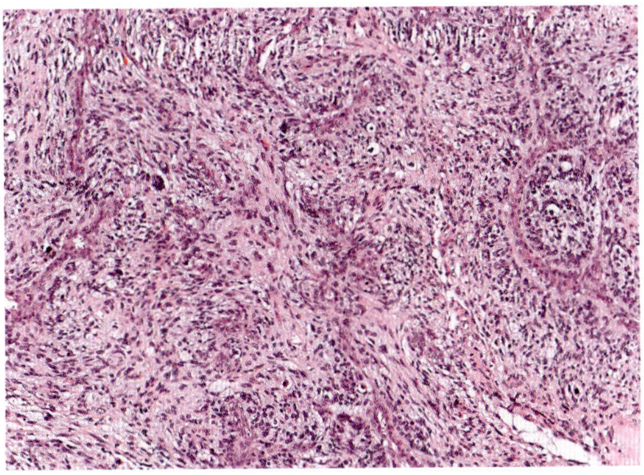

24C(HE × 100)

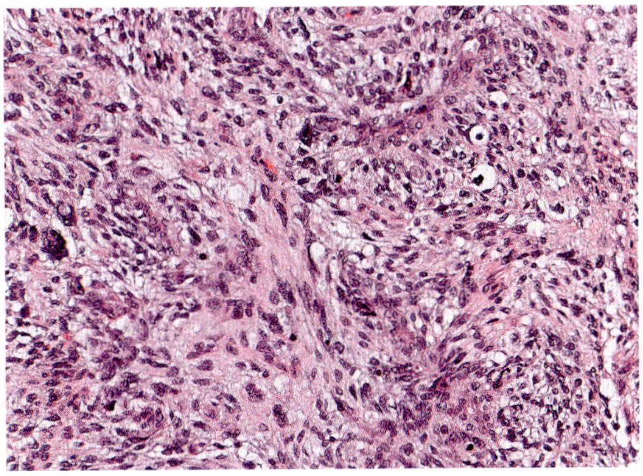

24D(HE × 200)

图 12-24　恶性叶状肿瘤

乳 腺 腺 病

病例 25 硬化性腺病

基本资料 女,41 岁,发现右乳房钙化灶 1 个月。超声显示右乳房低回声结节,界清,大小 1.1cm×0.6cm,BI-RADS 3 类。

大体检查 双乳房对称,未见乳头溢液、凹陷及皱裂。切面质韧。

镜下所见 以小叶为中心的腺泡或导管增生,可见间质显著增生硬化(图 12-25A),挤压腺体使腺腔变形拉长,腺体由双层结构组成(图 12-25B)。

病理诊断 硬化性腺病。

诊断依据 以小叶为中心的腺泡或导管增生,可见间质显著增生硬化,挤压腺体使腺腔变形拉长,腺体由双层结构组成;免疫组化显示腺体周围存在肌上皮。

鉴别诊断 分化良好的浸润性癌,肌上皮消失,免疫组化肌上皮标记物染色可辅助诊断。

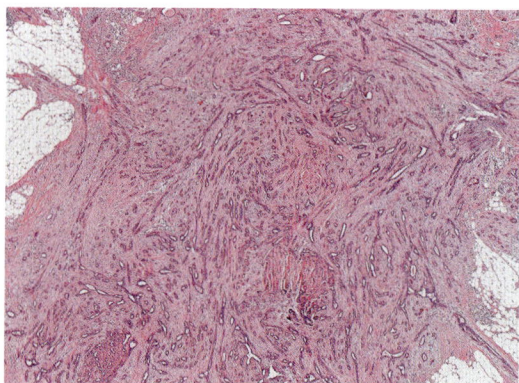 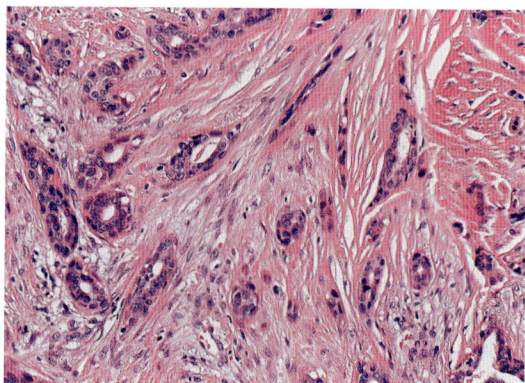

25A(HE × 20)   25B(HE × 200)

图 12-25 硬化性腺病

其他常见的乳腺病变

病例 26　脂 肪 坏 死

基本资料　女,50 岁,发现右乳房肿物。

大体检查　乳腺组织局部灰白间淡黄,实性、质韧,边界不清。

镜下所见　脂肪组织呈现液化性坏死及炎症反应(图 12-26A),可见泡沫样巨噬细胞和炎症细胞散在分布(图 12-26B)。

病理诊断　脂肪坏死。

诊断依据　脂肪组织呈现坏死及炎症反应,可见泡沫样巨噬细胞和炎症细胞散在分布。

鉴别诊断

(1) 脂肪肉瘤:肿瘤性脂肪细胞大小不一,可见非典型脂肪细胞;荧光原位杂交(fluorescence in situ hybridization,FISH)检测 *MDM2* 基因扩增状态可协助诊断。

(2) 乳腺导管扩张症:常伴有脂肪坏死,但具有显著的大中导管扩张,临床上常有乳头溢液。

(3) 肉芽肿性小叶性乳腺炎:可伴有脂肪坏死,但特征是以乳腺终末导管小叶单位为中心的肉芽肿性炎,可伴有小脓肿形成。

知识拓展　临床上伴有乳房皮肤回缩及内陷的病例,特别是临床上有形成肿块的表现,需要与癌鉴别。如患者曾施行保乳手术及放疗,更需要与癌复发鉴别。

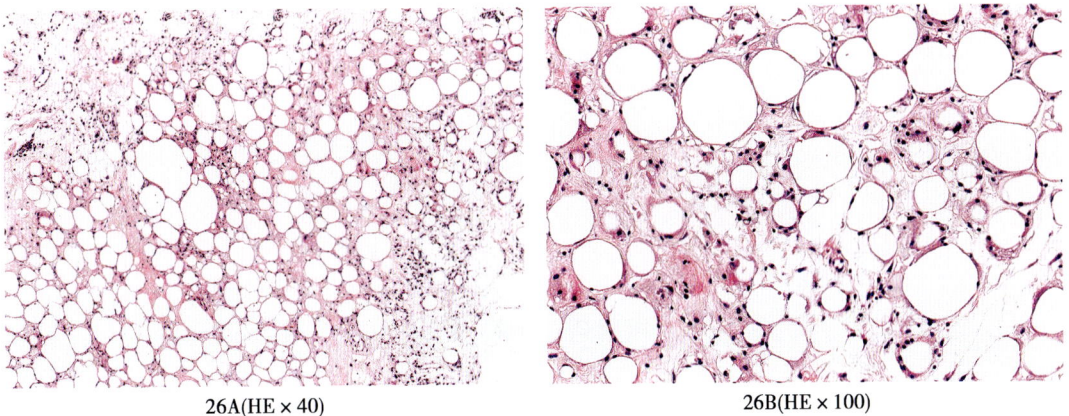

26A(HE × 40)　　　26B(HE × 100)

图 12-26　脂肪坏死

病例 27　导管扩张症

基本资料　女,52 岁,体检发现左侧乳腺肿物。

大体检查　乳腺组织局灶质韧,可见扩张的囊腔。

镜下所见　导管扩张,管腔内可见无定型分泌物(图 12-27A),导管上皮内可见大量泡沫样巨噬细胞聚集,管壁纤维化,可见炎症细胞浸润(图 12-27B)。

病理诊断　导管扩张症。

诊断依据　导管扩张,管腔内可见无定型分泌物,导管上皮内可见大量泡沫样巨噬细胞聚集,管壁纤维化,多有数量不定的淋巴细胞及浆细胞浸润。

鉴别诊断

(1) 乳汁潴留囊肿:通常见于哺乳期,囊肿内为乳汁,周围可见泌乳期腺体。

(2) 囊肿病:位于终末导管小叶单位,常有上皮增生、化生性改变,浆细胞浸润并不突出。

(3) 肉芽肿性小叶性乳腺炎:可伴有导管扩张症,病变主要在小叶,可有微脓肿形成。少数融合性病变不易鉴别。

知识拓展　乳腺导管扩张症基本病理改变为导管扩张,但继发性改变多种多样,不经治疗很少自愈。手术既是治疗手段,也能明确诊断。

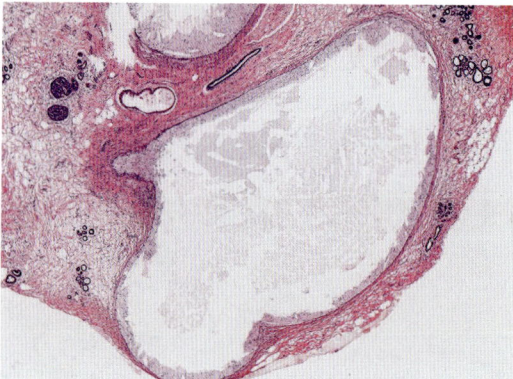

27A(HE × 20)

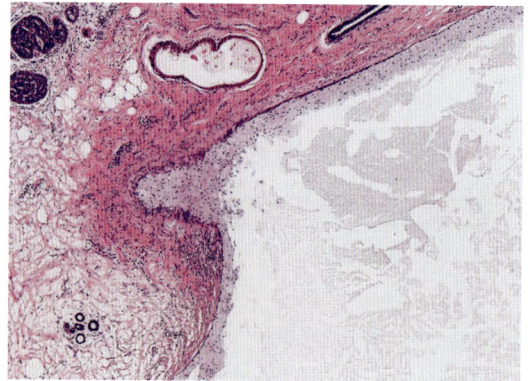

27B(HE × 40)

图 12-27　导管扩张症

(郭嫣媛　袁培)

(审校:张虹)

第十三章

淋巴结、脾及骨髓疾病

反应性淋巴组织增生及淋巴结炎 / 554

病例 1　组织细胞性坏死性淋巴结炎（Kikuchi 病）/ 554

病例 2　Kimura 病 / 556

病例 3　窦组织细胞增生伴巨大淋巴结病（Rosai-Dorfman 病）/ 558

病例 4　淋巴结结节病 / 560

病例 5　皮病性淋巴结炎 / 562

病例 6　Castleman 病（透明血管型）/ 564

恶性淋巴瘤 / 566

病例 7　T 淋巴母细胞白血病/淋巴瘤 / 566

病例 8　B 淋巴母细胞白血病/淋巴瘤 / 568

病例 9　慢性淋巴细胞白血病/小淋巴细胞淋巴瘤 / 570

病例 10　淋巴浆细胞淋巴瘤/华氏巨球蛋白血症 / 572

病例 11　脾边缘区 B 细胞淋巴瘤 / 574

病例 12　结外黏膜相关淋巴组织边缘区 B 细胞淋巴瘤 / 576

病例 13　淋巴结边缘区 B 细胞淋巴瘤 / 578

病例 14　滤泡性淋巴瘤 / 580

病例 15　套细胞淋巴瘤 / 582

病例 16　弥漫大 B 细胞淋巴瘤，非特指型 / 584

病例 17　EBV 阳性弥漫大 B 细胞淋巴瘤，非特指型 / 586

病例 18　伯基特（Burkitt）淋巴瘤 / 588

病例 19　结外 NK/T 细胞淋巴瘤，鼻型 / 590

病例 20　血管免疫母细胞性 T 细胞淋巴瘤 / 593

病例 21　单形性嗜上皮性肠 T 细胞淋巴瘤 / 596

病例 22　外周 T 细胞淋巴瘤，非特指型 / 599

病例 23　ALK 阴性间变性大细胞淋巴瘤 / 602

病例 24　经典型霍奇金淋巴瘤，富于淋巴细胞型 / 605

病例 25　经典型霍奇金淋巴瘤，结节硬化型 / 607

病例 26　经典型霍奇金淋巴瘤，混合细胞型 / 608

病例 27　结节性淋巴细胞为主型霍奇金淋巴瘤 / 609

病例 28　脾血管肉瘤 / 612

病例 29　组织细胞肉瘤 / 614

病例 30　滤泡树突状细胞肉瘤 / 616

病例 31　浆细胞瘤 / 618

反应性淋巴组织增生及淋巴结炎

病例1　组织细胞性坏死性淋巴结炎（Kikuchi 病）

基本资料　女,17 岁,发现右颈淋巴结肿大 1 周,伴压痛。行淋巴结切除活检术。

大体检查　淋巴结 3 枚,直径 0.6cm,大小 2cm×1.7cm×0.8cm,切面灰黄、灰粉、质韧。

镜下所见　淋巴结副皮质区内可见大片融合凝固性坏死灶,伴组织细胞增生及吞噬核碎片,缺乏中性粒细胞(图 13-1)。

病理诊断　组织细胞性坏死性淋巴结炎。

诊断依据　亚洲年轻人多见,常表现单侧颈部淋巴结肿大,可伴发热、皮疹。镜下:①副皮质区不规则坏死灶,可见核碎片、纤维素样沉积,大量组织细胞增生,可见吞噬核碎片及泡沫细胞。②多量浆样树突细胞及淋巴细胞浸润,小血管增生。③缺乏中性粒细胞及嗜酸性粒细胞。

鉴别诊断

（1）狼疮性淋巴结炎:组织细胞性坏死性淋巴结炎很少同时合并系统性红斑狼疮。此外,苏木素小体、浆细胞及中性粒细胞的存在具有一定的提示意义。

（2）非霍奇金淋巴瘤:肿瘤细胞表达 B 或 T 细胞抗原,存在 B 或 T 细胞受体基因重排。

（3）猫抓病:表现为淋巴结副皮质区增生,伴单核样 B 细胞增生及化脓性肉芽肿改变。沃森-斯塔里(Warthin-Starry)银染色或抗汉赛巴尔通体(Henselae)荧光定量 PCR 可协助检测病原体。

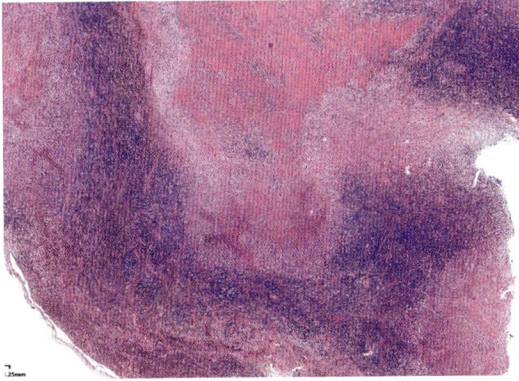
1A(HE × 20)

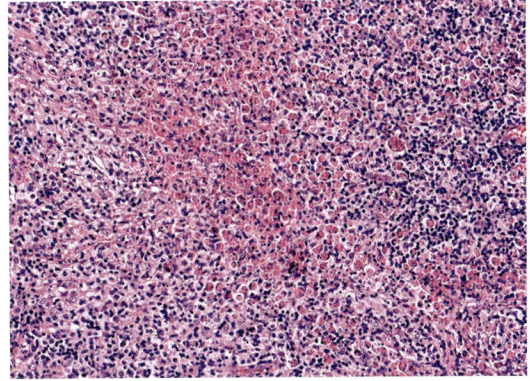
1B(HE × 200)

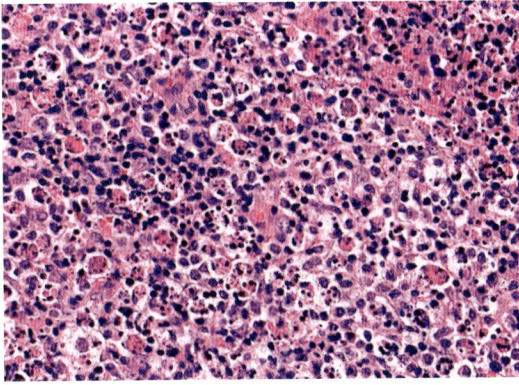
1C(HE × 400)

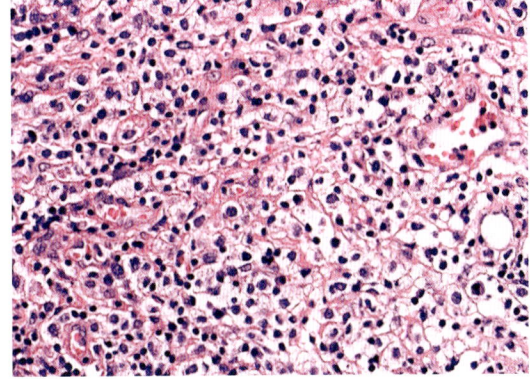
1D(HE × 400)

图 13-1 组织细胞性坏死性淋巴结炎

病例 2　Kimura 病

基本资料　男,46 岁,颏下淋巴结肿大 2 周。行淋巴结切除活检术。

大体检查　结节样物一枚,大小 4cm×3cm×2cm,切面灰白、实性、质韧。

镜下所见　淋巴结内可见淋巴滤泡增生,副皮质区血管增生及窦区纤维化,伴大量嗜酸性粒细胞浸润(图 13-2)。

病理诊断　Kimura 病。

诊断依据　亚洲男性好发,主要累及头颈部皮下组织及淋巴结。镜下:①淋巴滤泡增生。②副皮质区血管增生,伴窦区硬化。③嗜酸性粒细胞广泛浸润。

鉴别诊断

(1) 皮肤血管淋巴样增生伴嗜酸性粒细胞浸润:病变主要位于皮肤真皮,镜下表现为血管内皮增生,呈上皮样或组织细胞样,伴嗜酸性粒细胞及淋巴细胞浸润,常不累及淋巴结。

(2) 淋巴结朗格汉斯细胞组织细胞增生症:增生朗格汉斯组织细胞 S-100 与 CD1α 阳性。

(3) 淋巴瘤:霍奇金淋巴瘤、血管免疫母细胞性 T 细胞淋巴瘤可出现较多嗜酸性粒细胞,注意避免漏诊。

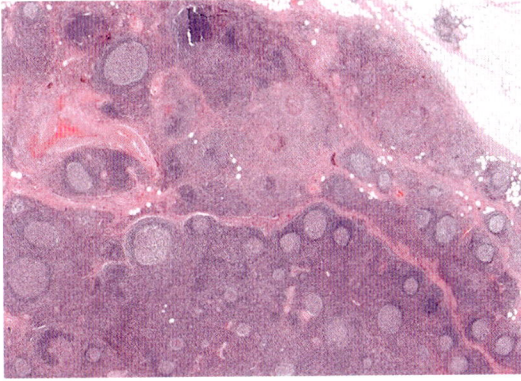

2A(HE × 20)

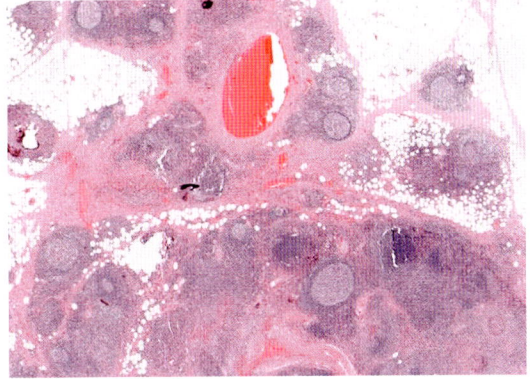

2B(HE × 20)

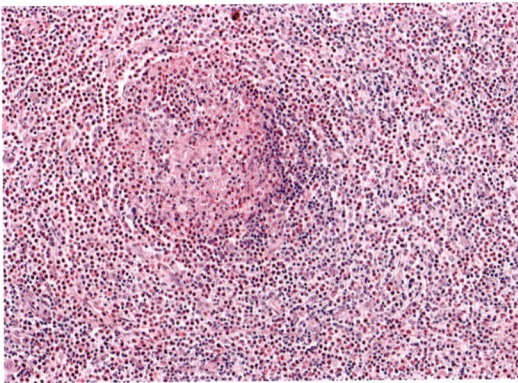

2C(HE × 200)

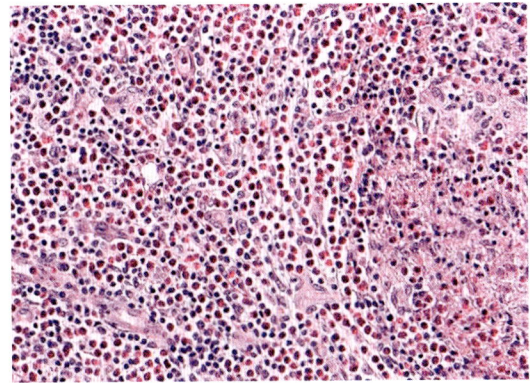

2D(HE × 400)

图 13-2　木村（Kimura）病

病例3　窦组织细胞增生伴巨大淋巴结病
（Rosai-Dorfman 病）

基本资料　女,48 岁,刺激性咳嗽伴胸闷、气短 2 个月。CT 检查示:左肺上叶根部肿物 3cm×1.6cm,包绕左肺上叶支气管。

大体检查　左肺上叶根部见一肿物,大小 3cm×2.5cm×2.2cm,切面灰黄、实性、分叶状,质韧,界尚清。

镜下所见　低倍镜下,肿瘤细胞呈片状分布,明暗相间(图 13-3A、B)。高倍镜下淡染区可见大量增生的组织细胞,其体积较大,细胞质丰富浅染,内见吞噬的淋巴细胞、红细胞(图 13-3C),组织细胞 S-100 免疫组化染色阳性(图 13-3D)。周围伴大量淋巴细胞、浆细胞浸润。

病理诊断　窦组织细胞增生伴巨大淋巴结病(Rosai-Dorfman 病)。

诊断依据　该病主要累及淋巴结。镜下表现:①窦区明显扩张,内含丰富的组织细胞;组织细胞有大的泡状核,细胞质丰富透明,其内有吞噬的多个或数十个小淋巴细胞,称之为淋巴细胞伸入(emperipolesis)。②窦间大量淋巴细胞,浆细胞浸润;③被膜及被膜周围可见炎症及纤维化。免疫组化细胞表达 S-100,CD68、CD163,不表达 CD1α。

鉴别诊断

(1) 朗格汉斯细胞组织细胞增生症:病变主要位于副皮质区,增生的组织细胞中等大小,可见核沟,除表达 CD68、S-100 以外,CD1α 及 Langerin 也阳性。

(2) 反应性窦组织细胞增生:窦内组织细胞增多,但缺乏明显的伸入现象,免疫组化染色 S-100 阴性或仅个别阳性。

(3) 恶性黑色素瘤转移:肿瘤细胞异型性,易见核分裂象,表达 S-100、HMB45、Melan-A。

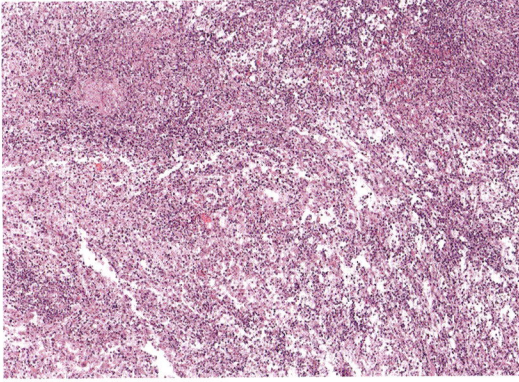

3A(HE × 100)

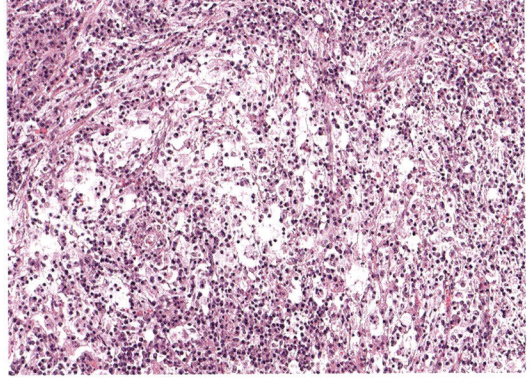

3B(HE × 200)

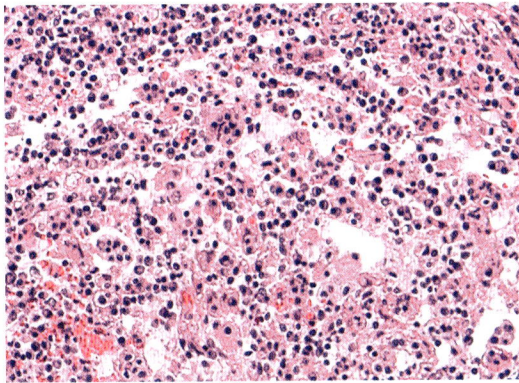

3C(HE × 400)

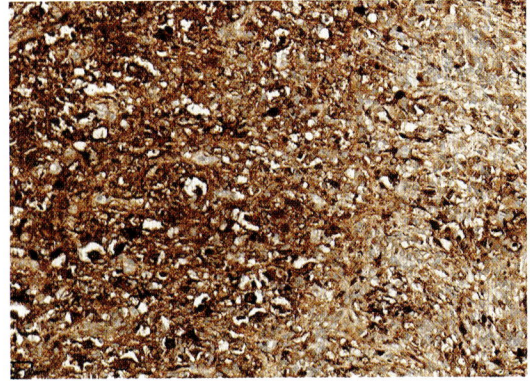

3D(S-100 × 400)

图 13-3　窦组织细胞增生伴巨大淋巴结病（Rosai-Dorfman 病）

病例 4　淋巴结结节病

基本资料　女,49岁,颈部淋巴结肿大6月余。正电子发射计算机体层显像仪(positron emission tomography and computed tomography,PET/CT)提示右侧颈下深组、双侧锁骨上/下等部位多发大小不等淋巴结,伴代谢增高。行右锁骨上淋巴切除活检术。

大体检查　结节数枚,直径0.5~1cm,大者剖面灰白、质中。

镜下所见　淋巴结内可见大量增生的、密集排列的肉芽肿(图13-4A、B);肉芽肿大小较一致,缺乏干酪样坏死(图13-4C、D)。

免疫组化　抗酸染色阴性(图13-4D)。

病理诊断　淋巴结结节病。

诊断依据　淋巴结结节病为排除性诊断,镜下由大小较一致的肉芽肿结节构成,常不伴有干酪样坏死。

鉴别诊断

(1)感染:如梅毒、真菌、结核等,常伴有坏死,诊断需结合患者的临床表现、实验室检查,特殊染色亦可协助诊断。

(2)淋巴瘤或淋巴结转移性癌:有时可伴有上皮样组织细胞浸润及肉芽肿形成,要避免漏诊。

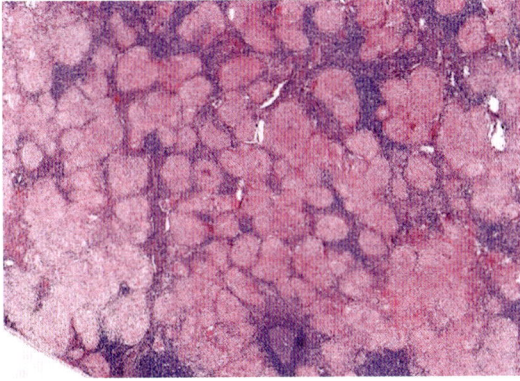
4A(HE × 40)

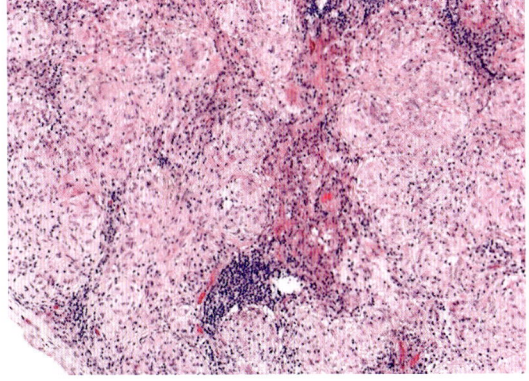
4B(HE × 100)

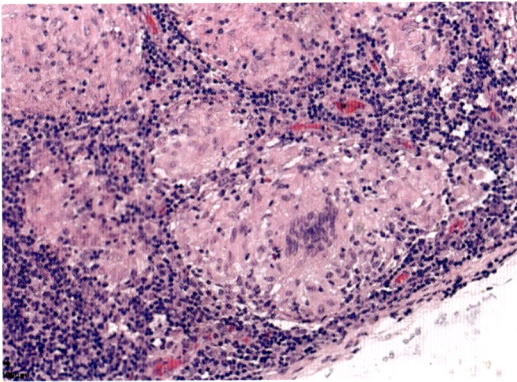
4C(HE × 200)

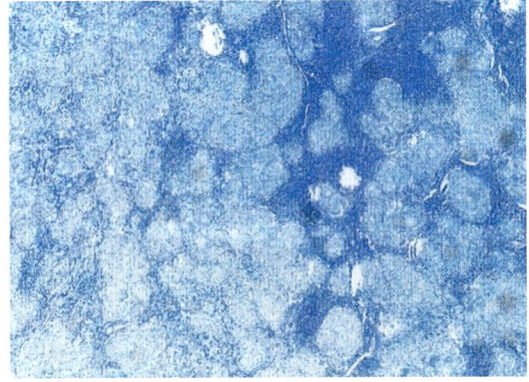
4D(抗酸 × 40)

图 13-4　淋巴结结节病

病例 5　皮病性淋巴结炎

基本资料　女,54 岁,表浅淋巴结肿大,伴全身皮肤瘙痒、脱屑。切取左腋窝淋巴结送检。

大体检查　结节 3 枚,直径 1.2cm,大小 3.5cm×2.8cm×1cm。

镜下所见　淋巴结结构大致正常,副皮质区局灶增宽、浅染(图 13-5A)。高倍镜下细胞呈卵圆形,细胞质丰富(图 13-5B),部分细胞质内可见吞噬黑色素颗粒(图 13-5C),背景混杂小淋巴细胞(图 13-5D)。

免疫组化　增生细胞 S-100 染色呈弥漫强阳性(图 13-5E);组织细胞标记物 CD68 和 CD163 部分阳性(图 13-5G、H),CD1α 部分阳性(图 13-5F)。

病理诊断　皮病性淋巴结炎。

诊断依据　常发生于皮疹、皮肤脱屑性疾病引流区域的淋巴结,淋巴结结构大致保存,副皮质区增宽、淡染。该区域主要包含 3 种细胞:组织细胞(吞噬黑色素及脂质)、指状突树突细胞以及朗格汉斯(Langerhans)细胞。组织细胞表达 CD68 及 CD163;指状突树突细胞表达 S-100,但 CD1α 及 Langerin 均阴性,而朗格汉斯细胞则表达 S-100,CD1α 及 Langerin。Ki-67 显示细胞增殖活性低。

鉴别诊断

(1) T 细胞淋巴瘤:二者会有类似的副皮质区增宽的镜下表现,T 细胞淋巴瘤是肿瘤性病变,淋巴结结构破坏,细胞有异型性,同时表达 T 细胞相关的标记物;TCR 通常会出现单克隆重排。

(2) 朗格汉斯细胞组织细胞增生症:组织细胞弥漫性增生,淋巴结结构破坏,背景常有嗜酸性粒细胞,S-100,CD1α 及 Langerin 阳性。

知识拓展　皮病性淋巴结炎通常继发于非肿瘤性慢性皮肤病变,但一些皮肤 T 细胞淋巴瘤(如蕈样肉芽肿等)累及淋巴结的早期改变,也会出现类似的表现;因此,在诊断皮病性淋巴结炎时,需要关注患者皮肤的病变情况。如果怀疑 T 细胞淋巴瘤时,可以加做 TCR 重排来协助鉴别,或同时取皮肤病变活检协助诊断。

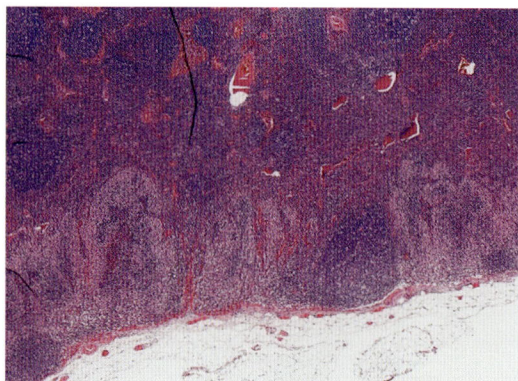

5A(HE × 20)

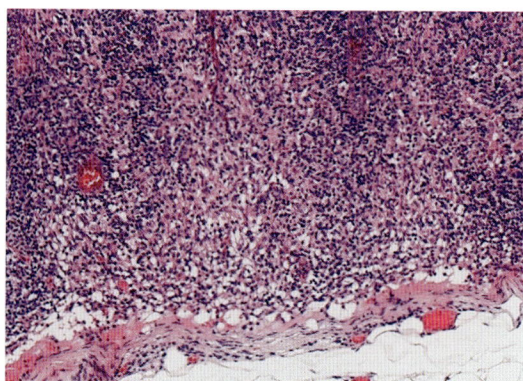

5B(HE × 100)

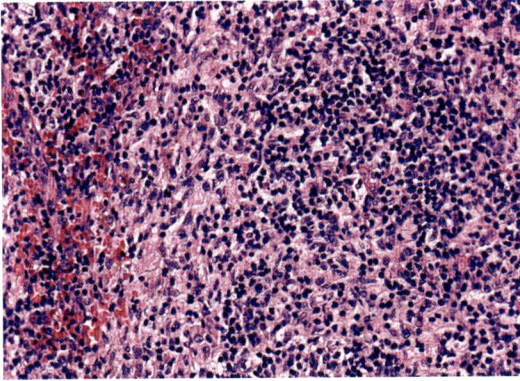
5C(HE × 200)

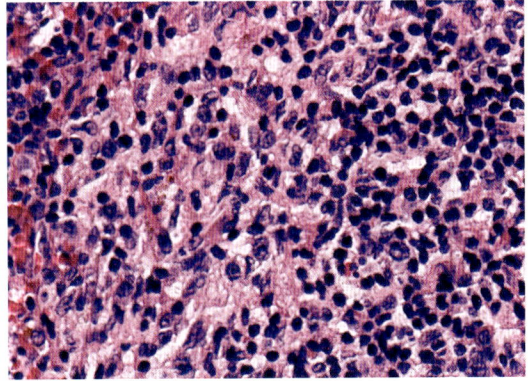
5D(HE × 400)

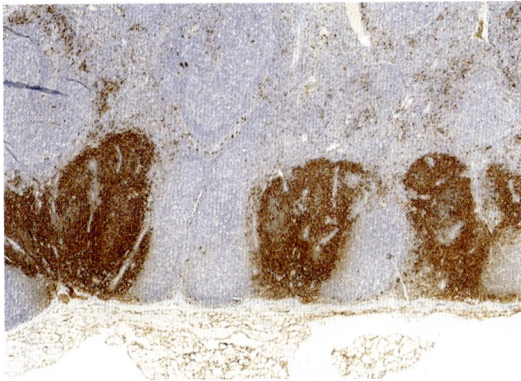
5E(S-100 × 20)

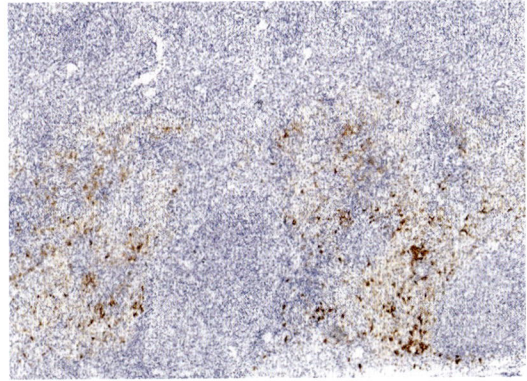
5F(CD1α × 100)

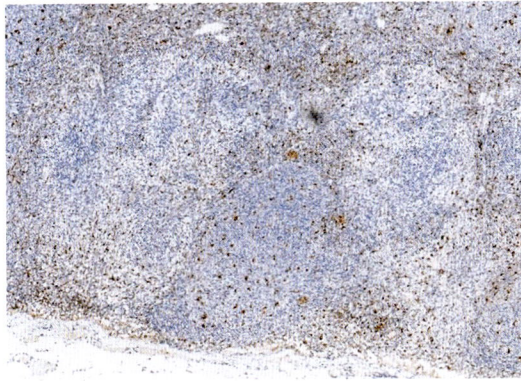
5G(CD68 × 100)

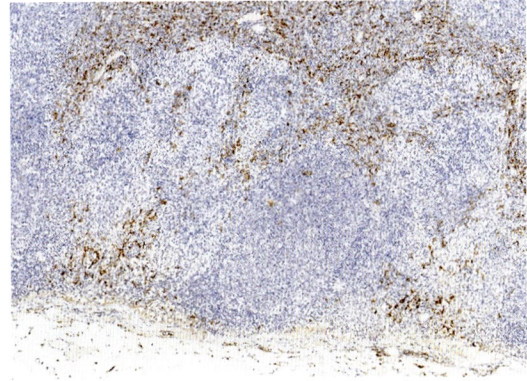
5H(CD163 × 100)

图 13-5　皮病性淋巴结炎

病例 6　Castleman 病（透明血管型）

基本资料　男,45 岁,左前胸疼痛。胸部 CT 提示:前纵隔可见大小约 2.4cm×1.6cm 椭圆形结节,强化较明显,密度较均匀,边界较清楚,考虑胸腺瘤可能性大。

大体检查　红褐色部分结节样物,大小 2.3cm×2cm×1cm,切面灰红、质中。

镜下所见　淋巴滤泡增生,部分滤泡生发中心萎缩(图 13-6A);套区淋巴细胞增生呈同心圆状排列,小血管长入生发中心伴玻璃样变性(图 13-6B、C);滤泡间区可见增生的血管(图 13-6D)。

病理诊断　Castleman 病,透明血管型。

诊断依据　Castleman 病根据组织学形态可分为透明血管型及浆细胞型。前者表现为淋巴滤泡数目增多,大小不一,生发中心萎缩,套区增宽,伴有血管增生及玻璃样变性,可呈"棒棒糖"样插入生发中心。后者血管增生较不明显,以滤泡间区大量浆细胞浸润为特征。少部分病例同时具有上述两型的特点,为混合型。

鉴别诊断

(1) 滤泡性淋巴瘤:增生的肿瘤结节形状较为规则,背靠背、密集排列。肿瘤细胞单一,有异型,滤泡结构无套区增生、生发中心血管插入及胸腺小体样结构形成。Bcl-2 异常表达,发生 *Bcl-2* 基因易位。

(2) IgG4 相关疾病:组织学主要表现为纤维化及闭塞性静脉炎,伴大量淋巴细胞、浆细胞浸润,且 IgG4 阳性浆细胞计数增多,IgG4 阳性浆细胞/IgG 阳性浆细胞的比值>40%。同时,患者血清 IgG4 水平升高具有重要的参考价值。

(3) 类风湿关节炎性淋巴结病:有类风湿关节炎病史,镜下表现为淋巴滤泡增生及浆细胞增多,无血管深入淋巴滤泡。

(4) 梅毒性淋巴结炎:主要表现为包膜明显增厚,伴有大量浆细胞浸润及闭塞性小血管炎。Warthin-Starry 银染色及血清学检查有助于诊断。

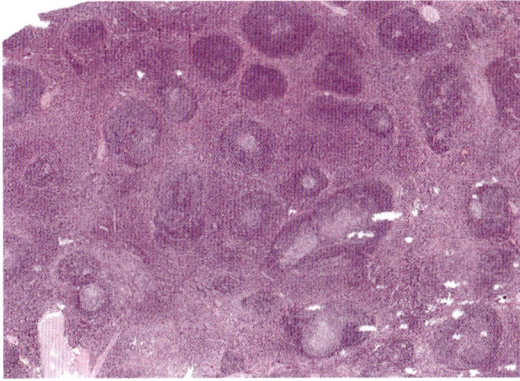

6A(HE × 20)

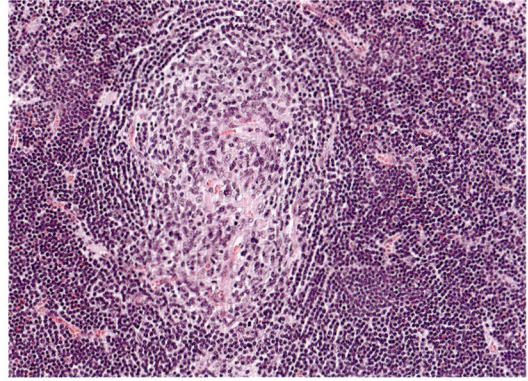

6B(HE × 200)

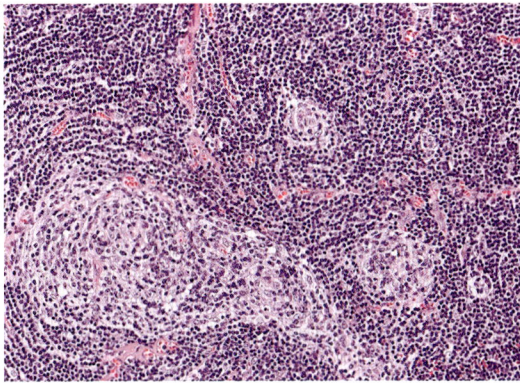

6C(HE × 200)

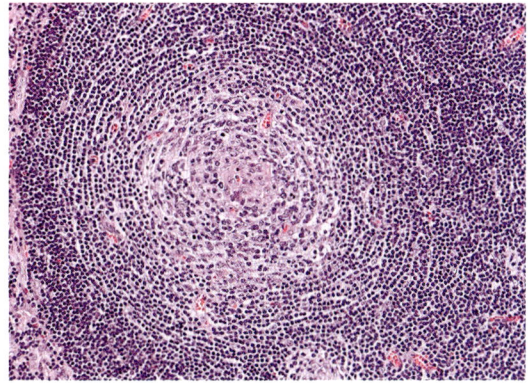

6D(HE × 200)

图 13-6 卡斯尔曼(Castleman)病,透明血管型

恶性淋巴瘤

病例 7 T 淋巴母细胞白血病/淋巴瘤

基本资料 女,51岁,憋气乏力15天。胸部增强 CT 提示前上纵隔可见软组织密度肿块,大小7.1cm×1.3cm,密度不均匀,局部可见囊性低密度区,形态分叶状,增强后肿块轻-中度强化,其内低密度区无强化。

大体检查 灰白灰褐、质韧组织,大小8cm×5cm×3cm,局部附疑似纵隔胸膜,肿物与疑似纵隔胸膜界清,周围附脂肪组织,肿物与脂肪组织界欠清。

镜下所见 肿瘤细胞弥漫增生,形态较一致,小至中等大小,细胞核圆形或椭圆形,细胞质稀少,染色质细腻,核仁不明显。核分裂象多见(图13-7A)。

免疫组化 肿瘤细胞表达 CD3、TdT,Ki-67 约80%(图13-7B~D)。

病理诊断 T 淋巴母细胞淋巴瘤。

诊断依据 肿瘤细胞弥漫一致性增生,小至中等,核仁不明显,染色质细而分散,核分裂象多见,可见吞噬凋亡小体的巨噬细胞,呈现"星空"现象。免疫组化常见阳性的抗体有原始细胞标记(TdT、CD34、CD99、CD1α 及 CD10 等)及 T 细胞标记(CD7、CD3 等),Ki-67 指数高。常有 TCR 重排,20%可有 IgH 重排。

鉴别诊断

(1) 粒细胞肉瘤:肿瘤细胞表达 MPO、溶菌酶、CD117 和 CD15,不表达 T 淋巴细胞或者 B 淋巴细胞的抗原。

(2) 母细胞性浆细胞样树突状细胞肿瘤:常有躯干部和四肢斑片状结节性皮损,病情进展迅速,累及骨髓及外周血。肿瘤细胞表达 CD4、CD56、CD123,可表达 TdT,ki-67 指数高,不存在 T 细胞克隆性重排。

(3) B 淋巴母细胞白血病:T 淋巴母细胞白血病的肿瘤细胞表达 CD3、CD43,B 淋巴母细胞白血病肿瘤表达 CD19、PAX5。

(4) B1 型胸腺瘤:发生于纵隔的 T 淋巴母细胞淋巴瘤要注意与 B1 型胸腺瘤进行鉴别。B1 型胸腺瘤通过免疫组化染色可显示清晰的细胞角蛋白网存在。T 淋巴母细胞淋巴瘤则可以出现 TCR 重排阳性。

知识拓展 超过一半的 T 淋巴母细胞白血病/淋巴瘤会发生 *NOTCH1* 和 *CDKN2A* 基因的改变。NOTCH1 信号的激活影响胸腺细胞,而 CDKN2A 能够促进细胞周期进展。需要注意的是,TCR 和 IgH 重排不能作为淋巴母细胞白血病/淋巴瘤的谱系分化证据,需要结合免疫组化或流式细胞学检测结果综合判断。

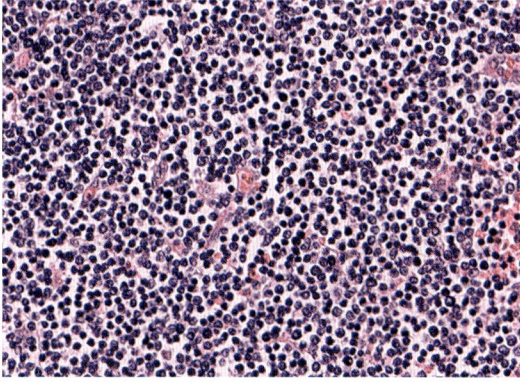

7A(HE × 200)

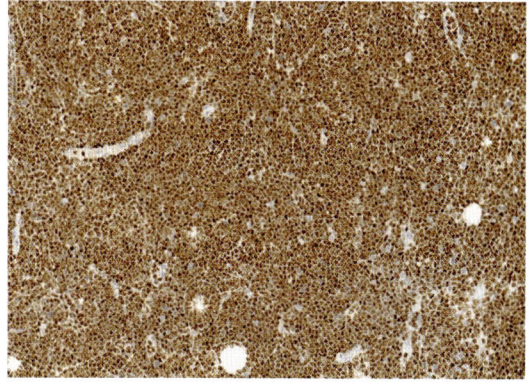

7B(TdT × 40)

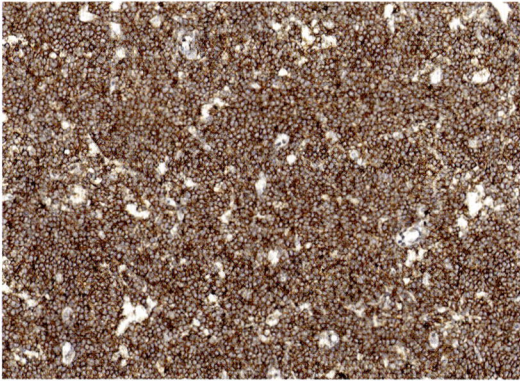

7C(CD3 × 100)

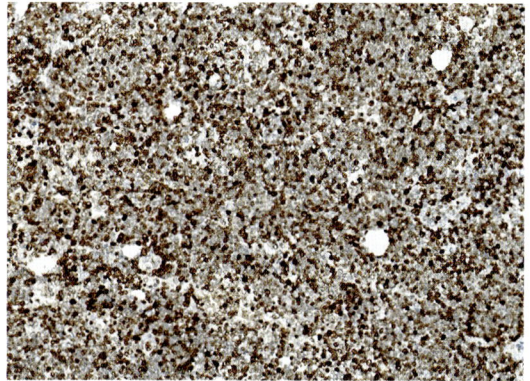

7D(Ki-67 × 100)

图 13-7 T 淋巴母细胞淋巴瘤

病例 8　B 淋巴母细胞白血病/淋巴瘤

基本资料　男,40 岁,无明显诱因鼻塞、耳鸣、涕中带血,症状进行性加重 3 个月。鼻咽镜见新生物,提示鼻咽癌可能。

大体检查　(鼻咽活检)灰白组织 4 粒,直径 0.4cm。

镜下所见　送检组织中可见小蓝圆细胞成片分布,肿瘤细胞小至中等大小,细胞质稀少,细胞核圆形或椭圆形,染色质细腻,核仁不明显,可见核分裂象(图 13-8A、B)。

免疫组化　肿瘤细胞表达 CD19、PAX5 及 TdT 等(图 13-8C、D),MPO、CD117 及 CD3 阴性。

病理诊断　B 淋巴母细胞淋巴瘤。

诊断依据　肿瘤镜下形态与 T 淋巴母细胞淋巴瘤相似。免疫组化表达原始细胞标记及 B 细胞标记。

鉴别诊断

(1) 急性髓细胞性白血病:两者均可表达 TdT、CD13、CD33,但急性髓细胞性白血病(acute myelogenous leukemia,AML)一般表达 MPO、溶菌酶、CD117,不表达 T 淋巴细胞或 B 淋巴细胞的抗原。

(2) 伯基特(Burkitt)淋巴瘤:细胞可见小核仁,"星空"现象较明显,TdT 阴性、*MYC* 基因易位及 EBER 阳性可协助鉴别。

(3) T 淋巴母细胞白血病:肿瘤细胞表达 CD3、CD43,B 淋巴母细胞白血病肿瘤表达 CD19、PAX5。

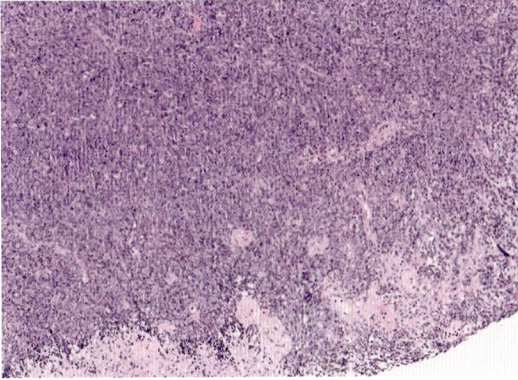

8A(HE × 10)

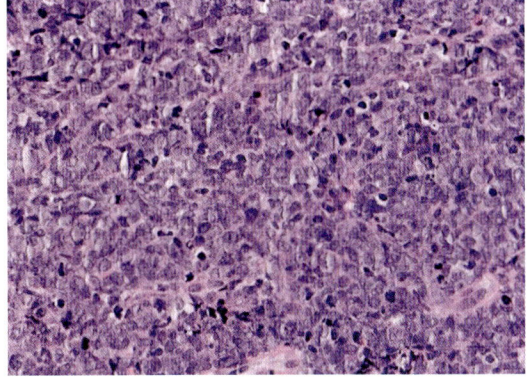

8B(HE × 400)

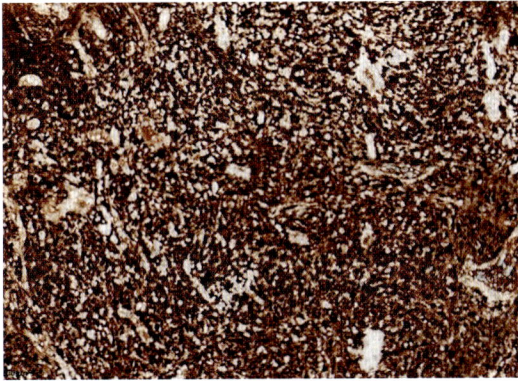

8C(TdT × 100)

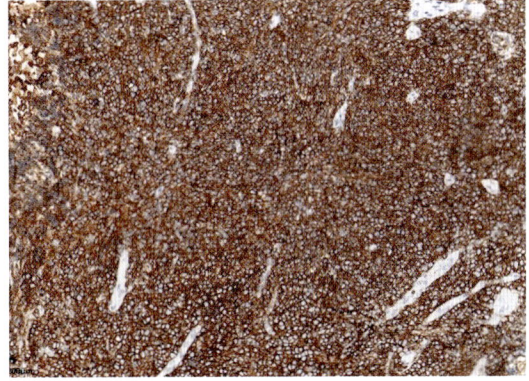

8D(CD19 × 100)

图 13-8　B 淋巴母细胞淋巴瘤

病例 9 慢性淋巴细胞白血病/小淋巴细胞淋巴瘤

基本资料 男,71 岁,颈部淋巴结肿大 1 年。PET/CT 提示:全身淋巴结多发肿大。

大体检查 结节样物一枚,大小 3cm×2.5cm×1cm,沿最大面剖开,剖面灰粉、质细。

镜下所见 淋巴结结构完全破坏,肿瘤细胞由小淋巴细胞构成,细胞质稀少,核小而圆,核仁不明显(图 13-9A、B)。

免疫组化 肿瘤表达 B 细胞标记物,如 CD20、CD19 及 CD79α 等,同时表达 CD5、LEF-1、CD23(图 13-9C、D)。不表达 cyclin D1、SOX11。此外,LEF-1 对于鉴别增生或其他惰性类型的小 B 细胞淋巴瘤有帮助。

病理诊断 慢性淋巴细胞白血病/小淋巴细胞淋巴瘤。

诊断依据 淋巴结结构被成片增生的肿瘤细胞替代,肿瘤细胞为小淋巴细胞,细胞核为圆形,染色质浓密,细胞质少。前淋巴细胞和副免疫母细胞散在小灶性聚集,形成"假滤泡"。少数病例可见散在 EB 病毒阳性或阴性的 HRS 样细胞。

鉴别诊断

(1) 其他小 B 细胞淋巴瘤:套细胞淋巴瘤细胞较一致,除表达 CD5 及 B 细胞标记物外,cyclin D1 及 SOX11 阳性;边缘区淋巴瘤肿瘤细胞呈单核细胞样或中心细胞样,免疫组化 CD5、CD23 常阴性;滤泡性淋巴瘤则表达生发中心标记物。

(2) 淋巴组织反应性增生:多由细菌、病毒等感染或药物引起,*Ig* 重排可辅助鉴别。

知识拓展 11q、13q、17p 染色体的缺失,12 号染色体三体,*TP53* 突变等都是评估慢性小淋巴细胞淋巴瘤预后指标。

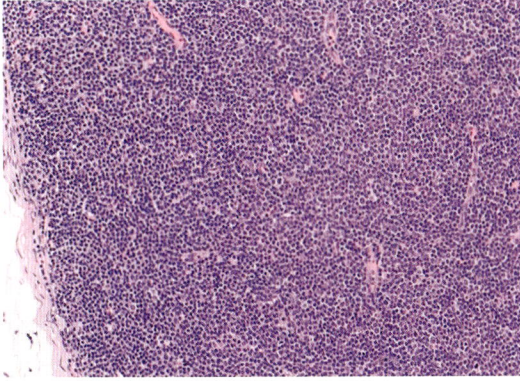

9A(HE × 200)

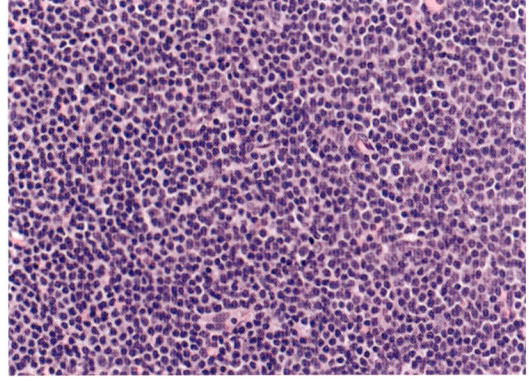

9B(HE × 400)

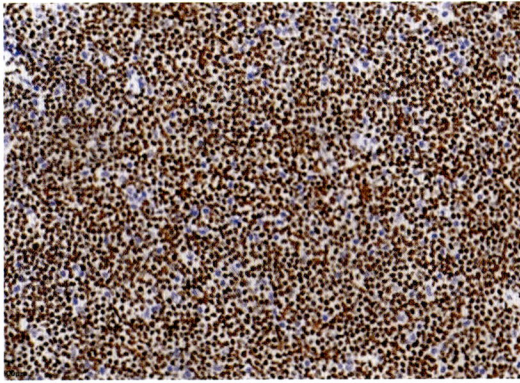

9C(LEF-1 × 200)

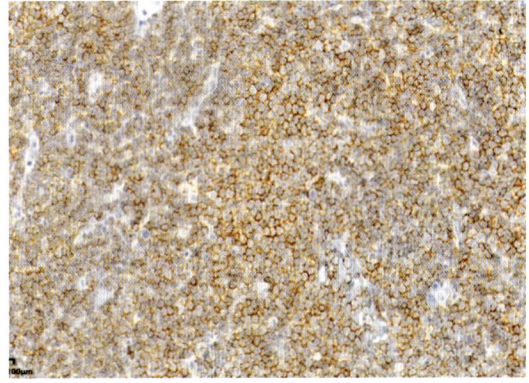

9D(CD23 × 400)

图 13-9 慢性淋巴细胞白血病/小淋巴细胞淋巴瘤

病例10 淋巴浆细胞淋巴瘤/华氏巨球蛋白血症

基本资料 女,54岁,体检行 CT 发现前纵隔不规则肿物,呈多结节融合状,较大横截面 6.8cm×4.6cm,均匀轻度强化,内部可见小血管影穿行包埋;余纵隔及双肺门未见明确肿大淋巴结。

大体检查 (前纵隔肿物)灰白组织2条,长0.3~0.4cm,直径0.1cm。

镜下所见 肿瘤细胞弥漫增生,由小淋巴细胞,浆细胞样淋巴细胞及浆细胞组成(图13-10A、B)。

免疫组化 肿瘤细胞部分表达 CD20,部分表达 CD138(图13-10C、D)。

病理诊断 淋巴浆细胞淋巴瘤。

诊断依据 淋巴浆细胞淋巴瘤常累及骨髓,部分侵犯淋巴结和脾,由小 B 淋巴细胞、浆细胞样淋巴细胞及浆细胞构成。该病为排除性诊断,需排除其他伴有浆细胞分化的小 B 细胞淋巴瘤。

鉴别诊断

(1) 边缘区 B 细胞淋巴瘤伴浆细胞分化:两者均缺乏特异的免疫组化标记。通常组织学上可见到边缘区结构,对该诊断有很大的帮助。

(2) 多发性骨髓瘤:肿瘤细胞表达浆细胞抗原,但不表达 B 细胞抗原,如 CD19 和 CD20。此外,*MYD88* 突变在多发性骨髓瘤中极为罕见。

(3) 骨髓的反应性浆细胞增多:一些原因可导致骨髓中的浆细胞数量高于10%,比如病毒感染、对药物的过敏反应、自身免疫性疾病以及获得性免疫缺陷等,此时增生的浆细胞为多克隆性。

知识拓展 淋巴浆细胞淋巴瘤(lymphoplasmacytic lymphoma,LPL)常累及骨髓,当产生 IgM 单克隆免疫球蛋白时,称为瓦尔登斯特伦巨球蛋白血症(Waldenström macroglobulinemia, WM),又称华氏巨球蛋白血症。LPL 多为 WM,仅小部分患者分泌 IgA、IgG 或不分泌单克隆免疫球蛋白。大于90%的 LPL 具有 *MYD88* pL265P 突变,此外,高达40%的淋巴浆细胞淋巴瘤伴有 *CXCR4* 突变,其通常与 *MYD88* 突变同时发生。

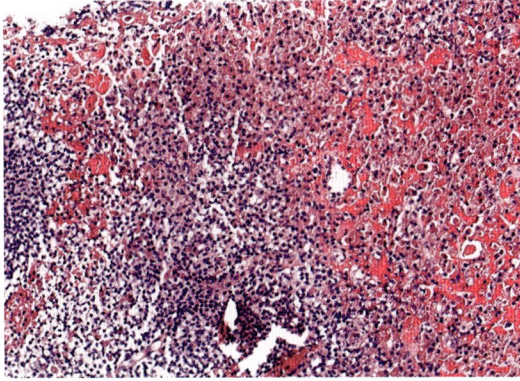

10A(HE × 200)

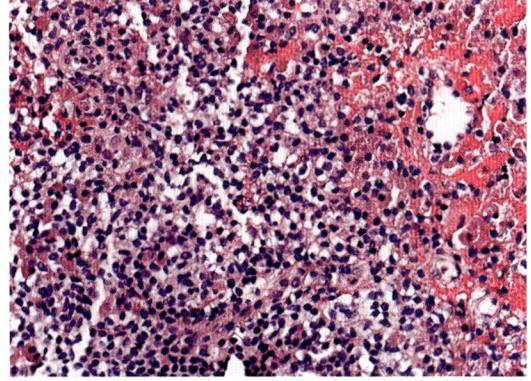

10B(HE × 400)

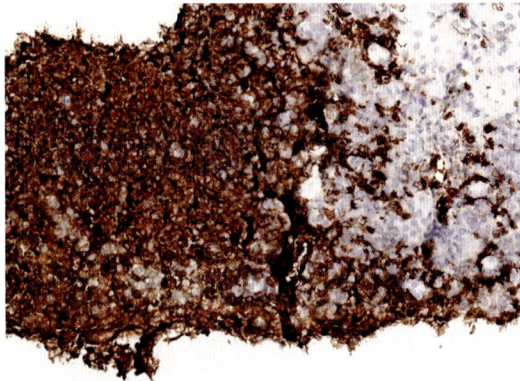

10C(CD20 × 200)

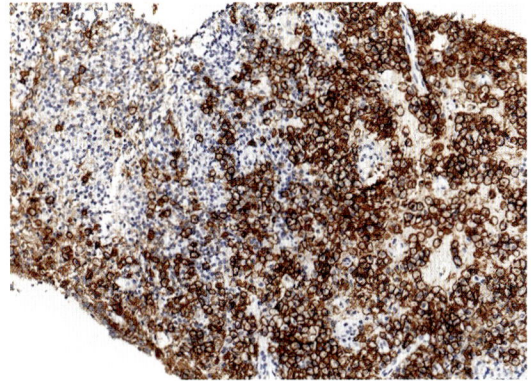

10D(CD138 × 200)

图 13-10　淋巴浆细胞淋巴瘤

病例 11　脾边缘区 B 细胞淋巴瘤

基本资料　男,73 岁,无诱因发热、乏力 2 个月。CT 提示:脾脏明显增大,弥漫多发低密度灶,可符合淋巴瘤,肝门区、腹膜后、右侧膈脚后多发肿大淋巴结,考虑淋巴瘤侵犯。

大体检查　脾脏组织大小 20cm×17cm×12cm,被膜尚光滑,多切面切开,切面可见灰白粟粒样小结节弥漫分布。于脾门脂肪组织中找到结节数枚,直径 0.3~1cm。

镜下所见　脾脏内白髓滤泡呈结节状增生、扩大,滤泡生发中心和套区被破坏(图 13-11A、B),可见大量增生的单核样 B 细胞,细胞中等大小,细胞质丰富、浅染(图 13-11C、D)。

免疫组化　肿瘤细胞表达 CD20、CD79α、Bcl-2,不表达 CD5、CD10、cyclin D1、CD43,Ki-67 指数较低(图 13-11E~H)。

病理诊断　脾边缘区 B 细胞淋巴瘤。

诊断依据　脾脏白髓滤泡不同程度扩大,肿瘤细胞围绕或取代滤泡生发中心生长。肿瘤细胞中等大,细胞质丰富浅染,染色质细腻,类似单核样 B 细胞。肿瘤细胞表达 CD20、CD79α 及 Bcl-2,同时,肿瘤细胞表面表达 IgM 及 IgD,不表达 CD5、CD10、CD43、cyclin D1 等。通常伴有 Ig 基因重排阳性。

鉴别诊断

(1) 脾边缘区增生:形态学两者难以鉴别。但该病常见于儿童及青少年,而非中老年人。此外,脾边缘区增生时细胞为多克隆性。

(2) 黏膜相关淋巴组织(mucosal-associated lymphoid tissue,MALT)淋巴瘤累及脾脏鉴别:脾脏并非原发部位,另外约半数脾脏边缘区淋巴瘤病例表达 IgD,而 MALT 淋巴瘤不表达 IgD。

(3) 慢性淋巴细胞白血病/小淋巴细胞性淋巴瘤:该病可累及脾脏,肿瘤细胞表达 CD5 及 CD23。

知识拓展　脾脏和淋巴结的边缘区淋巴瘤具有相似的遗传学特点,表现为 *NOTCH*、*NF-κB* 及 *KLF2* 基因突变,此外约25%的病例同时存在 3 号及 18 号染色体三体。对于脾边缘区淋巴瘤来说,约30%的病例伴有 7q31-32 缺失。

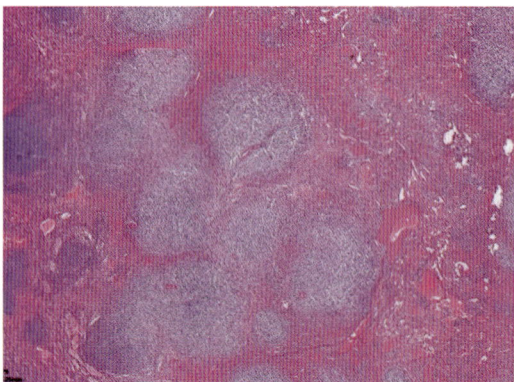

11A(HE×20)

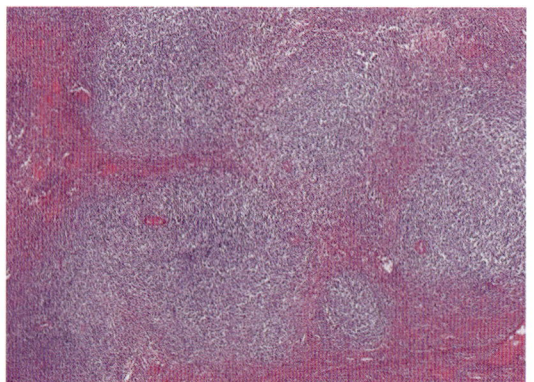

11B(HE×40)

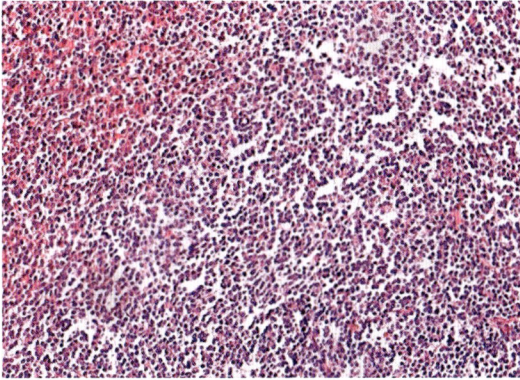
11C(HE × 200)

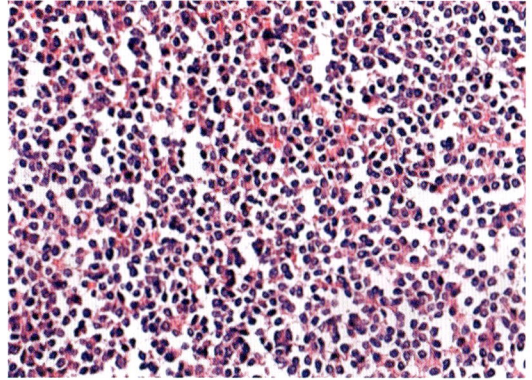
11D(HE × 400)

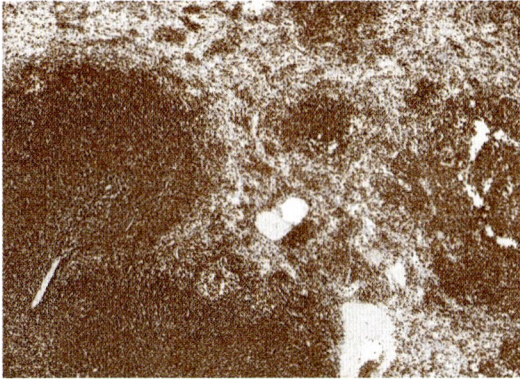
11E(CD79α × 40)

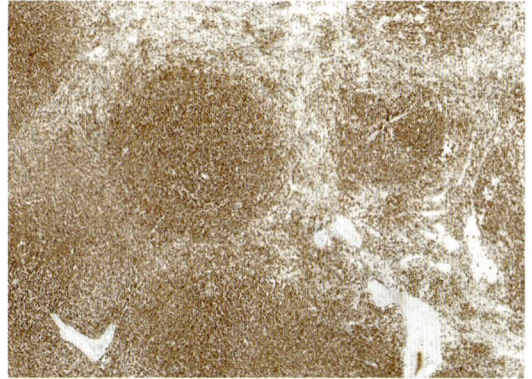
11F(Bcl-2 × 40)

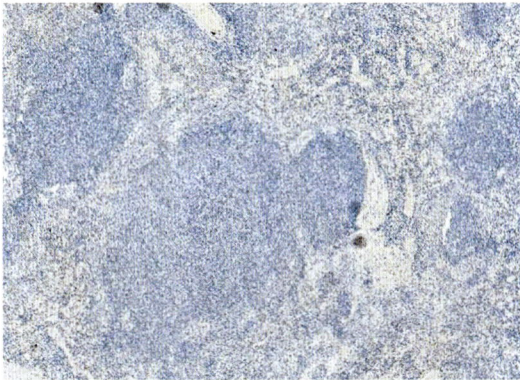
11G(cyclin D1 × 40)

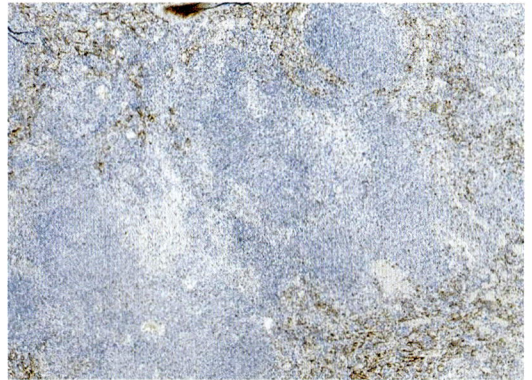
11H(CD10 × 40)

图 13-11　脾边缘区 B 细胞淋巴瘤

病例 12　结外黏膜相关淋巴组织边缘区 B 细胞淋巴瘤

基本资料　男,65 岁,无明显诱因出现大便次数增多,稀便。肠镜检查提示:横结肠局限性隆起,考虑为肠壁内占位。

大体检查　(横结肠切除标本)肠管一段长 16.5cm,一端宽 4.5cm,另一端宽 7.5cm。距窄端切缘 6cm 见两枚钛夹标记,标记处肠黏膜粗糙,范围 1.5cm×1cm。

镜下所见　结肠黏膜固有层至黏膜下层可见淋巴组织增生,呈结节状,未见显著滤泡结构(图 13-12A)。增生的淋巴细胞小至中等大,细胞质丰富,淡染,核仁不明显(图 13-12B～D)。

免疫组化　肿瘤细胞表达 CD20 及 Bcl-2,不表达 cyclin D1 和 LEF-1(图 13-12E～H)。

病理诊断　结外黏膜相关淋巴组织边缘区 B 细胞淋巴瘤。

诊断依据　肿瘤细胞中等大小,细胞质较为丰富、淡染,呈中心细胞样或单核细胞样,可夹杂少许转化细胞。肿瘤细胞可浸润生发中心形成滤泡植入,亦可侵入破坏上皮细胞,形成淋巴上皮病变。肿瘤细胞表达 B 细胞标记,不表达 CD5、CD10、CD23、cyclin D1。

鉴别诊断

(1) 黏膜慢性炎伴显著的淋巴组织增生:滤泡结构完整,不伴有淋巴上皮病变,并为多克隆性。

(2) 滤泡性淋巴瘤:黏膜相关淋巴组织(MALT)淋巴瘤发生滤泡植入时,需要与滤泡性淋巴瘤鉴别,滤泡性淋巴瘤的肿瘤细胞表达 CD10、Bcl-6 等生发中心标记。

知识拓展　结外边缘区淋巴瘤(extranodal marginal zone lymphoma,EMZL)的遗传改变具有解剖特异性。例如,涉及 *MALT1* 的易位,在胃和肺 EMZL 中较为常见,而在其他部位罕见。眼 EMZL 通常显示 *TNFAIP3* 突变/缺失,涎腺 EMZL 以 *TBL1XR1* 和 *GPR34* 突变为特征,而大多数甲状腺 EMZL 携带 *CD274*、*TNFRSF14* 和/或 *TET2* 的突变。

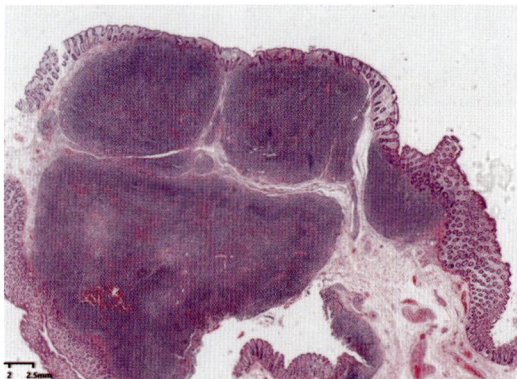

12A(HE×10)

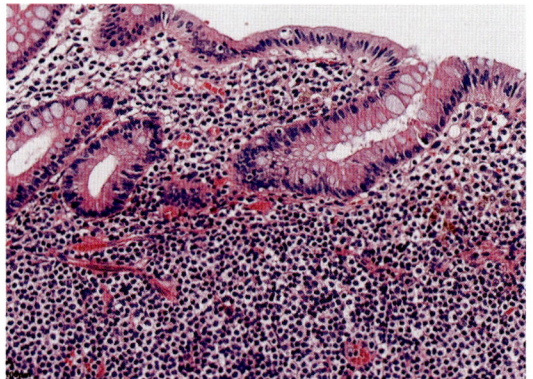

12B(HE×200)

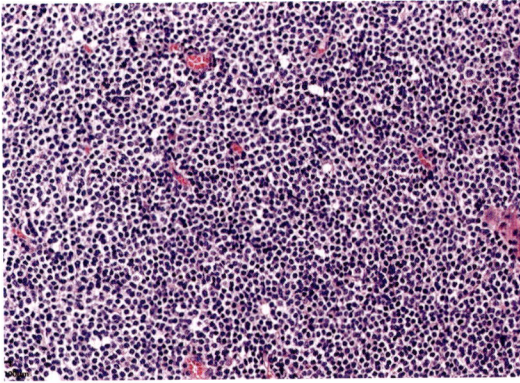

12C(HE × 200)

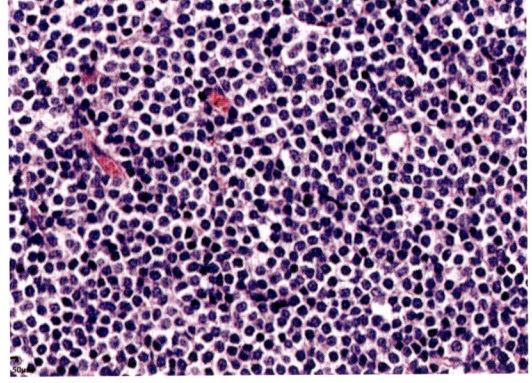

12D(HE × 400)

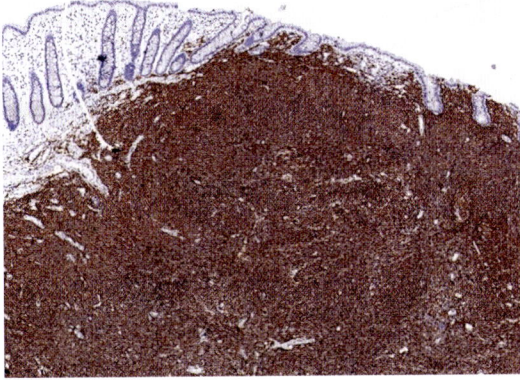

12E(CD20 × 40)

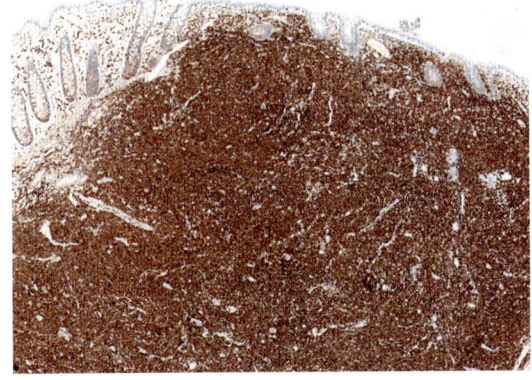

12F(Bcl-2 × 40)

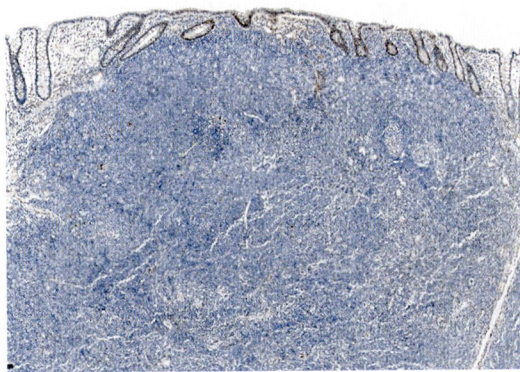

12G(cyclin D1 × 40)

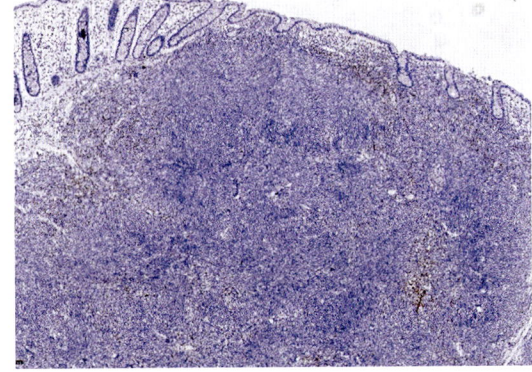

12H(LEF-1 × 40)

图 13-12　结外黏膜相关淋巴组织边缘区 B 细胞淋巴瘤

病例 13　淋巴结边缘区 B 细胞淋巴瘤

基本资料　男,66 岁,双侧颈部肿物 3 年,增大 1 年。颈部超声提示:左颈 Va 区见低回声紊乱区,大小 4.2cm×1.7cm,界不清,形态不规则,内见丰富血流。余左颈见多发低回声淋巴结。

大体检查　(左颈部淋巴结)结节样物一枚,大小 3cm×1.6cm×1.5cm,切面灰白、质细腻。

镜下所见　淋巴结结构部分被破坏,可见残存的滤泡结构。边缘区肿瘤细胞弥漫浸润,可植入生发中心(图 13-13A~C)。肿瘤细胞呈单核细胞样,细胞中等偏小,细胞质较少、浅染,核略不规则(图 13-13D)。

免疫组化　肿瘤细胞表达 CD20、Bcl-2,CD21 显示滤泡内滤泡树突状细胞网稀疏且不规则,cyclin D1 阴性表达(图 13-13E~H)。

病理诊断　淋巴结边缘区 B 细胞淋巴瘤。

诊断依据　肿瘤细胞围绕滤泡,并扩展到滤泡间区,呈现边缘区增宽的特点,可见滤泡植入。肿瘤细胞多为单核细胞样,细胞中等偏小,细胞质较少,浅染,核圆形,染色质稍粗,核仁小。表达 B 细胞标记抗体,大部分病例 Bcl-2 阳性,而 CD5,CD10,CD23,Bcl-6 及 cyclin D1 通常阴性。

鉴别诊断

(1) 单核样 B 细胞反应性增生:感染性疾病如弓形虫、传染性单核细胞增多症等可伴有明显的单核样 B 细胞增生,为多克隆性增生。

(2) 其他小 B 细胞淋巴瘤:详见本章病例 9。

知识拓展　除 3 号和 18 号染色体三体外,淋巴结边缘区 B 细胞淋巴瘤常见染色体 2p 和 6p 的获得以及 1p 和 6q 的缺失。

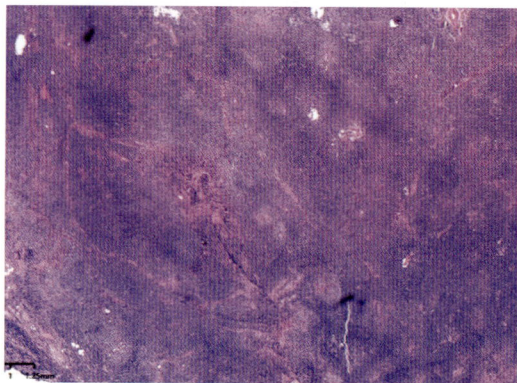

13A(HE×20)

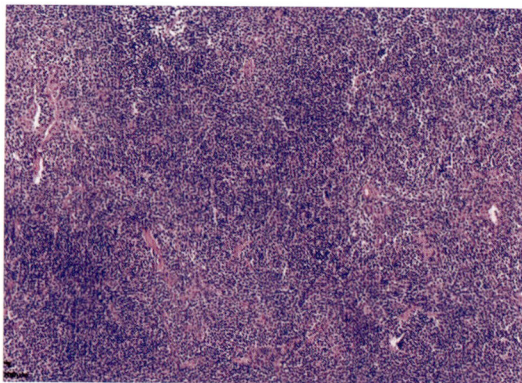

13B(HE×100)

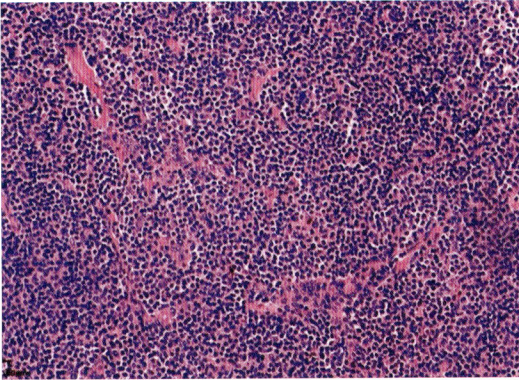

13C(HE × 200)

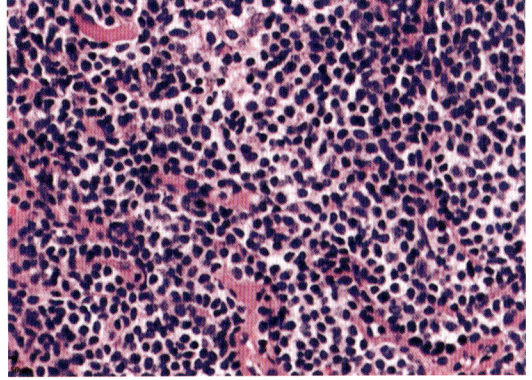

13D(HE × 400)

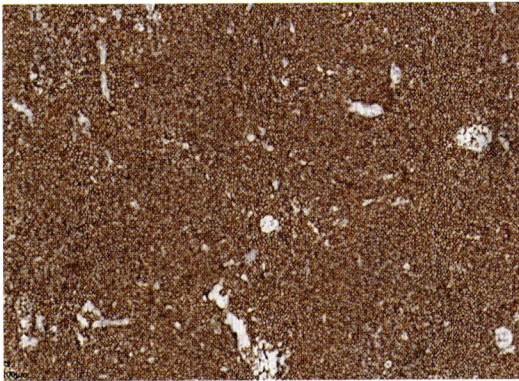

13E(CD20 × 100)

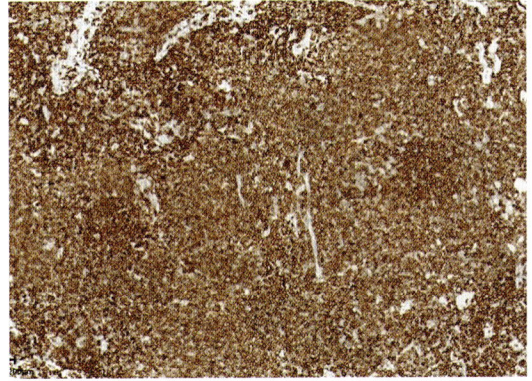

13F(Bcl-2 × 100)

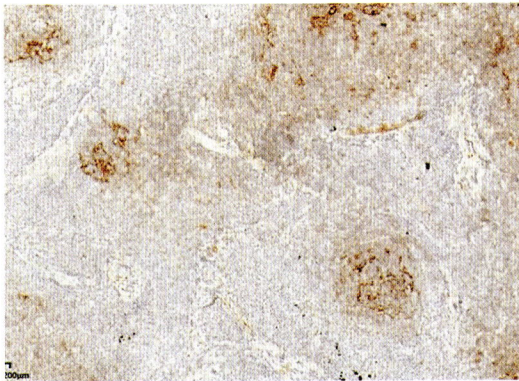

13G(CD21 × 40)

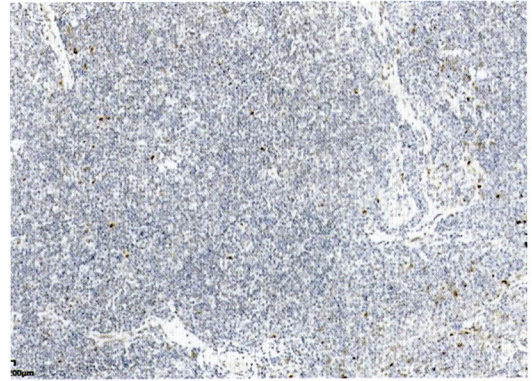

13H(cyclin D1 × 40)

图 13-13　淋巴结边缘区 B 细胞淋巴瘤

病例14 滤泡性淋巴瘤

基本资料 女,64岁,发现双侧颈部淋巴结肿大2天。PET/CT提示:全身多发淋巴结肿大,部分融合呈团,大者约4.7cm×1.7cm。

大体检查 (左颈淋巴结)灰白结节5枚,直径0.3cm,大小1.8cm×1cm×0.6cm。

镜下所见 肿瘤形成滤泡状结构,排列紧密,呈背靠背现象,缺乏套区,滤泡之间残留有正常淋巴组织(图13-14A、B)。滤泡相互融合,滤泡内由中心细胞和中心母细胞组成,中心母细胞的数量决定组织学分级,本例中心母细胞计数>15个/HPF(图13-14C、D)。

免疫组化 肿瘤细胞表达CD20、CD10、Bcl-6、Bcl-2;CD21显示残存的滤泡树突状细胞(follicle dendritic cell,FDC)网(图13-14E~H)。Ki-67指数约60%。

病理诊断 滤泡性淋巴瘤。

诊断依据 肿瘤性滤泡密集排列或弥漫分布,滤泡内有不同比例的中心细胞和中心母细胞。中心细胞小至中等大,细胞质少,核不规则,核仁不明显;中心母细胞体积较大,核圆形,空泡状,可见1~3个贴边核仁。免疫组化表达B细胞标记及生发中心标记,且Bcl-2多阳性。

鉴别诊断

(1) 滤泡高度反应性增生:淋巴结结构正常,滤泡大小不一,有完整的套区,偶见滤泡背靠背。滤泡内各种细胞混杂,吞噬现象多见,核分裂象易见,可见生发中心明暗区。免疫组化滤泡内Bcl-2阴性,Ki-67生发中心60%~100%阳性,*IgH*基因重排阴性。

(2) 其他小B细胞淋巴瘤:详见本章病例9。

(3) Castleman病:淋巴滤泡增生,生发中心萎缩、血管化,套区"洋葱皮"样增生,不表达Bcl-2。

知识拓展 WHO第5版将滤泡性淋巴瘤分为经典型滤泡性淋巴瘤(classical follicular lymphoma,cFL)、滤泡性大B细胞淋巴瘤(follicular large B-cell lymphoma,FLBL)、弥漫性生长为主的滤泡淋巴瘤(follicular lymphoma with predominantly diffuse growth pattern,dFL)和滤泡性淋巴瘤伴罕见特征(follicular lymphoma with unusual cytological features,ucFL)。cFL至少部分具有滤泡生长模式,由中心细胞和中心母细胞组成,且携带t(14;18)(q32;q21)易位所致的IGH:BCL2融合。FLBL相当于WHO第4版中的FL 3B级。ucFL包括滤泡性淋巴瘤伴"母细胞样"或"大中心细胞"细胞形态。

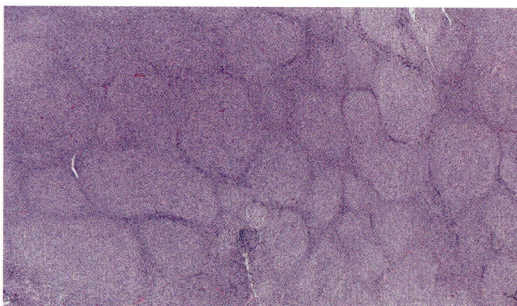

14A(HE × 40)

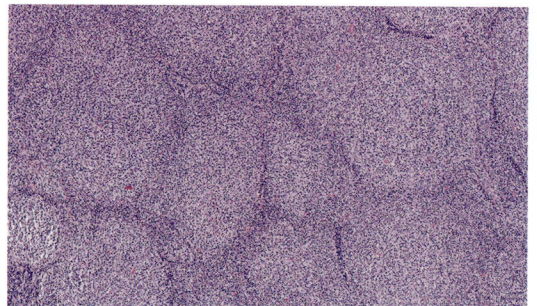

14B(HE × 100)

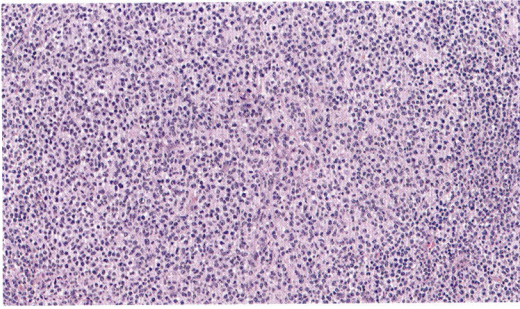

14C(HE × 200)

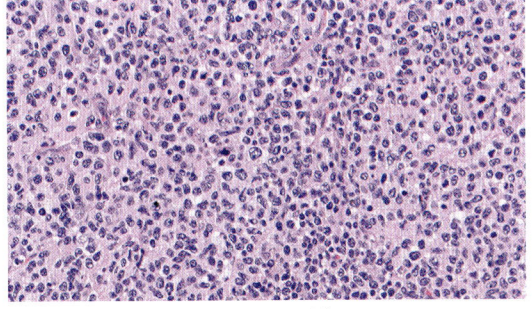

14D(HE × 400)

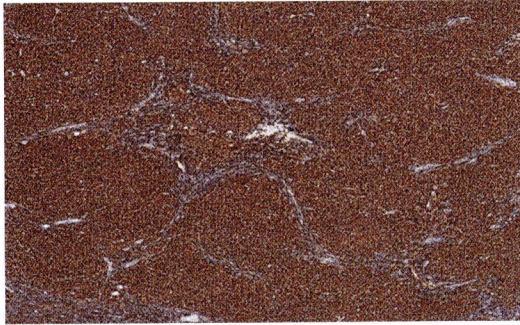

14E(CD20 × 100)

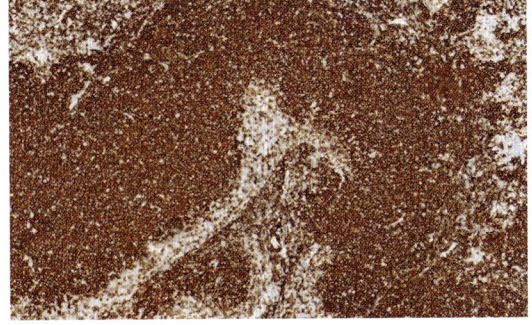

14F(CD10 × 40)

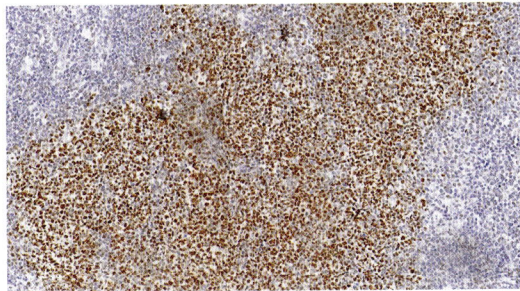

14G(Bcl-6 × 200)

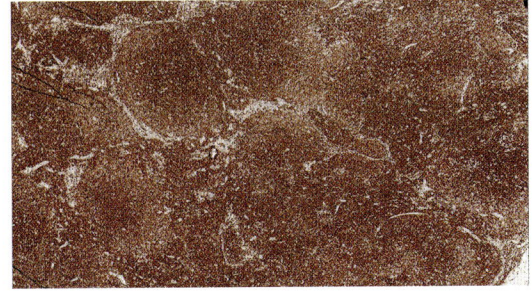

14H(Bcl-2 × 100)

图 13-14　滤泡性淋巴瘤

病例 15　套细胞淋巴瘤

基本资料　男,76 岁,左颌下肿物 1 年,逐渐增大。超声提示双侧颌下腺周围多发肿大淋巴结,考虑为淋巴瘤。

大体检查　（左颌下淋巴结）灰白融合结节及脂肪组织,总大小 12cm×8cm×5cm,其中找到结节数枚,小者直径 0.5cm,大者 5cm×3cm×2cm。

镜下所见　淋巴结结构被破坏,肿瘤细胞弥漫增生,可见残留萎缩生发中心（图 13-15A、B）。肿瘤细胞较一致,细胞核小至中等大,核不规则,染色质致密,核仁不明显。肿瘤内可见散在分布的组织细胞（图 13-15C、D）。

免疫组化　肿瘤细胞表达 CD20、Bcl-2,特征性表达 CD5、cyclin D1、SOX11（图 13-15E～H）。

病理诊断　套细胞淋巴瘤。

诊断依据　肿瘤细胞呈套区、结节状或弥漫生长。肿瘤细胞呈小至中等大小,细胞较一致,核不规则,染色质致密,核仁不明显。肿瘤区域缺乏转化细胞,背景中可见玻璃样变的小血管和散在的单个上皮样组织细胞。肿瘤细胞表达 B 细胞抗原 CD19 和 CD20,表达 Bcl-2、CD43,特征性表达 CD5 及 cyclin D1。>95% 有特征性遗传学改变是 t(11;14) 导致 cyclin D1 蛋白过表达,cyclin D1 阴性病例约有 50% 有 Ig/CCND2 重排。

鉴别诊断

（1）淋巴母细胞性淋巴瘤:肿瘤弥漫浸润,瘤细胞形态一致,中等大,染色质较细,核分裂象多。肿瘤细胞 TdT 阳性,cyclin D1 阴性。

（2）其他小 B 细胞淋巴瘤:详见本章病例 9。

知识拓展　经典型套细胞淋巴瘤来源于套区初始生发中心前 B 细胞,这些细胞不发生生发中心反应,*IGHV* 不突变或较少突变,基因组高度复杂,表达 SOX11,常侵犯淋巴结,并具有侵袭性病程。而白血病型非淋巴结性套细胞淋巴瘤则来源于经历抗原的生发中心后/记忆 B 细胞,表现呈 *IGHV* 超突变,基因组稳定,不表达 SOX11,常侵犯外周血、骨髓及脾,临床过程惰性。此外,母细胞亚型和多形性亚型、*TP53* 突变或缺失、Ki-67>30% 均被认为是套细胞淋巴瘤的高危因素。

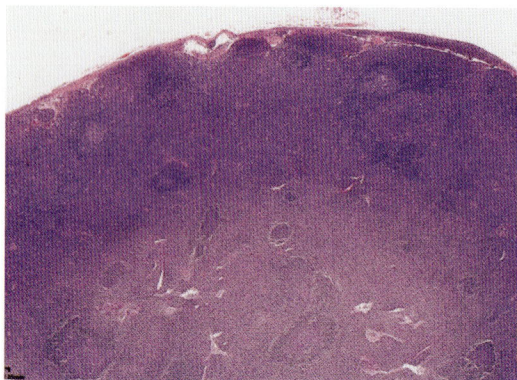

15A(HE × 20)

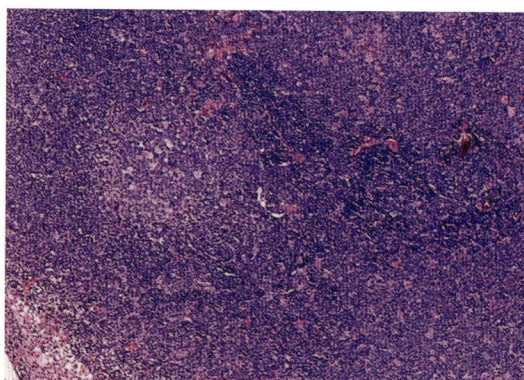

15B(HE × 100)

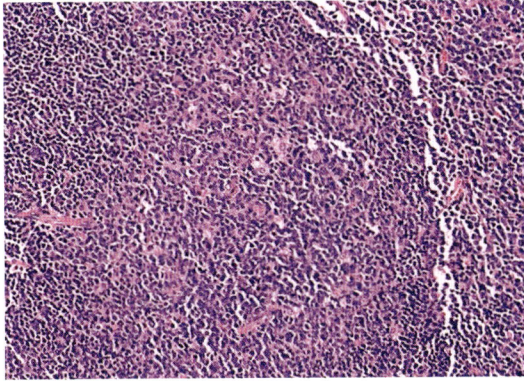

15C(HE × 200)

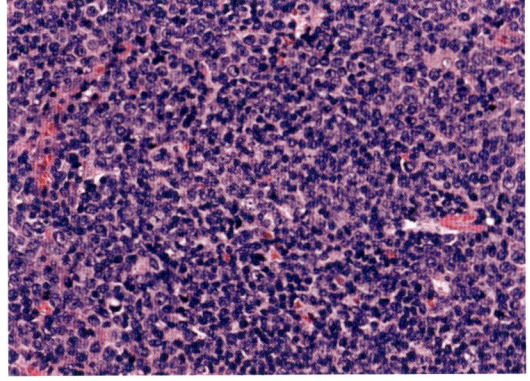

15D(HE × 400)

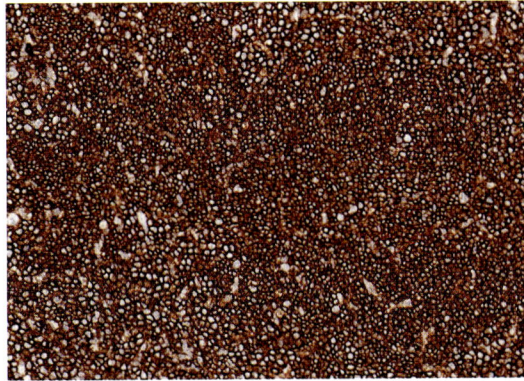

15E(CD20 × 200)

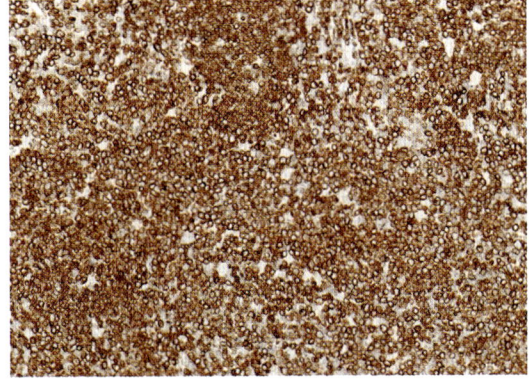

15F(Bcl-2 × 200)

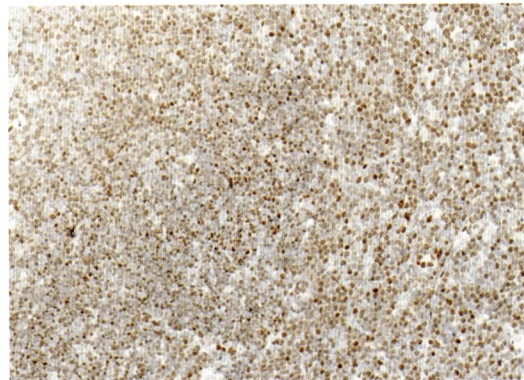

15G(cyclin D1 × 200)

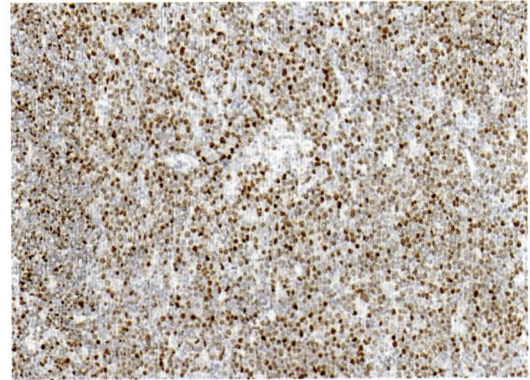

15H(SOX11 × 200)

图 13-15 套细胞淋巴瘤

病例 16　弥漫大 B 细胞淋巴瘤，非特指型

基本资料　男,52 岁,腹痛 6 个月,发热 2 个月。胸部增强 CT 提示左侧腋窝区多发淋巴结肿大,部分融合,最大径 2.5cm,中等强化,部分密度不均。

大体检查　结节一枚,直径 2.5cm,切面灰红、质软。

镜下所见　淋巴结结构破坏,肿瘤性淋巴细胞弥漫增生,伴坏死(图 13-16A、B)。肿瘤细胞中-大型,细胞核为卵圆形,可见核仁,细胞质少,嗜碱性,核分裂象易见(图 13-16C、D)。

免疫组化及分子检测　肿瘤细胞表达 CD20,CD10、Bcl-6 阴性,MUM-1 阳性,呈 non-GCB 型免疫表型(图 13-16E~H)。EB 病毒原位杂交阴性,未检测到 *MYC*、*Bcl-2* 及 *Bcl-6* 基因断裂重排。

病理诊断　弥漫大 B 细胞淋巴瘤,非特指型,non-GCB 型。

诊断依据　好发于老年人,40% 的病例发生于结外,以胃肠道最常见。弥漫大 B 细胞淋巴瘤可以原发,也可以由其他低度恶性的淋巴瘤转化而来。常见形态学变型:①中心母细胞变型(最常见),瘤细胞中等大小或大,细胞核卵圆形或圆形,部分呈分叶状,染色质细,有小核仁,细胞质嗜双色性或嗜伊红性。②免疫母细胞变型,约 90% 瘤细胞为免疫母细胞样细胞,瘤细胞有大的中位核仁,丰富的嗜碱性细胞质,可见浆细胞分化。③间变型,可见大或很大的异型淋巴样细胞,细胞为圆形,卵圆形或多角形,具有明显间变的多形性细胞核,形似霍奇金细胞和里-施(RS)细胞。肿瘤细胞表达 B 细胞分化抗原,CD19、CD20 和 CD79α,约 10% 可异常表达 CD5,Ki-67 指数常超 40%。大于 30% 的肿瘤细胞表达 CD10 或 CD10 阴性/Bcl-6 阳性/MUM 阴性表型称为 GCB 型,而其他表型均为非 GCB 型。

鉴别诊断

(1) 中等大小的瘤细胞为主的弥漫大 B 细胞淋巴瘤需要与高级别滤泡性淋巴瘤相区别。

(2) 转移性肿瘤(鼻咽癌,神经内分泌癌和恶性黑色素瘤)。

(3) CD5 阳性的弥漫大 B 细胞淋巴瘤需与母细胞变型套细胞淋巴瘤相鉴别。

知识拓展　双重打击淋巴瘤,定义为具有 *MYC* 和 *BCL2* 双重排,由大细胞、中等大细胞或母细胞组成的 B 细胞淋巴瘤。而 *MYC* 和 *BCL6* 双重排的淋巴瘤,不再被认为是双重打击,而是根据形态学特征被分别归类于弥漫大 B 细胞淋巴瘤,非特指型或高级别 B 细胞淋巴瘤,非特指型。

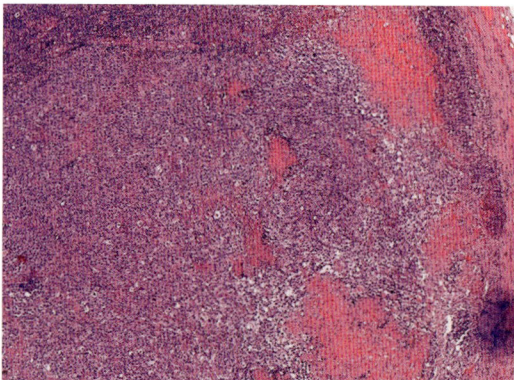

16A(HE × 40)

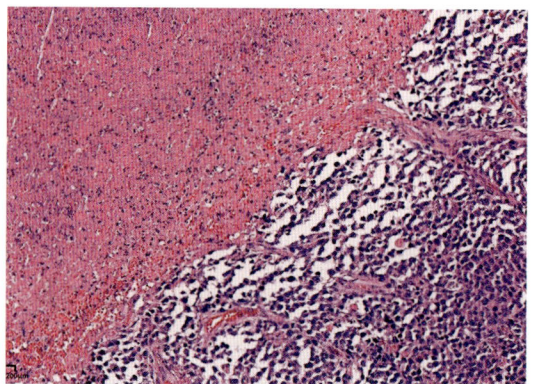

16B(HE × 100)

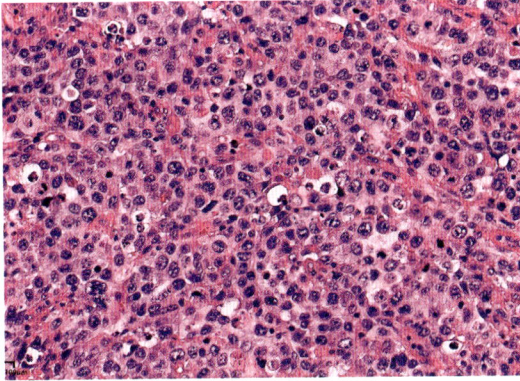
16C(HE × 200)

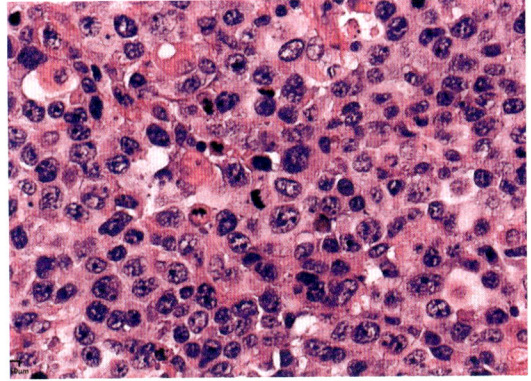
16D(HE × 400)

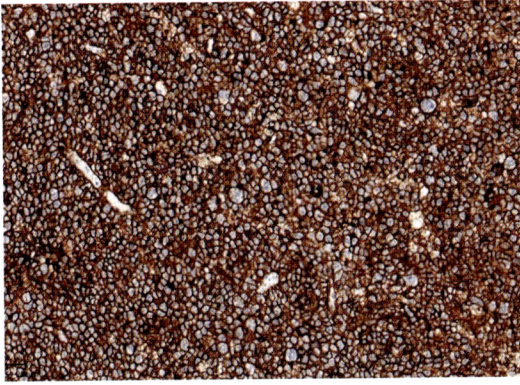
16E(CD20 × 200)

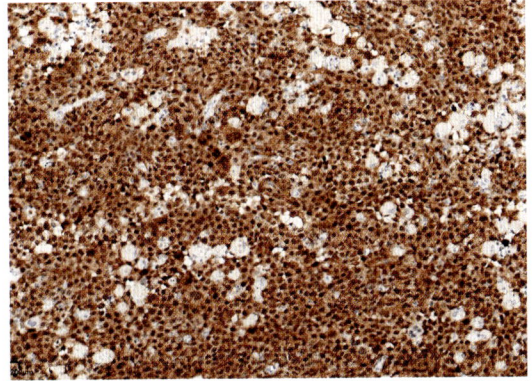
16F(MUM-1 × 200)

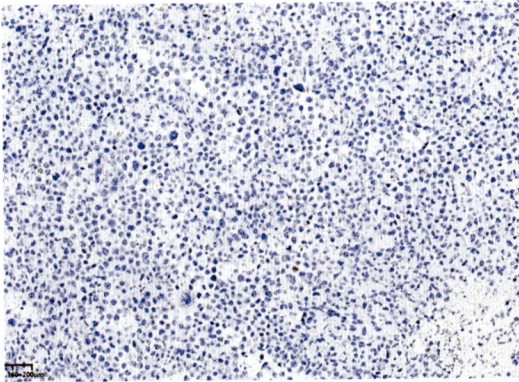
16G(Bcl-6 × 200)

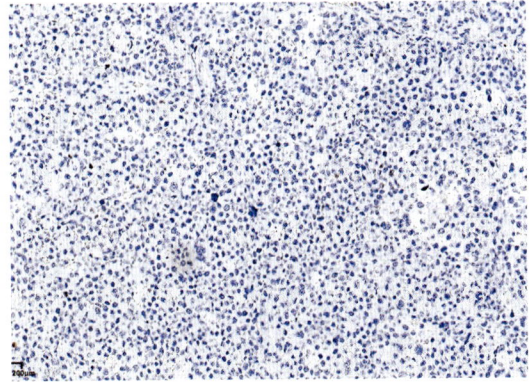
16H(CD10 × 200)

图 13-16　弥漫大 B 细胞淋巴瘤,非特指型

病例 17　EBV 阳性弥漫大 B 细胞淋巴瘤，非特指型

基本资料　男,78 岁,无明显诱因出现右侧腰腹部疼痛 3 个月。MRI 提示:肝右叶及尾状叶-肾上腺区可见不规则肿物,呈多结节融合状,最大截面 11.5cm×6.3cm,病变侵犯右侧膈肌及下腔静脉。

大体检查　(腹膜后肿瘤活检)灰白灰黄、质韧片状组织,大小 1.5cm×1.2cm×0.3cm。

镜下所见　肿瘤细胞弥漫分布,细胞核大、深染、多形,(图 13-17A、B)。

免疫组化　肿瘤细胞表达 CD20,原位杂交结果显示 EBER 阳性表达(图 13-17C、D)。

病理诊断　EB 病毒(Epstein-Barr virus,EBV)阳性弥漫大 B 细胞淋巴瘤,非特指型(not otherwise specified,NOS)。

诊断依据　肿瘤好发于老年人,亚洲多见。镜下表现为 EBV 阳性的 B 淋巴细胞克隆性增生,主要由大的转化细胞构成。诊断时需除外 EBV 阳性的特殊类型淋巴瘤,且无免疫功能缺陷或免疫失调基础。瘤细胞 CD20 和 CD79α 阳性,CD10、Bcl-6、CD15 阴性,大的非典型细胞 LMP1 阳性,Ig 克隆性重排阳性,EBER 阳性。

鉴别诊断

(1) 转移性肿瘤:如转移性癌、精原细胞瘤、胚胎性癌及恶性黑色素瘤等。形态上鉴别困难,采用免疫组化抗体组合鉴别诊断,包括 CK、LCA、CD30、CD15、S-100、PLAP、HMB45 及 CD117。

(2) 传染性单核细胞增多症:儿童及青少年好发,伴急性症状。Ig 基因重排阴性。

(3) Burkitt 淋巴瘤:起源于生发中心 B 细胞,表达 CD10、Bcl-6,且不表达 Bcl-2 及 MUM-1,Ki-67 接近 100%,这一组抗体的表达情况可协助鉴别生发中心起源的弥漫大 B 细胞淋巴瘤。

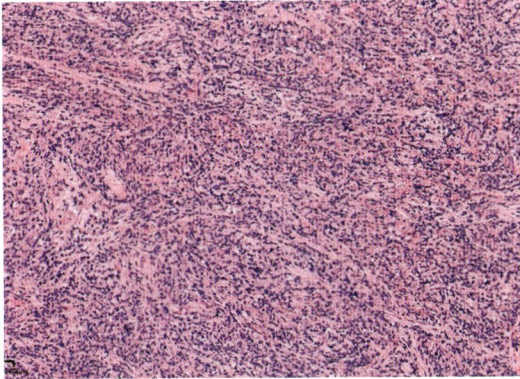

17A(HE × 100)

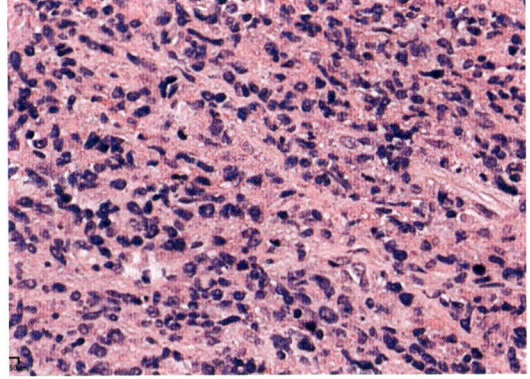

17B(HE × 400)

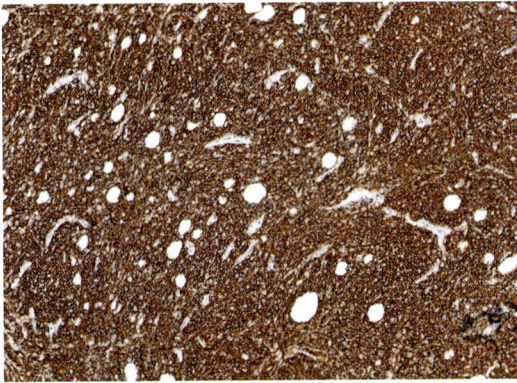

17C(CD20 × 200)

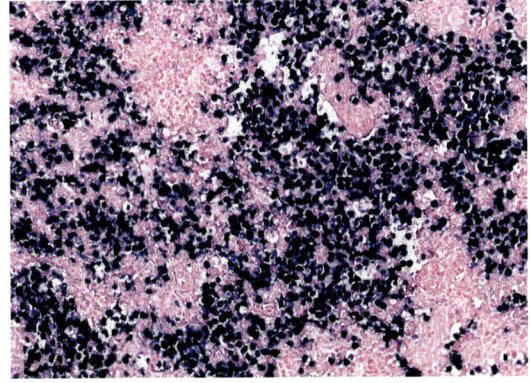

17D(EBER 原位杂交 × 200)

图 13-17　EBV 阳性弥漫大 B 细胞淋巴瘤,非特指型

病例18 伯基特（Burkitt）淋巴瘤

基本资料 女,69岁,发现右颌下淋巴结肿大1月余,不伴发热、盗汗及体重下降。行穿刺活检术。

大体检查 灰白组织3条,长1.2~1.6cm,直径0.1cm。

镜下所见 低倍镜下肿瘤细胞弥漫分布,可见较多吞噬核碎片的巨噬细胞分布于肿瘤细胞之间,呈"星空"现象(图13-18A)。肿瘤细胞形态单一,中等大小,细胞排列紧密,细胞质稀少,核圆形,染色质粗,核分裂象易见(图13-18B)。

免疫组化 肿瘤细胞表达CD10,Ki-67指数近似高达100%(图13-18C、D)。

病理诊断 伯基特(Burkitt)淋巴瘤。

诊断依据 好发于儿童及年轻人,肿瘤由形态单一的瘤细胞组成,细胞中等大小,核圆形,染色质粗块样,可见小核仁,核分裂象易见,可见"星空"现象。肿瘤细胞表达B细胞标记及生发中心标记,同时,Bcl-2阴性,Ki-67接近100%,部分病例伴EBV感染。此外,几乎所有的病例均有*MYC*基因易位。

鉴别诊断

(1) 母细胞性淋巴瘤:肿瘤细胞核呈圆形,染色质细腻,核仁不明显,免疫组化TdT阳性有助于鉴别。

(2) 弥漫大B细胞淋巴瘤,生发中心B细胞亚型:部分病例肿瘤细胞体积较小,需与伯基特淋巴瘤鉴别,后者Bcl-2阴性,且Ki-67接近100%,*MYC*易位也有助于诊断。

知识拓展 最近研究表明,EBV阳性及EBV阴性的伯基特淋巴瘤具有不同的分子特征,前者在转录起始位点的非编码序列表现了更高水平的体细胞突变,而驱动突变减少,尤其是在凋亡通路编码转录因子TCF3或抑制因子ID3的基因突变频率较低。

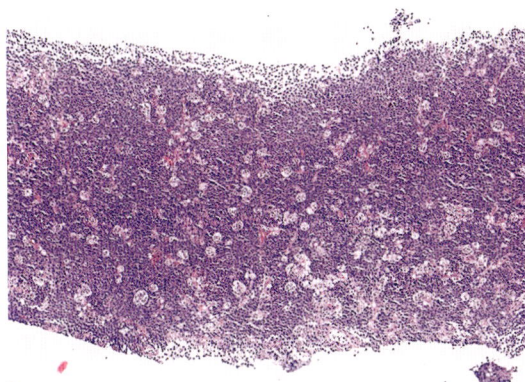

18A(HE × 100)

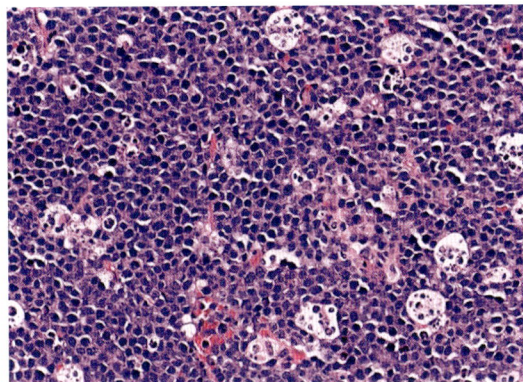

18B(HE × 400)

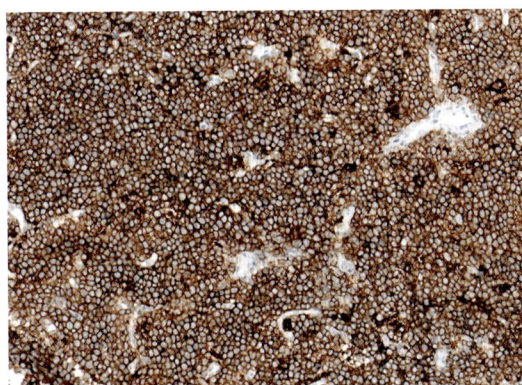

18C(CD10 × 200)

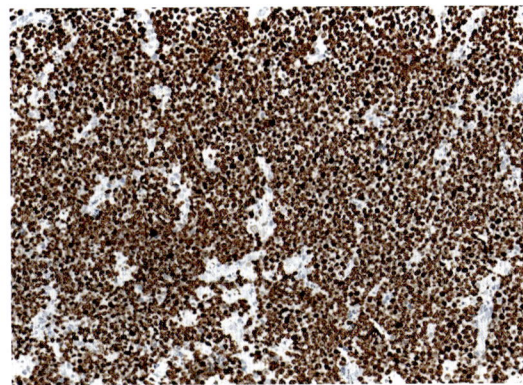

18D(Ki-67 × 100)

图 13-18　伯基特（Burkitt）淋巴瘤

病例 19 结外 NK/T 细胞淋巴瘤，鼻型

基本资料 女,42 岁,右侧鼻塞,闷胀感 2 月余。鼻咽镜检查提示鼻腔新生物,鼻中隔偏曲。

大体检查 灰白组织 5 粒,直径 0.05~1cm。

镜下所见 鼻腔黏膜见大量肿瘤性淋巴细胞弥漫性浸润。低倍镜下,肿瘤细胞弥漫成片分布,围绕并破坏血管(图 13-19A、B)。肿瘤细胞形态多样,细胞质淡染,中等量,细胞核不规则(图 13-19C、D)。

免疫组化 肿瘤细胞表达 CD56(图 13-19G),细胞毒标记物 Gr-B,TIA1(图 13-19I、J),原位杂交显示 EBER 阳性(图 13-19H)。而 CD3 细胞膜染色阴性,CD8 染色阴性(图 13-19E、F)。

病理诊断 结外 NK/T 细胞淋巴瘤。

诊断依据 结外 NKT 细胞淋巴瘤,鼻型好发于鼻腔,常见于亚洲及拉丁美洲人群。镜下黏膜正常结构被破坏伴溃疡形成,淋巴细胞弥漫增生,呈现血管中心性、血管破坏性生长方式,伴明显的坏死及炎症背景。肿瘤细胞形态多样,从小至中等、至大细胞甚至间变性细胞均可见到。细胞核常不规则折叠、拉长、扭曲,核仁不明显。核分裂象常见。

鉴别诊断

(1) 发生于鼻腔的其他小圆细胞恶性肿瘤,如嗅神经母细胞瘤,恶性黑色素瘤,横纹肌肉瘤,尤因肉瘤/原始神经外胚层肿瘤(primitive neuroectodermal tumor,PNET)等,根据免疫组化及必要的分子检测可进行鉴别。

(2) 外周 T 细胞淋巴瘤,非特指型:CD56 染色阳性及 EBER 原位杂交阳性支持 NK/T 细胞淋巴瘤。

(3) 非肿瘤性病变:如肉芽肿性多血管炎、特殊感染等,其缺乏淋巴细胞的单克隆性增生。

知识拓展 根据第 5 版 WHO 分类分子分型,结外 NK/T 细胞淋巴瘤可分为 TSIM、MB 和 HEA 三种亚型。结外 NK/T 细胞淋巴瘤大部分起源于 NK 细胞,特别是 TSIM 亚型,因此,TCR 重排检测常出现阴性结果。

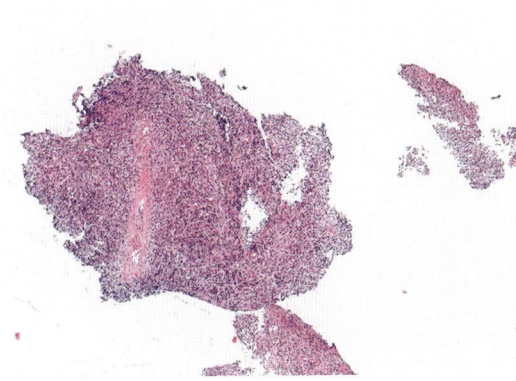

19A(HE × 40)

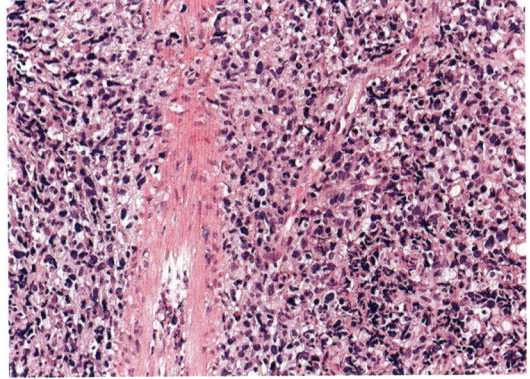

19B(HE × 200)

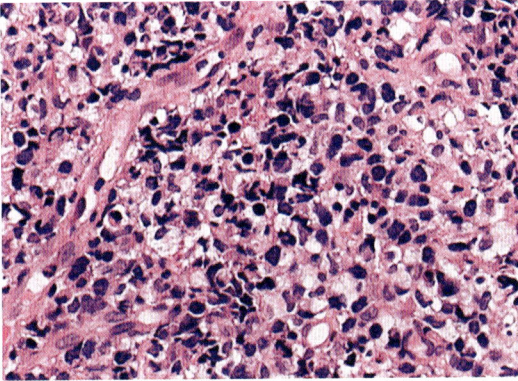

19C(HE × 400)

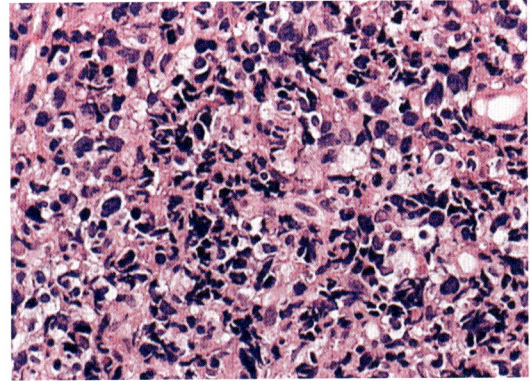

19D(HE × 400)

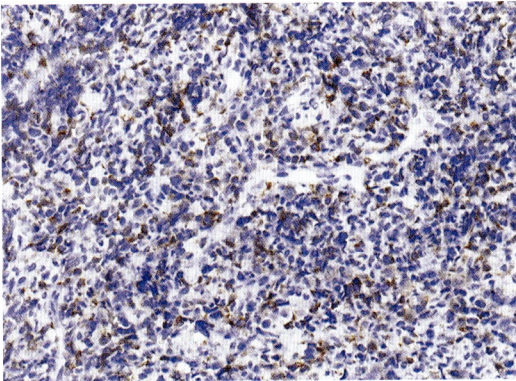

19E(CD3 × 200)

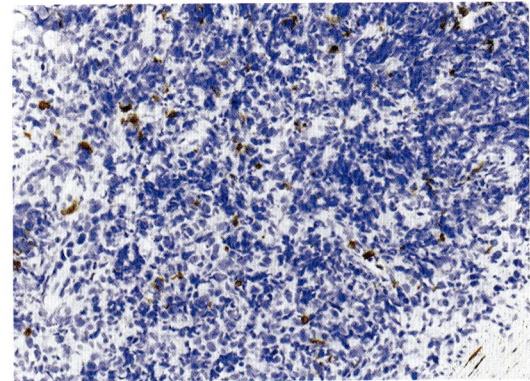

19F(CD8 × 200)

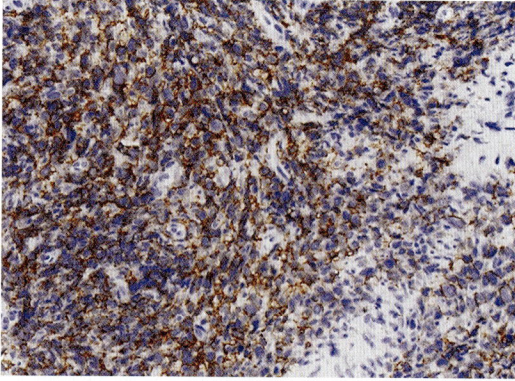

19G(CD56 × 200)

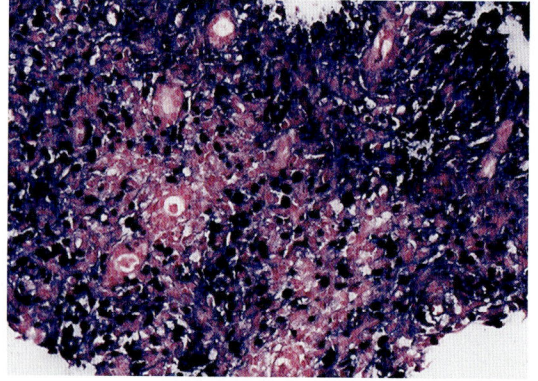

19H(EBER 原位杂交 × 200)

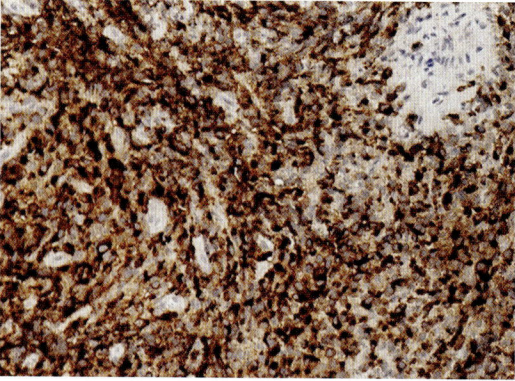

19I(Gr-B × 200)

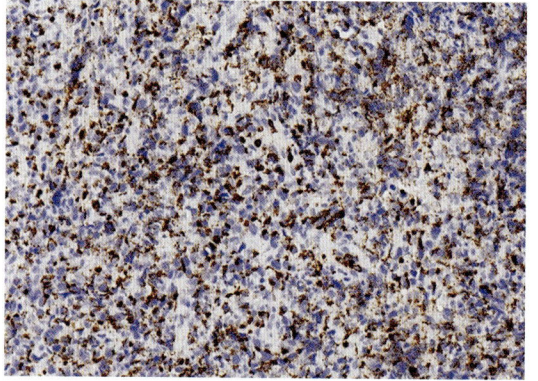

19J(TIA1 × 200)

图 13-19　结外 NK/T 细胞淋巴瘤

病例20 血管免疫母细胞性T细胞淋巴瘤

基本资料 男,57岁,自行发现颈部肿物。超声提示左侧锁骨上见低回声结节,内回声不均,可见丰富血流信号。

大体检查 结节样物一枚,大小3cm×2.5cm×2.5cm,切面灰白、质细腻。

镜下所见 正常淋巴结结构消失,副皮质区显著扩张并融合成片,该区域染色较淡(图13-20A);中倍镜下可见浅染区域肿瘤细胞弥漫性增生,背景见增生的分支血管(图13-20B);高倍镜下高内皮小静脉数目增多,肿瘤细胞的细胞质透亮,细胞核中等大小,核不规则(图13-20C、D)。背景细胞成分复杂。

免疫组化 肿瘤细胞表达T细胞的标记物,如CD2、CD3(图13-20E,以及一些滤泡辅助T细胞标记物,如Bcl-6、CD10(图13-20F)、PD-1(图13-20H)等。CD21显示滤泡外滤泡树突状细胞网显著增生(图13-20G)。

病理诊断 血管免疫母细胞性T细胞淋巴瘤。

诊断依据 好发于中老年人,通常出现全身淋巴结肿大。淋巴结结构部分或完全破坏,副皮质区增生,显著扩大。肿瘤区域见增生的分支状高内皮小静脉及滤泡树突状细胞,后者排列紊乱,常围绕在高内皮血管周围;肿瘤细胞呈簇状排列,沿滤泡树突网分布,细胞小-中等大小,细胞质浅染或透亮。背景中常混杂小淋巴细胞、B免疫母细胞、嗜酸性粒细胞及组织细胞等。

肿瘤细胞表达T细胞标记物,CD2、CD3、CD5等,常表达CD4及至少2个T_{FH}标记,如CD10、Bcl-6、PD-1、CXCL13、ICOS等。CD21、CD23可勾勒出增生的滤泡树突状细胞。背景中免疫母细胞可EBER阳性。

大部分病例可出现TCR受体克隆性重排,其中20%~30%的病例会同时出现Ig基因重排,后者可能与背景中B细胞克隆性增生相关。

鉴别诊断

(1) 外周T细胞淋巴瘤,非特指型:二者形态及免疫组化表达有一定的相似。血管免疫母细胞性T细胞淋巴瘤在形态上会出现特征性的高内皮血管增生及不规则的滤泡树突状细胞网增生。免疫组化方面肿瘤细胞表达滤泡辅助T细胞的标记,如CD10、Bcl-6、PD-1、CXCL13等。

(2) 霍奇金淋巴瘤:二者均有复杂的背景细胞,血管免疫母细胞性T细胞淋巴瘤有时会出现类似RS样的大细胞,容易和霍奇金淋巴瘤混淆,但后者缺乏片状排列的肿瘤性T细胞、显著的高内皮小静脉增生及扩张的滤泡树突网。

(2) 反应性增生:不出现淋巴结结构破坏,T细胞受体克隆性重排可协助诊断。

知识拓展 血管免疫母细胞性T细胞淋巴瘤属于淋巴结T滤泡辅助细胞淋巴瘤中的一种实体,具有明确形态学、免疫表型及特征性突变。血管免疫母细胞性T细胞淋巴瘤在造血干细胞早期发生 *TET2* 和 *DNMT3A* 突变,后逐步获得体细胞变化,如 *RHOA* 和 *IDH2* 突变等。此外,血管免疫母细胞性T细胞淋巴瘤诊断除了关注肿瘤性T细胞外,还需要关注B细胞的增生状态,诊断时需要鉴别是否伴有B细胞单克隆性增生。

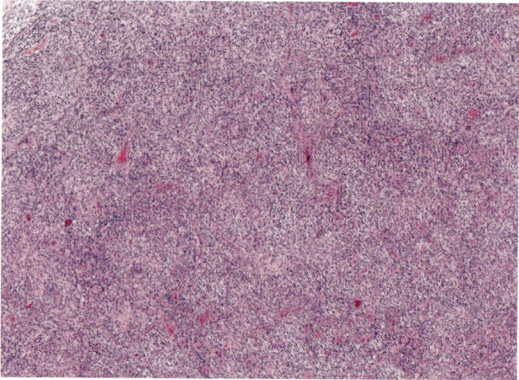

20A(HE × 40)

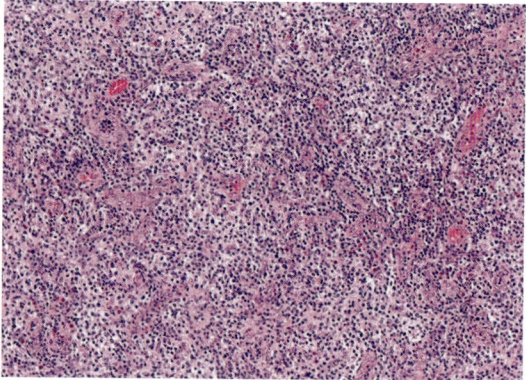

20B(HE × 100)

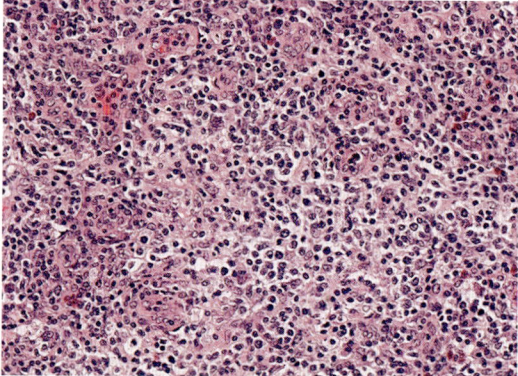

20C(HE × 200)

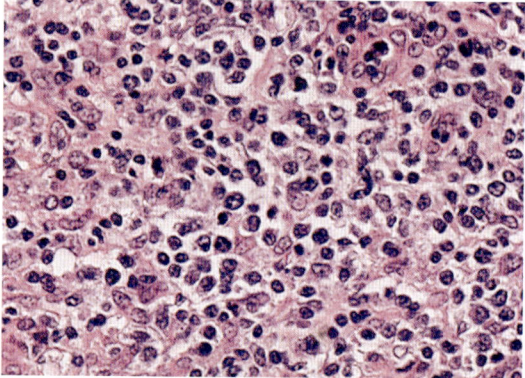

20D(HE × 400)

20E(CD3 × 40)

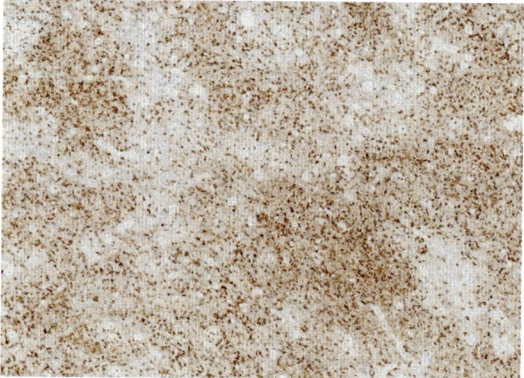

20F(CD10 × 100)

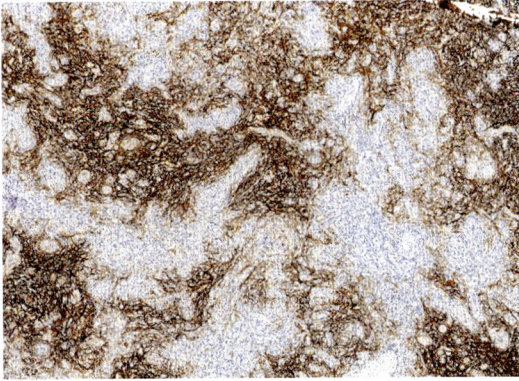

20G(CD21×100)

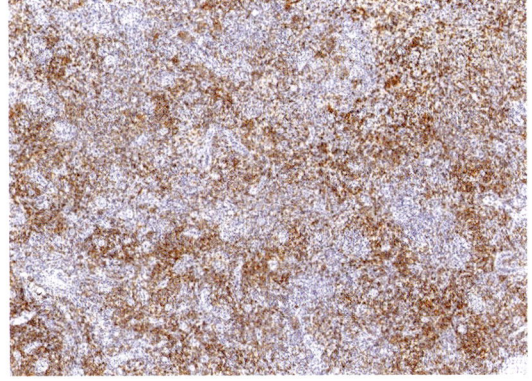

20H(PD-1×100)

图 13-20　血管免疫母细胞性 T 细胞淋巴瘤

病例 21　单形性嗜上皮性肠 T 细胞淋巴瘤

基本资料　男,57 岁,无明显诱因出现腹部不适 15 天。腹部 CT 显示左下腹盆腔小肠肠壁不规则增厚。

大体检查　小肠见一浸润溃疡型肿物,大小 9cm×7cm×2cm,肿物环周生长,浸润至浆膜,切面灰白、实性、质硬、界欠清。

镜下所见　低倍镜下肠黏膜糜烂(图 13-21A),淋巴样细胞浸润肠壁全层(图 13-21B、C),细胞形态一致,背景缺乏炎症、坏死(图 13-21D)。高倍镜下淋巴样细胞嗜上皮性生长,细胞中等大小,核圆形,染色质细腻,核仁不明显,细胞的细胞质淡染(图 13-21E、F)。

免疫组化　肿瘤细胞表达 T 细胞的标记物,如 CD2、CD3、CD8(图 13-21G~I),以及 TIA(图 13-21J),Ki-67 增殖指数较高(图 13-21K),而 EBER 阴性(图 13-21L)。

病理诊断　单形性嗜上皮性肠 T 细胞淋巴瘤。

诊断依据　常发生于小肠,是亚洲人最常见的肠道原发 T 细胞淋巴瘤,与乳糜泻无关。肿瘤性淋巴细胞弥漫浸润肠壁全层,病变区小肠绒毛萎缩,绒毛轻度增宽变形,肿瘤细胞广泛浸润于绒毛及隐窝间,嗜上皮性生长;肿瘤细胞形态单一,中等大小,细胞质淡染,核圆形,染色质细腻,核仁不明显。背景无炎症细胞,坏死不明显。肿瘤细胞表达 T 细胞标记物,CD2、CD3、CD8 等,同时表达 CD56 及细胞毒蛋白,EBER 阴性。

鉴别诊断

(1) 肠病相关性 T 细胞淋巴瘤:北欧国家多发,患者多伴有乳糜泻。肿瘤细胞多形,中等-大细胞,细胞核呈泡状,核仁明显。背景炎症较为明显,可见血管侵犯及坏死。肿瘤细胞表达 T 细胞标记物,但 CD8 及 CD56 常为阴性。肿瘤旁肠黏膜常伴有肠病表现。

(2) 结外 NK/T 细胞淋巴瘤:两者均表达 CD56,但结外 NK/T 细胞淋巴瘤炎症、坏死明显,且 EBER 阳性。

(3) 胃肠道惰性 T 细胞淋巴瘤:肿瘤主要累及黏膜固有层,腺体可出现变形或取代,但无明显破坏或嗜上皮性,增殖指数较低。

(4) MALT 淋巴瘤:肿瘤表皮内浸润不明显,且表达 B 细胞标记物易于鉴别。

(5) 非肿瘤性疾病,如克罗恩病、白塞病、结核等,需注意结合患者的临床及内镜表现。

知识拓展　当消化道黏膜及肌壁内出现弥漫一致的中等大小的淋巴样细胞增生浸润时,除了需要考虑弥漫性大 B 细胞淋巴瘤外,还需注意鉴别单形性嗜上皮性肠 T 细胞淋巴瘤,免疫组化即可作出很好的鉴别诊断。

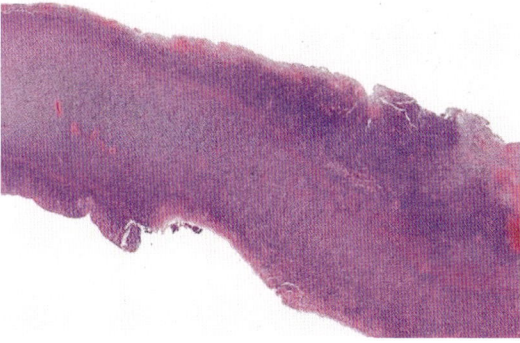

21A(HE × 5)

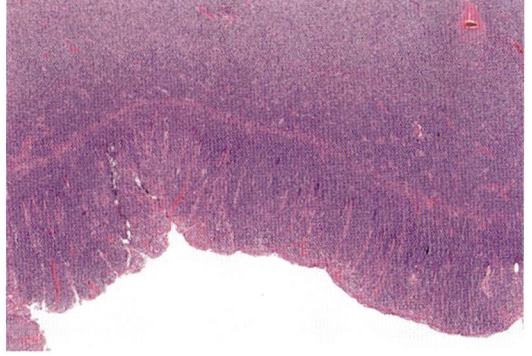

21B(HE × 20)

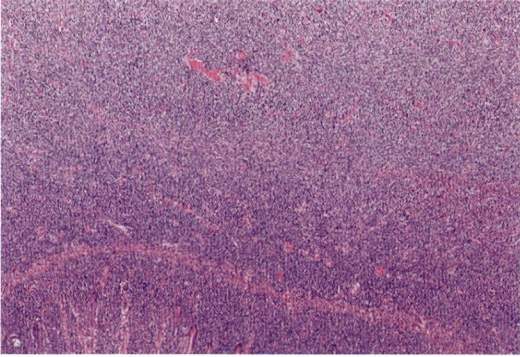

21C(HE × 40)

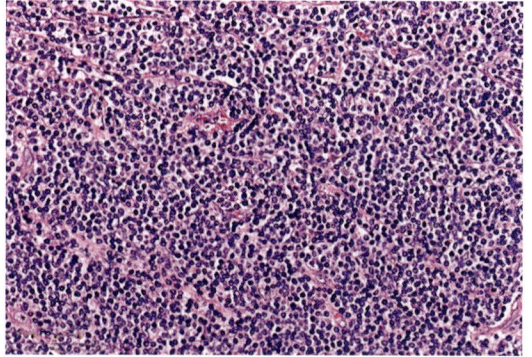

21D(HE × 200)

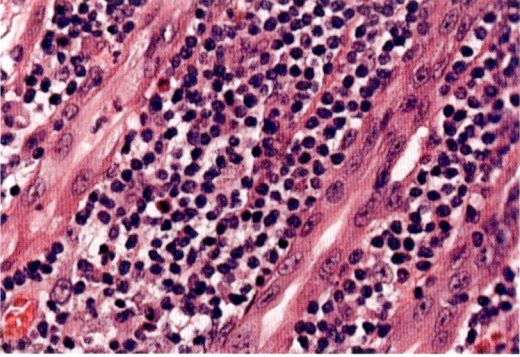

21E(HE × 400)

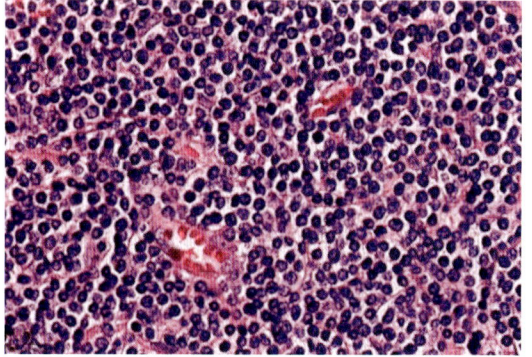

21F(HE × 400)

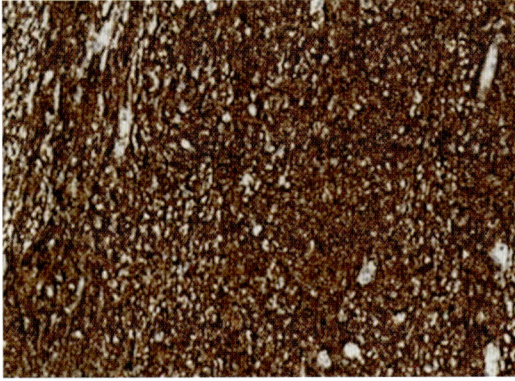

21G(CD2×200)

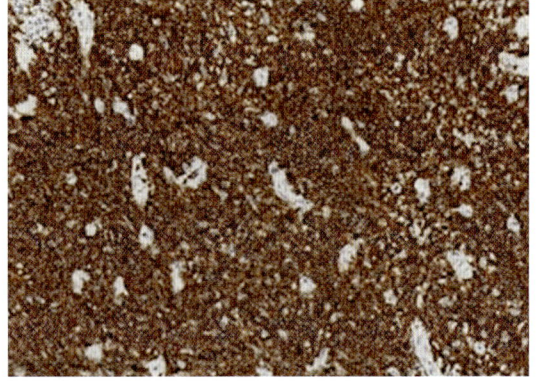

21H(CD3×200)

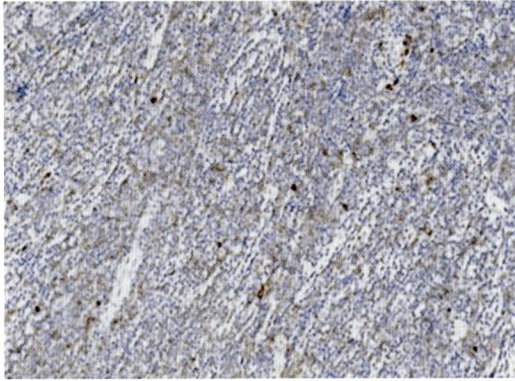

21I(CD8×200)

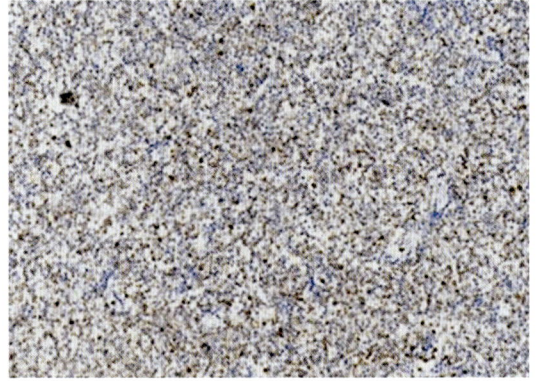

21J(TIA×200)

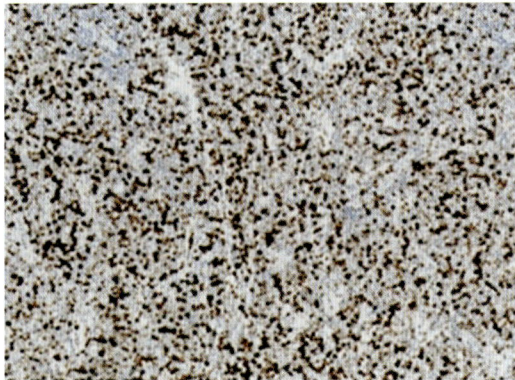

21K(Ki-67×200)

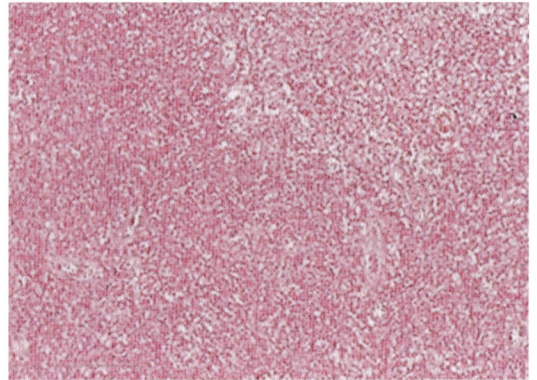

21L(EBER 原位杂交×200)

图 13-21 单形性嗜上皮性肠 T 细胞淋巴瘤

病例 22　外周 T 细胞淋巴瘤，非特指型

基本资料　男，63 岁，自行发现颈部肿物。超声提示颈部Ⅰ～Ⅴ区多发低回声结节，部分互相融合。切取左颈肿物送检。

大体检查　结节样物一枚，大小 2.5cm×2.5cm×1.7cm，被膜尚光滑，多切面切开，切面灰白、质略韧。

镜下所见　淋巴结结构完全破坏（图 13-22A），肿瘤性淋巴细胞弥漫性浸润，可见增生的小血管（图 13-22B）。肿瘤细胞体积中等，大小不一，细胞质淡染或透亮，细胞核多样，可呈圆形或出现核扭曲及折叠（图 13-22C、D）。

免疫组化　肿瘤细胞表达 T 细胞的标记物，如 CD3（图 13-22E）、CD4（图 13-22F）、CD5（图 13-22G），根据所属亚型的不同，肿瘤细胞可表达 GATA3（图 13-22H）或 TBX21 等标记物。

病理诊断　外周 T 细胞淋巴瘤，非特指型。

诊断依据　为排除性诊断，包括了除有特殊临床病理表现的成熟 T 细胞淋巴瘤以外，剩下的不属于任何亚型的结内和结外成熟 T 细胞淋巴瘤。因此，该肿瘤异质性显著。肿瘤好发于成年人，多累及淋巴结。镜下表现为淋巴结结构破坏，肿瘤性 T 细胞增生，同时伴有部分 T 细胞标记失表达。此外，TCR 重排阳性可协助诊断。

鉴别诊断

（1）淋巴结 T 区反应性增生：增生的 T 淋巴细胞不侵犯周围的淋巴滤泡，对于 T 细胞增生显著的病例，除形态及免疫组化外，还需 T 细胞受体克隆性重排协助诊断。

（2）伴有 T_{FH} 表型的淋巴结外周 T 细胞淋巴瘤：与外周 T 淋巴细胞瘤，非特指型（peripheral T-cell lymphoma，not otherwise specified，PTCL，NOS）相比，该肿瘤表达 CD4，同时至少表达 2 个 T_{FH} 标记物，如 PD-1，CD10，Bcl-6 和 CXCL13 等。

知识拓展　根据基因表达谱可将外周 T 细胞淋巴瘤，非特指型分为 TBX21 亚型及 GATA3 亚型，分别与 Th1 和 Th2 的分化有关。TBX21 亚型的预后比 GATA3 亚型的预后好，但 TBX21 亚型中表达细胞毒表型的预后较差。

淋巴结 EBV 阳性 T 细胞和 NK 细胞淋巴瘤以往作为外周 T 细胞淋巴瘤，非特指型的一个亚型，在第 5 版 WHO 中将作为单独的实体。形态学上，该淋巴瘤看似弥漫大 B 细胞淋巴瘤，但肿瘤细胞通常表达 T 细胞标记 CD8，且 EBER 阳性，但同时缺乏凝固性坏死和血管浸润等特点（可以除外 NK/T 细胞淋巴瘤）；遗传学上最常见的突变基因是 *TET2*，可表现出显著的免疫逃逸。

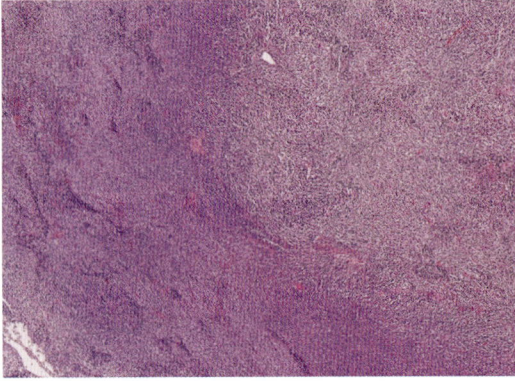

22A(HE × 20)

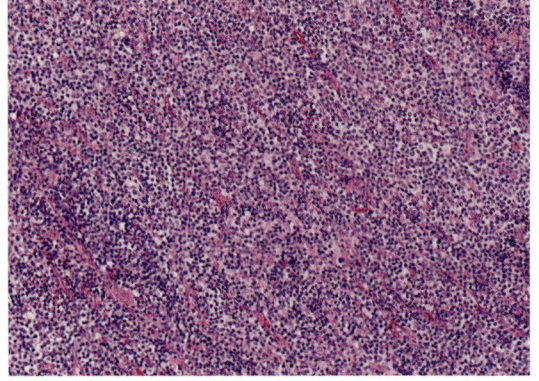

22B(HE × 100)

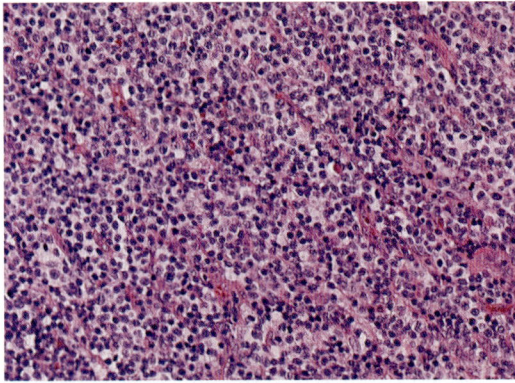

22C(HE × 200)

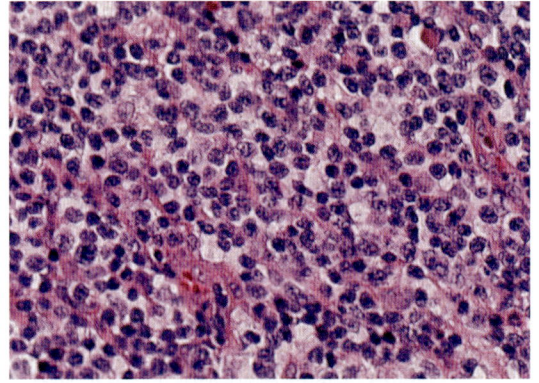

22D(HE × 400)

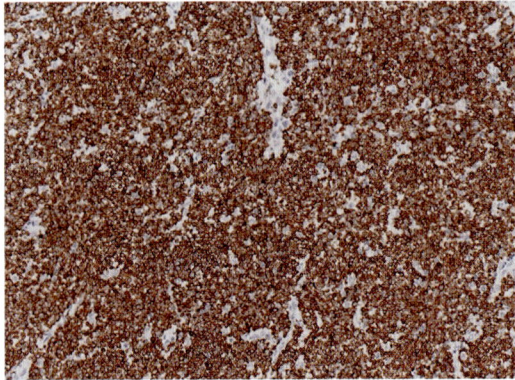

22E(CD3 × 200)

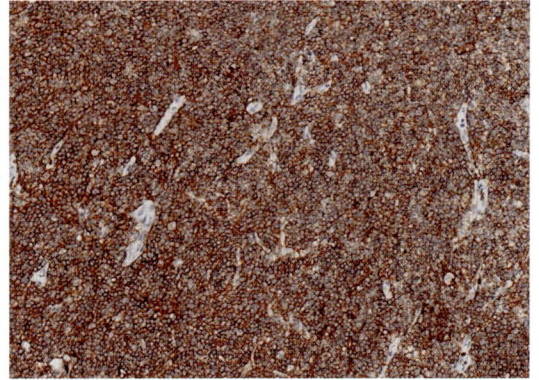

22F(CD4 × 200)

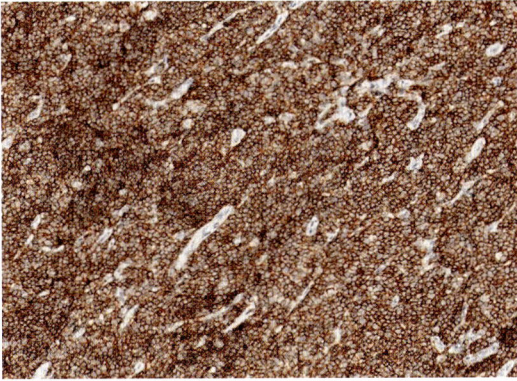

22G(CD5 × 200)

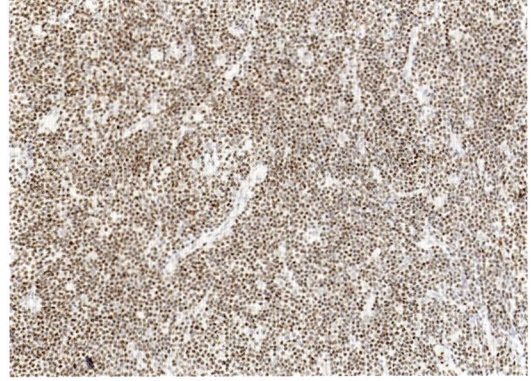

22H(GATA3 × 200)

图 13-22　外周 T 细胞淋巴瘤,非特指型

病例 23　ALK 阴性间变性大细胞淋巴瘤

基本资料　女,55 岁,间断腹痛 15 天。CT 提示胃底贲门区胃壁增厚,最厚处 1.7cm。贲门旁、肝门区、腹膜后多发淋巴结。行全胃切除术。

大体检查　全胃切除标本,距食管胃交界 2.7cm 处见一肿物,大小 2.5cm×2.3cm×1.2cm,质软、细腻。

镜下所见　胃黏膜中见大量肿瘤性淋巴细胞浸润,瘤细胞黏附呈片(图 13-23A);细胞体积较大,具有明显的多形性(图 13-23B);高倍镜下细胞的细胞质嗜酸,细胞核异型显著,染色质粗糙呈泡状,核仁明显;细胞核膜凹陷折叠,形态多样,可见花环状及马蹄形核(图 13-23C、D,箭头分别显示花环状及马蹄形核肿瘤细胞)。

免疫组化　肿瘤细胞表达 T 细胞的标记物,如 CD2、CD4(图 13-23E、F),以及 CD30(图 13-23G),ALK 表达为阴性(图 13-23H)。

病理诊断　间变性大细胞淋巴瘤,ALK 阴性。

诊断依据　儿童或年轻人好发。早期可呈窦性分布,随疾病逐步进展,淋巴结结构可完全破坏,呈实性片状分布。肿瘤细胞体积大,细胞核形态各异,可见到特征性细胞即 hallmark cell,其特征为细胞膜清楚,细胞质丰富,常嗜酸,可淡染或嗜碱性,细胞核可形成马蹄形、肾形、U 形或"甜甜圈"样。除大细胞形态外,还有多种变异亚型,如小细胞型、淋巴组织细胞型、霍奇金样型等亚型。肿瘤细胞表达 T 细胞标记物,CD2、CD3、CD4 等,可不表达 LCA,大部分病例表达 EMA。肿瘤细胞 CD30 阳性,表现为细胞膜及核旁高尔基体区阳性。ALK 根据亚型不同可呈现阳性或阴性。图 13-23I 及图 13-23J 展示间变性大细胞淋巴瘤,ALK 阳性的 HE 及免疫组化图像(图 13-23I、J)。

鉴别诊断

(1) 霍奇金淋巴瘤:该肿瘤一般无窦内浸润,且表达 PAX5 及 CD15,不表达 EMA,LCA 以及 T 细胞标记物。

(2) ALK 阳性的大 B 细胞淋巴瘤:两者均表现为体积较大的肿瘤细胞,且均表达 CD30 及 EMA。但是 ALK 阳性的大 B 细胞淋巴瘤表达 CD38、CD138,不表达 CD30 及 T 细胞标记。

(3) 转移性肿瘤:如癌、恶性黑色素瘤等,结合病史及相关免疫组化可协助鉴别。

知识拓展　ALK 阴性的间变性大细胞淋巴瘤与 CD30 阳性的外周 T 细胞淋巴瘤在免疫表型和遗传学改变上有一定的重叠,在日常诊断中存在一定的鉴别难度。ALK 阴性间变性大细胞淋巴瘤中,*DUSP22* 重排与预后相对良好有关,而 *TP63* 重排患者的预后很差。

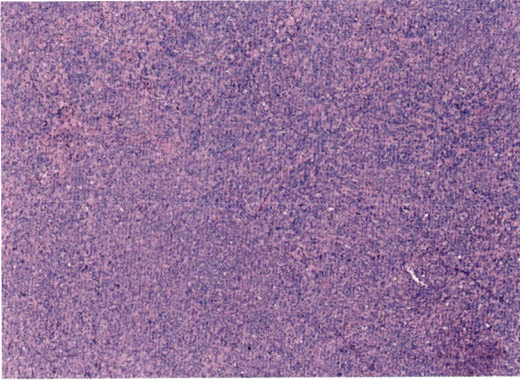

23A(HE × 40)

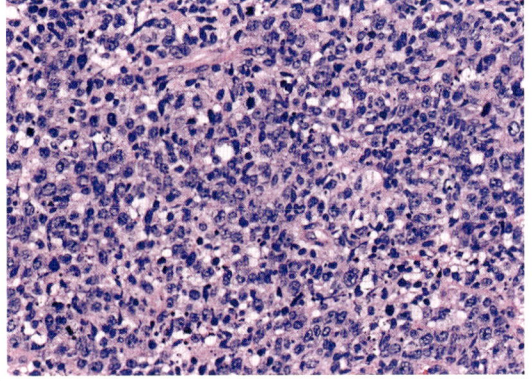

23B(HE × 200)

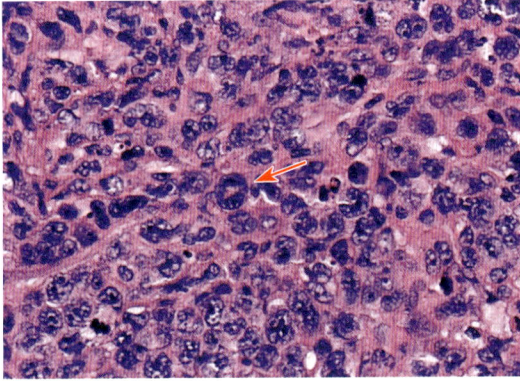

23C(HE × 400)

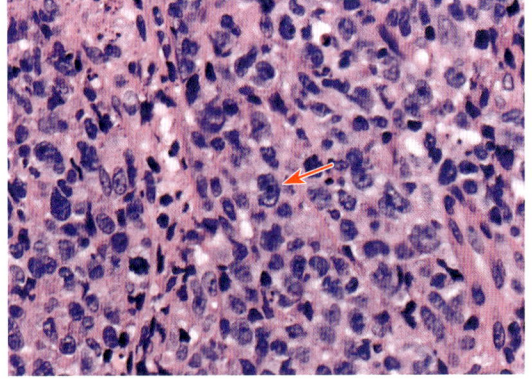

23D(HE × 400)

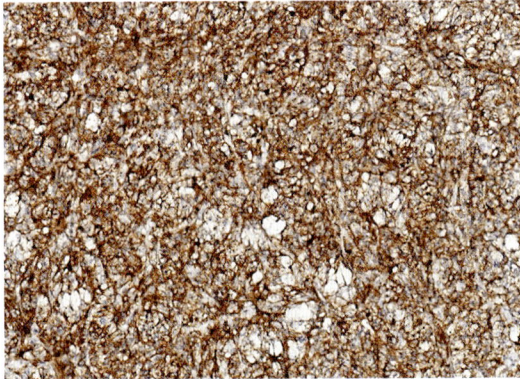

23E(CD2 × 200)

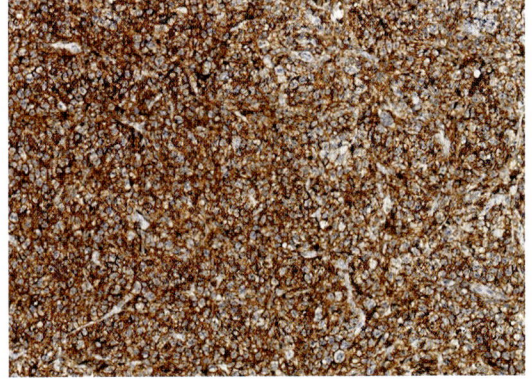

23F(CD4 × 200)

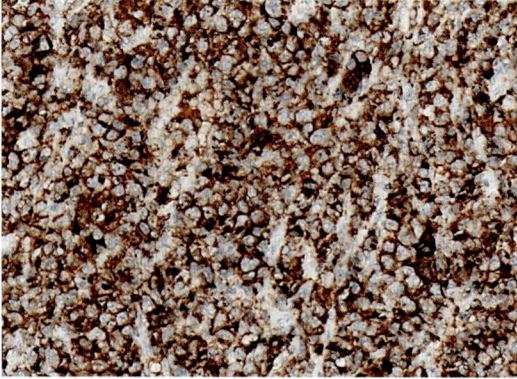

23G(CD30 × 200)

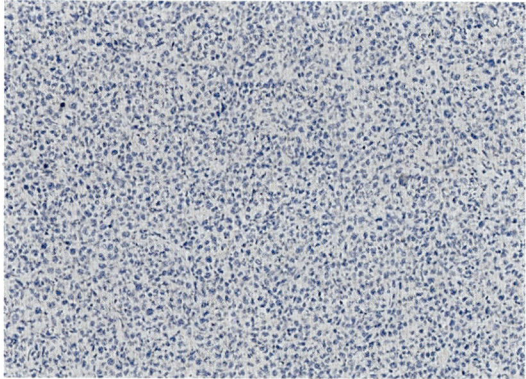

23H(ALK × 100)

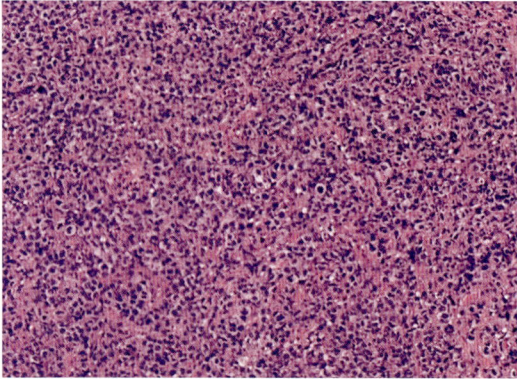

23I(HE × 100)

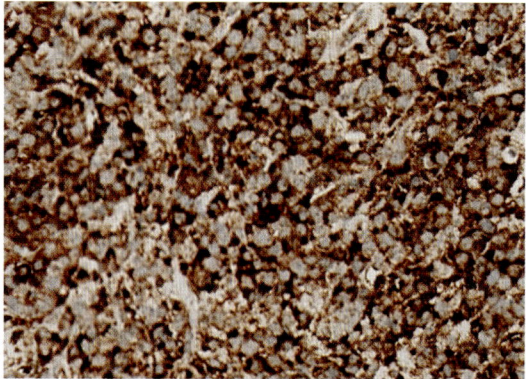

23J(ALK × 200)

图 13-23　间变性大细胞淋巴瘤，ALK 阴性

病例24　经典型霍奇金淋巴瘤，富于淋巴细胞型

基本资料　男,58岁,发现颈部肿物5个月。超声提示双颈多发肿大淋巴结,切取右上颈淋巴结送检。

大体检查　结节样物一枚,大小4cm×2cm×1.5cm,切面灰白、质软。

镜下所见　淋巴结结构部分破坏,代之以大小不一的境界模糊的结节(图13-24A)。结节内见散在大细胞(图13-24B),细胞质丰富,淡染或透亮,核大而明显,单核或双核,可见核仁;大细胞周围围绕大量小淋巴细胞,嗜酸性粒细胞不明显(图13-24C、D)。

免疫组化　肿瘤细胞PAX5染色呈弱阳性;CD30及EBER原位杂交阳性,而CD20阴性(图13-24E~H,箭头所示为肿瘤细胞)。

病理诊断　经典型霍奇金淋巴瘤,富于淋巴细胞型。

诊断依据　低倍镜下呈结节性或弥漫性增生,丰富的炎症细胞背景中散在大细胞,可见到诊断性的HRS细胞。背景炎症细胞以小淋巴细胞为主,可混杂组织细胞,缺乏粒细胞。红色箭头所指肿瘤细胞PAX5常弱阳性,不表达LCA及CD20,表达CD30及CD15,部分细胞EBER阳性。

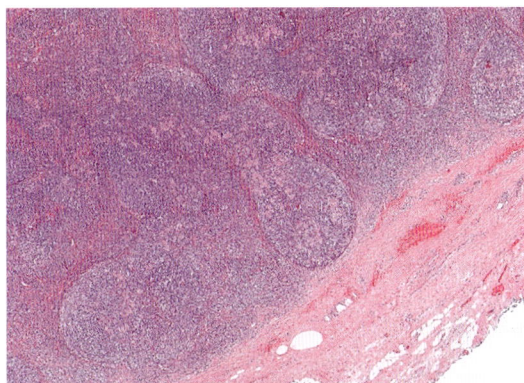

24A(HE × 20)

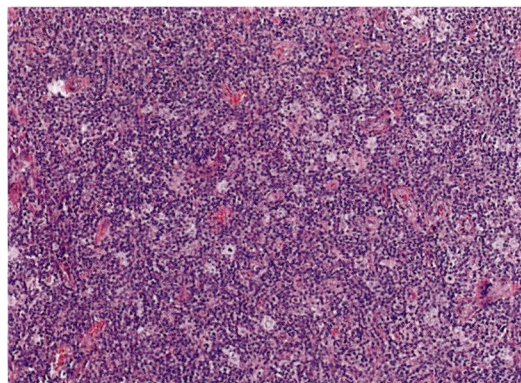

24B(HE × 100)

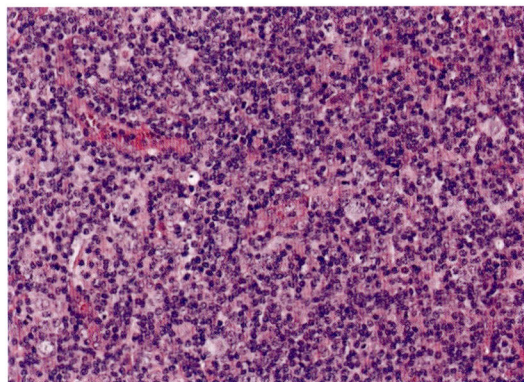

24C(HE × 200)

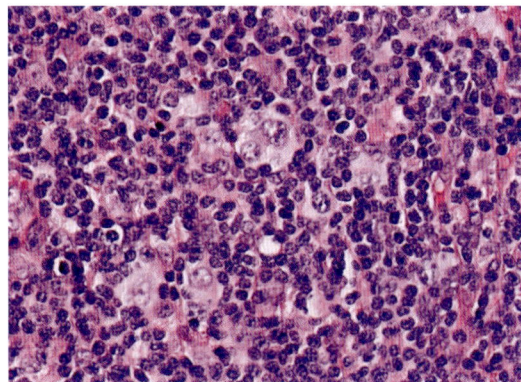

24D(HE × 400)

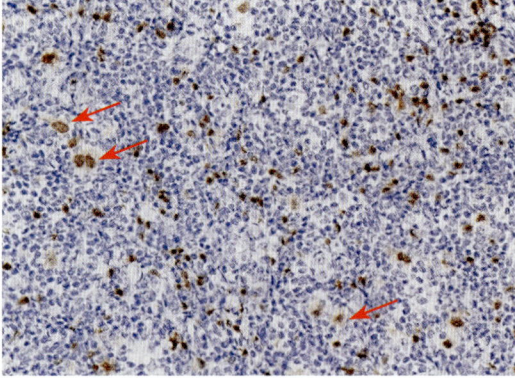

24E(PAX5 × 200)

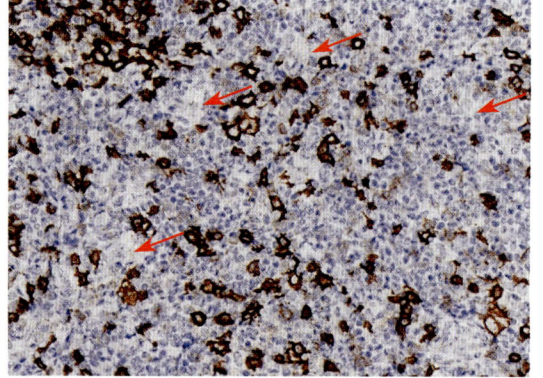

24F(CD20 × 200)

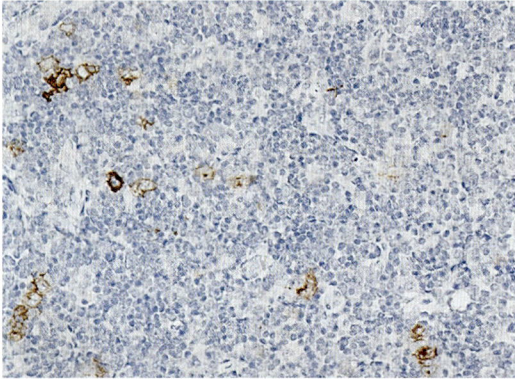

24G(CD30 × 200)

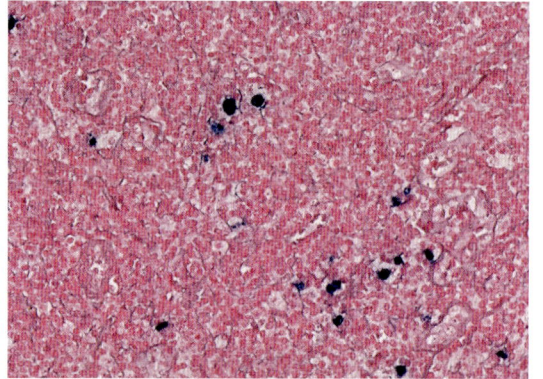

24H(EBER 原位杂交 × 200)

图 13-24 经典型霍奇金淋巴瘤,富于淋巴细胞型

病例 25　经典型霍奇金淋巴瘤，结节硬化型

基本资料　女,34 岁,发现右腹股沟淋巴结进行性肿大。PET/CT 提示全身多发肿大淋巴结,大者位于右侧腹股沟,切取该处淋巴结送检。

大体检查　脂肪组织内触及结节 2 枚,大者 1.5cm×1cm×1cm,切面质细,局灶似有坏死,小者直径 0.5cm,质细腻。

镜下所见　淋巴结被粗细不等的纤维条带包绕,分割成大小不同的结节(图 13-25A)。结节内大量背景细胞中见散在大细胞,细胞质丰富,透亮或淡染,单核或双核,可见中位核仁或多枚小核仁(图 13-25B~D)。背景细胞以小淋巴细胞为主,偶见嗜酸性粒细胞。

免疫组化　见"经典型霍奇金淋巴瘤,淋巴细胞丰富型"。

病理诊断　经典型霍奇金淋巴瘤,结节硬化型。

诊断依据　低倍镜下淋巴结被粗大的纤维条带分割成大小不一的结节,丰富的背景细胞中散在分布的肿瘤细胞,以陷窝细胞为主,也有霍奇金细胞、诊断性的 RS 细胞等;背景细胞中炎症细胞较多,如嗜酸性粒细胞、组织细胞、中性粒细胞等。经典型霍奇金淋巴瘤,结节硬化型中肿瘤细胞也可融合成片存在,呈合体细胞样形态。结节硬化型中 EBV 的阳性率低于其他亚型。

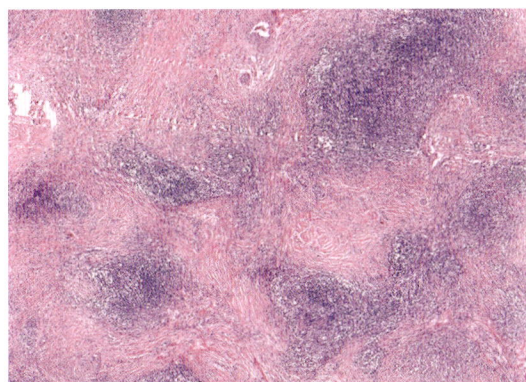

25A(HE × 20)

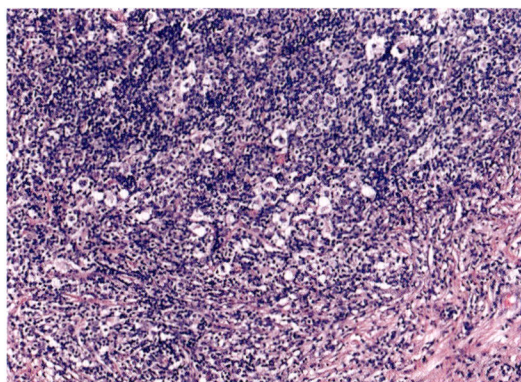

25B(HE × 100)

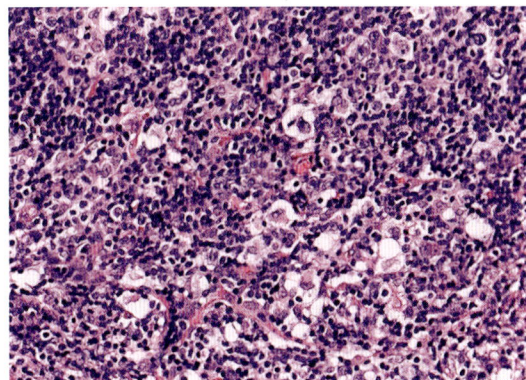

25C(HE × 200)

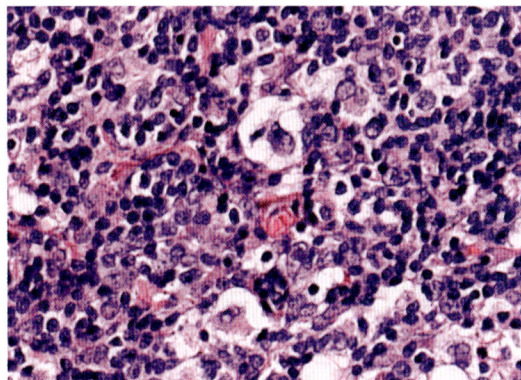

25D(HE × 400)

图 13-25　经典型霍奇金淋巴瘤,结节硬化型

病例 26　经典型霍奇金淋巴瘤，混合细胞型

基本资料　女,46 岁,体检发现左前上纵隔肿物,最大截面 5.8cm×4.3cm。

大体检查　前纵隔肿物及部分胸腺组织,多切面切开,肿物大小 7.8cm×7cm×3.8cm,切面灰白、实性、质细腻。

镜下所见　淋巴结结构部分破坏,低倍镜下成分混杂(图 13-26A、B),散在体积较大的肿瘤细胞,可见霍奇金细胞、诊断性 RS 细胞。背景细胞种类多样,以小淋巴细胞为主,可见嗜酸性粒细胞(图 13-26C、D)。

免疫组化　见"经典型霍奇金淋巴瘤,富于淋巴细胞型"。

病理诊断　经典型霍奇金淋巴瘤,混合细胞型。

诊断依据　淋巴结结构破坏,低倍镜下呈模糊结节状,缺乏硬化胶原带。该类型霍奇金细胞、诊断性 RS 细胞及其他变异型的肿瘤细胞常见,背景炎症细胞成分混杂,常见嗜酸性粒细胞。混合细胞型中 EBV 的阳性率较高。

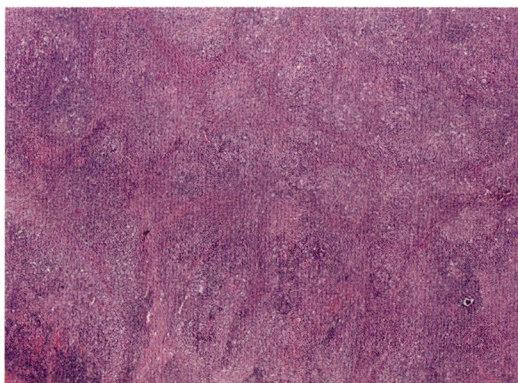

26A(HE × 20)

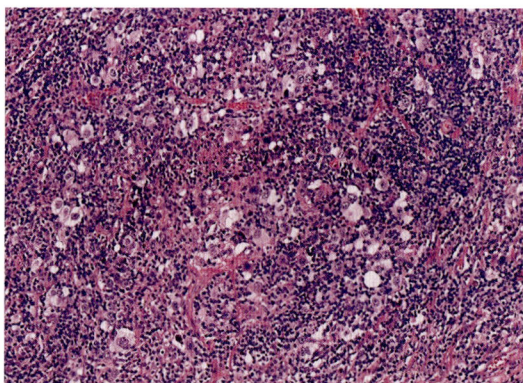

26B(HE × 100)

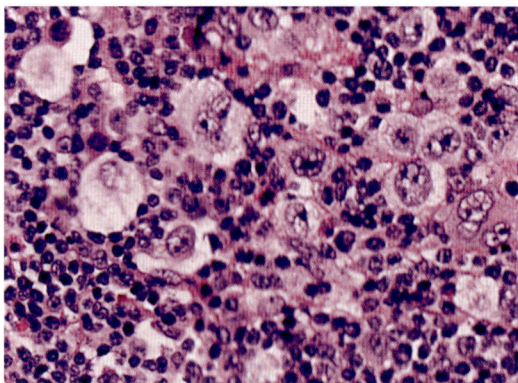

26C(HE × 400)

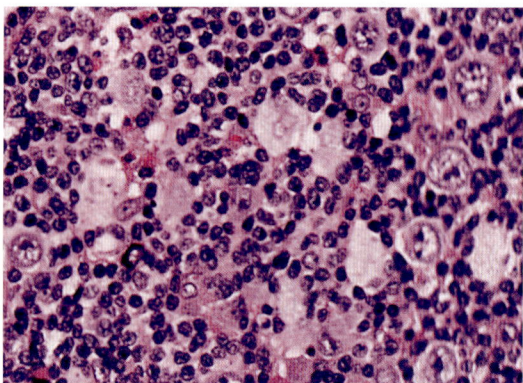

26D(HE × 400)

图 13-26　经典型霍奇金淋巴瘤,混合细胞型

病例27 结节性淋巴细胞为主型霍奇金淋巴瘤

基本资料 女,59岁,发现颈部肿物。超声提示右颌下腺、右颈Ⅱ～Ⅳ区、右锁骨上多发肿大淋巴结。行颌下淋巴结清扫术。

大体检查 结节状肿物一枚,大小 3.7cm×2.8cm×2.5cm,被膜光滑,切面灰白红褐、质细腻。

镜下所见 淋巴结结构完全破坏,形成大小不一的模糊结节(图13-27A)。结节内见大量深染的小淋巴细胞,夹杂散在分布的肿瘤细胞(图13-27B)。高倍镜下肿瘤细胞为爆米花细胞,体积大,细胞质中等量淡染,细胞核单个或分叶状,呈泡状,内见多个小核仁(图13-27C、D)。背景细胞相对单一,淋巴细胞为主,罕见嗜酸性粒细胞、中性粒细胞等。

免疫组化 肿瘤细胞表达 LCA 及 B 细胞标记物 CD20(图13-27F),CD21 染色显示背景的滤泡树突状细胞网(图13-27E),不表达 CD30(图13-27G);CD3 阳性的 T 细胞似花环样围绕肿瘤细胞(图13-27H)。

病理诊断 结节性淋巴细胞为主型霍奇金淋巴瘤。

诊断依据 低倍镜下淋巴结呈模糊结节状生长,结节内小淋巴细胞的背景中夹杂着散在分布的肿瘤细胞,称为 L & H 细胞或爆米花细胞,体积大,细胞质中等量,细胞核呈泡状,常多分叶,可见多个小核仁。背景细胞以小淋巴细胞为主,罕见嗜酸性粒细胞、中性粒细胞等。肿瘤细胞表达 LCA 及 B 细胞标记物如 CD20,CD19,CD79α 等,不表达 CD30,CD15;背景淋巴细胞主要为 B 细胞,但部分为 T 细胞,可见 CD3 阳性的 T 细胞似花环样围绕肿瘤细胞。

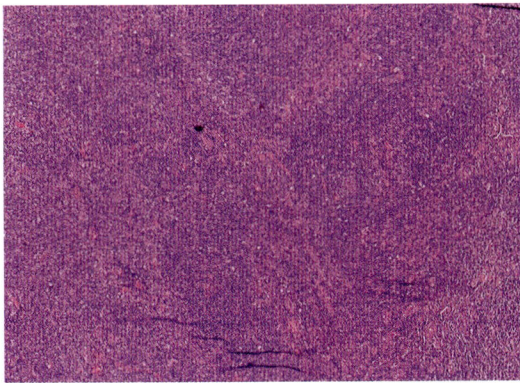

27A(HE × 40)

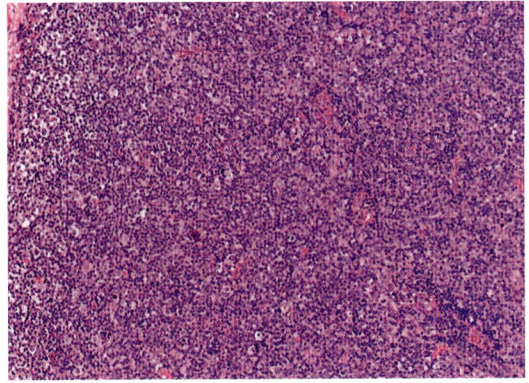

27B(HE × 100)

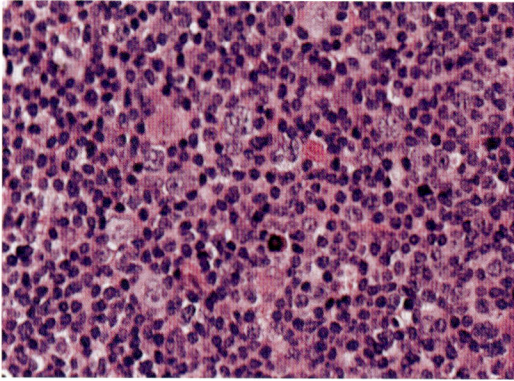

27C(HE × 400)

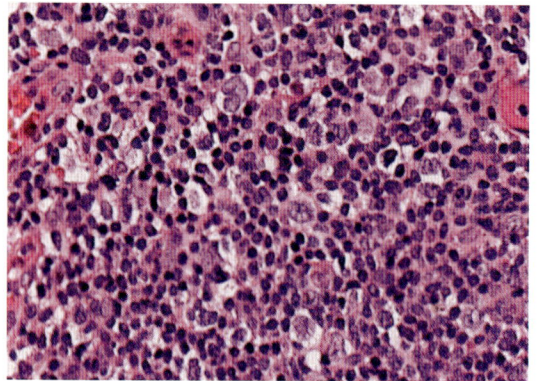

27D(HE × 400)

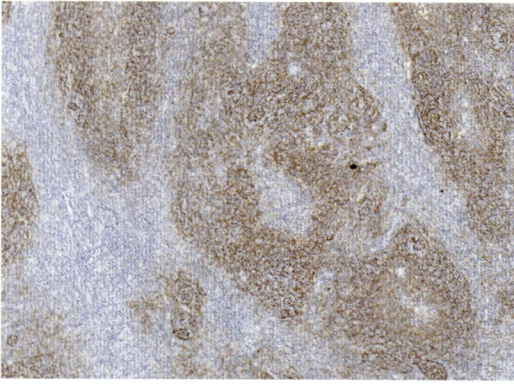

27E(CD21 × 100)

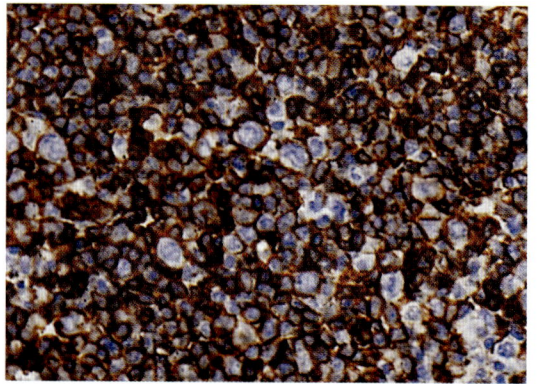

27F(CD20 × 400)

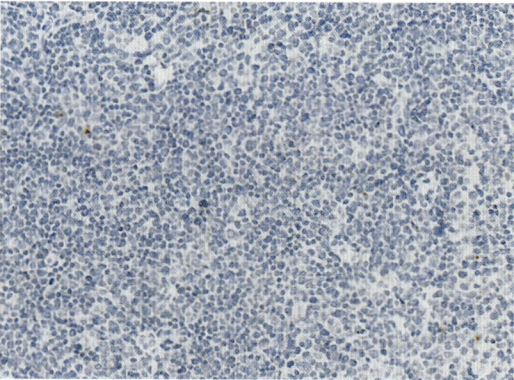

27G(CD30 × 200)

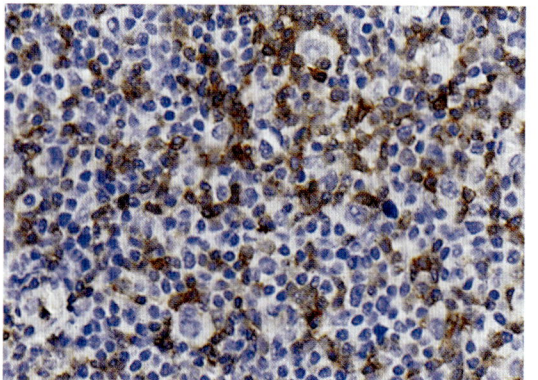

27H(CD3 × 400)

图 13-27　结节性淋巴细胞为主型霍奇金淋巴瘤

附　霍奇金淋巴瘤病理诊断概述

霍奇金淋巴瘤的特征为少量的肿瘤细胞散在分布于大量的反应性背景细胞中。根据肿瘤细胞和背景细胞的不同,主要分为两大类:结节性淋巴细胞为主型霍奇金淋巴瘤(nodular lymphocyte predominance Hodgkin lymphoma, NLPHL)及经典型霍奇金淋巴瘤(classical hodgkin lymphoma, CHL),后者又可分为四种亚型:结节硬化型,富于淋巴细胞型,混合细胞型及淋巴细胞消减型。

肿瘤细胞的类型

里-施(Reed-Sternberg)细胞,又称经典型 RS 细胞或镜影细胞,通常具有诊断意义。肿瘤细胞体积大,是组织细胞的 2 倍或以上,细胞质丰富,嗜双色性;有双叶核或分叶核,典型的双核细胞,其双核面对面排列,彼此对称,似镜中之影,因此被称为镜影细胞。染色质粗糙呈泡状,核膜明显,可见中位嗜酸性大核仁,核仁周围有空晕。

霍奇金细胞:即单核 RS 细胞,是一种变异型 RS 细胞。细胞体积大,有大的圆形细胞核,以及中位大核仁。霍奇金细胞和 RS 细胞是经典型霍奇金淋巴瘤的特征性细胞,二者统称为 HRS 细胞。

陷窝细胞:是一种变异型 RS 细胞,以丰富的淡染、透亮细胞质为特征,低倍镜下似陷入周围的背景细胞中,故因此得名。细胞核圆形,单个或分叶状,可见小核仁。

L&H 细胞:又称爆米花细胞,特点是细胞核多分叶状类似爆米花,可见一个至多个嗜碱性小核仁,细胞体积大,细胞质淡染。

固缩型 RS 细胞:又称为木乃伊细胞或干尸细胞,是一种凋亡或变性的 RS 细胞,细胞体积大,有致密的浓染的细胞核。

背景细胞:即非肿瘤性细胞,包括淋巴细胞以及浆细胞、嗜酸性粒细胞、组织细胞等。其种类和分布与不同的组织类型有关。

免疫组化　经典型霍奇金淋巴瘤肿瘤细胞免疫组化显示 CD30 及 CD15 阳性,PAX5 弱阳性,LCA、EMA 及 CD20 阴性,OCT2 及 BOB.1 均阴性或仅 1 项阳性,部分病例 EBER 阳性。而结节性淋巴细胞为主型霍奇金淋巴瘤肿瘤细胞表达 LCA 以及 CD20、PAX5 等 B 细胞标记,不表达 CD30 及 CD15。

鉴别诊断

(1) 传染性单核细胞增多症:儿童及青少年多见,由 EBV 感染引起。镜下表现为淋巴结副皮质区增生明显,免疫母细胞增生,部分呈 HRS 样,易与结节性淋巴细胞为主型霍奇金淋巴瘤混淆。但传染性单核细胞增多症时,淋巴结结构无明显的破坏,增生的免疫母细胞通常强表达 B 细胞标记(CD20、CD19 和 PAX5 等),且患者常合并急性临床表现。

(2) 富于 T 细胞/组织细胞的大 B 细胞淋巴瘤:该淋巴瘤肿瘤细胞也较少,散在于丰富的背景 T 淋巴细胞中,不成片生长。肿瘤细胞为 B 细胞来源,不具有典型 RS 细胞的形态,强表达 LCA、全 B 细胞标记,而 CD30 和 CD15 阴性,可与经典型霍奇金淋巴瘤鉴别。此外,该肿瘤背景细胞以 T 细胞及组织细胞为主,无 FDC 网形成的结节,可与结节性淋巴细胞为主型霍奇金淋巴瘤鉴别。

(3) 原发纵隔大 B 细胞淋巴瘤:结节硬化型霍奇金淋巴瘤与原发纵隔大 B 细胞淋巴瘤二者均有纤维分隔,且后者也可部分表达 CD30。但原发纵隔大 B 细胞淋巴瘤肿瘤细胞丰富,表达全 B 细胞标记物及 CD23,肿瘤细胞周围可见纤细的纤维包绕。

(4) 血管免疫母细胞性 T 细胞淋巴瘤:该肿瘤背景细胞较多,伴 HRS 样免疫母细胞增生,易与混合细胞型霍奇金淋巴瘤混淆。但血管免疫母细胞性 T 细胞淋巴瘤镜下表现为高内皮血管树枝状增生,伴 FDC 增生,周围可见细胞质透明的肿瘤性 T 细胞,表达滤泡辅助 T 细胞标记物(CD3、CD4、CD10、Bcl-6 以及 CXCL13 等)。而混合细胞型霍奇金淋巴瘤表达 CD30、CD15 以及 B 细胞标记物 PAX5,不表达 T 系标记物。

(5) 间变性大细胞淋巴瘤,ALK 阴性:与经典型霍奇金淋巴瘤在形态上有一定的重叠,且均表达 CD30。但间变性大细胞淋巴瘤为 T 细胞起源,不表达 B 细胞标记物(CD20 和 PAX5 等),且肿瘤细胞较为丰富,通常在淋巴窦内成片生长,以单个核细胞为主,可见 Hallmark 细胞。免疫组化 LCA 及 T 细胞标记阳性,部分病例 EMA 阳性,EBER 阴性。

病例 28　脾血管肉瘤

基本资料　男,27 岁,体检发现脾脏斑片状低密度影,边缘伴代谢增高。

大体检查　脾切除标本,大小 12cm×9cm×4cm。多切面切开,见一肿物,大小 3cm×2.5cm×2cm,切面灰白灰黄色、囊实性、界欠清。

镜下所见　肿瘤与正常脾边界不清,呈裂隙状及实性片状排列,可见大量红细胞(图 13-28A);裂隙常不规则,并相互吻合(图 13-28B)。肿瘤细胞呈梭形或上皮样形态;细胞异型显著,含有丰富的嗜酸性或透明细胞质,细胞核呈空泡状,核仁明显(图 13-28C)。

免疫组化　肿瘤细胞表达内皮细胞标记,如 CD34(图 13-28D)、CD31(图 13-28E)、Fli-1(图 13-28F)、D2-40 及 ERG 等。

病理诊断　脾血管肉瘤。

诊断依据　肿瘤与正常脾组织边界可较清,也可呈浸润生长。低倍镜下肿瘤结构多样,高分化者常形成大小不一、形状不规则的管腔,分化差者往往呈实性片状排列。肿瘤细胞梭形或上皮样,细胞异型明显,可伴有原始血管腔形成。肿瘤细胞表达血管内皮标记如 CD31、CD34、Fli-1、ERG、F8 等,D2-40 可阳性。

鉴别诊断

(1) 血管瘤:呈分叶状结构,细胞形态温和。

(2) 上皮样肉瘤:表达 CD34 及 CK,多同时伴有 *INI1* 表达缺失。

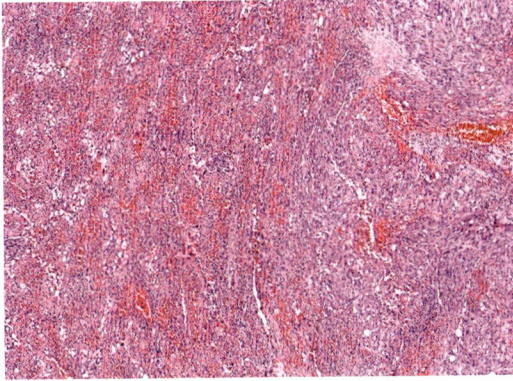

28A(HE × 20)

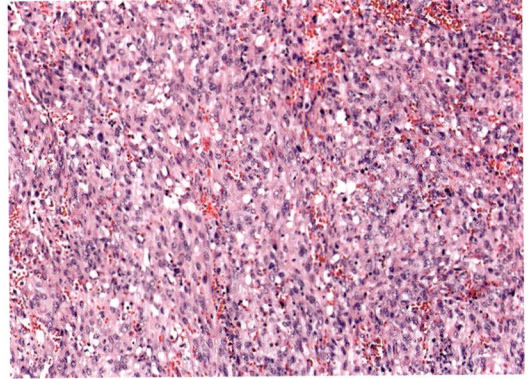

28B(HE × 40)

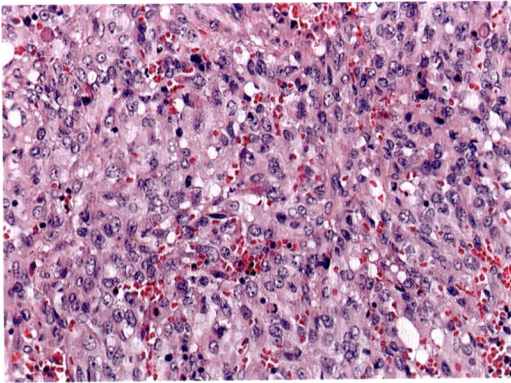

28C(HE × 200)

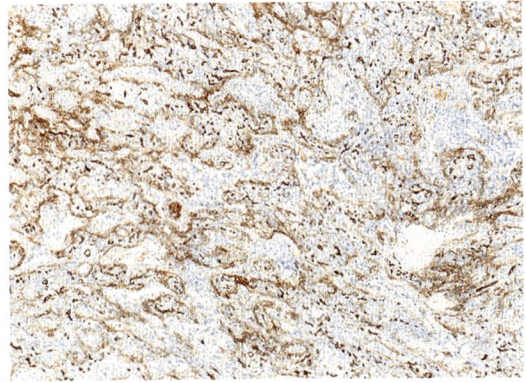

28D(CD34 × 40)

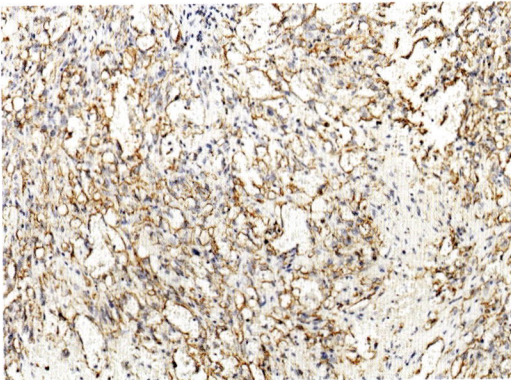

28E(CD31 × 40)

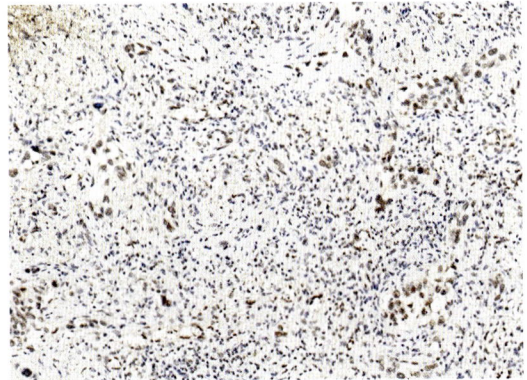

28F(Fli-1 × 40)

图 13-28　脾血管肉瘤

病例 29　组织细胞肉瘤

基本资料　女,34岁,无明显诱因出现干咳2月余,伴胸闷、气短。CT检查提示中纵隔高血供肿物。

大体检查　结节状肿物,大小4cm×3.5cm×3cm,表面包膜大部分完整,切面灰白、质中。

镜下所见　肿瘤细胞弥漫浸润(图13-29A、B)。细胞圆形或卵圆形,细胞质丰富嗜酸性,细胞核染色质呈泡状,可见到偏位小核仁(图13-29C、D),背景中混杂小淋巴细胞及浆细胞。

免疫组化　肿瘤细胞表达组织细胞的标记物,CD68(图13-29E)、CD163(图13-29F),不表达滤泡树突状细胞标记物CD21、CD35(图13-29G),CD138显示背景中散在分布的浆细胞(图13-29H)。

病理诊断　组织细胞肉瘤。

诊断依据　肿瘤细胞主要呈弥漫性生长,细胞体积较大,圆形或卵圆形,细胞质丰富,嗜酸性,有时可见多核细胞,染色质常呈泡状,可见偏位小核仁。免疫组化显示组织细胞标记物CD68,CD163,lysozyme阳性,而CD35,CD21,CD1α,langerin等滤泡树突状细胞或朗格汉斯细胞标记物则阴性。

鉴别诊断

(1)大B细胞淋巴瘤:低倍镜下均呈弥漫性生长,但其表达B细胞标记物,组织细胞标记物阴性。

(2)指状突树突细胞肉瘤:其从副皮质区发生,逐渐向外扩展,表达S-100及CD68。而组织细胞肉瘤不表达S-100,或者呈灶状、弱表达。

(3)其他肿瘤:如恶性黑色素瘤、低分化癌等,免疫组化可协助鉴别。

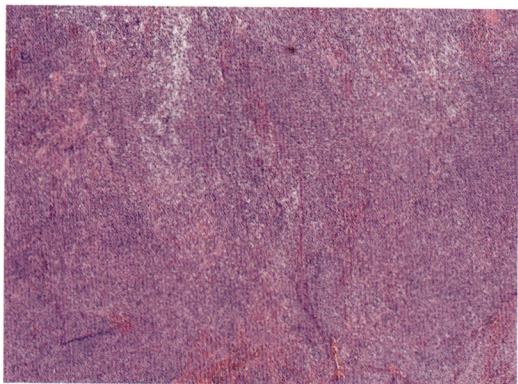

29A(HE×20)

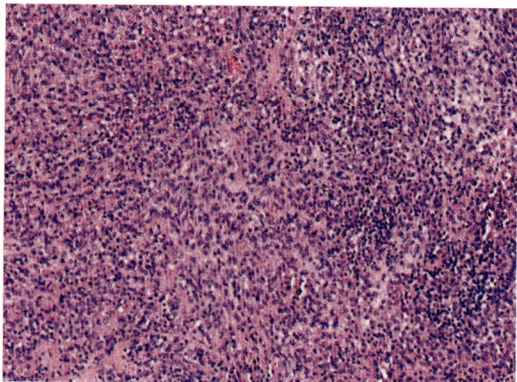

29B(HE×100)

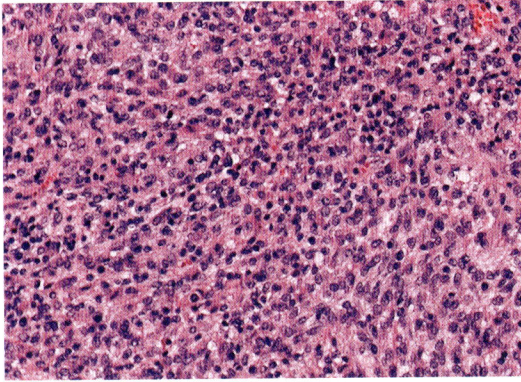

29C(HE × 200)

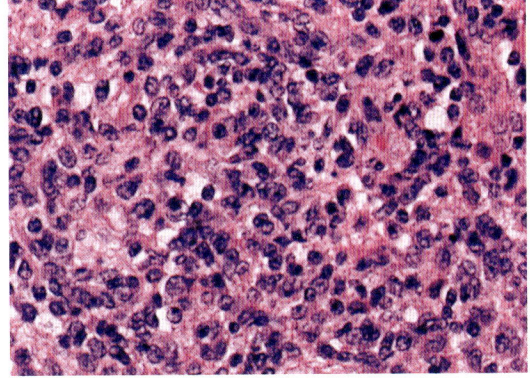

29D(HE × 400)

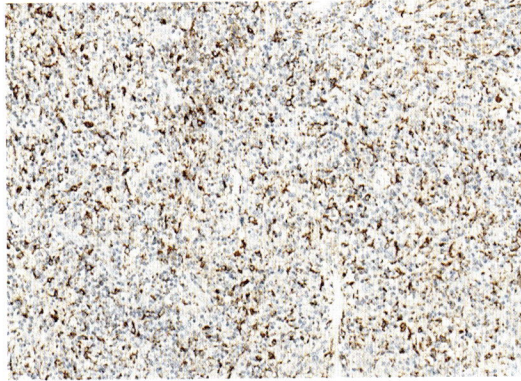

29E(CD68 × 100)

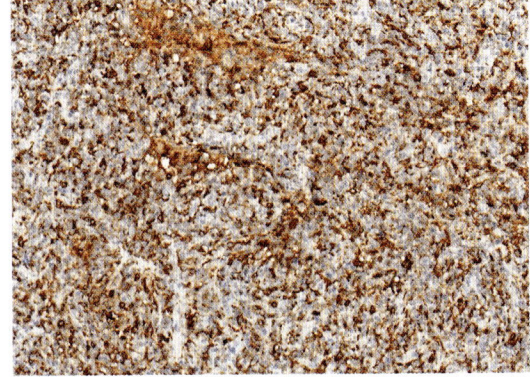

29F(CD163 × 100)

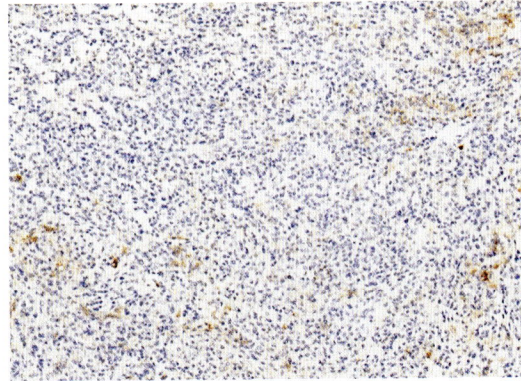

29G(CD35 × 100)

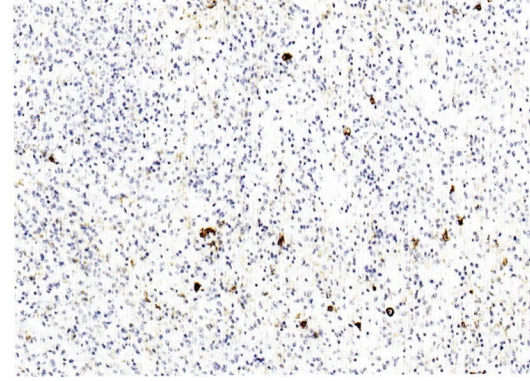

29H(CD138 × 100)

图 13-29 组织细胞肉瘤

病例30　滤泡树突状细胞肉瘤

基本资料　男,43岁,体检发现下腹部软组织影,最大截面积4.8cm。行腹膜后肿物切除术。

大体检查　脂肪一堆,其中见结节数枚,小者直径0.3cm,大者3.0cm×2.5cm×1.5cm。

镜下所见　淋巴结正常结构破坏,淋巴滤泡破坏萎缩(图13-30A)。肿瘤细胞呈束状,席纹状,车辐状或弥漫性排列(图13-30B)。背景中常混杂小淋巴细胞。肿瘤细胞呈梭形或卵圆形,细胞质中等量,嗜酸性;细胞核呈泡状或细颗粒状,核膜清晰,可见小核仁及核分裂象(图13-30C)。

免疫组化　肿瘤细胞表达滤泡树突状细胞标记物,如CD21(图13-30D)、CD23及CD35,还可表达S-100、CD68、EMA等。背景淋巴细胞呈T细胞或B细胞标记阳性。

病理诊断　滤泡树突状细胞肉瘤。

诊断依据　淋巴结部分或全部破坏,肿瘤细胞梭形或卵圆形,呈束状、席纹状、车辐状或弥漫性排列,可见360°的旋涡状排列。细胞的细胞质中等量,嗜酸性,细胞核拉长,泡状或细颗粒状染色质,可见小核仁。背景混杂少量小淋巴细胞。免疫组化表达滤泡树突状细胞标记物CD21、CD23、CD35、D2-40等。

鉴别诊断

（1）指状突树状细胞肉瘤,二者形态类似,但指状突细胞肉瘤S-100强阳性表达,不表达CD21、CD23、CD35。

（2）炎性肌成纤维细胞瘤,发生于肝、脾时,两者形态有时难以区分,可借助CD21、CD23、actin及ALK等进行鉴别。

（3）淋巴结转移性肿瘤,如恶性黑色素瘤等,可结合免疫组化及临床表现共同诊断。

知识拓展　EBV阳性炎性滤泡树突状细胞肉瘤是一种特殊亚型,其生物学行为相对惰性。目前报道的病例以亚洲人居多,肝、脾最为常见。其主要的形态学特征为梭形肿瘤细胞混杂在丰富的炎症细胞背景中,肿瘤细胞除表达FDC标记外,EBER原位杂交几乎总是阳性。

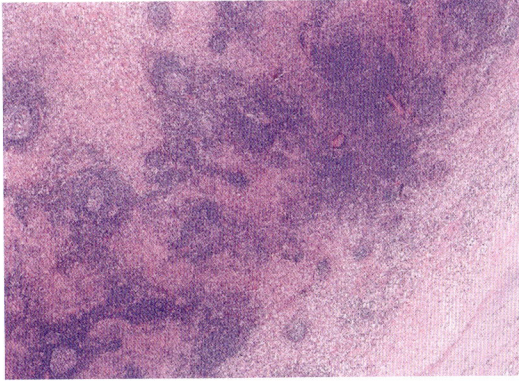

30A(HE × 20)

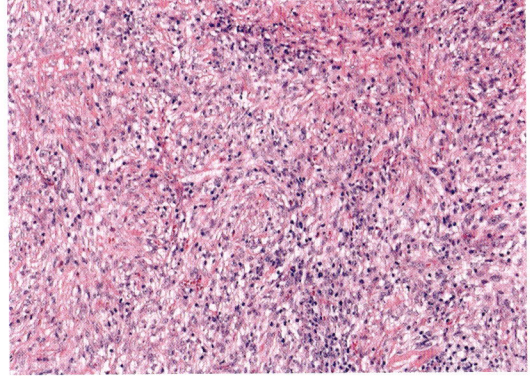

30B(HE × 40)

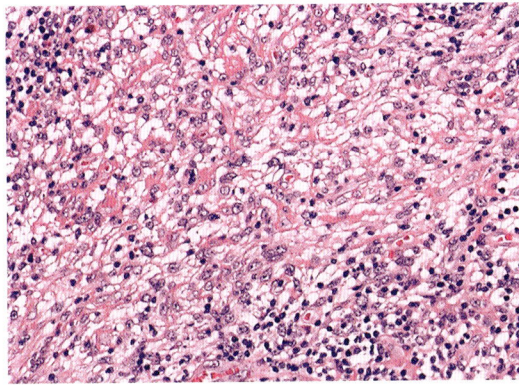

30C(HE × 100)

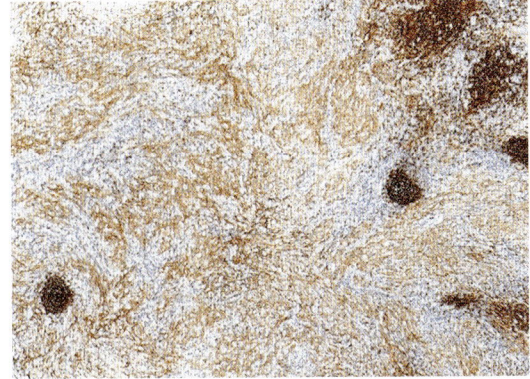

30D(CD21 × 40)

图 13-30　滤泡树突状细胞肉瘤

病例31　浆细胞瘤

基本资料　男,59岁,左侧肢体麻木无力1月余。外院头颅 MRI 示左侧岩骨、颈静脉孔占位。行左侧中后颅底占位病变切除术。

大体检查　灰白灰红破碎组织一堆,总直径4cm。部分呈结节状,大小 3cm×2.8cm×1.5cm,切面实性、质稍硬。

镜下所见　肿瘤成片分布(图 13-31A),细胞形态一致,细胞间夹杂少许红细胞(图 13-31B)。肿瘤细胞大部分为分化成熟的浆细胞,细胞质丰富嗜双色性;核偏位,卵圆形,细胞核呈车辐状,核仁不明显;少部分为不成熟的浆细胞,染色质略粗糙,可见清晰的中位核仁(图 13-31C、D)。

免疫组化　肿瘤细胞表达 CD79α、CD138、MUM-1、CD38(图 13-31E~H),λ 呈限制性表达,κ 几乎不表达(图 13-31I、J)。肿瘤细胞不表达 CD20,Ki-67 增殖指数较低(图 13-31K、L)。

临床病理诊断　骨外浆细胞瘤。

诊断依据　浆细胞肿瘤包括一大类疾病,如多发性骨髓瘤、浆细胞瘤等,其临床表现不同,但具有相似的组织学特征,即单克隆性浆细胞增生。

免疫组化表达浆细胞标记物 CD79α、CD38、CD138、MUM-1 等,Kappa 或 Lambda 限制性表达。CD19 及 CD20 一般阴性,但 CD20 少数病例可表达。

鉴别诊断

(1)反应性浆细胞增生:常见于其他疾病,如类风湿性关节炎、系统性红斑狼疮、结节病、药物过敏等相关疾病。免疫组化可证实其为多克隆性增生,不存在轻链的限制性表达。

(2)边缘区 B 细胞淋巴瘤伴浆样分化:多为髓外病变,表现为边缘区的扩大、融合,生发中心植入等,免疫组化表达 B 细胞的标记物,CD20、CD79α 常弥漫阳性表达。

(3)淋巴浆细胞淋巴瘤:肿瘤成分多样,由小淋巴细胞、浆细胞及浆细胞样淋巴细胞混杂构成,免疫组化表达 B 细胞及浆细胞标记物,为排除性诊断。90%以上发生 *MYD88* L265P 突变。

知识拓展　在临床胃黏膜小活检病例中,有时胃边缘区 B 细胞淋巴瘤伴浆样分化可能只取到浆细胞增生的区域,可能会误诊为骨外的浆细胞瘤,需要谨慎鉴别,结合临床及全身影像检测结果是非常必要的。

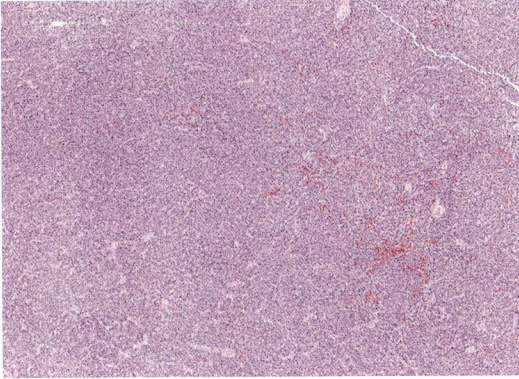

31A(HE × 20)

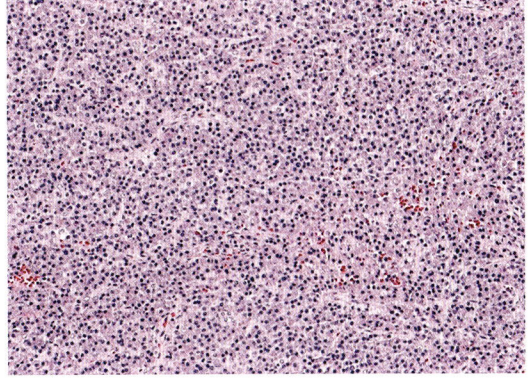

31B(HE × 100)

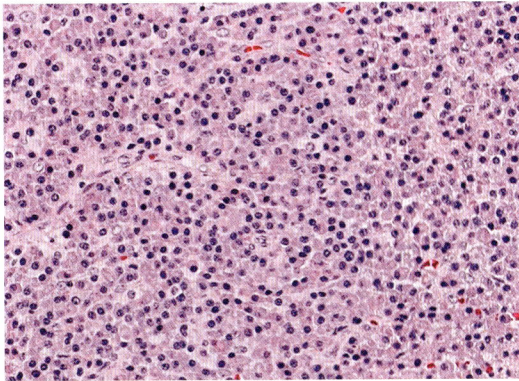

31C(HE × 200)

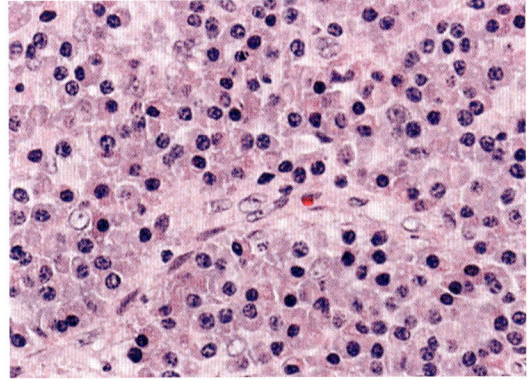

31D(HE × 400)

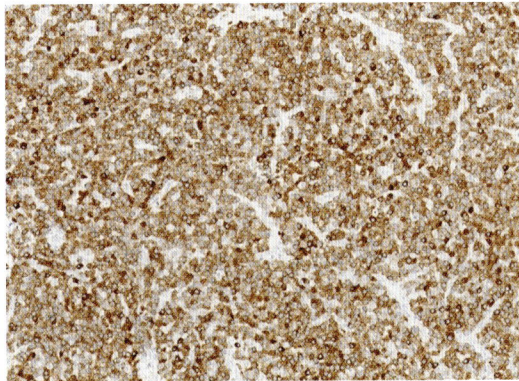

31E(CD79α × 200)

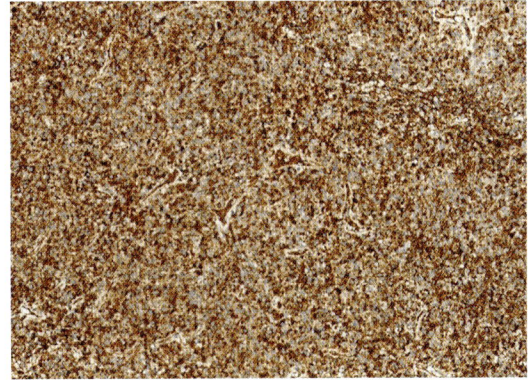

31F(CD138 × 200)

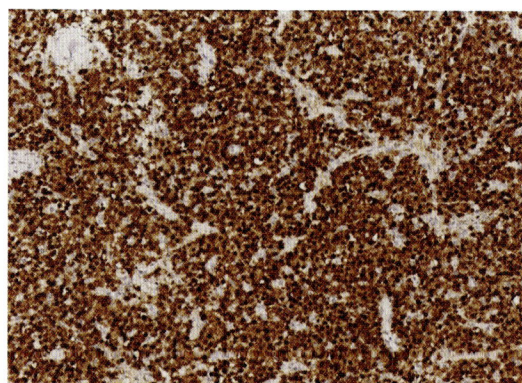
31G(MUM-1×200)

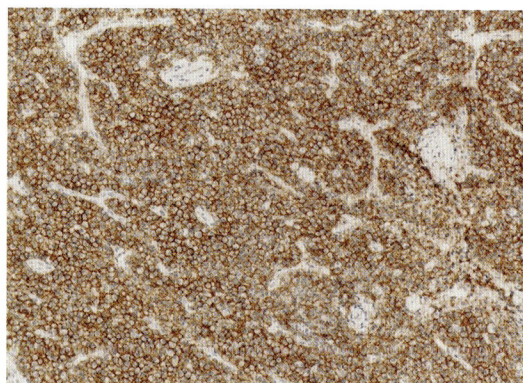
31H(CD38×200)

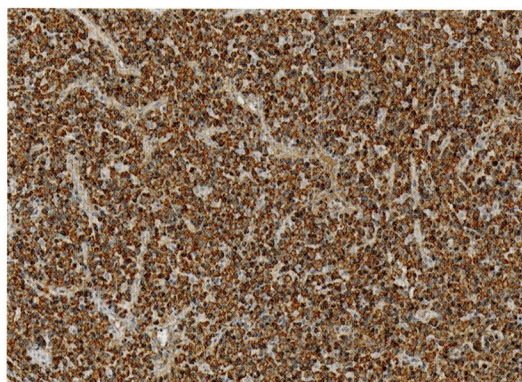
31I(Lambda×200)

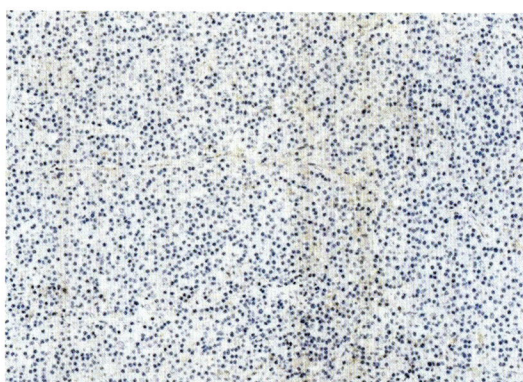
31J(Kappa×200)

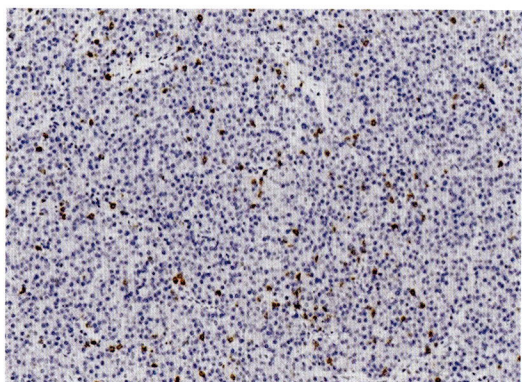
31K(CD20×200)

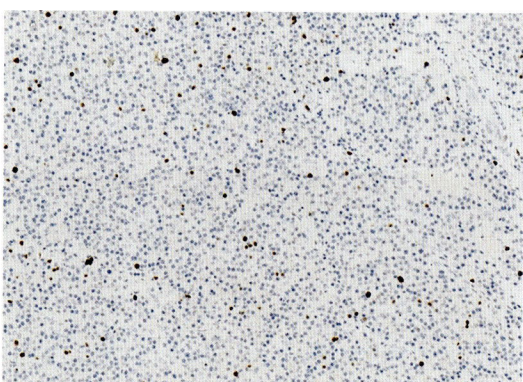
31L(Ki-67×200)

图 13-31　浆细胞瘤

（薛学敏　饶薇　王晓军　曹铮）

（审校：农琳）

第十四章

软组织疾病

病例 1　结节性筋膜炎 / 622

病例 2　韧带样纤维瘤病 / 624

病例 3　孤立性纤维性肿瘤 / 626

病例 4　炎性肌成纤维细胞性肿瘤 / 628

病例 5　隆突性皮肤纤维肉瘤 / 630

病例 6　黏液纤维肉瘤 / 632

病例 7　纤维肉瘤 / 634

病例 8　软组织巨细胞瘤 / 636

病例 9　腱鞘巨细胞瘤 / 638

病例 10　纤维组织细胞瘤 / 641

病例 11　血管脂肪瘤 / 643

病例 12　多形性脂肪瘤 / 644

病例 13　血管平滑肌脂肪瘤 / 645

病例 14　上皮样血管平滑肌脂肪瘤 / 647

病例 15　高分化脂肪肉瘤 / 649

病例 16　黏液样/圆细胞脂肪肉瘤 / 651

病例 17　胚胎性横纹肌肉瘤 / 653

病例 18　梭形细胞横纹肌肉瘤 / 655

病例 19　腺泡状横纹肌肉瘤 / 657

病例 20　多形性横纹肌肉瘤 / 659

病例 21　毛细血管瘤 / 662

病例 22　海绵状血管瘤 / 664

病例 23　化脓性肉芽肿 / 665

病例 24　淋巴管瘤 / 666

病例 25　上皮样血管内皮瘤 / 668

病例 26　血管肉瘤 / 670

病例 27　血管球瘤 / 672

病例 28　神经鞘瘤 / 674

病例 29　神经纤维瘤 / 676

病例 30　恶性外周神经鞘膜瘤 / 678

病例 31　滑膜肉瘤 / 680

病例 32　局限型滑膜腱鞘巨细胞瘤 / 682

病例 33　弥漫型滑膜腱鞘巨细胞瘤 / 684

病例 34　上皮样肉瘤 / 686

病例 35　去分化脂肪肉瘤 / 688

病例 36　多形性脂肪肉瘤 / 690

<h1 style="text-align:center">病例1　结节性筋膜炎</h1>

基本资料　男,24岁,发现右大腿肿伴疼痛1月余。

大体检查　结节样物一枚,大小4.7cm×3.5cm×3.4cm,切面灰白、实性、质脆,局部似呈胶冻样,界尚清,有被膜包绕并附少许肌肉组织,大小3cm×2cm×2.5cm。

镜下所见　横纹肌组织内可见一个边界尚清楚的肿瘤(图14-1A),局部呈浸润性生长(图14-1B)。肿瘤主要由增生的肌成纤维细胞组成,呈不规则的短束状和交织状排列(图14-1C);局部可见交替的富于细胞区域(图14-1D)和疏松黏液样区域(图14-1E),局部另见微囊性腔隙,似破渔网状。间质内可见外渗的红细胞和淋巴细胞(图14-1F),伴泡沫样组织细胞聚集(图14-1F)。

病理诊断　结节性筋膜炎。

诊断依据　青年男性,发生于四肢。胖梭形细胞呈短束状和疏松席纹状排列,可见疏松、黏液样基质,可见红细胞外渗、间质淋巴细胞和泡沫细胞浸润。

鉴别诊断

(1)韧带样纤维瘤病:体积较大的浸润性病变,长而呈流水样束状排列的成纤维细胞/肌成纤维细胞,均匀分布的间质胶原,部分黏液样区域类似结节性筋膜炎,70%病例免疫组化β-catenin核表达。

(2)炎性肌成纤维细胞性肿瘤:慢性炎细胞成分(尤其是浆细胞),体积通常较结节性筋膜炎大,50%病例免疫组化ALK(+),无*USP6*重排。

(3)增生性筋膜炎/肌炎:组织学上类似于结节性筋膜炎,具有较大的节细胞样肌成纤维细胞,无*USP6*重排。

(4)血管瘤样纤维组织细胞瘤:多结节状,周边常有淋巴细胞套,常见中央性出血灶。Desmin免疫组化不同程度阳性表达,存在*EWSR1*基因易位。

(5)骨化性肌炎:可见区带成熟现象,中央区为筋膜炎样区域,过渡至外周为成熟骨。出现*USP6*重排。

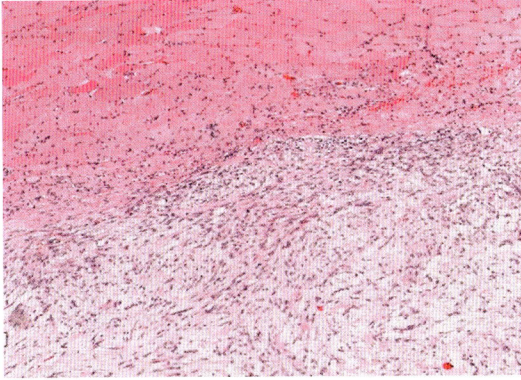

1A(HE × 40)

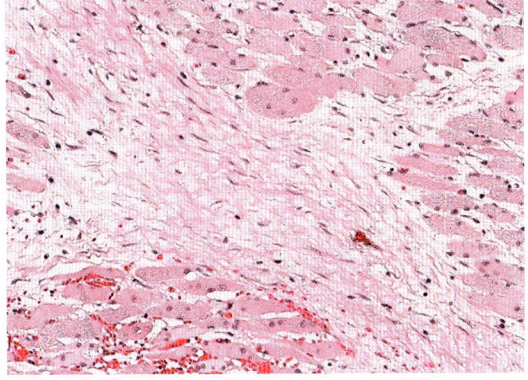

1B(HE × 40)

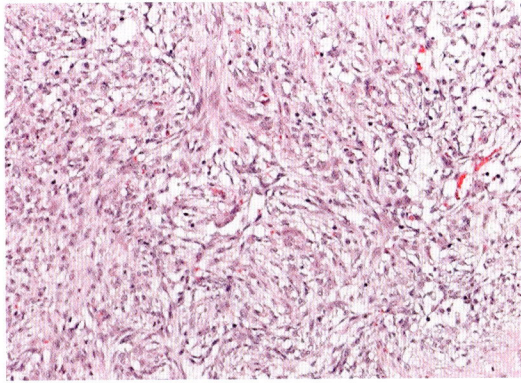

1C(HE × 100)

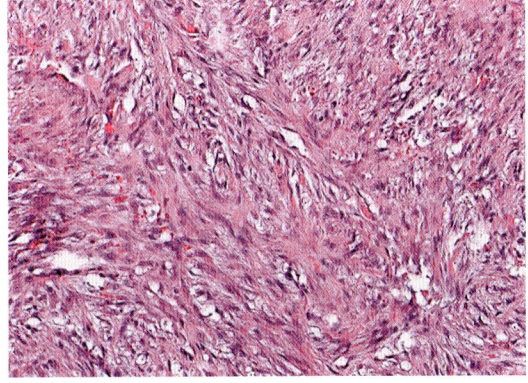

1D(HE × 100)

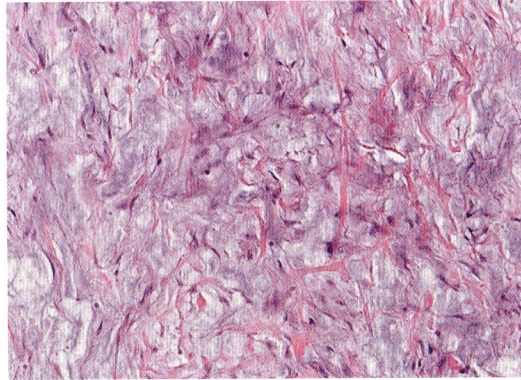

1E(HE × 100)

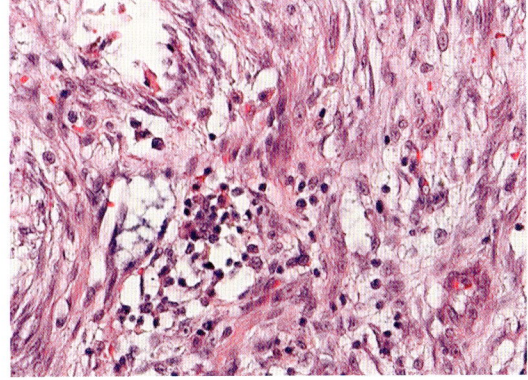

1F(HE × 200)

图 14-1　结节性筋膜炎

病例2　韧带样纤维瘤病

基本资料　男,31岁,体检发现左侧胸壁肿物1月余。CT检查显示:左侧胸腔两个相邻肿物影,大者约6.5cm×3.2cm,内可见钙化,边缘尚光整,宽基底与左胸壁相贴,跨越肋间隙生长,侵犯邻近肋骨表面,增强扫描强化尚均匀。

大体检查　胸壁肿物切除标本,总大小8.0cm×5.5cm×5.0cm,可见肋骨组织两条,骨组织被肿物包绕。肿物大小6.5cm×6cm×4cm,表面粗糙,局部附壁层胸膜,面积4.0cm×4.0cm,切面灰白色、质硬韧,距肋骨断端最近0.8cm。

镜下所见　肿瘤界限不清,侵及周边的胸膜组织(14-2A)。肿瘤主要由增生的梭形成纤维细胞和肌成纤维细胞以及多少不等的胶原纤维组成。成纤维细胞和肌成纤维细胞呈长条束状和波浪状(图14-2B)排列,局部间质可见黏液变性(图14-2C),部分小至中等大小的血管周边呈水肿样改变(图14-2D)。

病理诊断　韧带样纤维瘤病。

诊断依据　中青年男性;胸壁深部肿瘤;肿瘤大体边界不清;增生的成纤维细胞和肌成纤维细胞呈长条束状和波浪状排列;可见间质黏液变性及血管周水肿。

鉴别诊断

(1)结节性筋膜炎:主要由梭形和星状的肌成纤维细胞组成,细胞排列紊乱,无方向性;背景疏松、黏液水肿样,可见微囊腔,间质内常见多少不等的慢性炎细胞浸润和红细胞外渗,有时还可见少量核较小、数量较少的多核巨细胞。USP6重排为其特征性分子改变。

(2)神经纤维瘤:多发生于真皮内或皮下,瘤细胞纤细、蝌蚪样或逗点样,排列疏松,间质可呈黏液样,瘤细胞表达S-100和SOX10。

(3)低级别肌成纤维细胞肉瘤:呈浸润性生长,发生于头颈部或四肢,局部可见核异型性,免疫组化β-catenin核阴性。

(4)低度恶性纤维黏液样肉瘤:瘤细胞多呈卵圆形或短梭形,常呈旋涡状排列,或杂乱而无特殊的排列方式,部分病例中可见弧线状血管。免疫组化显示肿瘤细胞表达MUC4。

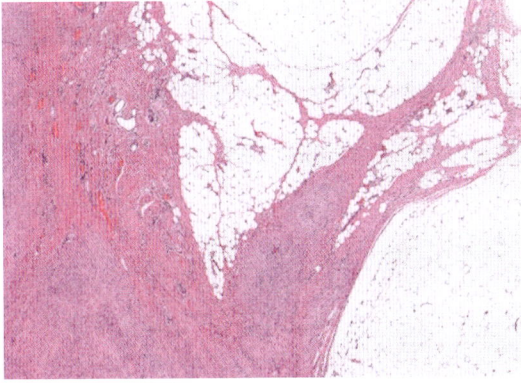
2A(HE×20)

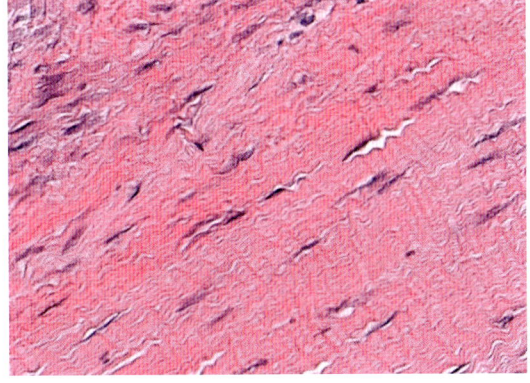
2B(HE×200)

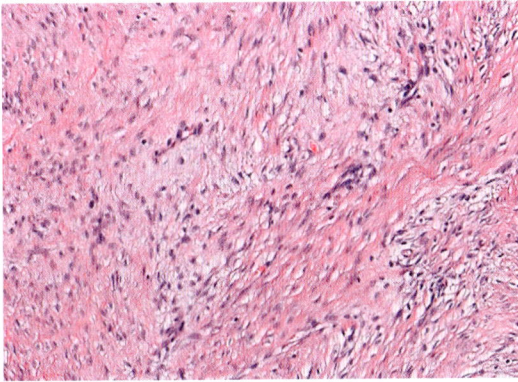
2C(HE×100)

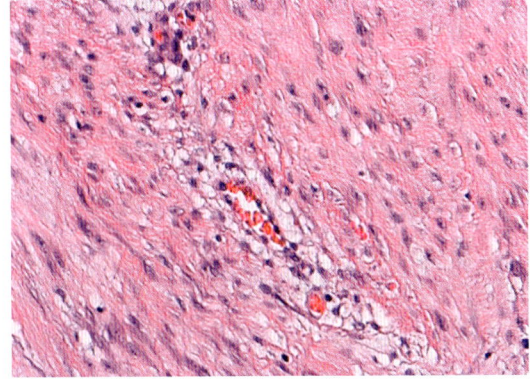
2D(HE×200)

图 14-2　韧带样纤维瘤病

病例 3　孤立性纤维性肿瘤

基本资料　男,44 岁,体检发现腹腔占位 2 个月。MRI 检查显示:右下腹腔分叶状肿物,孤立性纤维瘤、巨大淋巴结增生或间质瘤待鉴别。

大体检查　于小肠系膜见一肿物,包膜完整光滑,大小 6.5cm×6cm×4.5cm,切面灰白、实性、质硬,局灶可见出血。

镜下所见　肿瘤位于脂肪组织内,与周围组织边界尚清(图 14-3A);低倍镜下可见特征性的呈分支状或鹿角形的血管,伴局部血管周玻璃样变性(图 14-3B)。肿瘤细胞疏密不等(图 14-3C),局部密集区呈编织状(图 14-3D、E),间杂有条束状分布的胶原纤维(图 14-3F),细胞核分裂象不易见。

免疫组化　CD34、Bcl-2、CD99、Vimentin 和 STAT6 阳性;ALK、CD117、DOG1、SMA、Desmin、EMA 和 S-100 阴性,Ki-67 指数约 5%。

病理诊断　孤立性纤维性肿瘤(solitary fibrous tumor,SFT)。

诊断依据　成年男性,腹腔内占位,边界清楚且可见包膜。细胞疏密相间,较有特征的是分支状或鹿角形血管,伴血管周玻璃样变性。肿瘤细胞呈免疫组化 CD34 弥漫阳性表达。

鉴别诊断

(1) 深部良性纤维组织细胞瘤:常见形成良好的席纹状结构,细胞密度一致,50% 病例中出现泡沫样吞噬细胞和/或巨细胞,CD34 不同程度表达,STAT6 呈阴性表达。

(2) 梭形细胞脂肪瘤:可与脂肪样 SFT 形态上重叠,最常见于背部、颈部、肩部,罕见鹿角样血管网,Rb1 蛋白核表达丢失,STAT6 呈阴性表达。

(3) 软组织血管纤维瘤:显示与 SFT 有显著的形态重叠,显著的薄壁至厚壁间质血管,CD34 和 STAT6 阴性。

(4) 胃肠道间质瘤:发生于胃肠道壁、肠系膜或网膜,可见鹿角样血管,大部分病例同时表达 CD117、DOG1 和 CD34。

(5) 去分化脂肪肉瘤:多数病例具有不同分化程度的成熟脂肪组织,伴高级别多形性形态。罕见病例伴 SFT 样形态。免疫组化可表达 STAT6,同时表达 MDM2 和 CDK4。

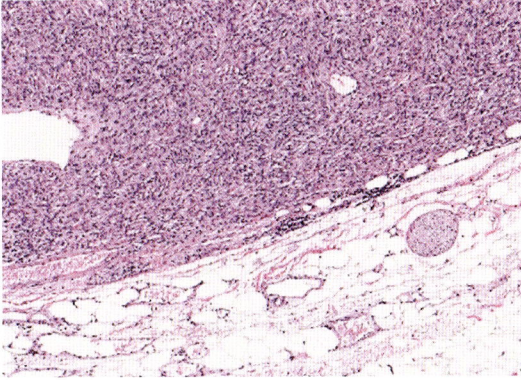

3A(HE × 40)

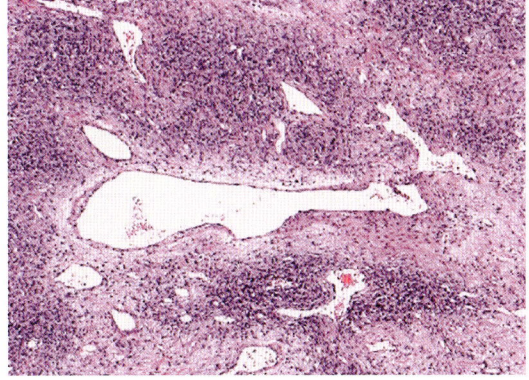

3B(HE × 40)

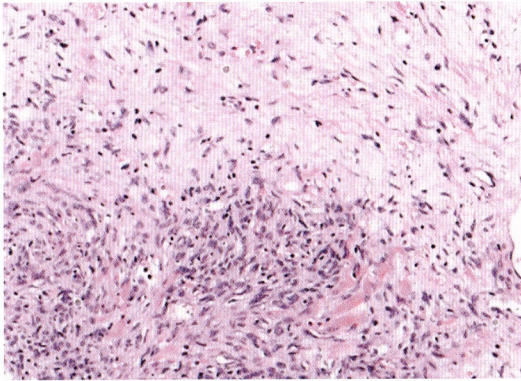

3C(HE × 100)

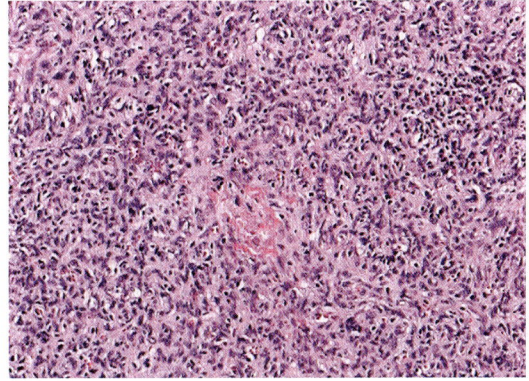

3D(HE × 100)

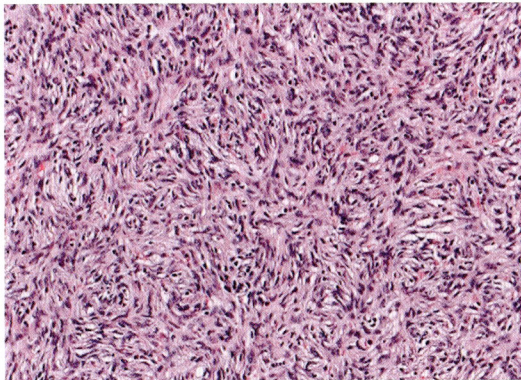

3E(HE × 100)

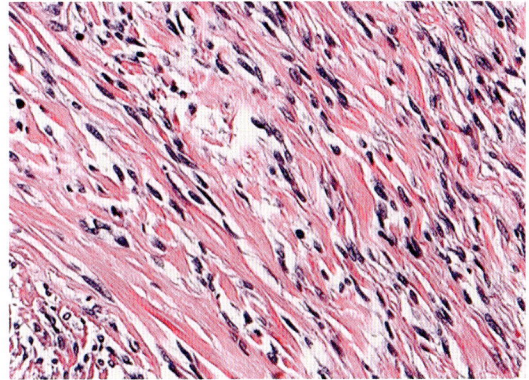

3F(HE × 200)

图 14-3 孤立性纤维性肿瘤

病例4　炎性肌成纤维细胞性肿瘤

基本资料　女,38 岁,体检发现右肺下叶肿物 20 天。CT 检查显示:右肺下叶支气管根部可见软组织影,约 2.7cm×2.3cm,宽基底贴邻心包底部,与食管右侧壁、周围不张的肺组织分界不清,病灶包绕右肺中下叶支气管。

大体检查　右肺下叶支气管根部见一肿物,大小 3.7cm×3.5cm×1.5cm,切面灰白、实性、质硬、界尚清,累及叶、段支气管及脏胸膜。

镜下所见　肿瘤位于肺实质内,呈浸润性生长(图 14-4A);梭形肿瘤细胞呈编织状排列(图 14-4B),肿瘤细胞间散在淋巴细胞(图 14-4C)及淋巴滤泡(图 14-4D),局部见间质黏液变性(图 14-4E)及玻璃样变性(图 14-4F)。核分裂象少见。

免疫组化　ALK(图 14-4G)、Vimentin 和 Bcl-2 呈肿瘤细胞质弥漫阳性表达;SMA(图 14-4H)、EMA(图 14-4I)和 CD99 局部阳性表达;AE1/AE3、CD34、CD68、Desmin、S-100、STAT6、TTF-1 和 p40 阴性表达。肿瘤细胞增殖指数 Ki-67 约 10%。

病理诊断　炎性肌成纤维细胞性肿瘤。

诊断依据　中青年女性,肺内肿瘤,界限不清,梭形肿瘤细胞呈编织状排列,其内可见淋巴细胞浸润和大量淋巴滤泡,局部可见间质黏液变性及玻璃样变性。肿瘤细胞弥漫阳性表达 ALK,局部表达 SMA。

鉴别诊断

(1) 韧带样纤维瘤病:通常发生于小肠系膜,肿瘤细胞呈束状梭形,间质散在胶原蛋白和通常可被忽略的炎症,小口径血管常伴血管周围水肿,免疫组化呈 SMA 阳性、β-catenin 核阳性表达,而 ALK 呈阴性表达。

(2) 平滑肌肉瘤:具有显著的炎症或黏液样间质,缺乏淋巴浆细胞浸润。通常 SMA 弥漫阳性,Desmin 不同程度阳性表达,ALK 阴性。

(3) IgG4 相关硬化性疾病:常见阻塞性静脉炎,免疫组化显示 ALK 阴性,IgG4 阳性。

(4) 肺低级别 B 细胞淋巴瘤:肺组织内见淋巴浆细胞弥漫浸润,伴多灶淋巴滤泡形成,可见少量纤维组织增生,免疫组化呈 B 细胞单克隆性表达。

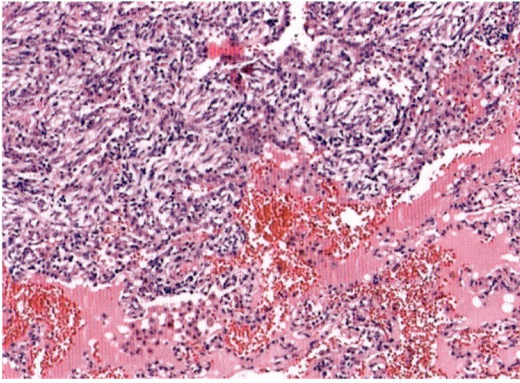

4A(HE × 100)

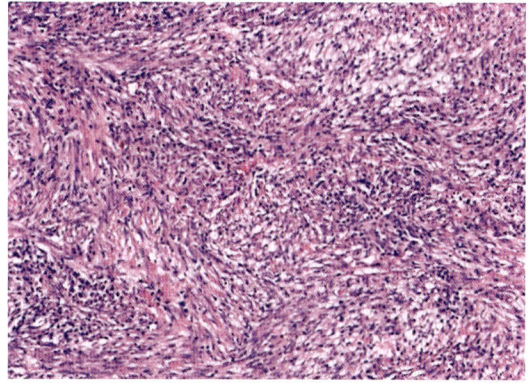

4B(HE × 100)

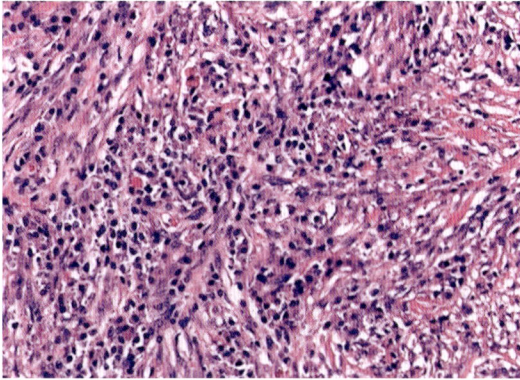

4C(HE × 200)

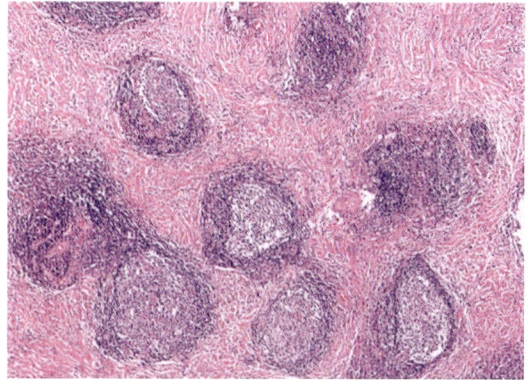

4D(HE × 40)

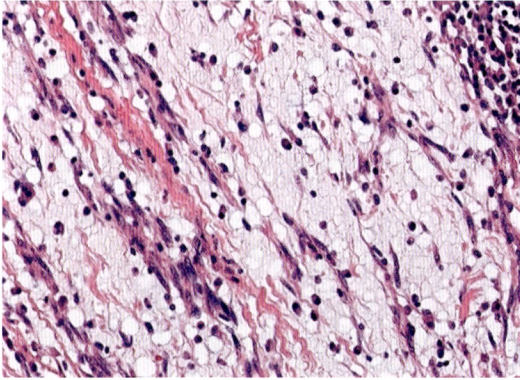

4E(HE × 200)

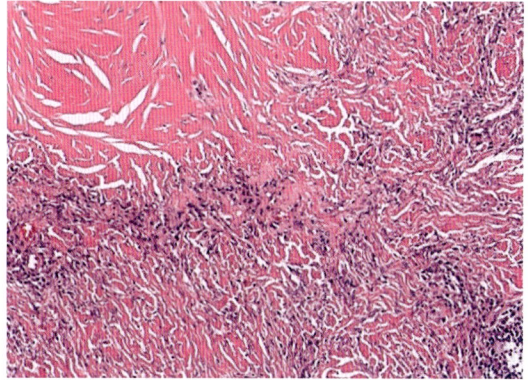

4F(HE × 100)

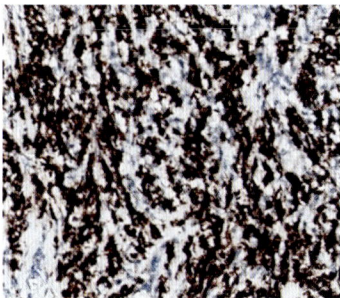

4G(ALK × 200)

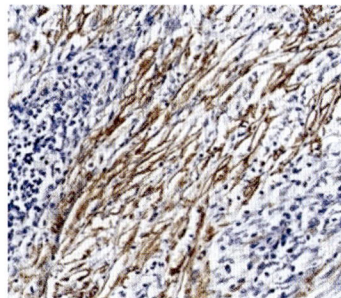

4H(SMA × 200)

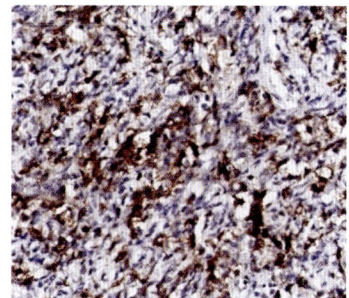

4I(EMA × 200)

图 14-4 炎性肌成纤维细胞性肿瘤

病例 5　隆突性皮肤纤维肉瘤

基本资料　女,68 岁,发现胸背部肿物 5 年,外院 2 次手术后 2 年余,复发 10 个月,并射频消融及放射性粒子植入术后 8 个月。MRI 检查显示:胸背部见 2 个肿物,两者相邻无明显分界。大者约 8.9cm×3.4cm×1.2cm,T_1WI 呈低信号,内见多发点状更低信号及少许高信号,T_2WI、T_2WI/FS 呈稍高、高及低混杂信号,弥散加权成像(diffusion weighted imaging,DWI)部分扩散受限,增强扫描中心部分区域未见强化,周围见明显前均匀强化,边界清;小者约 6.4cm×5.3cm×5.3cm,T_1WI 呈低信号,T_2WI 呈不均匀高信号,DWI 部分扩散受限,增强扫描呈不均匀延迟强化,内见条索状无强化影,边界清。

大体检查　带皮组织,切面皮下见一界限清楚的肿物,大小 12cm×6cm×3cm,切面灰白灰粉、实性、质韧,界尚清,呈多结节状,可见坏死及出血。

镜下所见　肿瘤位于真皮层内(图 14-5A),与周围组织边界尚清(图 14-5B);形态一致的梭形细胞呈特征性的席纹状排列(图 14-5C);局部可见玻璃样变性(图 14-5D)。

免疫组化　CD34(图 14-5E)和 Vimentin 弥漫阳性,Bcl-2 弱阳,AE1/AE3、ALK、CD68、CD99、Desmin、EMA、S-100 和 SMA 阴性。肿瘤细胞增殖指数 Ki-67 为 10%。

病理诊断　隆突性皮肤纤维肉瘤。

诊断依据　老年女性;胸背部皮下肿物;肿瘤位于真皮内,弥漫浸润真皮和皮下组织,未侵犯被覆表皮。形态一致的梭形细胞呈特征性的席纹状排列。免疫组化显示:CD34 弥漫阳性,S-100、CK、ALK、SMA 和 Desmin 阴性。特异性基因融合,COL1A1-PDGFB 阳性。

鉴别诊断

(1) 真皮纤维瘤(纤维组织细胞瘤):尤其是富于细胞和动脉瘤样变异型,常见多种细胞成分,缺乏弥漫性蜂窝状脂肪浸润,缺乏弥漫性 CD34 表达。

(2) 神经束膜瘤:纤细的瘤细胞伴细长的细胞质突起,缺乏隆突性皮肤纤维肉瘤高度浸润的生长方式,免疫组化显示 EMA 和 GLUT1 阳性,大部分病例 CD34 局灶至弥漫阳性。

(3) 斑块样 CD34 阳性真皮纤维瘤:良性、浅表的斑块样增生,伴临床上勋章样表现,肿瘤具有扩张的小静脉和保留皮肤附属器结构。

(4) 真皮肌纤维瘤:浅表性斑块样真皮肿瘤,纤细的梭形细胞伴肌成纤维细胞分化特征,细胞与表皮平行排列,无显著的席纹状结构。免疫组化显示肿瘤细胞 CD34 常为局部阳性。

(5) 成人型纤维肉瘤:显著的束带状生长伴鱼骨样形态,免疫组化显示 CD34 阴性。

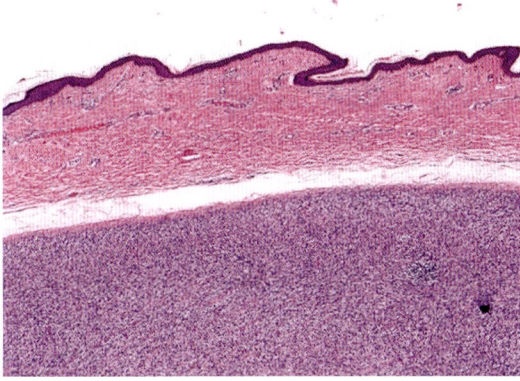

5A(HE × 20)

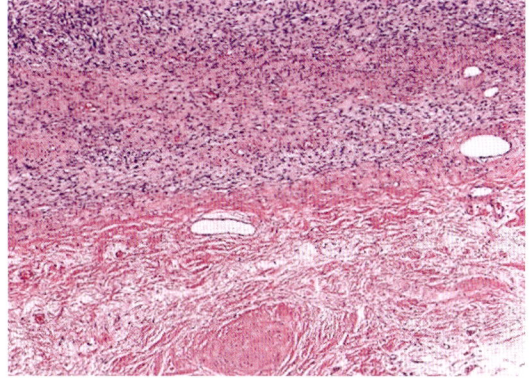

5B(HE × 40)

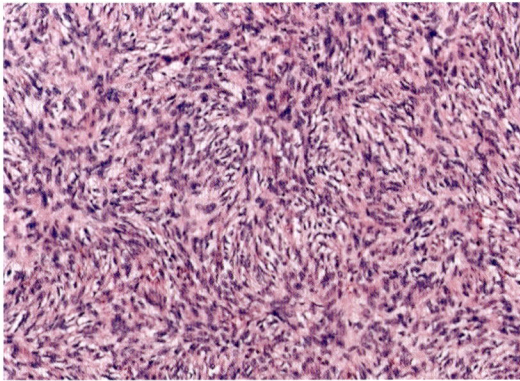

5C(HE × 100)

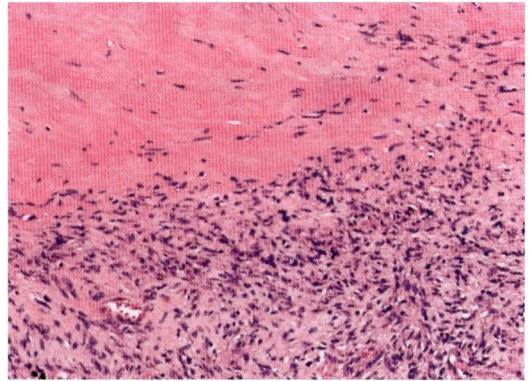

5D(HE × 100)

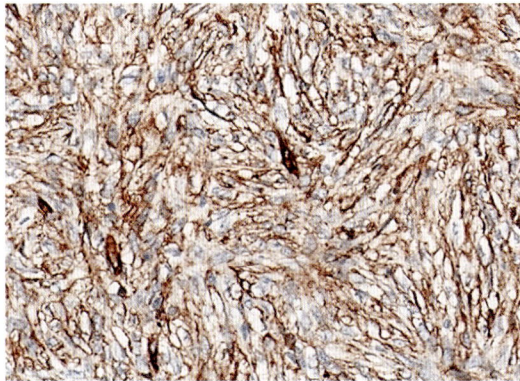

5E(CD34 × 100)

图 14-5　隆突性皮肤纤维肉瘤

病例6　黏液纤维肉瘤

基本资料　男,79岁,枕后黏液纤维肉瘤术后2年。体检行CT显示:左颈后肌肉及肌间隙肿物,最大截面约3.2cm×2.4cm,边界欠清,增强强化不均匀,倾向肿物复发。

大体检查　红褐色不整形组织,大小5cm×4cm×4.5cm,切面可见多结节状肿物,灰黄半透明,触之有黏液感,大小4.2cm×2.8cm×3cm,界尚清。

镜下所见　肿瘤位于横纹肌组织内,且与横纹肌组织边界不清(图14-6A);肿瘤细胞无结构排列分布在黏液性间质中(图14-6B),其内可见少许线状血管(图14-6C),细胞核大部分轻度异型,少许中度异型,核分裂象罕见(图14-6D)。

病理诊断　黏液纤维肉瘤。

诊断依据　老年男性;复发肿瘤,呈多结节状浸润周边横纹肌组织,间质呈黏液样,其内可见少许细长的薄壁血管。

鉴别诊断

(1) 低级别纤维黏液样肉瘤:患者比黏液纤维肉瘤者年轻,常见于深部软组织。低细胞密度的纤维区与富于细胞的黏液区交替分布。瘤细胞呈旋涡状生长,多数病例缺乏显著的核异型和多形性。MUC4为其高度敏感性和特异性抗体。特异性分子改变为 *FUS-CREB3L2* 或 *FUS-CREB3L1* 基因融合。

(2) 软组织纤维黏液性肿瘤:富于黏液的良性肿瘤,边界欠清,大部分病例无显著的核异型和多形性。

(3) 黏液样脂肪肉瘤:患者比黏液纤维肉瘤者年轻,常见于深部而非浅表软组织,可见单泡状和多泡状成脂肪细胞,可见纤细丛状毛细血管网,肿瘤细胞无显著异型性。

(4) 黏液炎性成纤维细胞肉瘤:最常发生于肢端(手、腕、足和踝部)的皮下组织,肿瘤细胞呈梭形、多边形;多数病例中伴有明显的炎细胞浸润。*FUS-DDIT3* 或罕见 *EWSR1-DDIT3* 基因融合为其特征。

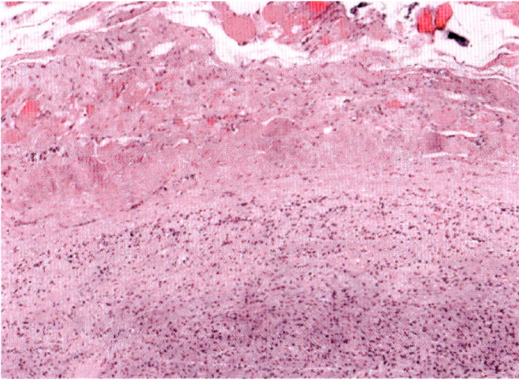
6A(HE × 40)

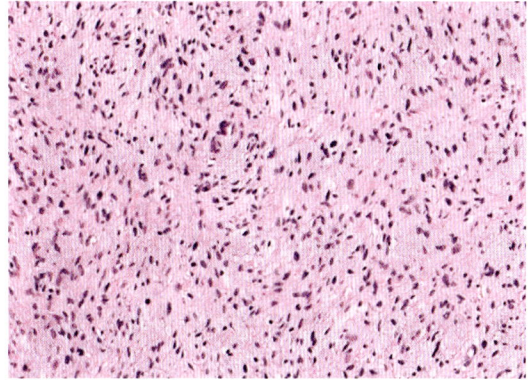
6B(HE × 100)

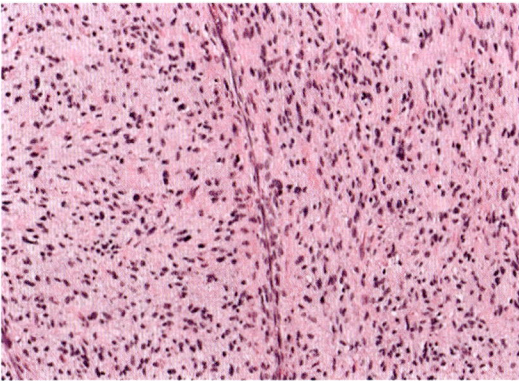
6C(HE × 100)

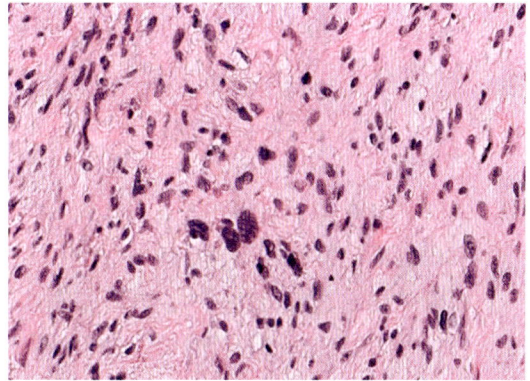
6D(HE × 200)

图 14-6　黏液纤维肉瘤

病例7　纤维肉瘤

基本资料　男,64 岁,左小腿软组织肉瘤外院术后、复发二次手术术后。MRI 检查显示:左小腿局部术后改变,术区周围、左小腿皮下多发不规则结节及肿物,部分融合状。大者约 7.3cm×4.1cm×3.9cm,T_1WI 近等信号,T_2WI/FS 不均匀中高信号,增强扫描不均匀明显强化,表面可疑溃疡形成,包绕左侧胫骨和腓骨,可见条片异常信号影,T_2WI/FS 高信号,可见强化。

大体检查　小腿前侧中央区皮肤隆起,表面破溃,切面隆起区表皮下方见一肿物,大小 14cm×8cm×4.5cm,切面灰白、实性、质硬,呈多结节状。

镜下所见　肿瘤位于真皮内,侵及表皮伴溃疡形成(图 14-7A),与周围横纹肌组织边界尚清(图 14-7B);肿瘤细胞呈梭形,细长、深染、形态相对一致、细胞质较少,排列呈鱼骨样或编织状(图 14-7C);局部细胞较稀疏(图 14-7D),伴间质黏液变性(图 14-7E)。肿瘤细胞轻度异型,核分裂象易见(图 14-7F)。

免疫组化　Vimentin 和 h-caldesmon 弥漫阳性,ALK、Bcl-2、CD68 和 CD99 局部阳性,AE1/AE3、CD34、Desmin、EMA、S-100 和 SMA 阴性。肿瘤细胞增殖指数为 60%。

病理诊断　纤维肉瘤。

诊断依据　老年男性,肿瘤位于下肢深部。肿瘤细胞呈梭形,呈编织状和鱼骨样排列,缺乏特异性、已有定义的纤维肉瘤亚型的形态特征,免疫标志物表达不特异。

鉴别诊断

(1) 滑膜肉瘤:呈双相型及单相型两类,通常具有鱼骨样结构。双相型同时可见梭形及上皮样结构,以腺样上皮结构常见。单相型可见梭形或卵圆形核,无多形性。免疫组化显示 AE1/AE3、EMA 阳性,且 TLE1 弥漫核阳性。

(2) 恶性周围神经鞘瘤:通常具有鱼骨样束状结构,异型瘤细胞袖套样围绕在血管周围。发生于神经、神经纤维瘤或神经纤维瘤病Ⅰ型(neurofibromatosis typeⅠ,NFⅠ)患者。免疫组化显示 S-100 或 SOX10 局部/斑片状阳性,H3K27me3 核表达丢失。

(3) 富于细胞性真皮纤维瘤:大多数在真皮/皮下,可有交织的富细胞性条束,并可见核分裂象,周边可见经典的真皮纤维瘤区。

(4) 低级别肌成纤维细胞肉瘤:细胞质通常较纤维肉瘤丰富,免疫组化显示 SMA 多灶阳性,Desmin 局灶阳性。

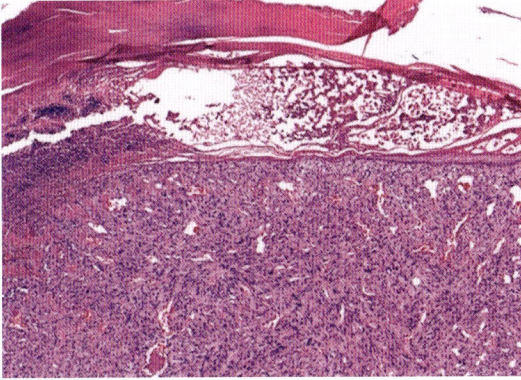

7A(HE × 40)

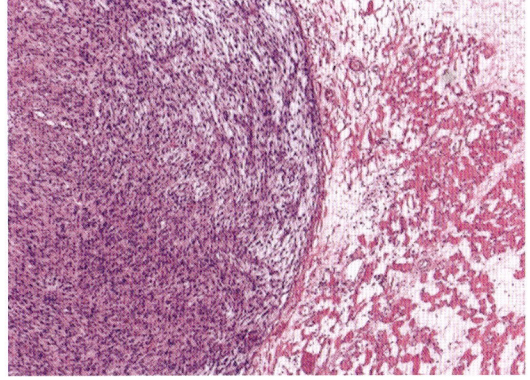

7B(HE × 40)

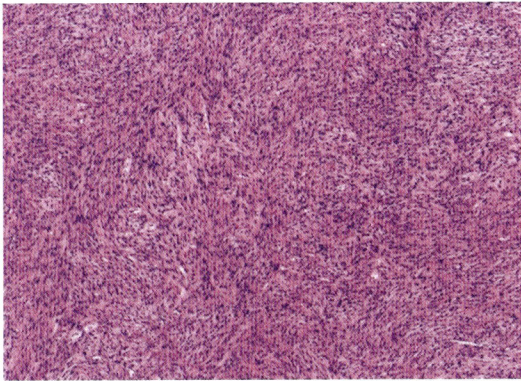

7C(HE × 40)

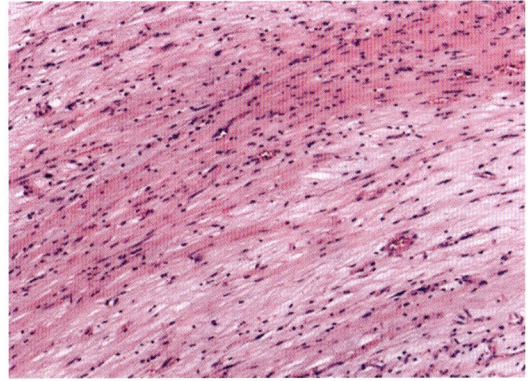

7D(HE × 100)

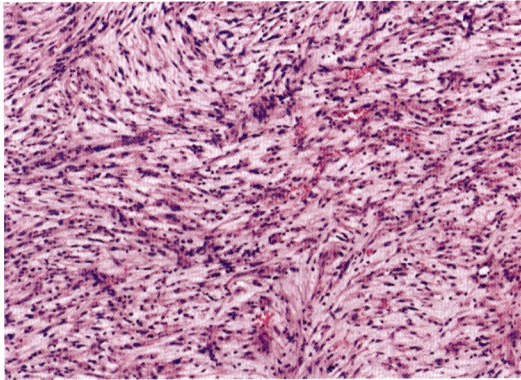

7E(HE × 100)

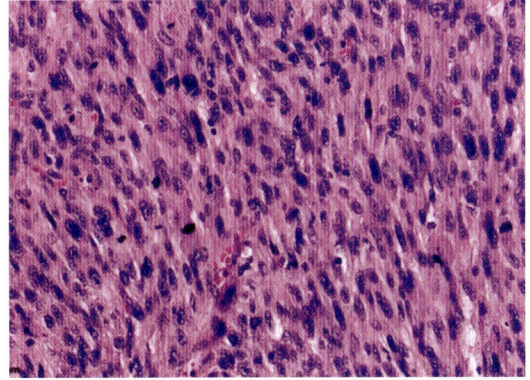

7F(HE × 200)

图 14-7　纤维肉瘤

病例8　软组织巨细胞瘤

基本资料　男,36岁,左耳疼痛伴听力下降6个月。MRI检查提示左侧中颅底内外沟通占位病变,大小约2.4cm×1.7cm×1.0cm,位于中颅底硬膜外,形态规则、边界欠清,呈混杂等T₁、稍长T₂信号,增强后明显强化;中颅底骨质受侵破坏,累及中耳;左侧外耳道通畅。

大体检查　(左侧中颅底肿瘤)灰黄碎组织,总大小1.5cm×1.2cm×1cm。

镜下所见　肿瘤侵及骨组织(图14-8A),主要由单核细胞(图14-8B)和多核巨细胞(图14-8C)混合组成,可见出血及含铁血黄素沉积(图14-8D)。

免疫组化　单核细胞和多核瘤巨细胞均弥漫表达CD68(图14-8E)和Vimentin,单核细胞弥漫表达S-100,而多核巨细胞不表达(图14-8F),PR小灶弱阳性,AE1/AE3、EMA、GFAP和p53阴性。肿瘤细胞增殖指数Ki-67约5%。

病理诊断　软组织巨细胞瘤。

诊断依据　青年男性,头颈部肿瘤,浸润性生长,主要由单核细胞和破骨样多核巨细胞所混合组成,单核和破骨样多核巨细胞均表达Vimentin和CD68。

鉴别诊断

(1) 腱鞘滑膜巨细胞瘤:肿瘤与腱鞘滑膜相关或发生于关节内,细胞成分多样,上皮样细胞核偏位、空泡状。

(2) 多形性未分化肉瘤(伴有巨细胞):高级别肉瘤有大量的破骨样巨细胞、多形性间质细胞、非典型性核分裂象和坏死。

(3) 骨巨细胞瘤软组织复发:大体上和形态上与软组织巨细胞瘤难以区分,但是骨巨细胞瘤多存在*H3F3A*基因突变。

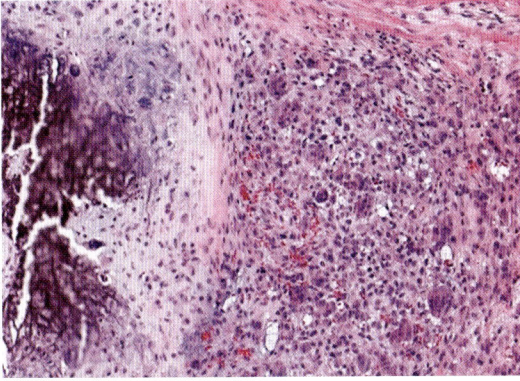

8A(HE × 100)

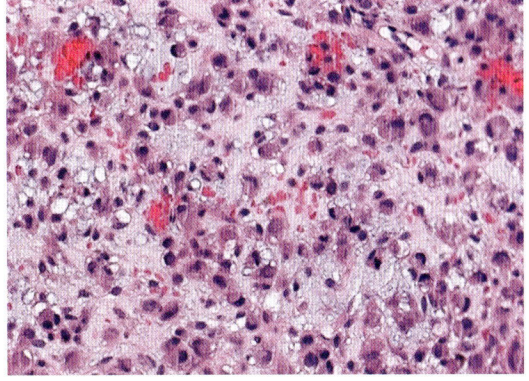

8B(HE × 200)

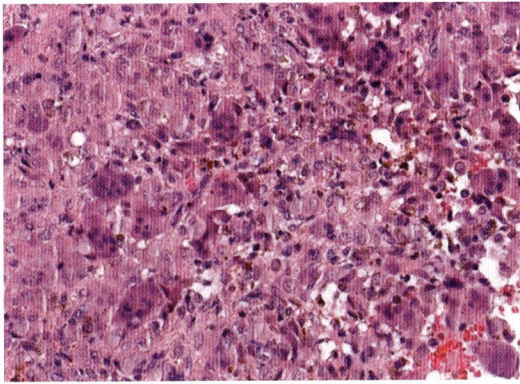

8C(HE × 200)

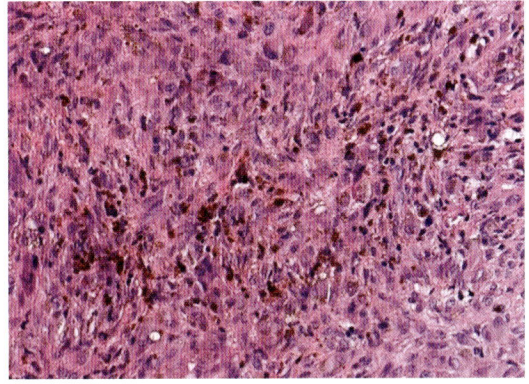

8D(HE × 200)

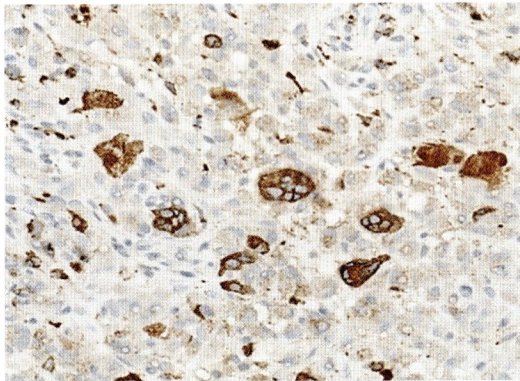

8E(CD68 × 200)

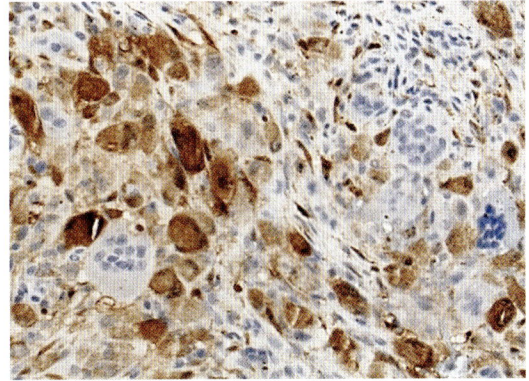

8F(S-100 × 200)

图 14-8　软组织巨细胞瘤

病例 9 腱鞘巨细胞瘤

基本资料 男,40 岁,发现右足背部肿物 3 年。3 年来,肿物由 1cm 逐渐增长至 3cm。MRI 检查显示:左侧足背部见不规则异常信号肿物,大小约 3.7cm×1.6cm×2.9cm,T_1WI 呈不规则等信号为主,T_2WI/FS 呈不均匀高信号,增强扫描呈不均匀中等较明显强化,边缘可见细条状明显强化影,与左侧足舟骨、中间楔骨关系密切。

大体检查 不规则质硬组织,大小 4cm×2.5cm×1cm,切面灰黄灰白、质硬,周围部分似有包膜,边界清。

镜下所见 低倍镜下,肿瘤边界清晰,可见纤维性包膜包绕。纤维性包膜局部伸入肿瘤内,将肿瘤分隔成分叶状(图 14-9A)。高倍镜下,肿瘤由比例不等的滑膜样圆形单核细胞、破骨样多核巨细胞和黄色瘤细胞组成(图 14-9B、C);间质可伴有不同程度的胶原化(图 14-9D),可见散在淋巴细胞和多核巨细胞浸润(图 14-9E、F),其内可见灶状含铁血黄素沉着。

免疫组化 单核细胞和多核巨细胞均弥漫表达 CD68(图 14-9G)和 Vimentin,单核细胞弥漫表达 CD163,而多核巨细胞不表达(图 14-9H),Desmin、p63 和 AE1/AE3 阴性。肿瘤细胞增殖指数 Ki-67 密集区高达 20%。

病理诊断 腱鞘巨细胞瘤。

诊断依据 青年男性,肿瘤发生于关节内,生长缓慢,病程较长。肿瘤边界清晰,由比例不等的滑膜样圆形单核细胞、破骨样多核巨细胞和黄色瘤细胞组成,间质可伴有不同程度的胶原化,可见散在淋巴细胞和肥大细胞浸润及含铁血黄素沉着。单核细胞和多核巨细胞均弥漫表达 CD68。

鉴别诊断

(1) 腱鞘黄色瘤:患者临床上多有血脂升高,病变常为多灶性。主要由吞噬脂质的泡沫样组织细胞组成,而多核巨细胞和炎细胞稀少。另一特征是病变内可见胆固醇裂隙,而在腱鞘巨细胞瘤中较少见到胆固醇裂隙。

(2) 腱鞘纤维瘤:由大量胶原组织和散在梭形成纤维细胞组成,而极少含有黄色瘤细胞和破骨样多核巨细胞。

(3) 软组织巨细胞瘤:四肢多见,较少发生于足部,镜下由成片单核样细胞和破骨样多核巨细胞组成,间质常伴有出血,肿瘤内可见灶性化生骨。

(4) 软组织透明细胞肉瘤:可含有多核巨细胞,但瘤细胞表达 S-100、SOX10、HMB45 和 Melan-A 等色素细胞标记。

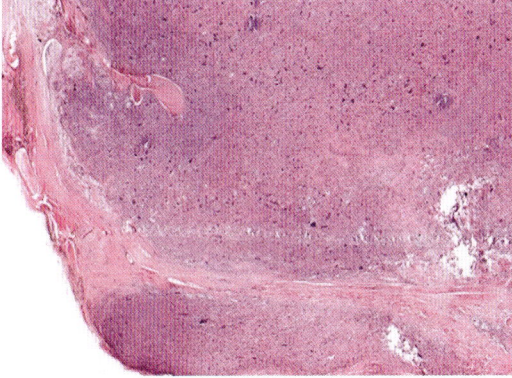

9A(HE × 10)

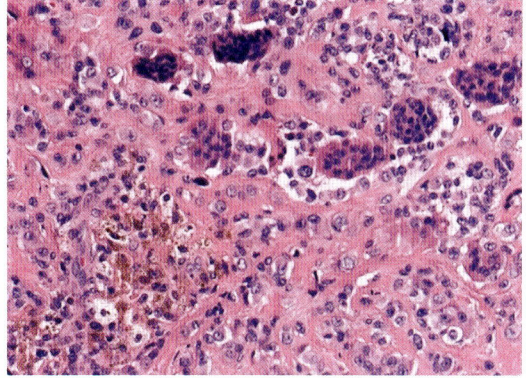

9B(HE × 200)

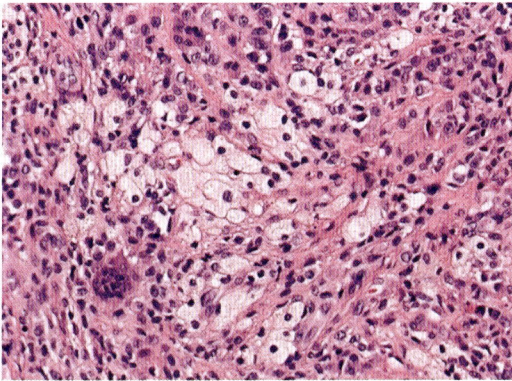

9C(HE × 200)

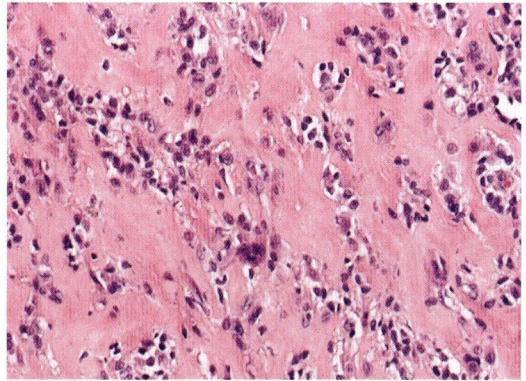

9D(HE × 200)

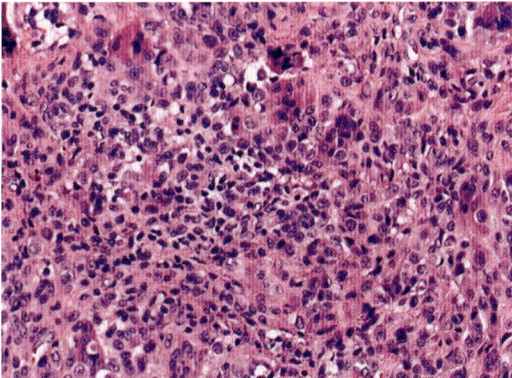

9E(HE × 200)

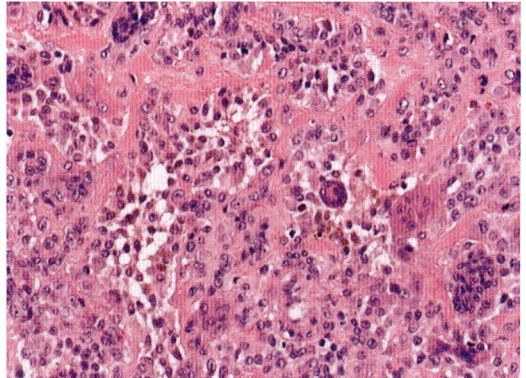

9F(HE × 200)

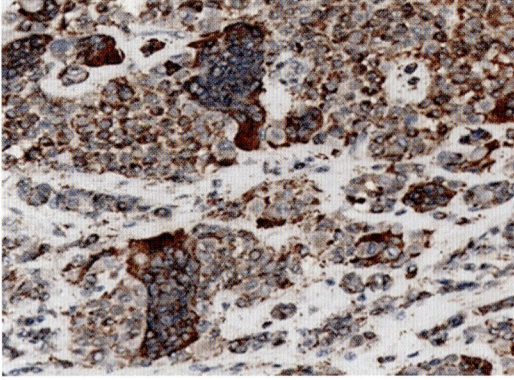
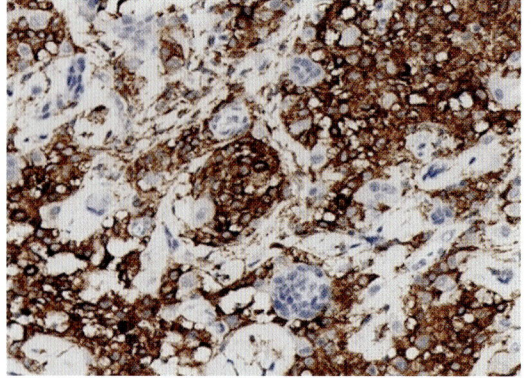

9G(CD68×200)   9H(CD163×200)

图 14-9　腱鞘巨细胞瘤

病例 10　纤维组织细胞瘤

基本资料　男,59 岁。

大体检查　皮肤组织一块,大小 2.3cm×1.5cm×1.2cm,皮肤表面见一灰褐色粗糙区,范围 1cm×0.7cm。多切面切开,皮下见一肿物,大小 1.2cm×1.0cm×0.7cm,累及皮肤及皮下脂肪。

镜下所见　低倍镜下,肿瘤位于真皮内,与表皮间可见结缔组织间隔,被覆表皮伴有棘细胞增生、钉突延长和基底细胞色素沉着(图 14-10A)。肿瘤底部相对平整,与周边脂肪界限清晰(图 14-10B)。肿瘤主要由卵圆形或短梭形细胞组成,呈编织状和条束状排列(图 14-10C、D),可见多少不等的核分裂象。另可见泡沫样组织细胞散在分布于肿瘤细胞周边。

免疫组化　Vimentin 弥漫阳性,CD34 血管阳性(图 14-10E),CD68 和 CD163 组织细胞阳性表达(图 14-10F、G),CD99 局灶阳性,Bcl-2 局灶胞浆细胞质阳性,AE1/AE3、HMB45、Melan-A、S-100、ALK、SMA、Desmin 和 EMA 阴性。肿瘤细胞增殖指数 Ki-67 约 3%。

病理诊断　纤维组织细胞瘤。

诊断依据　中年男性;肿瘤位于真皮层内,与表皮间多有一薄层结缔组织间隔;被覆表皮常伴有棘细胞增生、钉突延长和基底细胞色素沉着,即所谓的皮肤三联征;肿瘤的底部较为平整。肿瘤主要由卵圆形或短梭形细胞组成,呈编织状和条束状排列。另可见泡沫样组织细胞散在分布于肿瘤细胞周边。肿瘤细胞不表达 CD34、CD68 和 CD163。

鉴别诊断

(1) 结节性筋膜炎:多位于皮下或浅筋膜,细胞组成单一,主要由增生的肌成纤维细胞组成,一般很少见到纤维组织细胞瘤中的原始间叶细胞、图顿巨细胞和含铁血黄素性吞噬细胞等成分,但在少数病例内可见到多少不等的破骨样巨细胞,偶可见少量的泡沫样组织细胞。免疫组化显示 α-SMA 弥漫强阳性表达。

(2) 隆突性皮肤纤维肉瘤:肿瘤细胞丰富,成分单一,常累及皮下脂肪组织呈蜂窝状。免疫组化显示 CD34 和 Destin 阳性,CD163 和 HMGA1/HMGA2 阴性。

(3) 混杂性神经鞘瘤/神经束膜瘤:发生于躯干或四肢皮肤,主要由交织状、席纹状或束状排列的梭形瘤细胞组成,瘤细胞间可见胶原纤维。瘤细胞由胖梭形和纤细的梭形细胞混杂组成,局部区域可见核略增大深染的细胞。免疫组化显示胖梭形细胞(施万细胞)表达 S-100 和 SOX10,纤细的梭形细胞(神经束膜细胞)表达 EMA、GLUT1 和 claudin-1。

(4) 幼年性黄色肉芽肿:多发生于婴幼儿,镜下由成片的单核样组织细胞和散在的图顿巨细胞组成,主要表达组织细胞性标记。晚期病变内可出现较多的梭形细胞,形态上可类似纤维组织细胞瘤。

(5) 非特指性皮肤组织细胞肿瘤:部分组织细胞肿瘤可发生于皮肤,镜下由弥漫成片、形态上较为一致的圆形和卵圆形细胞组成,核形不规则,可见多少不等的核分裂象。免疫组化显示瘤细胞主要表达组织细胞性标记。

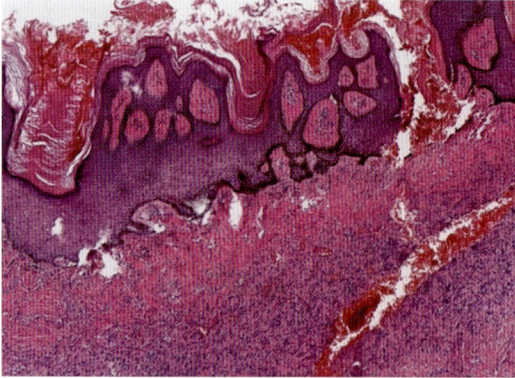
10A(HE×40)

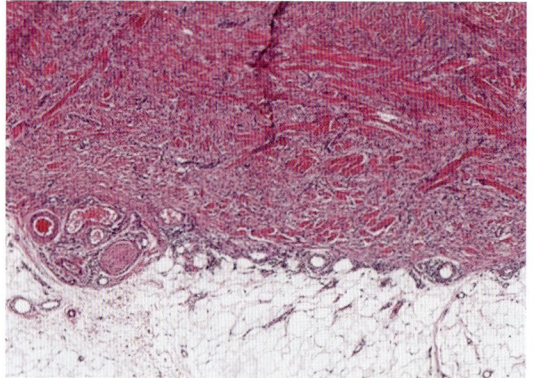
10B(HE×40)

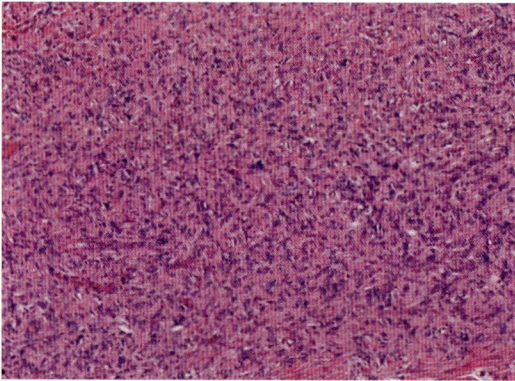
10C(HE×100)

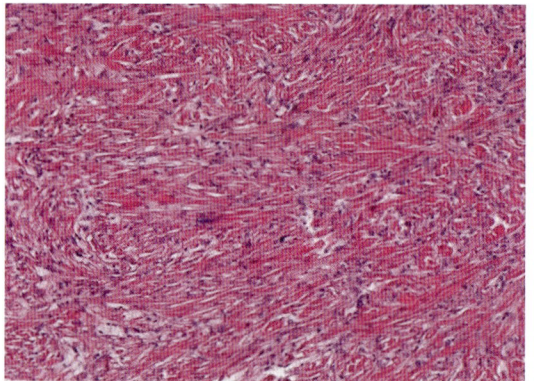
10D(HE×100)

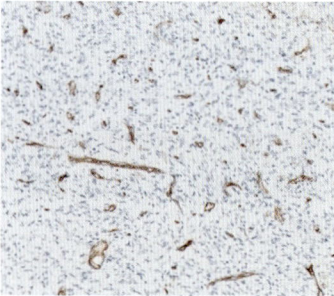
10E(CD34×100)

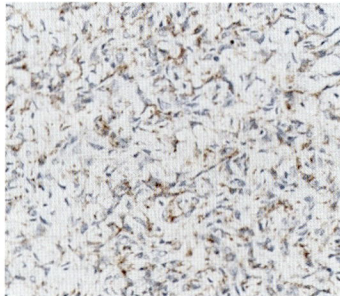
10F(CD68×200)

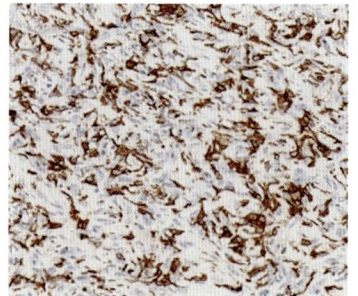
10G(CD163×200)

图 14-10　纤维组织细胞瘤

病例 11 血管脂肪瘤

基本资料 男,25 岁,5 年前自行发现左颈根部肿物,约鸽蛋大小,近 2 年明显增大。CT检查显示:左颈根部囊性肿块,考虑淋巴管瘤。

大体检查 灰黄脂肪组织一块,大小 7cm×4cm×2cm,切面呈灰红色网状,见数个囊腔结构,内容物流失,界不清,网状区大小 4cm×3cm×2cm,周边附少量脂肪。

镜下所见 肿瘤主要由成熟的脂肪组织及大小不等的血管形成,部分血管内可见血栓(图 14-11)。

病理诊断 血管脂肪瘤。

诊断依据 青年男性,肿瘤主要由成熟的脂肪组织及大小不等的血管形成。

鉴别诊断

(1)脂肪瘤:由成熟的脂肪组织构成,未见大量的血管及蛋白栓。

(2)血管平滑肌脂肪瘤:肿瘤由大小不等的血管、成熟的平滑肌和脂肪组织构成,且肿瘤细胞表达 HMB45 和 CD117,平滑肌成分表达 SMA 和/或 Desmin。

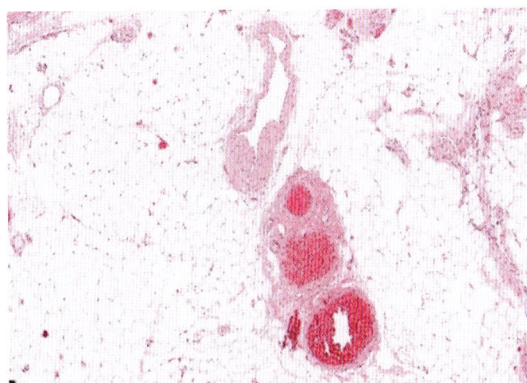 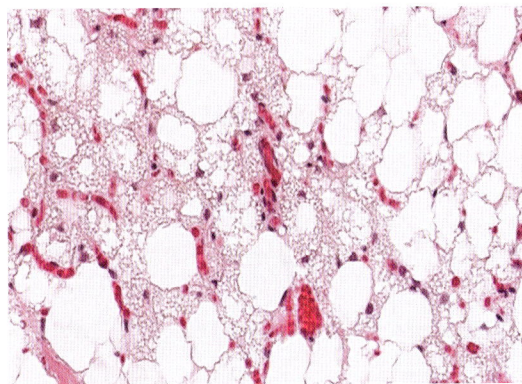

11A(HE×40) 11B(HE×200)

图 14-11 血管脂肪瘤

病例 12　多形性脂肪瘤

基本资料　男,50 岁,无意中发现左肩背部肿物 1 个月。MRI 检查显示:左侧肩背部皮下见大小约 5.1cm×0.7cm 异常信号影,边界较清,T_1WI 及 FAT 相呈混杂等高信号为主,T_2WI 呈不均匀高信号,T_2WI/FS 部分信号减低,DWI 稍高信号,增强扫描未见明确强化。

大体检查　包膜完整的灰黄色肿物,大小 5.5cm×5cm×1.8cm,切面灰黄色、质软、分叶状。

镜下所见　肿瘤内除外成熟脂肪细胞(14-12A),还可见核深染单核、多核畸形巨细胞及小花样细胞,细胞质呈嗜伊红色(图 14-12B)。多形性细胞之间常含有丰富的胶原纤维。局部间质黏液样变性(图 14-12B)。

荧光原位杂交　*MDM2* 基因无扩增。

免疫组化　多形性细胞 CD34 阳性,RB1 蛋白表达缺失。

病理诊断　多形性脂肪瘤。

诊断依据　中年男性;肩部肿物;界限清楚;肿瘤内除了成熟脂肪细胞,还可见核深染单核、多核畸形巨细胞及小花样细胞,细胞质呈嗜伊红色。多形性细胞之间常含有丰富的胶原纤维。FISH 检测结果提示 *MDM2* 基因无扩增。

鉴别诊断

（1）非典型性脂肪瘤样肿瘤/高分化脂肪肉瘤:通常体积较大,更常发生于深部组织,"绳索样"胶原束和肥大细胞不常见;大部分病例 FISH 检测显示有 *MDM2* 基因扩增。

（2）非典型性梭形细胞脂肪瘤样肿瘤:好发于上、下肢,接近 1/2 病例发生在深部软组织;常见核深染细胞及成脂肪细胞;通常无"绳索样"胶原纤维。

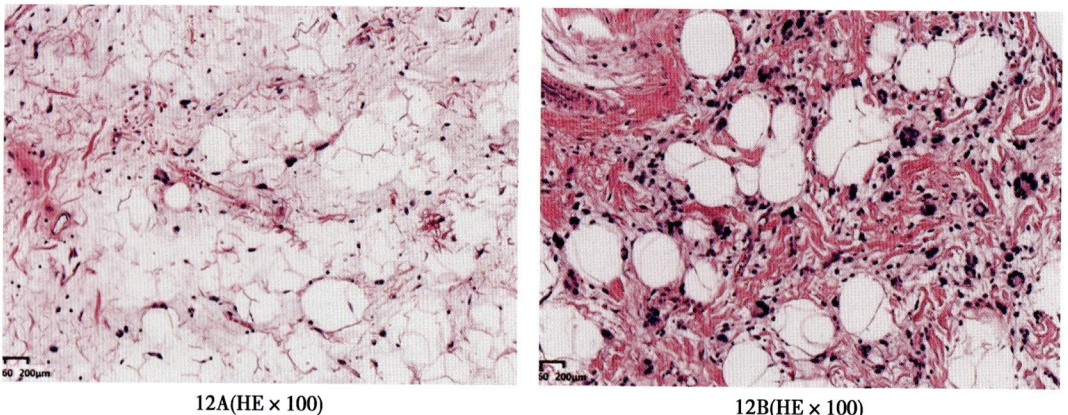

12A(HE × 100)　　　12B(HE × 100)

图 14-12　多形性脂肪瘤

病例13　血管平滑肌脂肪瘤

基本资料　女,33岁,体检发现左肾肿瘤2年。MRI检查显示:左肾下极外突型异常信号肿物,最大截面约4.9cm×3.5cm×6.6cm;T_1WI/DUAL同相位可见等、高信号,反相位局部信号减低,T_2WI中高混杂信号,T_2WI/FS可见片样信号减低区,DWI局部稍高信号;增强扫描局部早期可见较明显强化,延迟扫描强化程度未见减低。提示:左肾下极外突型肿物,考虑为血管平滑肌脂肪瘤。

大体检查　肾组织内见破碎肿物,总大小4.5cm×4cm×3cm,切面灰黄灰粉、实性、质软。

镜下所见　肿瘤位于肾实质内,界限清楚(图14-13A)。肿瘤组织内可见成熟的脂肪组织(图14-13B);口径大小不一、厚壁、偏心性扭曲的血管,部分伴有玻璃样变性(图14-13C);不规则片状或交叉的平滑肌样条束,部分围绕血管分布(图14-13D)。

免疫组化　Vimentin(图14-13E)和SMA(图14-13F)弥漫阳性,HMB45(图14-13G)、Melan-A(图14-13H)和Melanoma Pan局部阳性,S-100(图14-13I)脂肪成分阳性,CD10和AE1/AE3阴性。

病理诊断　血管平滑肌脂肪瘤。

诊断依据　青年女性;肾脏占位;肿瘤界限清楚。肿瘤由以下3种成分组成:成熟性脂肪组织;厚壁大小不一的血管;不规则片状或交叉的平滑肌样条束。肿瘤表达SMA、HMB45、Melan-A和Melanoma Pan。

鉴别诊断

(1)高分化脂肪瘤样脂肪肉瘤:脂肪肉瘤成分单一,不表达HMB45和Melan-A,FISH检测显示*MDM2*基因扩增。

(2)平滑肌肿瘤:平滑肌瘤和平滑肌肉瘤不表达HMB45等色素细胞标记。

(3)恶性黑色素瘤:梭形细胞为主的肿瘤成分,缺乏厚壁偏心性血管及脂肪成分,免疫组化呈HMB45、Melan-A、S-100等表达,Ki-67增殖指数较高。

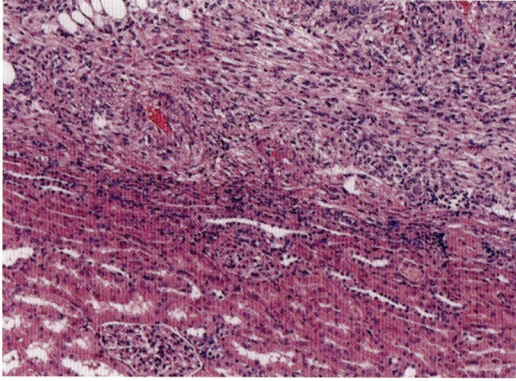

13A(HE × 100)

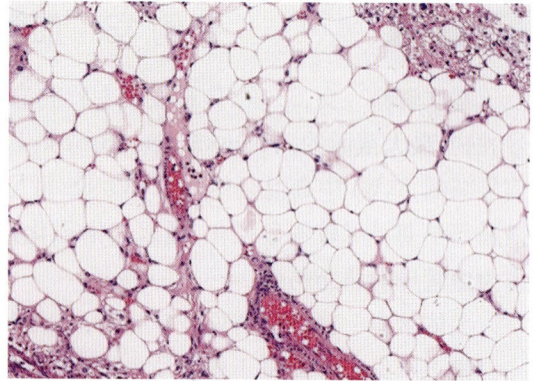

13B(HE × 100)

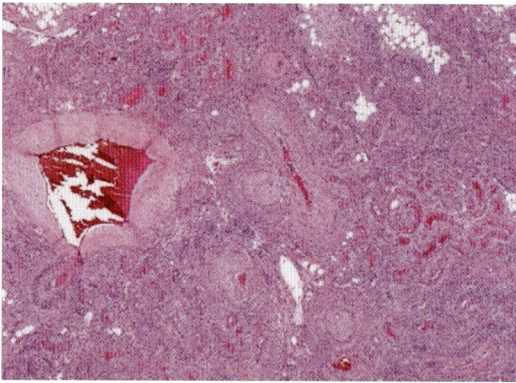

13C(HE × 20)

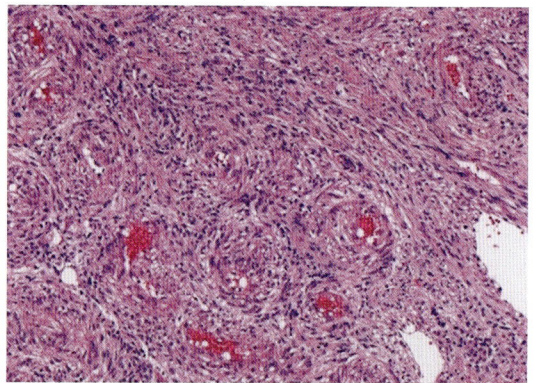

13D(HE × 100)

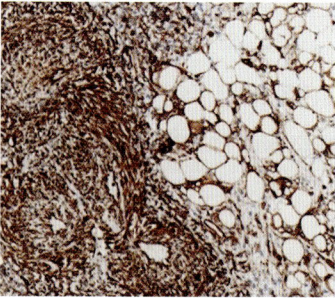

13E(Vimentin × 100)

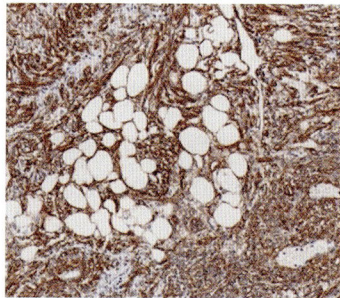

13F(SMA × 100)

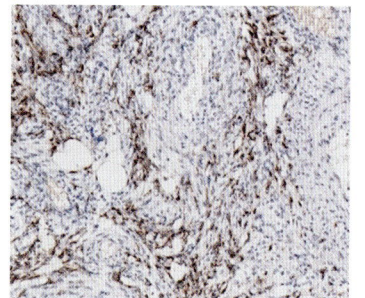

13G(HMB45 × 100)

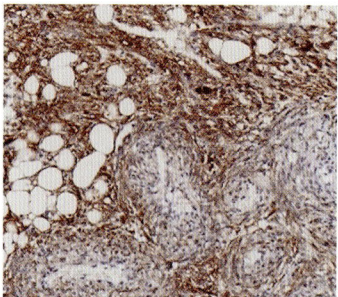

13H(Melan-A × 100)

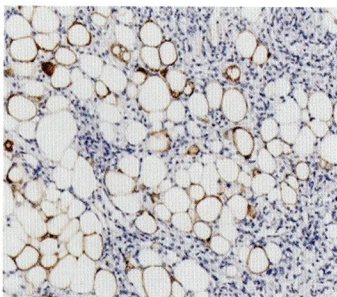

13I(S-100 × 100)

图 14-13 血管平滑肌脂肪瘤

病例14 上皮样血管平滑肌脂肪瘤

基本资料 女,30岁,体检发现肝占位性病变逐渐增大1年。MRI检查显示:肝体积增大,肝右叶见巨大肿物影,大小约20.5cm×12.8cm×11.3cm,边界尚清;T_1WI呈不均匀稍低信号,T_2WI/FS呈不均匀高信号,DWI呈高信号,增强扫描动脉期明显强化,门静脉期及延迟期强化程度减低,肝胆期未见摄取;其内及边缘见多发粗大迂曲血管影。肝动脉迂曲增粗,远端穿行于肿物内;门静脉右支变细、受压;下腔静脉右支于动脉期即显影,包绕肿物;肝门及左肾受压移位。

大体检查 肝被膜下见巨块型肿物,大小21cm×13cm×12cm,切面灰黄灰红相间,有明显坏死;另见灰白、质软、实性区,实性区大小8cm×6.5cm×6cm。

镜下所见 肿瘤位于肝组织内,大部分界限清楚,局部呈浸润性生长(图14-14A)。肿瘤细胞大部分呈上皮样和核偏位的横纹肌样,细胞质丰富嗜酸性,部分可见小核仁(图14-14B、C)。另可见形态不规则的血管(图14-14D、E),小灶见脂肪样细胞(图14-14F)。

免疫组化 HMB45(图14-14G)和Melan-A(图14-14H)弥漫阳性,SMA和Desmin局部阳性,CD34血管阳性,AFP、CK18、CK19、CK7、GPC-3、Hepatocyte、S-100和Calponin阴性,肿瘤细胞增殖指数Ki-67为5%。

病理诊断 上皮样血管平滑肌脂肪瘤。

诊断依据 青年女性,肝肿物,边界清楚;肿瘤主要由细胞质丰富、嗜酸性的上皮样组成,混合有形态不一的血管及灶状脂肪成分;免疫组化显示肿瘤细胞弥漫表达HMB45和Melan-A。15%病例表达TFE3。

鉴别诊断

(1)肝细胞肝癌:肿瘤表达肝细胞来源的标志物,免疫组化呈上皮标记物阳性,CD34显示窦化的毛细血管网,不表达HMB45和Melan-A。

(2)肝细胞腺瘤:中青年女性多见,呈肝板结构异常,缺乏明确的厚壁血管、脂肪组织等成分。

(3)肝转移癌:既往肿瘤病史,免疫组化呈上皮标记物阳性,不表达HMB45等标记物。

(4)肝转移性软组织透明细胞肉瘤:缺乏血管及脂肪等成分。

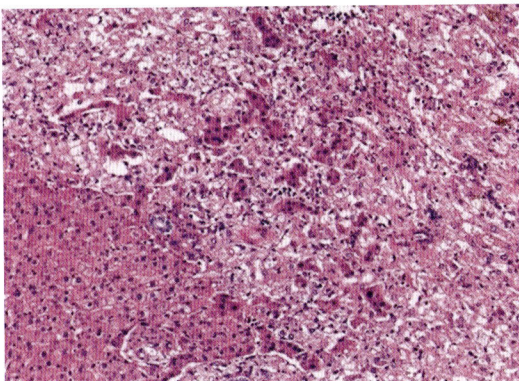

14A(HE×100)

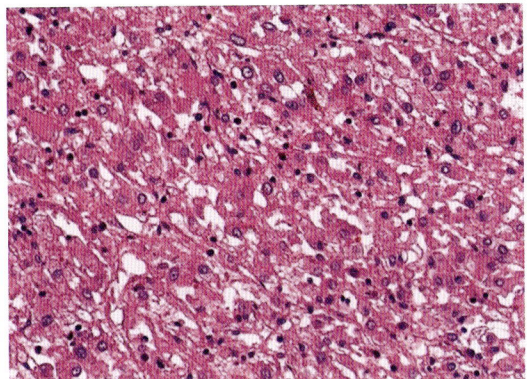

14B(HE×200)

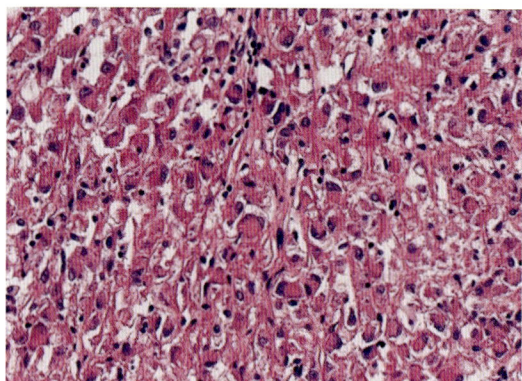
14C(HE × 200)

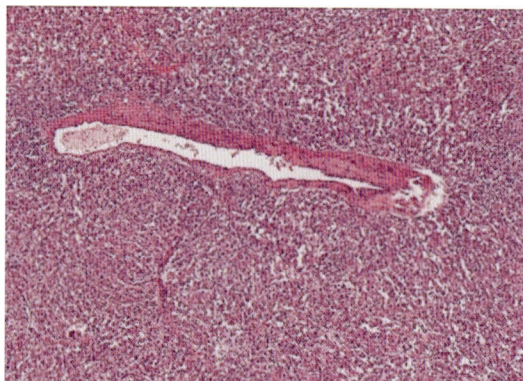
14D(HE × 40)

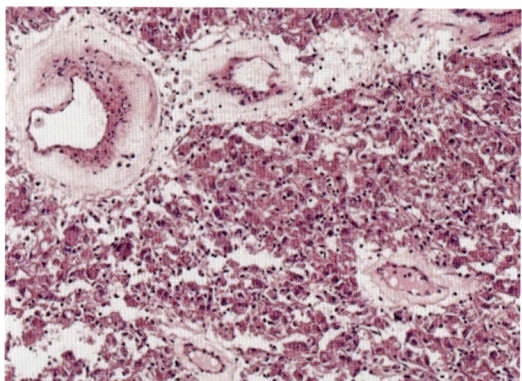
14E(HE × 100)

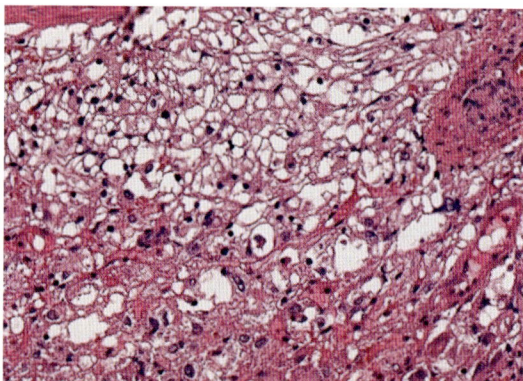
14F(HE × 200)

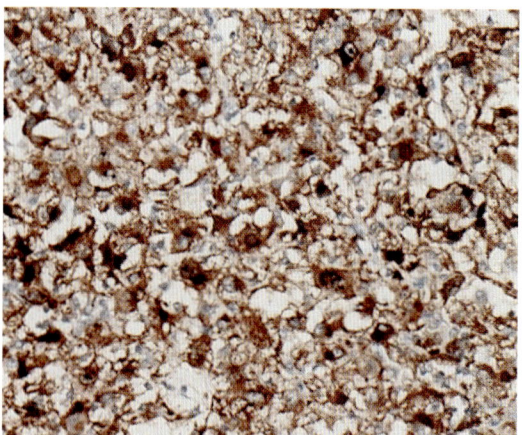
14G(HMB45 × 200)

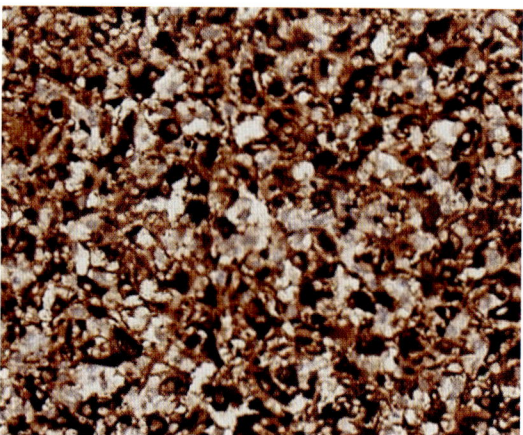
14H(Melan-A × 200)

图 14-14 上皮样血管平滑肌脂肪瘤

病例15 高分化脂肪肉瘤

基本资料 男,54岁,查体发现左侧阴囊内肿物1周。超声检查显示:左侧阴囊内见肿物约7.3cm×4.9cm,回声不均,见低回声和高回声。

大体检查 阴囊内见结节状肿物,大小5.5cm×5cm×4cm,切面部分灰黄色、部分灰粉、质细腻。肿物局部延伸至精索内,包绕精索。

镜下所见 肿瘤内可见分化较好的脂肪细胞,细胞大小较一致(图14-15A);其内可见宽窄不一的纤维性间隔,伴黏液变性(图14-15B、C),纤维性分隔内可见散在的核深染、外形不规则的异型细胞及脂肪母细胞(图14-15D、E),可有散在分布的淋巴细胞和淋巴滤泡(图14-15F)。

病理诊断 高分化脂肪肉瘤。

诊断依据 中年男性,病变发生于阴囊,肿瘤主要由分化较成熟的脂肪组织构成,其内可见脂肪母细胞、纤维性间隔及淋巴细胞浸润。

鉴别诊断

(1)良性脂肪瘤:大部分体积较小,缺乏伴有不规则、核深染和多形性的非典型间质细胞;脂肪细胞通常大小较一致。通常无脂肪母细胞。

(2)多形性脂肪瘤:通常为体积较小的病灶,常位于皮下;常见数目不等的花环样细胞、绳索样胶原及散在的肥大细胞。免疫组化显示Rb1蛋白核表达缺失。基因检测无*MDM2*基因扩增。

(3)非典型性梭形细胞脂肪瘤样肿瘤:纤维样至黏液样间质中见温和的梭形细胞,可见不同程度的脂肪细胞分化,常为单泡状成脂肪细胞。免疫组化显示MDM2和CDK4呈阴性表达,超过50%病例伴有Rb1蛋白核表达缺失,且*MDM2*基因无扩增。

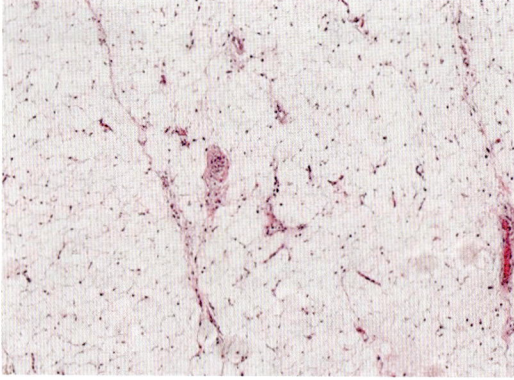

15A(HE × 40)

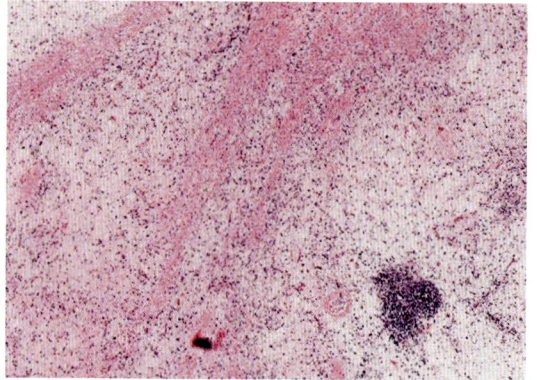

15B(HE × 40)

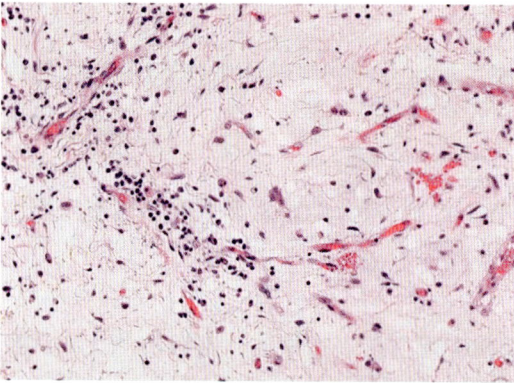

15C(HE × 100)

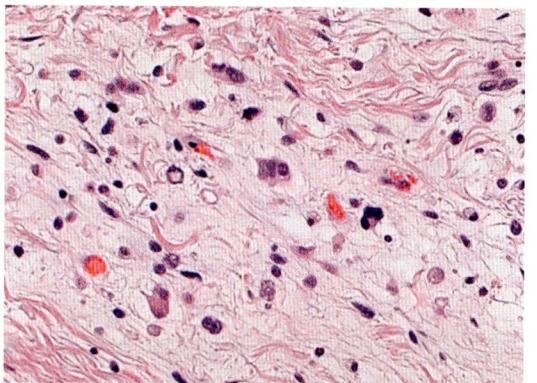

15D(HE × 200)

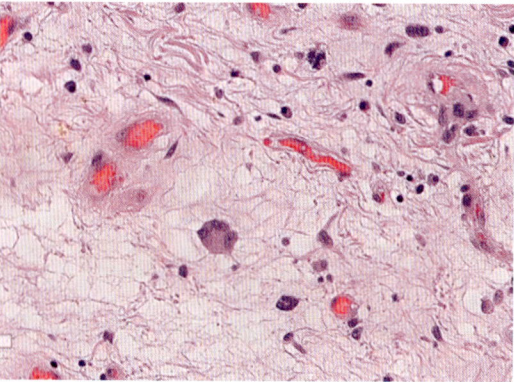

15E(HE × 200)

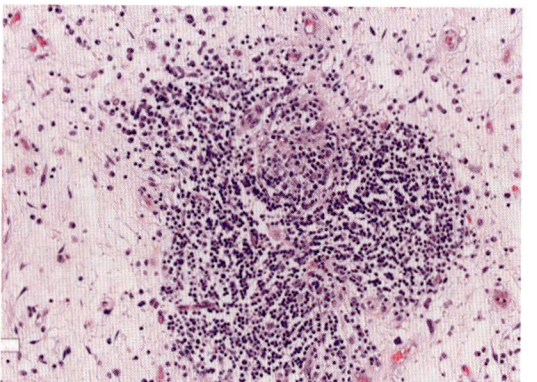

15F(HE × 100)

图 14-15 高分化脂肪肉瘤

病例16　黏液样/圆细胞脂肪肉瘤

基本资料　女,48岁。

大体检查　股骨周围肌肉组织中见一肿物,大小14cm×6cm×4.5cm,似有包膜,界限清楚;切面多结节状,灰黄灰红、略透明,与局部骨膜紧密粘连。

镜下所见　肿瘤与周边横纹肌组织界限清楚(图14-16A),低倍镜下呈分叶状生长,小叶周边瘤细胞相对密集(图14-16B)。肿瘤间质富含黏液,其内可见散在数灶黏液糊(图14-16C)。黏液性间质内可见纤细的、分支状的毛细血管(图14-16D),小的梭形、星芒状或卵圆形核的非脂肪源性肿瘤细胞,单、双和多泡状脂肪母细胞(图14-16E)及少许散在的淋巴细胞(图14-16F)。

病理诊断　黏液样/圆细胞脂肪肉瘤。

诊断依据　中年女性,肿物位于四肢深部,界限清楚,可见特征性的黏液性间质及纤细的毛细血管,其内可见大量脂肪母细胞。

鉴别诊断

(1) 非典型性脂肪瘤样肿瘤/高分化脂肪肉瘤:可含有局灶或弥漫的间质黏液样变性,肿瘤内含有散在分布的核深染的间质细胞,可见不同厚度的纤维带,大部分病例缺乏纤细、分支状血管网。免疫组化显示MDM2及CDK4阳性;基因检测显示*MDM2*基因扩增,但无*DDIT3*基因融合。

(2) 黏液纤维肉瘤:发病年龄段较年长,可见特征性的核多形性及异型性,缺乏脂肪母细胞,可见拉长并弯曲的血管。基因检测无*DDIT3*基因融合。

(3) 低级别纤维黏液样肉瘤:温和纤维性区域与富于细胞及血管的黏液样结节混合生长,无纤细分支状毛细血管网,无脂肪母细胞。免疫组化呈MUC4阳性表达。

(4) 骨外黏液样软骨肉瘤:体积较小的梭形、星芒状或圆形嗜酸性瘤细胞呈簇状及条索状排列,缺乏脂肪母细胞及分支状毛细血管网。部分病例可出现不同程度S-100蛋白(+)。基因检测显示*NR4A3*基因重排,无*DDIT3*基因融合。

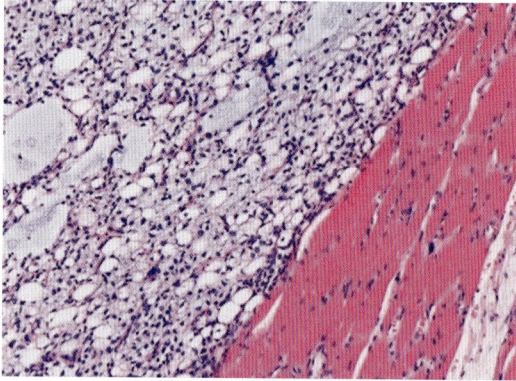

16A(HE × 100)

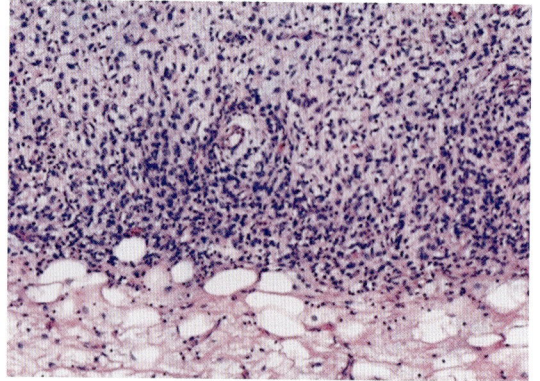

16B(HE × 100)

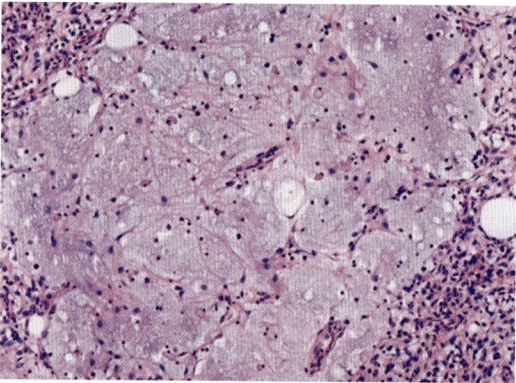

16C(HE × 100)

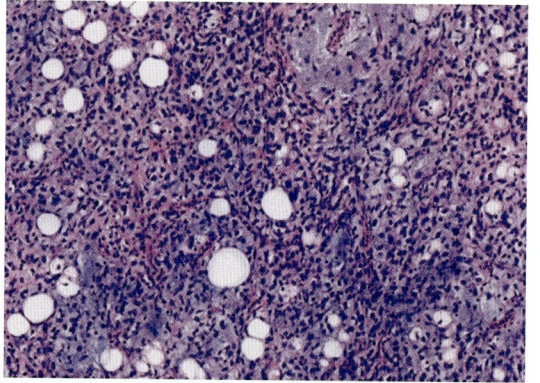

16D(HE × 100)

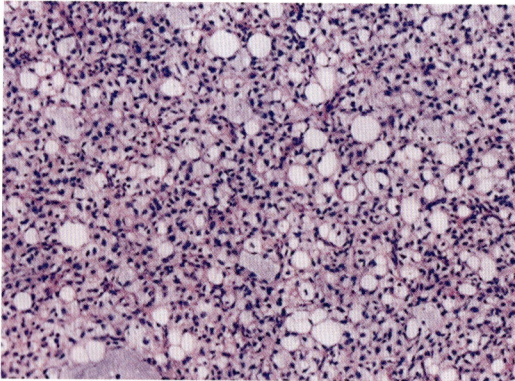

16E(HE × 200)

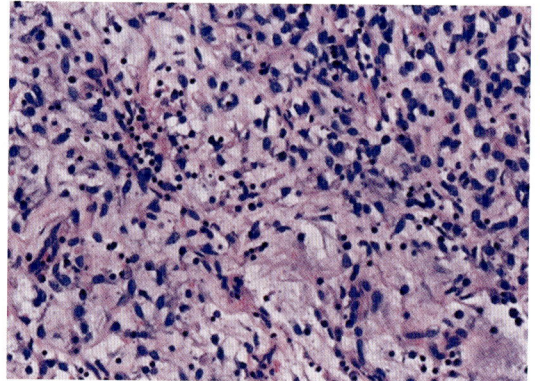

16F(HE × 200)

图 14-16 黏液样/圆细胞脂肪肉瘤

病例17　胚胎性横纹肌肉瘤

基本资料　男,23岁,左颈部横纹肌肉瘤术后4年余,左侧额顶叶转移性横纹肌肉瘤术后1年余,检查发现肿瘤复发2周。MRI检查显示:左侧额顶部局部骨质缺损,现术区边缘额叶区可见不规则类结节异常信号灶;T_2WI/FLAIR以等信号为主中混杂高信号,T_1W1增强扫描呈不均匀强化,最大截面约2.2cm×1.8cm,需高度警惕为转移瘤,建议结合收临床考虑。

大体检查　部分脑组织及肿瘤,总大小2.5cm×2cm×1.8cm,其中肿瘤大小2.3cm×1.5cm×1.5cm,切面灰黄、质细软,与脑组织分界较清,无明显包膜。

镜下所见　肿瘤位于脑组织内,呈浸润性生长,分界清楚(图14-17A)。低倍镜下,肿瘤呈片状排列,其内可见多灶坏死灶(图14-17B)及胶原变性(图14-17C)。高倍镜下,肿瘤内可见分化较差的小圆细胞、空泡状细胞及横纹肌母细胞(图14-17D~F),核分裂象易见,局部可见灶状淋巴细胞浸润及假菊形团形成。

免疫组化　Vimentin、MyoD1、myogenin和Desmin阳性,AE1/AE3、SMA、GFAP、S-100和CD34阴性,肿瘤细胞增殖指数Ki-67约60%。

病理诊断　胚胎性横纹肌肉瘤。

诊断依据　年轻男性,头颈部肿物,多次复发,转移至脑组织内部,呈浸润性生长。肿瘤内可见分化较差的小圆细胞、空泡状细胞及横纹肌母细胞。免疫组化表达MyoD1、myogenin和Desmin。

鉴别诊断

(1) 高级别胶质瘤:肿瘤表达GFAP、Olig2和S-100,不表达MyoD1、myogenin和Desmin。

(2) 转移性分化差的癌:肿瘤表达上皮标志物,不表达GFAP、S-100、MyoD1、myogenin和Desmin。

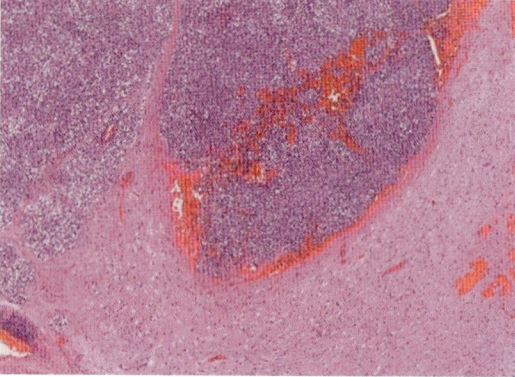

17A(HE × 20)

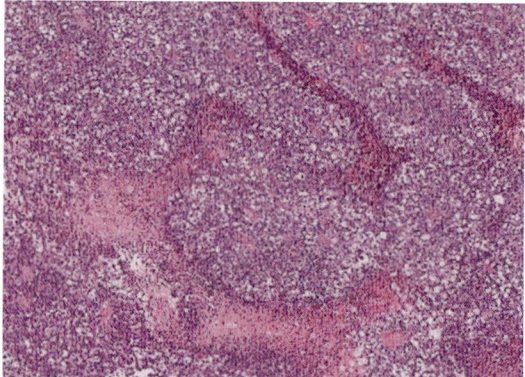

17B(HE × 40)

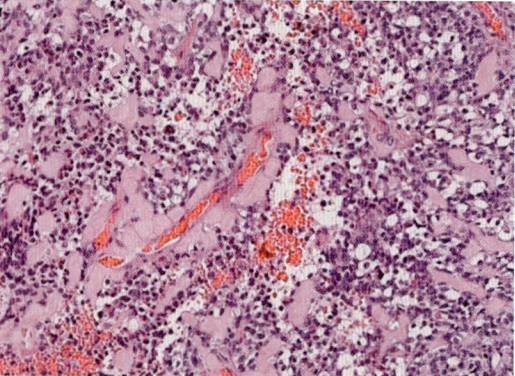

17C(HE × 100)

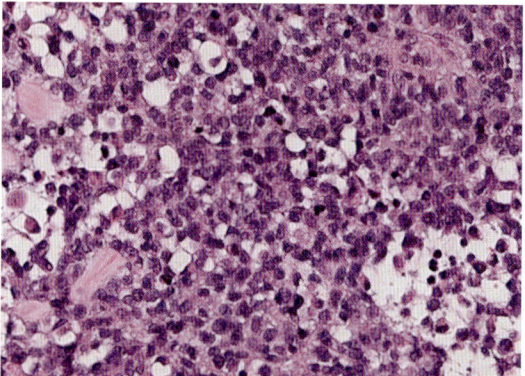

17D(HE × 200)

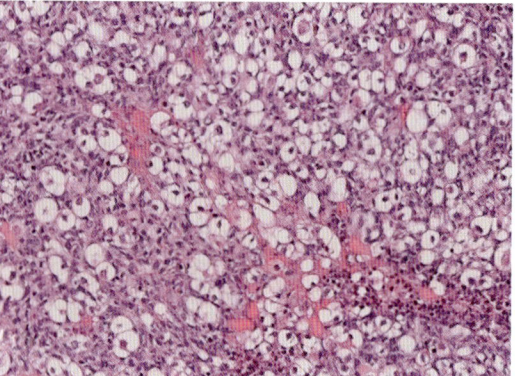

17E(HE × 100)

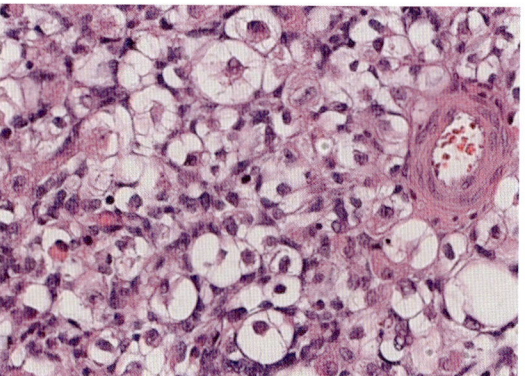

17F(HE × 200)

图 14-17　胚胎性横纹肌肉瘤

病例18　梭形细胞横纹肌肉瘤

基本资料　男,17岁,发现左髂腰部肿物2月余。MRI检查显示:左侧髂骨旁臀中肌内可见类椭圆形肿物,大小约6.9cm×4.8cm,边界尚清;T_1WI/FS呈中低混杂信号,T_2WI/FS呈中高混杂信号,DWI呈不均匀高信号,增强扫描可见边缘不均匀强化。

大体检查　左髂腰部肿瘤扩大切除标本,表面皮肤未见明显异常。切面于深筋膜肌肉组织间可见一肿物,大小9.5cm×6.8cm×6.1cm,切面灰白、实性、质硬,界尚清,局部呈透明状。

镜下所见　肿瘤界限清楚,侵及横纹肌组织(图14-18A),肿瘤主要由条束状生长的短梭形和卵圆形细胞组成(图14-18B),血管周边肿瘤细胞密度略高(图14-18C)。肿瘤细胞的细胞质丰富,部分略嗜酸性,部分略嗜碱性,核深染,轻度异型,核分裂象易见(图14-18D)。其内可见小灶菊形团样结构(图14-18E)和横纹肌样细胞(图14-18F)。

免疫组化　MyoD1和Desmin灶状阳性,myoglobin和myogenin阴性;Vimentin弥漫阳性,Bcl-2、CD99、CD56和NSE局灶阳性,β-catenin浆阳性,AE1/AE3、ALK、CD34、EMA、S-100、SMA、NF和GFAP阴性,肿瘤细胞增殖指数Ki-67约20%~30%。

病理诊断　梭形细胞横纹肌肉瘤。

诊断依据　青年男性,肿瘤大体界限清楚,切面呈灰白色,质硬。镜下肿瘤侵至周边横纹肌组织,肿瘤细胞大部分呈短梭形和卵圆形,核分裂象易见,其内可见少许细胞质丰富、嗜酸性的横纹肌样细胞。免疫组化显示MyoD1和Desmin阳性。

鉴别诊断

(1) 胚胎性横纹肌肉瘤:儿童多见,最常见于头颈部和泌尿生殖道。肿瘤内常见间质黏液样变性,缺少明显的束状结构。

(2) 平滑肌肉瘤:可见特征性的平滑肌细胞形态,如显著的嗜酸性细胞质、细长的核、两端钝圆(雪茄样)。免疫组化显示多数病例SMA和h-caldesmon弥漫强阳性,myogenin和MyoD1阴性。

(3) 单相型滑膜肉瘤:单一形态的梭形细胞呈束状排列,常见间质钙化,缺少横纹肌母细胞。免疫组化显示角蛋白和EMA阳性,TLE1弥漫核强阳性,myogenin、MyoD1和Desmin阴性。

(4) 韧带样纤维瘤病:肿瘤细胞呈低-中等密度,可见胶原化的间质;缺少细胞核异型性;特征性的薄壁血管,常伴有轻度血管周围水肿;缺少横纹肌母细胞。大部分病例表达β-catenin,而不表达myogenin、MyoD1和Desmin。

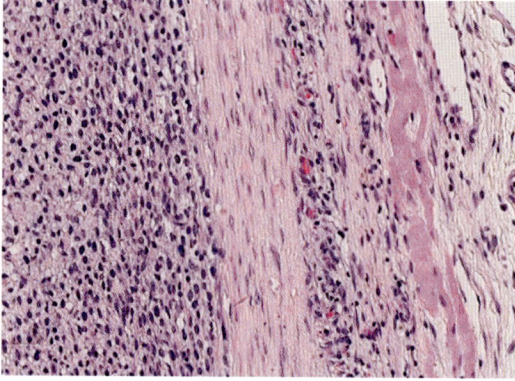

18A(HE × 100)

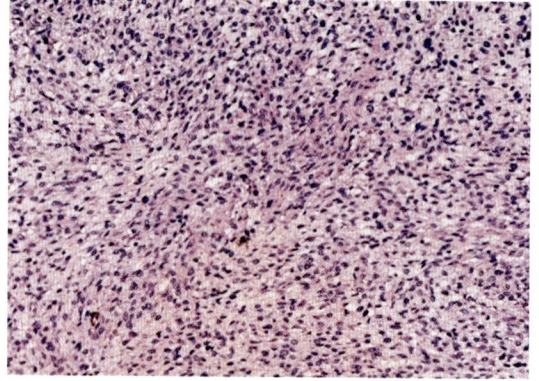

18B(HE × 100)

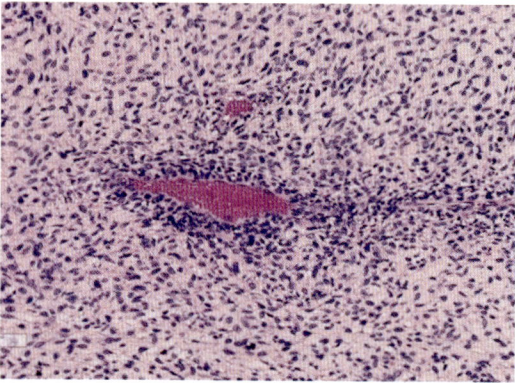

18C(HE × 100)

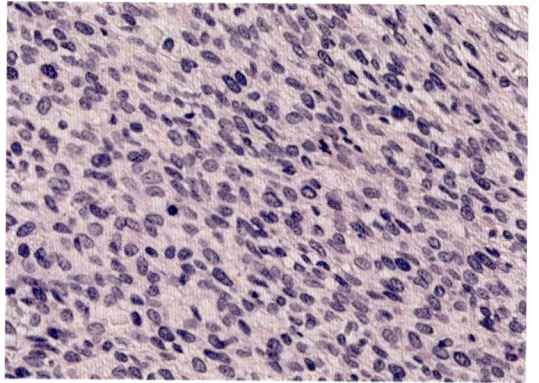

18D(HE × 200)

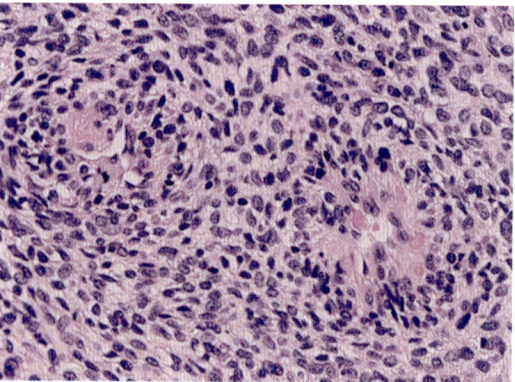

18E(HE × 200)

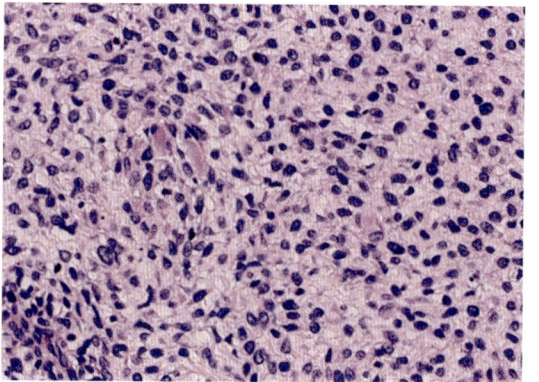

18F(HE × 200)

图 14-18　梭形细胞横纹肌肉瘤

病例 19　腺泡状横纹肌肉瘤

基本资料　男,18 岁,颈部淋巴结肿大伴发热 1 周,体温最高 38.5℃。

大体检查　灰白组织一块,大小 3.5cm×2.8cm×1.4cm,剖面见一灰黄结节,直径 1.2cm。

镜下所见　肿瘤位于涎腺组织旁,与涎腺组织界限清楚,伴坏死(图 14-19A),转移至区域淋巴结(图 14-19B)。低倍镜下肿瘤呈结节状生长(图 14-19C)。高倍镜下,肿瘤细胞呈小圆形,细胞质少,略嗜碱性,核深染,核分裂象易见(图 14-19D)。

免疫组化　Desmin、MyoD1、myogenin、CD56、Vimentin 弥漫阳性,ChrA、ALK、CD10、Bcl-2 和 CD99 局部阳性,myoglobin、AE1/AE3、EMA、Bcl-6、S-100、CD57、Fli-1、NSE、Syn、CD30、CD19、CD20、CD21、CD23、CD3、CD5、CD2、TdT、c-Myc、cyclin D1、MUM1、CD34 和 TFE3 阴性,p53 呈野生型表达方式,肿瘤细胞增殖指数 Ki-67 达 80%。

病理诊断　腺泡状横纹肌肉瘤。

诊断依据　青少年男性,头颈部肿物,转移至周边淋巴结。肿瘤细胞分化较差,呈结节状生长,可见核分裂象。免疫组化显示肿瘤细胞表达 Desmin、MyoD1 和 myogenin。肿瘤细胞增殖指数 Ki-67 较高。大部分病例具有 *PAX3-FOXD1* 或 *PAX7-FOX01* 融合基因。

鉴别诊断

(1) 淋巴瘤/白血病:通常呈散在和片状分布。免疫组化表达淋巴造血系统标志物,不表达 Desmin、MyoD1 和 myogenin。

(2) 神经内分泌癌:肿瘤细胞异型性显著,核仁明显。免疫组化表达神经内分泌标记物,不表达 Desmin、MyoD1 和 myogenin。

(3) 腺泡状软组织肉瘤:肿瘤主要由大而圆形的嗜酸性细胞构成。免疫组化显示 TFE3 弥漫核阳性,myogenin 阴性,PAS 阳性。

(4) 尤因肉瘤:形态上可与腺泡状横纹肌肉瘤相重叠,但免疫组化显示肿瘤弥漫表达 CD99,不表达 Desmin、MyoD1、myogenin 和 CD56。

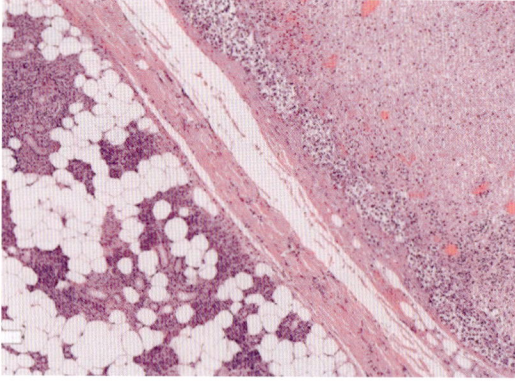

19A(HE × 20)

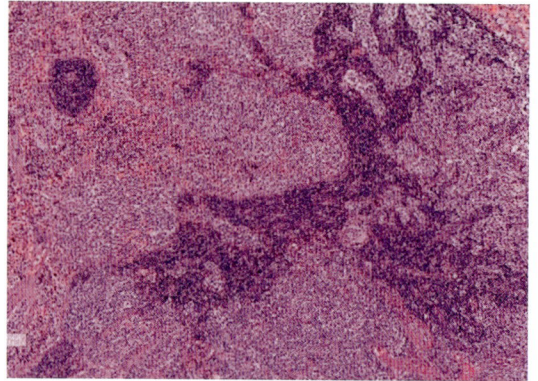

19B(HE × 40)

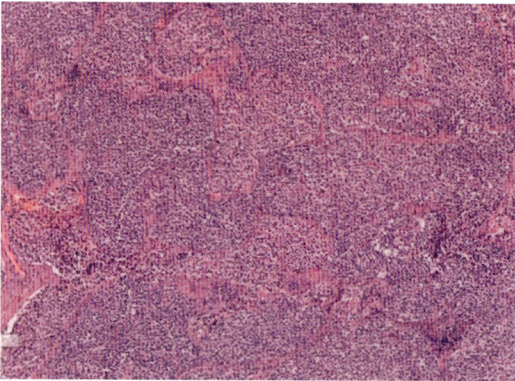

19C(HE × 40)

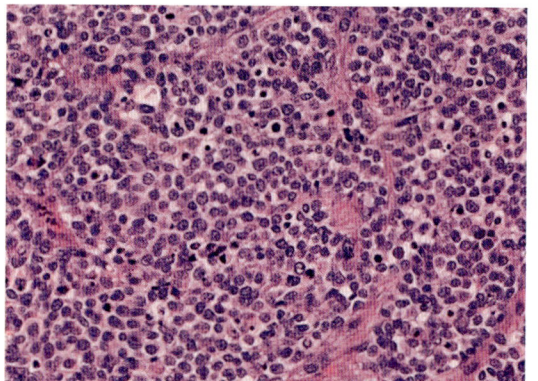

19D(HE × 200)

图 14-19　腺泡状横纹肌肉瘤

病例 20　多形性横纹肌肉瘤

基本资料　女,31岁,因"腰痛"检查发现右侧腹膜后肿瘤2个月,伴右下肢麻木,无肉眼血尿,无发热,无尿频、尿急、尿痛。MRI显示:右侧腹膜后见巨大肿块影,T_1WI呈等/低信号,T_2WI呈稍高/高信号,DWI呈不均匀高信号;增强检查呈不均匀强化,肿块边界清楚,大小约10cm×8.2cm×11cm,肿块部分呈尖角样延伸至腰1/2/3椎间孔区。

大体检查　结节状肿物一个,总大小14cm×11cm×5.5cm,部分似有包膜,面积7cm×7cm,切面灰黄灰褐、质细,局部可见坏死。

镜下所见　低倍镜下,肿瘤边界清楚,可见推挤的、致密的纤维性假包膜(图14-20A)。其内可见片状坏死(图14-20B)。肿瘤细胞大部分为梭形,呈条束状或编织状生长(图14-20C)。局部可见数量不等的多形性横纹肌母细胞和横纹肌细胞。多形性横纹肌母细胞表现为大的、多边形的细胞,细胞质丰富嗜酸性,核呈多形性,部分可见大核仁。横纹肌细胞表现为细胞质丰富嗜酸,核偏位。核分裂象易见(图14-20D~F)。

免疫组化　肿瘤细胞弥漫表达Vimentin、Desmin(图14-20G)、MyoD1(图14-20H)和SDHB,部分表达SMA、CD68、CD99和EMA,不表达myoglobin、S-100、CD117、DOG1、CD34、AE1/AE3、CK7和CK19,增殖指数Ki-67约30%阳性。

病理诊断　多形性横纹肌肉瘤。

诊断依据　腹膜后肿瘤,边界清楚,梭形细胞的背景下可见大量多形性横纹肌母细胞和横纹肌细胞。肿瘤细胞弥漫表达Desmin和MyoD1。

鉴别诊断

(1) 上皮样横纹肌肉瘤:好发于儿童和成年人,主要表现为大的单形性细胞,缺乏明显的多形性,缺乏横纹肌母细胞分化的证据(如横纹肌母细胞、横纹肌细胞)。

(2) 胃肠道间质瘤:肿瘤细胞表达CD117、DOG1、CD34和SDHB,不表达MyoD1和myoglobin。

(3) 多形性平滑肌肉瘤:低级别区域梭形细胞呈交叉条束状排列,不表达myogenin和MyoD1。

(4) 多形性脂肪肉瘤:必须有多形性脂肪母细胞。

(5) 多形性未分化肉瘤:不表达Desmin、myogenin和MyoD1。

(6) 转移性癌:临床表现或者病史支持癌,且表达上皮标记物,如AE1/AE3、CK7和CK19。

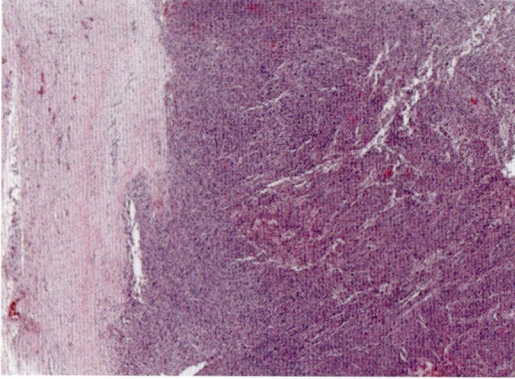

20A(HE × 20)

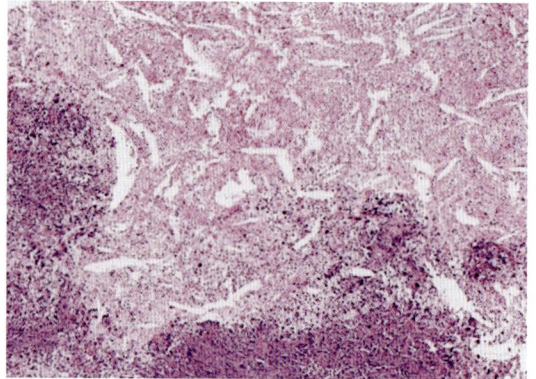

20B(HE × 40)

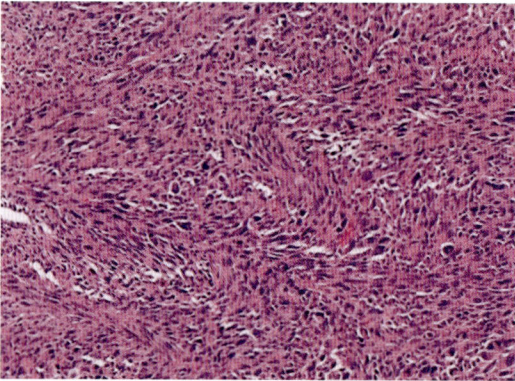

20C(HE × 100)

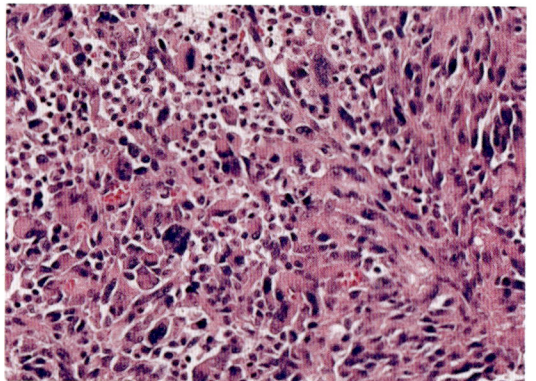

20D(HE × 200)

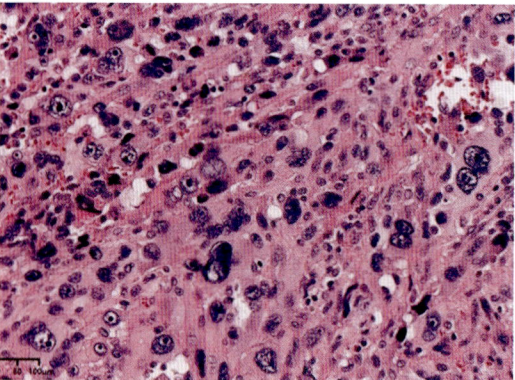

20E(HE × 200)

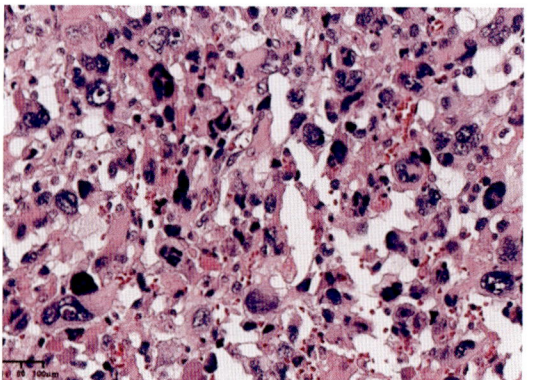

20F(HE × 200)

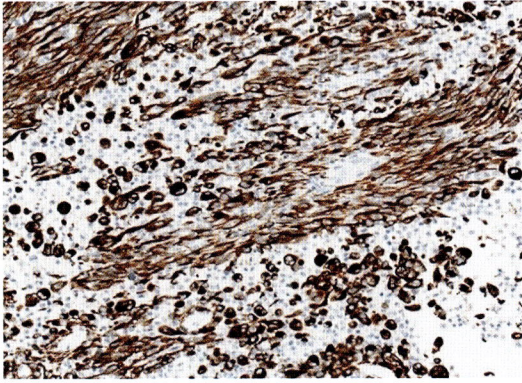

20G(Desmin × 100)

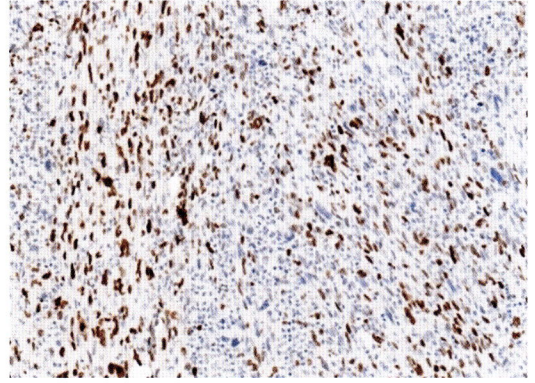

20H(MyoD1 × 100)

图 14-20 多形性横纹肌肉瘤

病例 21 毛细血管瘤

基本资料 男,57 岁,腰痛伴左下肢放射痛 1 年余,加重伴双下肢乏力 1 个月。MRI 检查显示:胸 11/12 椎间盘水平椎管前缘可见异常信号结节,大小约 15cm×13cm;T_1WI 等信号,T_2WI/FS 稍高信号,增强扫描明显强化,病变突入椎管内,局部脊髓受压改变,其近端脊髓中央管扩张积水,最宽处约 0.7cm。

大体检查 灰红灰白碎组织一堆,大小 2cm×1.5cm×0.8cm。

镜下所见 低倍镜下肿瘤呈分叶状(图 14-21A),其内可见大量毛细血管。毛细血管内可见少量口径较大的薄壁血管(图 14-21B、C)。血管内可见增生的纤维组织,核分裂象不易见(图 14-21D)。

免疫组化 肿瘤细胞弥漫表达 CD31(图 14-21E)和 F8(图 14-21F),不表达 D2-40(图 14-21G)、Fli-1 和 AE1/AE3,增殖指数 Ki-67 密集区约 10% 阳性。

病理诊断 毛细血管瘤。

诊断依据 肿瘤细胞呈分叶状,主要由增生的毛细血管组成,且免疫组化表达血管内皮标记物,Ki-67 增殖指数低。

鉴别诊断 淋巴管瘤,肿瘤表达 D2-40 和 Fli-1,不表达 CD31。

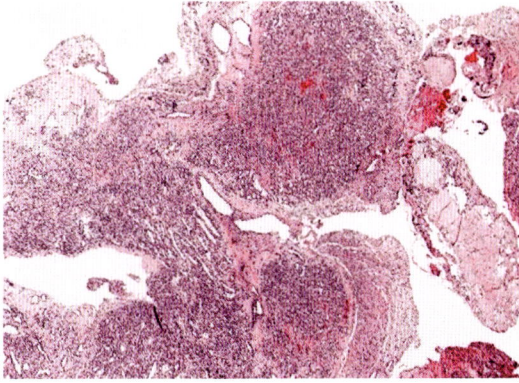

21A(HE × 20)

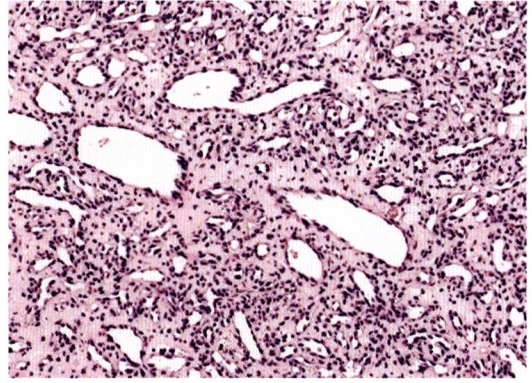

21B(HE × 100)

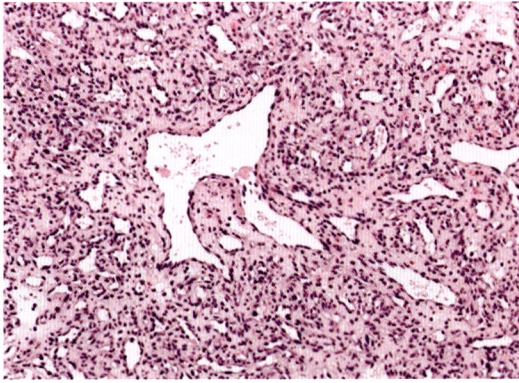

21C(HE × 100)

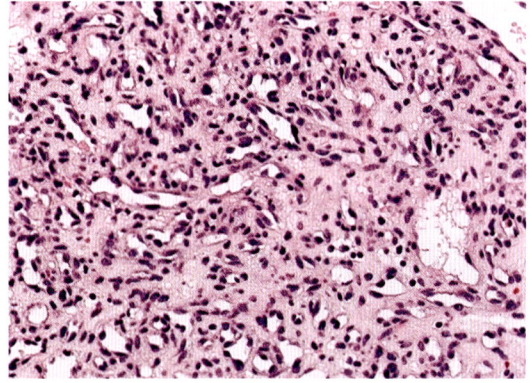

21D(HE × 200)

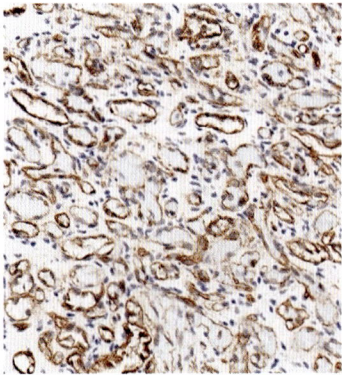

21E(CD31 × 200)

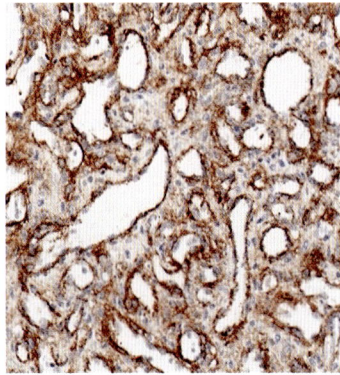

21F(F8 × 200)

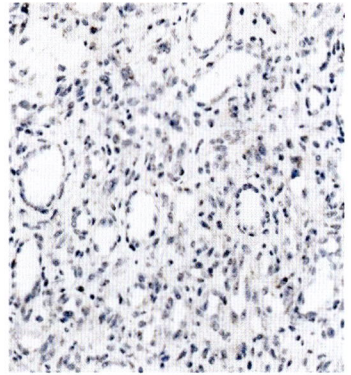

21G(D2-40 × 200)

图 14-21 毛细血管瘤

病例22　海绵状血管瘤

基本资料　女,54岁,体检发现肝占位2个月。MRI检查显示:肝多发结节及肿物,大者位于肝左内叶,大小约8.0cm×4.5cm×6.0cm,T1WI/DUAL低信号,T2WI/FS呈较均匀高信号,DWT明显扩散受限,增强扫描可见向心性明显强化,边界清晰。

大体检查　肝组织内见一灰红、质软肿物,大小7cm×4cm×3cm,中央局灶灰白、质韧。

镜下所见　肿瘤位于肝组织内,界限清楚(图14-22A);镜下肿瘤由不同管径的扩张薄壁大血管组成(图14-22B、C),管壁为扁平的内皮细胞,腔内充满血液(图14-22D)。扩张的血管被细胞稀少的粗大纤维性间隔分隔。

病理诊断　海绵状血管瘤。

诊断依据　中年女性,肝内肿瘤,界清;镜下肿瘤由不同管径的扩张薄壁大血管组成,管壁为扁平的内皮细胞,腔内充满血液。

鉴别诊断　分化好的血管肉瘤,多位于深部软组织内,呈浸润性生长,可见蜂窝状等血管腔融合结构,伴异型,至少在局部区域内皮细胞显示有异型性或呈多层排列。

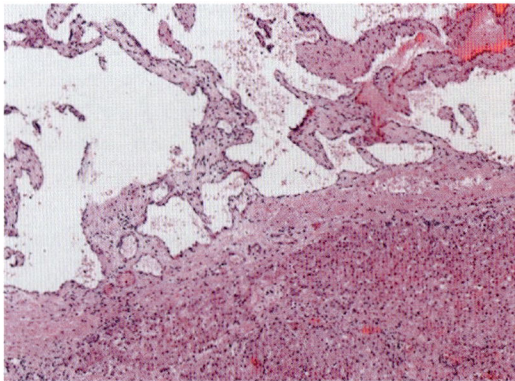
22A(HE×40)

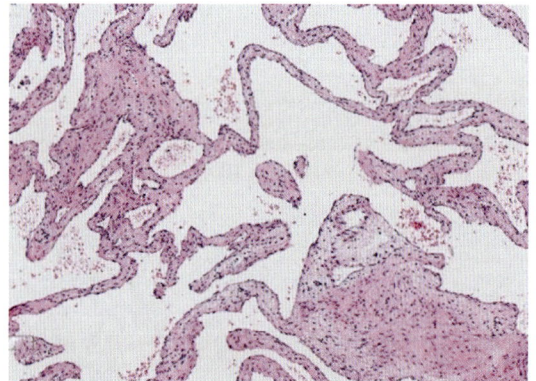
22B(HE×40)

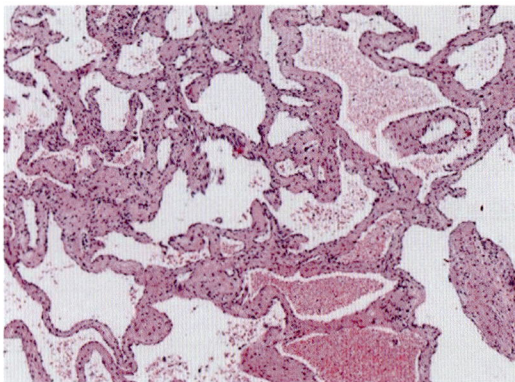
22C(HE×40)

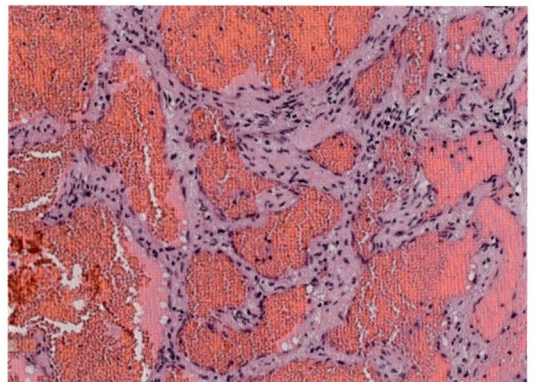
22D(HE×100)

图14-22　海绵状血管瘤

病例 23 化脓性肉芽肿

基本资料 男,73 岁,咳血 3 周。内镜检查显示:下咽部右侧梨状窝可见带蒂息肉样新生物。

大体检查 肿物一枚,大小 1.3cm×1cm×0.6cm,切面灰红、质脆。

镜下所见 肿瘤位于鳞状上皮黏膜下方,边界清楚,局部表面黏膜出现溃疡伴急慢性炎症(图 14-23A)。肿瘤由大量大小不一的毛细血管组成,毛细血管围绕在大的血管周边(图 14-23B、C),血管内皮细胞形态温和,未见异型(图 14-23D)。

病理诊断 化脓性肉芽肿。

诊断依据 老年男性,发生于头颈部浅表黏膜。肿瘤内毛细血管围绕大的滋养血管形成模糊的小叶,血管内皮细胞形态温和,未见异型。

鉴别诊断 海绵状血管瘤,通常体积大,可发生于多种部位,包括内脏;大的、扩张的薄壁血管间为薄层纤维结缔组织条带间隔;常见血栓和钙化。

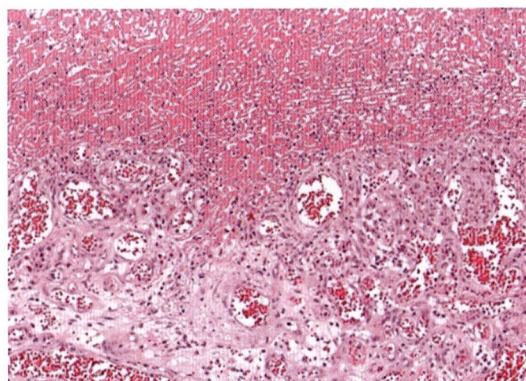
23A(HE × 100)

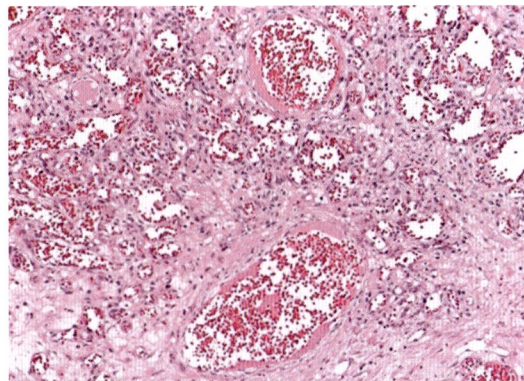
23B(HE × 100)

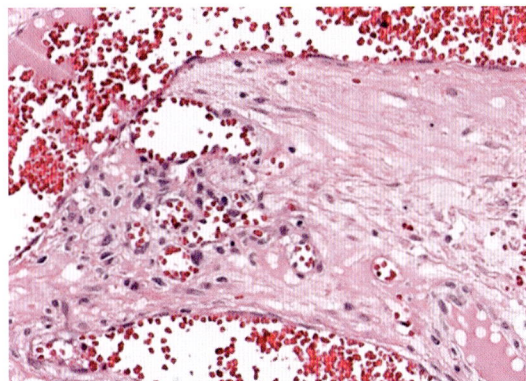
23C(HE × 200)

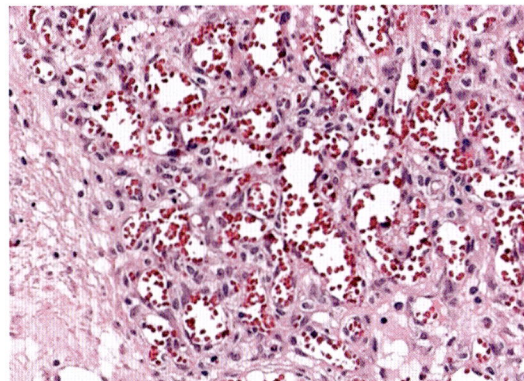
23D(HE × 200)

图 14-23 化脓性肉芽肿(分叶状毛细血管瘤)

病例24 淋巴管瘤

基本资料 男,53岁,体检发现前纵隔肿物20天。CT检查显示:前纵隔囊性肿物,呈分叶状,最大截面约11.4cm×5.5cm,密度较均匀,增强扫描未见明确强化,平均CT值约23Hu,边界清。

大体检查 脂肪样组织一块,大小12cm×10cm×2cm。多切面切开,切面见一多房囊性肿物,大小3.5cm×3cm×1cm,内容物已流失,囊内壁尚光滑,壁厚0.1cm,界清。

镜下所见 肿瘤由大小不等、相互吻合的管腔构成(图14-24A),管腔内壁被覆小的、形态温和的内皮细胞,内皮细胞小而均匀一致,形态温和,卵圆形至扁平,核深染(图14-24B)。部分管腔内可见少许淋巴细胞,管壁可见间质纤维化及平滑肌(图14-24C、D)。

病理诊断 淋巴管瘤。

诊断依据 中年男性,纵隔肿物,肿瘤大体呈多房囊性。镜下肿瘤由大小不等、相互吻合的管腔构成,管腔内壁被覆形态温和的内皮细胞,免疫组化D2-40阳性。部分管腔内可见少许淋巴细胞。

鉴别诊断

(1) 血管瘤:通常边界清楚,无浸润性边界;由大量血管腔构成,管腔内可见较多红细胞。

(2) 淋巴管瘤样卡波西肉瘤:至少局部区域呈典型的卡波西肉瘤,表现为浸润性裂隙状腔隙被覆深染的梭形细胞间质、含铁血黄素沉积及以浆细胞为主的炎症细胞浸润,HHV8阳性。

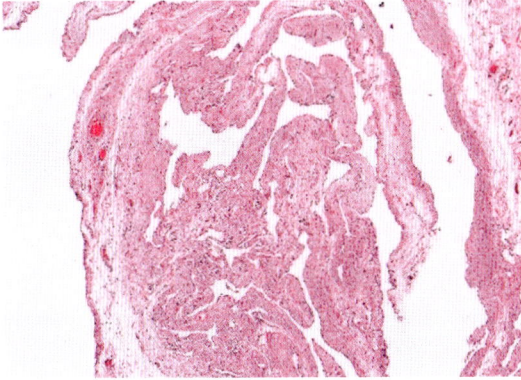

24A(HE × 20)

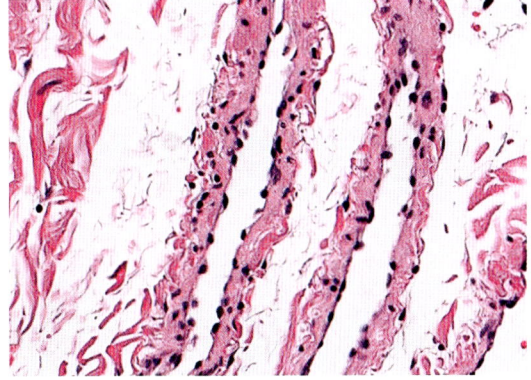

24B(HE × 200)

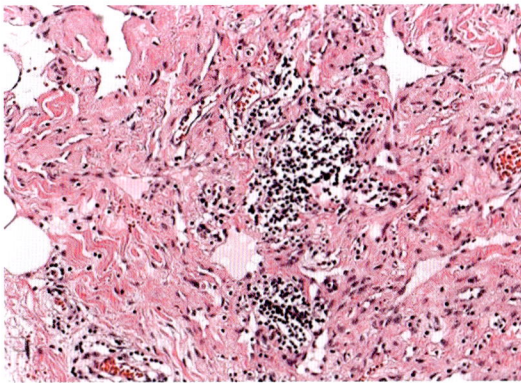

24C(HE × 100)

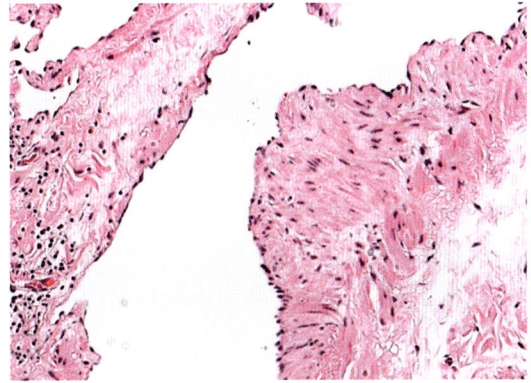

24D(HE × 100)

图 14-24 淋巴管瘤

病例 25　上皮样血管内皮瘤

基本资料　女,43 岁,体检发现右肺下叶结节 8 月余。CT 检查显示:右肺下叶近斜裂处结节,炎性或肉芽肿性结节可能性大。

大体检查　灰白结节一枚,大小 1.1cm×0.8cm×0.3cm,质稍硬。

镜下所见　低倍镜下,肿瘤呈结节状分布于肺泡腔内,肺泡壁结构可见(图 14-25A)。结节周边肿瘤细胞密度相对较高,而结节中心肿瘤细胞密度相对较低,基质呈黏液软骨样或黏液透明样(图 14-25B、C),肿瘤中心可见大量凝固性坏死及胆固醇结晶。肿瘤细胞主要由嗜伊红色的上皮样细胞组成,呈短条索样和不规则片状分布(图 14-25D)。

免疫组化　CD31、CD34 和 F8 弥漫阳性,AE1/AE3、CK7 和 TTF-1 阴性。肿瘤细胞增殖指数 Ki-67 较低。

病理诊断　上皮样血管内皮瘤。

诊断依据　青年女性,肺部肿物,肿瘤大体边界清楚,镜下肿瘤呈结节状,结节内可见呈条索状和片状生长的细胞质红染的上皮样细胞。免疫组化显示肿瘤细胞弥漫表达 CD31、CD34 和 F8,且 Ki-67 增殖指数低。可表达 ERG 及 FLI1。

鉴别诊断

(1) 低分化腺癌:肿瘤细胞异型性显著,核仁明显,核分裂象易见。免疫组化显示内皮细胞性标记物均为阴性。

(2) 上皮样血管肉瘤:肿瘤内可见血管腔隙形成,呈不规则的交通状或血窦样,内衬的上皮样内皮细胞异型性明显,且可见较多的核分裂象。

(3) 上皮样肉瘤:多发生于肢体远端,低倍镜下常呈多结节状,结节的中心为坏死或玻璃样变组织,其周围可见胖梭形至圆形的嗜伊红色上皮样肿瘤细胞。免疫组化显示肿瘤细胞表达 AE1/AE3、EMA 和 CD34,但不表达 CD31 和 FLI1。

知识拓展　多数上皮样血管内皮瘤具有特征性融合基因 *WWTR1-CAMTA1*(90% 左右),少数胞浆嗜酸性具有丰富血管生成的病例有 *YAP1-TFE3* 融合。可以借助免疫组化 CAMTA1 或 TFE3 辅助诊断,前者呈 CAMTA1 核阳性。

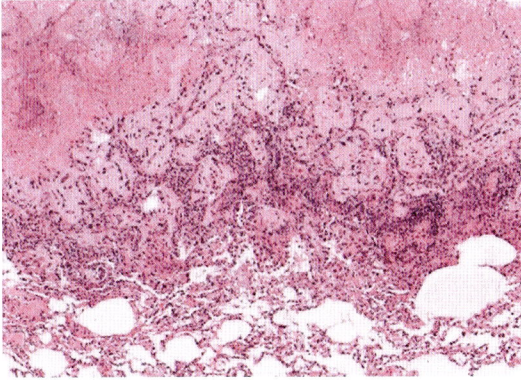

25A(HE×40)

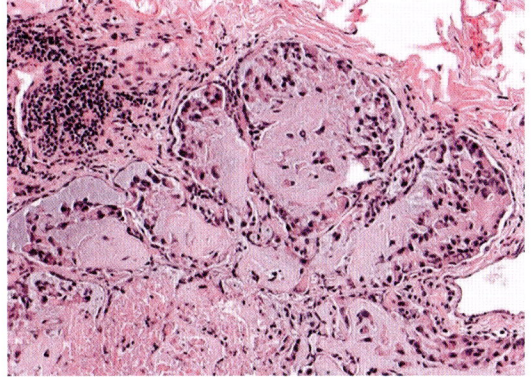

25B(HE×100)

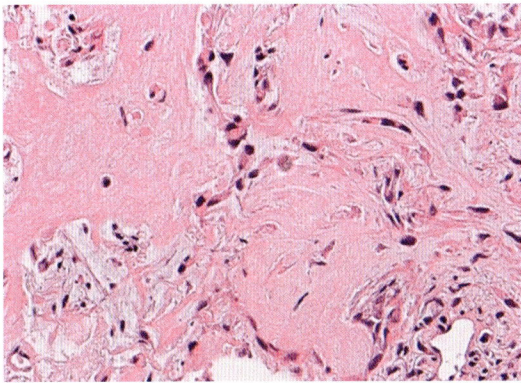

25C(HE×200)

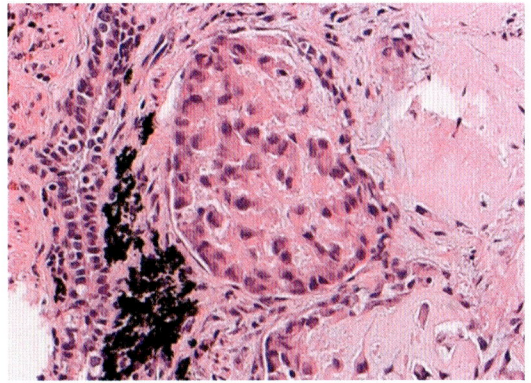

25D(HE×200)

图 14-25　上皮样血管内皮瘤

病例 26　血 管 肉 瘤

基本资料　女,33 岁,间断性头痛 6 个月,加重 15 天。外院 CT 检查显示:左侧额部占位性病变。

大体检查　暗褐色组织一块,大小 2.4cm×2cm×1.5cm,切面暗褐色,质略硬。

镜下所见　血凝块组织内可见少许由大小不等、相互吻合的管腔构成的肿瘤,管腔内可见大量红细胞(图 14-26A、B);管腔壁内可见胶原变性及细胞质透亮的异型细胞(图 14-26C、D);管腔内壁被覆异型显著的内皮细胞,核分裂象易见(图 14-26E、F)。

免疫组化　Collagen Ⅳ、Fli-1 和 F8 弥漫阳性,SMA 局部阳性,TFE3 个别细胞阳性,CD31 和 CD34 血管内皮细胞阳性,AE1/AE3、GFAP、NSE、S-100、EMA、PR 和 EGFR 阴性。肿瘤细胞增殖指数 Ki-67 为 30%～40%。

病理诊断　血管肉瘤。

诊断依据　青年女性,颅内占位,肿瘤出血显著,由大小不等、相互吻合的管腔构成,管腔内可见大量红细胞,管壁内衬内皮细胞异型显著,核分裂象显著。免疫组化显示肿瘤细胞表达 Collagen Ⅳ、Fli-1 和 F8,血管内皮细胞表达 CD31 和 CD34,Ki-67 增殖指数较高。

鉴别诊断

(1) 血管瘤:肿瘤边界清楚,呈分叶状结构,周边无浸润性或穿插性生长,管腔内皮细胞温和无异型。

(2) 卡波西肉瘤:主要呈富于细胞的梭形形态;血管形成不如血管肉瘤明显。免疫组化显示 HHV8 阳性。

(3) 上皮样血管内皮瘤:缺少成熟的血管形成,可见特征性的黏液软骨样间质。

(4) 转移性癌或黑色素瘤:形态上可类似于上皮样血管肉瘤,但是缺少血管形成。转移性癌细胞角蛋白弥漫阳性,转移性黑色素瘤 S-100 蛋白弥漫阳性。

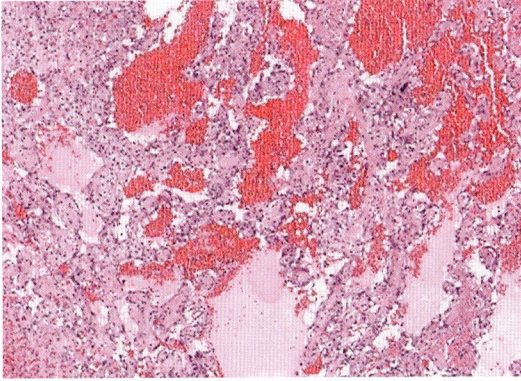

26A(HE × 40)

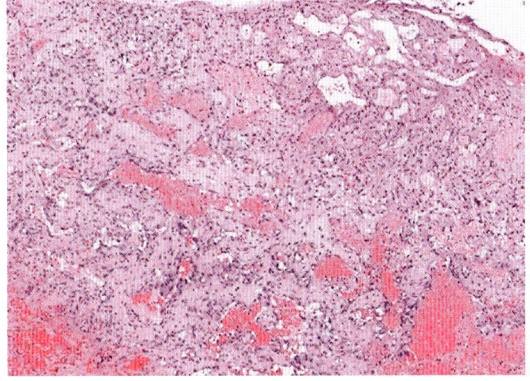

26B(HE × 40)

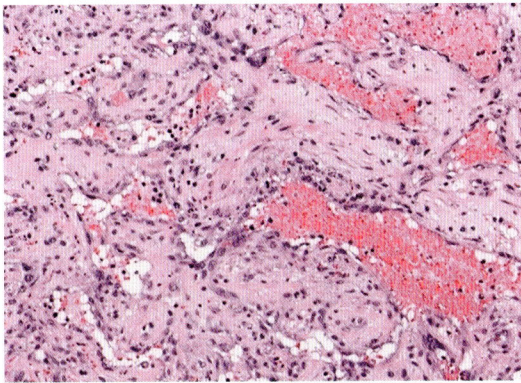

26C(HE × 100)

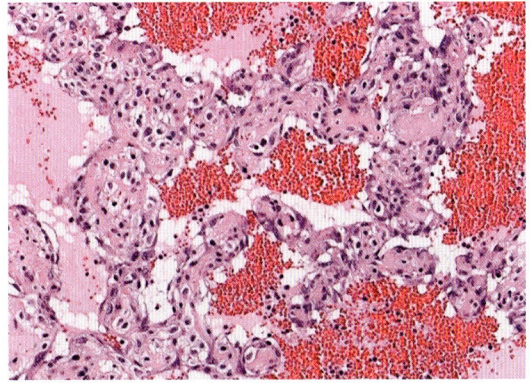

26D(HE × 100)

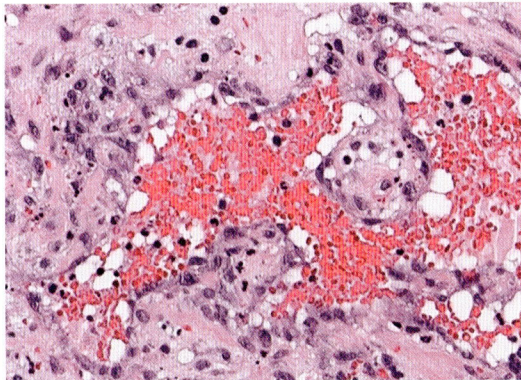

26E(HE × 200)

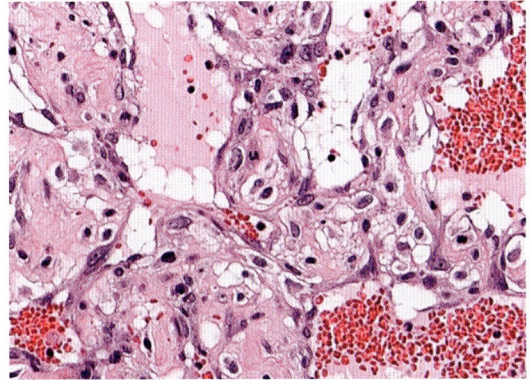

26F(HE × 200)

图 14-26 血管肉瘤

病例 27 血 管 球 瘤

基本资料 女,51 岁,发现左手中指远节指腹肿物 5 年,疼痛加重 1 年。超声检查显示:左中指指腹皮下探及低回声结节,约 1.0cm×0.6cm,边界尚清,回声欠均匀,形态尚规整,彩色多普勒血流成像(color Doppler flow imaging,CDFI)探及较丰富血流信号。

大体检查 界清、灰白结节一枚,直径 0.4cm。

镜下所见 肿瘤呈结节状生长,与周围组织边界尚清(图 14-27A),肿瘤呈结节状或片状排列于血管周边(图 14-27B、C),肿瘤细胞大小、形态相对一致,细胞质粉染;细胞核圆形、卵圆形,染色质细腻,核仁不明显,核分裂象罕见(图 14-27D)。

免疫组化 SMA、h-caldesmon、CD34 和 Vimentin 弥漫阳性,AE1/AE3 和 S-100 阴性。肿瘤细胞增殖指数 Ki-67 极低。

病理诊断 血管球瘤。

诊断依据 中年女性,远节指腹肿物,缓慢生长,肿瘤大体边界清楚,镜下肿瘤细胞形态较温和,呈结节样或片状排列于血管壁周边,肿瘤内无坏死,核分裂象罕见。免疫组化显示肿瘤细胞弥漫表达 SMA、h-caldesmon 和 CD34,Ki-67 增殖指数低。

鉴别诊断

(1) 良性皮肤附件肿瘤:如结节性汗腺瘤、螺旋腺瘤,可见上皮、导管/腺样或皮脂腺分化。免疫组化显示角蛋白阳性,SMA 阴性。

(2) 副神经节瘤:常见明显的器官样生长方式。免疫组化显示 Syn 和 CgA 阳性,其内支持细胞 S-100 蛋白阳性,SMA 阴性。

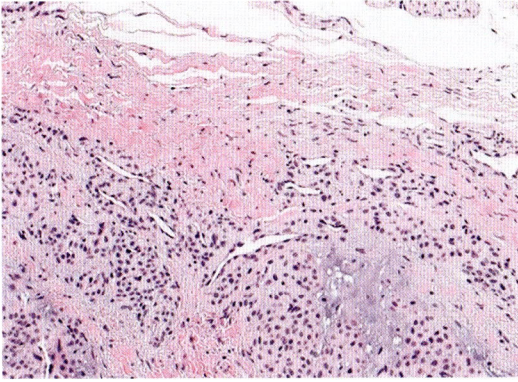

27A(HE × 100)

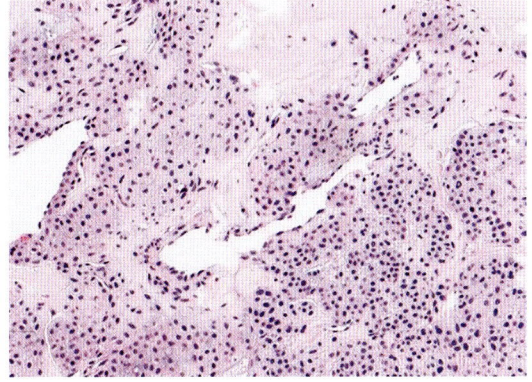

27B(HE × 100)

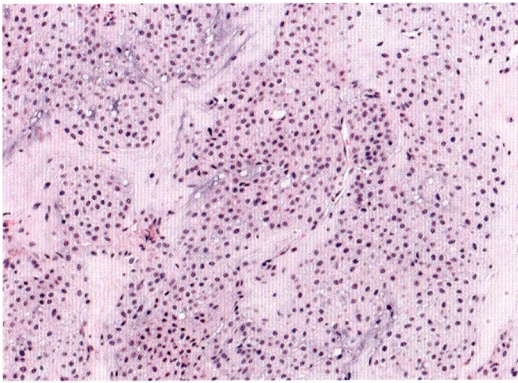

27C(HE × 100)

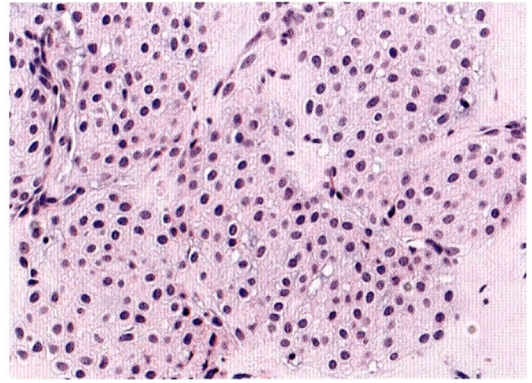

27D(HE × 200)

图 14-27 血管球瘤

病例 28　神 经 鞘 瘤

基本资料　女,53 岁,体检行胸部 CT 发现后纵隔肿物 15 天。胸部 CT 检查显示:右侧脊柱旁沟见梭形软组织影,最大截面约 4.0cm×3.1cm,边界清楚,轻-中度均匀强化。胸部 MRI 检查显示:右侧脊柱旁沟约第 9、10 后肋水平见梭形异常信号肿物,最大截面约 4.2cm×2.8cm,边界清楚;T_2WI 及 T_2WI/FS 呈不均匀稍高信号,同、反相位呈近等信号,DWI 信号稍高,增强扫描不均匀轻-中度强化,肿物邻近胸膜略增厚。

大体检查　结节样物一枚,大小 5.5cm×3.5cm×2.5cm,包膜完整。一侧附疑似胸膜,面积 3.5cm×3cm。结节切面呈灰黄色、半透明样、质地偏软。

镜下所见　低倍镜下肿瘤界清,可见纤维性包膜(图 14-28A)。肿瘤主要由梭形细胞密集区(图 14-28B)和稀疏区(图 14-28C)构成,两区之间可见移行。细胞密集区呈条束状或编织状排列,其内可见淋巴细胞灶散在分布(图 14-28D)。梭形细胞轻度异性,在密集区和稀疏区均可见列兵样排列(图 14-28E、F),核分裂象不易见。

免疫组化　肿瘤细胞弥漫表达 S-100(图 14-28G)、SOX10(图 14-28H)和 Vimentin,部分表达 Bcl-2 和 CD99。CD34(图 14-28I)肿瘤内血管阳性。肿瘤细胞不表达 SMA(图 14-28J)、Desmin(图 14-28K)、NF、AEI/AE3、EMA、ALK 和 CD68,增殖指数 Ki-67 较低。

病理诊断　神经鞘瘤。

诊断依据　肿瘤大体边界清楚,可见纤维性包膜;肿瘤细胞形态较一致,梭形,可见细胞密集区和细胞稀疏区。免疫组化显示肿瘤弥漫阳性表达 S-100 和 SOX10。

鉴别诊断

(1) 神经纤维瘤:没有包膜和束状区,肿瘤由施万细胞、成纤维细胞和神经束膜细胞混合组成。S-100 弥漫阳性表达,但是混杂的成纤维细胞表达 CD34。

(2) 恶性周围神经鞘膜瘤:肿瘤体积大,位置深;细胞可见明显的多形性,核分裂象易见;常见肿瘤性坏死。S-100 多为阴性或者灶性阳性。

(3) 平滑肌瘤:肿瘤主要由细胞质嗜酸、核呈雪茄样的梭形细胞组成,无网状区和列兵样排列。肿瘤细胞表达 SMA、h-caldesmon 和 Desmin,不表达 S-100。

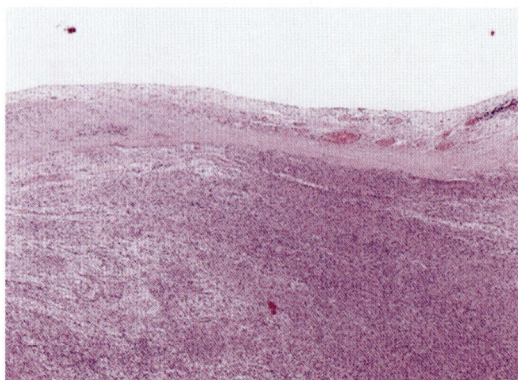

28A(HE × 20)

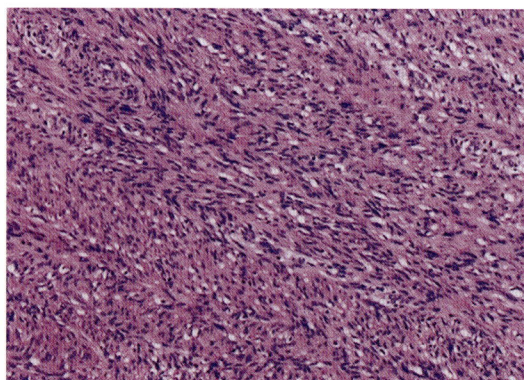

28B(HE × 100)

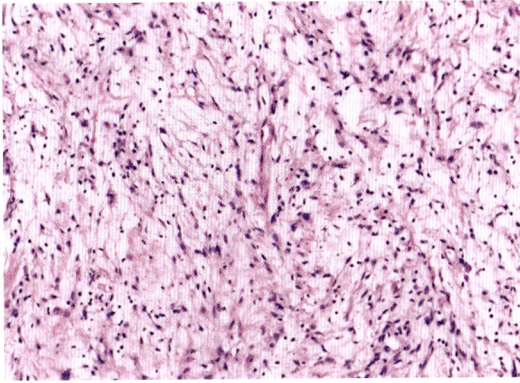

28C(HE × 100)

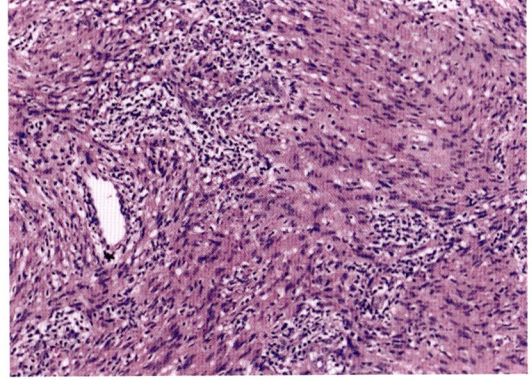

28D(HE × 100)

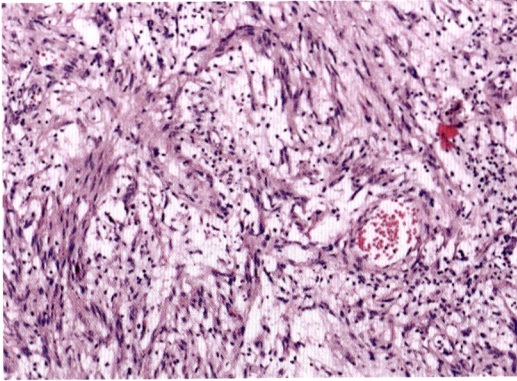

28E(HE × 100)

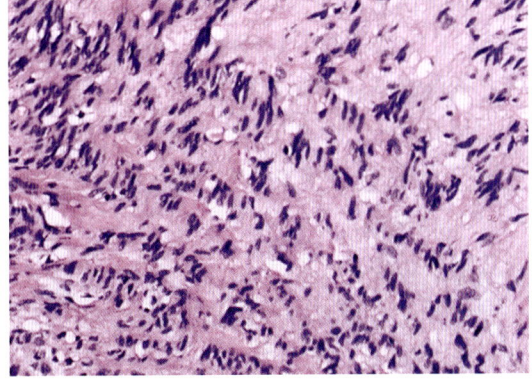

28F(HE × 200)

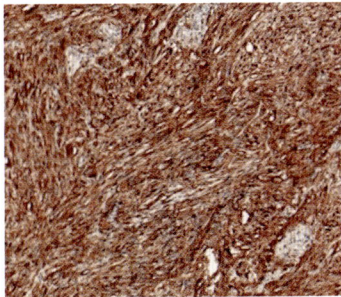

28G(S-100 × 100)

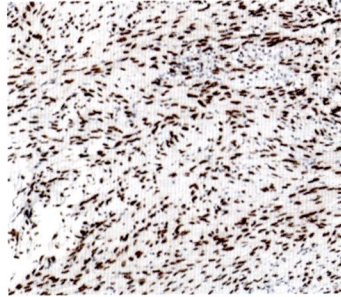

28H(SOX10 × 100)

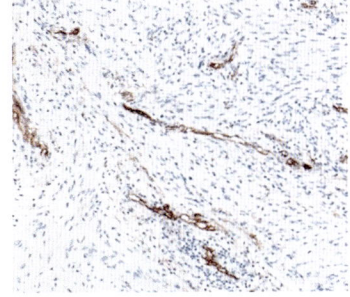

28I(CD34 × 100)

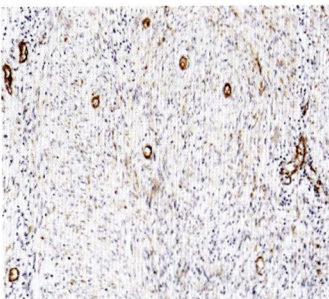

28J(SMA × 100)

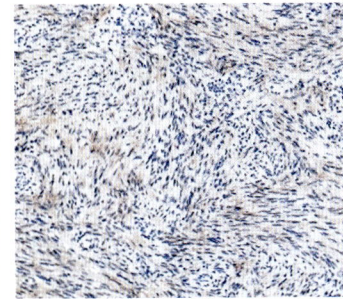

28K(Desmin × 100)

图 14-28　神经鞘瘤

病例 29　神经纤维瘤

基本资料　女,18 岁,查体发现后纵隔肿物 1 月余。CT 检查显示:左后纵隔脊柱旁沟巨大肿物,考虑神经源性肿瘤。

大体检查　结节样肿物一枚,大小 15cm×10cm×6cm,包膜光滑,多切面切开,切面灰黄灰褐、质软。

镜下所见　肿瘤境界清楚(图 14-29A),由条束状或不规则排列的梭形细胞和节细胞组成,梭形细胞密度较低,细胞界限不清,细胞核小而深染,呈波浪状排列(图 14-29B、C);节细胞散在分布或呈巢团状,肿瘤内可见散在钙化灶(图 14-29D)。

免疫组化　S-100、NF、SOX10 和 Vimentin 弥漫阳性,Bcl-2 局部阳性,ALK 灶状阳性,AE1/AE3、EMA、CD34、SMA、Desmin 和 NeuN 阴性。肿瘤细胞增殖指数 Ki-67 较低。

病理诊断　神经纤维瘤。

诊断依据　青年女性,纵隔肿物,肿瘤大体边界清楚,由施万细胞和成纤维细胞构成,细胞形态温和,核分裂象罕见,无坏死。免疫组化显示肿瘤细胞表达 S-100、NF 和 SOX10,Ki-67 增殖指数低。

鉴别诊断

(1)恶性周围神经鞘膜瘤:肿瘤通常体积大,位置深;肿瘤细胞密度高,异型性明显,核分裂象易见,可伴有坏死。血管周围可见瘤细胞聚集,肿瘤内可含有原先的神经纤维瘤成分。免疫组化显示 H3K27me3 表达缺失。

(2)神经鞘瘤:可见包膜,镜下显示交替性分布的束状区和网状区,可见 Verocay 小体,血管周可见玻璃样变性。肿瘤弥漫性表达 S-100 和 SOX10。

(3)神经束膜瘤:肿瘤细胞呈席纹状、旋涡状或板层状排列。免疫组化显示肿瘤细胞弥漫表达 EMA 和 GLUT1,不表达 S-100 和 CD34。

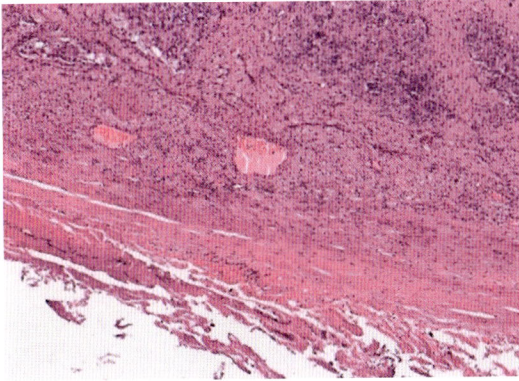

29A(HE × 40)

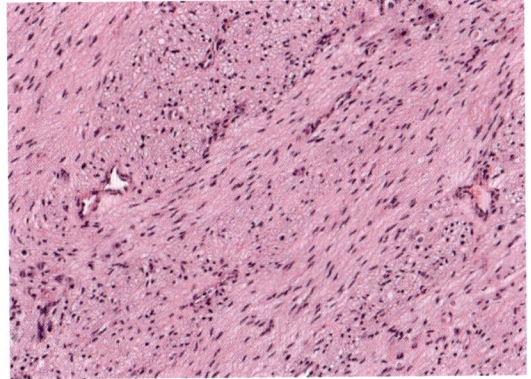

29B(HE × 100)

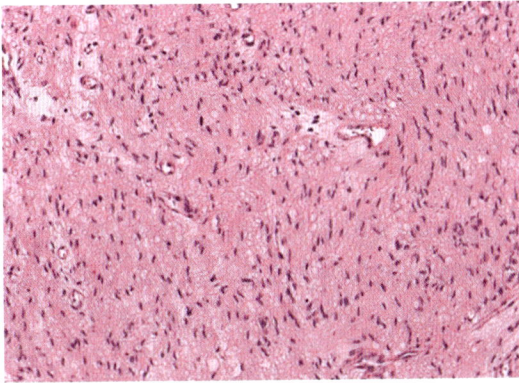

29C(HE × 100)

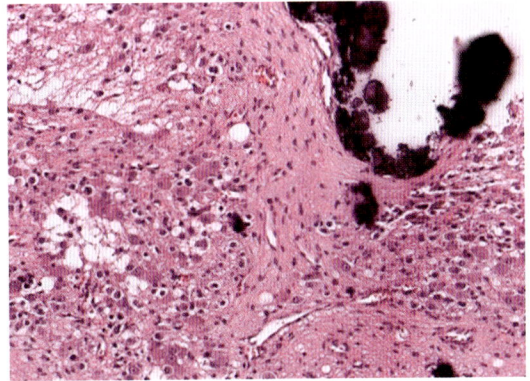

29D(HE × 100)

图 14-29 神经纤维瘤

病例30　恶性外周神经鞘膜瘤

基本资料　男,47岁,右面部肿物外院3次手术后1年,复发3个月。CT检查显示:右侧颌面部皮下可见多发结节及肿物,局部融合,自外耳道水平向下至舌骨水平,最大截面约6.7cm×3.3cm,边界模糊,增强后不均匀明显强化,表面可见破溃,局部与右侧咬肌及右侧腮腺关系密切,考虑为肿瘤残留可能性大。

大体检查　皮下至肌肉组织可见灰白、质硬肿物,大小13cm×6.5cm×3cm,界不清。

镜下所见　肿瘤位于真皮内,侵及表面皮肤(图14-30A)及深层涎腺组织。肿瘤由条束状及鱼骨样排列的梭形细胞构成(图14-30B),细胞密集区和疏松区交替性分布,局部间质黏液变性及玻璃样变性(图14-30C、D)。肿瘤细胞的细胞质淡嗜伊红色,细胞界不清,核深染,细长梭形,染色质粗,可见核多形性及核分裂象(图14-30E、F)。

免疫组化　S-100(图14-30G)、SOX10(图14-30H)和Collagen Ⅳ弥漫阳性,p16(图14-30I)局部阳性,AE1/AE3、CD34、Desmin、EMA、SMA、HMB45和Melan-A阴性,肿瘤细胞增殖指数Ki-67约40%。

病理诊断　恶性外周神经鞘膜瘤。

诊断依据　中年男性,真皮内肿物,多次复发,侵及表皮及周边涎腺组织,界限清楚;肿瘤由密集区和疏松区交替性分布的梭形细胞构成,肿瘤细胞的细胞质淡嗜伊红色,细胞界不清,核深染,细长梭形,染色质粗,可见核多形性及核分裂象。免疫组化显示肿瘤细胞弥漫表达S-100、SOX10和Collagen Ⅳ,Ki-67增殖指数较高。

鉴别诊断

(1) 单相型滑膜肉瘤:肿瘤细胞形态和结构一致,间质内可有胶原纤维和钙化。免疫组化显示CK和EMA呈灶性或斑片状阳性,S-100灶性阳性,TLE1弥漫核阳性。

(2) 富于细胞性神经鞘瘤:肿瘤细胞无异型性,可见包膜下淋巴细胞聚集和/或泡沫状组织细胞聚集灶,可见灶状坏死。

(3) 恶性黑色素瘤:临床可有恶性黑色素瘤病史,细胞形态多样。免疫组化显示肿瘤细胞表达S-100、HMB45和其他色素细胞标记。

(4) 平滑肌肉瘤:可见平滑肌分化形态,免疫组化显示SMA和Desmin阳性,S-100阴性。

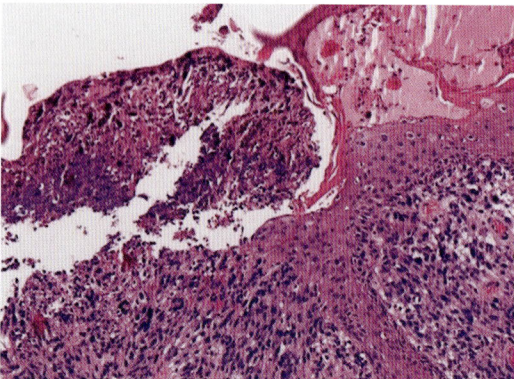

30A(HE×100)

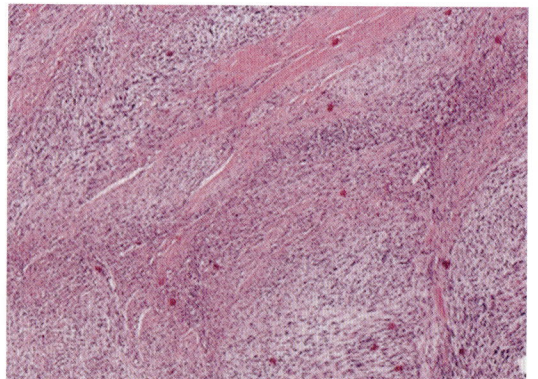

30B(HE×40)

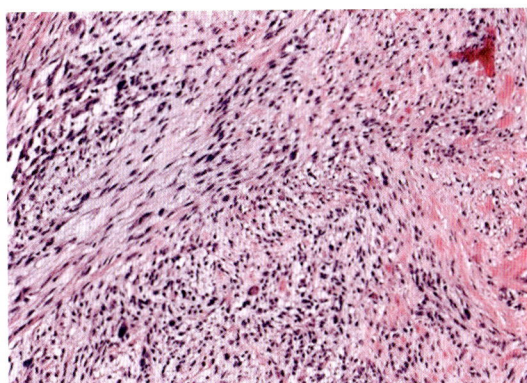

30C(HE × 100)

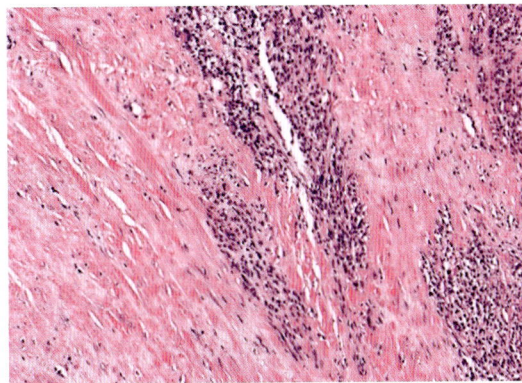

30D(HE × 100)

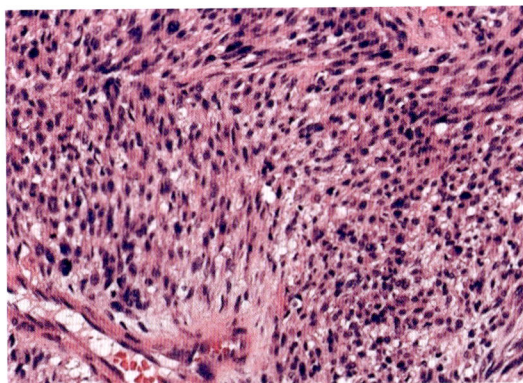

30E(HE × 200)

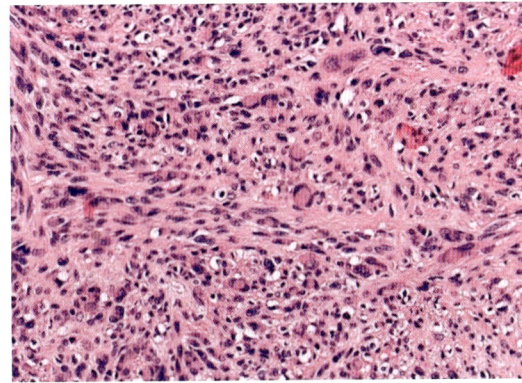

30F(HE × 200)

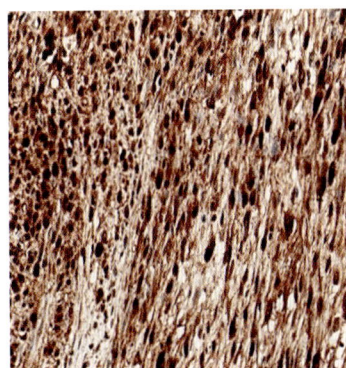

30G(S-100 × 200)

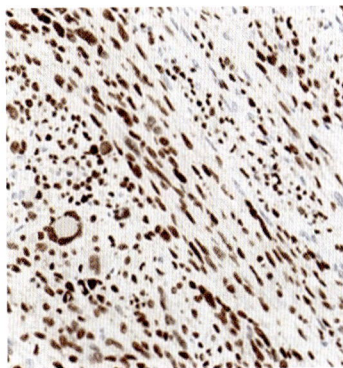

30H(SOX10 × 200)

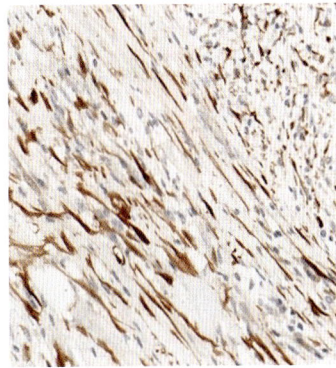

30I(p16 × 200)

图 14-30　恶性外周神经鞘膜瘤

病例 31　滑　膜　肉　瘤

基本资料　男,18 岁,发现颈前肿物 4 月余。MRI 检查显示:右颈部可见类圆形异常信号肿物,最大横截面约 4.2cm×3.7cm,形态规则,推压邻近右侧颌下腺、胸锁乳突肌及右侧颈动脉鞘,与甲状腺右侧叶分界欠清;T_1WI 呈等或稍低信号,T_2WI/FS 呈明显高信号,DWI 明显高信号,增强扫描轻度强化。

大体检查　不整形软组织,大小 8.5cm×6.5cm×4cm,切面见灰白色结节状肿物,大小 7cm×4.5cm×4cm,质细韧,与周围组织界欠清。

镜下所见　肿瘤由呈条束状、片状或鱼骨样排列的梭形细胞构成(图 14-31A、B),梭形细胞形态略一致,细胞质略嗜碱性,卵圆形,温和,常重叠,无明显多形性,核分裂象可见(图 14-31C)。局灶可见凝固样性坏死(图 14-31D)。

免疫组化　Vimentin、Bcl-2 和 CD99 弥漫阳性,AE1/AE3 和 EMA 局部阳性,ALK、S-100、Desmin、SMA、CD34 和 CD68 阴性,肿瘤细胞增殖指数 Ki-67 约 30%。

病理诊断　滑膜肉瘤。

诊断依据　青年男性,头颈部占位,肿瘤大体边界不清。镜下肿瘤由呈条束状、片状或鱼骨样排列的梭形细胞构成,梭形细胞无明显多形性。免疫组化显示肿瘤细胞弥漫表达 Bcl-2 和 CD99 可表达 TLE1。

鉴别诊断

(1) 孤立性纤维性肿瘤:可见扩张性不规则鹿角状血管,间质内可见明显的胶原纤维。免疫组化显示肿瘤细胞弥漫表达 CD34 和 STAT6。

(2) 纤维肉瘤样隆突性皮肤纤维肉瘤:主要发生于浅表软组织,可含有经典的隆突性皮肤纤维肉瘤区域。部分病例表达 CD34,一般不表达 keratin 和 TLE1。

(3) 平滑肌肉瘤:可见明显的嗜伊红色细胞质,核多形性明显。免疫组化显示 SMA、h-caldesmon 和 Desmin 阳性,keratin 和 EMA 阴性。

(4) 恶性周围神经鞘瘤:肿瘤内可见程度不等的多形性,部分病例还可见神经纤维瘤区域。免疫组化显示肿瘤细胞表达 S-100 和 SOX10,H3K27me3 失表达。

知识拓展　滑膜肉瘤具有 *SS18-SSX* 1/2/4 融合基因。可以借助免疫组化 SS18-SSX 辅助诊断。

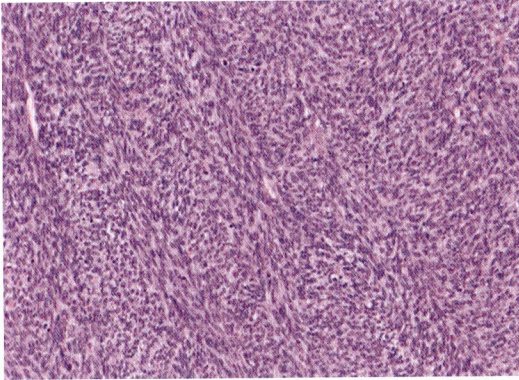

31A(HE × 100)

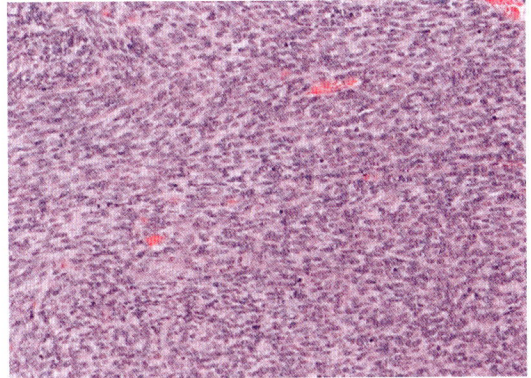

31B(HE × 100)

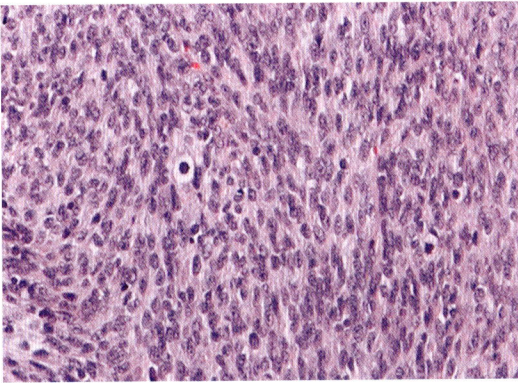

31C(HE × 200)

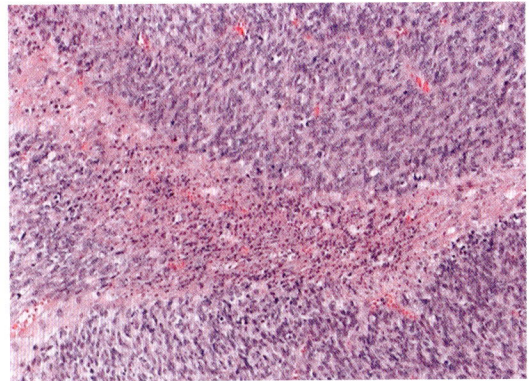

31D(HE × 100)

图 14-31　滑膜肉瘤

病例 32　局限型滑膜腱鞘巨细胞瘤

基本资料　男,55 岁,发现左小腿部肿物 9 月余,外院局部切除术后 1 月余。查体:左侧髌骨内下极可触及直径约 3cm 的圆形皮下肿块。CT 检查显示:左侧小腿内侧皮下可见片状异常信号影,T_1WI 等信号,T_2WI/FS 呈高亮信号,DWI 呈稍高信号,增强扫描明显强化,其内小片状积液未见强化,考虑术后改变;术区邻近左侧胫骨局部骨质似有缺损伴少许异常信号,术后改变? 请结合临床。

大体检查　扁圆形肿物一枚,大小 6.5cm×4.5cm×1.5cm,包膜完整,多切面切开,切面灰白灰黄、质中。

镜下所见　肿瘤边界尚清(图 14-32A),肿瘤内可见大量间质纤维化、玻璃样变性(图 14-32B),部分血管壁也发生玻璃样变性(图 14-32C)。肿瘤内可见多种细胞成分:体积偏大的上皮样细胞(细胞质丰富,嗜伊红色,常含有含铁血黄素;核呈空泡状,核仁明显)、组织细胞(细胞质淡染,核圆形或肾形)、破骨样巨细胞及含铁血黄素性吞噬细胞(图 14-32D~F)。

病理诊断　局限型滑膜腱鞘巨细胞瘤,伴术后继发改变。

诊断依据　中年男性,下肢肿物,肿瘤大体边界清楚,可见包膜。镜下肿瘤由体积偏大的上皮样细胞、组织细胞、破骨样巨细胞及含铁血黄素性吞噬细胞组成,其内可见大量玻璃样变性。

鉴别诊断

(1) 软组织巨细胞瘤:肿瘤细胞成分单一,多由单核样间质细胞组成,其内含有较多的破骨样巨细胞,少见间质纤维化,周边常有骨壳。和其关节、骨无关系。

(2) 腱鞘纤维瘤:常发生于手指;其内无含铁血黄素沉着和多核巨细胞,周边可见狭长血管和/或裂隙。

(3) 丛状纤维组织细胞瘤:常发生于儿童和青少年,常累及真皮和皮下组织,极少发生于肢端,镜下常含有破骨样巨细胞。

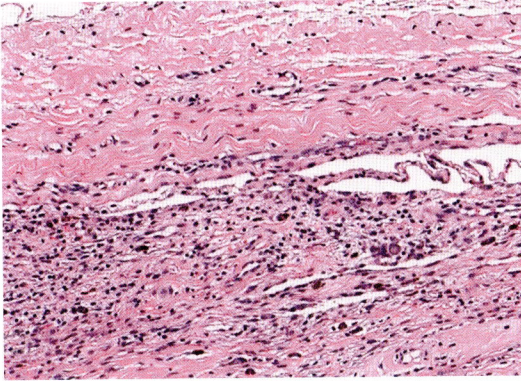

32A(HE × 100)

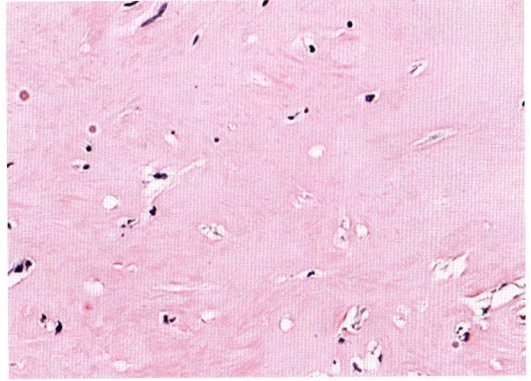

32B(HE × 200)

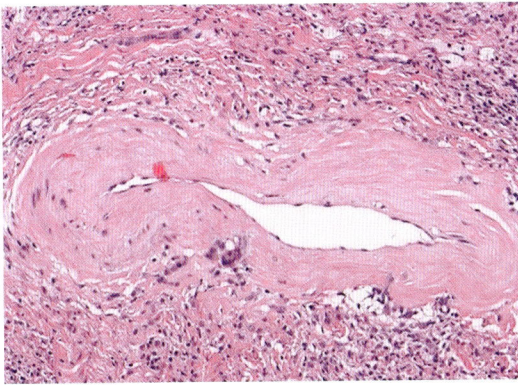

32C(HE × 100)

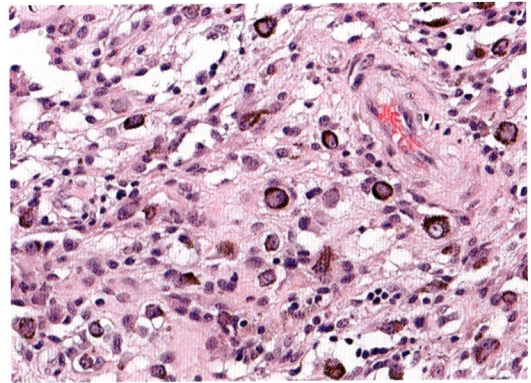

32D(HE × 200)

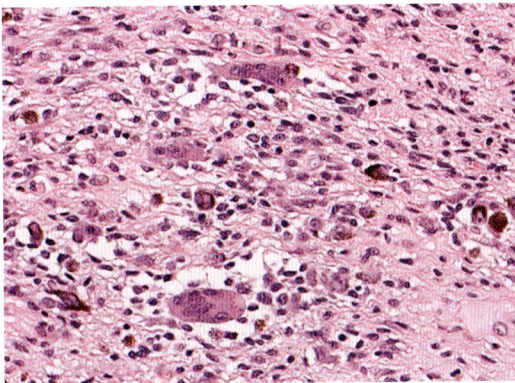

32E(HE × 100)

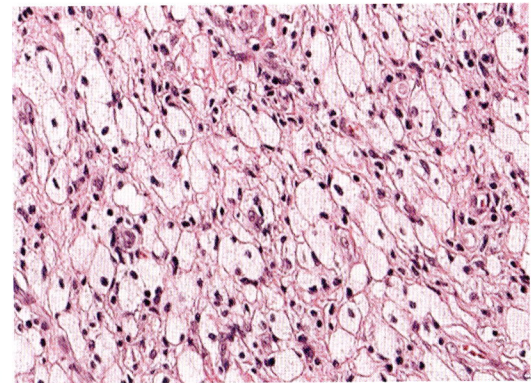

32F(HE × 200)

图 14-32 局限型滑膜腱鞘巨细胞瘤

病例33　弥漫型滑膜腱鞘巨细胞瘤

基本资料　女,50岁,发现左腕部肿物1月余。

大体检查　结节样物一枚,大小2.5cm×1cm×12cm,切面灰白灰黄、实性、质韧。

镜下所见　肿瘤边界不清,侵及周边脂肪组织(图14-33A),肿瘤内主要由体积偏大的上皮样细胞构成,细胞的细胞质丰富,嗜伊红色,核呈空泡状,核仁明显(图14-33B)。其内可见少许组织细胞(细胞质淡染,核圆形或肾形)(图14-33C),个别破骨样巨细胞。另可见散在分布的淋巴细胞及血管周边的淋巴细胞套(图14-33D)。

免疫组化　CD68、Desmin和Fli-1大部分阳性(图14-33E~G),CD34、CD31和ERG血管阳性,AE1/AE3和S-100阴性。肿瘤细胞增殖指数Ki-67较低。

病理诊断　弥漫型滑膜腱鞘巨细胞瘤。

诊断依据　中年女性,腕部肿物,界限不清,呈浸润性生长;镜下肿瘤主要由上皮样细胞构成,其内可见组织细胞及破骨样巨细胞。免疫组化显示肿瘤细胞表达CD68和Desmin。

鉴别诊断

(1)局限型滑膜腱鞘巨细胞瘤:肿瘤境界清楚,有包膜;局限于指/趾或关节内。

(2)恶性腱鞘滑膜巨细胞瘤:肿瘤细胞异型性显著,核仁明显;易见核分裂象和坏死;既往常有放疗病史。

(3)软组织巨细胞瘤:肿瘤内可见大小较一致的单核样间质细胞及大量分布均匀的巨细胞,可有化生性骨,细胞组成相对单一,间质纤维化少见。

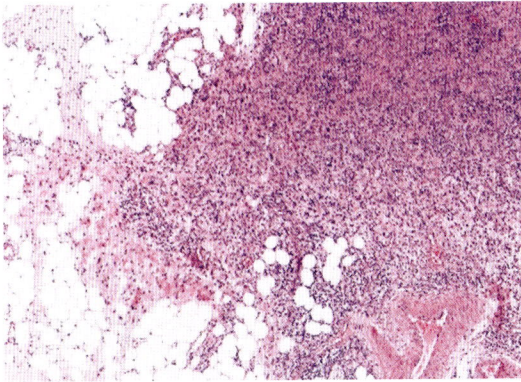

33A(HE×40)

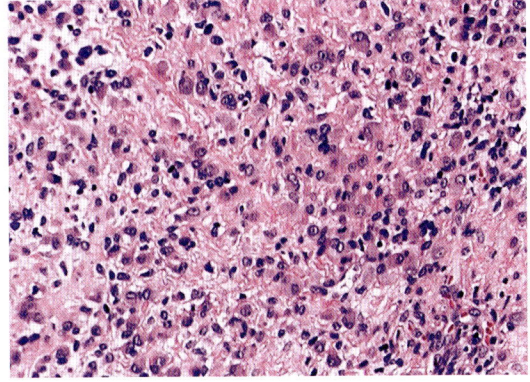

33B(HE×200)

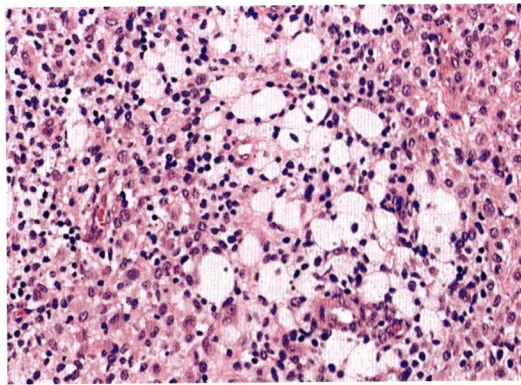

33C(HE×200)

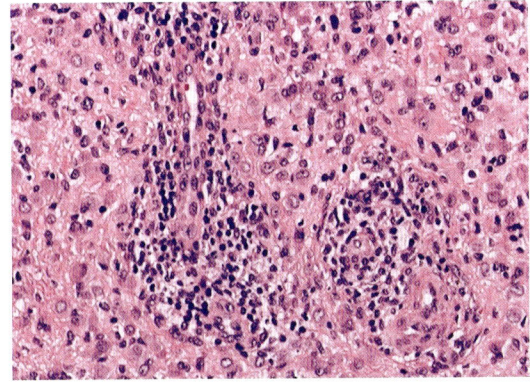

33D(HE×200)

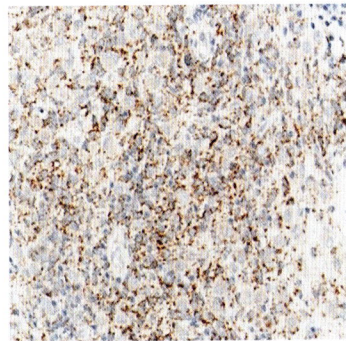

33E(CD68×200)

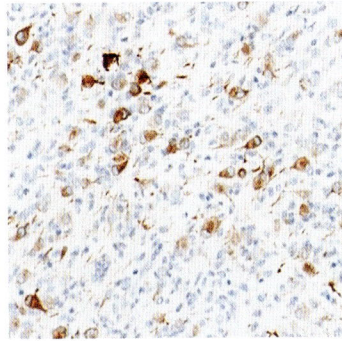

33F(Desmin×200)

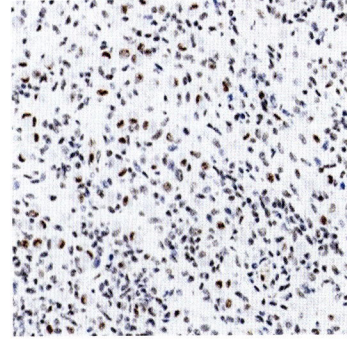

33G(Fli-1×200)

图 14-33 弥漫型滑膜腱鞘巨细胞瘤

病例34 上皮样肉瘤

基本资料 女,17岁,发现会阴部肿物1年余,穿刺活检及2周期化疗后15天。MRI检查显示:右侧腹股沟区肿物,边界欠清,边缘浅分叶状,约6.6cm×5.9cm×7.8cm,T_1W1等信号,T_2W1/FS不均匀高信号,增强扫描明显强化,周围皮下组织水肿。

大体检查 皮下可见一灰黄灰白肿物,大小7cm×6cm×5.5cm,质细腻,未累及皮肤。

镜下所见 肿瘤位于皮下脂肪内,与周围脂肪组织边界尚清(图14-34A)。肿瘤主要由上皮样细胞构成,细胞的细胞质丰富,嗜伊红色,细胞核中度异型,可见大核仁(图14-34B)。肿瘤细胞呈片状分布,可见坏死(图14-34C),局部肿瘤细胞围绕血管形成"菊形团"样结构(图14-34D)。局部血管丰富呈上皮样血管瘤样结构(图14-34E),部分血管周可见淋巴细胞套形成(图14-34F),局部间质纤维化伴玻璃样变性。

免疫组化 AE1/AE3、EMA、Vimentin、CD34和NSE阳性,Desmin、S-100、SMA、MyoD1和myogenin阴性。肿瘤细胞增殖指数Ki-67约10%。

病理诊断 上皮样肉瘤。

诊断依据 青年女性,躯干会阴部肿物,边界清楚;肿瘤细胞呈上皮样。免疫组化显示肿瘤细胞表达AE1/AE3、EMA、Vimentin、CD34和NSE。Ki-67增殖指数略低。大多数病例INI1表达缺失。

鉴别诊断

(1)横纹肌肉瘤:肿瘤表达MyoD1、myogenin和Desmin,不表达上皮标记物。

(2)平滑肌肉瘤:肿瘤表达SMA和Desmin,不表达上皮标记物。

(3)上皮样血管肉瘤:肿瘤表达CD31、CD34和Fli-1。

(4)恶性黑色素瘤:临床有恶性黑色素瘤病史;肿瘤细胞体积大,多形性和异型性明显。免疫组化显示肿瘤细胞表达S-100和SOX10,不表达上皮标记物。

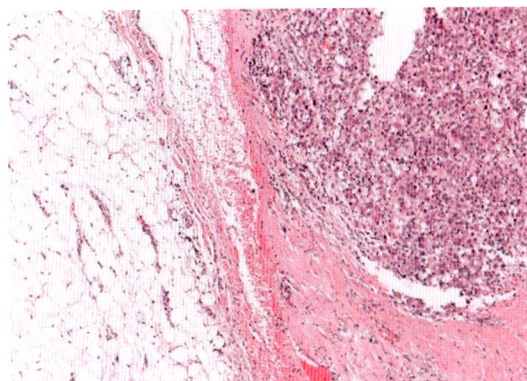

34A(HE×40)

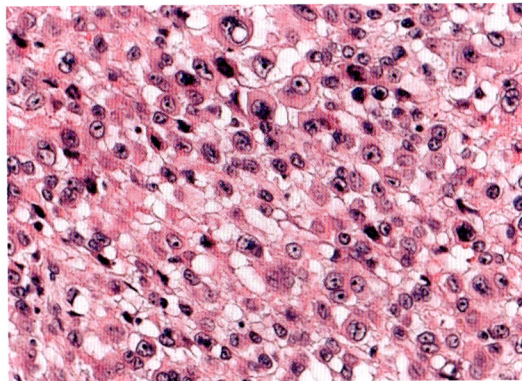

34B(HE×200)

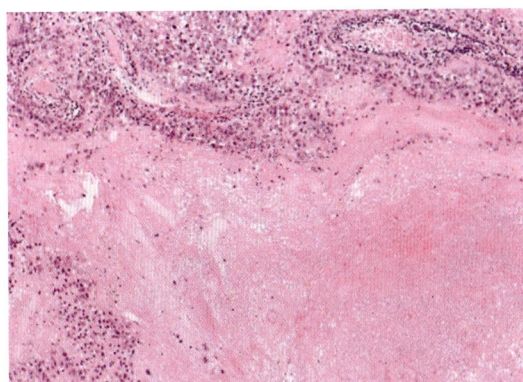

34C(HE×400)

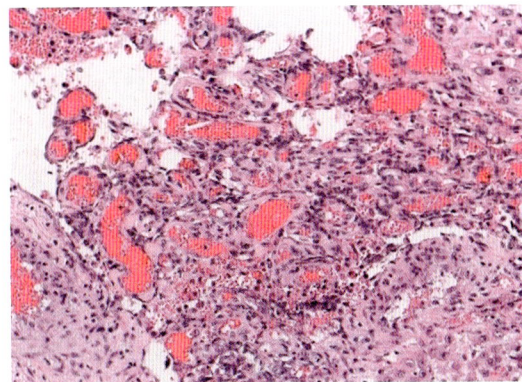

34D(HE×200)

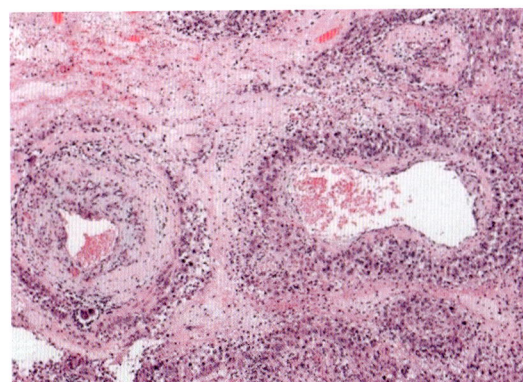

34E(HE×100)

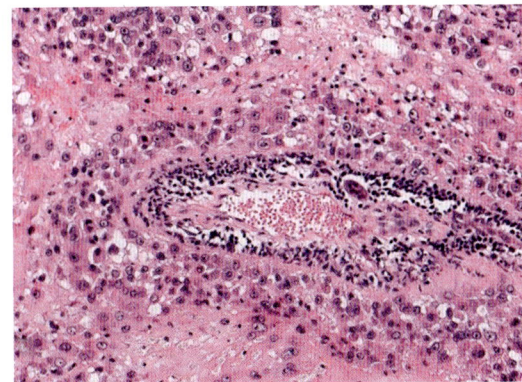

34F(HE×200)

图 14-34 上皮样肉瘤

病例35 去分化脂肪肉瘤

基本资料 男,37岁,咳嗽,痰中带血1个月。CT检查显示:右肺中间段支气管及右肺下叶背段开口处不规则分叶状肿物,大小3.5cm×2.8cm,边缘模糊。

大体检查 多切面切开胰腺组织,于胰尾处见一肿物,大小7cm×6cm×4cm,切面灰白灰粉、质硬、界不清。

镜下所见 肿瘤位于胰腺组织内,界限不清,呈浸润性生长(图14-35A)。肿瘤主要由编织状和片状生长的梭形细胞构成,轻-中度异型,可见核分裂象(图14-35B、C),局部玻璃样变性(图14-35D)。梭形细胞及胰腺组织内可见少许分化较成熟的脂肪细胞(图14-35E、F)。

免疫组化 Vimentin和SMA弥漫阳性(图14-35G),CD34血管阳性(图14-35H),Desmin散在个别细胞阳性(图14-35I),SDHB、Bcl-2、CD99、CD68和CD56局部阳性,AE1/AE3、CK18、EMA、ALK、S-100、CD117、DOG1、MyoD1、myogenin和TFE3阴性,肿瘤细胞增殖指数Ki-67约30%。

FISH检测 *MDM2*基因扩增。

病理诊断 去分化脂肪肉瘤。

诊断依据 青年男性,胰腺内肿物;肿瘤界限不清,主要由轻-中度异型的梭形细胞构成,其内可见少许分化成熟的脂肪细胞。免疫组化显示梭形细胞表达SMA、Desmin和CD34,FISH检测显示存在*MDM2*基因扩增。

鉴别诊断

(1)非典型性梭形细胞脂肪瘤样肿瘤:无显著的细胞学异型性,核分裂象罕见;FISH检测无*MDM2*基因扩增。

(2)纤维肉瘤:无高分化脂肪肉瘤成分,FISH检测无*MDM2*基因扩增。

(3)恶性周围神经鞘膜:肿瘤主要由具有逗点状核的梭形细胞呈束状排列构成,多形性明显;血管周围肿瘤细胞密度可增高。可具有异源性成分。FISH检测无*MDM2*基因扩增。

(4)胃肠道间质瘤:无高分化脂肪肉瘤成分,肿瘤表达CD34、CD117和DOG1。

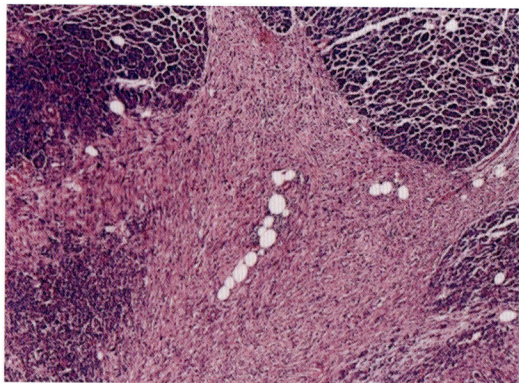

35A(HE×40)

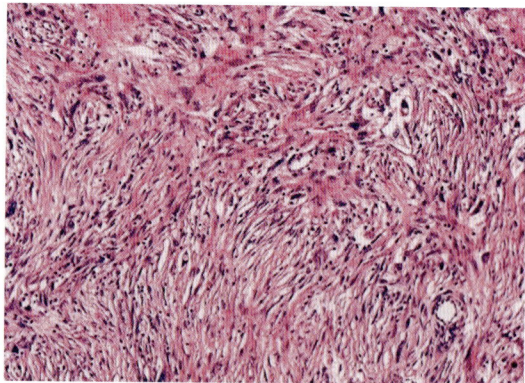

35B(HE×100)

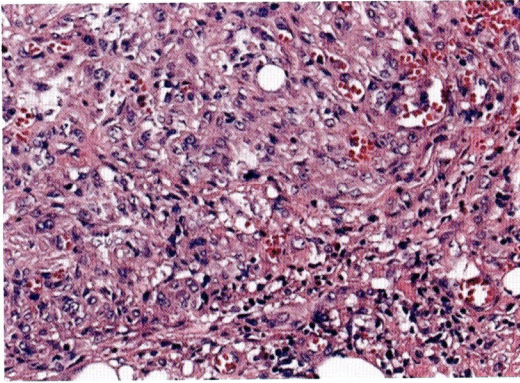
35C(HE × 200)

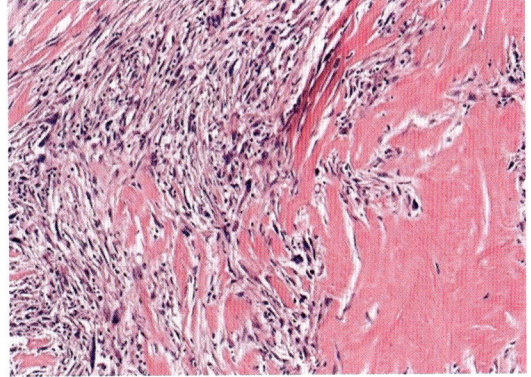
35D(HE × 100)

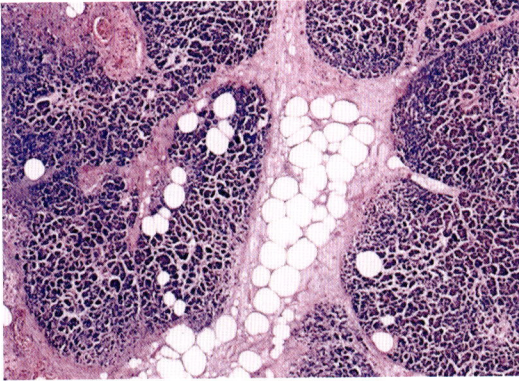
35E(HE × 40)

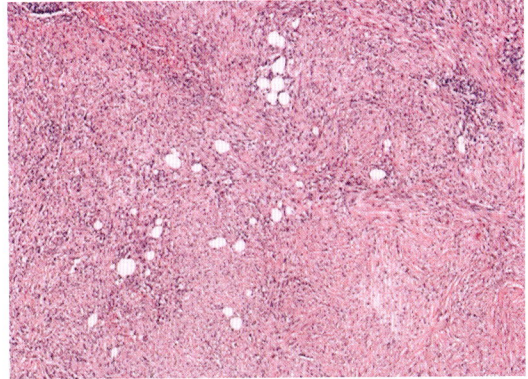
35F(HE × 100)

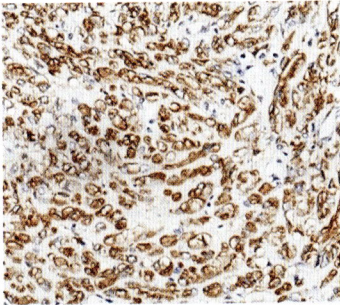
35G(SMA × 200)

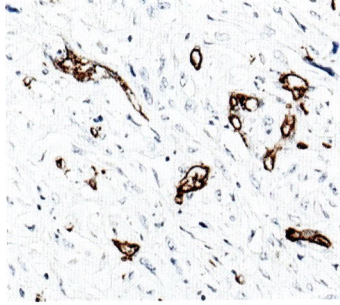
35H(CD34 × 200)

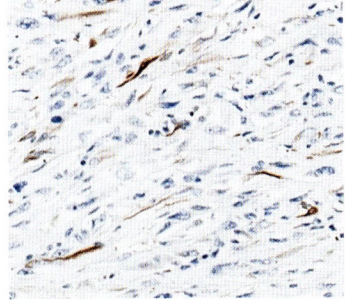
35I(Desmin × 200)

图 14-35　去分化脂肪肉瘤

病例36 多形性脂肪肉瘤

基本资料 女,64岁,右小腿多形性脂肪肉瘤外院扩大切除术后1年,继发右侧腹股沟肿物局部切除术后及靶向治疗后。查体:右腹股沟区见一直径约6cm肿物,中央皮肤形成两处溃疡,溃疡最大径分别为3cm和1cm;边缘区红肿,质韧,活动差。PET/CT检查显示:右侧腹股沟区不规则肿物,最大截面约8.8cm×5.1cm,伴摄取增高,最大标准摄取值(standard uptake value,SUV)13.3,局部摄取缺损。右侧髋臼、坐骨骨质破坏伴软组织肿物形成,最大截面约6.3cm×4.1cm,伴摄取增高,最大SUV10.0。右大腿前面皮肤片状增厚,伴轻度摄取,最大SUV1.5。

大体检查 带皮组织一块,大小12cm×6cm×5.5cm,皮肤面积10cm×4cm,皮肤表面破溃,可见较多结节样突起,范围7cm×3cm,切面皮下见一肿物,大小8cm×5cm×3.7cm,灰粉色、质韧、界欠清,局部灰黄伴出血。

镜下所见 肿瘤与周边界限尚清(图14-36A),其内可见富于细胞多形性肉瘤样形态,表现为多形性、梭形、圆形及多边形细胞,呈片状、短束状、席纹状排列,核重度异型,可见多核瘤巨细胞,核分裂象常见(图14-36B、C);可见黏液纤维肉瘤样形态,表现为梭形细胞呈编织状和条束状排列,伴间质黏液变性,其内可见异型瘤巨细胞(图14-36D);可见上皮样肉瘤形态,表现为上皮样细胞呈片状排列,细胞质透亮至嗜酸性,多形性脂肪母细胞单个散在分布(图14-36E、F)。另可见凝固性坏死及胆固醇结晶。

病理诊断 多形性脂肪肉瘤。

诊断依据 老年女性,肿物位于肢端深部,肿瘤边界尚清,主要由富于细胞多形性肉瘤样形态、黏液纤维肉瘤样形态和上皮样肉瘤形态构成,其内可见少许散在分布的脂肪母细胞。可见坏死,核分裂象易见。

鉴别诊断

(1)去分化脂肪肉瘤:腹膜后多见,富于细胞,非脂肪源性肉瘤伴较为广泛的形态学改变,多数病例具有高分化脂肪肉瘤成分。

(2)黏液纤维肉瘤:更常见于皮下而非深部组织,呈多结节状生长,无脂肪母细胞。

(3)黏液样脂肪肉瘤:多见于青少年至中年人,可见纤细、鸡爪样分支状毛细血管结构,无多形性脂肪母细胞。

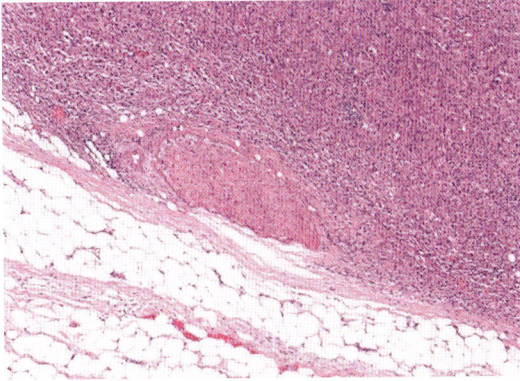

36A(HE × 40)

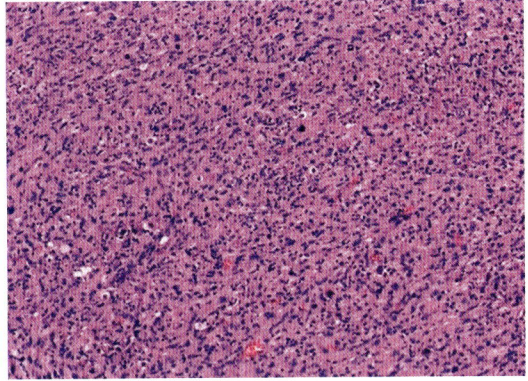

36B(HE × 100)

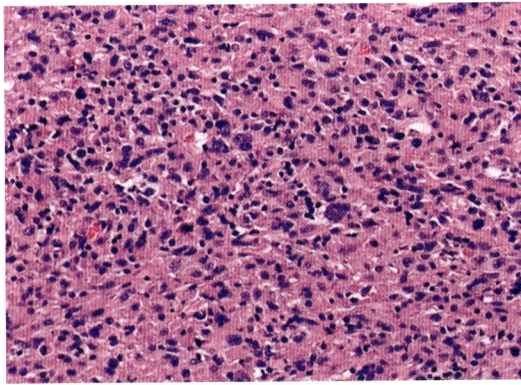

36C(HE × 200)

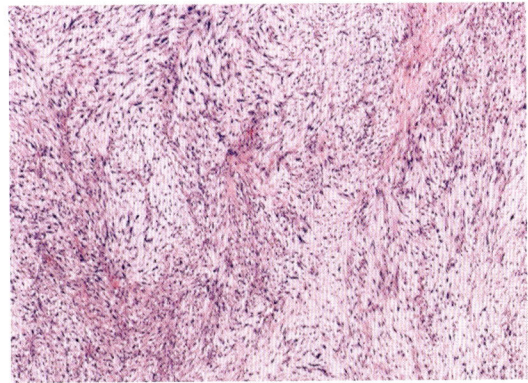

36D(HE × 100)

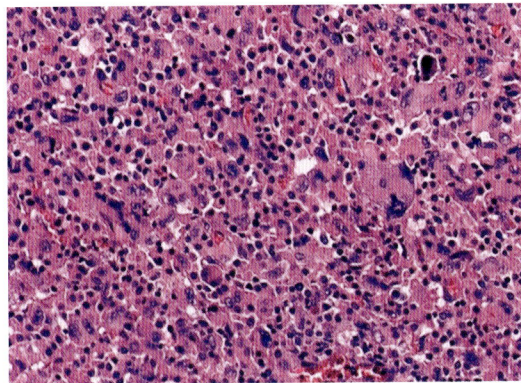

36E(HE × 200)

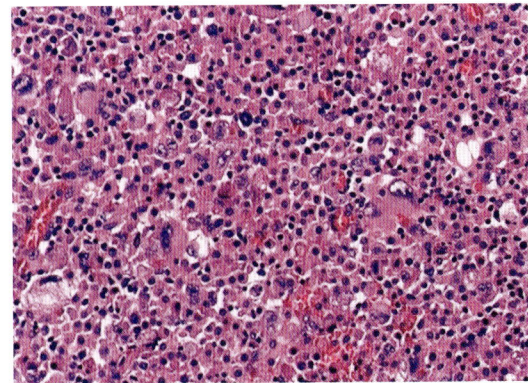

36F(HE × 200)

图 14-36　多形性脂肪肉瘤

（李卓　杨召阳）

（审校：张爽）

第十五章

骨和关节疾病

病例 1　骨软骨瘤／693

病例 2　内生软骨瘤／695

病例 3　软骨母细胞瘤／697

病例 4　软骨黏液样纤维瘤／699

病例 5　普通型软骨肉瘤／701

病例 6　骨母细胞瘤／703

病例 7　骨肉瘤／705

病例 8　骨巨细胞瘤／708

病例 9　朗格汉斯细胞组织细胞增生症／710

病例 10　骨的纤维结构不良／712

病例 11　类风湿性关节炎／714

病例 1　骨 软 骨 瘤

基本资料　男,16 岁,发现左股骨远端外侧肿物 3 年。X 线显示左股骨远端逆关节生长性突起物。

大体检查　质硬骨组织一块,大小 6.5cm×6cm×5cm,切面表层可见薄层软骨样结构,深部为骨组织。软骨帽厚度为 0.6cm。

镜下所见　低倍镜下,肿瘤主要由透明软骨构成,类似骨骺或骺板软骨,外表面包裹薄层纤维结缔组织膜,底部为松质骨,小梁骨间充填纤维脂肪组织(图 15-1A)。高倍镜下,软骨细胞无明显异型性,排列有序,骨及软骨交接处并见有钙化及骨化(图 15-1B~D)。

病理诊断　骨软骨瘤。

诊断依据　显微镜下可见 3 层结构,外表面为薄层的软骨膜层,由致密纤维结缔组织构成;靠内侧为软骨帽层,可见丰富淡蓝色的软骨基质及软骨陷窝内软骨细胞,基底结构似正常的骺板软骨;底部可见软骨内骨化形成的骨小梁,小梁间可见脂肪组织,与宿主骨髓腔相通连。

鉴别诊断

(1) 骨膜软骨瘤:瘤组织完全由透明软骨构成,呈不规则分叶状,缺乏软骨内骨化及骺板软骨样生长结构。

(2) 奇异性骨旁骨软骨瘤样增生:临床主要见于成年人,发病部位多为手足的小骨,增生的软骨伴有不典型改变,不与宿主骨的骨髓腔相通。

(3) 继发性软骨肉瘤:临床表现有肿物快速增大及疼痛,组织学可见软骨帽增厚大于 2cm,瘤细胞丰富,可见多核及核分裂象。

知识拓展　骨软骨瘤是最常见的良性成软骨性骨肿瘤,是指在骨的表面覆以软骨帽的骨性突出物,多发生于青少年,平均年龄 10 岁,大部分发病在 20 岁之前。骨软骨瘤最常见的部位是股骨远端、胫骨近端、肱骨近端的干骺端和骨盆。

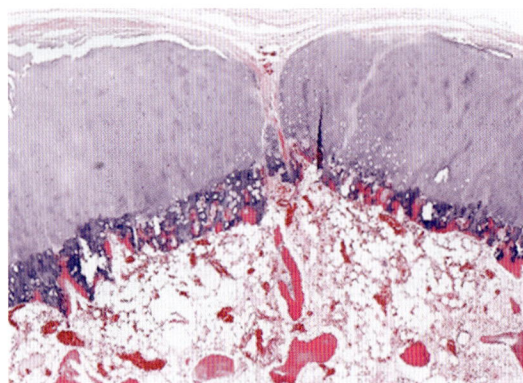

1A(HE × 10)

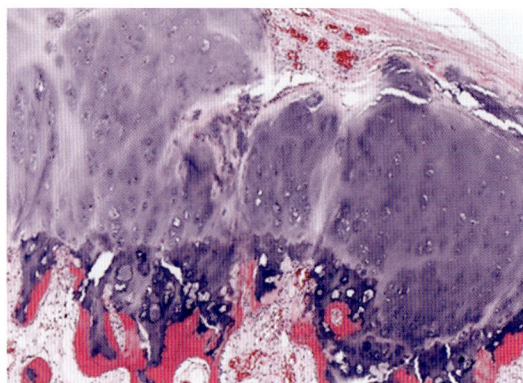

1B(HE × 20)

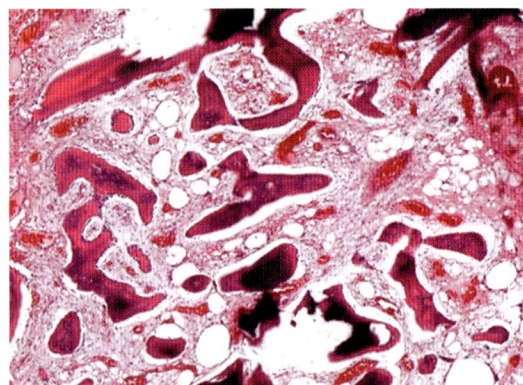

1C(HE × 20)

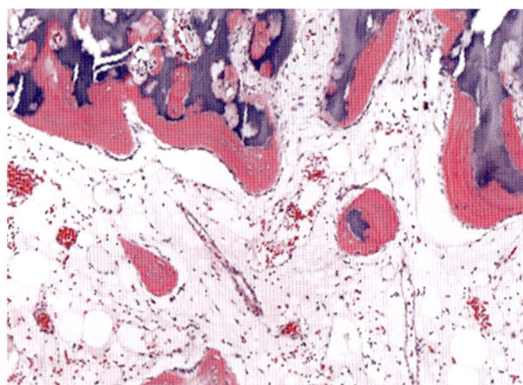

1D(HE × 40)

图 15-1　骨软骨瘤

病例 2　内生软骨瘤

基本资料　女,32 岁,发现右侧肩胛骨肿物 8 月余。MRI 示右肩胛骨多处膨胀性骨质破坏,骨皮质连续中断,呈不均匀中低度强化。

大体检查　灰白组织 2 条,长 1.2~1.5cm,直径 0.2cm。

镜下所见　瘤组织边界清楚,无浸润性特征(图 15-2A);由较成熟的透明软骨构成,呈不规则分叶状(图 15-2B);瘤细胞多少不一,形似较成熟的软骨细胞,排列不均匀,细胞大小不一(图 15-2C);瘤细胞核多呈固缩状,未见核仁,未见核分裂象(图 15-2D)。

病理诊断　内生软骨瘤。

诊断依据　瘤组织无浸润性特征,由较成熟的透明软骨构成,呈不规则分叶状;瘤细胞排列不均匀,细胞大小不一,细胞核多呈固缩状。

鉴别诊断

(1) 低级别软骨肉瘤:与内生软骨瘤鉴别有时困难,一般情况下低级别软骨肉瘤多见于中老年人,好发于长骨干骺端,具有髓内浸润性生长特性,包绕宿主骨的骨小梁。

(2) 骨软骨瘤:表现为 3 层结构,表面软骨膜为致密的纤维组织;靠内侧软骨帽结构似正常骨骺软骨;交界处见成熟的软骨细胞排列成行。

知识拓展　内生软骨瘤是髓内良性软骨性肿瘤,发病年龄宽泛,最多见于 30~40 岁成年人,以手足短骨最为常见(多为掌、指骨),累及盆骨、肋骨及肩胛骨相对少见。手足骨内生软骨瘤 X 线特征是有清晰的边界,轻微的骨内扇贝形突起,可见环形或弧形的钙化灶,骨皮质膨胀或病理性骨折也是其潜在特征。极少数情况下,内生软骨瘤可在数年后复发,临床出现无骨折性疼痛,在这种情况下,要除外不典型软骨性肿瘤/软骨肉瘤 1 级的可能性。

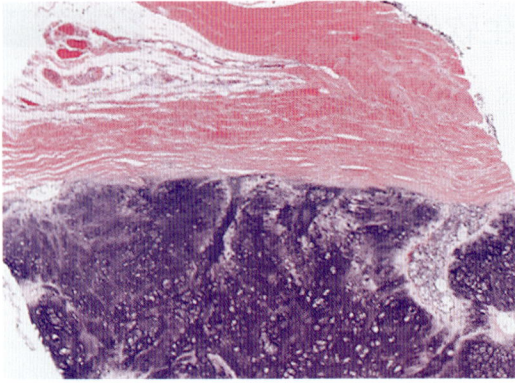

2A(HE × 20)

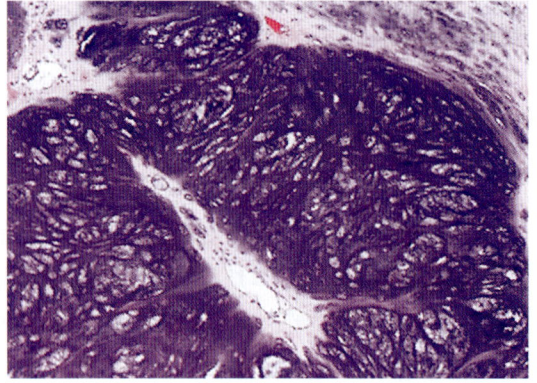

2B(HE × 40)

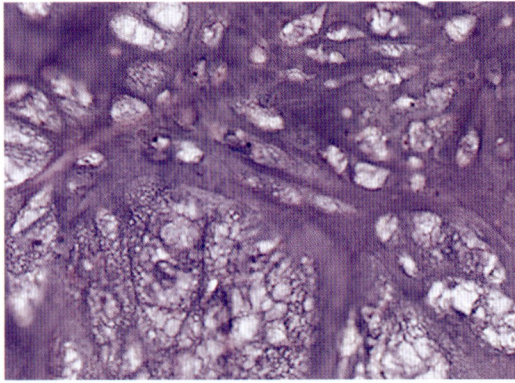

2C(HE × 100)

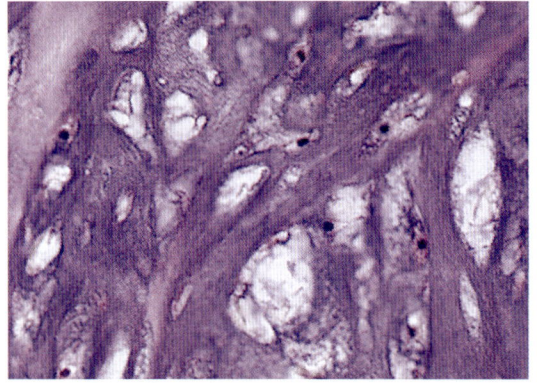

2D(HE × 200)

图 15-2　内生软骨瘤

病例 3　软骨母细胞瘤

基本资料　男,12 岁,左髋部疼痛 6 月余,加重 3 周。MRI 示左侧股骨大转子处可见一结节状异常信号影,大小 2.3cm×1.9cm×1.6cm,界清。

大体检查　灰白组织一粒,直径 0.1cm。

镜下所见　瘤细胞中等大小,类圆形或多边形,核较大呈类圆形、肾形或梭形,细胞界线清楚(图 15-3A)。可见散在的与破骨细胞相似的多核巨细胞(图 15-3B)。见少量软骨基质伴深色钙盐沉积,勾勒出透亮细胞的外形,此现象被称作"格子钙化"或"鸡笼样钙化",具有诊断意义(图 15-3C、D)。

病理诊断　软骨母细胞瘤。

诊断依据　肿瘤组织弥漫成片分布,瘤细胞中等大小,类圆形或多边形,核较大,呈类圆形或肾形,可见核沟及"鸡笼样钙化"。

鉴别诊断

(1) 骨巨细胞瘤:多见于 20~40 岁患者,多核巨细胞数目较多,体积较大,细胞排列有极向,呈梭形,界不清,细胞核较一致,无格子样钙化。

(2) 软骨黏液样纤维瘤:有明显的黏液样基质及明显的小叶结构,无格子样钙化。

(3) 软骨肉瘤:患者发病年龄较大,肿瘤呈浸润性生长,细胞核大而畸形,染色质粗,核仁突出,可见瘤巨细胞。

知识拓展　软骨母细胞瘤是一种少见的良性成软骨性肿瘤,好发于长骨的骨骺或粗隆区,由软骨母细胞及软骨样基质构成。多发生于青少年,以 20 岁以下男性多见。临床上局部疼痛为主要症状,X 线检查多为骨骺或附近呈类圆形或不规则形模糊的斑点状阴影,为局限性骨质破坏区,轻度偏心性,边界清楚,周围有可见硬化性骨质包绕,无骨膜反应。80% 的软骨母细胞瘤可通过手术刮除或异体骨移植得到根治。

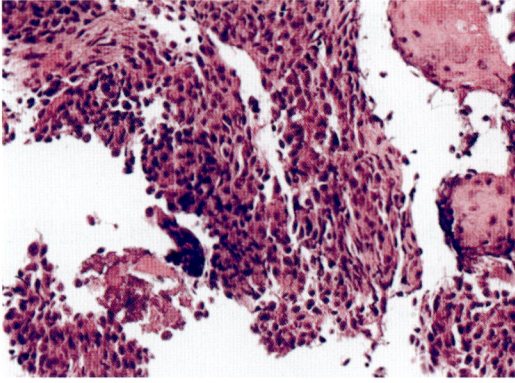

3A(HE × 200)

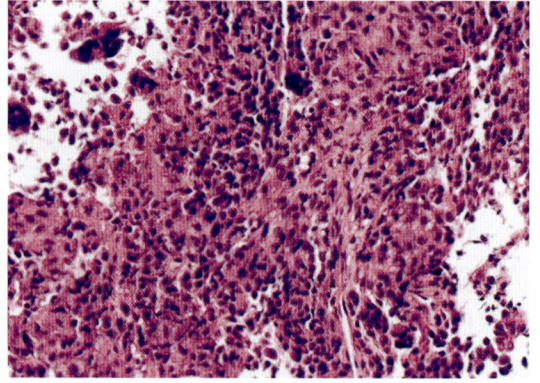

3B(HE × 200)

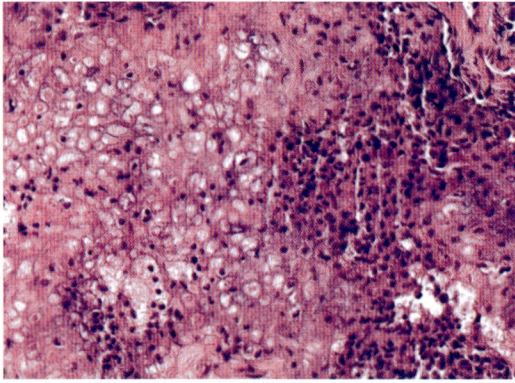

3C(HE × 200)

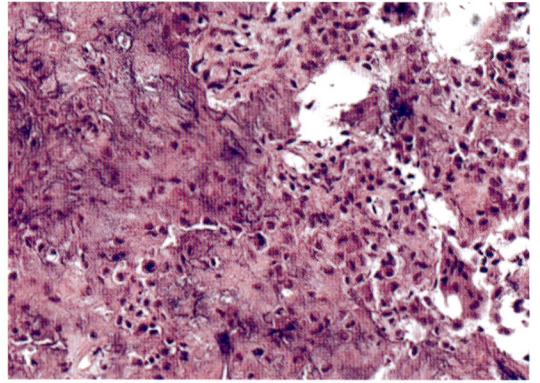

3D(HE × 200)

图 15-3　软骨母细胞瘤

病例4　软骨黏液样纤维瘤

基本资料　男,48岁,发现右髂骨病变2月余。MRI示右侧髂骨翼类圆形信号,伴骨质破坏,增强不均匀明显强化。

大体检查　部分髂骨,大小7cm×2.5cm×1.5cm,骨皮质表面局部缺损;其下方骨髓组织内可见一肿物,大小2.8cm×2cm×1.2cm,切面灰白、质中、界欠清。

镜下所见　肿瘤形成大小不一的分叶状结构,小叶中心细胞较稀疏,周围细胞相对丰富(图15-4A)。瘤细胞呈星形、梭形、带状,核呈梭形、卵圆形或不规则形,深染呈固缩状,未见明确核分裂象(图15-4B)。瘤细胞间为软骨样或黏液样基质,多少不一,淡蓝或深蓝色(图15-4C)。局灶可见核大奇异瘤细胞,细胞体积较大,细胞质含有空泡(图15-4D)。

病理诊断　软骨黏液样纤维瘤。

诊断依据　肿瘤呈分叶状结构,边界清楚,小叶内有软骨样及黏液样基质,周边细胞较丰富;瘤细胞呈星形、梭形、带状,核呈不规则形,深染呈固缩状,可有奇异性核大细胞。

鉴别诊断

(1) 黏液瘤及纤维黏液瘤:无软骨成分,不成分叶结构。

(2) 软骨母细胞瘤:缺少黏液样的组织成分和明显的小叶结构,常呈格子样钙化。

(3) 黏液样软骨肉瘤:可发生于骨,但更常见于软组织,肿瘤细胞呈圆形至梭形,条索状排列,散在分布于黏液背景中,可发生 *EWSR1* 和 *NR4A3* 基因重排。

知识拓展　软骨黏液样纤维瘤是不常见的髓内良性软骨源性肿瘤,好发于30岁以下男性,以下肢长骨干骺端(胫骨近端、股骨远端)较多见,其次可见于髂骨、肋骨等。影像学上表现为一偏心位的透亮阴影,界限清楚,周围可见反应性骨壳。一般完整切除可治愈,部分病例可出现复发。

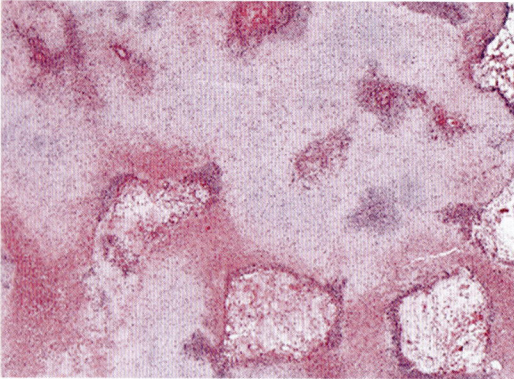

4A(HE×10)

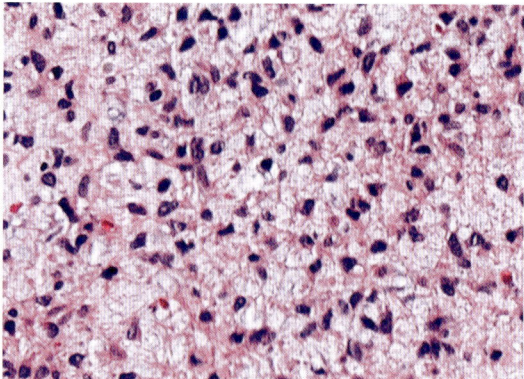

4B(HE×200)

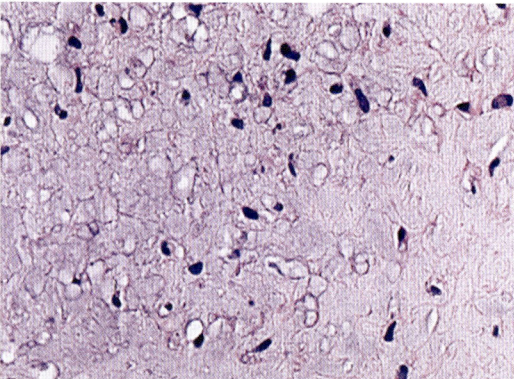

4C(HE×200)

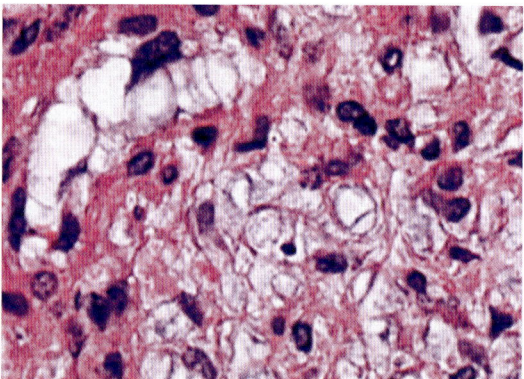

4D(HE×400)

图 15-4　软骨黏液样纤维瘤

病例5　普通型软骨肉瘤

基本资料　女,61岁,发现右侧胸壁肿物1年余。CT显示右侧肋弓下可见不规则肿物,大小3.9cm×2.8cm,边界尚清,可见不均匀轻度强化。

大体检查　灰黄灰红不整形组织,大小5.5cm×4cm×3cm,切面灰黄灰红、质细腻,部分区域质糟脆。

镜下所见　肿瘤与周围组织界限不清,呈浸润性生长(图15-5A);在大片软骨瘤样背景内出现明显恶性的细胞学特征(图15-5B);肿瘤细胞排列成分叶状,呈圆形、卵圆形或梭形(图15-5C),细胞核大而畸形,染色质丰富,呈粗颗粒状、深染,核仁较明显,核分裂象偶见(图15-5D)。

病理诊断　普通型软骨肉瘤,2级。

诊断依据　肿瘤呈浸润性生长,细胞排列成分叶状,呈卵圆形或梭形,细胞核大而畸形,染色质呈粗颗粒状、深染,核仁较明显。

鉴别诊断

(1) 软骨母细胞瘤:肿瘤细胞异型性小,核呈类圆形,核仁不明显,常呈格子样钙化。

(2) 软骨母细胞性骨肉瘤:发病年龄较年轻,生长迅速,易早期转移,细胞异型性显著,可见肿瘤性成骨。

知识拓展　普通型软骨肉瘤是常见的骨恶性肿瘤,发病率仅次于骨肉瘤。好发年龄为30~60岁,多在中年以后,罕见发生于儿童。影像学有3大诊断性特征:边界模糊、骨干纺锤形增粗和穿透皮质,可伴有点状钙化。免疫组化显示肿瘤细胞S-100阳性表达,Brachyury阴性表达,部分普通型软骨肉瘤存在基因*IDH1/2*的突变。

根据2020版世界卫生组织(World Health Organization,WHO)分类标准,软骨肉瘤分为3级,软骨肉瘤1级是指发生在中轴骨的低度恶性软骨肉瘤,相应发生于四肢的低度恶性或交界性软骨肿瘤命名为不典型软骨性肿瘤。软骨肉瘤2级及3级属于中度及高度恶性肿瘤。

目前认为,软骨肉瘤组织学分级仍然是预测局部复发及转移的依据,另外发生于中轴骨的软骨肉瘤要差于发生于四肢骨的相应软骨肉瘤。软骨肉瘤以手术治疗为主,对放疗及化疗均不敏感。

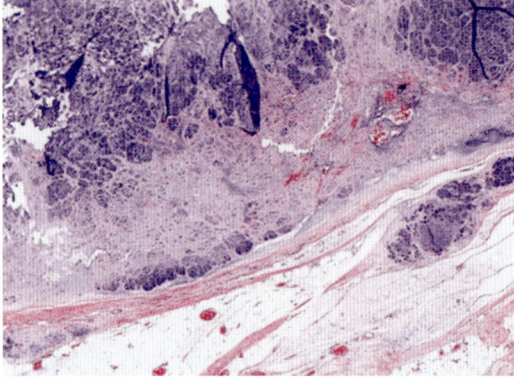
5A(HE×10)

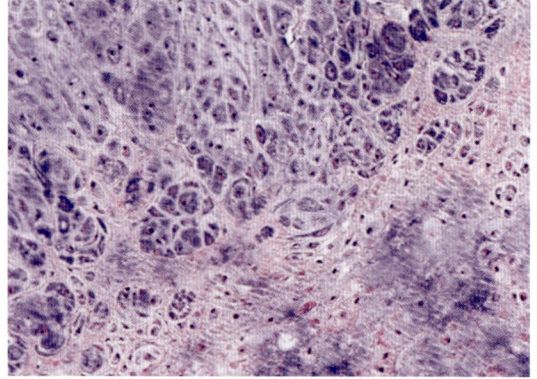
5B(HE×40)

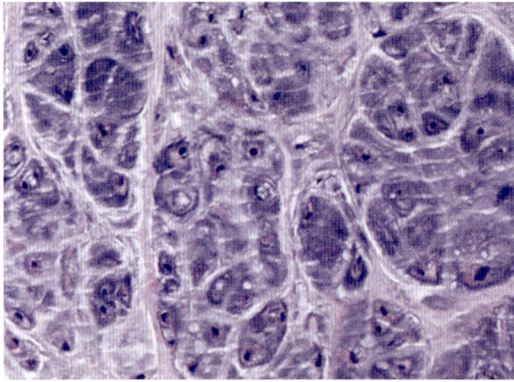
5C(HE×100)

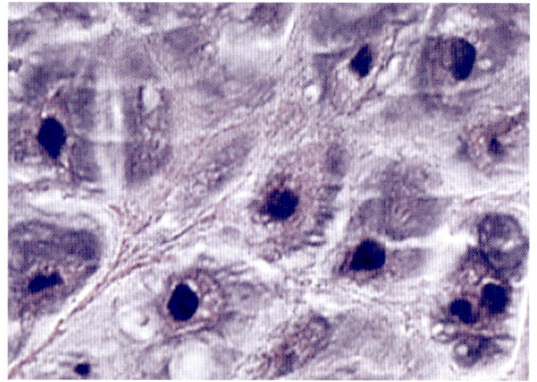
5D(HE×400)

图 15-5 软骨肉瘤

病例6 骨母细胞瘤

基本资料 男,59岁,发现上颌骨肿物。

大体检查 会诊病例,无资料。

镜下所见 膨胀性生长,与周围组织分界明显(图15-6A)。可见富含血管的疏松纤维性基质(图15-6B)。可见片状、索状或小梁状的骨样组织相互吻合,呈无规则排列(图15-6C),并有大量增生的骨母细胞(成骨细胞),弥漫分布,细胞大小一致,细胞质丰富,界清(图15-6D)。

病理诊断 骨母细胞瘤。

诊断依据 肿瘤呈膨胀性生长,与周围组织分界明显。周围无或仅有不明显的反应性骨质增生。在富含血管的疏松纤维性基质中,有大量增生的骨母细胞。

鉴别诊断

(1)骨样骨瘤:夜间痛可服用非甾体抗炎药缓解,肿瘤直径小于2cm。

(2)骨母细胞样骨肉瘤:呈浸润性生长,有显著的骨质破坏,肿瘤细胞排列不规则,呈波浪状或梁索状,肿瘤细胞分化较差,呈明显多形性,核异常增大,可见病理性核分裂象。

知识拓展 骨母细胞瘤好发于10~30岁,尤其多见于20岁以下的男性。主要累及中轴骨,脊柱和骶骨最多见,其次股骨近端、股骨远端及胫骨近端,在颅面骨少见。绝大多数骨母细胞瘤发生于骨髓腔,影像学检查可见类圆形膨胀性溶骨性改变,边界清楚,皮质可膨胀变薄,内有不规则斑片状骨化或钙化。Anti-FOSN端(c-FOS)免疫组化显示肿瘤细胞核呈弥漫强表达。预后良好,一般手术刮除治疗,复发率小于20%。

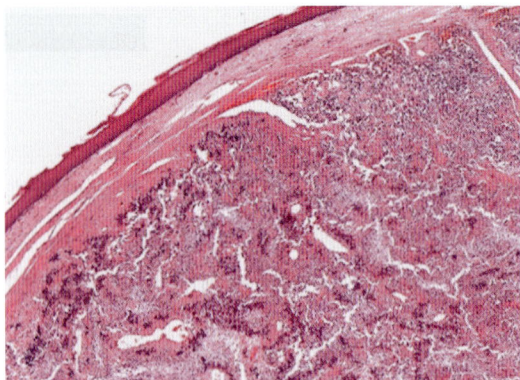

6A(HE × 10)

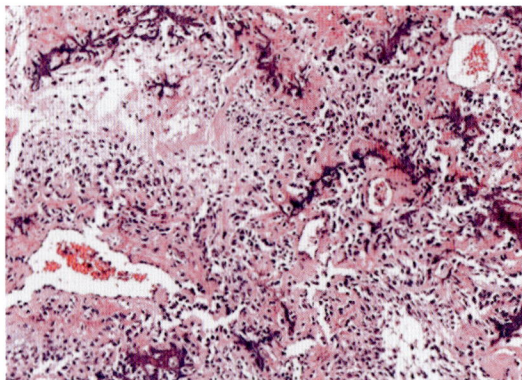

6B(HE × 40)

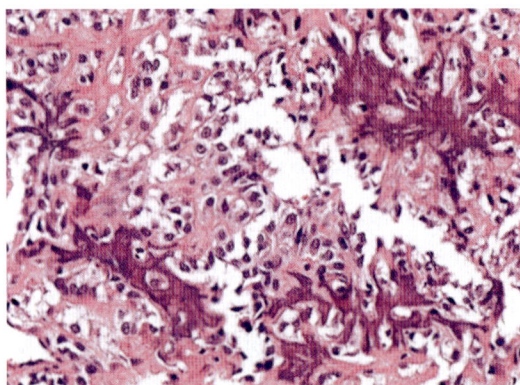

6C(HE × 100)

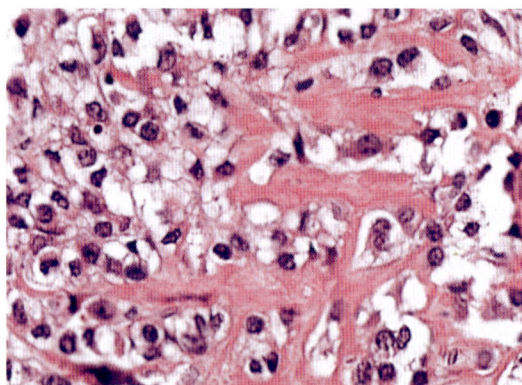

6D(HE × 200)

图 15-6　骨母细胞瘤

病例 7　骨　肉　瘤

基本资料　女,40 岁,右下肢活动障碍 4 个月,加重 2 个月。X 线显示右侧腓骨及胫骨近端可见骨皮质增厚、骨质不规则破坏,腓骨骨膜呈多发片状、絮状影,其骨髓腔密度增高,周围软组织肿胀伴多发小斑片状高密度影。MRI 显示右侧小腿中上部肌肉组织弥漫肿胀,内可见不规则肿物影,范围 15cm×12.5cm×12cm,呈明显不规则强化,边缘模糊。

大体检查　于右侧小腿中上部肌肉组织内见一肿物,大小 17cm×17cm×8cm,切面大部分呈灰白、实性、质硬,部分呈胶冻样,部分灰白灰褐、质软,部分似伴骨化。肿瘤穿透骨皮质及骨髓质,未累及皮肤及皮下组织。

镜下所见　镜下可见肿瘤性成骨,为同质性淡红染物质,呈不规则的飘带状或网状结构(图 15-7A),可见肿瘤性骨及骨样组织(图 15-7B)。肿瘤性骨质瘤细胞大小不一,具有明显异型性,呈单核或多核(图 15-7C);核深染,染色质呈粗颗粒状或凝块状,部分可见粗大核仁(图 15-7D)。

病理诊断　普通型成骨性骨肉瘤。

诊断依据　镜下可见肿瘤性成骨,呈不规则的飘带状或网状结构,瘤细胞大小不一,异型性显著,呈单核或多核,染色质呈粗颗粒状或凝块状。

鉴别诊断

(1)骨母细胞瘤:主要呈膨胀性生长,压迫周围骨质,瘤细胞增生活跃,但无明显异型性,核分裂象较少,无病理性核分裂象,细胞质也较丰富;能形成分化较好的骨小梁,排列整齐。

(2)骨的淋巴瘤:圆形细胞骨肉瘤可见肿瘤性成骨,同时结合免疫组化染色,较容易区分。

知识拓展　普通型骨肉瘤,是发生在骨内的高级别恶性成骨性肿瘤,是最常见的恶性骨肿瘤。发病年龄多见于 11~25 岁的青少年,好发于长骨(股骨远端、胫骨近端)干骺端的骨髓腔,后从髓腔扩展到皮质。临床表现为患部疼痛和肿胀。影像学显示骨梁、皮质和髓腔破坏,通常呈地图样、筛孔状或虫蚀样破坏,境界不清,常见骨膜新生骨,引起骨膜的侵袭性反应,如呈锯齿状或形成 Codman 三角或日光照射现象。普通型骨肉瘤主要有成骨性(图 15-7E)、成纤维性(图 15-7F)以及成软骨性骨肉瘤(图 15-7G、H)3 种常见亚型。少见的亚型包括富于巨细胞型、骨母细胞样型、上皮样、透明细胞和软骨母细胞样型等。

免疫组化缺乏特异性抗体,碱性磷酸酶(alkaline phosphatase,AKP)可呈强阳性,骨母细胞可表达 SATB2,骨钙素(osteocalcin),骨粘连蛋白(osteonectin),骨桥蛋白(osteopontin)以及骨形态生成蛋白(bone morphogenetic protein,BMP)等,均提示为成骨性组织或成骨性肿瘤,但不能区分良恶性。分子水平上部分病例可见 *TP53* 基因突变和 *MDM2* 基因扩增。

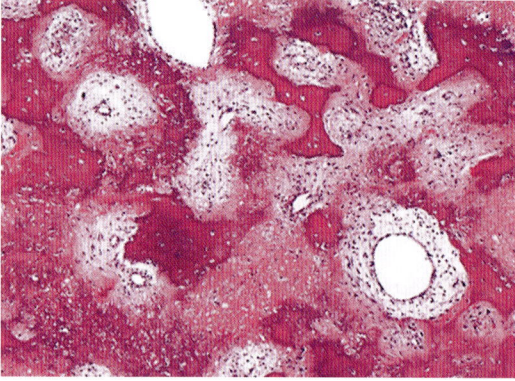

7A(HE × 40)

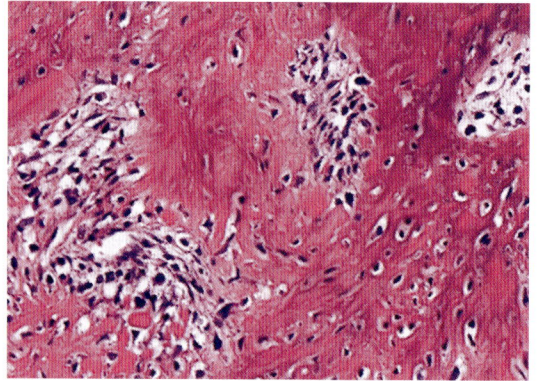

7B(HE × 100)

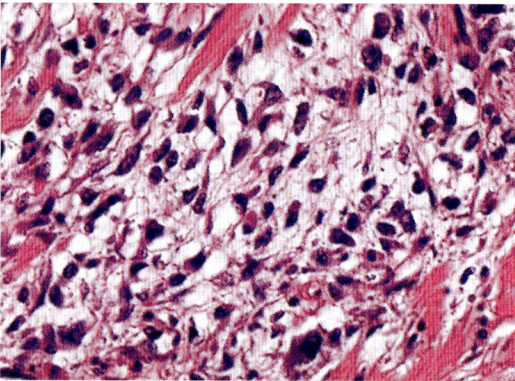

7C(HE × 200)

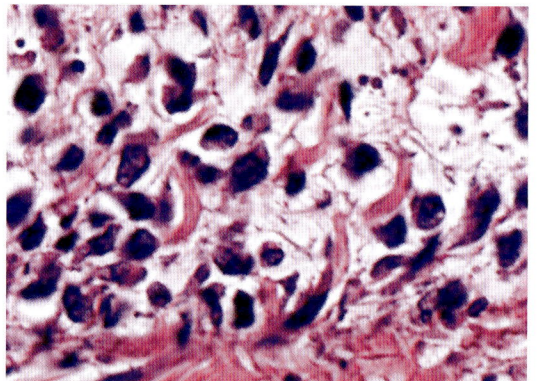

7D(HE × 400)

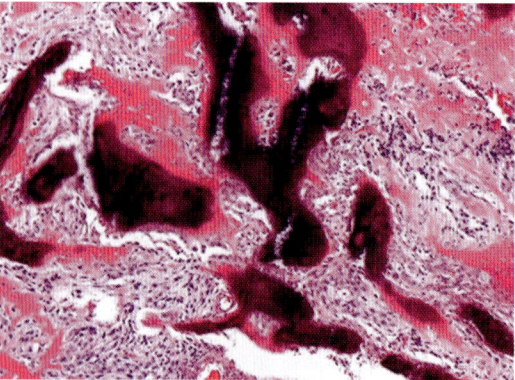

7E(HE × 40)

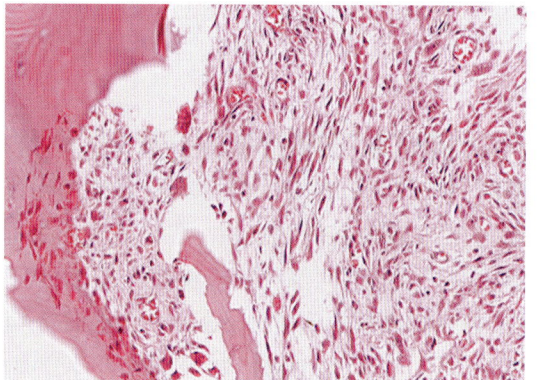

7F(HE × 100)

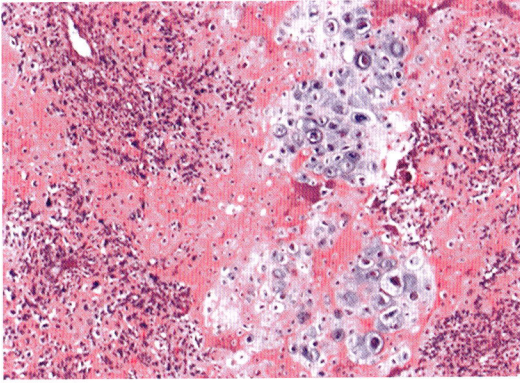

7G(HE × 40)

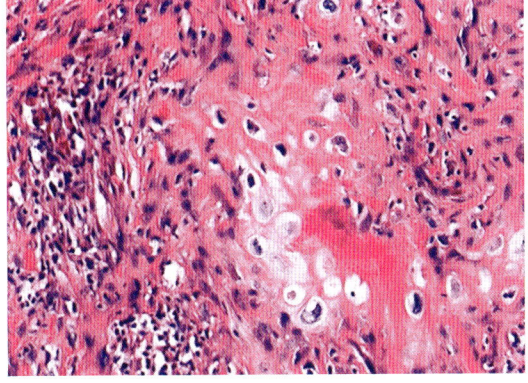

7H(HE × 100)

图 15-7 骨肉瘤

病例8　骨巨细胞瘤

基本资料　女,19岁,发现右股骨远端病变2个月,右膝关节活动可。

大体检查　灰褐破碎组织一堆,大小5cm×4cm×4cm,部分含骨质。

镜下所见　主要由2种细胞构成,肿瘤性的间质细胞(卵圆形单核细胞,可见小核仁,图15-8A)和非肿瘤性的多核巨细胞(细胞核集中在细胞中央均匀的散布在基质细胞之间,图15-8B)。

免疫组化　骨巨细胞瘤的单核细胞表达CD68(图15-8C)和CD163(图15-8D)。

病理诊断　骨巨细胞瘤。

诊断依据　主要由肿瘤性间质细胞和非肿瘤性多核巨细胞2种细胞构成。

鉴别诊断

(1) 软骨母细胞瘤:多核巨细胞数目较少,弥漫分布,可见"格子钙化"。

(2) 朗格汉斯细胞组织细胞增生症(骨嗜酸性肉芽肿):以大量组织细胞和嗜酸性粒细胞浸润为特征,免疫组化S-100、CD1α、Langerin呈阳性反应。

(3) 动脉瘤样骨囊肿:具有特征性的相互吻合的海绵状血管瘤样囊腔和纤维性间隔的结构,多核巨细胞分布不均且多位于血管囊腔和出血灶附近,其细胞体较小,巨细胞间为成熟的纤维组织,若囊壁间隔较窄,则呈"飘带样"结构。

知识拓展　骨巨细胞瘤,好发于20~45岁的青壮年,女性稍多见,好发部位为四肢长骨的骨骺或干骺端,尤其是股骨下端、胫腓骨上端、桡骨和肱骨下端。临床典型症状为疼痛,可持续数周或数月。影像学显示长骨病变常位于骨端,靠近骺板,早期呈偏心性,可见骨皮质变薄,很少有骨膜反应,可见多房性肥皂泡样阴影。免疫组化显示单核基质细胞表达p63,多核巨细胞表达组织细胞的抗原,如CD68、溶菌酶等。大多数骨巨细胞瘤存在*H3F3A*基因突变,但该基因突变是如何驱动肿瘤发生的机制目前尚不清楚。骨巨细胞瘤有局部侵袭性生物学行为,手术治疗是骨巨细胞瘤治疗的主要手段,部分(约25%)病例会出现局部复发,少部分(1%~2%)发生远处转移,肺为主要转移部位。

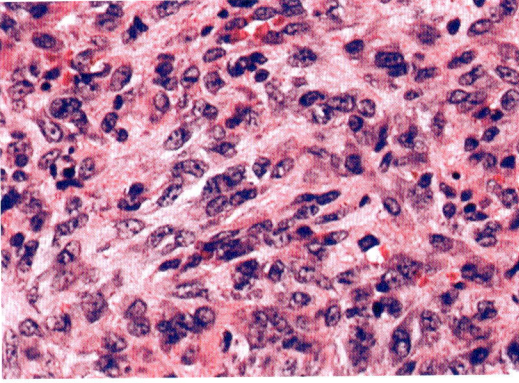

8A(HE × 200)

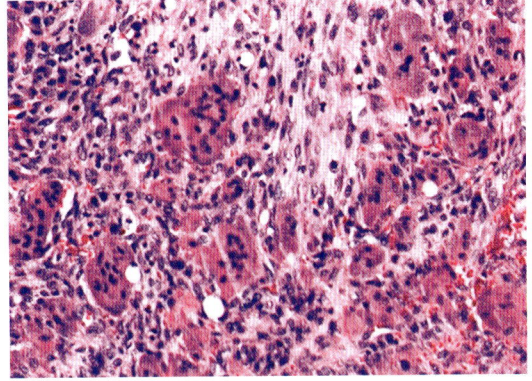

8B(HE × 100)

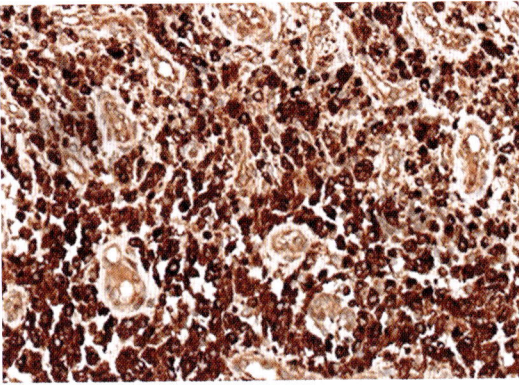

8C(CD68 × 100)

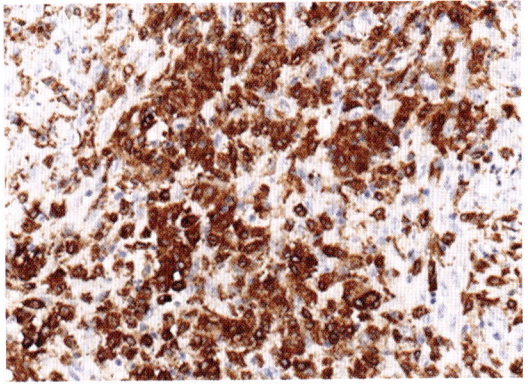

8D(CD163 × 100)

图 15-8　骨巨细胞瘤

病例9 朗格汉斯细胞组织细胞增生症

基本资料 男,10岁,发现左侧头部肿物40余天。CT示左侧顶骨破坏,可见软组织肿块,直径约2cm。

大体检查 骨样组织一堆,总大小3cm×2.5cm×1.5cm。

镜下所见 肿瘤主要由组织细胞样细胞及嗜酸性粒细胞构成。组织细胞样细胞体积大,可见居中的卵圆形核、染色浅淡,核仁不明显,可见核沟,呈咖啡豆样,罕见核分裂象;嗜酸性粒细胞弥漫分布或呈簇状聚集(图15-9A),夹杂多少不等的淋巴细胞、泡沫细胞、浆细胞、中性粒细胞和成纤维细胞(图15-9A、B)。

免疫组化 细胞表达S-100(图15-9C)和CD1α(图15-9D)。

病理诊断 朗格汉斯细胞组织细胞增生症(骨嗜酸性肉芽肿)。

诊断依据 典型的朗格汉斯细胞呈咖啡豆样,细胞质丰富嗜酸性,核卵圆形居中,可见核沟,核分裂象罕见,异型性不明显。肿瘤内伴有显著的嗜酸性粒细胞浸润,弥漫分布,或簇状呈嗜酸性粒细胞脓肿样改变,也可见其他炎症细胞,包括淋巴细胞、浆细胞、中性粒细胞及巨噬细胞等。

鉴别诊断

(1)霍奇金淋巴瘤:肿瘤细胞大小不一,核有异型,常出现双核RS细胞,核大浓染,大小不一,核仁明显,淋巴细胞多,嗜酸性粒细胞少,二者免疫表型完全不同。

(2)骨外嗜酸性肉芽肿:可发生于软组织、淋巴结、消化道等,形成局灶性肿块,但与骨无直接联系,且骨内无病变。

知识拓展 本病多见于儿童及青少年,男性多于女性。约50%以上病变发生在颅骨、肋骨和股骨,其他常见部位包括皮肤、肺及淋巴结。发生于颅骨者多见于20岁以下的患者。嗜酸性粒细胞较多时可形成"嗜酸性粒细胞脓肿"。电镜检查朗格汉斯细胞可见特征性的伯贝克(Birbeck)颗粒,呈网球拍样。患者单骨病变预后良好,多骨和系统性病变预后不良,伴有*BRAF*突变的患者复发率较高,且对传统治疗疗效不佳。

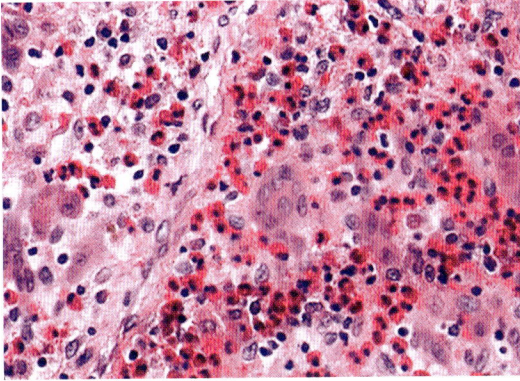

9A(HE × 200)

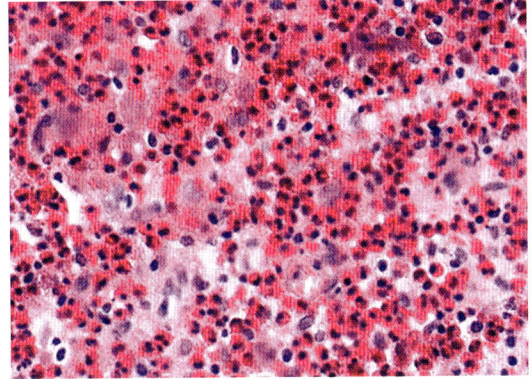

9B(HE × 200)

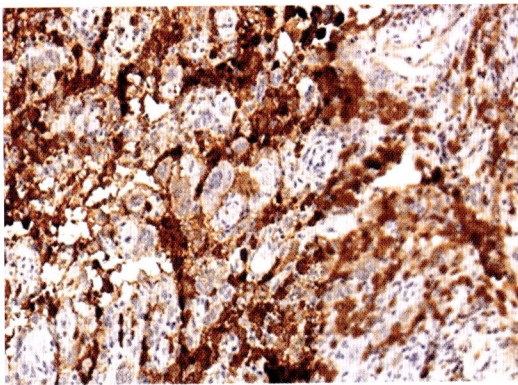

9C(S-100 × 100)

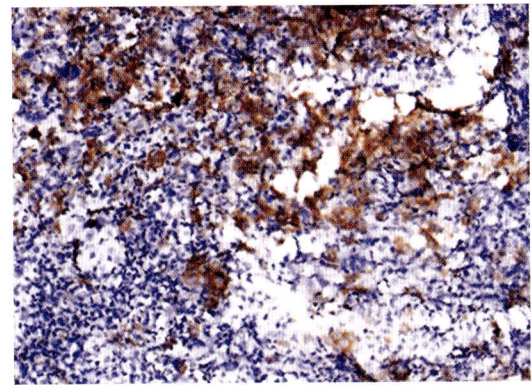

9D(CD1α × 100)

图 15-9　朗格汉斯细胞组织细胞增生症

病例 10　骨的纤维结构不良

基本资料　女,35 岁,发现左髋疼痛活动受限 2 周。X 线示左侧股骨颈局部骨质密度减低,骨皮质略毛糙;MRI 示左侧股骨颈可见肿物,大小 4.1cm×3.4cm×2.8cm,累及股骨头,界清,未见骨膜反应。

大体检查　灰粉灰褐破碎组织一堆,大小 3cm×3cm×2cm。

镜下所见　镜下病变主要为增生的纤维组织及新生骨小梁,两者交织在一起,可看到两者间的过渡状态(图 15-10A)。骨小梁大小、形状及排列方向不一,较细长,形状不规则,呈球形、棒形或弯曲成弧,又称"C 形弯曲"(图 15-10B)。骨小梁内的骨细胞肥大而圆,分布不规则,骨小梁周围无明显骨母细胞(图 15-10C)。骨小梁间有排列紊乱、纵横交错的胶原纤维(图 15-10D)。

病理诊断　骨的纤维结构不良。

诊断依据　排列紊乱、纵横交错的纤维组织及新生的大小、形状及排列方向不一的骨小梁,两者交织在一起;骨小梁呈球形、棒形或弯曲成弧,又称"C 形弯曲";骨小梁内的骨细胞肥大而圆,分布不规则,小梁周边未见成行排列的骨母细胞。

鉴别诊断

(1) 骨化性纤维瘤:好发于颌骨,纤维组织内常有活跃的成骨现象,骨小梁较成熟,嗜银染色见纤维呈规则的平行排列,间质排列紧密,结构较一致,常呈旋涡状。

(2) 孤立性骨囊肿:侵犯的范围更大,影像学上病灶比较清晰,无毛玻璃样阴影,可见完整的囊肿结构。

(3) 佩吉特(Paget)病:可见破骨和成骨现象及代偿性成骨,骨小梁明显增厚,伴有明显的"马赛克样"黏合线,是骨肉瘤的癌前病变。

(4) 骨纤维结构不良:良性纤维、骨性肿瘤,易发生于儿童胫骨或腓骨前皮质,肿瘤骨周见骨母细胞围绕。

知识拓展　骨的纤维结构不良又称骨的纤维异常增殖症。分为单骨型和多骨型,颅面骨及股骨是最常见的两个受累及部位。纤维结构不良,儿童及成人均可发生,无性别差异,大部分患者无症状,可见局限肿胀。影像学可见病变位于干骺端或骨干,呈膨胀性生长,边界清晰,无骨膜反应,典型表现有毛玻璃样变、囊状破坏、斑片状骨硬化。纤维结构不良的临床处理主要依据疾病的严重程度,无症状患者,若无骨折或畸形危险时可临床观察;手术治疗主要用于矫正畸形、预防和修复病理性骨折以及缓解局部症状。多数患者预后良好,极少数发生恶变,常见恶变为高级别骨肉瘤、软骨肉瘤或纤维肉瘤等。

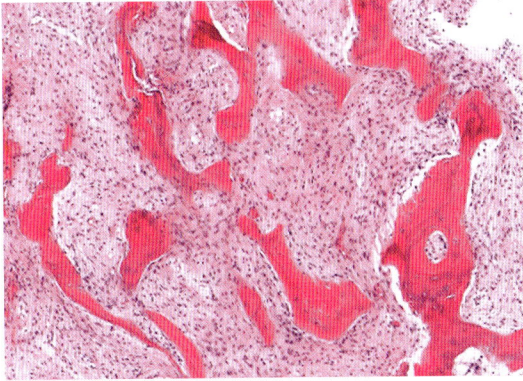

10A(HE × 40)

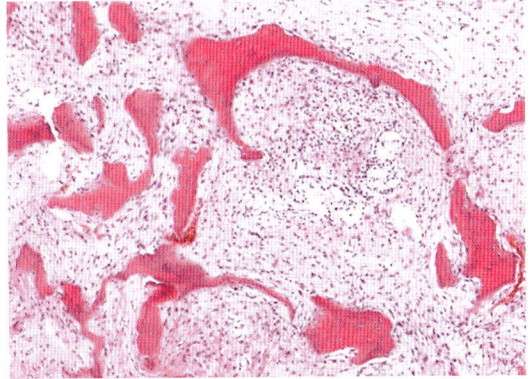

10B(HE × 40)

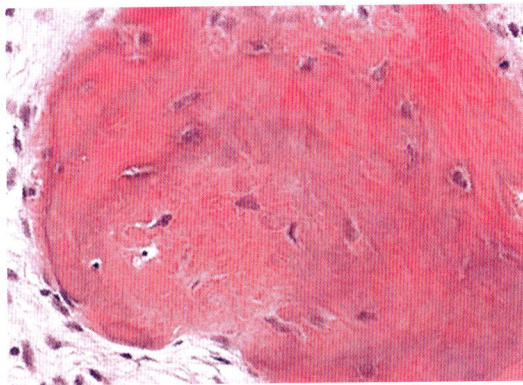

10C(HE × 100)

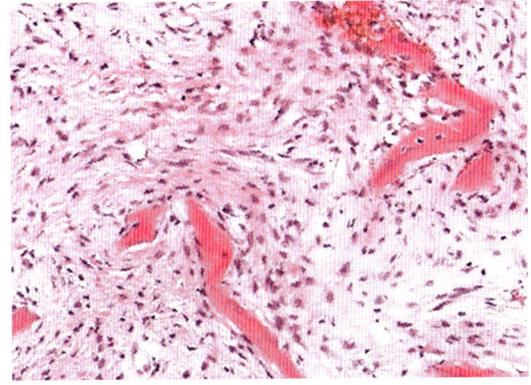

10D(HE × 200)

图 15-10　骨的纤维结构不良

病例 11　类风湿性关节炎

基本资料　女,61 岁,发现左足肿物 8 年,左足拇趾肿物 2 年。

大体检查　不整形组织,大小 3.8cm×2.5cm×1.8cm,附梭皮面积 2.5cm×0.5cm。切面见一灰白灰黄、质韧区,界不清,似有囊性变,范围 2.8cm×1.8cm×1.8cm,未累及皮肤。

镜下所见　滑膜内淋巴细胞和浆细胞浸润显著,局部淋巴细胞聚集,形成淋巴样小结和生发中心(图 15-11A)。滑膜衬覆细胞增生,呈复层、栅栏排列(图 15-11B、C)。可见坏死、中性粒细胞、成纤维细胞和淋巴浆细胞浸润(图 15-11C、D)。

病理诊断　类风湿性关节炎。

诊断依据　滑膜衬覆细胞呈复层、栅栏状排列。滑膜内可见突出的淋巴细胞和浆细胞浸润,形成淋巴样小结和生发中心,这是类风湿关节炎较为特征性的病变之一。

鉴别诊断

(1) 色素沉着绒毛结节性滑膜炎:多为单关节病变,以组织细胞高度增生为主,炎症细胞浸润不明显;含铁血黄素沉着明显且较弥漫。

(2) 其他炎症相关性关节炎,比如溃疡性结肠炎相关性关节炎,系统性红斑狼疮相关性关节炎。

知识拓展　成人类风湿性关节炎是一种自身免疫性疾病,多见于女性,发病年龄多在 20~40 岁,主要表现为慢性多发性关节炎,多累及手、足等小关节,往往对称分布,尤其是近侧指间关节、掌指关节和跖趾关节。当病变主要累及脊椎、骶髂关节和髋关节时,称为"类风湿性脊柱炎",脊柱与下肢变成强直的弓形,故又称为强直性脊柱炎或畸形性脊柱炎。多数起病隐匿,有低热、疲乏、手足麻木等前驱症状,继而关节发生疼痛、僵硬、红肿,局部皮肤温热。开始常仅累及一两个小关节,往往呈游走性,以后发展为对称性多发性关节炎。临床治疗须要个体化精准治疗,主要目标是缓解炎症疼痛,同时维持关节功能,预防关节畸形。

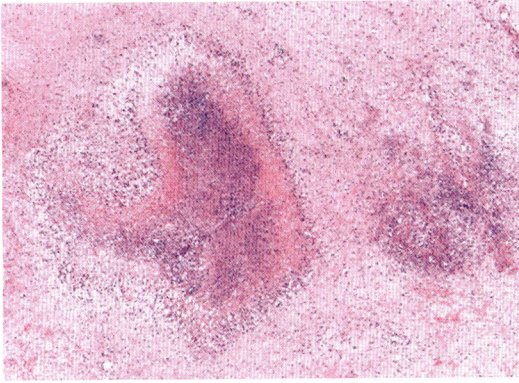
11A(HE × 20)

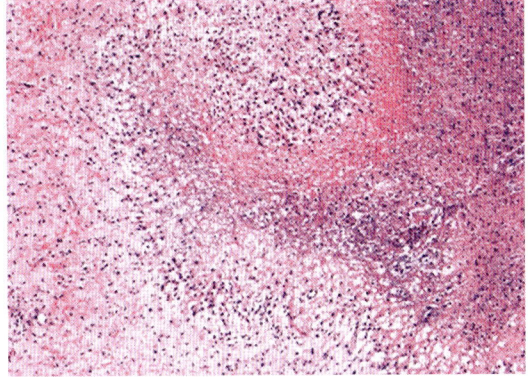
11B(HE × 40)

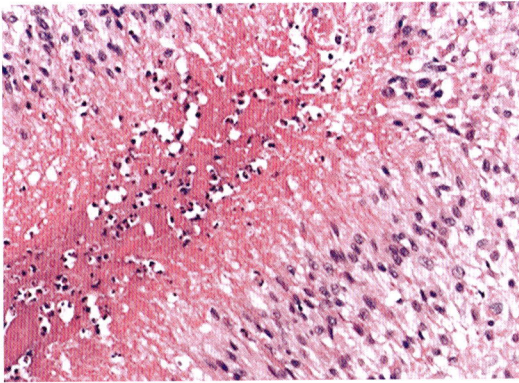
11C(HE × 100)

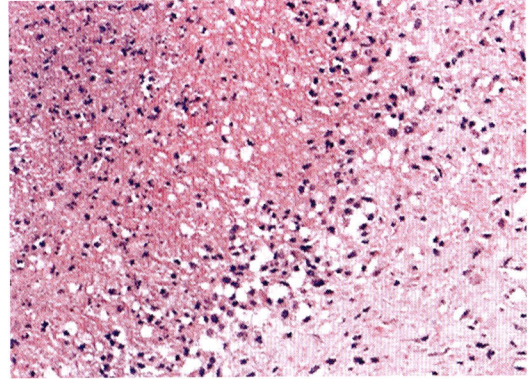
11D(HE × 100)

图 15-11 类风湿性关节炎

（马沛卿 潘怡）

（审校:张爽）

第十六章

神经系统疾病

非肿瘤性疾病 / 717

 病例 1 静脉畸形 / 717

 病例 2 脑血栓 / 719

 病例 3 脑梗死 / 720

 病例 4 脑出血 / 721

 病例 5 脑脓肿 / 722

 病例 6 脑囊虫病 / 723

肿瘤性疾病 / 724

 病例 7 弥漫性星形细胞瘤 / 724

 病例 8 间变性星形细胞瘤 / 726

 病例 9 胶质母细胞瘤 / 727

 病例 10 少突胶质细胞瘤 / 728

 病例 11 间变性少突胶质细胞瘤 / 730

 病例 12 室管膜瘤 / 731

 病例 13 毛细胞型星形细胞瘤 / 733

 病例 14 中枢神经细胞瘤 / 735

 病例 15 脉络丛乳头状瘤 / 737

 病例 16 幕上原始神经外胚层肿瘤 / 738

 病例 17 髓母细胞瘤 / 740

 病例 18 脑膜瘤 / 741

 病例 19 血管母细胞瘤 / 743

 病例 20 造釉细胞型颅咽管瘤 / 745

 病例 21 神经鞘瘤 / 747

 病例 22 原发中枢神经系统弥漫大 B 细胞淋巴瘤 / 749

 病例 23 生殖细胞瘤 / 751

 病例 24 成熟性囊性畸胎瘤 / 752

 病例 25 胚胎性癌 / 753

 病例 26 肺低分化腺癌脑转移 / 755

非肿瘤性疾病

病例 1　静 脉 畸 形

基本资料　女,39 岁,体检发现大脑镰旁脑膜瘤 6 月余。

大体检查　灰红组织,大小 3cm×2.5cm×2.2cm,切面灰红、质软。

镜下所见　脑组织内见畸形血管呈瘤样增生(图 16-1A、B),血管壁玻璃样变性,其间可见正常的脑组织(图 16-1C);周围脑组织内见新鲜出血及陈旧性出血(图 16-1C、D)。

病理诊断　脑静脉畸形。

诊断依据　脑组织内可见畸形的薄壁血管增生,血管壁缺乏大量的平滑肌及弹力纤维。其间夹杂正常的脑组织,周围脑组织内可见新鲜出血及陈旧性出血。

鉴别诊断

(1) 动静脉畸形:通常分为半球和深部两种,深部动静脉畸形出血率更高。镜下供血动脉内膜不规则、肥厚,管腔变窄或阻塞,静脉管壁菲薄,血管腔可见血栓形成。

(2) 海绵状血管瘤:畸形血管周围可有包膜形成,内部可见钙化灶。镜下由薄壁的血管内皮组成,其间有少量结缔组织,无弹力纤维和平滑肌,血管排列紧密,其间没有脑组织。

(3) 毛细血管扩张:很少出现自发出血,多在尸检中意外发现。

(4) 脑膜瘤:血管瘤性脑膜瘤,注意充分取材以鉴别。

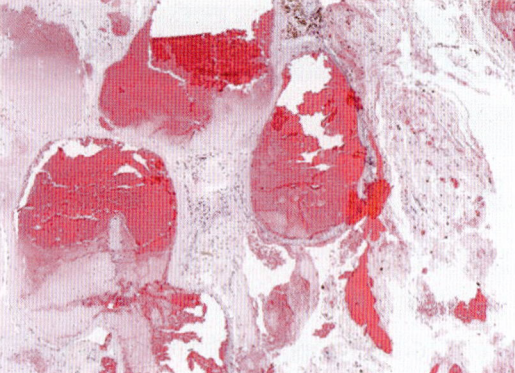

1A(HE×40)

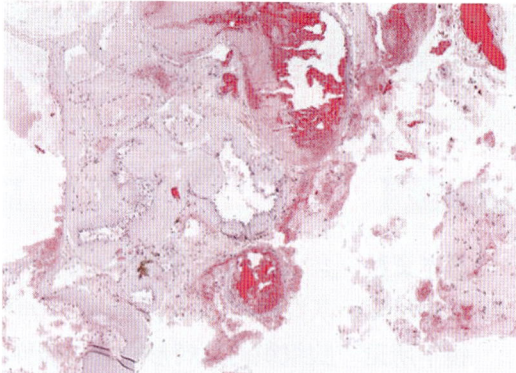

1B(HE×40)

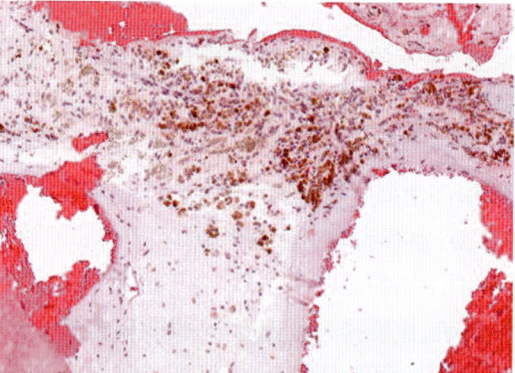

1C(HE×100)

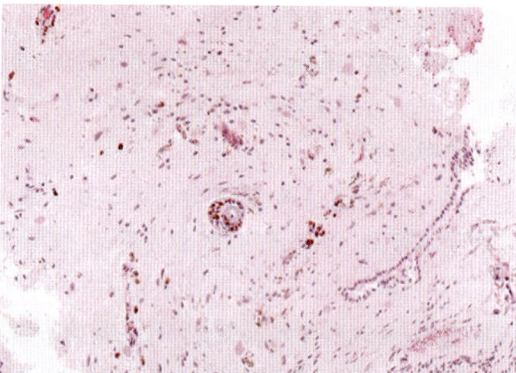

1D(HE×200)

图 16-1　脑静脉畸形

病例2　脑　血　栓

基本资料　男,52岁,左侧肢体进行性无力半月余。

大体检查　灰红条索样组织,长3cm,直径0.5cm,切面灰红、质糟脆。

镜下所见　脑组织内见扩张血管,血管内可见血栓形成(图16-2A),周围脑组织崩解伴新鲜出血(图16-2B)。

病理诊断　脑血栓。

诊断依据　脑组织内可见血管扩张、其内可见血栓形成,可见"lines of Zahn"(粲氏线)形成。周围脑组织内大量新鲜出血,伴脑组织崩解。

鉴别诊断

(1) 白色血栓:由血流迅速流动形成,分层明显,分布于动脉、心脏及静脉血栓起始部分。

(2) 红色血栓:由于血流淤滞或流动迟缓而形成,是静脉血栓的大部分,主要是血栓偏后的部分。

(3) 混合血栓:纤维蛋白网中的红细胞由血小板层面分开,形成典型的分层结构,经常位于静脉血栓的中间部分。

(4) 纤维素性血栓:由纤维蛋白形成,分布于弥散性血管内凝血的微循环中。

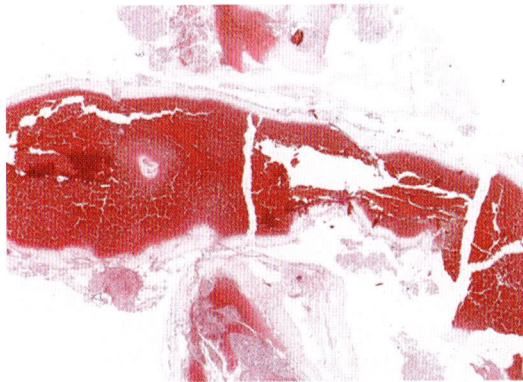
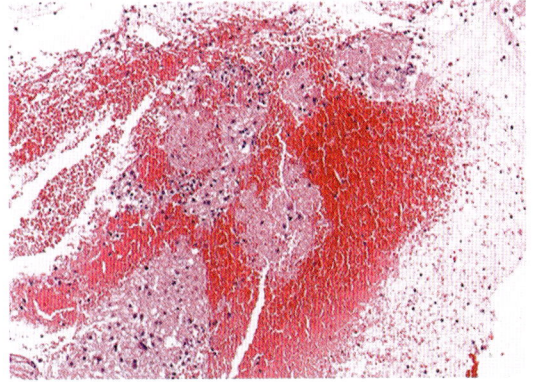

2A(HE×100)　　　　　　　　　　　2B(HE×100)

图16-2　脑血栓

病例3 脑 梗 死

基本资料 男,50 岁。头晕、头痛伴呕吐 1 周。CT 显示:双侧额、顶叶白质内多发斑点状 $T_2WI/FLAIR$ 高信号灶。

大体检查 灰白脑组织 2 块,总大小 2cm×0.6cm×0.3cm,切面脑皮质内见软化灶形成。

镜下所见 镜下见局灶脑组织崩解,神经元、胶质细胞消失,凝固性坏死形成(图 16-3A);伴新鲜出血(图 16-3B)。坏死灶周围脑组织内大量泡沫细胞聚集,伴星形细胞反应性增生(图 16-3C、D)。

病理诊断 脑梗死。

诊断依据 脑组织崩解、伴大量泡沫细胞聚集,可见坏死灶,胶质细胞反应性增生。

鉴别诊断

(1) 完全性梗死:神经元、胶质细胞、血管均坏死,吞噬细胞浸润,形成凝固性坏死。坏死组织可液化、吸收,形成坏死腔。

(2) 不完全性梗死:均无凝固性坏死,常表现为皮质和基底核出现有限的、孤立的、点状细胞死亡。主要为神经元坏死,伴星形细胞增生和血管旁小胶质细胞激活。

(3) 脱髓鞘病变:主要表现为髓鞘崩解、脱失,轴索相对保留。MBP、NF 免疫组化染色可用于辅助诊断。

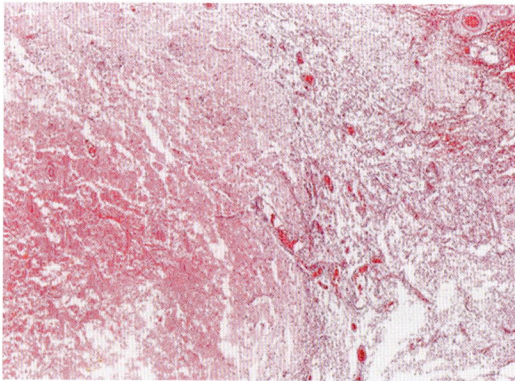

3A(HE × 40)

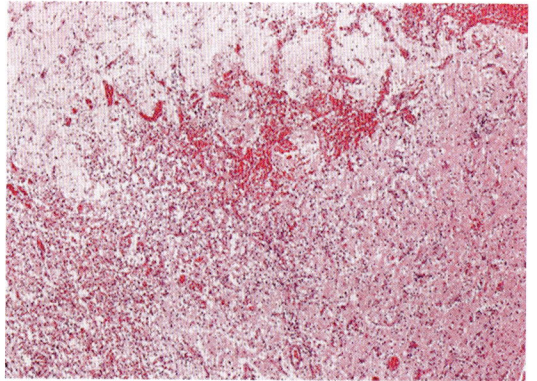

3B(HE × 100)

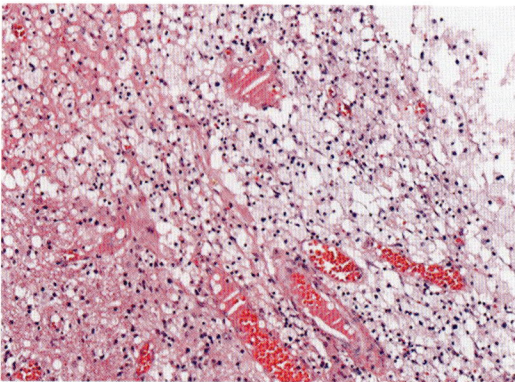

3C(HE × 200)

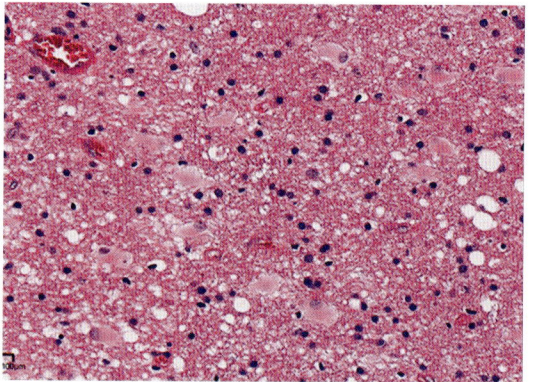

3D(HE × 200)

图 16-3 脑梗死

病例 4 脑 出 血

基本资料 女,48 岁。发作性抽搐 2 次。

大体检查 灰红组织一块,大小 1cm×0.5cm×0.3cm。CT 显示:右侧额叶局灶高密度影,伴周围脑水肿。

镜下所见 脑组织内大量新鲜出血及陈旧性出血(图 16-4A)。出血灶周围脑组织内神经元崩解、胶质细胞反应性增生及泡沫细胞聚集(图 16-4B~D)。

病理诊断 脑出血。

诊断依据 脑组织内见新鲜出血及陈旧性出血,伴神经元消失、吞噬细胞浸润,胶质细胞及小血管反应性增生。

鉴别诊断

(1) 脑出血出血期:大片新鲜出血。

(2) 脑出血吸收期:大量吞噬细胞增生及反应性星形细胞增生。

(3) 脑出血恢复期:胶质细胞、胶质纤维及胶原增生,瘢痕形成,可见大量含铁血黄素沉积。

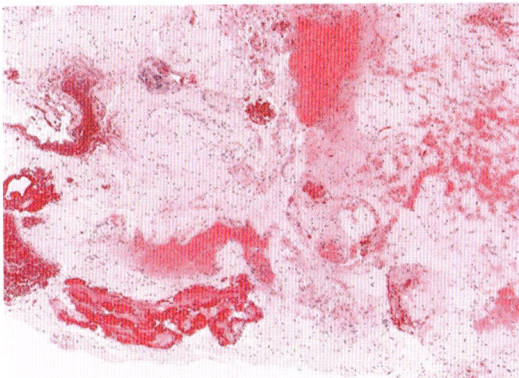

4A(HE × 40)

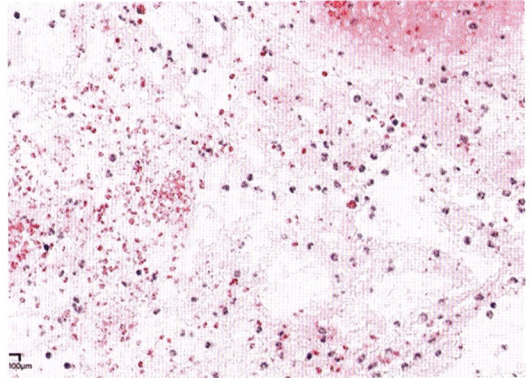

4B(HE × 100)

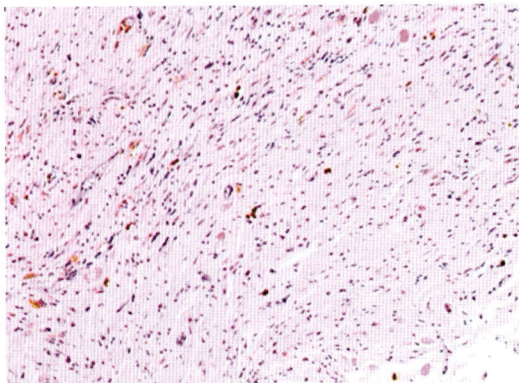

4C(HE × 100)

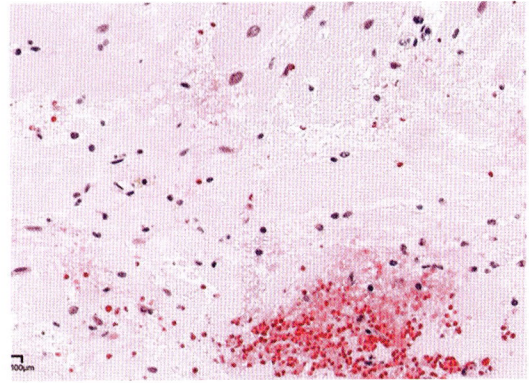

4D(HE × 200)

图 16-4 脑出血

病例 5　脑 脓 肿

基本资料　男,51 岁,头痛 1 周。CT 检查显示:右中央区占位。

大体检查　灰白碎组织,大小 1.2cm×1cm×0.5cm,质稍韧。

镜下所见　脑组织内见大量中性粒细胞浸润,伴大片坏死(图 16-5A、B);脑组织内见星形细胞反应性增生,局部见肉芽组织形成(图 16-5C),血管周可见淋巴细胞浸润(图 16-5D)。

病理诊断　脑脓肿。

诊断依据　坏死中心大量中性粒细胞浸润;相邻脑组织内肉芽组织及反应性星形细胞形成,血管周可见淋巴细胞浸润,呈"套袖样"改变。

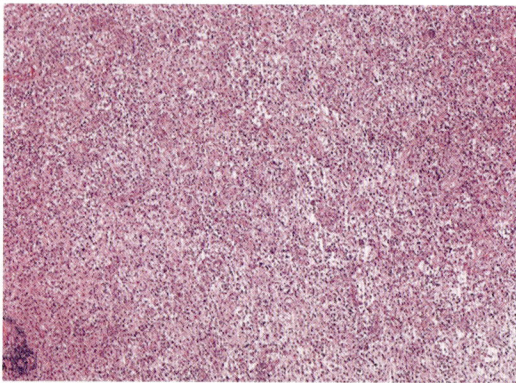

5A(HE × 40)

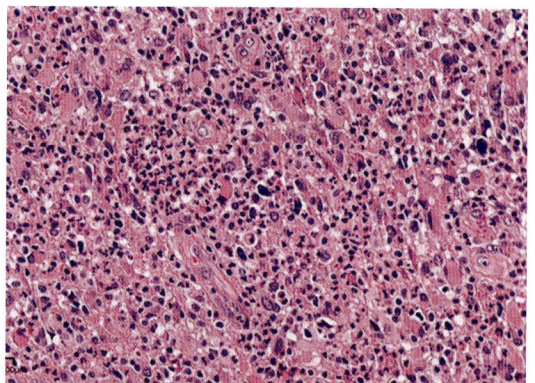

5B(HE × 100)

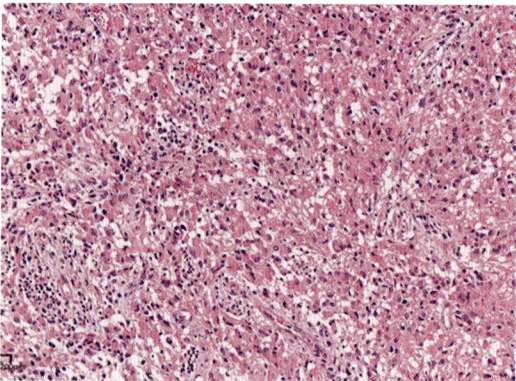

5C(HE × 100)

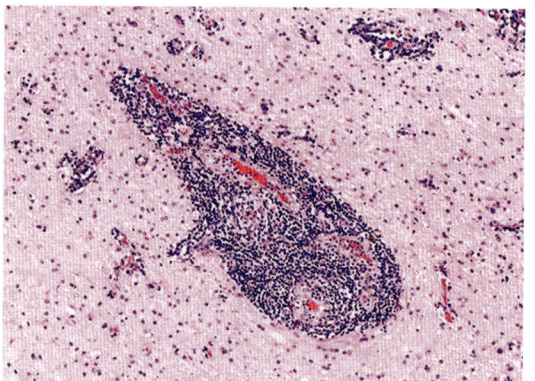

5D(HE × 100)

图 16-5　脑脓肿

病例6　脑囊虫病

基本资料　女,47 岁,发作性晕厥 1 周。CT 检查显示:左侧额叶小强化灶,伴脑水肿。

大体检查　灰红管样组织,大小 3cm×0.5cm×0.5cm,切面灰红、质糟脆。

镜下所见　脑组织内见囊肿形成,局部可见蚴虫吸盘及钩(图 16-6A、B 星号所示),伴大量淋巴细胞及嗜酸性粒细胞浸润(图 16-6C、D)。

病理诊断　脑囊虫病。

诊断依据　脑组织内可见蚴虫头节。

鉴别诊断

(1) 病毒性脑炎:脑组织内见小胶质细胞及淋巴细胞浸润,可见淋巴套袖、噬神经节细胞现象(又称噬节现象)、可见病毒包涵体。

(2) 脑脓肿:脑组织内见中性粒细胞浸润,可形成完整的厚壁脓肿,可见细菌菌团。脓肿壁由中性粒细胞、坏死物、肉芽组织及反应性星形细胞构成。周围血管周可见淋巴套袖形成。

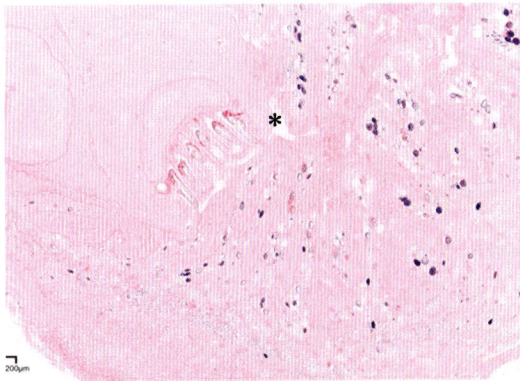

6A(HE × 100)

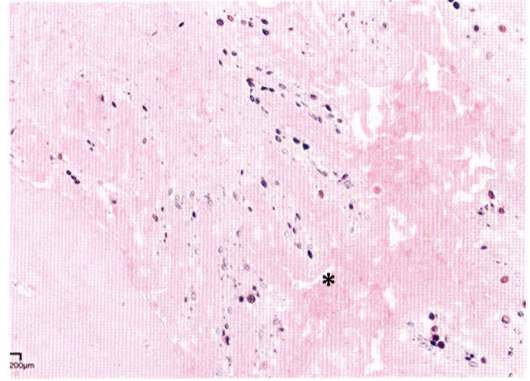

6B(HE × 100)

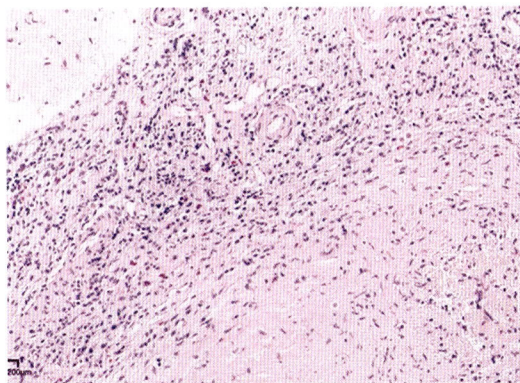

6C(HE × 100)

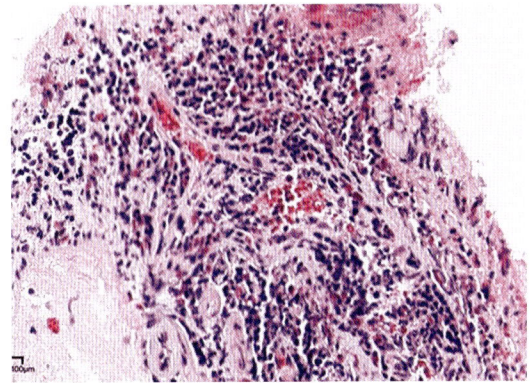

6D(HE × 400)

图 16-6　脑囊虫病

肿瘤性疾病

病例 7　弥漫性星形细胞瘤

基本资料　男,49 岁,突发意识不清 1 次。CT 检查显示:左侧额叶占位性病变,大小 2.6cm×2.4cm,边缘欠清。

大体检查　灰白组织,大小 6.1cm×6cm×5.6cm,切面灰白胶冻样,周围见少许脑组织,与脑组织界不清。

镜下所见　脑组织内肿瘤细胞弥漫浸润性生长,细胞形态较为一致,未见明确核分裂象及坏死(图 16-7)。

病理诊断　弥漫性星形细胞瘤,CNS WHO 2 级。

诊断依据　弥漫性星形细胞瘤由分化好的肿瘤性星形细胞构成,肿瘤细胞弥漫浸润性生长。细胞轻度异型,无核分裂象、血管内皮增生(微血管增生)及坏死。

鉴别诊断

(1)　间变性星形细胞瘤:肿瘤细胞异型性明显,可见核分裂象及血管内皮增生。

(2)　少突胶质细胞瘤:细胞可见核周空晕,呈"煎蛋"样。常见钙化灶形成,分子学检测存在 1p/19q 联合缺失。

(3)　多形性黄色瘤型星形细胞瘤:多见于儿童及青年人,肿瘤多位于大脑表浅部位。可见瘤巨细胞及泡沫样细胞。网织纤维丰富。多存在 *BRAF* V600E 基因突变,无 *IDH1* 基因突变。

(4)　毛细胞型星形细胞瘤:儿童多见,多发生于小脑。肿瘤细胞呈双极、可见细长毛发样突起,可见罗森塔尔(Rosenthal)纤维及嗜伊红颗粒小体,常见 *KIAA1549∷BRAF* 基因融合。

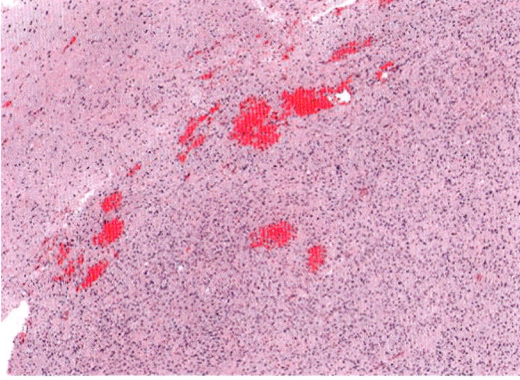

7A(HE × 40)

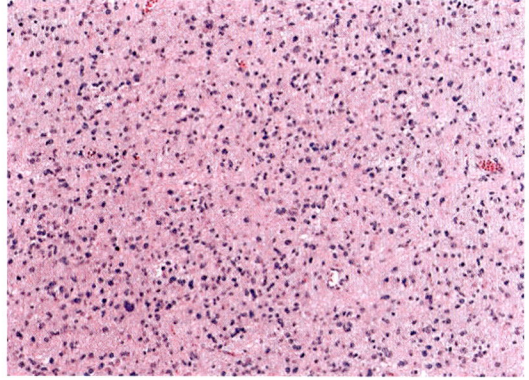

7B(HE × 100)

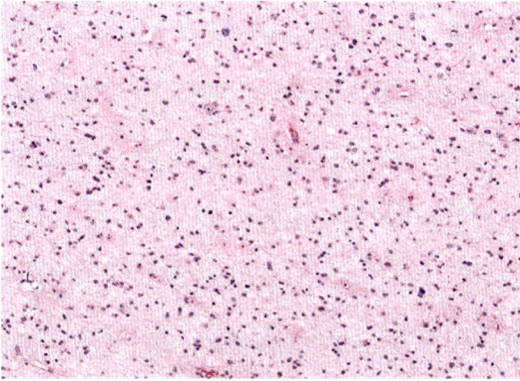

7C(HE × 100)

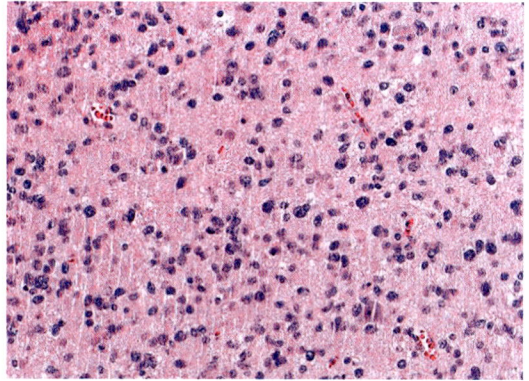

7D(HE × 200)

图 16-7　弥漫性星形细胞瘤

病例8　间变性星形细胞瘤

基本资料　女,54岁,运动性失语15天。CT检查显示:右侧额叶占位性病变,大小5.2cm×3.5cm,不均匀强化,右侧侧脑室受压,中线结构左偏。

大体检查　灰黄灰褐、质糟脆组织一堆,大小3.8cm×3.8cm×2.8cm,局部呈胶冻样。

镜下所见　脑组织内肿瘤细胞弥漫浸润性生长,细胞异型性明显,可见血管内皮增生,未见明确坏死(图16-8)。

病理诊断　间变性星形细胞瘤,CNS WHO 3级。

诊断依据　相对于CNS WHO 2级星形细胞瘤而言,其肿瘤细胞明显增多,细胞密度增加,有明显的异型,个别血管内皮增生,未见明确坏死。

鉴别诊断

(1) 弥漫性星形细胞瘤,CNS WHO 2级:肿瘤细胞轻度异型,无明确核分裂象、血管内皮增生及坏死。

(2) 胶质母细胞瘤:细胞异型性明显,核分裂象多见,可见假栅栏样坏死。

(3) 多形性黄色瘤型星形细胞瘤:多见于儿童及青年人,肿瘤多位于大脑表浅部位。可见瘤巨细胞及泡沫样细胞。网织纤维丰富。多存在 *BRAF* V600E 基因突变,无 *IDH1* 基因突变。

知识拓展　根据中枢神经系统WHO第五版分类命名原则,间变性星形细胞瘤更名为弥漫性星形细胞瘤 CNS WHO 3级。

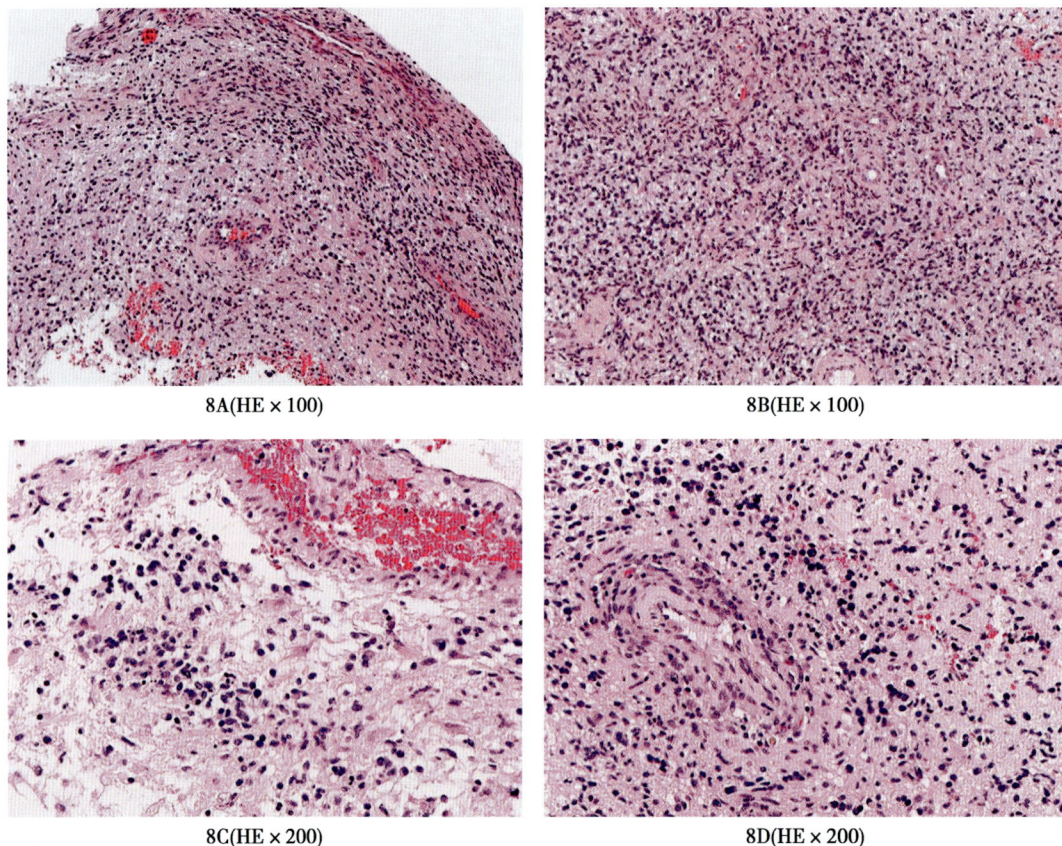

8A(HE × 100)

8B(HE × 100)

8C(HE × 200)

8D(HE × 200)

图16-8　间变性星形细胞瘤

病例9　胶质母细胞瘤

基本资料　男,58 岁,头痛 3 个月。CT 检查显示:左侧颞叶深部海马团片状异常信号影,大小 5.3cm×3.1cm,左侧脑室后角受压。

大体检查　灰褐组织一堆,总大小 2cm×1cm×1cm,切面灰红、质糟脆。

镜下所见　脑组织内见肿瘤细胞弥漫浸润性生长,细胞异型明显,可见核分裂象,广泛血管内皮细胞增生(图 16-9B~D),局部见"假栅栏样"坏死及片状坏死(图 16-9A)。

病理诊断　胶质母细胞瘤,CNS WHO 4 级。

诊断依据　肿瘤性星形细胞分化差,常呈多形性,间变性病变表现为肿瘤密度高、明显的核异型和活跃的分裂活性。明显的微血管增生和/或坏死是诊断的基本要点。病变可聚集在皮质的软脑膜下、室管膜区、围绕神经元和血管周围。

鉴别诊断

(1) 多形性黄色瘤型星形细胞瘤:多见于儿童及青年人,肿瘤多位于大脑表浅部位。可见瘤巨细胞及泡沫样细胞。网织纤维丰富。多存在 *BRAF* V600E 基因突变,无 *IDH1* 基因突变。

(2) 弥漫性星形细胞瘤 CNS WHO 3 级:肿瘤细胞异型性明显,可见核分裂象及血管内皮细胞增生,缺乏明显坏死。

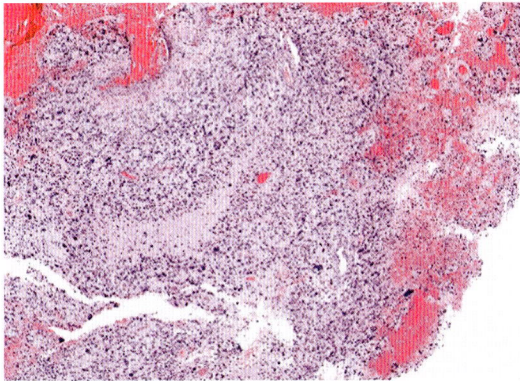

9A(HE × 40)

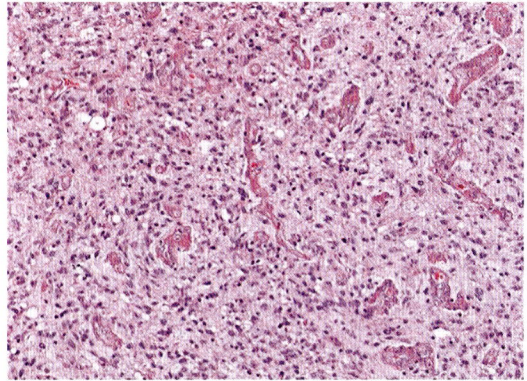

9B(HE × 100)

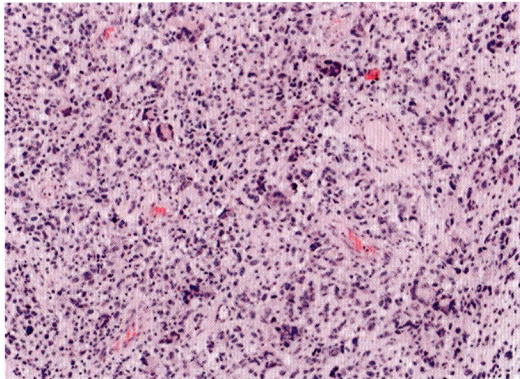

9C(HE × 100)

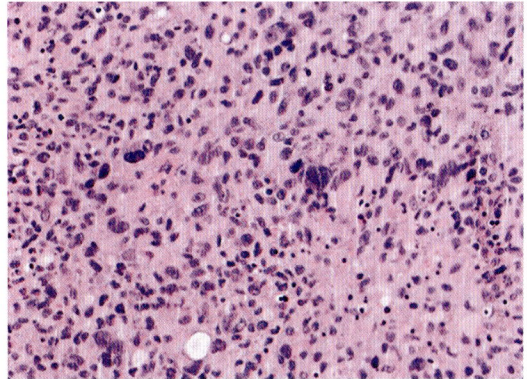

9D(HE × 200)

图 16-9　胶质母细胞瘤

病例 10 少突胶质细胞瘤

基本资料 女,48岁,突发意识丧失伴肢体抽搐 1 个月。CT 检查显示:左顶叶低密度灶,边缘模糊,密度不均匀,大小 2.1cm×1.8cm。

大体检查 脑组织,大小 2.5cm×2cm×1cm,切面局部灰白、质、界不清,局灶呈胶冻样。

镜下所见 脑组织内肿瘤细胞弥漫浸润性生长(图 16-10A),局部可见微囊形成(图 16-10B)。肿瘤细胞呈类圆形,可见核周空晕,肿瘤细胞异型不明显,未见明确核分裂象。伴小血管增生、扩张(图 16-10C~D)。

病理诊断 少突胶质细胞瘤,CNS WHO 2 级。

诊断依据 肿瘤细胞呈中度密度,细胞形态单一,细胞核呈圆形,可见核周空晕,肿瘤细胞异型不明显,未见明确核分裂象。可见微钙化、黏液/囊性变及致密分支状毛细血管。

鉴别诊断

(1)间变性少突胶质细胞瘤:细胞密集、核明显异型,可见核分裂象及血管内皮细胞增生,少数病例可见坏死。

(2)胚胎发育不良性神经上皮肿瘤:多呈结节状分布,无明显核分裂象、血管增生及坏死。可见成熟的神经元。无 *IDH1* 突变及 1p/19q 联合缺失。

(3)中枢神经细胞瘤:多发生于侧脑室,可见神经毡样结构,少数病例可见神经元分化。肿瘤细胞表达 Syn、NeuN、NSE、MAP2 等神经元标记物,不表达 Olig-2,无 *IDH1* 基因突变及 1p/19q 联合缺失。

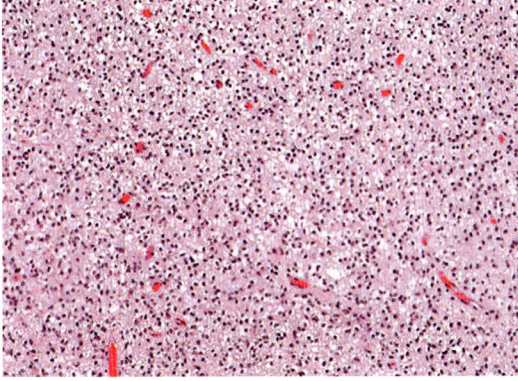
10A(HE × 40)

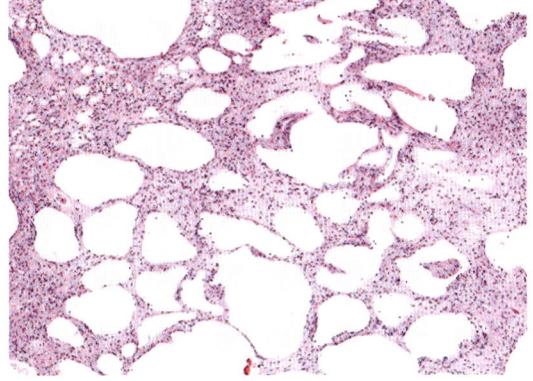
10B(HE × 40)

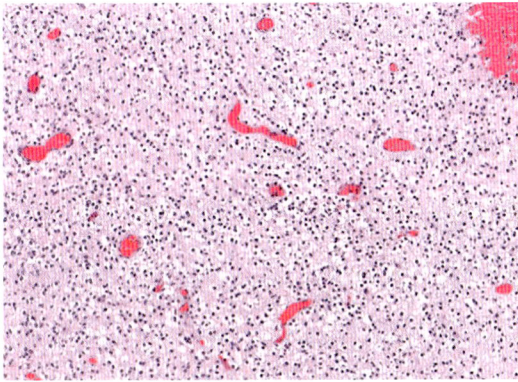
10C(HE × 100)

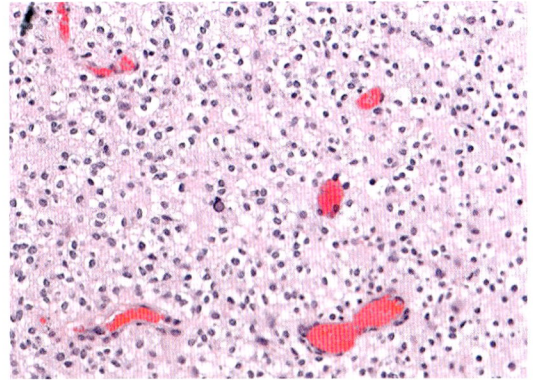
10D(HE × 200)

图 16-10　少突胶质细胞瘤

病例 11　间变性少突胶质细胞瘤

基本资料　女,33 岁,间断性头痛 4 年,加重 6 个月。CT 检查显示:左侧额叶不规则肿物,大小 6.1cm×6.0cm,中线偏移,左侧脑室受压。

大体检查　脑组织,大小 6cm×6cm×4cm,切面灰白、胶冻样,局灶灰黄灰褐,质韧,范围 3cm×2cm×2cm。

镜下所见　脑组织内肿瘤细胞弥漫浸润性生长,局部肿瘤细胞较密集(图 16-11A)。肿瘤细胞呈类圆形,可见核周空晕,肿瘤细胞有异型,未见明确核分裂象,可见小灶钙化及血管内皮增生(图 16-11B～D)。

病理诊断　间变性少突胶质细胞瘤,CNS WHO 3 级。

诊断依据　间变性少突胶质细胞瘤,CNS WHO 3 级相较于 CNS WHO 2 级而言,其细胞密度增高,核分裂象易见,少数病例可见细胞多形性伴多核巨细胞。微血管增生为特征性改变,可见假栅栏状坏死。

鉴别诊断

(1) 少突胶质细胞瘤:肿瘤细胞异型不明显,未见明确核分裂象。

(2) 胚胎发育不良性神经上皮肿瘤:多呈结节状分布,无明显核分裂象、血管增生及坏死。可见成熟的神经元。不存在 *IDH1* 突变及 1p/19q 联合缺失。

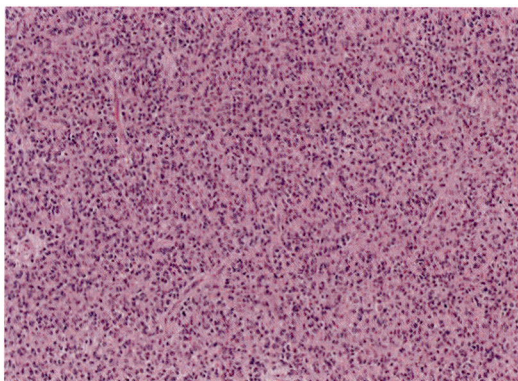

11A(HE × 40)

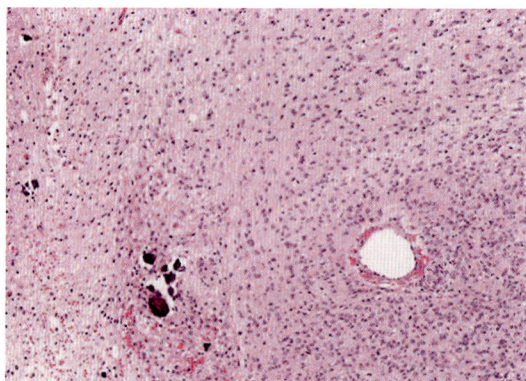

11B(HE × 100)

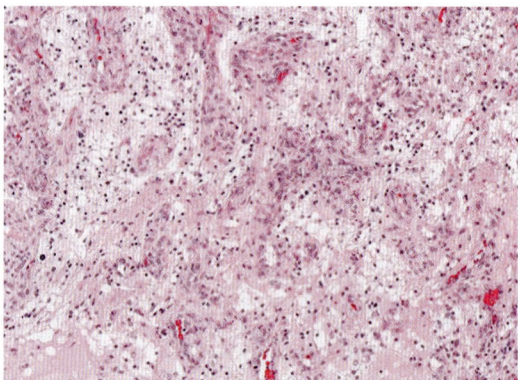

11C(HE × 100)

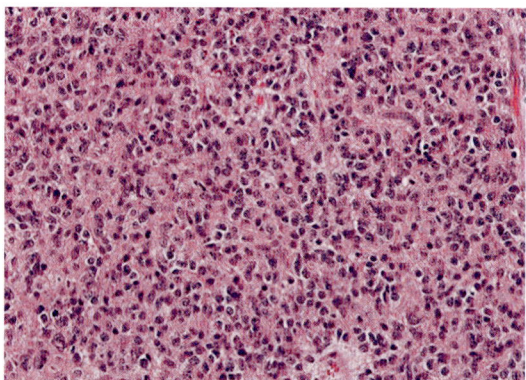

11D(HE × 200)

图 16-11　间变性少突胶质细胞瘤

病例 12　室 管 膜 瘤

基本资料　男,41 岁,发作性后颈部疼痛 1 个月。CT 检查显示:四脑室内不规则肿物,呈囊实性,大小 4cm×3.5cm×2.5cm,边界尚清。

大体检查　灰白灰黄组织,大小 2.5cm×1.5cm×0.8cm,切面灰白、质韧。

镜下所见　脑组织内见肿瘤细胞弥漫浸润性生长,可见菊形团及假菊形团。细胞形态较为一致,细胞核呈卵圆形,染色质细腻,未见明确核分裂象及坏死(图 16-12A～C)。

病理诊断　室管膜瘤,CNS WHO 2 级。

诊断依据　发生于脑室系统和脊髓内。肿瘤与周围脑组织界限清楚,细胞核形态单一,呈圆形或卵圆形。核分裂象罕见。可见血管周围假菊形团和菊形团结构。可见黏液样变性,可见出血灶、钙化。肿瘤细胞表达 GFAP、S-100、Vimentin,EMA 呈点状阳性(图 16-12D),菊形团可见腔面阳性。

鉴别诊断

(1) 间变性室管膜瘤:肿瘤细胞密度明显增高,核分裂象易见,常伴有微血管增生及假栅栏样坏死。

(2) 毛细胞型星形细胞瘤:儿童多见,多发生于小脑。肿瘤细胞呈双极、可见细长毛发样突起,可见 Rosenthal 纤维及嗜伊红颗粒小体,常见 *K2AA1549∷BRAF* 基因融合或 *BRAF V600E* 基因突变。

(3) 中枢神经细胞瘤:可见神经毡样结构,细胞呈圆形及类圆形,可见核周空晕。肿瘤细胞可见神经元分化,免疫组化 NeuN、MAP2、NSE、Syn 阳性。

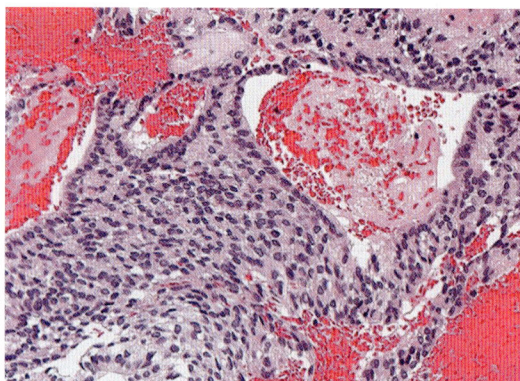

12A(HE × 200)

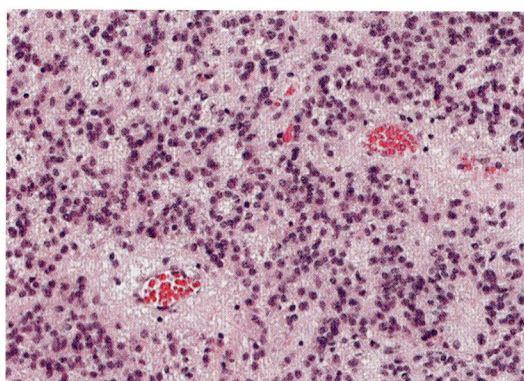

12B(HE × 200)

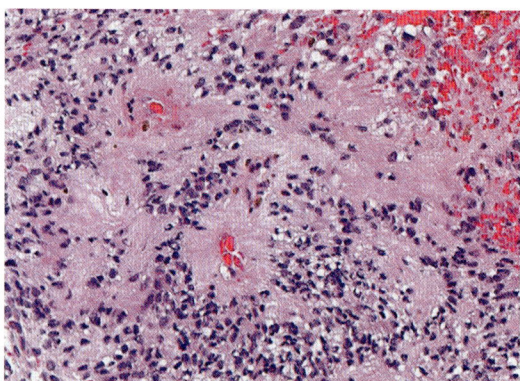

12C(HE × 200)

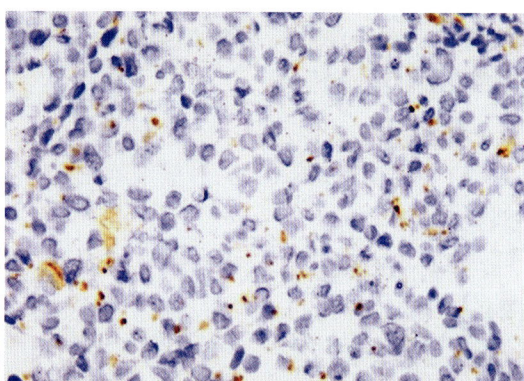

12D(EMA × 400)

图 16-12　室管膜瘤

病例 13　毛细胞型星形细胞瘤

基本资料　男,6岁,间断性头痛13天。CT检查显示:左侧小脑半球软组织密度肿物,大小3.4cm×3cm,第四脑室受压变窄。

大体检查　脑组织,大小5cm×4cm×2.5cm,切面灰白、胶冻样,局部呈囊性。

镜下所见　脑组织内见肿瘤细胞弥漫浸润性生长,可见肿瘤疏松区及相对致密区(图16-13A、B),疏松微囊区肿瘤细胞为原浆形星形细胞,细胞核呈圆形或卵圆形,交织成网(图16-13C、D);致密区肿瘤细胞可见毛发样突起,细胞核呈梭形,Rosenthal纤维易见(图16-13E、F)。部分血管内皮增生,未见明确坏死及核分裂象。

病理诊断　小脑毛细胞型星形细胞瘤,CNS WHO 1级。

诊断依据　多发生于20岁前的年轻人,好发于小脑。肿瘤呈囊实性。由肿瘤疏松区及相对致密区组成,疏松微囊区肿瘤细胞为原浆形星形细胞,细胞核呈圆形或卵圆形,交织成网;致密区肿瘤细胞可见毛发样突起,细胞核呈梭形,可见Rosenthal纤维及嗜伊红颗粒小体。可见血管内皮增生,罕见核分裂象。

鉴别诊断

(1) 弥漫性星形细胞瘤:多发生于成年人,幕上多见。细胞形态单一,轻度核异型性。罕见Rosenthal纤维及嗜酸性颗粒小体。多存在 *IDH1* 基因突变,*ATRX* 缺失。无 *KIAA1549∶∶BRAF* 基因融合或 *BRAF* V600E突变。

(2) 室管膜瘤:多发生于脑室。可见菊形团、假菊形团结构。表达EMA、S-100,无 *KIAA1549∶∶BRAF* 基因融合或 *BRAF* V600E突变。

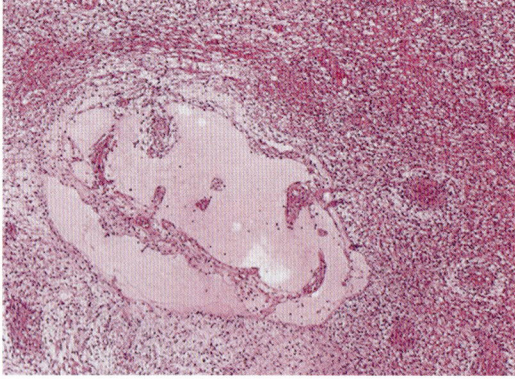

13A(HE × 40)

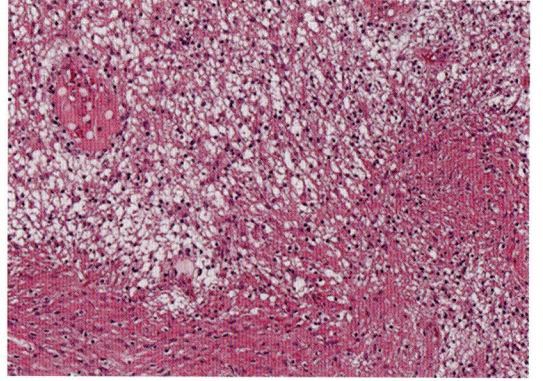

13B(HE × 100)

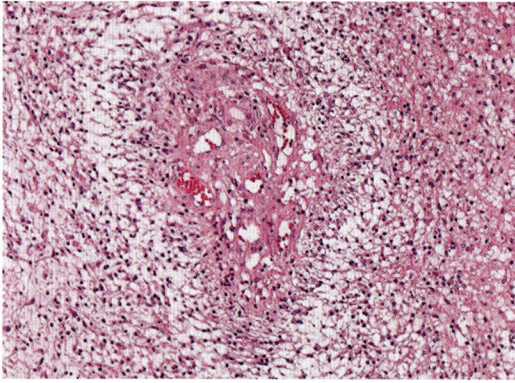

13C(HE × 100)

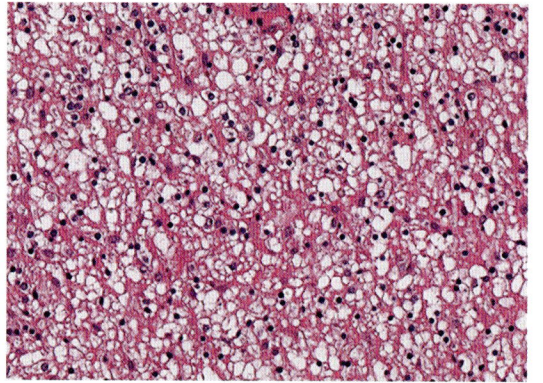

13D(HE × 200)

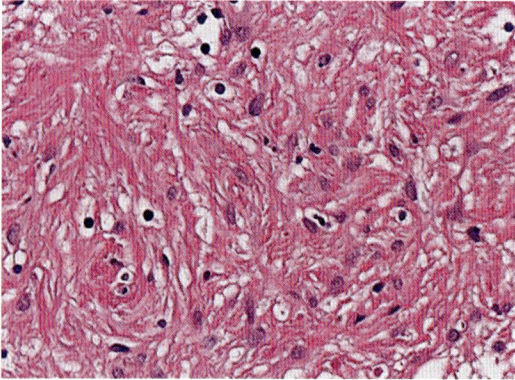

13E(HE × 400)

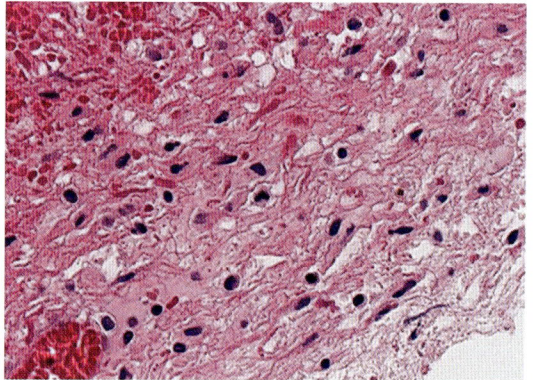

13F(HE × 400)

图 16-13　小脑毛细胞型星形细胞瘤

病例 14　中枢神经细胞瘤

基本资料　男,27 岁,间断头痛 3 个月。CT 检查显示:右侧侧脑室占位,呈囊实性,大小 7.3cm×5.7cm,边缘模糊。

大体检查　灰褐碎组织,大小 1.5cm×1cm×0.5cm。

镜下所见　肿瘤细胞形态较为一致,细胞核呈圆形或卵圆形,细胞质透明(图 16-14A~C)。局部可见霍默-赖特(Homer-Wright)菊形团,未见明确核分裂象及坏死。其间可见小血管增生,呈分支状(图 16-14D)。

病理诊断　中枢神经细胞瘤,CNS WHO 1 级。

诊断依据　多发生于侧脑室。少突胶质细胞样肿瘤细胞,细胞形态单一,核圆或卵圆形,偶见核仁。可见血管周假菊形团结构。分支状毛细血管增生。肿瘤细胞表达 Syn、NeuN,多不表达 ChrA 或 NF。

鉴别诊断

(1) 少突胶质细胞瘤:多位于脑白质,无神经毡样结构,表达 Olig-2,存在 *IDH1* 基因突变及 1p/19q 联合缺失。不表达 Syn、NeuN、NSE、MAP2 等神经元标记物。

(2) 透明细胞室管膜瘤:细胞核有突起和极性,表达 GFAP、EMA、S-100,不表达 Syn、NeuN、NSE 等神经元标记物。

(3) 胚胎发育不良性神经上皮肿瘤:多发生于 20 以下青年人,临床多表现为癫痫。多见于脑皮质,呈多结节状,可见微囊形成,可见胶质及神经元成分。

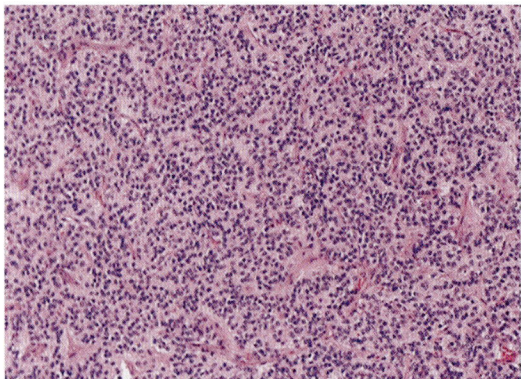

14A(HE × 100)

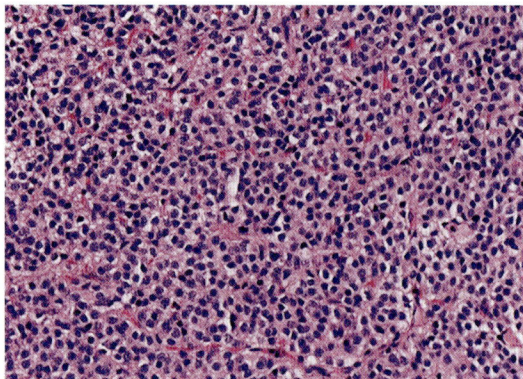

14B(HE × 200)

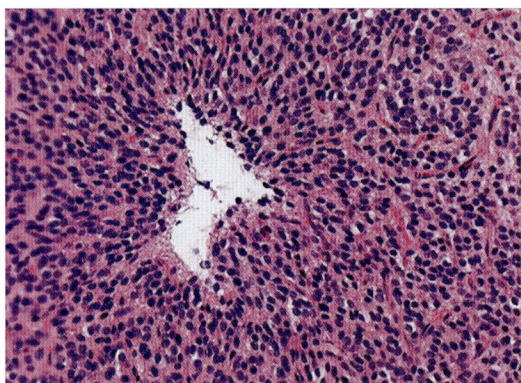

14C(HE × 200)

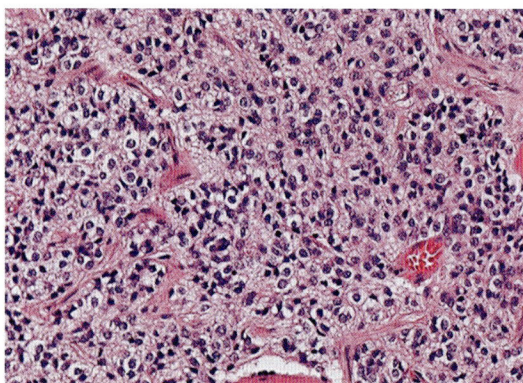

14D(HE × 200)

图 16-14　中枢神经细胞瘤

病例15 脉络丛乳头状瘤

基本资料 女,45 岁,头痛 1 年。CT 检查显示:第四脑室异常信号影,大小 1.4cm×1.3cm,边缘尚清。

大体检查 灰红、质软组织,大小 0.5cm×0.2cm×0.2cm。

镜下所见 被覆立方上皮乳头状结构,可见纤维血管轴心,部分血管扩张充血(图 16-15A、B)。肿瘤细胞形态一致,未见核分裂象(图 16-15C、D)。

病理诊断 脉络丛乳头状瘤,WHO Ⅰ级。

诊断依据 被覆立方上皮乳头状结构,中轴为疏松结缔组织及小血管。肿瘤细胞形态一致,未见核分裂象及坏死。肿瘤表达角蛋白、Vimentin、S-100、Syn;部分患者表达 GFAP 及 EMA,多表达 CK7,而不表达 CK20。

鉴别诊断

(1) 甲状腺乳头状癌转移:细胞核呈毛玻璃样,可见核沟及核内包涵体。

(2) 脉络丛乳头状癌:乳头被覆上皮细胞增生活跃,细胞异型性明显,核分裂象多见,乳头结构不规则,可见坏死。肿瘤累及周围脑组织。

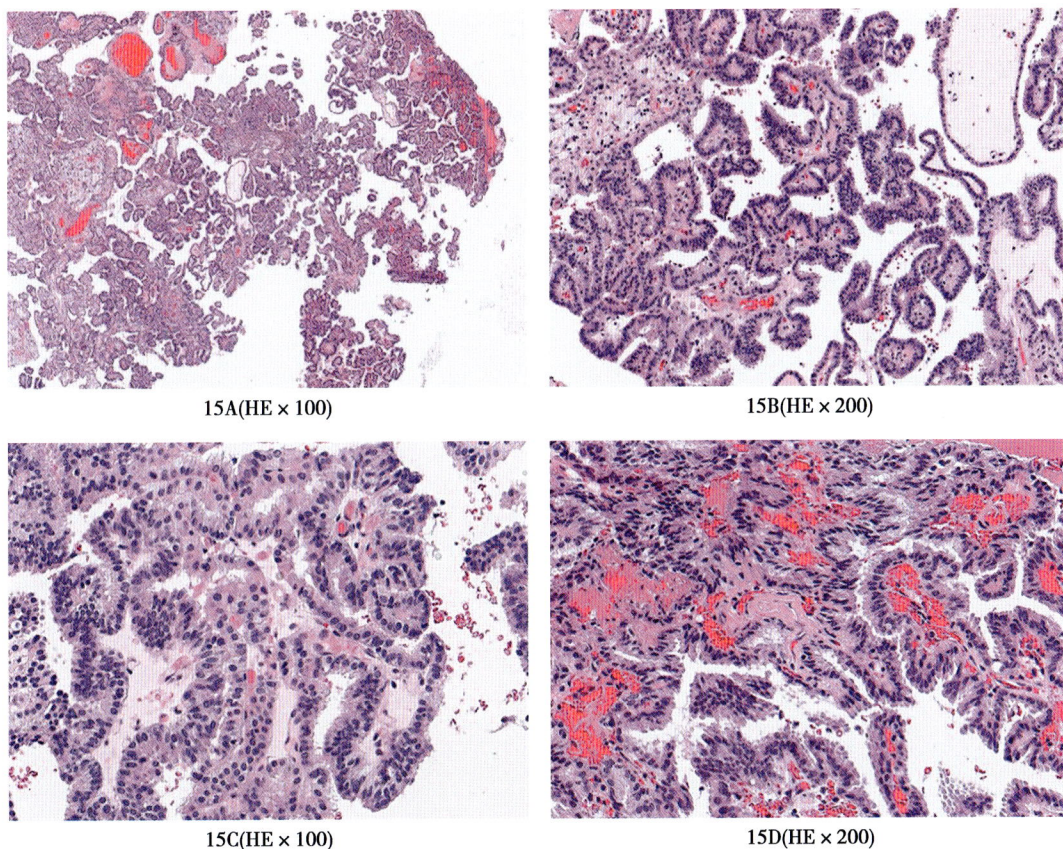

15A(HE × 100)

15B(HE × 200)

15C(HE × 100)

15D(HE × 200)

图 16-15 脉络丛乳头状瘤

病例 16　幕上原始神经外胚层肿瘤

基本资料　女,37 岁,言语不清伴头痛 5 天。CT 检查显示:左侧额顶叶异常信号影,大小 3.9cm×3.5cm,不均匀强化,侧脑室受压移位。

大体检查　灰红灰黄不整形组织,大小 6cm×5cm×2cm,切面灰红、质韧。

镜下所见　脑组织内见肿瘤细胞弥漫浸润性生长,伴大片坏死(图 16-16A)。肿瘤细胞异型性明显,细胞核深染,可见大量核分裂象。可见菊形团及假菊形团结构(图 16-16B~D)。

病理诊断　胚胎性肿瘤,非特指,CNS WHO 4 级。

诊断依据　多发生于 20 岁前的儿童及青年人,发生于大脑或幕上。小圆细胞恶性肿瘤,局部可见菊形团及假菊形团结构,可见神经毡形成。细胞异型性明显,核分裂象易见,可见坏死、钙化及血管内皮细胞增生。肿瘤细胞表达 Syn、β-tubulin、神经丝蛋白、NSE、CD57。

鉴别诊断　胶质母细胞瘤,多发生于成年人。可见低级别胶质瘤区域,菊形团结构少见。肿瘤细胞高表达 GFAP,不表达 NSE、Nestin 等神经细胞的标记物。

知识拓展　2016 年中枢神经系统 WHO 第 4 版修订版不再使用"中枢神经系统原始神经外胚层肿瘤"诊断术语,对于没有特征性组织学或基因表型的肿瘤冠以"胚胎性肿瘤,非特指"的诊断名词。2021 年中枢神经系统 WHO 第 5 版根据其形态学及分子学特点将其分为非典型畸胎样/横纹肌样肿瘤、筛状神经上皮肿瘤(暂定)、伴多层菊形团的胚胎性肿瘤、中枢神经系统神经母细胞瘤,*FOXR2* 激活型、伴 *BCOR* 内部串联重复的中枢神经系统肿瘤、松果体区促纤维增生型黏液样肿瘤,*SMARCB1* 突变型。

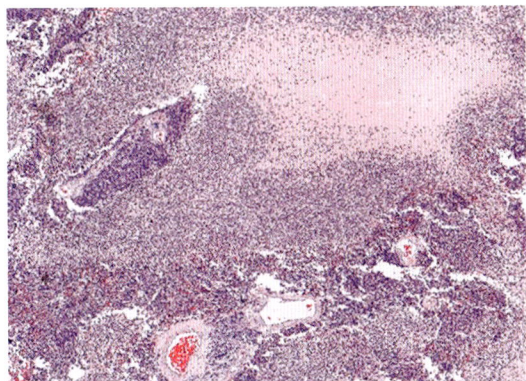

16A(HE × 40)

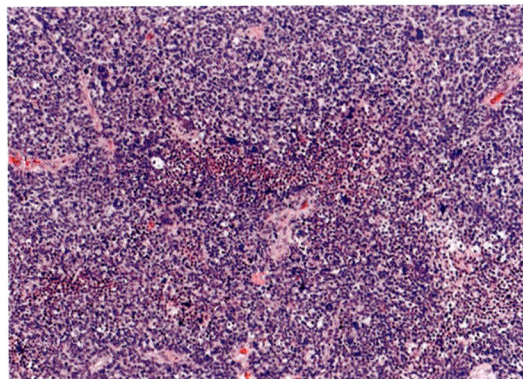

16B(HE × 40)

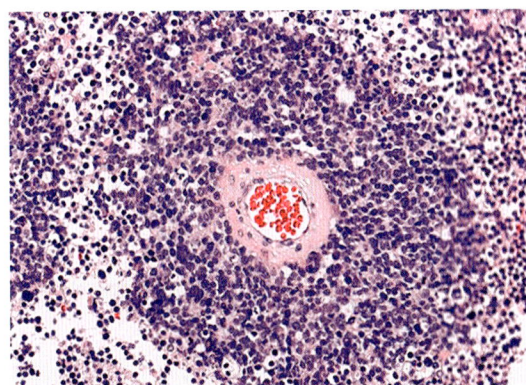

16C(HE × 400)

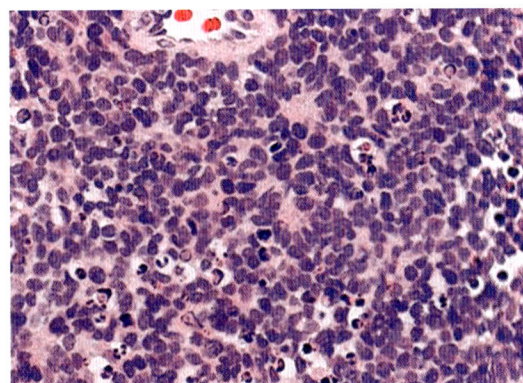

16D(HE × 400)

图 16-16　胚胎性肿瘤,非特指

病例 17　髓母细胞瘤

基本资料　男,31 岁,右枕部疼痛 2 月余。CT 检查显示:右侧小脑可见等-稍高密度肿物,边界欠清,大小 2.6cm×2.2cm,小脑蚓部及第四脑室受压。

大体检查　灰白、质韧组织,大小 7cm×5cm×1.8cm。

镜下所见　小脑组织内见小圆细胞恶性肿瘤弥漫浸润性生长(图 16-17A)。细胞形态较为一致,细胞核呈类圆形、核深染,核分裂象易见(图 16-17B~D)。

病理诊断　促纤维增生性/结节性髓母细胞瘤,CNS WHO 4 级。

诊断依据　多发生于 16 岁以下的儿童小脑的胚胎性肿瘤。肿瘤由高密度肿瘤细胞构成,可见 Homer-Wright 菊形团,细胞异型性明显,核分裂象易见。可见神经元分化。肿瘤细胞表达 NSE、Syn。根据组织学形态分为经典型髓母细胞瘤、促纤维增生性/结节性髓母细胞瘤、大细胞性/间变性髓母细胞瘤、伴广泛结节的髓母细胞瘤。

低倍镜下,肿瘤细胞呈多结节状;结节间区肿瘤细胞细胞核深染、核质比高、细胞异型性明显,核分裂象易见;结节区肿瘤细胞细胞质相对丰富,细胞形态较为一致,核分裂象少见。

鉴别诊断　胶质母细胞瘤,多发生于成年人。可见低级别胶质瘤区域,菊形团结构少见。肿瘤细胞高表达 GFAP,不表达 NSE、Nestin 等神经细胞的标记物。

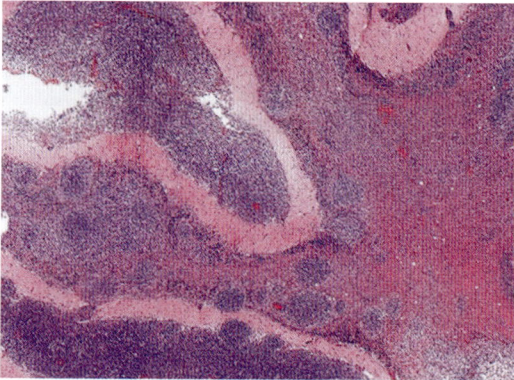

17A(HE × 40)

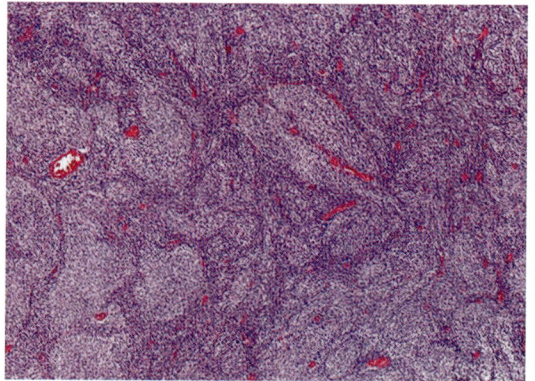

17B(HE × 40)

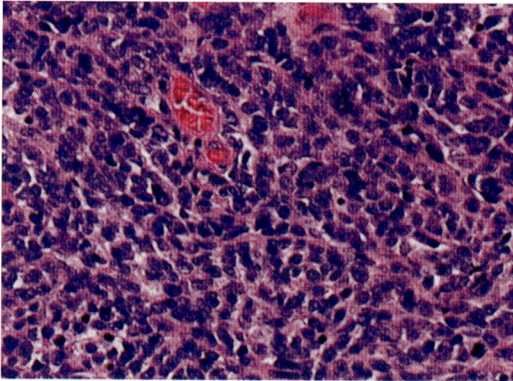

17C(HE × 400)

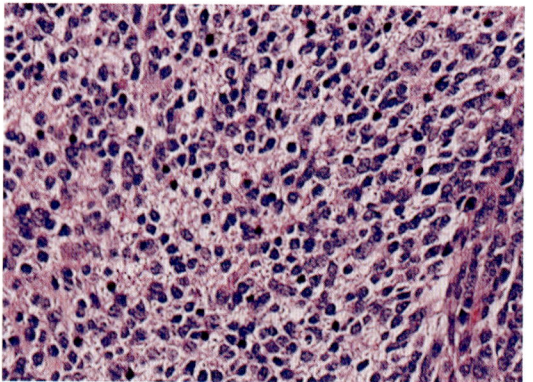

17D(HE × 400)

图 16-17　髓母细胞瘤

病例 18　脑　膜　瘤

基本资料　女性,48 岁,头晕伴左侧耳鸣 2 年。MRI 检查显示:左侧海绵窦旁占位性病变。

大体检查　灰褐结节状肿物,大小 1.7cm×1.2cm×0.8cm,切面灰白、灰褐、实性、质硬。

镜下所见　肿瘤呈巢片状及分叶状生长,肿瘤细胞形态较为一致,无明显异型性;肿瘤细胞核呈卵圆形,细胞核空亮,可见核内假包涵体,胞浆丰富,未见明确核分裂象(图 16-18)。

病理诊断　脑膜瘤,皮细胞型,CNS WHO 1 级。

诊断依据　非脑实质病变,肿瘤呈分叶状排列,细胞形态一致,可见核内胞浆"包涵体",无明显核分裂及脑组织侵犯。

鉴别诊断

(1) 脑膜瘤,纤维型,CNS WHO 1 级:梭形肿瘤细胞平行或束状交叉排列,富于胶原和网状纤维基质,旋涡状结构、砂砾体和核内假包涵体不常见。

(2) 脑膜瘤,过渡型,CNS WHO 1 级:具有脑膜皮细胞型和纤维型脑膜瘤间的过渡特点;漩涡状结构丰富,砂砾体多见。

知识拓展

第 5 版分类中脑膜瘤的必要诊断标准包括:

(1) 符合至少一种经典的脑膜瘤组织学特点。

(2) 提示性的组织学特点+*NF2* 双等位基因失活或其他经典脑膜瘤的驱动基因突变(*TRAF7*、*AKT1*、*KLF4*、*SMO*、*PIK3CA*),透明细胞型脑膜瘤(*SMARCE1*),或横纹肌样脑膜瘤(*BAP1*)。

(3) 提示性的组织学特点+一种已知的脑膜瘤 DNA 甲基化分类。

其理想的诊断标准为:

(1) 发生于脑膜。

(2) 上皮细胞膜抗原阳性表达。

(3) SSTR2A 弥漫阳性表达。

(4) *NF2* 突变型脑膜瘤存在经典的拷贝数变异,包括低级别脑膜瘤中染色体 22/22q 单体,高级别脑膜瘤还伴有染色体 1p、6、10q、14q 和/或 18 缺失。

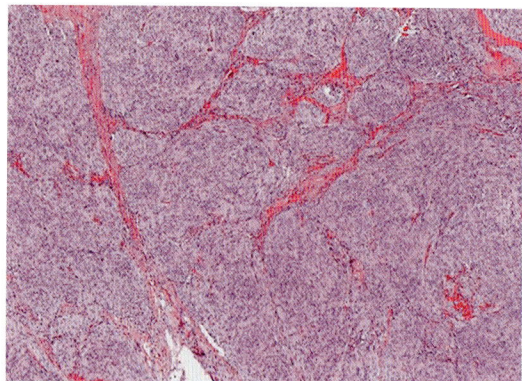

18A(HE × 40)

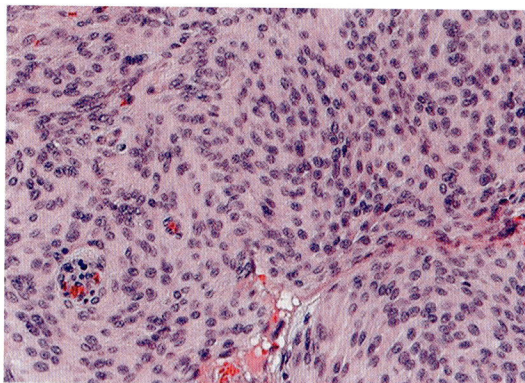

18B(HE × 200)

图 16-18　脑膜瘤

病例19 血管母细胞瘤

基本资料 男,57岁,恶心、呕吐伴步态不稳15天。CT检查显示:左侧小脑半球见囊性密度肿物,大小4.8cm×3.7cm,边缘欠清。

大体检查 灰褐结节状肿物,大小1.6cm×1.1cm×1cm,切面灰褐、实性、质软。

镜下所见 脑组织内可见薄壁血窦形成,其间可见间质细胞穿插生长(图16-19A、B);间质细胞细胞质丰富,部分呈空泡状,部分细胞质透明,细胞轻度异型,未见明确核分裂象(图16-19C、D)。

病理诊断 血管母细胞瘤,CNS WHO 1级。

诊断依据 发生于成人小脑、脑干和脊髓的富于血管的肿瘤。肿瘤由薄壁血窦及间质细胞组成。血窦由内皮细胞、基膜及外皮细胞构成。间质细胞部分呈卵圆形,细胞质丰富、轻嗜酸性,部分呈泡沫样。血窦内皮细胞表达内皮细胞标记物,间质细胞表达VEGF、NSE、S-100、CD56及Vimentin,不表达内皮细胞标记物。

鉴别诊断

(1) 小脑毛细胞型星形细胞瘤:肿瘤细胞由单级或双极毛细胞样星形细胞组成,可见Rosenthal纤维,可见胶质纤维,血管多为后壁血管。

(2) 肾透明细胞肾细胞癌:有肾透明细胞肾细胞癌病史。免疫组化表达PAX2、PAX8、RCC、EMA,不表达NSE。

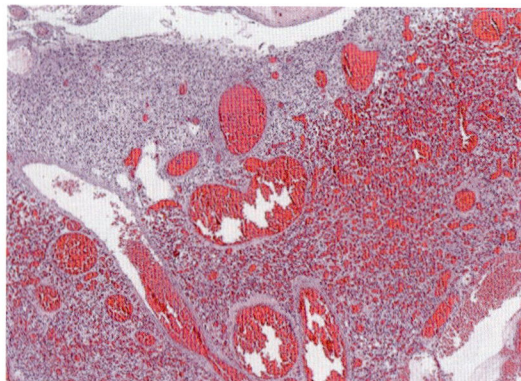

19A(HE × 40)

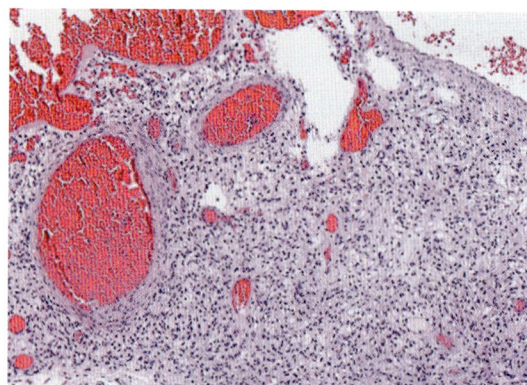

19B(HE × 100)

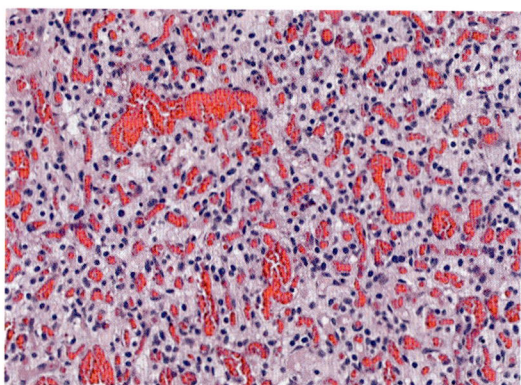

19C(HE × 200)

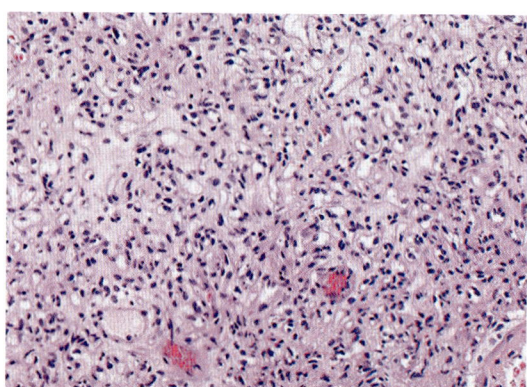

19D(HE × 200)

图 16-19　血管母细胞瘤

病例20　造釉细胞型颅咽管瘤

基本资料　男,12岁,左眼视力下降2月余。CT检查显示:鼻腔、前颅底、鞍区、鞍上及脑室巨大占位,形态不规则,边界不清,其内可见钙化灶。

大体检查　灰白灰黄组织,大小3cm×2cm×1cm,质韧。

镜下所见　镜下见分叶状、条索状、桥状、小梁状排列的上皮细胞巢(图16-20A)。肿瘤细胞巢外缘细胞呈栅栏样排列,呈基底细胞样(图16-20B、C);上皮细胞巢中心呈星芒状;过渡区肿瘤细胞呈旋涡状排列,可见细胞间桥。个别上皮细胞巢中心可见湿性角化物(图16-20D)。

病理诊断　造釉细胞型颅咽管瘤,CNS WHO 1级。

诊断依据　多发生于5~15岁、45~60岁的患者。主要位于鞍上,少部分位于鞍内。肿瘤细胞呈分叶状、条索状、桥状、小梁状排列。肿瘤细胞巢外缘细胞呈栅栏样排列,呈基底细胞样;上皮细胞巢中心呈星芒状;过渡区肿瘤细胞呈旋涡状排列,可见细胞间桥。可见湿性角化物。肿瘤周围可见大量Rosenthal纤维。

鉴别诊断

(1) 表皮样囊肿及皮样囊肿:上皮细胞巢边缘无明显栅栏样排列。可见成熟角化物,无鬼影细胞核。

(2) 毛细胞型星形细胞瘤:无上皮细胞团、慢性炎症反应及异物巨细胞形成。

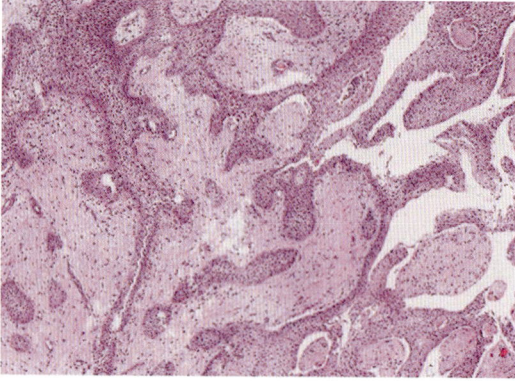

20A(HE × 40)

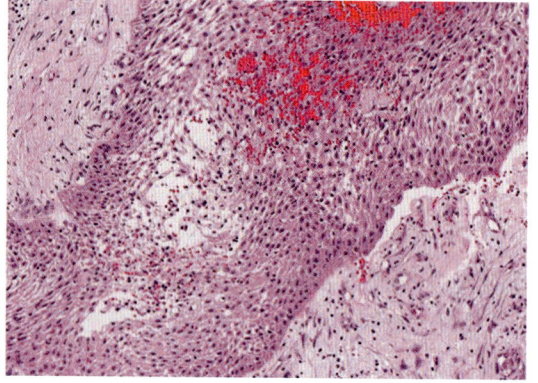

20B(HE × 100)

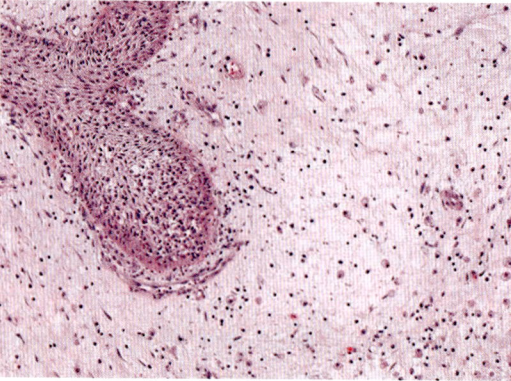

20C(HE × 200)

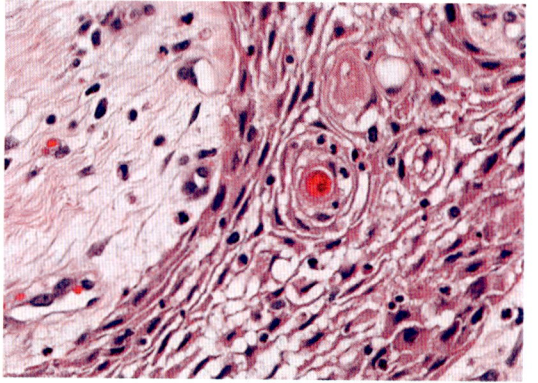

20D(HE × 400)

图 16-20　造釉细胞型颅咽管瘤

病例21　神经鞘瘤

基本资料　男,71岁,体检发现胸椎椎管内占位。CT检查显示:胸11椎体右后部、右侧椎弓根异常信号影,大小3.9cm×3.7cm×2.7cm,边缘清楚,椎管稍受压。

大体检查　灰白碎组织,大小3cm×3cm×2cm,切面灰白、质韧。

镜下所见　梭形细胞肿瘤,部分区域肿瘤细胞呈栅栏状排列,栅栏状结构之间可见粉染的无核区(图16-21A);部分区域肿瘤呈束状及编织状排列;部分区域肿瘤细胞细胞质透明,结构较疏松(图16-21B、C)。细胞核呈梭形或卵圆形,核深染,细胞轻度异型。未见明确坏死及核分裂象(图16-21D)。

病理诊断　神经鞘瘤。

诊断依据　肿瘤细胞呈梭形,可见Antoni A型及Antoni B型结构。肿瘤表达S-100、SOX10、calretinin,不表达NF。

鉴别诊断

(1) 神经纤维瘤:肿瘤无包膜。肿瘤细胞呈束状,平行排列,间质疏松、水肿,可见黏液变性。细胞核呈波浪状或S形。较大的肿瘤可见触觉小体样结构及假迈斯纳(Meissner)样小体。免疫组化表达NF,S-100阳性细胞少于神经鞘瘤。

(2) 恶性外周神经鞘瘤:肿瘤无包膜,可形成不同厚度的假包膜。可见地图样坏死及核分裂象(>1.5个/mm^2),可见异源性分化。

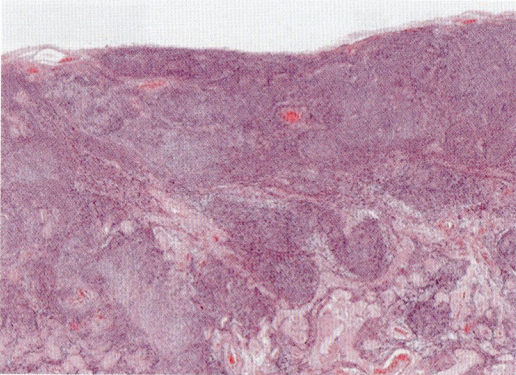

21A(HE × 20)

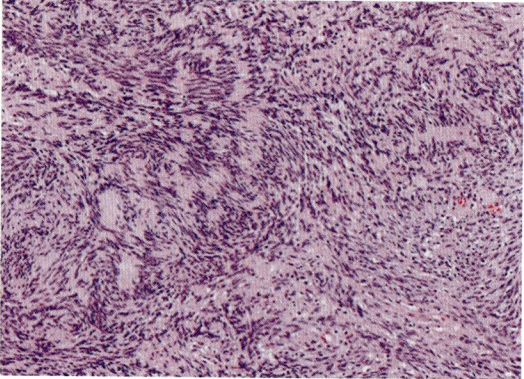

21B(HE × 40)

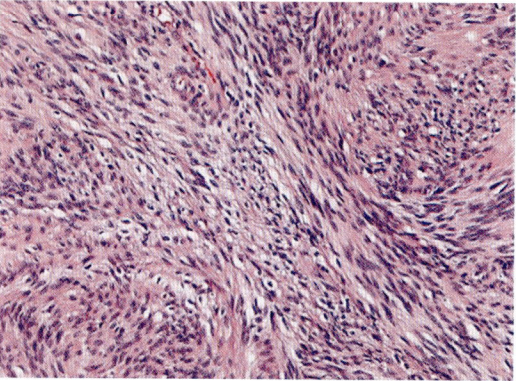

21C(HE × 200)

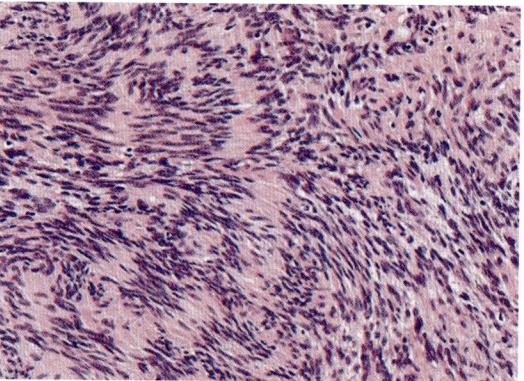

21D(HE × 400)

图 16-21 神经鞘瘤

病例 22 原发中枢神经系统弥漫大 B 细胞淋巴瘤

基本资料 女,68 岁,无明显诱因出现短期记忆力下降 3 个月。CT 检查显示:双侧额叶及右侧基底节多发占位伴水肿。

大体检查 灰白碎组织,大小 1.2cm×1cm×0.5cm。

镜下所见 脑组织内见肿瘤细胞弥漫浸润性生长(图 16-22A)。细胞异型性明显,核分裂象易见。细胞核呈圆形,染色质细腻(图 16-22B)。部分肿瘤细胞围绕血管生长,形成"套袖"样结构(图 16-22C)。可见地图样坏死。周围脑组织可见星形细胞反应性增生(图 16-22D)。

免疫组化 肿瘤细胞呈 CD20、CD19、Bcl-6、MUM1、Bcl-2 阳性,CD10、CD3、CD5 阴性,Ki-67 指数 80%。

原位杂交 EBER 原位杂交阴性。

病理诊断 原发中枢神经系统弥漫大 B 细胞淋巴瘤。

诊断依据 大脑半球多发肿块。镜下肿瘤细胞弥漫浸润性生长。部分肿瘤细胞围绕血管生长,形成"套袖"样结构。细胞异型性明显,核分裂象易见,可见地图样坏死。周围脑组织可见星形细胞反应性增生。免疫组化表型呈 B 细胞标记。无中枢外病变证据。

鉴别诊断

(1) 胶质母细胞瘤:多为单发肿瘤,可见低级别胶质瘤区域。免疫组化表达 GFAP、Olig-1 等标记物。LCA 及其他淋巴细胞标记物为阴性。

(2) 幕上原始神经外胚层肿瘤:多发生于儿童,细胞排列紧密,细胞常呈"裸核",可见菊形团及假菊形团结构,不形成血管周"套袖"结构。LCA 及其他淋巴细胞标记物为阴性。

(3) 肺小细胞癌脑转移:常合并有肺小细胞癌病史,肿瘤与脑组织界限清楚,"套袖"样结构少见。免疫组化表达 TTF-1、Syn、ChrA 等,LCA 及其他淋巴细胞标记物为阴性。

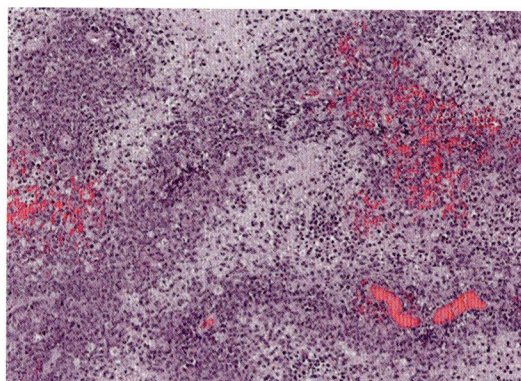

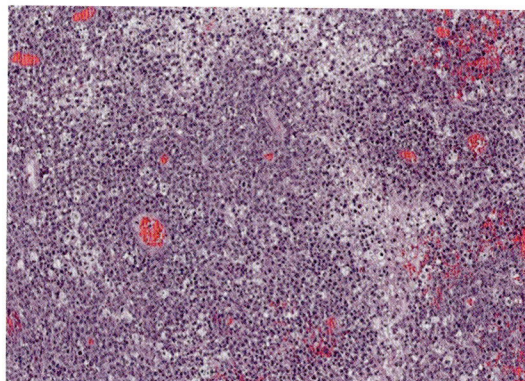

22A(HE × 100)

22B(HE × 100)

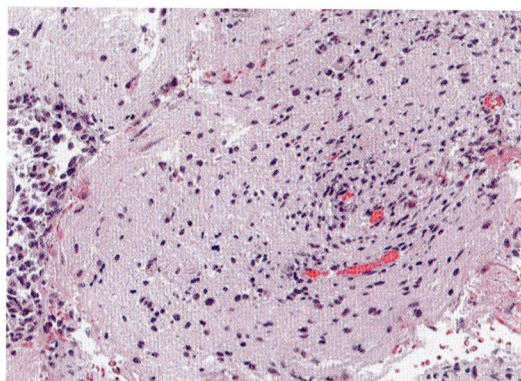

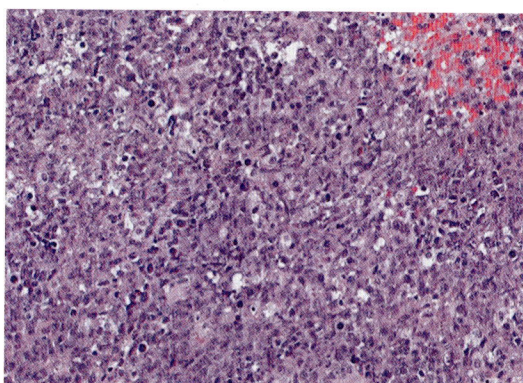

22C(HE × 200)

22D(HE × 200)

图 16-22　原发中枢神经系统弥漫大 B 细胞淋巴瘤

病例 23　生殖细胞瘤

基本资料　男,22 岁,头晕 2 个月。CT 检查显示:松果体区斑片状异常信号,伴明显强化。

大体检查　灰褐组织,大小 1cm×0.8cm×0.5cm,质韧。

镜下所见　肿瘤细胞呈圆形及类圆形,细胞形态较为一致。肿瘤细胞核呈圆形、泡状,可见核仁;细胞质透明。核分裂象易见,未见明确坏死。其间散在大量淋巴细胞(图 16-23)。

病理诊断　生殖细胞瘤。

诊断依据　多发生于 25 岁以下青年人。好发于中线部位,松果体区常见。肿瘤细胞呈片状、小叶状排列。细胞的细胞质空亮,核呈圆形、可见泡状核,核仁明显。其间散在淋巴细胞浸润。肿瘤细胞表达 PLAP、OCT3/4、hCG。

鉴别诊断

(1) 混合性生殖细胞肿瘤:除生殖细胞瘤成分外,还含有一种或多种生殖细胞起源的肿瘤成分。

(2) 非霍奇金恶性淋巴瘤:无典型的上皮样肿瘤细胞,免疫组化不表达 PLAP。

(3) 结节病:好发于第三脑室底部、下丘脑和垂体。临床可表现为尿崩症。镜下表现为朗汉斯多核巨细胞和类上皮细胞聚集,伴淋巴细胞及浆细胞浸润。可见特征性星状小体。

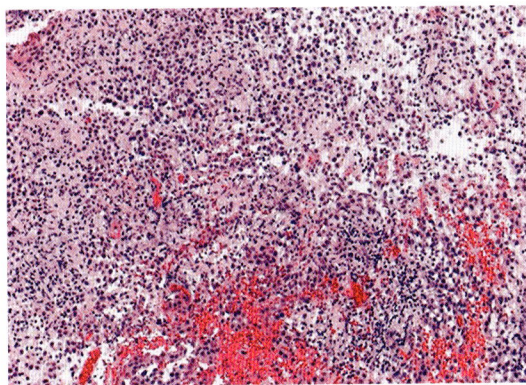
23A(HE × 100)

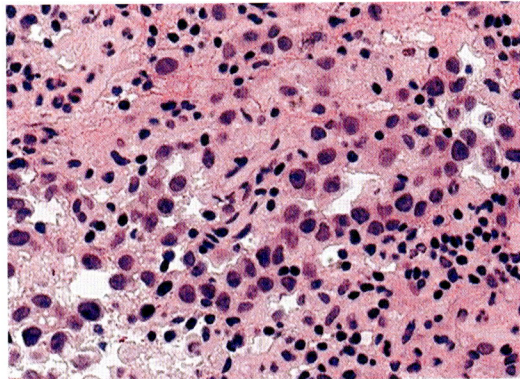
23B(HE × 100)

图 16-23　生殖细胞瘤

病例24　成熟性囊性畸胎瘤

基本资料　男,23岁,间断性头痛1个月。CT检查显示:侧脑室前角可见异常信号影,范围5cm×4.4cm,分叶状、呈囊实性。

大体检查　囊实性肿瘤,大小5cm×4cm×2cm,其内可见大量油脂及毛发,切面局部灰白、质韧。

镜下所见　脑组织内被覆鳞状上皮囊腔形成,周围见分化好的软骨组织(图16-24)。

病理诊断　成熟性囊性畸胎瘤。

诊断依据　常见的外胚层成分包括皮肤、脑及脉络膜,中胚层成分包括软骨、骨、脂肪及肌肉组织;内胚层成分包括呼吸道、肠上皮、胰腺或肝组织。

鉴别诊断

（1）不成熟性畸胎瘤:可见原始神经管样结构或分化不成熟的胚胎性间充质成分。

（2）畸胎瘤恶变:畸胎瘤含不同体细胞恶性成分,常为横纹肌肉瘤或未分化肉瘤。

（3）表皮样囊肿/皮样囊肿:仅含有表皮和/或皮肤附属器成分,无其他胚层成分。

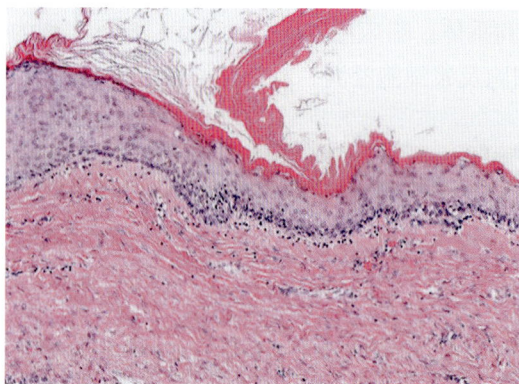 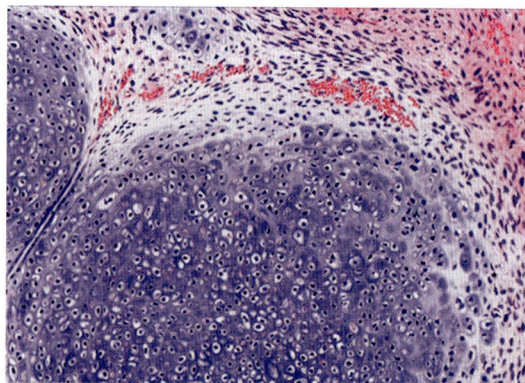

24A(HE×100)　　　　　24B(HE×100)

图16-24　成熟性囊性畸胎瘤

病例25　胚 胎 性 癌

基本资料　男,20 岁,头痛 1 周。CT 检查显示:松果体区不规则肿物,大小 5cm×3.4cm,边缘模糊。

大体检查　灰白灰红、质韧组织,大小 5cm×2cm×1cm。

镜下所见　肿瘤细胞呈片状排列(图 16-25A),肿瘤细胞异型性明显,细胞质透明,病理性核分裂象易见(图 16-25B、C)。可见合体滋养细胞(图 16-25D)。

免疫组化　肿瘤细胞表达 AE1/AE3、CD30、OCT3/4。

病理诊断　胚胎性癌。

诊断依据　多角形细胞呈片状增生,可形成不完全乳头状或不规则条状和腺样结构。肿瘤细胞异型性明显,细胞质透明,病理性核分裂象易见。肿瘤细胞表达 AE1/AE3、CD30、OCT3/4。

鉴别诊断

(1) 生殖细胞瘤:肿瘤细胞大小一致、细胞核大、呈泡状,核仁明显,细胞质透明,间质内大量淋巴细胞浸润。肿瘤细胞表达 PLAP、CD117。

(2) 绒毛膜癌:肿瘤由单核及合体滋养细胞组成。肿瘤性合体滋养细胞呈泡沫核,细胞质透明或嗜酸性,肿瘤细胞表达 β-hCG 和人胎盘催乳素。

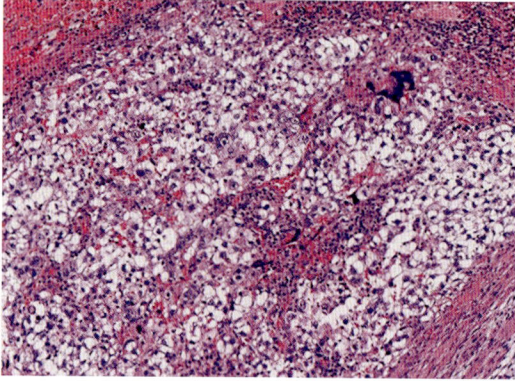

25A(HE × 100)

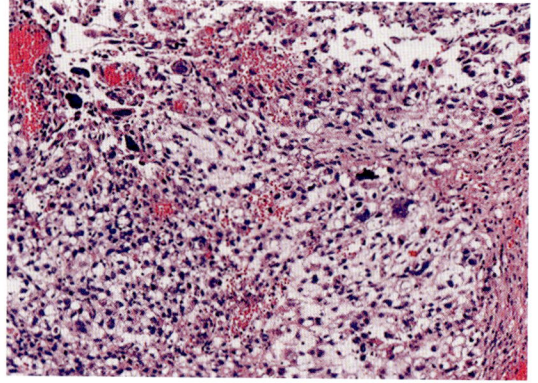

25B(HE × 100)

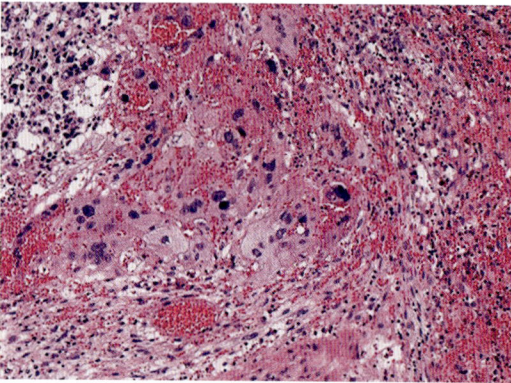

25C(HE × 200)

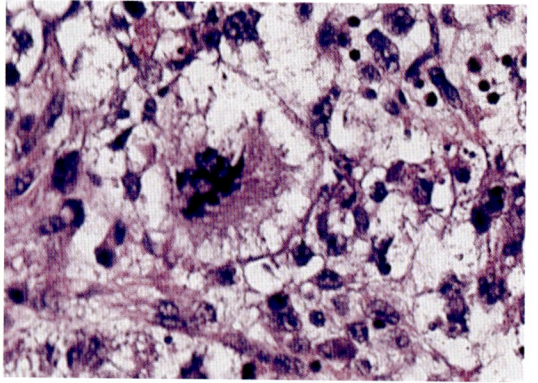

25D(HE × 400)

图 16-25　胚胎性癌

病例 26　肺低分化腺癌脑转移

基本资料　男,62 岁,肺低分化腺癌术后 3 年,复查发现左额颞叶占位 1 年。CT 检查显示:左侧额叶多发占位性病变,大者大小 1.6cm×0.8cm,可见明显强化。

大体检查　灰白、质韧组织,大小 1.7cm×1.2cm×1.5cm。

镜下所见　脑组织内见肿瘤细胞呈微乳头排列,肿瘤细胞异型性明显,肿瘤与周围脑组织界限尚清(图 16-26)。

病理诊断　肺低分化腺癌脑转移。

诊断依据　肺低分化腺癌病史。影像学提示多发占位性病变。肿瘤呈微乳头样排列,与周围脑组织界限清。

鉴别诊断

(1) 脉络丛乳头状瘤:多发生于侧脑室及第四脑室,肿瘤组织呈被覆立方上皮乳头状结构,中轴为疏松结缔组织及小血管。

(2) 甲状腺乳头状癌脑转移:有甲状腺乳头状癌病史。肿瘤细胞形态一致,细胞核呈毛玻璃样、可见核沟及核内包涵体。

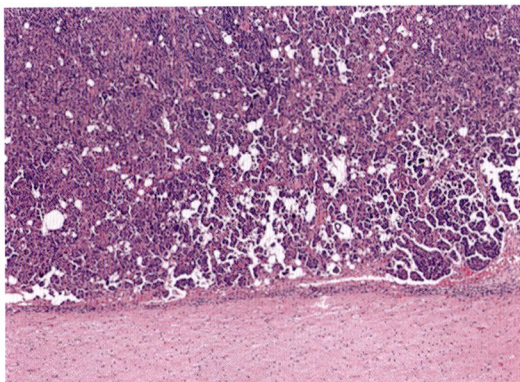
26A(HE × 100)

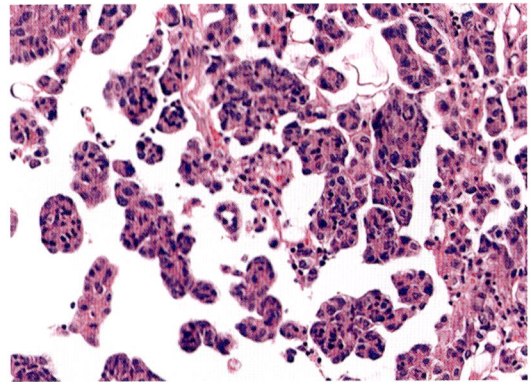
26B(HE × 100)

图 16-26　肺低分化腺癌脑转移

（周全　李卓）

（审校:张爽）

第十七章

皮肤疾病

病例 1   寻常疣 / 757

病例 2   传染性软疣 / 759

病例 3   扁平苔藓 / 760

病例 4   皮内痣 / 762

病例 5   瘢痕疙瘩 / 764

病例 6   表皮样囊肿 / 765

病例 7   毛发上皮瘤 / 767

病例 8   真皮纤维瘤 / 769

病例 9   软纤维瘤 / 771

病例 10   神经鞘瘤 / 772

病例 11   毛母质瘤 / 774

病例 12   血管球瘤 / 776

病例 13   脂肪瘤 / 778

病例 14   尖锐湿疣 / 780

病例 15   血管肉瘤 / 782

病例 16   鲍恩病 / 784

病例 17   Paget 病 / 786

病例 18   基底细胞癌 / 788

病例 19   鳞状细胞癌 / 790

病例 20   隆突性皮肤纤维肉瘤 / 791

病例 21   恶性黑色素瘤 / 793

病例1　寻　常　疣

基本资料　男,47岁,发现皮肤表面灰红色卵圆形丘疹,质地略硬。

大体检查　皮肤组织一块,面积2.5cm×1cm,表面可见灰红肿物,最大径0.6cm,切面灰白。

镜下所见　低倍镜下,表皮基底部平整,可见明显的角化过度和棘层增生,表皮向外生长表现为较钝的指状突起。表面疣状突起(图17-1A、B)。高倍镜下,在颗粒层见大的空泡状上皮细胞,伴小的固缩细胞核,团块状的透明角质颗粒(图17-1C、D)。

病理诊断　寻常疣。

诊断依据　①表皮疣状增生、棘层肥厚;②角化过度、垂直排列的角化不全;③颗粒层显著增厚,较多的嗜碱性角质透明颗粒;④可见挖空细胞;⑤在病变边缘,拉长的上皮脚向内弯曲。

鉴别诊断

(1) 增殖性疣状白斑:病变多灶,分布广泛,老年人口腔多见。表现为单个或多个角化过度增厚的白斑。病变若不断进展可导致鳞状细胞癌。

(2) 乳头状鳞状细胞癌:呈多个细指样乳头状突起,恶性鳞状上皮增生以外生性或乳头状结构为主,常可见挖空不典型瘤细胞,核染色深、锯齿样,周围可见空晕,细胞边界清晰。

(3) 角化棘皮瘤:火山口样外观,中央为角质样坏死物,周围鳞状上皮脚下延增生,较为对称。

(4) 脂溢性角化病:老年人常见于日晒部位,表皮可以乳头状增生,但基层平坦,且缺乏鳞状细胞异型及核多形性。

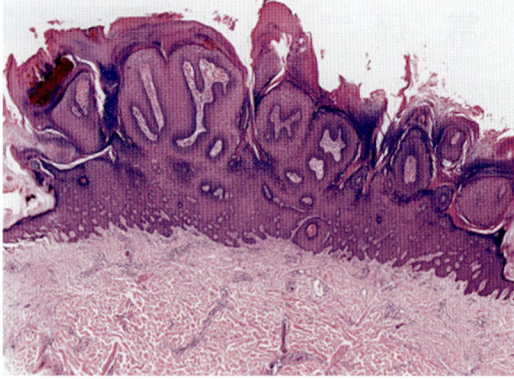

1A(HE × 40)

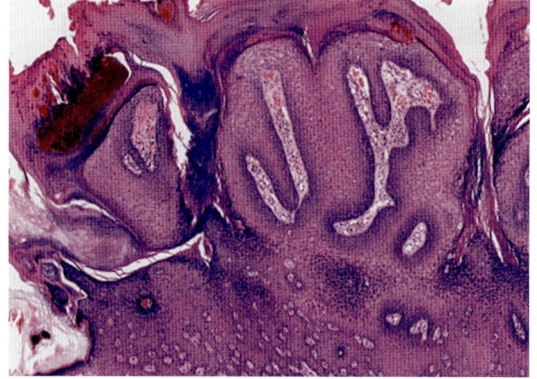

1B(HE × 40)

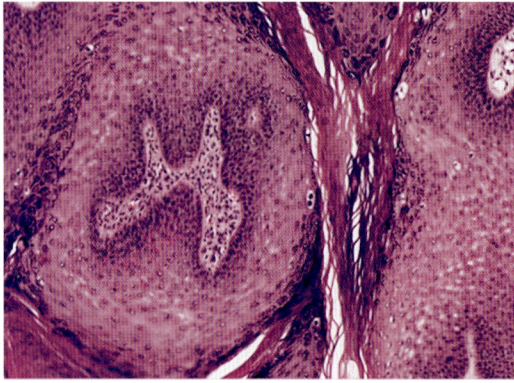

1C(HE × 100)

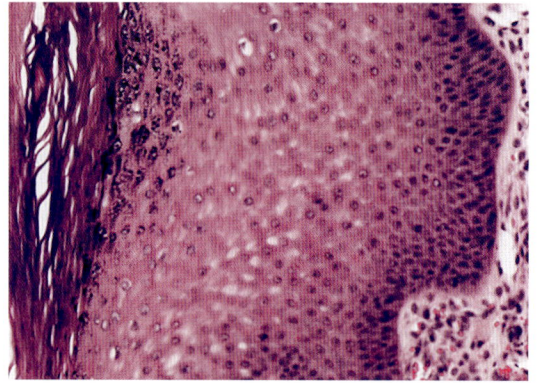

1D(HE × 200)

图 17-1 寻常疣

病例2　传染性软疣

基本资料　女,52岁,右鼻翼出现小丘疹2月余,大小0.3cm×0.2cm×0.1cm,无明显不适。

大体检查　皮肤组织大小0.5cm×0.5cm×0.3cm,皮肤表面见隆起结节,大小0.3cm×0.2cm×0.1cm。

镜下所见　低倍镜下,表皮向真皮内呈分叶状、梨状增生,增生下陷表皮的基底层及棘层无明显变化(图17-2A、B);高倍镜下,棘层上层及颗粒层有明显细胞内包涵体形成(包涵体均一红染,细胞体积增大,细胞核移位,称为软疣小体,较成熟的包涵体为无定形嗜碱性颗粒物质)(图17-2C、D)。

病理诊断　传染性软疣。

诊断依据　棘层上层及颗粒层有明显细胞内包涵体形成(包涵体均一红染,细胞体积增大,细胞核移位,即软疣小体)。

鉴别诊断　传染性软疣病理学具有特征性软疣小体,可以作为诊断依据。

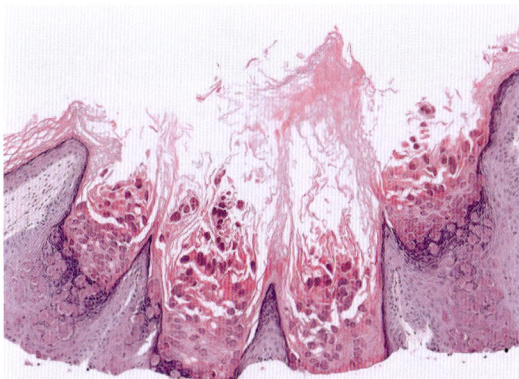
2A(HE × 40)

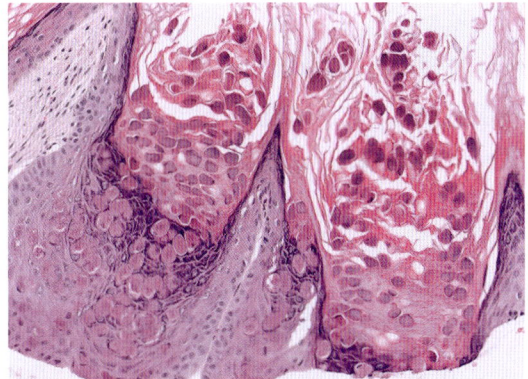
2B(HE × 100)

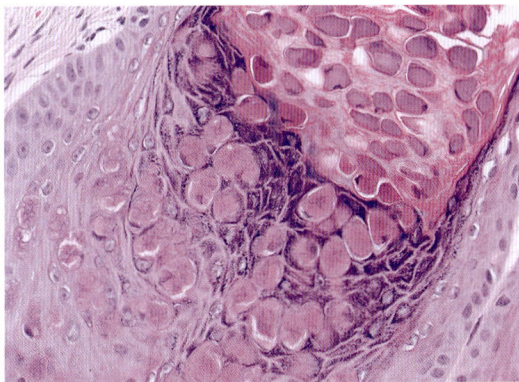
2C(HE × 200)

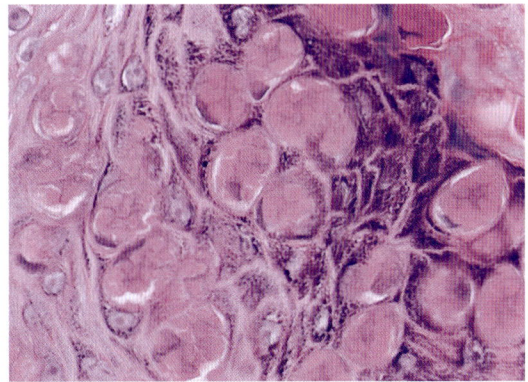
2D(HE × 400)

图 17-2　传染性软疣

病例3　扁平苔藓

基本资料　女,53 岁,外阴紫红色多角形扁平丘疹蚕豆大,表面有白色条纹及蜡样光泽,常伴有瘙痒。

大体检查　外阴切除标本,大小 9cm×6cm×0.8cm,内口周径 12cm。皮肤局部灰白,面积 2.5cm×2cm,紧邻内切缘,距离外切缘 1cm。

镜下所见　低倍镜下,表皮角化过度,表皮内单个细胞非液化性坏死,胶样小体。颗粒层楔形肥厚,棘层增生,上皮钉突不规则伸长(图 17-3A、B)。高倍镜下,表皮至真皮浅层见淋巴细胞浸润;基底细胞液化、变性,基底膜不清晰;真皮浅层淋巴细胞呈带状浸润,与深部结缔组织界限清楚(图 17-3C、D)。

病理诊断　扁平苔藓。

诊断依据　①表皮角化过度,表皮内单个细胞非液化性坏死,胶样小体;②颗粒层楔形肥厚;③棘层不规则增生,上皮钉突不规则伸长呈锯齿状;④基底细胞液化、变性,基底膜不清晰;⑤真皮浅层淋巴细胞呈带状浸润,与深部结缔组织界限清楚;⑥真皮内淋巴细胞之间可见色素颗粒及噬色素细胞。

鉴别诊断

银屑病:该病典型皮损表现为对称分布的红色斑块,上覆银白色鳞屑。早期表现为真皮浅层毛细血管扩张和充血,真皮乳头水肿和血管周围单个核细胞浸润;棘层肥厚,表皮突一致性延长,在基底部呈棒槌状;真皮乳头水肿,上方表皮变薄,角化不全,颗粒层减少或消失;Munro 微脓肿表现为角化不全细胞中多形核粒细胞的聚积。

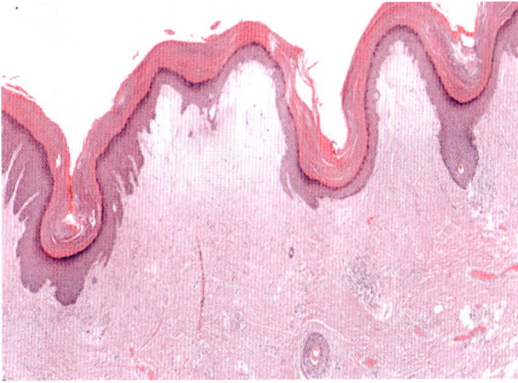

3A(HE × 40)

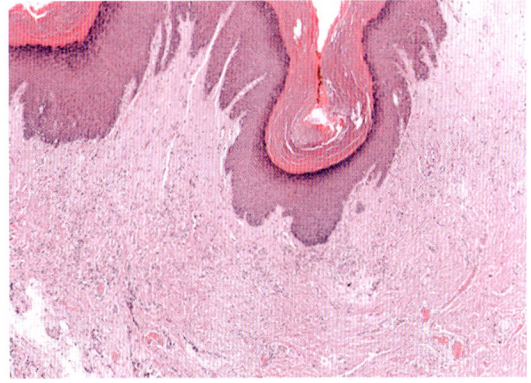

3B(HE × 40)

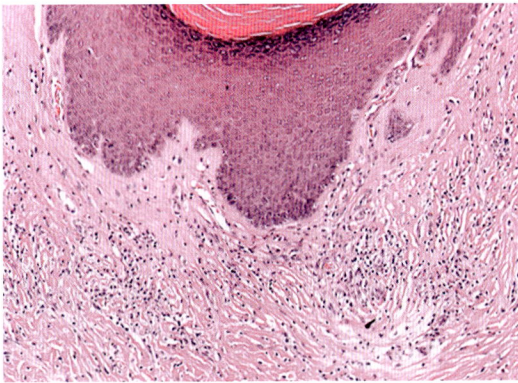

3C(HE × 100)

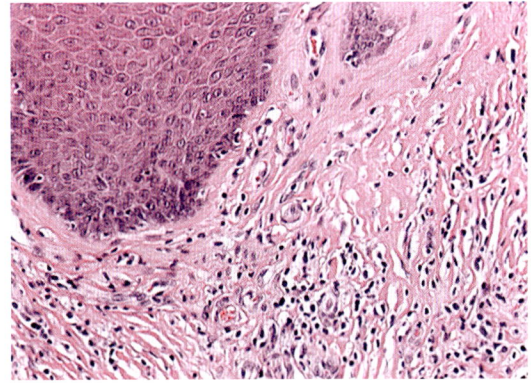

3D(HE × 200)

图 17-3 扁平苔藓

病例 4　皮　内　痣

基本资料　男,35 岁,发现右上臂皮肤黑色病变多年,约 0.8cm,无不适,病变增大不明显。

大体检查　皮肤组织,大小 2cm×1.5cm×0.8cm,其上见一灰黑区,范围 0.8cm×0.8cm×0.4cm,界尚清。

镜下所见　低倍镜下,痣细胞位于真皮(图 17-4A、B)。高倍镜下,痣细胞大小不一,细胞形态无异型及核分裂象。表浅的痣细胞较大呈上皮样,形成巢状,可见上皮内色素。中间的痣细胞较小,胞浆少,色素常缺如,呈淋巴细胞样改变,深部痣细胞呈梭形类似于施万细胞(图 17-4C、D)。

病理诊断　皮内痣。

诊断依据　①痣细胞位于真皮,与表皮之间有境界带;②表皮正常。

鉴别诊断

(1) 色素性梭形细胞痣:该病大体病变为对称性,两侧边界非常清楚,进行性表现为垂直取向的梭形色素性黑色素细胞在真皮表皮交界处形成巢状结构,真皮表皮交界处上方可见少量黑色素细胞和融合的细胞团。

(2) 恶性黑色素瘤:Paget 样累及表皮。表皮-真皮交界处分界模糊,成簇的异型细胞浸润周围脂肪组织可见大红核仁的瘤细胞。免疫组化 S100、HMB45、Melan A 阳性。

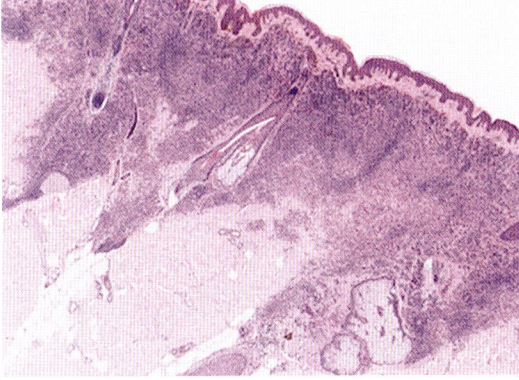

4A(HE×40)

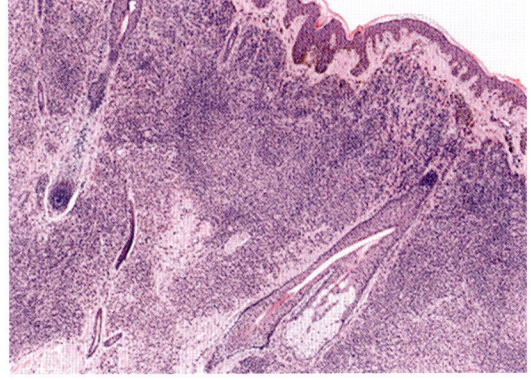

4B(HE×40)

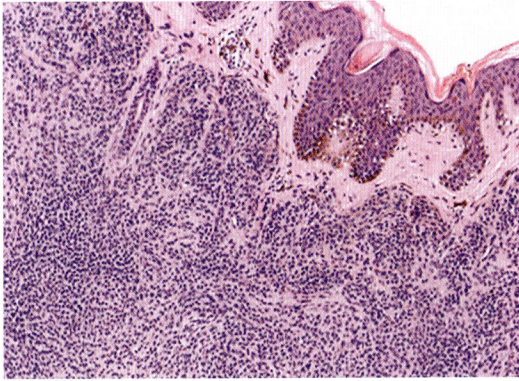

4C(HE×100)

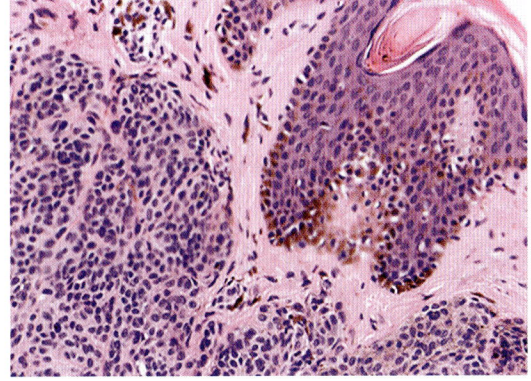

4D(HE×200)

图 17-4　皮内痣

病例 5 瘢 痕 疙 瘩

基本资料 女,58 岁,左乳皮肤表面见一瘢痕样隆起,自述左乳曾做过手术,术后该处皮肤变薄,形状不规则瘢痕样。

大体检查 皮肤组织一块,皮肤表面略隆起,色灰红边界尚清,范围 4.1cm×3.5cm,质地略韧。

镜下所见 病变位于真皮内:低倍镜下,由大量排列紊乱或纵横交错的致密的粗大、深染、红色的胶原纤维组成,有平行于表皮排列的趋势(图 17-5A、B)。高倍镜下,胶原纤维内可见温和的纤维母细胞,无明显异型,胶原纤维玻璃样变性明显(图 17-5C、D)。

病理诊断 瘢痕疙瘩。

诊断依据 ①表皮萎缩变薄;②真皮内胶原纤维束致密增生,排列不规则;③伴血管增生;④病变周围没有包膜;⑤胶原纤维常伴玻璃样变性;⑥无明确异型性。

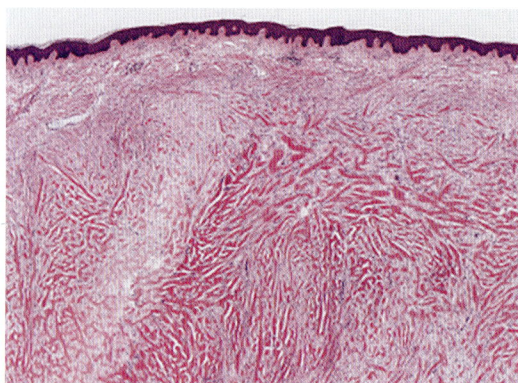
5A(HE × 40)

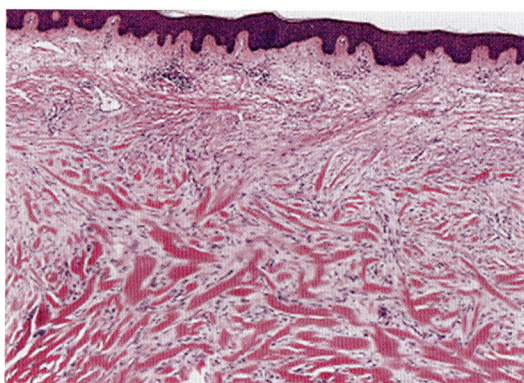
5B(HE × 40)

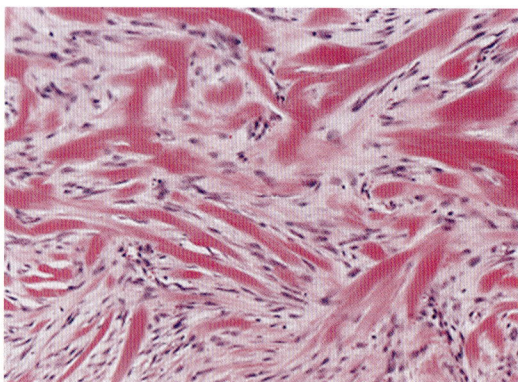
5C(HE × 100)

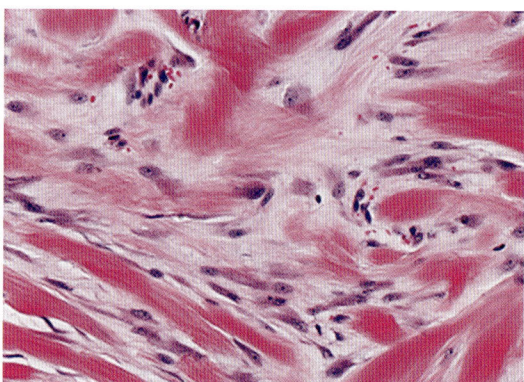
5D(HE × 200)

图 17-5 瘢痕疙瘩

病例6　表皮样囊肿

基本资料　男,21岁,右上臂肿物3年,单发囊性肿物,呈半球形,生长缓慢,触之有弹性,可移动。

大体检查　皮肤组织一块,大小3cm×1.5cm×1cm,切面见一囊腔,囊壁厚0.1cm,囊壁附少许灰白角质样物。

镜下所见　低倍镜下,真皮内囊肿形成,囊壁由鳞状上皮组成,囊内充满环层状排列角化物(图17-6A、B)。高倍镜下,囊壁由内向外依次由颗粒层、棘层和基底层组成,细胞无异型性(图17-6C、D)。

病理诊断　表皮样囊肿。

诊断依据　①表皮样囊肿的具体形态是色泽洁白带有"珍珠光泽"的圆形,结节状或椭圆形的肿物,包膜完整,囊内容物为角化物,略带油腻;②囊壁由外层为一薄层的纤维结缔组织,内层为复层鳞状上皮,上皮层面向囊腔,表面有很多角化细胞,囊壁由内向外依次由颗粒层、棘层和基底层组成;③无皮肤附件结构。

鉴别诊断

(1) 毛母质瘤:被覆上皮骤然角化,中央角化物聚集。

(2) 外毛根鞘囊肿:起源于毛囊,囊壁最外层为栅栏状排列的基层样细胞;近囊腔处细胞较大,有丰富淡染的胞浆,无颗粒层;囊腔内容均一红染、致密排列的角质物。

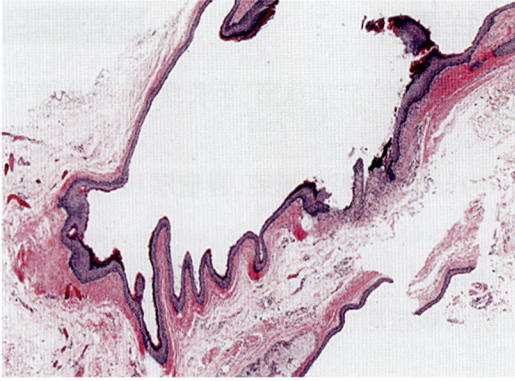

6A(HE × 40)

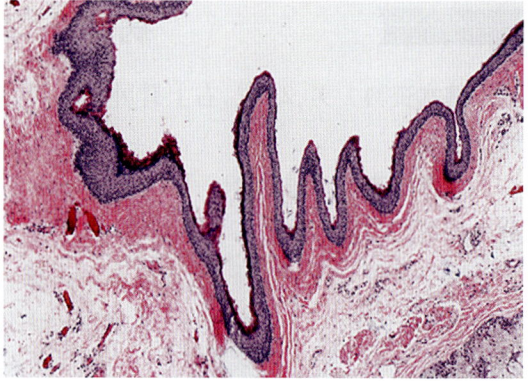

6B(HE × 40)

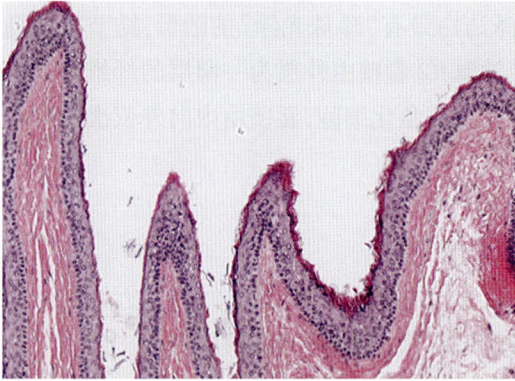

6C(HE × 100)

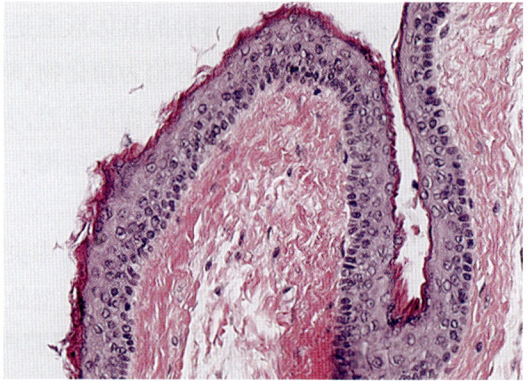

6D(HE × 200)

图 17-6 表皮样囊肿

病例7　毛发上皮瘤

基本资料　女,57岁,面部肉色孤立性小丘疹,界限清楚。

大体检查　与周围皮肤色泽相同,面积1.2cm×0.6cm,表面见圆形隆起,大小0.2×0.2×0.1cm,质地较硬,界尚清。

镜下所见　低倍镜下,肿瘤位于皮肤真皮层,界尚清,由多个小的结节形成(图17-7A、B)。高倍镜下,肿瘤结节中可见含角质的毛囊漏斗形结构,呈角质囊肿和实性束状及筛状细胞巢团,构成分叶状结构(图17-7C、D)。

病理诊断　毛发上皮瘤。

诊断依据　①真皮可见基底样细胞肿瘤团块,周围细胞呈栅栏状排列;②可见许多毛乳头样结构;③可见角囊肿;④肿瘤周边绕以结缔组织。

鉴别诊断

(1) 基底细胞癌:基底细胞癌有多个基底样细胞组成的巢和结节,肿瘤不对称,核分裂及细胞坏死常见,瘤细胞无筛孔状排列,无毛乳头体。巢内有黏液基质,巢周细胞呈栅栏样排列。巢与基质之间有收缩假象。

(2) 汗管瘤:真皮浅层的小管状、索状、巢状及囊状结构及由上皮细胞组成的小细胞团。部分导管呈蝌蚪样伴逗点尾状结构。管状及囊状结构被覆一层至两层小的温和细胞,瘤细胞呈多角形、立方形或扁平状,胞浆嗜酸性,胞核深染,无核分裂象及细胞异型。

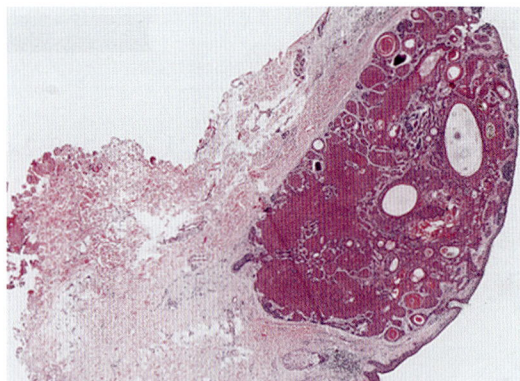

7A(HE × 40)

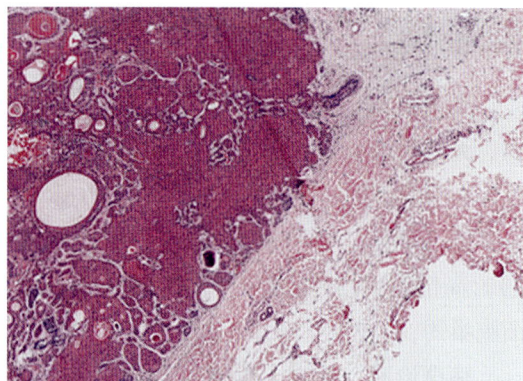

7B(HE × 40)

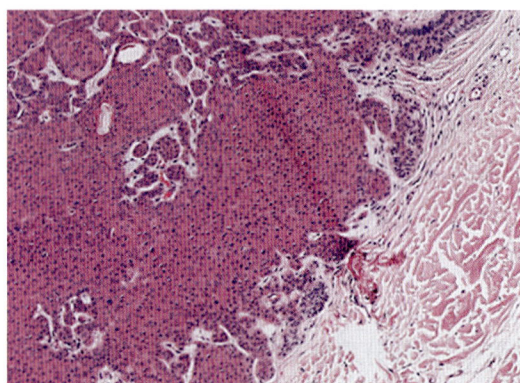

7C(HE × 100)

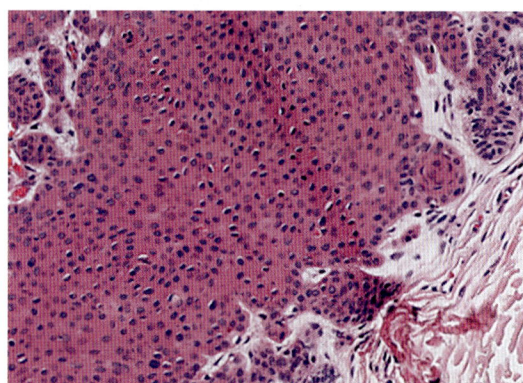

7D(HE × 200)

图 17-7 毛发上皮瘤

病例 8　真皮纤维瘤

基本资料　男,28 岁,发现左肩部皮肤肿物 1 年余,约 2cm×1cm,呈浅褐色,突出皮肤,边界清,活动可,质地略硬,无破溃、渗出。

大体检查　梭形皮肤,大小 4cm×2cm×0.9cm,皮肤真皮可见一灰白隆起,范围 1.7cm×0.7cm×0.3cm,切面灰白、实性、质地中等。

镜下所见　低倍镜下,表皮钉突延长,基底层色素增加。真皮成纤维细胞和胶原纤维增生而形成肿瘤团块(图 17-8A、B)。高倍镜下,成纤维细胞和胶原纤维相互交织排列成旋涡状和车轮状。细胞无明显异型性,核分裂象罕见(图 17-8C、D)。

免疫组化　SMA、MSA 常阳性,β-catenin(核)阳性。

病理诊断　真皮纤维瘤。

诊断依据　①见于四肢皮肤真皮;②表皮钉突延长;③基底层色素增加;④真皮成纤维细胞和胶原纤维增生而形成肿瘤团块;⑤成纤维细胞和胶原纤维相互交织排列成旋涡状或车轮状;⑥无包膜,与周围组织分界不清,伴组织细胞、树突细胞反应性增生。

鉴别诊断

(1) 隆突性皮肤纤维肉瘤:多发生于中青年,好发于躯干及四肢近端。肿瘤位于真皮层,弥漫浸润性生长,该病瘤细胞呈一致的席纹状排列,浸润脂肪组织形成特征性蜂窝状或蕾丝样浸润,CD34 阳性。瘤细胞常紧密围绕残留的汗管等皮肤附件组织。瘤细胞核异型性不明显,核分裂象少见。

(2) 神经纤维瘤:由施万细胞、纤维母细胞及少量的轴突、神经束膜细胞共同构成。通常发生在全身皮肤或皮下组织,大体为界限清楚的纺锤形病变,常与神经干有关,切面质硬、灰白色。低至中度富于细胞的病变,由具有波纹状细胞核和嗜酸性胞质的细胞组成,散在有胶原纤维束。间质可出现少量黏液性物质或呈黏液样改变,偶见玻璃样变,核分裂象少见。该病免疫组化 S100 阳性可与之鉴别。

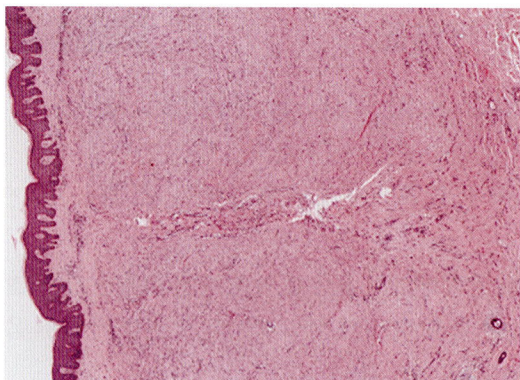
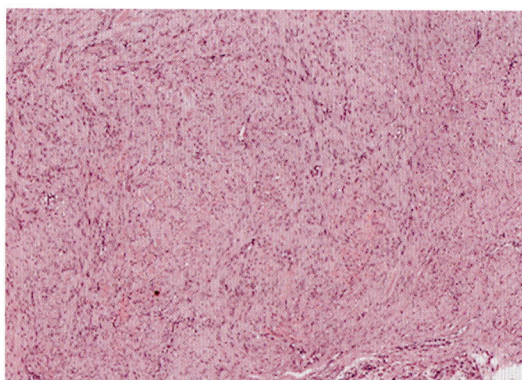

8A(HE × 40)　　　　　　　　　　　　　8B(HE × 40)

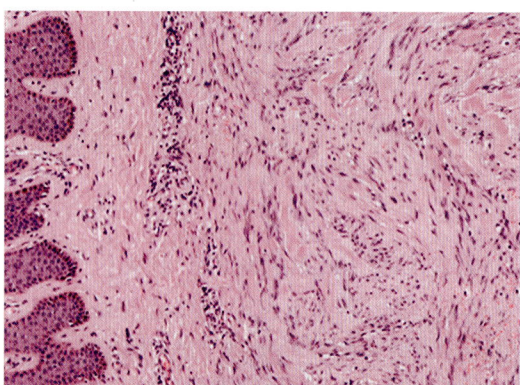
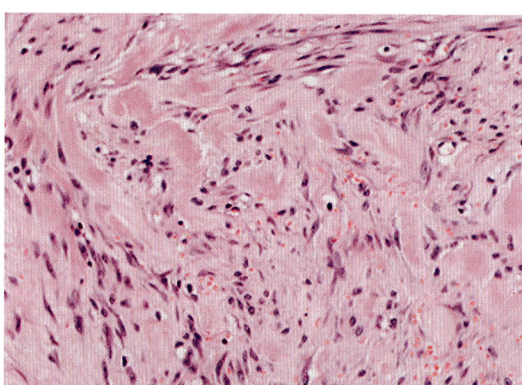

8C(HE × 100)　　　　　　　　　　　　8D(HE × 200)

图 17-8　真皮纤维瘤

病例9　软纤维瘤

基本资料　女,46岁,乳腺周围皮肤局灶可见息肉状皮赘,质稍韧,界尚清。

大体检查　皮肤组织一块,大小0.8cm×0.8cm×0.5cm,中央见一息肉样物,大小0.4cm×0.3cm×0.2cm,质稍韧,界尚清。

镜下所见　低倍镜下,表皮变薄、变平,基底层色素增加(图17-9A、B)。高倍镜下,由被覆的鳞状上皮和纤维血管性间质组成。纤维血管性间质疏松水肿样。可见中等大小的厚壁血管。可见少量脂肪组织(图17-9C、D)。

病理诊断　软纤维瘤。

诊断依据　①息肉状,表皮变薄、变平,基底层色素增加;②由被覆的鳞状上皮和纤维血管性间质组成。纤维血管性间质疏松水肿样,细胞稀少;③可见数量不等的中等大小的厚壁血管及多少不等的脂肪组织;④局灶被覆的鳞状上皮呈乳头状瘤样增生。

鉴别诊断

脂肪瘤:由小叶状或成熟的脂肪细胞组成,可浸润邻近的组织。质软,与皮肤无粘连,可推动。

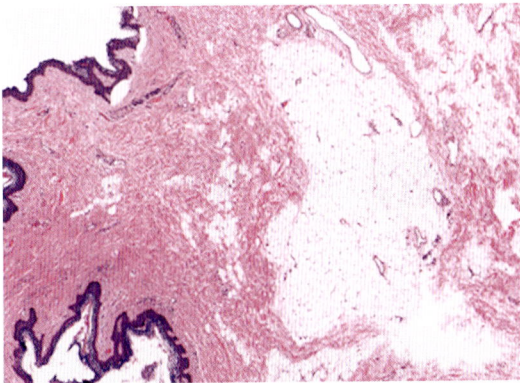
9A(HE×40)

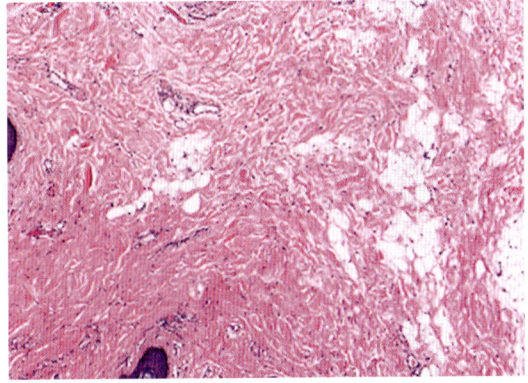
9B(HE×40)

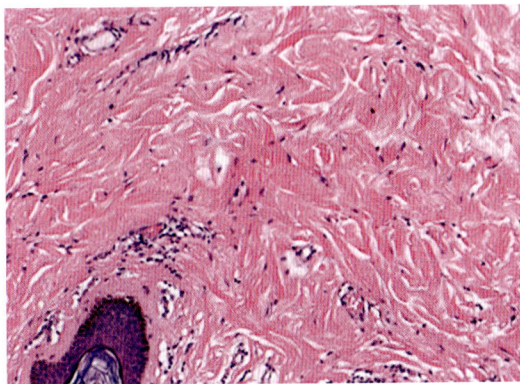
9C(HE×100)

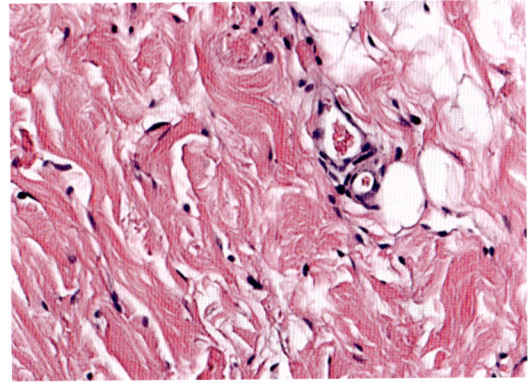
9D(HE×200)

图17-9　软纤维瘤

病例10　神经鞘瘤

基本资料　男,5岁,慢性病程。自幼体表皮下有多发小结节,质稍韧。

大体检查　灰白破碎组织,大小5cm×5cm×1.4cm,切面实性、质韧。

镜下所见　低倍镜下,肿瘤界限清楚有包膜。由束状区(Antoni A区)及网状区(Antoni B区)组成(图17-10A、B)。高倍镜下,Antoni A区由短束状平行排列的梭形施万细胞组成,细胞胞质丰富,嗜伊红淡染,胞浆边界不清,局灶栅栏状排列,可见Verocay小体。Antoni B区由排列疏松星芒状的施万细胞组成,细胞核圆形或卵圆形,细胞核染色深(图17-10C、D)。

免疫组化　S100、vimentin、Leu7阳性。

病理诊断　神经鞘瘤。

诊断依据　①肿瘤有完整的包膜;②典型特征是Antoni A区和Antoni B区交替分布组成;③肿瘤细胞S-100蛋白、波形蛋白均阳性。

鉴别诊断

(1) 神经纤维瘤:大体表现为界限清楚的纺锤形病变,常与神经干有关,切面质硬、灰白色。间质可出现少量黏液性物质或呈黏液样改变。镜下由施万细胞、成纤维细胞和神经束膜细胞混合而成,缺乏Antoni A区。CD34在成纤维细胞混合群体中普遍阳性。

(2) 平滑肌瘤:瘤细胞呈波浪状,细胞核呈栅栏状排列,胞浆嗜伊红深染,常见肌丝、细胞核较神经鞘瘤更肥大,核两端钝圆,S100阴性,VG染色呈淡黄绿色。

知识拓展

NF2基因的失活性突变以及Merlin蛋白功能的缺失与该病相关。恶性变极罕见。切除不完整时肿瘤可复发,尤其是位于骶部的神经鞘瘤。

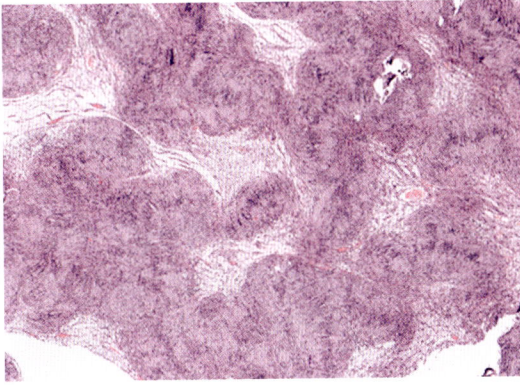

10A(HE×40)

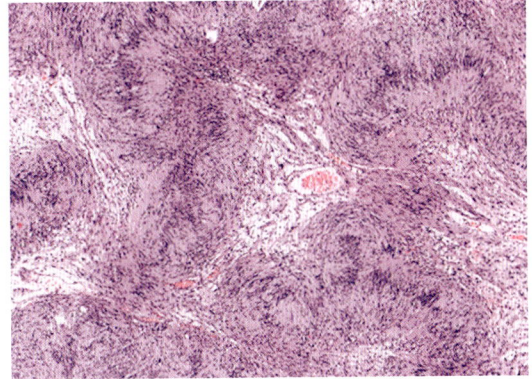

10B(HE×40)

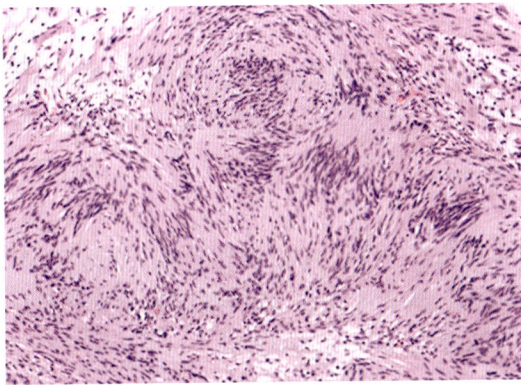

10C(HE×100)

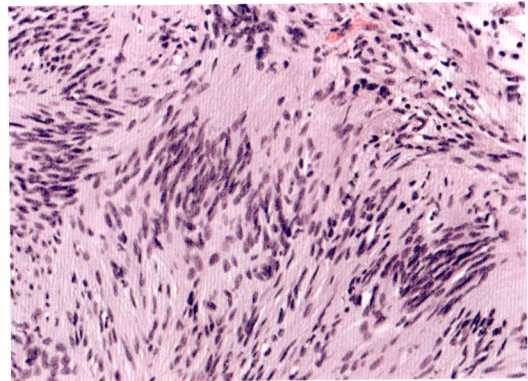

10D(HE×200)

图 17-10　神经鞘瘤

病例 11　毛 母 质 瘤

基本资料　女,61 岁,左侧胸壁肿物,孤立的生长缓慢的淡蓝色结节,病变增大不明显。

大体检查　皮肤及皮下组织,大小 3cm×2.7cm×1.8cm,皮肤面积 3cm×1.4cm,皮下见淡蓝色结节样物,大小 1.7cm×1.6cm×1.4cm。

镜下所见　低倍镜下,肿瘤位于真皮深部,边界清楚(图 17-11A、B)。高倍镜下,由两型细胞组成:基底样细胞常位于周边部,核小,胞浆少,嗜碱性,紧密排列。影细胞由基底样细胞转变而成,胞核消失,但细胞边界清楚,两型细胞间可见过渡型细胞。伴钙化及异物巨细胞(图 17-11C、D)。

免疫组化　β-catenin 细胞核强阳性。

病理诊断　毛母质瘤。

诊断依据　①肿瘤位于真皮深部,边界清楚;②肿瘤由两型细胞组成:基底样细胞常位于周边部。影细胞由基底样细胞转变而成,胞核消失,但细胞界限清楚;③两型细胞间可见过渡细胞;④常见钙盐沉积。

鉴别诊断

(1) 毛母细胞瘤:成人多见,常单发。以面部及头皮多见。常位于真皮或皮下组织,对称性生长边界清。镜下见基底细胞样细胞排列呈索状、板状或簇状,周围细胞核呈栅栏状排列。细胞巢团周围有纤维基质增生,无基底细胞癌的细胞巢与间质间裂隙。

(2) 基底细胞癌:镜下见基底样细胞增生形成细胞巢,细胞巢外周细胞核呈栅栏状排列。细胞巢与间质间常有裂隙及间质内黏液样基质,这是基底细胞癌与其他具有基底样细胞特征的肿瘤区别的重要依据。基底细胞胞质少,细胞核深染,核分裂象易见。

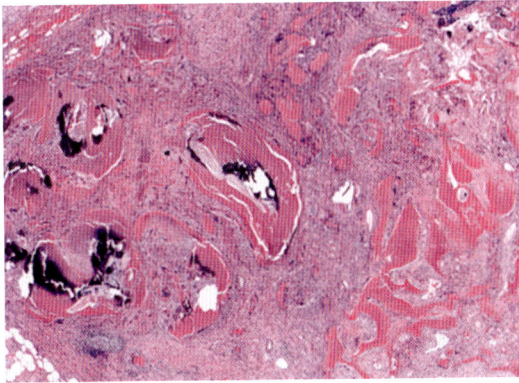

11A(HE × 40)

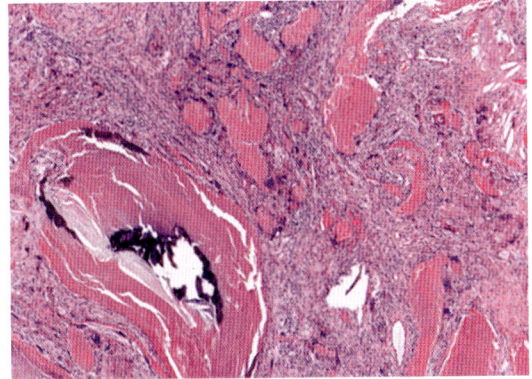

11B(HE × 40)

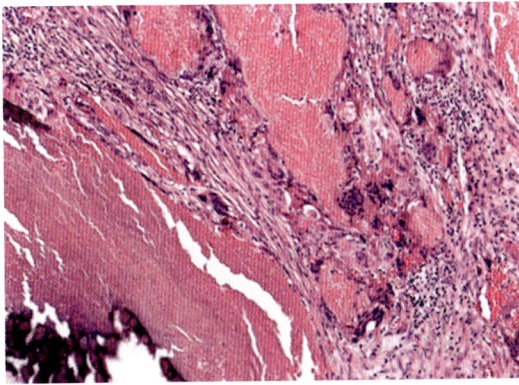

11C(HE × 100)

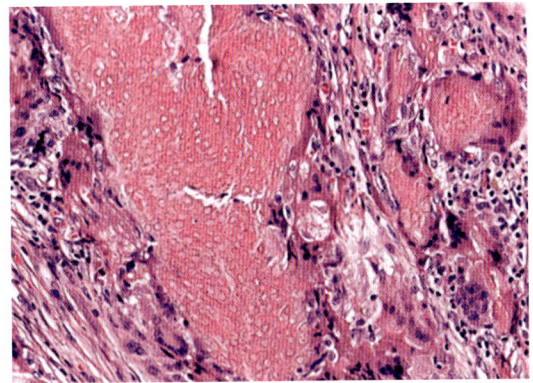

11D(HE × 200)

图 17-11　毛母质瘤

病例12 血 管 球 瘤

基本资料 女,51岁,左手中指末节内侧肿物,触之无痛感。

大体检查 皮肤组织一块,大小0.7cm×0.5cm×0.2cm,表面见结节隆起型肿物,大小0.3cm×0.2cm×0.2cm,质稍硬。

镜下所见 低倍镜下,由毛细血管性小血管和围绕血管生长的成片瘤细胞组成(图17-12A、B)。高倍镜下,瘤细胞呈规则圆形,细胞边界清晰,胞质淡染透明状,核圆形,位于中央。间质呈透明样,部分区域呈黏液样(图17-12C、D)。

免疫组化 SMA、MSA、h-caldesmon、calponin及vimentin阳性,Desmin、AE1/AE3及S100阴性。

病理诊断 血管球瘤。

诊断依据 ①肿瘤界限清楚的纤维组织包绕;②瘤内数量不等的狭窄血管腔;③血管腔有一层扁平细长的内皮细胞;④周围绕以多层圆形或立方形的血管球细胞。

鉴别诊断

(1)汗腺瘤:位于皮肤真皮内,界限清楚,镜下可见一致的嗜酸性细胞或糖原丰富的透亮大汗腺样细胞增生,形成巢状或小叶状结构,整个病变均可见到导管结构。可见汗管分化,肿瘤细胞无围绕血管排列的特征,CK、EMA阳性,vimentin、SMA阴性。

(2)血管平滑肌瘤:血管壁较厚,见成熟的梭形平滑肌细胞束状或编织状排列,瘤细胞呈杆状,两端钝圆,似雪茄烟样,胞质嗜酸性,呈束状排列围绕血管,SMA、MSA、Desmin及h-caldesmon阳性。

知识拓展 部分散发性血管球瘤病例BRAF(V600E)和KRAS(G12A)突变。普通型血管球瘤为良性肿瘤,恶性血管球瘤有较高复发和转移潜能。

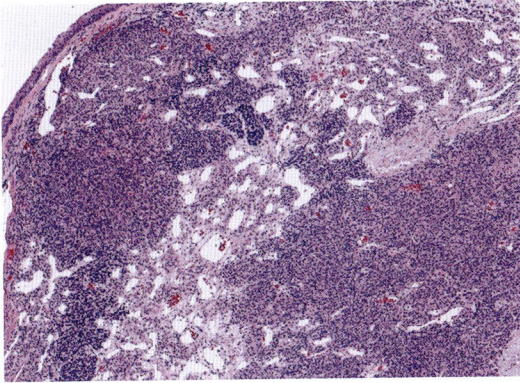

12A(HE × 40)

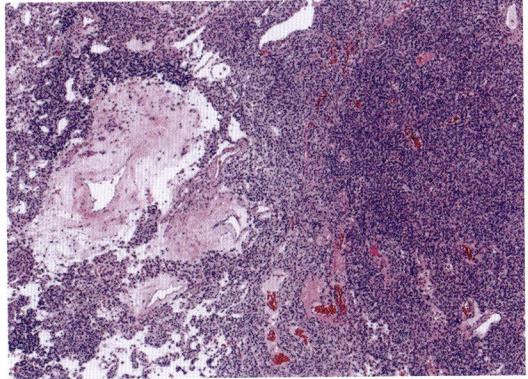

12B(HE × 40)

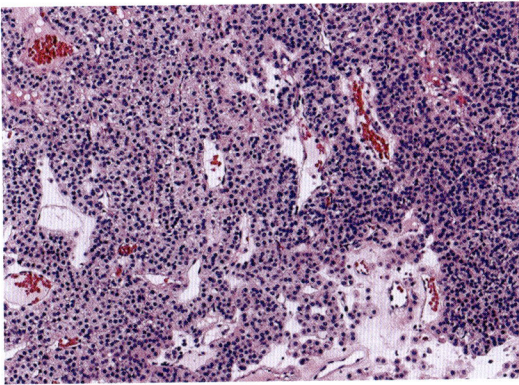

12C(HE × 100)

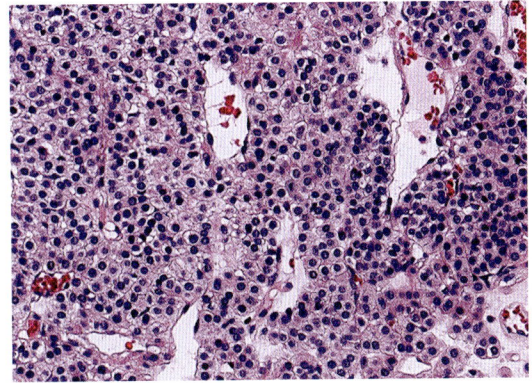

12D(HE × 200)

图 17-12　血管球瘤

病例 13　脂　肪　瘤

基本资料　女,49 岁,发现左手掌肿物 1 年余。无疼痛不适,近日自感肿物逐渐增大。

大体检查　附完整包膜的灰黄肿物,大小 4.5cm×3.5cm×2.5cm,切面灰黄质地细腻,略呈分叶状。

镜下所见　低倍镜下,由成熟脂肪细胞构成,与周围正常脂肪组织相似。可见纤维性间隔分隔(图 17-13A、B)。高倍镜下,小叶内脂肪细胞大小及形态基本一致,呈多边形(图 17-13C、D)。

病理诊断　脂肪瘤。

诊断依据　①真皮中见成熟的脂肪细胞群集成小叶状;②由纤维性间隔分隔成大小不等的小叶,小叶内脂肪细胞大小及形态基本一致,呈多边形或圆形细胞内含大的脂滴,将细胞核推挤到一边;③周围有完整的包膜。

鉴别诊断　高分化脂肪肉瘤:该病镜下形态多样,分为脂肪瘤样、硬化型、炎症型、梭形细胞型;脂肪细胞大小不一致,常有细胞核深染的梭形细胞,可有不规则形细胞。可见含小脂滴的脂肪母细胞及核大、深染、异形的细胞;MDM2 扩增阳性。

知识拓展　脂肪瘤的分子标记:12q13-15 染色体异常,*HMGA2* 基因重排阳性。

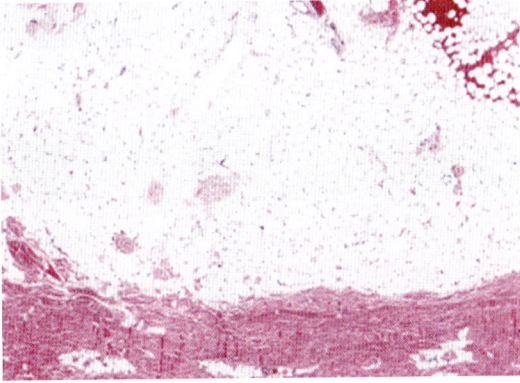

13A(HE × 40)

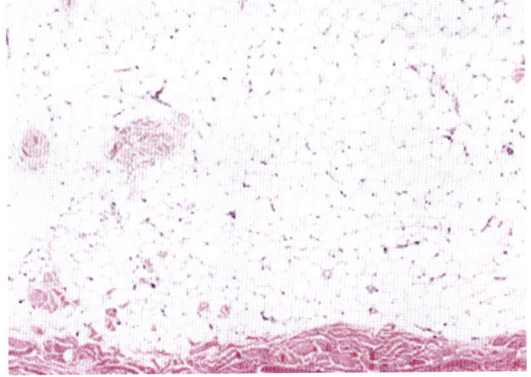

13B(HE × 40)

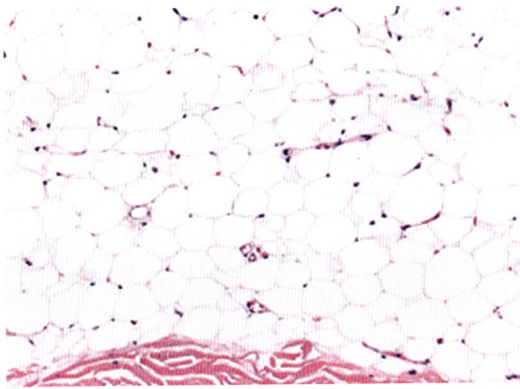

13C(HE × 100)

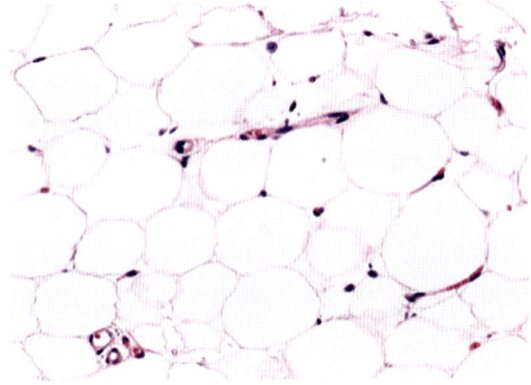

13D(HE × 200)

图 17-13　脂肪瘤

病例14 尖锐湿疣

基本资料 女,28岁,发现阴道左侧壁一肉色疣状斑块,扁平状。

大体检查 灰白组织一块,直径0.3cm。

镜下所见 低倍镜下,可见伴显著纤维血管轴心的树枝状鳞状上皮乳头突起,棘层增厚。病变基底宽、较平,边界清(图17-14A、B)。高倍镜下,局灶上皮处可见挖空细胞,可见核周空泡,细胞核深染皱缩,可见少量双核及多核细胞(图17-14C、D)。

病理诊断 尖锐湿疣。

诊断依据 ①表皮呈乳头瘤样增生;②角化过度伴角化不全;③棘层明显肥厚;④棘层上方及颗粒层出现散在或成簇的空泡细胞,即挖空细胞,细胞核皱缩,呈"葡萄干样";⑤真皮浅层毛细血管扩张,血管周围常有较多炎症细胞浸润。

鉴别诊断

(1)梅毒:一期梅毒真皮内弥漫浆细胞、淋巴细胞、组织细胞浸润。血管扩张,内皮细胞肿胀,Warthin-Starry等嗜银染色可见梅毒螺旋体;二期梅毒表皮角化不全,棘层肥厚,真皮血管周围炎细胞浸润,血管壁增厚,内皮细胞肿胀,毛囊和汗腺周围常有明显的炎细胞浸润;三期梅毒真皮及皮下脂肪组织可见结核样结节,血管管壁肿胀,内皮细胞增生,可出现闭塞性动脉内膜炎。上皮样细胞及多核巨细胞周围有淋巴细胞及浆细胞浸润。

(2)乳头状癌:该病多与HPV无关,无挖空细胞,复杂乳头结构伴纤维血管轴心,轻至中度细胞不典型性,肿瘤基底部呈锯齿状及不规则。

(3)鲍恩病:表皮棘层肥厚,全层细胞排列紊乱;鳞状上皮细胞呈高度不典型性,即核的大小、形态和染色深浅不匀;可见角化不良细胞;基底膜完整。

知识拓展 尖锐湿疣的原位杂交及PCR常与低风险HPV相关,常为HPV6及11型。

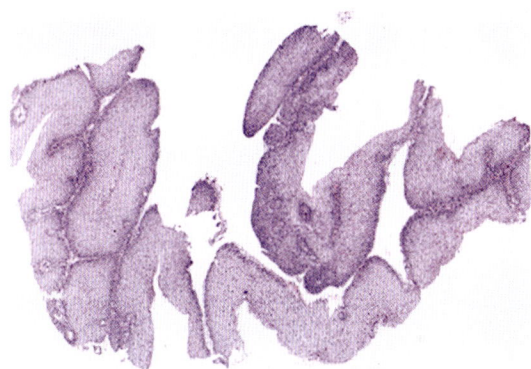

14A(HE×40)

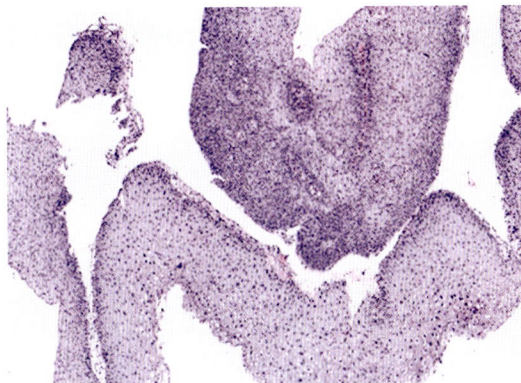

14B(HE×40)

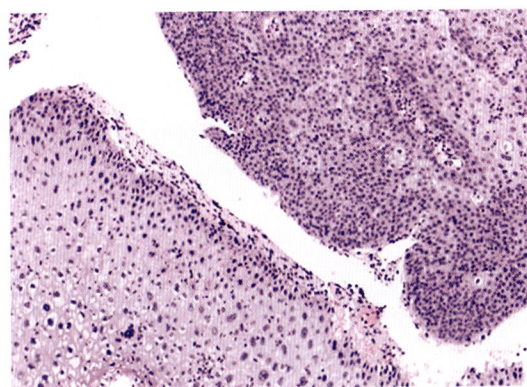

14C(HE×100)

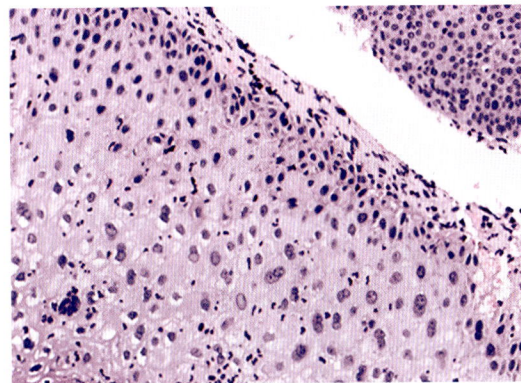

14D(HE×200)

图 17-14　尖锐湿疣

病例15 血管肉瘤

基本资料 男,76岁,发现左侧颞部皮肤肿物6月余,无破溃,无红肿疼痛,未予处理。近期肿物逐渐增大,伴破溃疼痛。CT提示左侧颞区皮肤局限增厚,最厚处0.7cm。

大体检查 皮肤组织一块,大小8.5cm×5.5cm×0.8cm,皮肤表面见一溃疡,大小1.8cm×1.5cm×0.1cm,切面灰白、质韧。

镜下所见 低倍镜下,肿瘤位于真皮层,境界不清,由大小不等、交织吻合的血管组成(图17-15A、B)。高倍镜下,内皮细胞单层部分呈多层,有异型性,核分裂活跃,增生的血管分割胶原纤维束,细胞形态呈梭形部分呈上皮样。肿瘤性血管形态不规则,通过血窦结构互相连通,并破坏浸润周围组织(图17-15C、D)。

免疫组化 CD31、CD34、FLI-1及ERG阳性(图17-15E、F)。

病理诊断 血管肉瘤。

诊断依据 ①肿瘤位于真皮,境界不清,由大小不等、交织吻合的血管组成;②内皮细胞单层或多层,有异型性,核分裂活跃;③增生的血管分割胶原纤维束;④部分肿瘤局部可见实性未分化的梭形细胞外观;⑤肿瘤细胞CD31、CD34阳性。

鉴别诊断

(1)化脓性肉芽肿:镜下呈息肉样生长,可见黏膜溃疡形成,有蒂;中心可见较大的血管,周围簇集的毛细血管被纤维组织隔开;常伴有较多的炎症细胞浸润,血管内皮细胞增生活跃,可见核分裂象,但无病理性核分裂象。

(2)Kaposi肉瘤:肿瘤主要由网状或裂隙状的毛细血管及其周围纵横交错的嗜酸性梭形细胞组成。梭形细胞间可见红细胞和透明小体。间质见淋巴细胞、浆细胞及含铁血黄素。

(3)上皮样肉瘤:罕见原始血管腔隙形成,瘤细胞表达CD34而不表达CD31,90%以上显示特征性INI-1表达缺失。

知识拓展 预后差。提示预后不良的特征包括:年龄大于50岁,肿瘤位于头颈部,多灶发生,肿瘤大于5cm,深部体腔部位发生,切缘阳性,存在上皮样组织学特征和有肿瘤性坏死者。

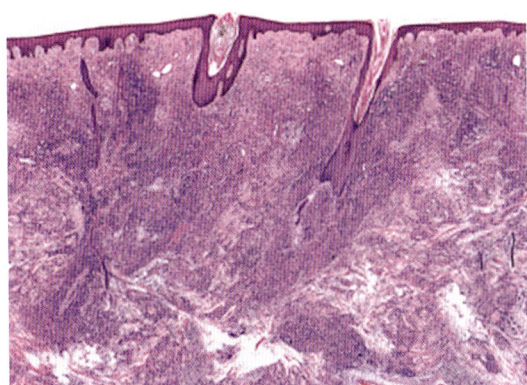

15A(HE × 40)

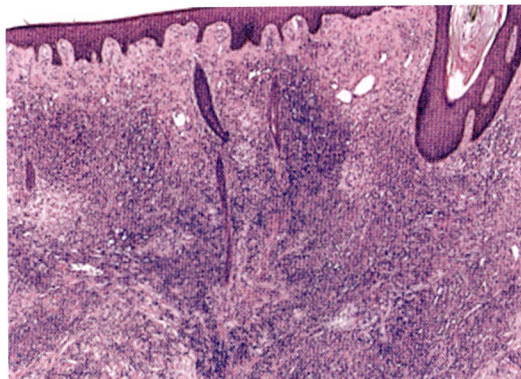

15B(HE × 40)

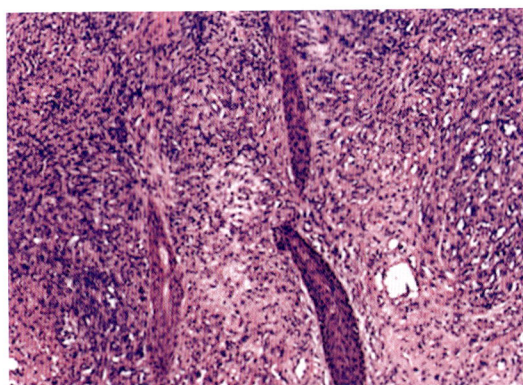

15C(HE × 100)

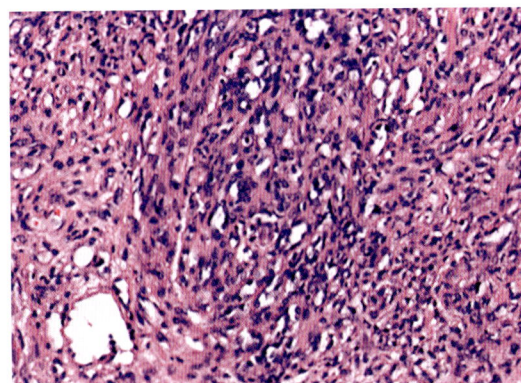

15D(HE × 200)

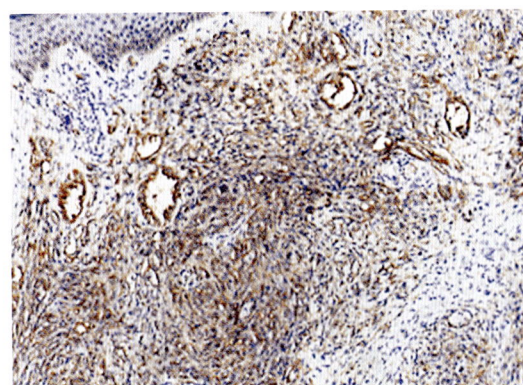

15E(CD31 × 100)

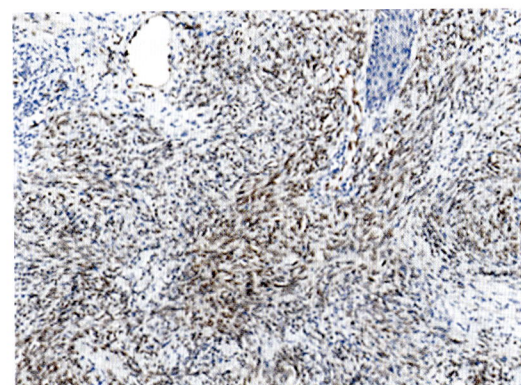

15F(ERG × 100)

图 17-15　血管肉瘤

病例16　鲍　恩　病

基本资料　女,63岁,发现背部皮肤异常1月余。无明显不适。

大体检查　带皮组织,大小3.5cm×1.2cm×1.2cm,皮肤面积3.5cm×1.2cm,于皮肤表面见一灰褐隆起区,范围1.1cm×0.6cm。

镜下所见　低倍镜下,表皮棘层肥厚,全层表皮细胞具有异型性(图17-16A、B)。高倍镜下,瘤细胞核大小不一、染色深、可见病理性核分裂象。可见角化不良细胞,真皮浅层可见淋巴细胞浸润,但肿瘤细胞仅限于表皮层,没有侵及更深层(图17-16C、D)。

病理诊断　鲍恩病。

诊断依据　①表皮棘层肥厚;②全层细胞排列紊乱,有异型性;③鳞状上皮细胞呈高度不典型性,核大小不一,染色深,可见病理性核分裂象;④可见角化不良细胞;⑤基底膜完整。

鉴别诊断

(1)黑色素瘤:表皮全层可见有单个或成巢的异型性黑色素细胞;肿瘤细胞沿水平和垂直方向扩展,深达真皮及皮下脂肪组织;黑色素瘤细胞明显异型性,可见病理性核分裂象;以梭形细胞和上皮样细胞为主;S-100、HMB-45及Melan-A阳性。

(2)基底细胞癌:肿瘤细胞团块位于真皮内,可与表皮相连;细胞小,胞质少,细胞境界不清,无细胞间桥;周边细胞呈栅栏状排列;肿瘤细胞团块周围结缔组织增生,并可见黏蛋白变性;肿瘤细胞团块与周围结缔组织间有裂隙。

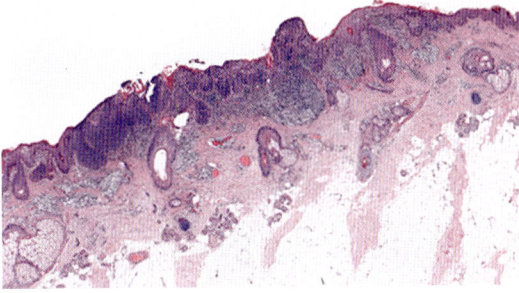
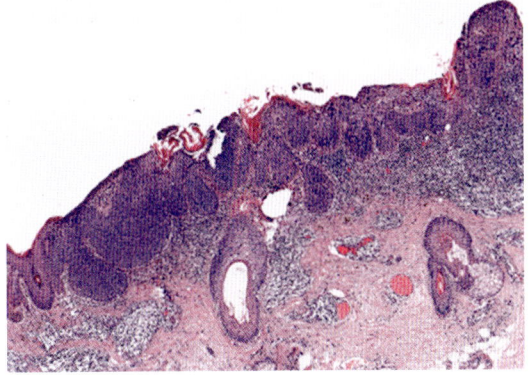

16A(HE×40)　　　　　　　　　　　　16B(HE×40)

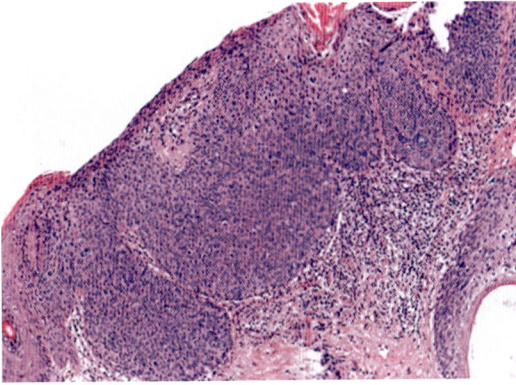
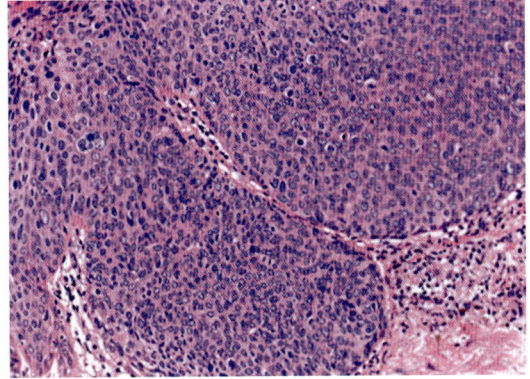

16C(HE×100)　　　　　　　　　　　　16D(HE×200)

图 17-16　鲍恩病

病例 17　Paget 病

基本资料　女,55 岁,发现左乳头反复破溃结痂 1 年余。左乳头溢血 10 余天,彩超显示左乳晕类结节影。

大体检查　灰白灰黑组织,大小 1cm×0.3cm×0.3cm。

镜下所见　低倍镜下,表皮棘层肥厚,表皮显著增生,表皮非典型上皮细胞单个散在分布于上皮内(图 17-17A、B)。高倍镜下,表皮内可见 Paget 细胞,此细胞大,呈圆形或卵圆形,胞质丰满,淡染,无细胞间桥,内含黏液,可见核分裂(图 17-17C、D)。

病理诊断　Paget 病。

诊断依据　①表皮棘层肥厚;②表皮内可见 Paget 细胞(此细胞大,呈圆形或卵圆形,胞质丰满而淡染,无细胞间桥,可见核分裂);③Paget 细胞 PAS 及阿辛蓝染色阳性。

鉴别诊断

(1) 鳞状细胞原位癌(Bowen 病):该病表皮棘层肥厚,全层细胞排列紊乱,有异型性;鳞状上皮细胞呈高度不典型性,核大小不一,染色深,可见病理性核分裂象;可见角化不良细胞;基底膜完整。免疫组化呈 P40、CK516 阳性。

(2) 黑色素瘤:表皮全层可见有单个或成巢的异型性黑色素细胞;肿瘤细胞沿水平和垂直方向扩展,深达真皮及皮下脂肪组织;黑色素瘤细胞明显异型性,可见病理性核分裂象;以梭形细胞和上皮样细胞为主;S-100、HMB-45 及 Melan-A 阳性。

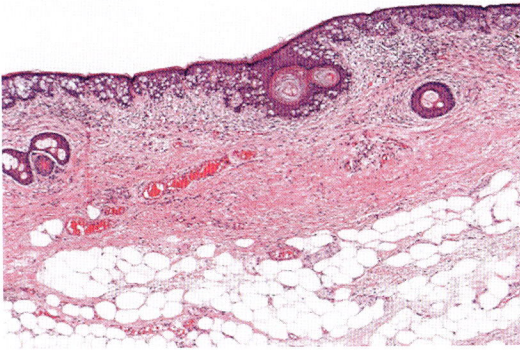

17A(HE × 40)

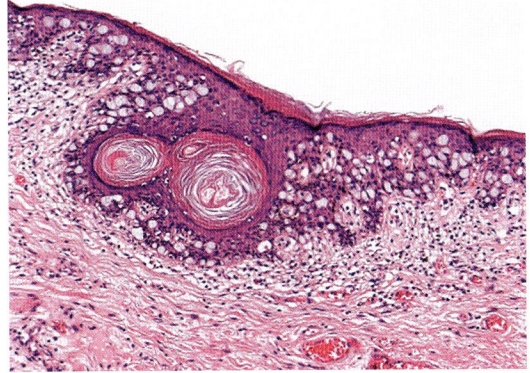

17B(HE × 100)

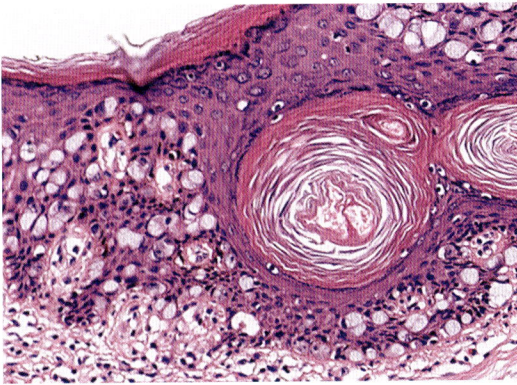

17C(HE × 200)

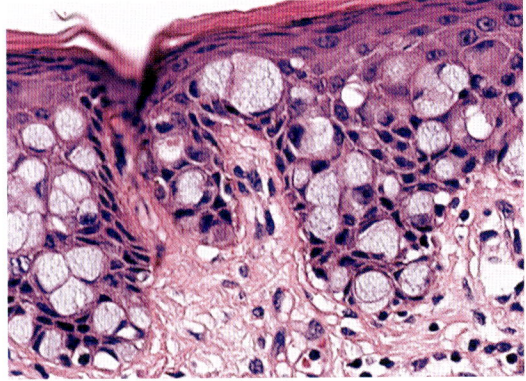

17D(HE × 400)

图 17-17　Paget 病

病例 18　基底细胞癌

基本资料　男,85 岁,发现右上臂皮肤黑色病变多年,约 0.8cm,无不适,病变增大不明显。

大体检查　皮肤组织,大小 2cm×1.5cm×0.8cm,其上中央见一灰黑区,范围 0.8cm×0.8cm×0.4cm,与周围界不清。

镜下所见　低倍镜下,肿瘤细胞团块位于真皮内,细胞境界不清(图 17-18A、18B)。高倍镜下,细胞小,胞质少,无细胞间桥,周边细胞呈栅栏状排列,肿瘤细胞团周围结缔组织增生,可见黏蛋白变性。肿瘤细胞团与周围结缔组织间有裂隙(图 17-18C、D)。

病理诊断　基底细胞癌。

诊断依据　①肿瘤细胞团块位于真皮内,可与表皮相连;②细胞小,胞质少,细胞境界不清,无细胞间桥;③周边细胞呈栅栏状排列;④肿瘤细胞团块周围结缔组织增生,并可见黏蛋白变性;⑤肿瘤细胞团与周围结缔组织间有裂隙。

鉴别诊断

(1) 角化棘皮瘤:表皮凹陷如火山口样,其中充以角栓,底部表皮增生呈条索状向真皮内不规则延伸。增生表皮内可见角化珠,火山口周围的表皮呈唇样突出,鳞状细胞伸向真皮,但未脱落入真皮,可见核分裂象及鳞状旋涡。真皮内可见明显炎症反应。

(2) 黑色素瘤:表皮全层见单个或成巢的异型黑色素细胞;肿瘤细胞沿水平和垂直方向扩展,深达真皮及皮下脂肪组织;黑色素瘤细胞明显异型,可见病理性核分裂象;以梭形细胞和上皮样细胞为主;免疫组化呈 S-100、HMB-45 及 Melan-A 阳性。

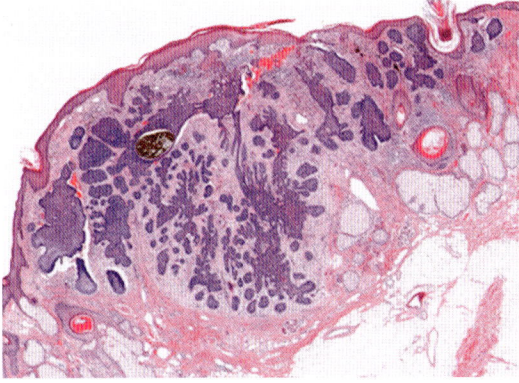
18A(HE×40)

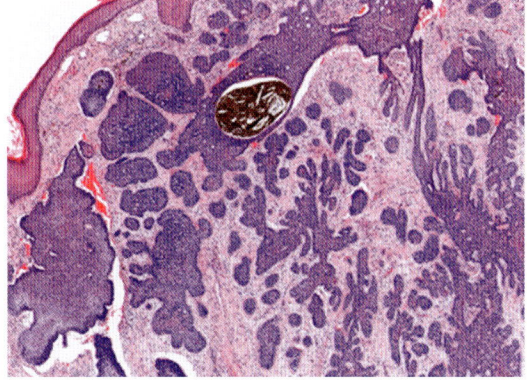
18B(HE×40)

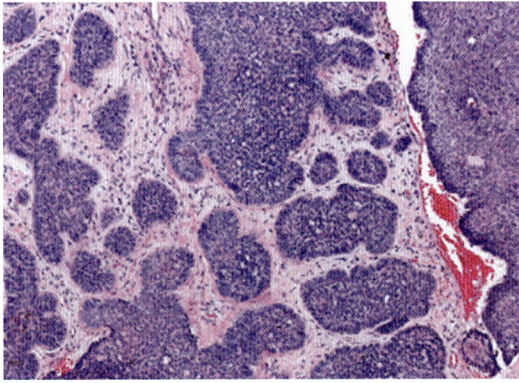
18C(HE×100)

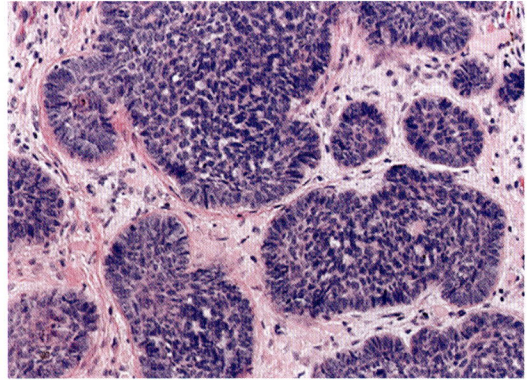
18D(HE×200)

图 17-18 基底细胞癌

病例 19　鳞状细胞癌

基本资料　男,44 岁,发现左下腹壁皮肤肿物,突出于皮肤,呈黑褐色局部皮肤破溃表面不光滑,少量渗出,质硬,周围轻度红肿。

大体检查　皮肤组织一块,大小 11.5cm×9.5cm×3.5cm,皮肤面积 8cm×6.5cm,于皮肤中央见一隆起型肿物,大小 2.5cm×2.3cm×1cm,切面灰白质硬。

镜下所见　低倍镜下,肿瘤呈浸润性生长,细胞巢呈片、指状、条索状浸润生长(图 17-19A)。高倍镜下,肿瘤细胞异型明显,胞质嗜酸性。

免疫组化　P63 及 CK5/6 阳性;CAM5.2 及 CK7 阴性。

病理诊断　鳞状细胞癌。

诊断依据　①鳞状上皮细胞组成的肿瘤团块侵入真皮;②团块中有多少不等的异型鳞状细胞,胞质嗜酸性;③可见角化不良细胞;④肿瘤细胞免疫组化染色 CK5/6、p40 及 p63 阳性(图 17-19B～D)。

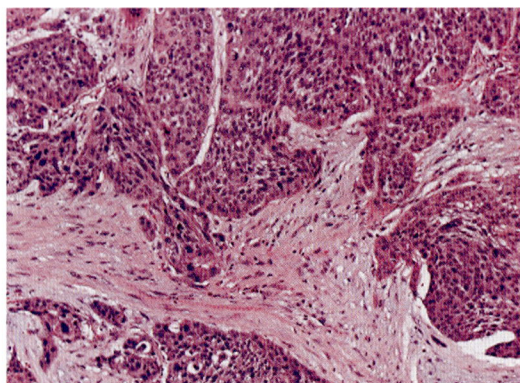

19A(HE × 40)

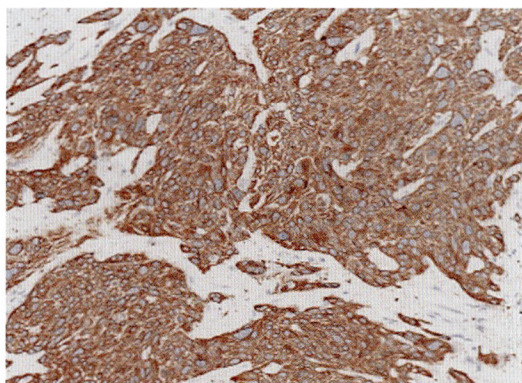

19B(CK5/6 × 200)

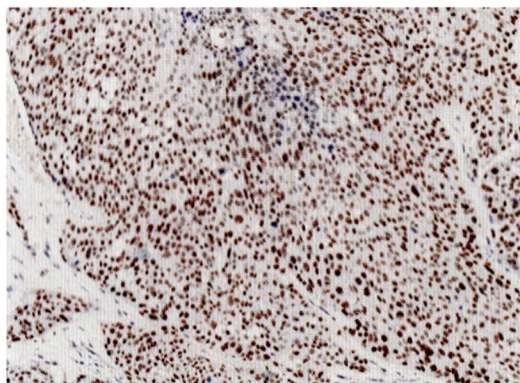

19C(p40 × 100)

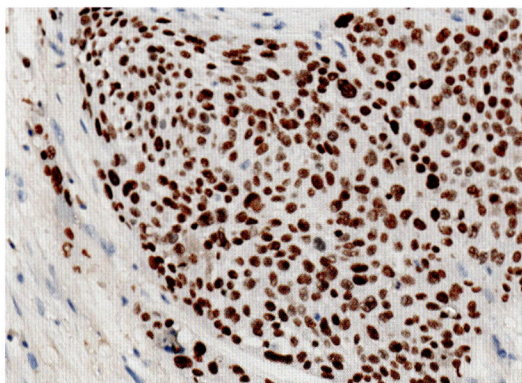

19D(p63 × 200)

图 17-19　鳞状细胞癌

病例 20　隆突性皮肤纤维肉瘤

基本资料　男,42 岁,发现头皮肿物,局限性隆起斑块,质硬,青紫色,缓慢增大。

大体检查　皮肤组织一块,大小 4.5cm×3.5cm×3cm,皮肤面积 3.5cm×3cm,中央见一结节样物,大小 3cm×3cm×1.5cm,灰黄质硬,界欠清。

镜下所见　低倍镜下,边界不清肿瘤主要位于真皮层,弥漫浸润性生长,浸润周围脂肪组织(图 17-20A、B)。高倍镜下,瘤细胞均匀较一致,呈两端细长的纤维母细胞样,一致的致密席纹状排列。核异型性小,核分裂象罕见(图 17-20C、D)。

免疫组化　CD34 阳性,S100、EMA、CK、Desmin 及 CD117 阴性。

病理诊断　隆突性皮肤纤维肉瘤。

诊断依据　①真皮内肿瘤由较大的梭形细胞组成,向皮下脂肪侵袭;②肿瘤细胞胞质少、淡染、核细长;③肿瘤细胞特征性地排列成席纹状;④血管丰富;⑤肿瘤细胞表达 CD34。

鉴别诊断

(1) 纤维组织细胞瘤:表皮常呈棘皮瘤样增生,常伴有多核巨细胞、黄瘤样组织细胞及含铁血黄素沉着,多不表达 CD34。

(2) 弥漫性色素性神经纤维瘤:该病不表达 CD34,而表达 S100 和 SOX10。

(3) 黏液纤维肉瘤:黏液纤维肉瘤瘤细胞异型性更明显,常见血管周围聚集和假脂肪母细胞。

知识拓展　隆突性皮肤纤维肉瘤第 17、22 染色体呈超额环状染色体或 t(17:22)转位,该病均可导致 *COLIA1-PDGFβ* 基因融合,约 5% 的隆突性皮肤纤维肉瘤 *COLIA1-PDGFβ* 基因融合,其中部分病例表现为 *COL6A3-PDGFD* 融合以及 *EMILIN2-PDGFD* 融合。纤维肉瘤样转化的隆突性皮肤纤维肉瘤表现为 PDGFRB/AKT/MTOR 信号路径异常。

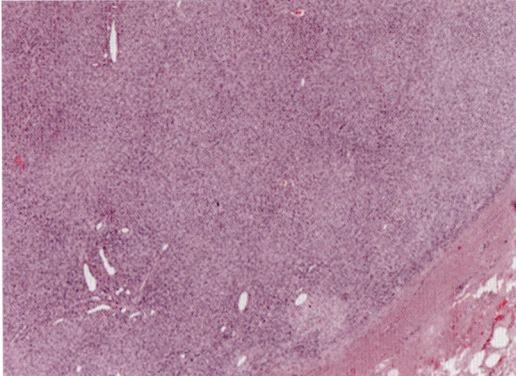

20A(HE × 40)

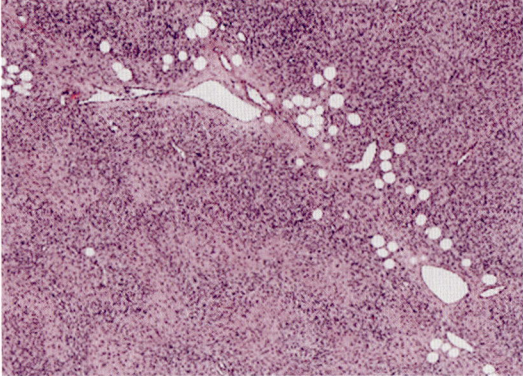

20B(HE × 40)

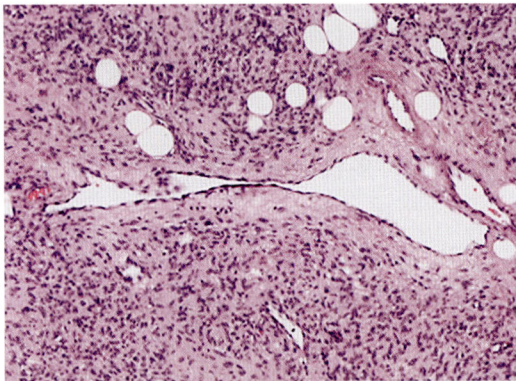

20C(HE × 100)

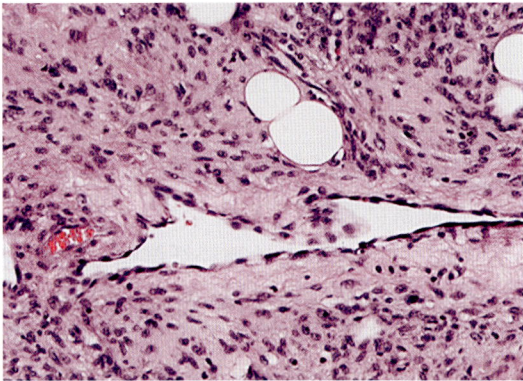

20D(HE × 200)

图 17-20　隆突性皮肤纤维肉瘤

病例21　恶性黑色素瘤

基本资料　男,49岁,右足外伤后20余年,足底前外侧破溃迁延不愈。右足底前外侧见一黑色斑块,质韧,局部破溃,渗血明显,周围可见多个卫星结节(黑色病变)。

大体检查　皮肤组织一块,大小7cm×5.5cm×2cm,表面皮肤局部灰红灰褐,其下可见一肿物,大小2.5cm×1.7cm×0.7cm,切面灰白灰黄质稍硬。

镜下所见　低倍镜下,表皮-真皮交界处分界模糊,成簇的异型细胞浸润周围脂肪组织(图17-21A、B)。高倍镜下,可见大红核仁的瘤细胞。肿瘤细胞大小不一,部分呈上皮样及短梭形,胞质嗜酸性。细胞核圆形、椭圆形(图17-21C、D)。

免疫组化　S100、HMB45及Melan-A阳性。

病理诊断　恶性黑色素瘤。

诊断依据　①表皮全层可见有单个或成巢的异型性黑色素细胞;②肿瘤细胞沿水平和垂直方向扩展,深达真皮及皮下脂肪组织;③黑色素瘤细胞明显异型性,可见病理性核分裂象,可见大红核仁的瘤细胞;④以梭形细胞和上皮样细胞为主,胞质嗜酸性,细胞核圆形、椭圆形;⑤免疫组化S100、HMB45、Melan-A阳性。

鉴别诊断

(1) 交界痣:表皮基底层圆形痣细胞巢,常起源于上皮脚尖端,部分表现为水滴样突入真皮。色素细胞增生限于表皮的基底层与真皮交界处。该病细胞形态温和,无异型及核分裂象。

(2) Spitz痣:病变边缘界限清楚,对称性生长,具有成熟现象。由大而肥胖的梭形和上皮样黑色素细胞组成。梭形细胞呈雪茄样,核大,核仁明显,上皮样细胞单个散在分布,多角形,具有丰富的嗜酸性胞质,核大,核仁明显。表皮增生、表皮-真皮交界处可见粉红色均质小球(Kamino小体);间质血管丰富、扩张,水肿,可见散在淋巴细胞聚集。该病的S-100、Melan-A阳性。

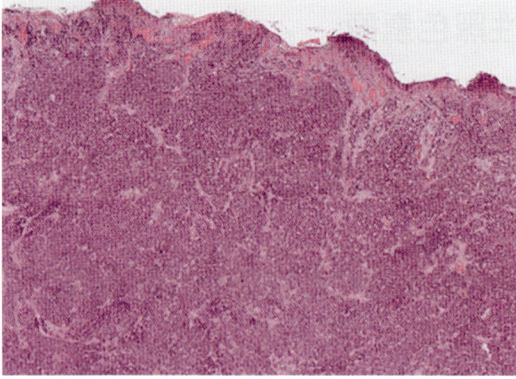

21A(HE × 40)

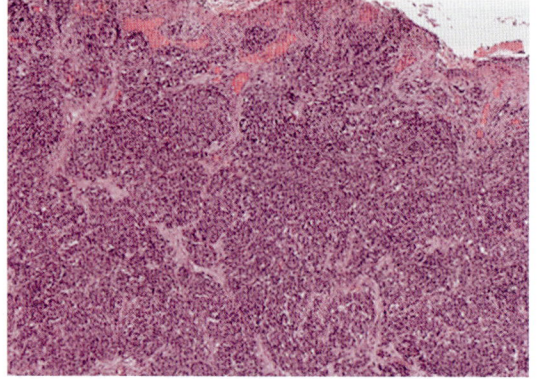

21B(HE × 40)

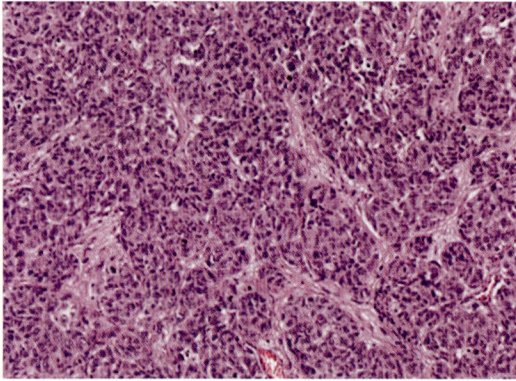

21C(HE × 100)

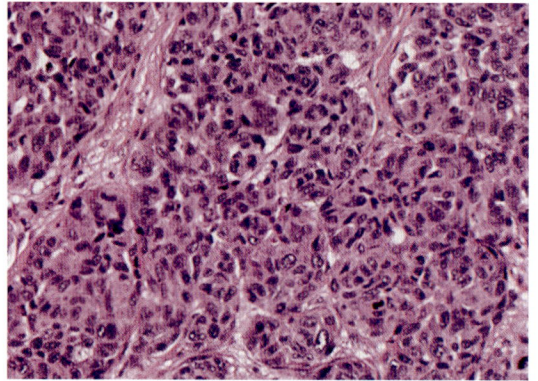

21D(HE × 200)

图 17-21　黑色素瘤

（孙利　张毅）

（审校：张爽）

第十八章

耳和眼疾病

病例 1　内耳内淋巴囊肿瘤／796

病例 2　耳 Schwann 细胞瘤／798

病例 3　眼恶性黑色素细胞瘤／800

病例 4　球结膜色素痣／802

病例1 内耳内淋巴囊肿瘤

基本资料 女,69岁,9年前因"左颞骨岩部新生物"于外院行左颞骨岩部新生物切除术,术后患者听力完全丧失,耳鸣,反复头晕。6年前复查核磁显示:左侧中耳乳突及桥小脑角区异常信号,行"内淋巴囊乳头状瘤切除术",术后耳鸣、头晕同前。3年前出现右侧躺头晕加重,左侧耳闷不适。本次入院行"左侧颞骨部分切术+颅底肿物切除+腹部取脂肪填塞术",术中所见:切开颅后窝脑膜,见肿物质韧,压迫小脑,与脑干界限清楚。

大体检查 (内淋巴囊肿物)灰红碎组织一堆,大小30mm×25mm×10mm,全取。

镜下所见 肿瘤边界不清,肿瘤细胞排列呈乳头状及囊状结构(图18-1A);衬覆单层柱状/立方状细胞(图18-1B),偶为双层,可见小的腺样结构及滤泡结构;透明或嗜酸性细胞质,细胞核温和,远离基底(图18-1C);细胞异型性小,罕见核分裂象(图18-1D)。周围有血管肉芽形成,含铁血黄素沉积,胆固醇结晶及营养不良性钙化。

免疫组化 肿瘤细胞CK细胞浆阳性(图18-1E),GFAP(图18-1F)、S-100(图18-1G)、TTF-1(图18-1H)表达均为阴性。肿瘤细胞增殖指数Ki-67较低,热点区约5%(图18-1I)。

病理诊断 内耳内淋巴囊肿瘤。

诊断依据 肿瘤细胞排列呈乳头状及囊状结构,衬覆单层柱状/立方状细胞,细胞质透亮/嗜酸,细胞核远离基底,细胞异型性小,罕见核分裂象。免疫组化表达上皮标记物,Ki-67增殖指数低。

鉴别诊断

(1) 侵袭性乳头状肿瘤:又称中耳乳头状腺癌,发生于中耳的任何部位,镜下可见复杂的指突状乳头结构,衬覆基底细胞、低柱状或立方状上皮细胞,细胞形态温和,细胞质嗜酸,偶见滤泡状结构。免疫组化表达CK、EMA及S-100。

(2) 乳头状室管膜瘤:通常发生于脊髓、颅后窝及幕上,免疫组化表达GFAP、EMA及S-100,Syn呈灶状阳性。

(3) 脉络丛乳头状瘤:儿童最常见于侧脑室或第三脑室,成人最常见于第四脑室或桥小脑角区,免疫组化表达GFAP、Syn及CK7。

(4) 副神经节瘤:好发于邻近颈静脉或中耳(鼓室球)的副神经节,免疫组化表达CgA,S-100在支持细胞中呈阳性表达。

(5) 转移性癌:如甲状腺乳头状癌、肺腺癌、透明细胞肾细胞癌,患者常有相关病史。

知识拓展 内耳内淋巴囊肿瘤,又称内淋巴囊低级别乳头状腺癌、侵袭性内淋巴囊乳头状瘤、Heffner肿瘤。目前认为可能起源于内淋巴囊的乳头状上皮,属于低度恶性,ICDO编码是3。约10%的病例与希佩尔-林道(von Hippel-Lindau,VHL)综合征相关,其中的30%是双侧发生。最初局限于内耳内淋巴囊,随着肿瘤进展,会破坏颞骨(岩骨),深入中耳,颅窝中后窝及桥小脑角区。患者表现无特征性,主要是听力受损,耳鸣,耳胀,眩晕。肿瘤细胞CAIX细胞膜阳性,PAX8阳性。

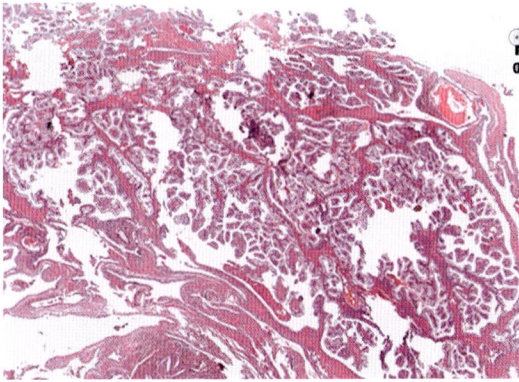

1A(HE × 10)

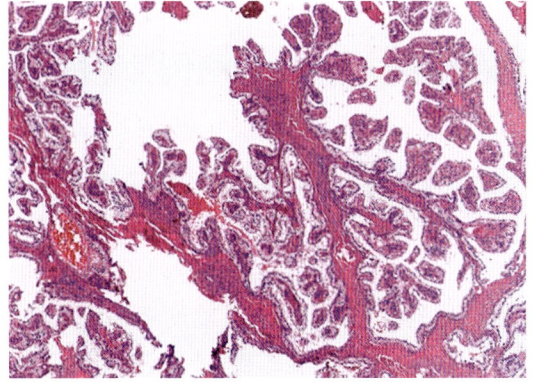

1B(HE × 40)

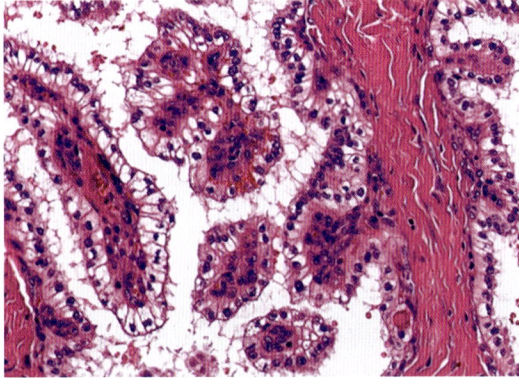

1C(HE × 200)

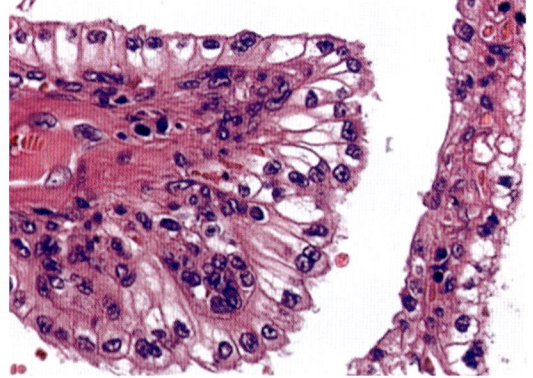

1D(HE × 400)

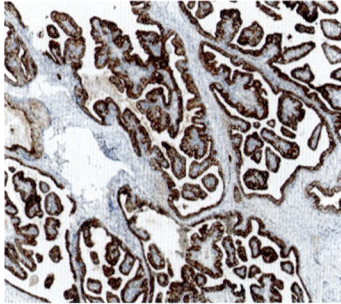

1E(CK × 100)

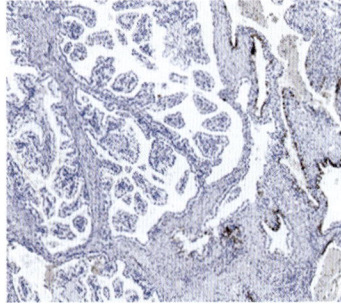

1F(GFAP × 100)

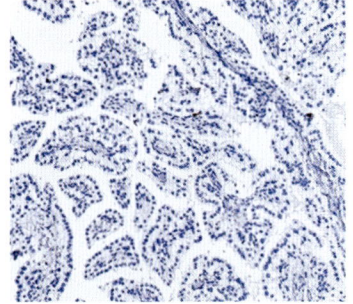

1G(S-100 × 200)

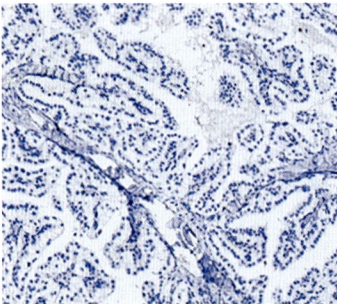

1H(TTF-1 × 200)

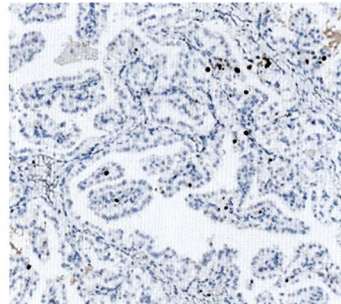

1I(Ki-67 × 200)

图 18-1　内耳内淋巴囊肿瘤

病例2　耳 Schwann 细胞瘤

基本资料　女,52 岁,头晕、视物旋转,伴步态不稳、饮水呛咳及吞咽困难。

大体检查　灰褐灰黄破碎组织一堆,大小 2.5cm×1.5cm×1cm,质韧,附部分骨组织。

镜下所见　肿瘤细胞形态较温和,由 2 个区域构成,即 Antoni A 区和 Antoni B 区(图 18-2A)。Antoni A 区细胞致密,排列成窦状或脑回状的束条(图 18-2B),细胞细长,梭形,境界不清,细胞核排列成垂直长轴的栅栏状结构,其间为无核粉染区域,称 Verocay 小体(图 18-2C);Antoni B 区细胞疏松,排列紊乱,结缔组织呈细网状,含有大量噬脂细胞和扩张的血管丛(图 18-2D)。

免疫组化　肿瘤细胞表达 Vimentin(图 18-2E)、S-100(图 18-2F)、SOX10(图 18-2G)。肿瘤细胞增殖指数 Ki-67 较低(图 18-2H)。

病理诊断　施万(Schwann)细胞瘤。

诊断依据　肿瘤细胞由 2 个区域构成,即 Antoni A 区和 Antoni B 区。Antoni A 区细胞致密,细胞核排列成垂直长轴的栅栏状结构,可见 Verocay 小体;Antoni B 区细胞疏松,排列紊乱,结缔组织呈细网状。免疫组化表达 S-100 和 SOX10。

鉴别诊断

(1) 神经纤维瘤:由施万细胞、成纤维细胞、神经束膜细胞及轴索构成。细胞呈束状排列,核梭形,两端尖细,呈波浪状、胡萝卜丝样;间质富含胶原纤维,可伴有黏液变性;无 Verocay 小体、无增厚的玻璃样变的血管。CD34 阳性(或纤维细胞)

(2) 纤维型脑膜瘤:好发于老年人,主要位于颅内及椎管内。肿瘤细胞呈梭形,类似成纤维细胞,平行或束状交叉排列在富于胶原和网状纤维的基质内,核内假包涵体罕见。EMA、PR 阳性。

知识拓展　Schwann 细胞瘤又称神经鞘瘤,若发生于第Ⅷ对脑神经,又称听神经瘤。临床特征:多发生于 50~60 岁,表现为进行性单侧神经性听力丧失及耳鸣。肿瘤增大可压迫邻近神经引起相应症状。多为单侧及散发,双侧者合并 2 型神经纤维瘤病可能性大。

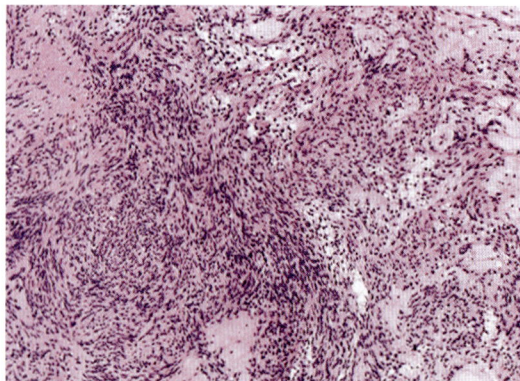

2A(HE × 40)

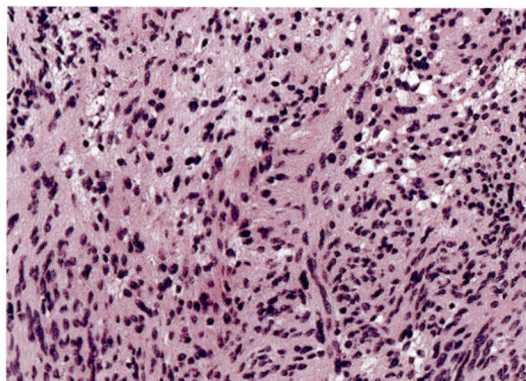

2B(HE × 100)

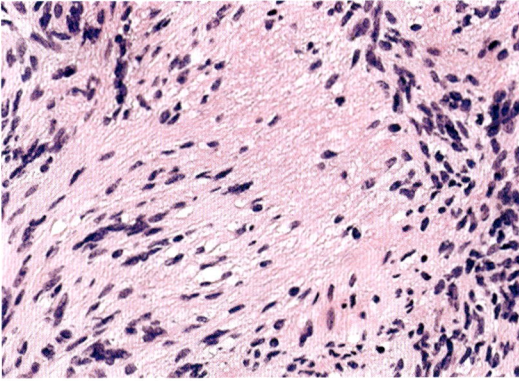

2C(HE × 200)

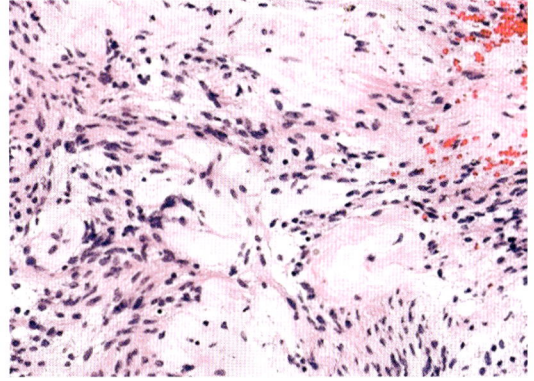

2D(HE × 100)

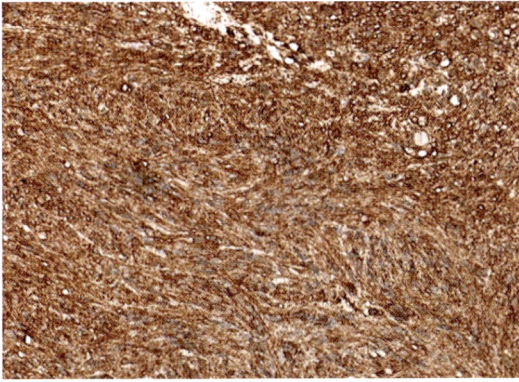

2E(Vimentin × 100)

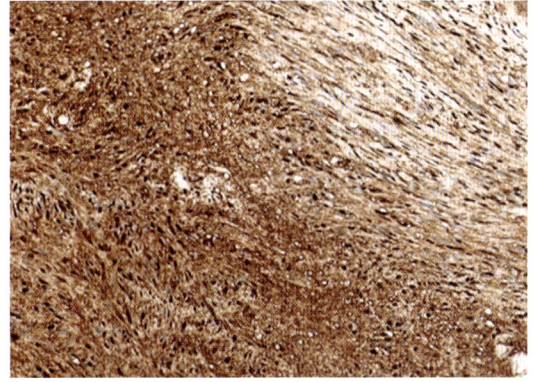

2F(S-100 × 100)

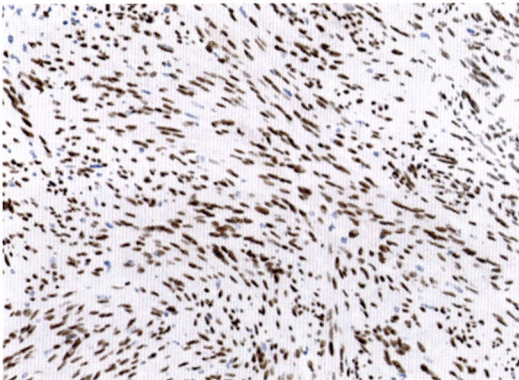

2G(SOX10 × 100)

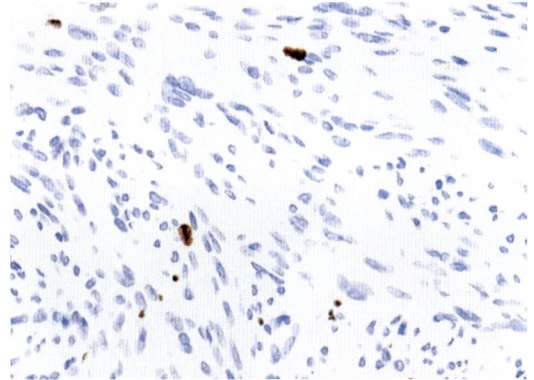

2H(Ki-67 × 200)

图 18-2　耳 Schwann 细胞瘤

病例 3　眼恶性黑色素细胞瘤

基本资料　男,64 岁,左侧眼球肿胀 2 月余。

大体检查　眼球周围组织呈灰黄色,界不清,切面可见晶状体。

镜下所见　肿瘤富含黑色素(图 18-3A),主要由 3 种成分混合组成。①梭形细胞 A 型:细胞梭形,核小、细长,中央常有一线状核膜皱褶,染色质细腻,无明显核仁(图 18-3B)。②梭形细胞 B 型:细胞稍大,呈椭圆形,核染色质粗,可见小核仁(图 18-3C)。③上皮样细胞型:细胞大而不规则,细胞质丰富,核仁明显(图 18-3D)。

免疫组化　肿瘤细胞 Melan-A(图 18-3E)、HMB45(图 18-3F)、Vimentin(图 18-3G)表达均为阳性。肿瘤细胞增殖指数 Ki-67 较高,约 40%(图 18-3H)。

病理诊断　眼恶性黑色素细胞瘤。

诊断依据　肿瘤富含黑色素,主要由 3 种形态细胞组成,梭形细胞 A 型,梭形细胞 B 型和上皮样细胞型,细胞大小不一,细胞核大、深染,可见较多核分裂象,有明显嗜酸性核仁和核内包涵体。免疫组化表达 Melan-A 和 HMB45,Ki-67 增殖指数较高。

鉴别诊断

(1) 眼眶恶性淋巴瘤:成人最常见的原发眼内恶性淋巴瘤为黏膜相关淋巴组织(muco-sa-associated lymphoid tissue,MALT)淋巴瘤,好发于眼睑、结膜和眶内。肿瘤细胞成分多样,包括中心细胞样细胞、单核样细胞、小淋巴细胞及少量免疫母样或中心母样细胞,可伴有浆样分化。可见生发中心植入。免疫组化表达 B 细胞标记。

(2) 视网膜母细胞瘤:好发于儿童。镜下为小蓝圆细胞肿瘤,肿瘤细胞围绕血管呈套状生长,可见菊形团结构;肿瘤细胞核深染,细胞质稀少,核分裂象易见。免疫组化表达 NSE、Syn、CD57、S-100 和 GFAP,常伴有 *RB1* 基因突变。

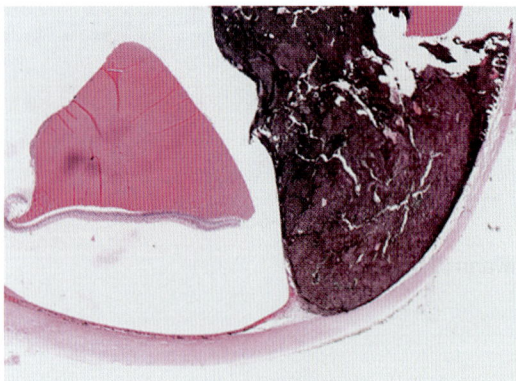

3A(HE × 40)

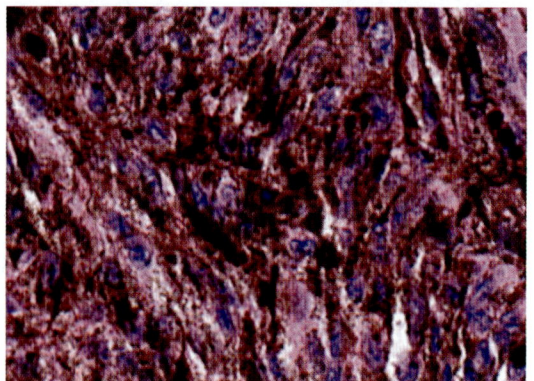

3B(HE × 40)

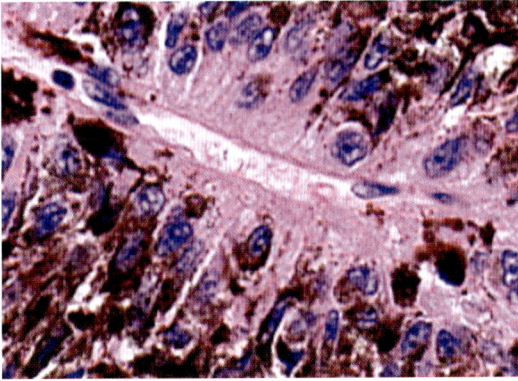
3C(HE × 400)

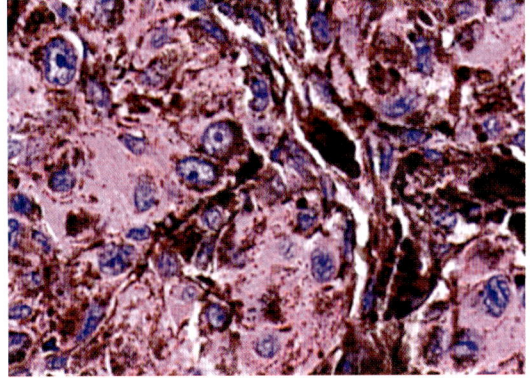
3D(HE × 400)

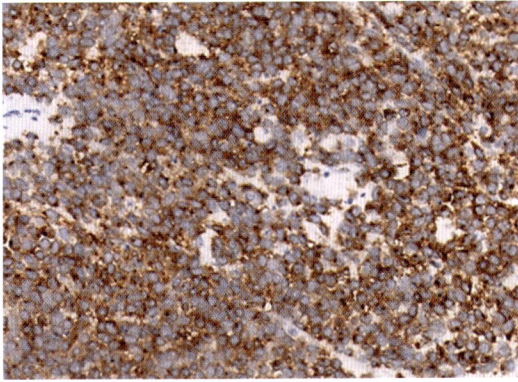
3E(Melan-A IHC × 100)

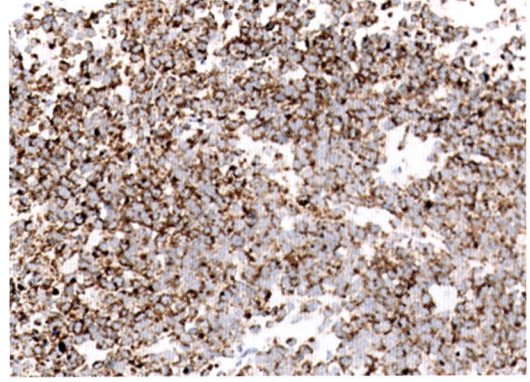
3F(HMB45 IHC × 100)

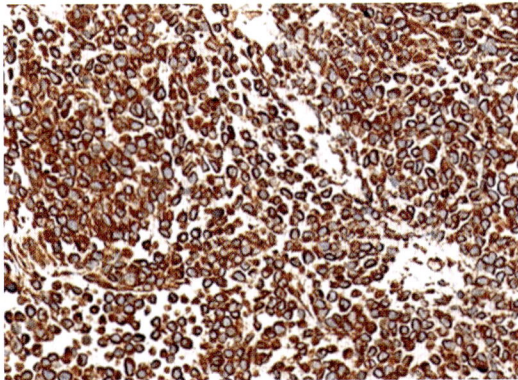
3G(Vimentin IHC × 100)

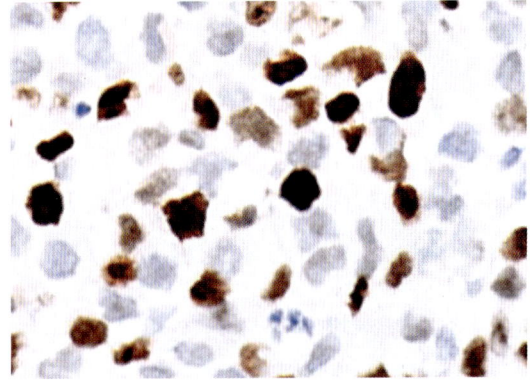
3H(Ki-67 IHC × 400)

图 18-3　眼恶性黑色素细胞瘤

病例4 球结膜色素痣

基本资料 女,13岁。

镜下所见 此例球结膜色素痣为复合痣,散在分布于结膜内和结膜下(图18-4A、B);表皮下可见囊性上皮性包涵体,周围被痣细胞包绕(图18-4C);痣细胞大而不规则,细胞质少,染色质细腻,无明显核仁,核分裂象少见(图18-4D)。

免疫组化 肿瘤细胞HMB45(图18-4E)、Melan-A(图18-4F)、S-100(图18-4G)表达均为阳性。肿瘤细胞增殖指数Ki-67较低,约2%(图18-4H)。

病理诊断 球结膜色素痣。

诊断依据 痣细胞富含黑色素,可见囊性上皮性包涵体(良性病变的证据),周围被痣细胞包绕,痣细胞大而不规则,细胞质少,染色质细腻,无明显核仁,核分裂象少见。免疫组化表达Melan-A和HMB45,Ki-67增殖指数较低。

鉴别诊断

(1) 眼恶性黑色素细胞瘤:呈浸润性生长,呈明显的细胞异型性,核分裂象丰富。

(2) 眼眶恶性淋巴瘤:成人最常见的原发眼内恶性淋巴瘤为MALT淋巴瘤,好发于眼睑、结膜和眶内。肿瘤细胞成分多样,包括中心细胞样细胞、单核样细胞、小淋巴细胞及少量免疫母样或中心母样细胞,可伴有浆样分化。可见生发中心植入。免疫组化表达B细胞标记。

(3) 视网膜母细胞瘤:好发于儿童。镜下为小蓝圆细胞肿瘤,肿瘤细胞围绕血管呈套状生长,可见菊形团结构;肿瘤细胞核深染,细胞质稀少,核分裂象易见。免疫组化表达NSE、Syn、CD57、S-100和GFAP,常伴有*RB1*基因突变。

知识拓展 球结膜色素痣和皮肤的痣一样,可能出生即有,可能在儿童、青少年或更晚期被发现。球结膜色素痣好发于眼睑裂部角膜缘附近的球结膜,为散在的平坦或者轻微隆起的病变。常见结膜上皮实性或囊性包涵体与痣细胞表皮下部分紧密相连。上皮性包涵体的出现是重要良性病变的证据,因为它们极少出现于黑色素瘤中。这些囊性上皮的扩张或生长可能也是临床上导致病变增大的原因,但显微镜下并无增生的表现。

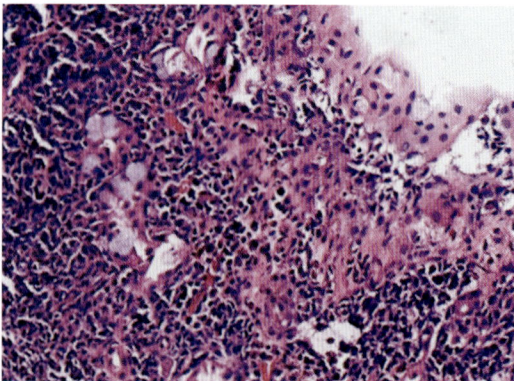

4A(HE × 100)

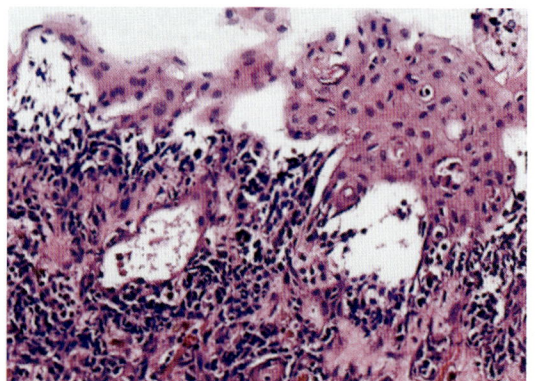

4B(HE × 100)

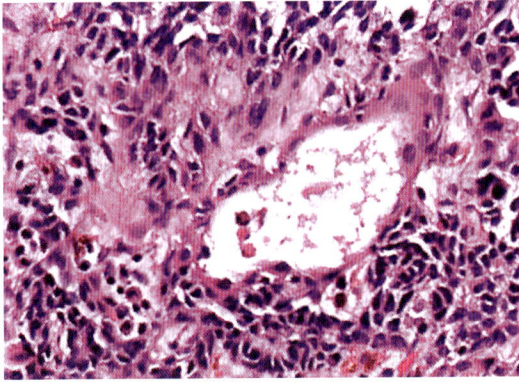

4C(HE × 200)

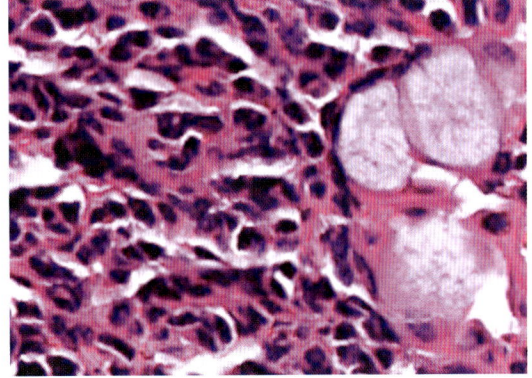

4D(HE × 400)

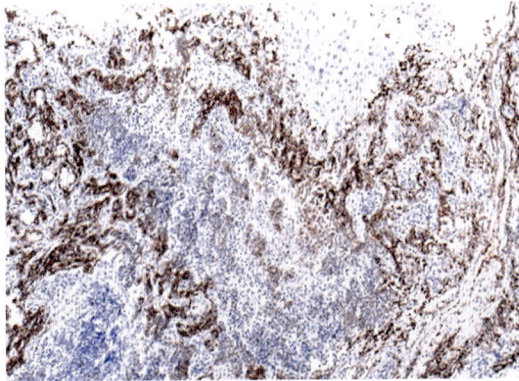

4E(HMB45 × 40)

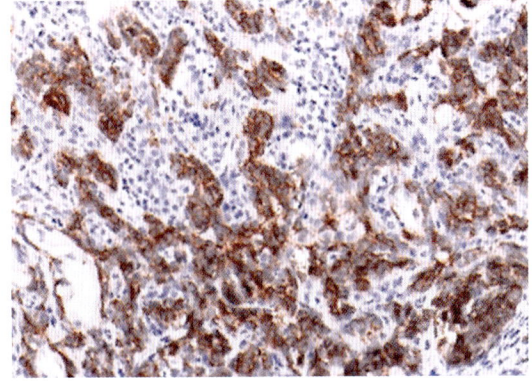

4F(Melan-A × 100)

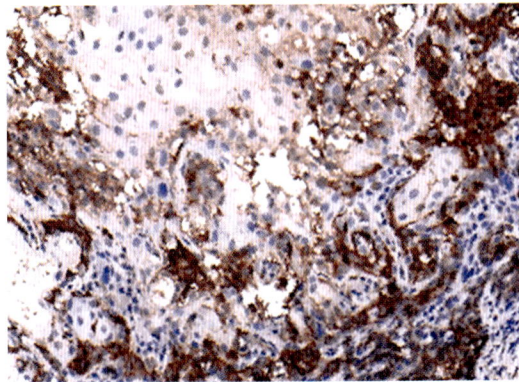

4G(S-100 × 100)

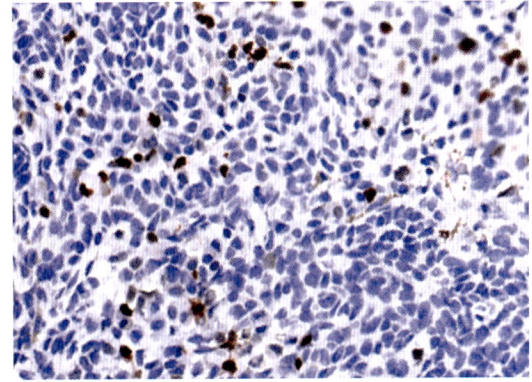

4H(Ki-67 × 200)

图 18-4 球结膜色素痣

（方庆 潘怡）

（审校：张爽）

第十九章

细胞学技术及诊断

一、细胞学技术 / 806

（一）细胞学制片方法 / 806

病例 1　常规涂片、液基涂片和细胞蜡块切片 / 808

（二）细胞学样本的固定 / 809

（三）细胞学染色方法 / 809

病例 2　乳腺穿刺细胞标本 HE 染色和巴氏染色 / 811

病例 3　甲状腺穿刺细胞标本 HE 染色和巴氏染色 / 812

病例 4　宫颈脱落细胞标本巴氏染色 / 813

二、细胞学诊断 / 816

（一）宫颈脱落细胞学 / 816

病例 5　滴虫 / 816

病例 6　霉菌 / 818

病例 7　放线菌 / 819

病例 8　反应性细胞 / 821

病例 9　低级别鳞状上皮内病变细胞 / 822

病例 10　高级别鳞状上皮内病变细胞 / 824

病例 11　鳞状细胞癌细胞 / 826

病例 12　腺癌细胞：宫颈来源 / 829

病例 13　非典型腺细胞-倾向肿瘤 / 830

病例 14　腺癌细胞：子宫内膜来源 / 831

病例 15　腺癌细胞：卵巢来源 / 832

病例 16　腺癌细胞：直肠癌转移 / 833

（二）呼吸道脱落细胞学 / 834

病例 17　肺泡灌洗液细胞学：肺孢子菌肺炎 / 834

病例 18　肺泡灌洗液细胞学：肺曲霉菌 / 836

病例 19　肺泡灌洗液细胞学：肺隐球菌病 / 839

病例 20　纤维支气管镜下刷检细胞学：鳞状细胞癌细胞 / 841

病例 21　纤维支气管镜下刷检细胞学：腺癌细胞 / 843

病例 22　纤维支气管镜下筛检细胞学：小细胞癌细胞 / 845

（三）泌尿道脱落细胞学 / 847

病例 23　尿自然脱落细胞：高级别尿路上皮癌细胞 / 847

病例 24　尿自然脱落细胞：未见高级别尿路上皮癌细胞（正常尿路上皮细胞）/ 849

病例 25　尿自然脱落细胞：鳞状细胞癌细胞 / 851

病例 26　尿自然脱落细胞:小细胞癌细胞 / 852

病例 27　尿自然脱落细胞:不除外低级别尿路上皮肿瘤 / 854

（四）　浆膜腔积液脱落细胞学 / 856

病例 28　胸腔积液:肺腺癌 / 856

病例 29　胸腔积液:肺小细胞癌 / 858

病例 30　腹腔积液:卵巢癌 / 861

病例 31　腹腔积液:胃癌 / 863

病例 32　胸腔积液:间皮瘤 / 865

病例 33　腹腔冲洗液:创伤性间皮细胞 / 868

（五）　头颈部肿物细针穿刺细胞学 / 870

病例 34　甲状腺乳头状癌 / 870

病例 35　甲状腺滤泡性肿瘤 / 872

病例 36　涎腺多形性腺瘤 / 874

病例 37　涎腺黏液表皮样癌 / 876

病例 38　涎腺腺样囊性癌 / 878

病例 39　颈部淋巴结转移癌(鼻咽癌转移) / 880

病例 40　颈部淋巴结结核 / 882

病例 41　颈部淋巴结反应性增生 / 884

（六）　乳腺肿物细针穿刺细胞学 / 886

病例 42　乳腺纤维腺瘤 / 886

病例 43　乳腺导管内乳头状瘤 / 888

病例 44　乳腺癌 / 890

病例 45　乳腺脂肪坏死 / 892

（七）　消化道肿物细针穿刺细胞学 / 894

病例 46　超声内镜引导下细针穿刺活检(EUS-guided FNA):胰腺腺癌 / 894

病例 47　超声内镜引导下细针穿刺活检:胰腺实性假乳头状瘤 / 896

病例 48　超声内镜引导下细针穿刺活检:胰腺神经内分泌肿瘤 / 899

一、细胞学技术

（一）细胞学制片方法

细胞学诊断常见的制片方法分为常规涂片、液基涂片及细胞蜡块切片。

1. 常规涂片　又称为传统涂片，即直接手工涂片，将新鲜的细胞样本材料或经过离心后的沉淀物，直接均匀涂在玻片上，进行固定、染色的制片方法，较为简单易行。制片原则是涂抹尽量均匀，避免反复摩擦。常规涂片的优势是可保留一些细胞排列、部分组织结构、黏液以及炎症细胞等背景信息。缺点是可能出现细胞重叠堆积、血液多以及炎症细胞多，造成遮盖了目的细胞等，导致涂片模糊不清、影响观察。新鲜组织印片也是常规涂片的一种，是用玻片轻轻按压在新鲜的手术切除组织、粗针穿刺组织或体表皮肤或黏膜缺损的创面上，从而使得新鲜细胞印留在玻片上的一种取材制片方法。方法简便易行，可直接获得病变细胞。

2. 液基涂片　液基制片技术是一种新的自动标本处理技术，具体方法是将新鲜细胞转移到醇类固定液中制成细胞悬液，经过固定、离心，再通过机器自动制片的一种制片方法。在标本制作过程中可以经过消化、离心去除样本中多余的血液、粘液、炎细胞等。根据制片原理不同，现有主要的液基制片方法有两种：一种是微孔膜过滤技术（膜式），以 ThinPrep 液基薄片（TP；Hologic Inc.，Marlborough，MA，USA）为代表，原理是利用膜式滤过技术留取有诊断价值的细胞。使用高精密度过滤膜技术和微电脑自动控制化系统，将细胞分散、过滤、转移和铺片，确保制成的涂片细胞均匀、薄层、背景干净、细胞结构清晰，具有足量的细胞和有用诊断性成分。另一种是离心分层沉淀制片（沉降式），以 SurePath 液基制片（SP；BD Diagnostics，Burlington，NC，USA）为代表，采用的是梯度密度离心原理，第一次离心去除血细胞、黏液等干扰成分，第二次离心自然沉降捕获诊断细胞，保证了细胞的排列结构和细胞核膜的完整，而且制片染色系统一体化无交叉污染。

液基制片的优势是：①可除去部分血、炎症细胞、黏液等因素的干扰，使得涂片背景清晰。②因为细胞离体后得到及时、充分地固定，涂片中的细胞均匀分布，细胞核及细胞质结构显示清晰，易于观察核染色质的形态、分布、核型、核膜等细微的形态学变化以及细胞质的分化特征。③液基制片可以富集分散的细胞，缩小观察视野，利于诊断。如脑脊液、尿、痰、宫颈涂片等脱落细胞标本。

液基制片也存在不足，例如：由于液基制片过程有高速离心过程，以及其对血及炎症背景的过滤作用，对自然的组织结构的保留和显示不如常规涂片。对于需要观察组织结构、涂片背景作出诊断的标本［如细针穿刺术（fine-needle aspiration，FNA），胸腹腔积液标本等］常规涂片有一定优势。因此如果细胞量充足，推荐使用常规涂片和液基涂片两种制片方法，两种方法各有优势、取长补短，更利于作出诊断。液基制片的剩余细胞可以在固定液中保存,可作为免疫细胞化学或分子检测的材料。本章所述的液基制片法均采用的是膜式制片法。

3. 细胞蜡块切片　是较为常见的细胞样本的制片方法,与组织块相似,可以还原部分细胞的组织结构,为形态学诊断提供证据。这种方法可以较长时间保留细胞,为后续辅助检查提供细胞材料。

病例1 常规涂片、液基涂片和细胞蜡块切片

基本资料 男,69岁,胰腺肿物。在超声内镜引导下行细针穿刺(EUS-guide FNA)细胞学检查。

镜下所见 常规涂片(图19-1A),苏木精-伊红(hematoxylin and eosin,HE)染色,直接将穿刺物涂抹至玻片上的制片方法。镜下细胞排列厚实重叠,背景有较多血,但保留了细胞的乳头状结构(图19-1A)、巢片状结构(图19-1B),提示腺上皮的分化特征。液基涂片(图19-1C),巴氏染色,细胞均匀分布,背景中的血较少,经处理后变成稀薄的纤维蛋白样物散在细胞周围,不影响细胞形态的观察。细胞呈柱状,细胞核结构清晰,可见核内的染色质集结点。细胞黏附性下降、核型不规则、染色质分布不均这些提示了细胞的恶性特征。细胞蜡块切片(图19-1D)还原了这些细胞的组织结构形态,呈乳头状的片段,细胞伴有异型增生。

细胞学诊断 有乳头状上皮性肿瘤细胞,细胞有异型,不除外癌变。

术后病理 胰腺癌伴有高级别上皮内瘤变。

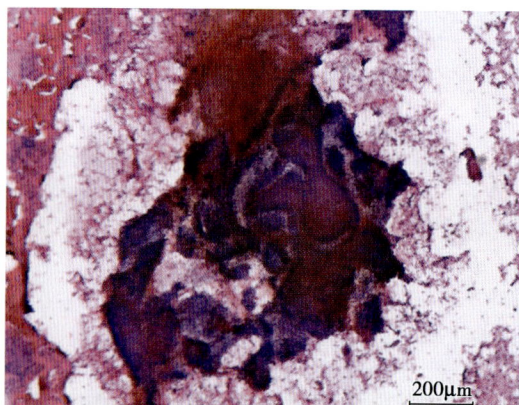

1A(常规涂片, HE × 40)

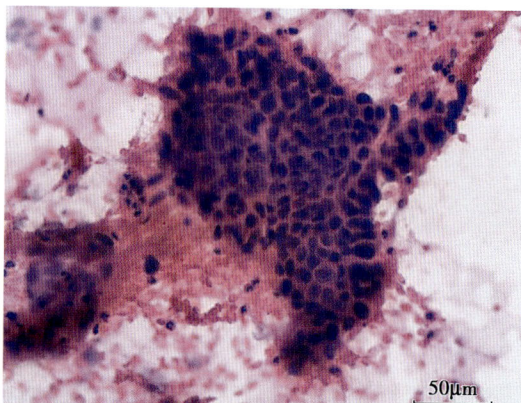

1B(常规涂片, HE × 200)

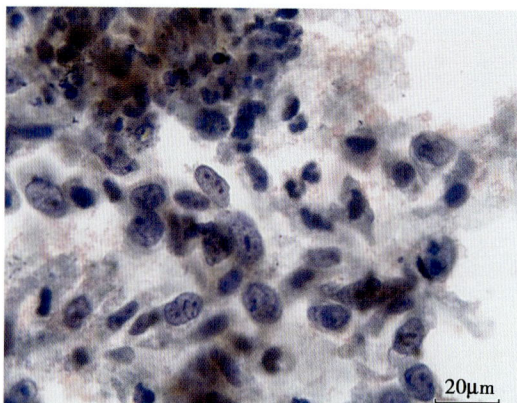

1C(液基涂片, 巴氏 × 400)

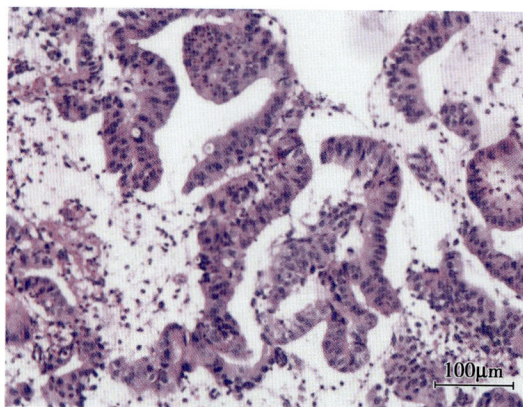

1D(细胞蜡块切片, HE × 100)

图19-1 细胞学常见制片方法-常规涂片、液基涂片和细胞蜡块切片

（二）　细胞学样本的固定

1. 固定原理　细胞样本离体后进行及时和恰当的固定是细胞学制片的重要步骤。固定剂是保持组织或细胞形态结构的一种试剂。细胞固定液最推荐的是酒精。酒精是一种脱水剂，它将细胞中的水吸出并取而代之，细胞内的酶失去活性，防止细胞分解和自溶，并使细胞内蛋白质、脂肪和糖类等物质凝固，尽量保持与组织生活状态相仿的成分和形式。酒精固定是巴氏染色的主要步骤。

2. 固定方法

（1）涂片湿固定：涂片制备好后，趁标本新鲜而又湿润时立即放入 95% 酒精中固定。如果在空气中干燥后放入 95% 酒精中，就会大大影响染色效果，造成诊断困难。涂片在固定液中浸泡至少要 15~30 分钟。

（2）涂片喷雾固定法：是湿固定的改良。涂片制好后将成膜剂喷在涂片上。这种成膜固定剂由酒精和蜡样物质配制而成。酒精能固定细胞，蜡样物质能在细胞上形成有保护作用的外膜。染色前需要将涂片放在 95% 酒精中浸泡，溶解掉蜡膜。

（3）涂片在空气中干燥固定：不需要任何固定剂，在空气中几秒钟就干燥固定，适用于迪夫快速（Diff-quik）染色法，1~2 分钟内便能观察细胞。常用于快速现场评估针吸样本细胞量。

（4）细胞块固定：最常用 10% 中性福尔马林做固定液，一般固定 3~4 小时后做常规包埋。

（5）液基细胞固定：新鲜细胞直接放入醇类固定液中固定，然后制片。片子制成后放入 95% 酒精固定。因为细胞经过及时固定保持了良好的细胞形态结构，有利于观察。

3. 固定注意事项

（1）固定液的过滤及更换：为防止污染，凡是使用过的固定液必须过滤后才能使用。酒精浓度低于 90% 应及时更换新液。

（2）固定时长：湿固定的细胞样本或涂片应该趁湿及时放入固定液中，避免细胞干燥退变。固定时间要充足，细胞在液基保存液中固定时间不少于 20 分钟。细胞制成涂片后，在固定液中固定时间不少于 15 分钟，否则会影响染色效果。

（三）　细胞学染色方法

细胞学常用的染色方法有：巴氏染色、HE 染色、吉姆萨染色（Giemsa stain）、Diff-quik 染色等。细胞学标本材料也可用于特殊染色，如过碘酸希夫染色（periodic acid-Schiff staining，PAS）等。常用的是巴氏染色和 HE 染色。

1. 巴氏染色　是细胞学最主要、最基本的染色方法。巴氏染色能够显示鳞状细胞分化程度，根据鳞状上皮成熟度不同，细胞质可显示粉、绿、橘等多种颜色，角化的鳞状细胞细胞质染成亮丽的橘黄色,容易分辨识别,可降低筛查者的视觉疲劳;巴氏染色还使得细胞核结构清晰,能辨认染色质的模式。巴氏染色尤其适用于宫颈、痰、尿涂片及支气管镜刷片等富含鳞状上皮细胞及其病变细胞涂片的染色。

2. HE 染色　染液稳定,着色持久。细胞颜色与组织学切片的 HE 染色一致,符合组织病理医师的视觉习惯。

病例 2　乳腺穿刺细胞标本
HE 染色和巴氏染色

基本资料　女,35 岁,右乳房肿物,直径约 2cm,肿物质硬、界欠清,活动差。临床申请细胞学 FNA 以明确诊断。

镜下所见　乳腺 FNA 常规涂片,HE 染色(图 19-2A、B)与巴氏染色(图 19-2C、D)相比,微乳头状结构更接近组织切片的 HE 染色,色彩使组织病理医生更加熟悉。

细胞学诊断　有癌细胞。

术后病理　浸润性微乳头状癌。

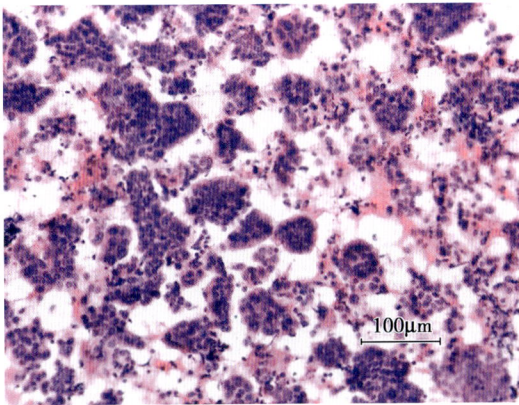

2A(常规涂片, HE×100)

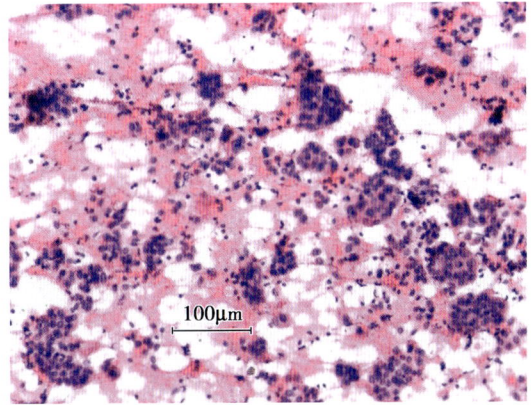

2B(常规涂片, HE×100)

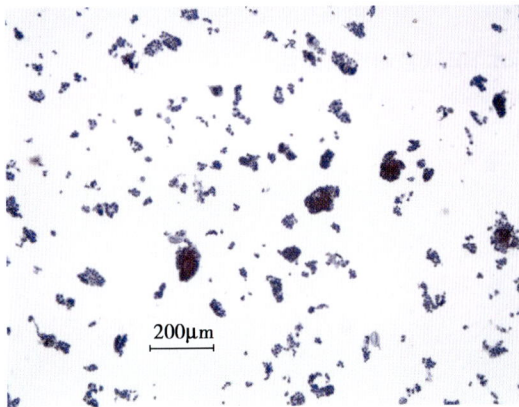

2C(液基涂片, 巴氏×40)

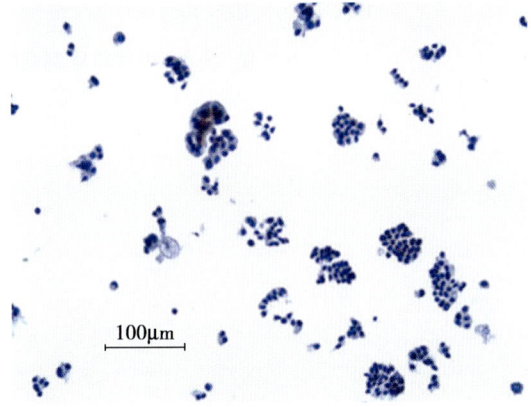

2D(液基涂片, 巴氏×100)

图 19-2　乳腺穿刺细胞标本 HE 染色和巴氏染色

病例 3　甲状腺穿刺细胞标本
HE 染色和巴氏染色

基本资料　女,42 岁,查体发现甲状腺结节直径 2cm,行超声引导下 FNA。

镜下所见　涂片中见大量散在或小片状分布的上皮细胞,细胞质嗜酸性。在 HE 染色的涂片上(图 19-3A)细胞质显示为粉红色,而巴氏染色的涂片(图 19-3B)上,细胞质显示为淡灰绿色,偶见个别细胞淡粉色(图 19-3B,如箭头所示)。

细胞学诊断　有大量嗜酸性变的上皮细胞,考虑为嗜酸性细胞肿瘤[甲状腺细胞病理学 Bethesda 报告系统(The Bethesda System for Reporting Thyroid Cytopathology,TBSRTC):Ⅳ]。

术后病理　嗜酸性细胞癌。

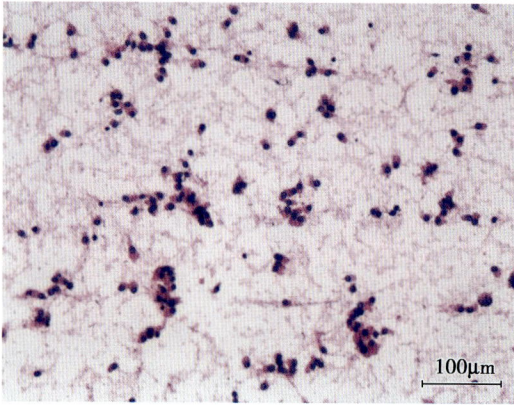

3A(常规涂片, HE × 100)　　　　3B(液基涂片, HE × 200)

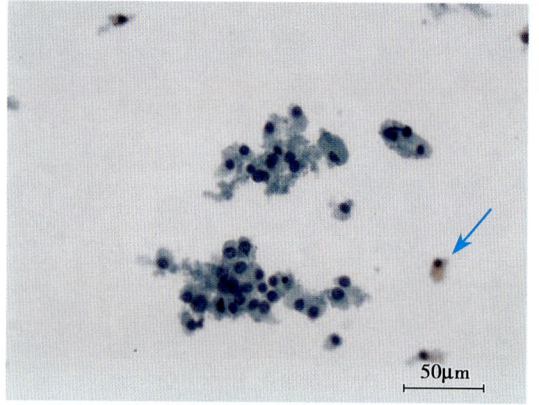

图 19-3　甲状腺穿刺细胞标本 HE 染色和巴氏染色

病例4　宫颈脱落细胞标本巴氏染色

（1）低级别鳞状上皮内病变
（low-grade squamous intraepithelial lesion，LSIL）

基本资料　女，32岁，查体。

镜下所见　正常的成熟鳞状上皮细胞红绿相间［图19-4（1）A］，极大缓解了单一颜色带来的视觉疲劳。如图19-4（1）B箭头所示，低倍镜视野下的鳞状上皮内低度病变细胞容易被发现，从而减少了筛查过程中的漏诊。

细胞学诊断　有鳞状上皮内低度病变细胞。

活检病理　LSIL。

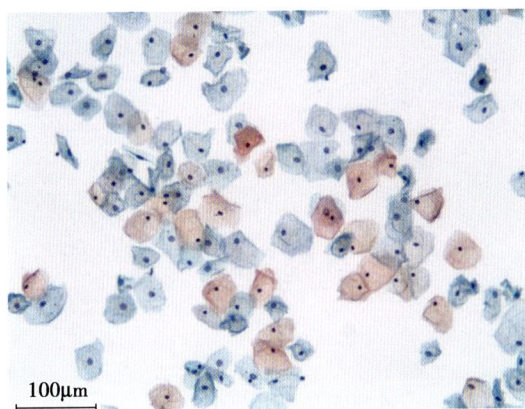

4.1A(液基涂片，巴氏×100)

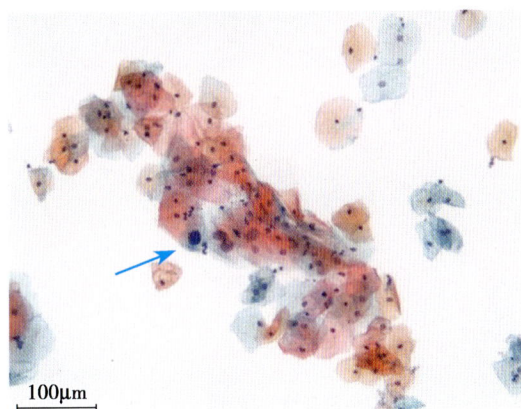

4.1B(液基涂片，巴氏×100)

图19-4(1)　宫颈脱落细胞标本巴氏染色（正常鳞状上皮细胞及LSIL细胞）

（2）放疗后 LSIL

基本资料　女,45 岁,宫颈癌放疗后 3 年复查。

镜下所见　放疗后的病变细胞,细胞质呈现橘色、淡蓝色多彩状,有空泡,细胞增大,核增大、深染,但核质比不高[图 19-4(2)A]。细胞质角化同时核深染固缩,增大,有异型[图 19-4(2)B]。上述细胞形态在伴有放疗反应的同时不能排除鳞状上皮内病变,诊断非典型鳞状细胞-意义不明确(atypical squamous cell of undetermined significance,ASC-US)或 LSIL 会在不同观察者之间产生差异,建议行人乳头瘤病毒(human papilloma virus,HPV)检测。

细胞学诊断　有非典型鳞状上皮细胞。

人乳头瘤病毒信使核糖核酸(HPV mRNA)检测:HPV16 型阳性。

活检病理　LSIL。

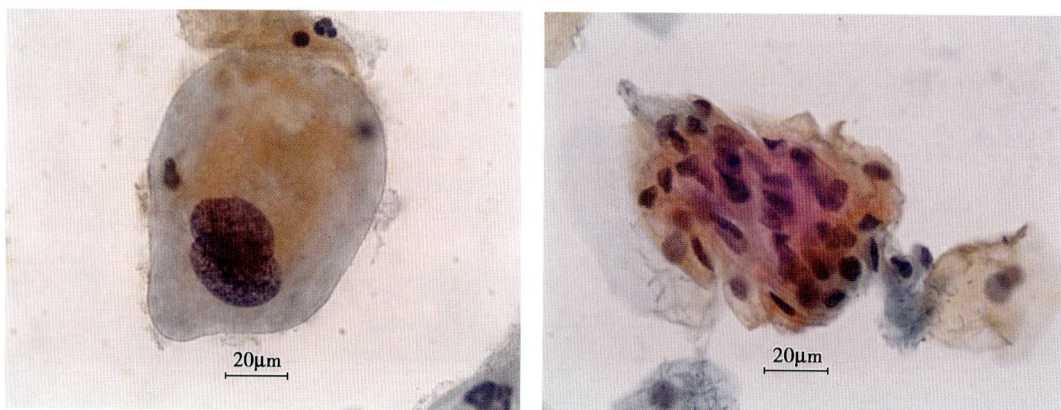

4.2A(液基涂片, 巴氏 × 400)　　　　4.2B(液基涂片, 巴氏 × 400)

图 19-4(2)　宫颈脱落细胞标本巴氏染色(放疗后细胞)

（3）宫颈鳞状细胞癌

基本资料 女,68 岁,宫颈细胞学涂片。

镜下所见 图 19-4(3)显示高分化鳞状细胞癌细胞,细胞呈多形性、缎带状或不规则形态。可见角化的橘黄色细胞质、无核角质碎片(也被称为"鬼影"细胞)[图 19-4(3)A 箭头所示];细胞核深染不规则,核固缩呈煤块样,不透明[图 19-4(3)B、C],极易识别。图 19-4(3) D 显示另一片非角化型鳞状细胞癌细胞,在橘黄色的鳞状细胞背景中容易辨认,细胞核结构清晰,显示核型不规则,染色质分布不均匀。

细胞学诊断 有鳞状细胞癌细胞。

活检病理 （宫颈）鳞状细胞癌。

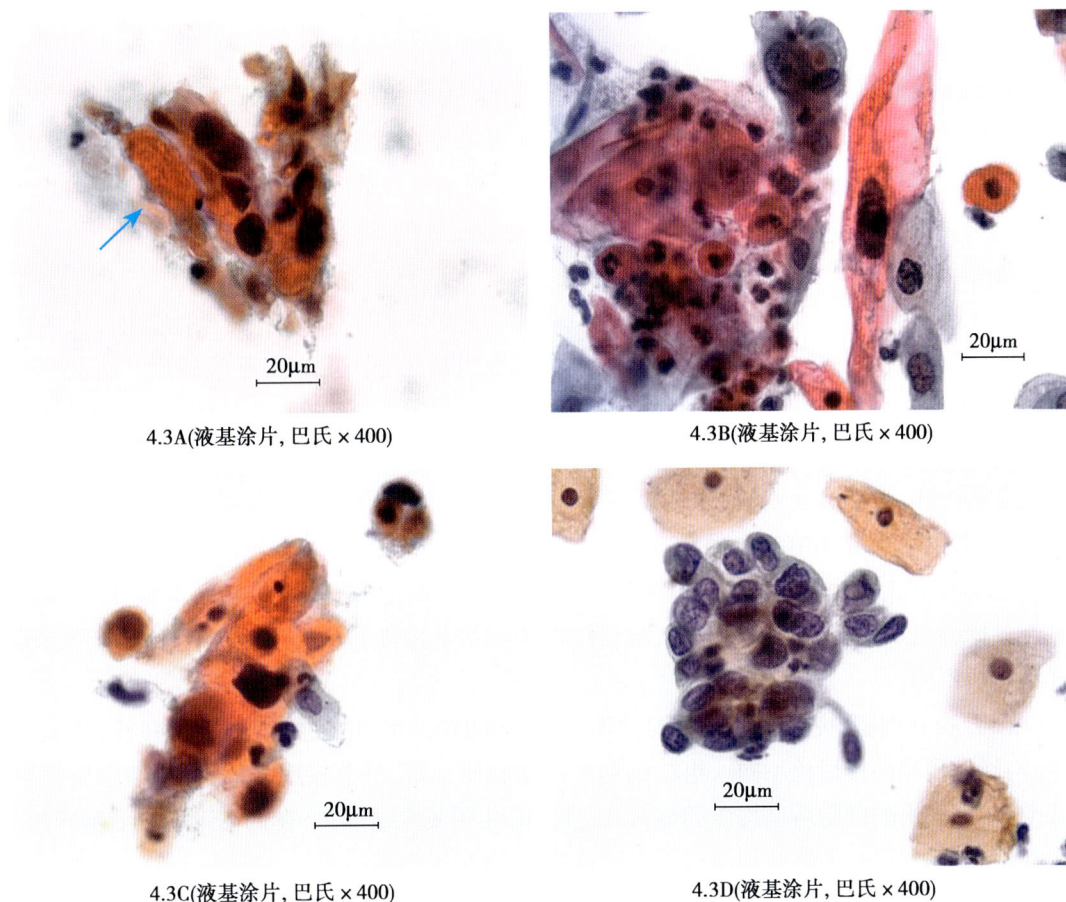

4.3A(液基涂片,巴氏×400)

4.3B(液基涂片,巴氏×400)

4.3C(液基涂片,巴氏×400)

4.3D(液基涂片,巴氏×400)

图 19-4(3) 宫颈脱落细胞标本巴氏染色(鳞状细胞癌细胞)

二、细胞学诊断

（一）宫颈脱落细胞学

病例5 滴 虫

基本资料 女,42岁,宫颈普查。

镜下所见 滴虫散在分布于涂片背景中,呈梨形、椭圆形,风筝形,似小棉絮样,模糊状。核淡染,梭形(图19-5A~D,蓝色箭头所示)。有的滴虫边缘可见透明带(图19-5D)。鳞状上皮细胞可见反应性核周空晕(图19-5A黄色箭头),背景中可见一些中性粒细胞。

细胞学诊断 未见上皮内病变细胞及恶性细胞,有滴虫。

诊断依据 上皮细胞形态在正常范围内,未见上皮内病变细胞和恶性细胞。背景中可见大量棉絮样形态的滴虫,可见模糊的梭形核以及滴虫边缘透明带,符合滴虫形态。鳞状上皮细胞可见反应性改变,如:核周空晕。背景有中性粒细胞,符合"滴虫变化"。

鉴别诊断

(1) 细胞质碎片:细胞溶解时的细胞质碎片或炎症细胞碎片,易被误诊为滴虫。大多数情况下,滴虫数量较多。核和细胞质颗粒存在可以用来区分滴虫和细胞质碎片。滴虫边缘有时可见空晕,梭形核略显模糊。保存完好的滴虫可见鞭毛,滴虫可散在细胞间的背景中,也可以趴在鳞状上皮细胞表面上,鳞状上皮细胞可呈虫蚀状细胞质空洞。滴虫背景:可见中性粒细胞增多,可形成成簇的"中性粒细胞球",有小的核周空晕的成熟鳞状细胞("滴虫变化"),这些可作为是否有滴虫的线索。

(2) 鳞状上皮病变细胞:受HPV感染的鳞状上皮细胞可表现为挖空样细胞,即异型的细胞核周围出现不规则厚壁大空洞,与反应性的鳞状上皮细胞核周围反应性小空晕及虫蚀样细胞质不同。

(3) 炎症细胞:炎症细胞核结构清晰,淋巴细胞核圆形,中性粒细胞呈分叶核,细胞质少,与滴虫模糊的梭形核不同。组织细胞可以细胞质丰富,呈单核或多核,可见细胞质颗粒或空泡,而滴虫的细胞质呈均质的棉絮状。图5C中可见大量滴虫,在低倍镜下与细胞碎片、炎症细胞不易区分,需要转到高倍镜下仔细观察,避免因误判而漏诊。

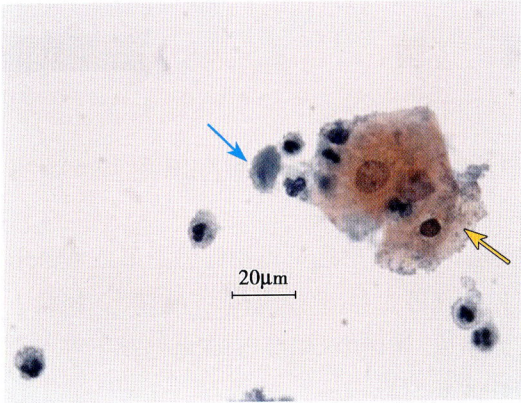

5A(液基涂片, 巴氏×400)

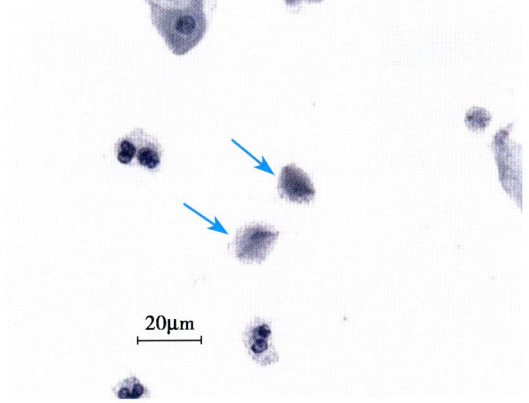

5B(液基涂片, 巴氏×400)

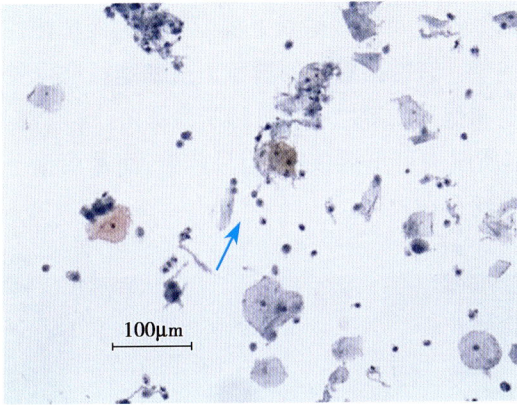

5C(液基涂片, 巴氏×100)

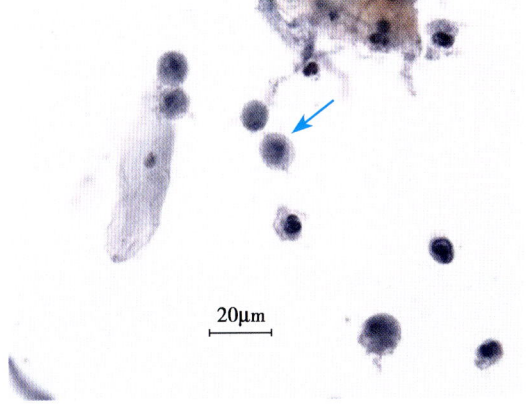

5D(液基涂片, 巴氏×400)

图 19-5　宫颈涂片-滴虫

病例6 霉 菌

基本资料 女,35 岁。

镜下特点 成熟的鳞状上皮背景中见竹节状菌丝及小圆形孢子穿插其中(图 19-6)。

细胞学诊断 未见上皮内病变细胞和恶性细胞,有霉菌。

诊断依据 粗细大小相似的粉红色竹节状菌丝,在菌丝附近可见粉红色圆形或卵圆形孢子,符合念珠菌菌丝特点。宫颈感染的真菌以白念珠菌为主,此处统称为"霉菌"。鳞状上皮略呈串状排列,这是因为霉菌会将鳞状上皮细胞串成"烤肉串"样形态,在低倍镜下容易辨认。鳞状上皮未见病变,但可见核周空晕等反应性改变。

鉴别诊断

(1)宫颈黏液丝:宫颈涂片上易见长条形黏液丝,上可附着鳞状上皮细胞。黏液丝往往粗细不等,但在高倍镜下见不到分节状菌丝,无孢子。有霉菌感染的鳞状上皮细胞往往可见细胞质虫蚀样以及核周空晕。见到特征性的菌丝和孢子二者之一均可诊断为霉菌。

(2)退变的炎症细胞:炎症细胞退变或细胞质脱失可呈裸核样,但呈蓝染,而霉菌孢子呈粉红色,在找到孢子后,应该仔细寻找是否有菌丝存在。

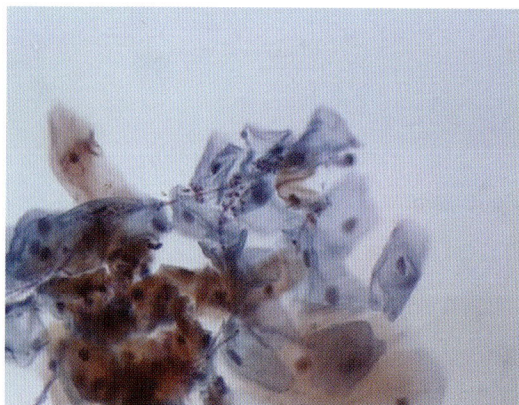

6A(液基涂片,巴氏 × 400)　　　6B(液基涂片,巴氏 × 400)

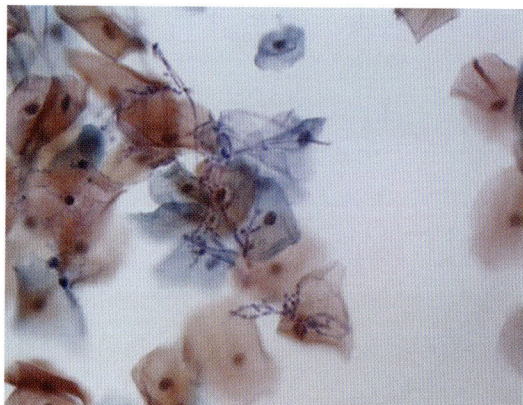

图 19-6 宫颈涂片-霉菌

病例 7 放线菌

基本资料 女,51 岁,放置宫内节育器多年,无症状。

镜下特点 涂片中见大量成团菌群,中低倍镜下呈"棉花团"样(图 19-7A、B)。高倍镜下显示中央深染,周围可见放射状排列的菌丝,似拉丝状,似不规则"羊毛球"(图 19-7C、D)。背景可见中性粒细胞(图 19-7A)。周围鳞状上皮细胞未见异常。

细胞学诊断 未见上皮内病变细胞和恶性细胞,有放线菌。

诊断依据 涂片中见大量大小不等的团状结构,低倍镜下见似"棉花团",中央深染,周围呈放射状、拉丝状向四周伸展的菌丝,符合放线菌形态特点。患者已放置宫内节育器(intrauterine device,IUD)多年。据报道,高达 25% 放置 IUD 的妇女宫颈涂片中有放线菌,这类人群多无临床症状,无须治疗。如果有盆腔感染的症状,可提示临床医生存在盆腔放线菌感染的可能。涂片背景可见中性粒细胞,伴有急性炎症反应。

鉴别诊断

(1)纤毛菌:呈头发丝样,杂乱缠结在一起,或单根散在。

(2)乳酸杆菌:可聚集呈团块,形态似放线菌,在背景中可寻找到大量散在的乳酸杆菌,而不具有放线菌的特征。

(3)念珠菌:念珠菌的菌丝较放线菌的菌丝粗,呈竹节状。部分病例可见孢子。

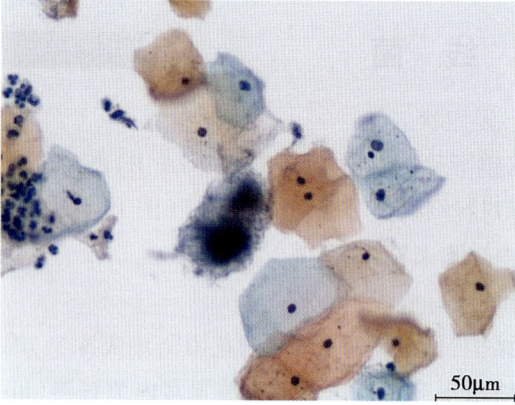

7A(液基涂片,巴氏×200)

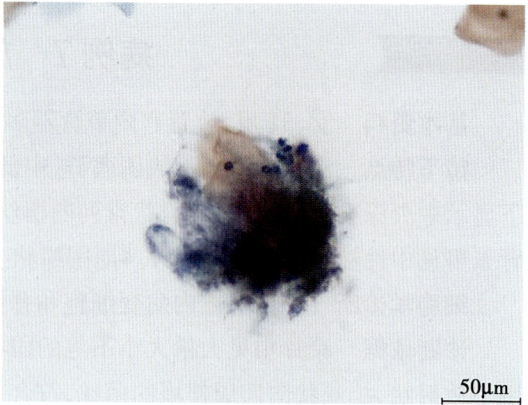

7B(液基涂片,巴氏×200)

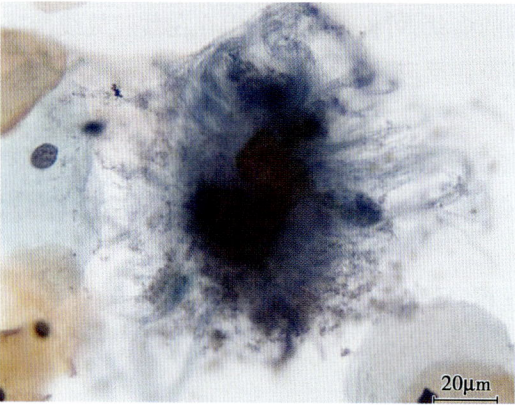

7C(液基涂片, 巴氏×400)

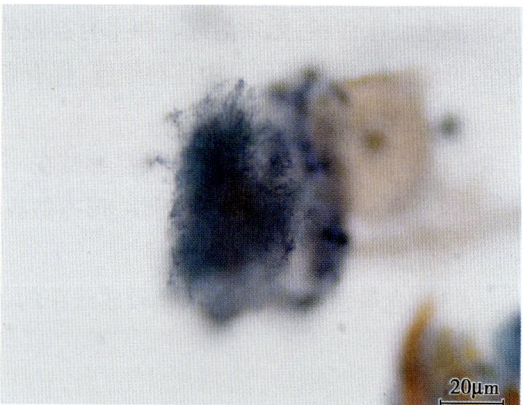

7D(液基涂片, 巴氏×400)

图 19-7　宫颈涂片-放线菌

病例8 反应性细胞

基本资料 女,55岁,子宫内膜癌化疗后,宫颈涂片。

镜下特点 鳞状上皮细胞增大,较正常鳞状上皮细胞增大2~4倍。核增大,细胞质呈现多彩状,核质比低。细胞核淡染,核内可见核仁,核膜光滑(图19-8)。

细胞学诊断 有非典型鳞状上皮细胞,建议行HPV检测。结果显示:HPV阴性。3个月后随诊细胞学:未见宫颈上皮内病变细胞或恶性细胞。

诊断依据 细胞及细胞核增大,但核质比低,核染色质淡染,染色质分布均匀,核膜光滑,可见核仁。有化疗史,治疗可导致上皮细胞出现程度不等的反应性改变。此病例细胞形态介于治疗反应与病变之间,观察者可能会产生阴性和ASC-US之间的判读。判读为ASC-US,建议行HPV联合筛查,后续随诊HPV阴性,细胞学阴性。

鉴别诊断

(1)低级别鳞状上皮内病变:LSIL的诊断标准是病变发生在中表层鳞状上皮细胞,病变细胞核的大小为正常中层鳞状上皮细胞核的3倍以上,同时伴有核染色质增多及核型不规则,以及出现角化不良或挖空细胞。而反应性细胞仅有细胞体积增大,核增大,却无染色质增多以及核型不规则等肿瘤性特征。规则的核仁出现也是反应性改变的特点之一。

(2)非角化型鳞状细胞癌细胞:可以表现为核浅染,也可出现一个或多个大红核仁,但核染色质分布不均匀,核膜不规则,细胞大小不一,排列拥挤重叠。反应性细胞染色质分布均匀,核膜光滑,单层平铺,核仁规则。

放化疗反应所致的细胞形态学改变与病变细胞有一定形态学交叉,除了多观察对比、积累经验外,还需要利用HPV、双染等辅助方法进行诊断。

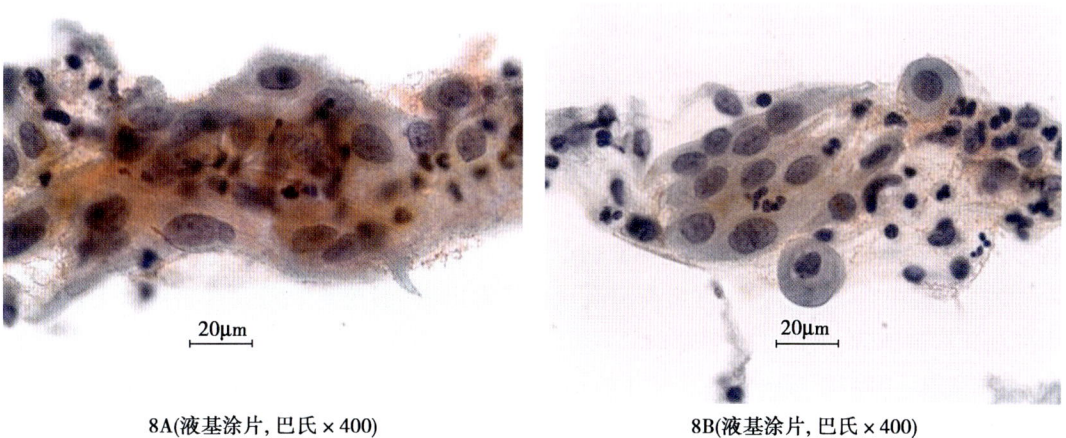

8A(液基涂片,巴氏×400)　　　　　　　8B(液基涂片,巴氏×400)

图19-8 宫颈涂片-反应性细胞

病例9　低级别鳞状上皮内病变细胞

基本资料　女,36岁,查体。

镜下特点　病变细胞发生在中表层鳞状上皮细胞,细胞核增大,约为中层鳞状上皮细胞核的3~4倍,细胞核染色深染(图19-9A,红箭头),可见非典型角化细胞(图19-9A,蓝箭头),可见挖空细胞(图19-9B、C);挖空细胞可以角化或不角化,特点是细胞核周围的细胞质呈不规则透亮空洞区,空洞周围的细胞质形成厚壁,细胞核增大、深染,不规则,可见双核或多核(图19-9C、D)。核染色质分布均匀,背景无坏死。

细胞学诊断　有低级别鳞状上皮内病变细胞,伴HPV感染。

HPV mRNA检测　HPV16型阳性。

活检病理　宫颈低级别鳞状上皮内病变(LSIL)。

诊断依据　病变发生在中表层细胞,细胞核大小大于中层鳞状上皮细胞核的3倍以上。可见挖空细胞,挖空细胞为HPV感染的特征性表现。典型的挖空细胞表现为:细胞核周围的细胞质出现不规则的厚壁大空洞,空洞占据了细胞的大部分。伴有细胞核的异型性(增大、固缩、深染、不规则)。有显著非典型角化细胞,即较大的细胞质呈现深橘色异常角化细胞群,角化细胞可以多角形(图19-9C)或短梭形(图19-9A,蓝箭头),伴核增大、异型、深染。可见增大的双核细胞。值得注意的是诊断LSIL可以有或无挖空细胞;挖空细胞的细胞核大小可以不大于中层鳞状细胞核的3倍。

鉴别诊断

(1)非典型鳞状细胞-意义不明确(ASC-US):也是发生在中表层鳞状上皮细胞,核增大为中层鳞状上皮细胞核的2.5倍,可表现为角化不良。挖空细胞不典型。在病变细胞量少,形态改变轻微时二者不易区分。更多情况下是两者在同一涂片中会同时出现,此时需要仔细寻找足够诊断为LSIL的形态特征。形态学介于二者之间是细胞学形态诊断的难判读模式,诊断医生主观差异最大、不一致率较高,此时借助HPV检测有助于细胞学诊断及临床管理。

(2)角化型鳞状细胞癌细胞:高分化鳞状细胞癌细胞常伴角化,癌细胞伴有明显的多形性,有畸形细胞质和细胞核,背景可见坏死,可见非角化的鳞状细胞癌细胞。肿瘤细胞具有多形性及背景坏死是二者形态学主要鉴别点。

(3)"假挖空"细胞:是在宫颈细胞涂片中经常出现"假挖空"细胞,这是鳞状上皮细胞中的糖原溶解所致,出现细胞质发空、细胞质淡染区。但这些发空区较小而均匀,空得不够彻底,不像真正的挖空细胞的透亮区几乎与涂片空白背景颜色一致,假挖空区附近的细胞质缘窄而规则。关键是"假挖空"细胞的细胞核无异型性(图19-9E、F)。"假挖空"细胞不是真正的病变细胞,可出现在未见上皮内病变的宫颈涂片中。初学者需要识别出这类假象。

(4)疱疹病毒感染:感染疱疹的细胞核呈"毛玻璃"状外观,核膜增厚,可出现致密的嗜酸性包涵体,周围有空晕或透明带。可出现多核细胞,细胞核不深染,无异型性。LSIL出现的挖空细胞核深染,有异型性。

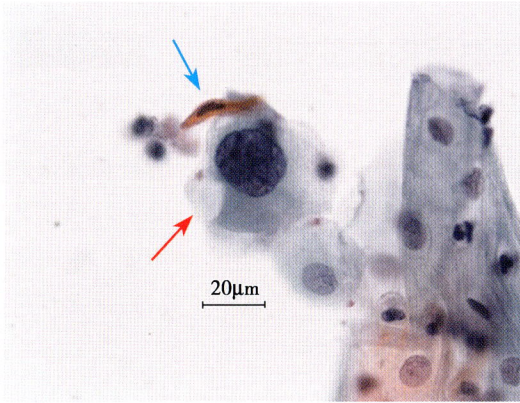

9A(液基涂片,巴氏×400)

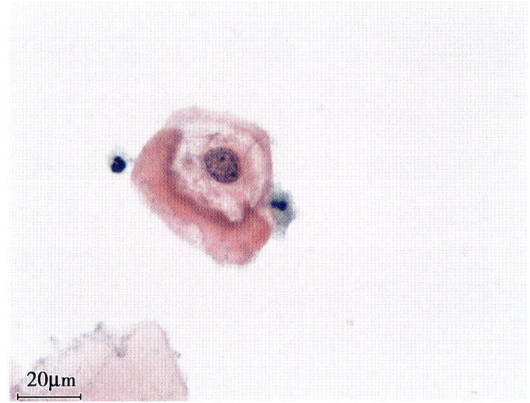

9B(液基涂片,巴氏×400)

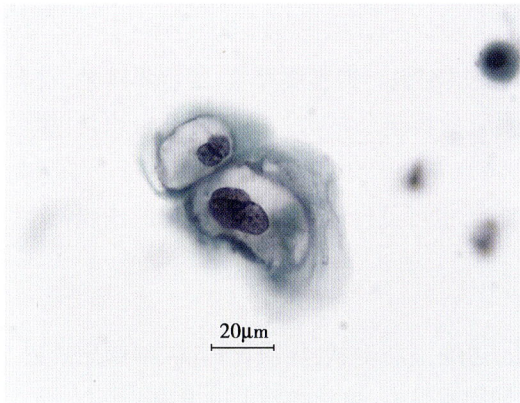

9C(液基涂片,巴氏×400)

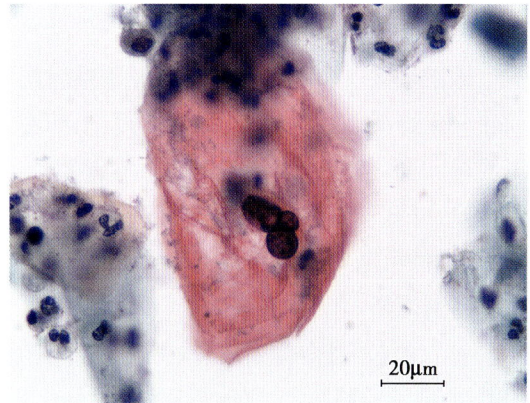

9D(液基涂片,巴氏×400)

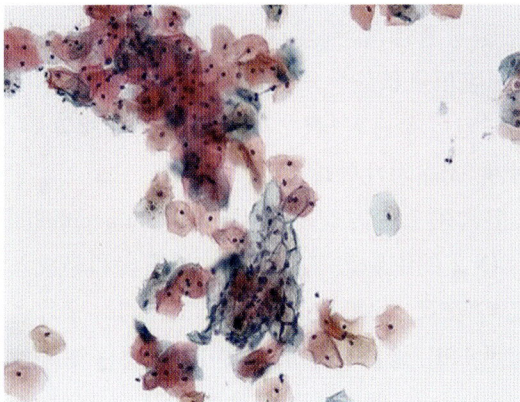

9E(液基涂片,巴氏×100)

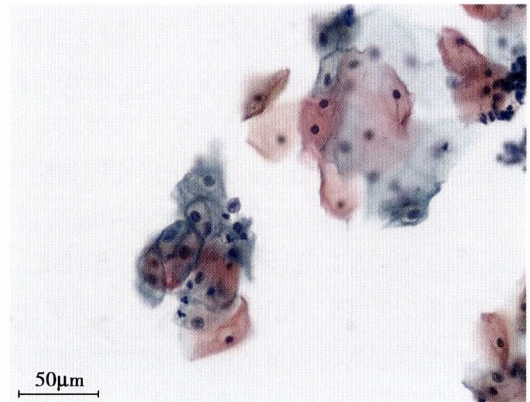

9F(液基涂片,巴氏×200)

图 19-9　宫颈涂片

A～D 为低级别鳞状上皮内病变(LSIL)细胞,E、F 为正常鳞状上皮细胞("假挖空"细胞)。

病例10　高级别鳞状上皮内病变细胞

基本资料　女,43岁,查体。

镜下特点　病变细胞主要来源于基底层或外底层细胞,主要特点是核质比高、核深染和核型不规则(图 19-10A、B)。其中可见角化细胞,但不具备表层细胞的成熟分化,其核质比高,仍是底层细胞的特点(图 19-10C、D)。细胞黏附性差,可单独散在(图 19-10E),也可以呈合体状排列(图 19-10F)。核染色质分布均匀,核仁不明显,大小形态不一致,但无多形性细胞及坏死。

细胞学诊断　有高级别鳞状上皮内病变(high-grade squamous intraepithelial lesion,HSIL)细胞。建议阴道镜检查及活检。

活检病理　HSIL,累及腺体。

诊断依据　病变细胞主要来源于基底层或外底层细胞。细胞质厚实,细胞界清楚,符合鳞状分化特征。核质比高,核型不规则,可见不规则的核膜和核沟。染色质分布均匀,核仁不明显,无显著多形性和坏死性肿瘤素质。这些特点符合 HSIL 特点,无浸润特征。细胞黏附性差,可见核质比高、核型不规则的单个病变细胞,也可见合体样的高核质比的细胞,这些对 HSIL 的诊断均有提示意义。

鉴别诊断

(1) 原位腺癌:排列成有一定极向的细胞团,边缘呈羽毛状,核质比增高,细胞质疏松。HSIL 的细胞质略厚实,细胞界限清楚,分化差时细胞质较少,角化细胞可以出现。

(2) 鳞状细胞癌细胞:部分鳞状细胞癌的细胞与 HSIL 会有形态学交叉,多关注涂片背景及其他细胞特征可能会有帮助。鳞状细胞癌细胞与 HSIL 鉴别要点包括:①癌细胞有显著多形性,呈梭形、蝌蚪形、缎带样。②鳞状细胞癌细胞可见核染色质分布不规则,呈大小不等的粗块状染色质,核内有透亮区。③鳞状细胞癌细胞可有显著核仁。④坏死物(如核碎屑、陈旧出血和破碎的蛋白碎片)出现在癌细胞周围,形成黏附性肿瘤素质。

(3) LSIL 细胞:LSIL 累及的是中表层细胞,但宫颈上皮内瘤变2(Cervical Intraepithelial Neoplasia 2,CIN 2)的病变细胞被归为 HSIL,因 CIN 2 的细胞表现为略低的核质比和略成熟的细胞质(与 CIN 3 相比),与 LSIL 有一定的形态学交叉,可能被误归为 LSIL。同一涂片也可能出现不同病变程度的细胞,鉴别经验是在满足 LSIL 诊断标准的前提下,需要仔细寻找满足 HSIL 特征的细胞,避免漏诊。当涂片中以 LSIL 为主,但同时存在典型 HSIL 细胞时,诊断 HSIL。当涂片中有典型 LSIL 细胞存在,同时有高核质比的异型细胞但不足以诊断 HSIL 时,可判读为 LSIL,不除外 HSIL。

(4) 非典型鳞状细胞-不除外高级别鳞状上皮内病变细胞(Atypical Squamous Cell-cannot exclude HSIL,ASC-H):与 HSIL 相比,往往数量较少或形态改变不够典型。其核质比接近于 HSIL,形态包括非典型不成熟化生、拥挤的高核质比的细胞片、严重的萎缩和放疗后担心有癌复发或残留。细胞相当于化生细胞大小,核为正常细胞核的 1.5~2.5 倍,若出现核深染伴核型不规则,更倾向判读为 HSIL。

（5）外底层细胞：萎缩型涂片中可出现大量底层或外底层细胞。细胞可单个或片状，核质比高，但核膜规则、染色质细腻，轻度深染；形态一致。

（6）子宫内膜细胞：三维立体细胞团，核圆形、卵圆形，相对一致，核膜规则。

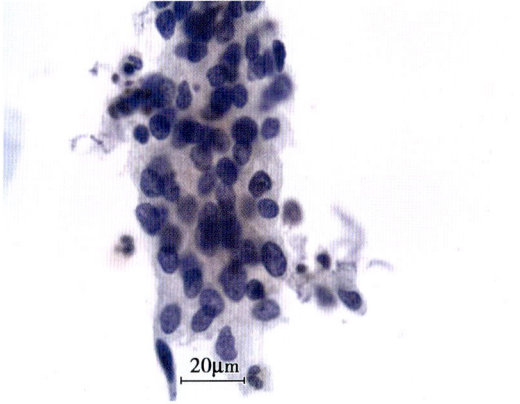

10A(液基涂片,巴氏×400)

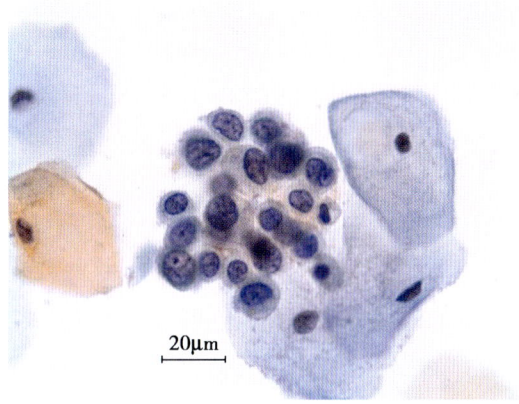

10B(液基涂片,巴氏×400)

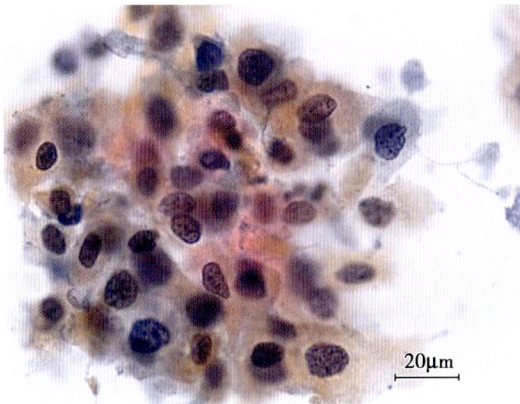

10C(液基涂片,巴氏×400)

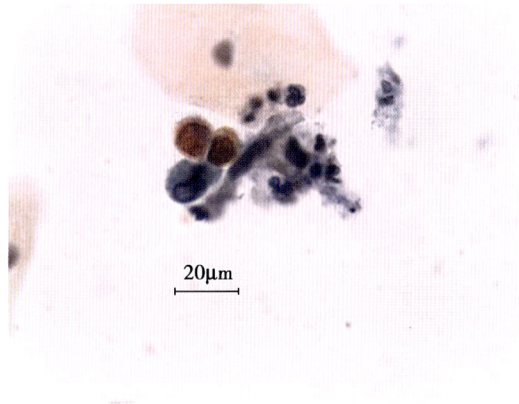

10D(液基涂片,巴氏×400)

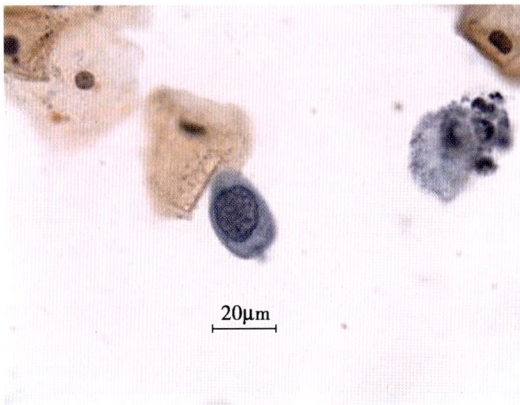

10E(液基涂片,巴氏×400)

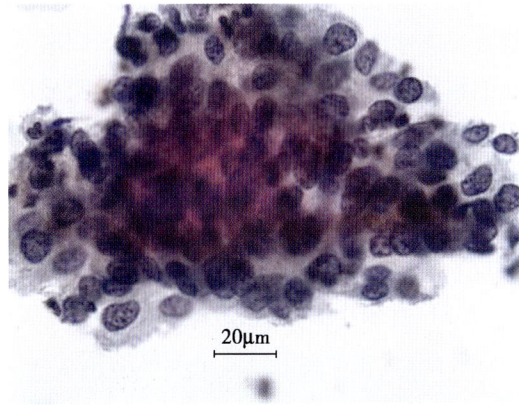

10F(液基涂片,巴氏×400)

图 19-10　宫颈涂片:HSIL 细胞

病例 11　鳞状细胞癌细胞

基本资料　女,54 岁,接触性出血 1 个月。行宫颈液基薄层细胞学检查(thin-prep cytology test,TCT)。

镜下特点　在出血和坏死物背景(图 19-11B、G)中见形态多样的怪异细胞,呈蝌蚪样(图 19-11A)、缎带样(图 19-11B),细胞有鳞状分化特征及细胞质角化。部分非角化肿瘤细胞核仁明显(图 19-11C),核染色质分布不均匀、有浅染区(图 19-11D)。成片的肿瘤细胞排列呈流水线样(图 19-11E),核深染、固缩,核质比高,拥挤重叠,大小不一(图 19-11E～H),细胞短梭形、黏附性差(图 19-11F、G),肿瘤细胞片形态边缘不规则(图 19-11D、E、H)。

细胞学诊断　有鳞状细胞癌细胞。

诊断依据　癌细胞具有明显异型性和多形性,背景可见肿瘤素质(陈旧性出血、坏死)。肿瘤细胞染色质分布不均匀,可见核仁。细胞有角化、细胞质厚实、流水线样排列等鳞状分化特征,角化和非角化鳞状细胞癌细胞混杂存在于同一涂片上。

鉴别诊断

(1) HSIL:在鳞状细胞癌病变的涂片背景中可以混杂存在 HSIL 细胞,或许这些细胞本身就是与 HSIL 细胞形态相似的癌细胞,如果难以分辨时,又同时具有鳞状细胞癌细胞的部分特征,可以诊断为 HSIL,不除外浸润癌。HSIL 与鳞状细胞癌的鉴别要点见病例 10。

(2) 腺癌细胞:腺癌与鳞状细胞癌细胞一样均具有恶性特征,核异型、染色质分布不均匀,核质比高,背景有时可见坏死。腺癌细胞有腺腔、腺管样排列特征,肿瘤细胞片边缘可以呈羽毛状、栅栏状。细胞质稀疏,细胞质内可见黏液分泌空泡,核偏位,可见一个或多个核仁。鳞状细胞癌细胞排列呈铺路石样、流水线样,细胞片不规则,可呈现中央拥挤重叠,边缘较薄的实性片状。可见角化细胞或细胞质厚实的非角化细胞、核中位,可见单个核仁。核深染,核染色质可呈墨块样。

(3) 修复性细胞:在有炎症背景或放化疗病史时,细胞涂片中可以出现成片的修复性细胞或反应性细胞。这些细胞均为受到刺激后的反应性和修复性改变,属于良性改变。修复性细胞往往成片出现,核增大,有较为明显的大红核仁,但染色质分布均匀,核质比不高,核膜光滑。核染色质无明显增多,细胞无明显多形性。这些特征需要与非角化型鳞状细胞癌鉴别,非角化型鳞状细胞癌细胞有核型不规则,核染色质粗糙、分布不均匀及核深染。

(4) 宫颈恶性黑色素瘤:核大、异型明显,核仁显著,细胞质内或背景中可见黑色素颗粒。

(5) 宫颈小细胞、原始神经外胚层肿瘤(primitive neuroectodermal tumor,PNET)等小细胞性肿瘤:这些细胞染色质呈细腻的椒盐样,即具有神经内分泌特征的染色质颗粒,不常见到核仁。细胞小,形态单一,单个散在或排列成小串状。需要与小细胞样鳞状细胞癌鉴别,小细胞样鳞状细胞癌单个细胞,聚集或合体状,细胞质少,核质比高,核染色质可增粗,可呈细颗粒状,常有小核仁。最终诊断需要免疫细胞化学及基因检测。

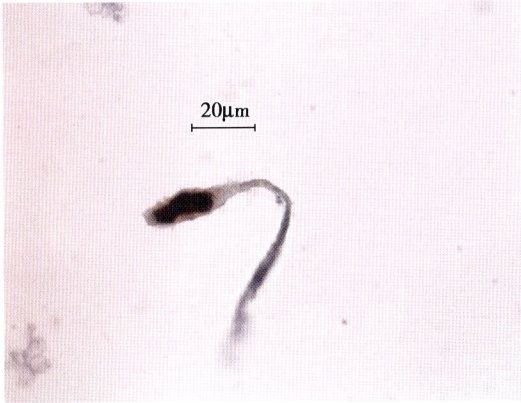

11A(液基涂片, 巴氏 × 400)

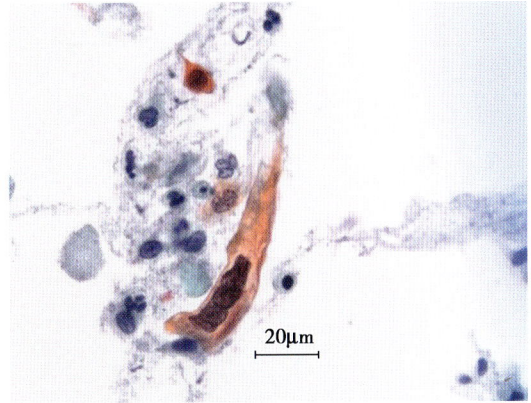

11B(液基涂片, 巴氏 × 400)

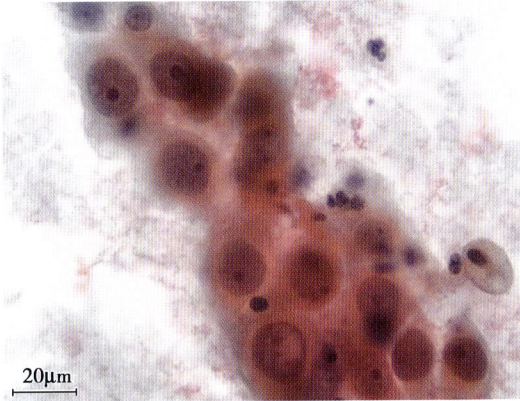

11C(液基涂片, 巴氏 × 400)

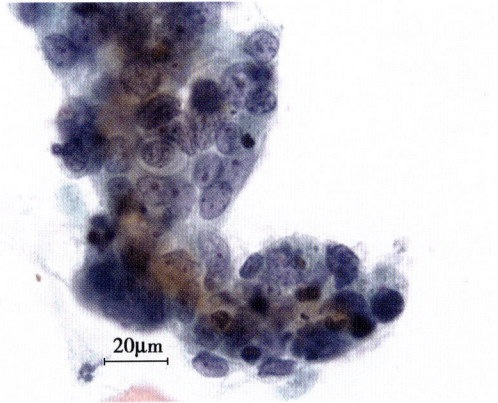

11D(液基涂片, 巴氏 × 400)

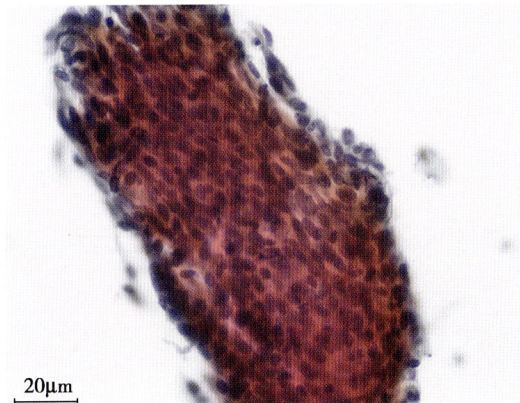

11E(液基涂片, 巴氏 × 200)

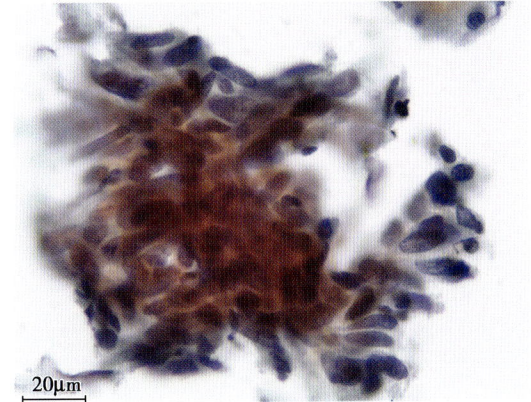

11F(液基涂片, 巴氏 × 400)

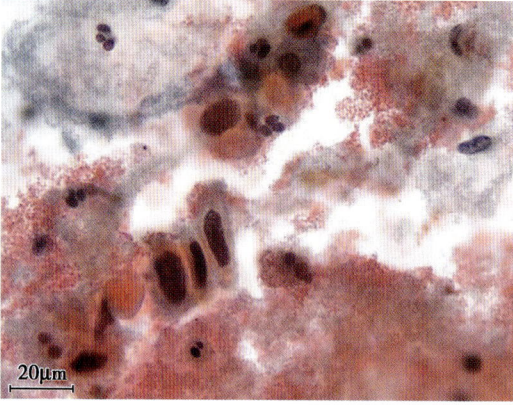

11G(液基涂片,巴氏×400)

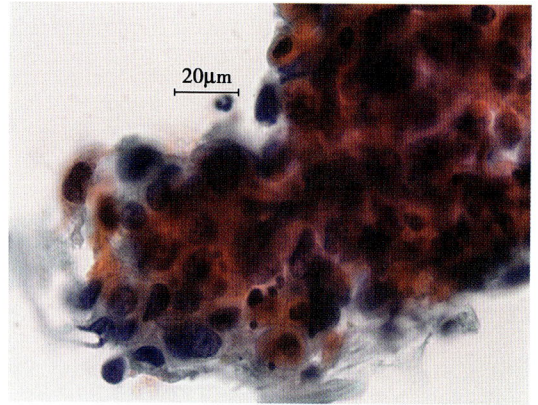

11H(液基涂片,巴氏×400)

图 19-11 宫颈涂片-鳞状细胞癌细胞

病例12　腺癌细胞：宫颈来源

基本资料　女,56 岁,宫颈排液增多。查体:宫颈肥大。

镜下特点　细胞呈栅栏状排列,核拥挤,位于细胞基底部,细胞核膜增厚,染色质分布不均匀,核仁明显,细胞质丰富,疏松,含有黏液(19-12A)。细胞核质比高,核偏位,核仁明显,可见细胞质内黏液(图 19-12B)。

细胞学诊断　有腺癌细胞。

术后病理　宫颈微偏腺癌。

诊断依据　细胞呈栅栏状排列,核拥挤,位于细胞基底部,细胞核膜增厚,染色质分布不均匀,核仁明显,细胞质丰富,疏松,含有黏液,具备恶性特征及腺上皮分化特征。

鉴别诊断

(1) 非典型腺细胞:具有腺上皮细胞分化特征,但不具备充足的恶性特征,如细胞核质比高,染色质分布不均匀。细胞数量过少,恶性特征不典型的腺癌细胞会判读为非典型腺细胞倾向瘤变。

(2) 鳞状细胞癌细胞:偶见细胞质退变空泡,但细胞团形态不规则,细胞质更厚实。

(3) 其他部位来源的腺癌细胞:此病例与子宫内膜来源的腺癌细胞形态有相似之处,仅从细胞形态上不能提供鉴别依据,需要结合临床所见的肿瘤部位。常见的宫内膜癌脱落至宫颈涂片上往往较宫颈腺癌背景干净,可见水样背景;卵巢来源的细胞往往背景干净。直肠腺癌直接侵犯宫颈,涂片背景可污秽,有坏死、出血、炎症等。

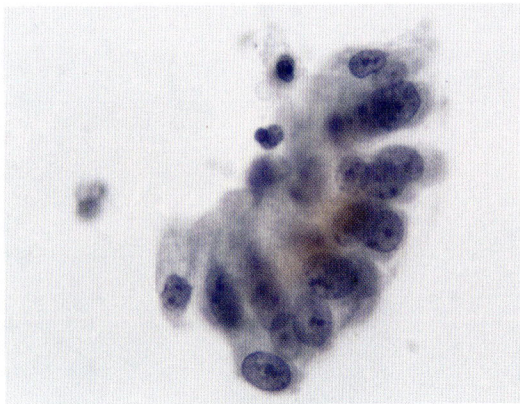

12A(液基涂片,巴氏×400)　　　　12B(液基涂片,巴氏×400)

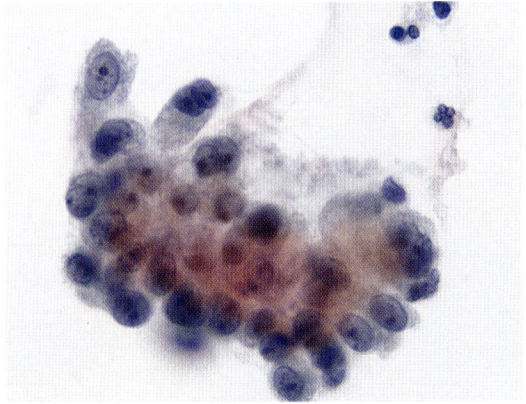

图 19-12　宫颈涂片-宫颈腺癌细胞

病例 13 非典型腺细胞-倾向肿瘤

基本资料 女,58 岁,不规则阴道出血 3 个月。

镜下特点 少许轻度异型的腺细胞,细胞质疏松,核型轻度不规则,可见小核仁,细胞排列拥挤(图 19-13A);另外可见一单个散在的大细胞,核偏位,核仁明显,细胞质疏松,似泡沫状,细胞伴有退变(图 19-13B,箭头所示)。

细胞学诊断 有非典型腺细胞-倾向肿瘤(atypical glandular cell-favor neoplastic,AGC-N)(子宫内膜来源可能性大)。

术后病理 (子宫)子宫内膜样腺癌。

诊断依据 少许轻度异型的细胞团,细胞呈圆形、卵圆形,排列略拥挤,极向不明显。细胞质疏松有腺样分化特征,但细胞伴有退变,恶性特征不足,可见单个散在的大细胞,核仁明显,这种细胞形态不能除外子宫内膜来源的肿瘤;涂片中异型细胞伴有显著退变,但背景干净无坏死等肿瘤素质,不能排除这类细胞是从子宫内膜脱落而来。因此判读为 AGC-N(子宫内膜来源可能性大)。

鉴别诊断

(1)宫颈反应性腺细胞:宫颈腺上皮细胞在受到刺激后会发生反应性改变,可出现核增大,染色质增粗以及小核仁。但良性反应性改变往往细胞排列极向较好,核膜光滑,较少见单个富含黏液、核仁明显的大细胞,而这种细胞的出现往往是肿瘤的特征。

(2)腺癌细胞:细胞学诊断腺癌需要具备明确的恶性特征,而本例中异常细胞在质量和数量上均不足以诊断可疑腺癌或腺癌细胞。

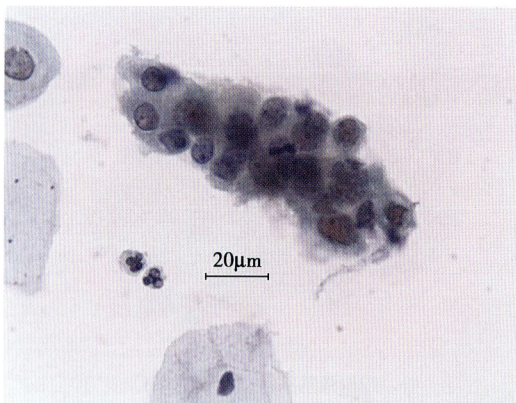

13A(液基涂片,巴氏×400)

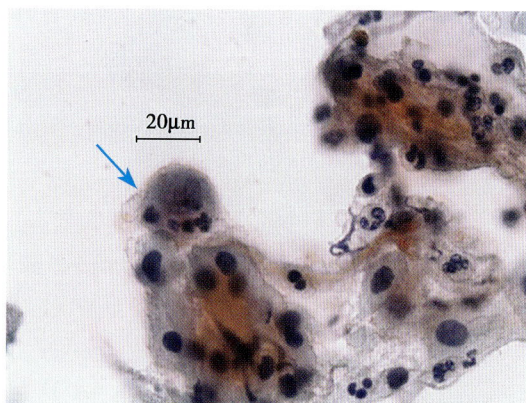

13B(液基涂片,巴氏×400)

图 19-13 宫颈涂片-AGC-N 细胞

病例 14　腺癌细胞：子宫内膜来源

基本资料　女,65 岁,绝经后出血。

镜下特点　细胞呈团状排列,细胞团边缘光滑,细胞质内可见大黏液空泡(图 19-14A、B)和单个散在细胞,细胞质内吞噬中性粒细胞等细胞碎屑(图 19-14C)。细胞核大,不规则,可见大核仁(图 19-14D)。

细胞学诊断　有腺癌细胞,倾向子宫内膜来源。

术后病理　子宫内膜样腺癌。

诊断依据　细胞团边缘光滑,细胞核偏位、细胞核大、不规则,细胞质内可见黏液空泡,有腺样分化特征。有单个散在的异型细胞,可见核仁,说明肿瘤细胞黏附性差。子宫内膜癌细胞常见吞噬炎症细胞及细胞碎片,核仁易见,故倾向子宫内膜来源。

鉴别诊断　同病例 12。子宫内膜癌未累及宫颈时较宫颈原发癌背景干净,少见坏死,可见水样分泌物样背景。

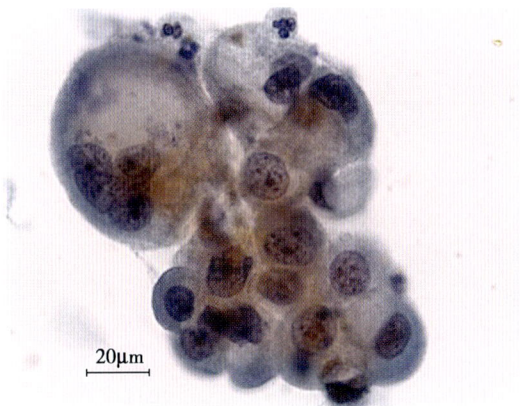

14A(液基涂片,巴氏×400)

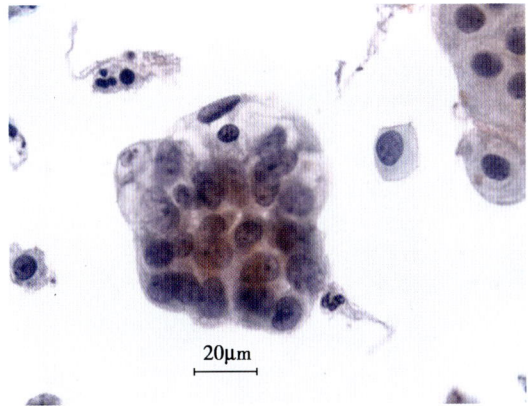

14B(液基涂片,巴氏×400)

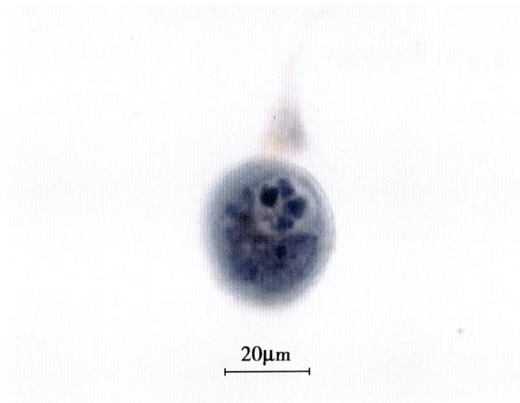

14C(液基涂片,巴氏×400)

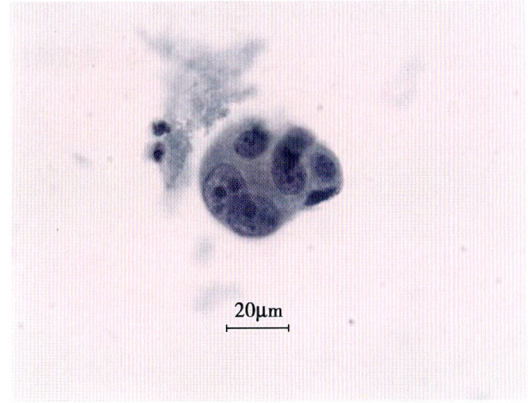

14D(液基涂片,巴氏×400)

图 19-14　宫颈涂片-腺癌细胞(子宫内膜来源)

病例15　腺癌细胞：卵巢来源

基本资料　女,50岁,CT提示右侧卵巢癌。

镜下特点　乳头状排列的上皮细胞团,核深染、核质比高,可见核仁。细胞排列拥挤重叠。涂片背景干净,未见坏死(图19-15)。

细胞学诊断　腺癌细胞,结合影像所见卵巢占位,考虑为卵巢来源。

术后病理　卵巢浆液性乳头状癌。

诊断依据　乳头状细胞团具备恶性特征。背景干净,推测来源于宫颈或宫腔外。卵巢或输卵管癌甚至是盆腔内的癌细胞脱落后可经过输卵管排至宫颈,在宫颈涂片中观察到。

鉴别诊断

(1) 宫颈管腺癌:背景常见坏死,分泌物等,而卵巢来源的癌细胞一般较宫颈原发癌或子宫内膜癌背景干净。

(2) 宫颈反应性腺细胞:宫颈腺上皮细胞容易出现反应性或修复性变化。细胞增生较活跃时可出现细胞增大、有小核仁出现,但核质比不高,核膜光滑,无细胞异型。

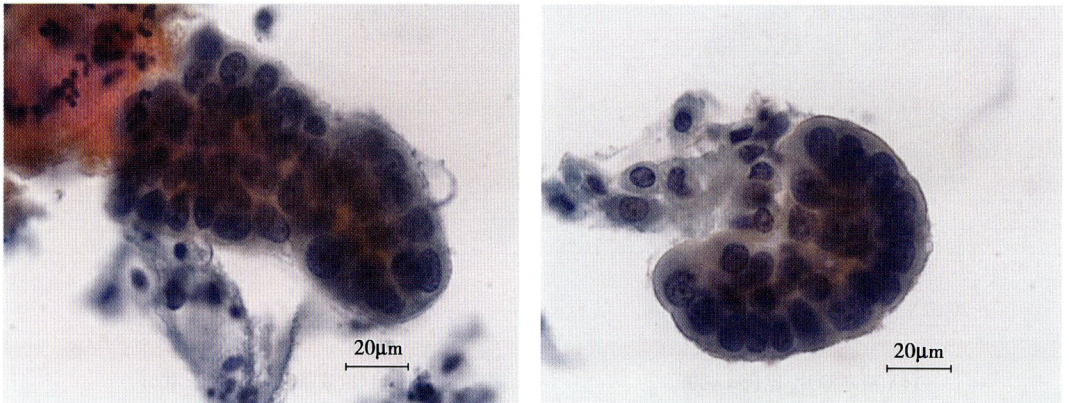

15A(液基涂片, 巴氏×400)　　　　15B(液基涂片, 巴氏×400)

图19-15　宫颈涂片-腺癌细胞(卵巢来源)

病例 16　腺癌细胞：直肠癌转移

基本资料　女,63 岁,直肠癌术后。

镜下特点　核深染的细胞团,伴核固缩、坏死,排列呈乳头状、栅栏状,核质比高,染色质粗糙(图 19-16)。

细胞学诊断　有腺癌细胞,结合病史,倾向直肠来源。

活检病理　(宫颈)腺癌,符合直肠癌转移。

诊断依据　细胞核染色质粗糙、深染,细胞排列拥挤,核质比高,显著恶性特征。细胞伴有退变坏死,背景污秽样。具备典型腺样分化特征,呈乳头状排列,细胞团周围呈栅栏状,极向紊乱。本例患者有直肠癌手术病史。

鉴别诊断　同病例 12。直肠癌复发侵犯宫颈往往伴有坏死渗出物,涂片背景污秽。宫颈肠腺癌也具有栅栏状排列特征,仅凭形态学鉴别困难。肠癌侵犯宫颈,与宫颈或子宫内膜原发腺癌鉴别需要结合病史、临床影像资料以及免疫细胞化学结果综合考虑。

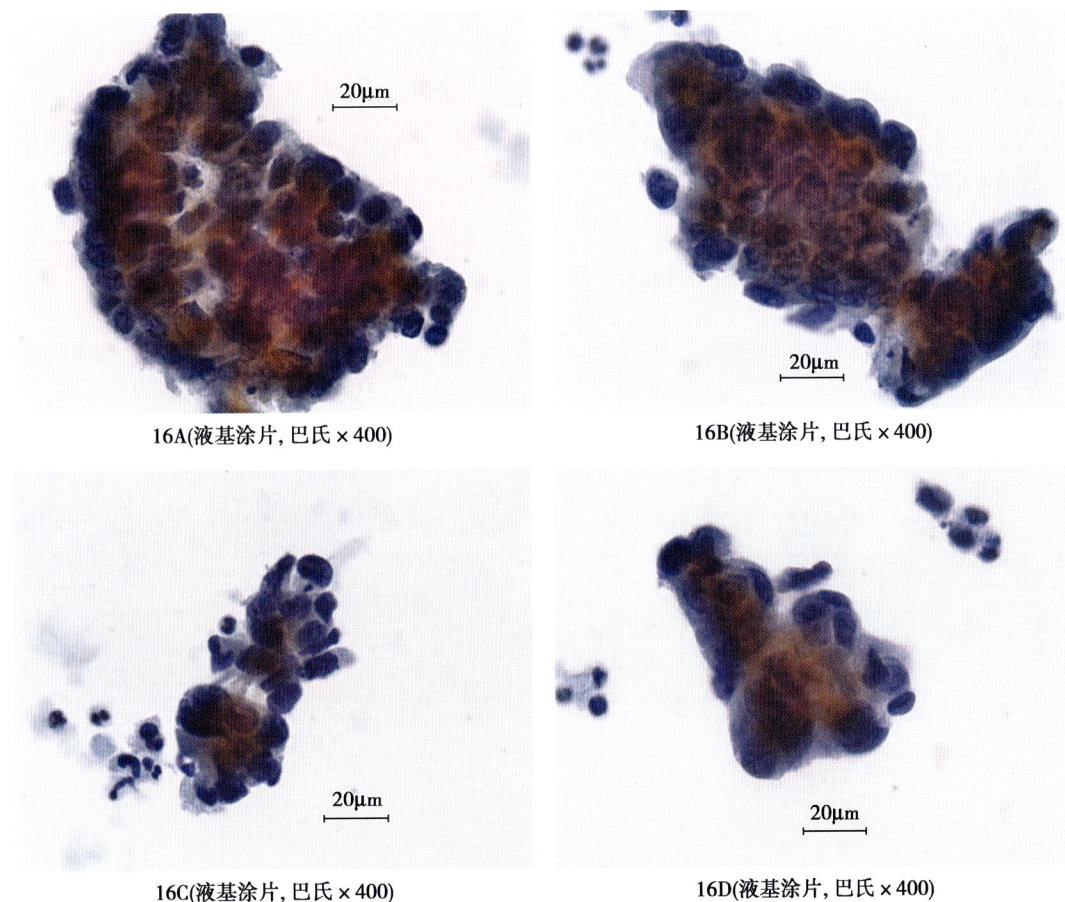

16A(液基涂片,巴氏×400)

16B(液基涂片,巴氏×400)

16C(液基涂片,巴氏×400)

16D(液基涂片,巴氏×400)

图 19-16　宫颈涂片-腺癌细胞(直肠来源)

（二）呼吸道脱落细胞学

病例 17　肺泡灌洗液细胞学：肺孢子菌肺炎

基本资料　男,52 岁,胸闷、气短 2 天。查体右下肺闻及啰音。胸部 CT:胸廓对称,两肺见多发絮片状、云雾状高密度影,边缘模糊。动脉血气分析和肺功能提示:低氧血症+混合性通气功能障碍。既往有弥漫大 B 细胞淋巴瘤化疗史。气管镜未见明显异常,送检肺泡灌洗液(HE 染色)。

镜下所见　炎症背景中见大量红染无定形泡沫样物质及少许组织细胞(图 19-17A~D)。

特殊染色　泡沫样物质显示真菌淀粉酶消化后过碘酸希夫(diastase peniodic acid-sehiff stain,D-PAS)染色阴性(图 19-17E),六胺银染色阳性(图 19-17F、G)。

细胞学诊断　肺孢子菌肺炎(pneumocystis pseumonia,PCP)。

诊断依据　免疫抑制患者,显示肺炎临床特征,细胞学显示大量泡沫样物质(滋养体);特殊染色真菌 D-PAS 染色阴性,六胺银染色阳性(包囊及囊内小体)。

鉴别诊断

（1）常见真菌:主要与隐球菌相鉴别。①分布方式:肺孢子菌肺炎一般是大丛抱团存在且大小相似,隐球菌出芽生殖,大小不等分散分布;②特殊染色:真菌 D-PAS 染色,隐球菌阳性,肺孢子菌阴性。

（2）肺泡蛋白沉着症:镜下主要见大量组织细胞及少量蛋白样物质,PAS 染色阳性。

（3）炎性渗出:斑片状无定形物质混杂大量中性粒细胞。

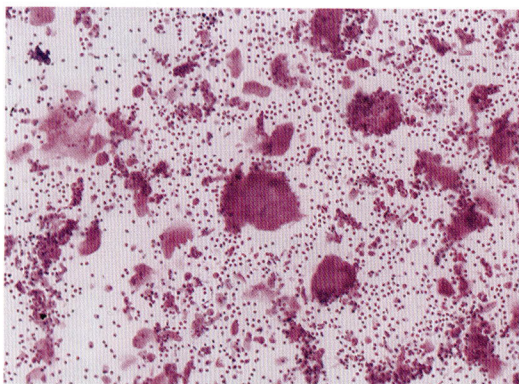

17A(HE×40)

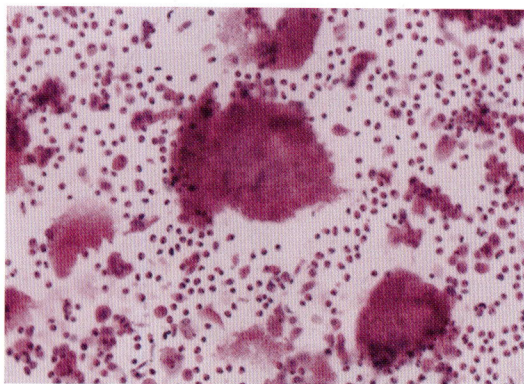

17B(HE×100)

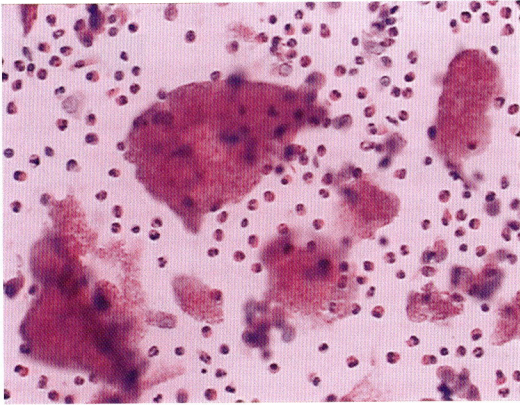

17C(HE × 200)

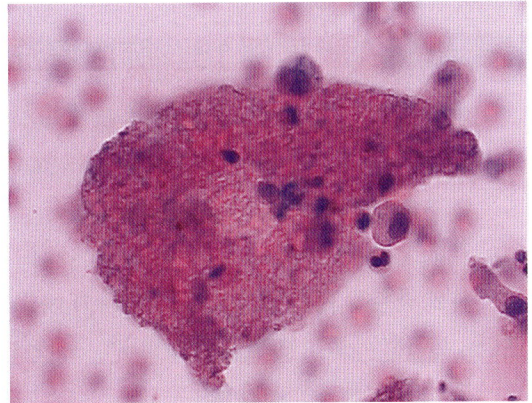

17D(HE × 200)

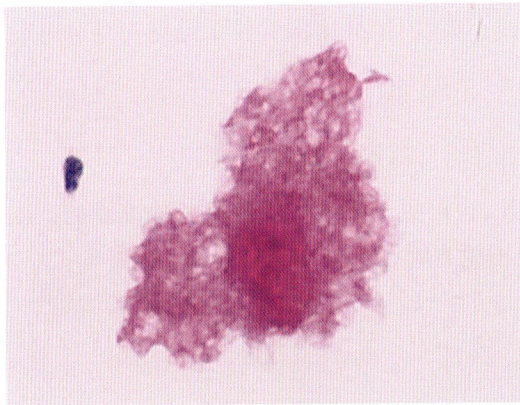

17E(D-PAS, × 400)

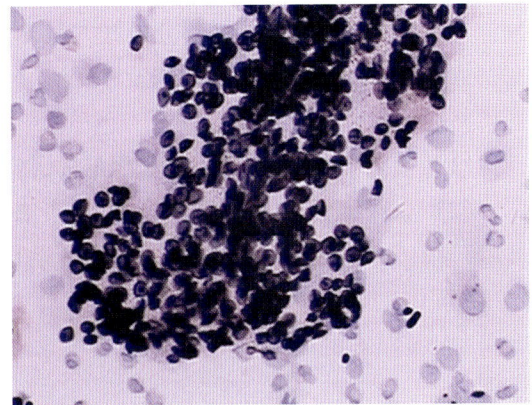

17F(六胺银, × 400)

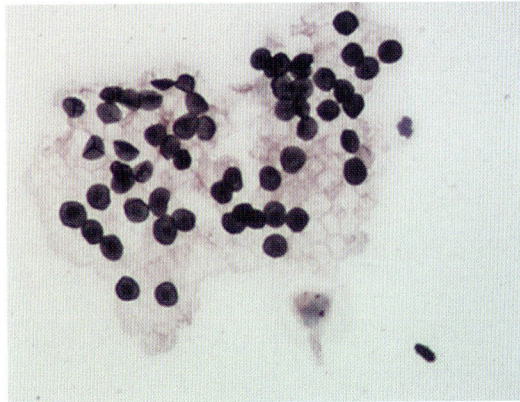

17G(六胺银, × 400)

图 19-17　肺泡灌洗液-肺孢子菌肺炎

病例18　肺泡灌洗液细胞学：肺曲霉菌

基本资料　男,69岁,咳嗽伴发热1周,气促2天。CT检查显示:两肺见弥漫斑片状影。纤维支气管镜所见:黏膜充血及覆盖白色坏死物。送检肺泡灌洗液(巴氏、HE染色)。

镜下所见　低倍镜下炎性背景中见大量坏死样物(图19-18A、B);高倍镜下见散在及成团的真菌菌丝(图19-18C、D),菌丝粗细均匀、有分隔(图19-18D~F)。

特殊染色　真菌菌丝及孢子显示真菌D-PAS染色阳性(图19-18G、H),六胺银染色阳性(图19-18I),微生物培养示曲霉菌(图19-18J、K)。

细胞学诊断　肺曲霉菌。

诊断依据　炎性背景下可见粗细均匀、有分隔的菌丝,菌丝持续分支时一般呈45°角向一个方向生长,菌丝可变形,部分可膨大呈球状或小束状;部分病例背景中可见肉芽肿性病变特征(上皮样细胞、多核巨细胞及坏死)。

鉴别诊断

(1)毛霉菌感染:菌丝宽大呈飘带样,持续分支时一般呈钝角。

(2)念珠菌感染:孢子卵圆形,可见于细胞外,也可见于中性粒细胞或其他细胞的细胞质内,菌丝为长链状、有竹节状分支,是出芽生长不脱离所致。

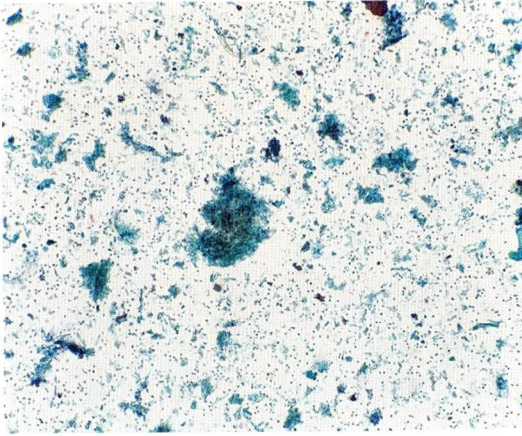

18A(巴氏 × 40)

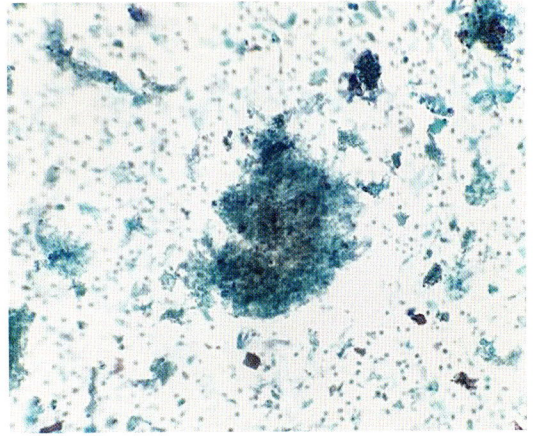

18B(巴氏 × 100)

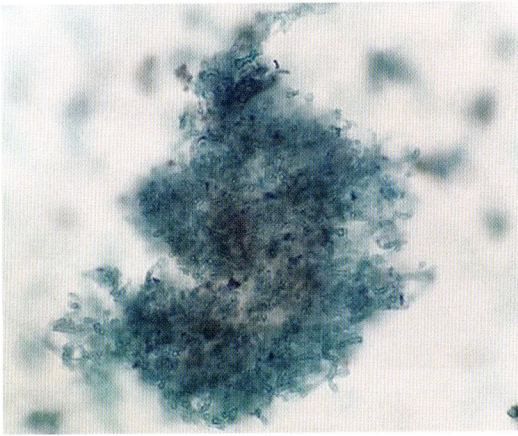

18C(巴氏 × 400)

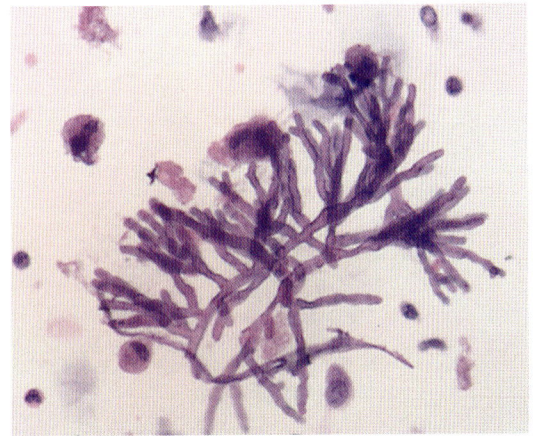

18D(HE × 400)

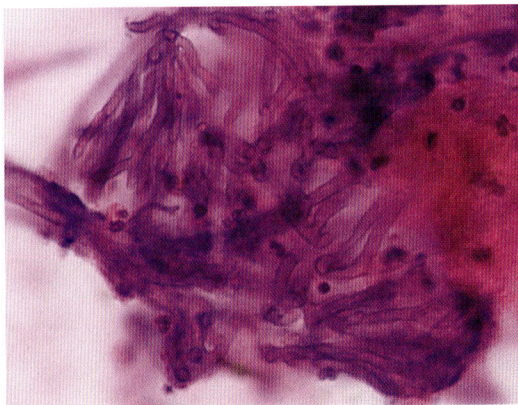

18E(HE × 400)

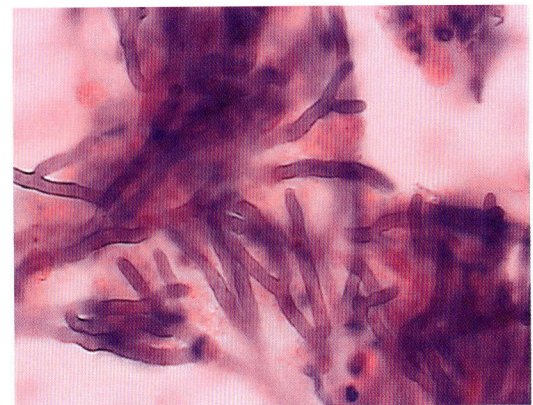

18F(HE × 400)

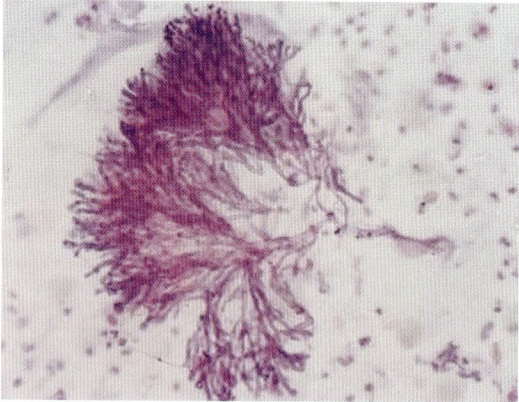
18G(D-PAS×40)

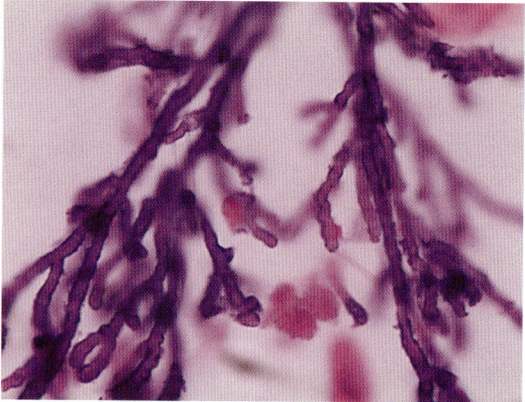
18H(D-PAS×400)

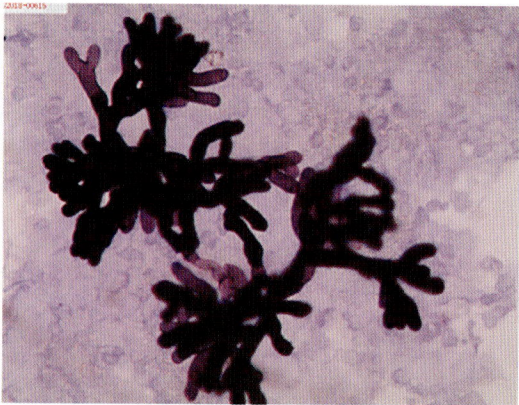
18I(六胺银×400)

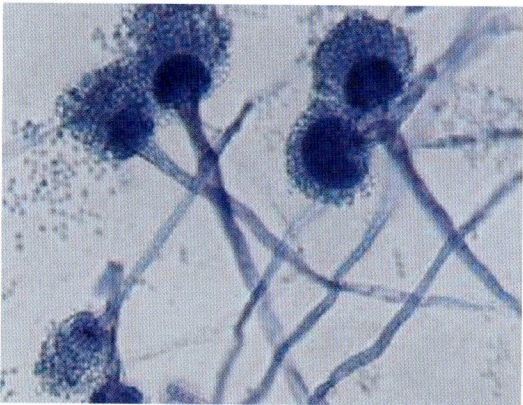
18J(微生物培养×200)

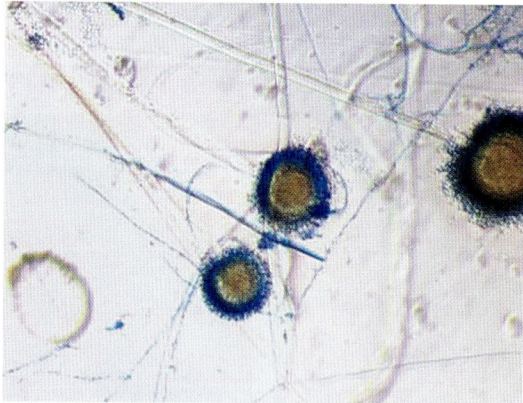
18K(微生物培养×200)

图 19-18　肺泡灌洗液-肺曲霉菌

病例 19　肺泡灌洗液细胞学：肺隐球菌病

基本资料　男,44 岁,胸痛 2 天。CT 检查显示:两肺多发炎症,左肺为主,多处结节实变,首先考虑炎性感染。支气管镜见:左下叶各段管口黏膜充血水肿,可见较多脓性分泌物。送检肺泡灌洗液(HE、巴氏染色)。

镜下所见　低倍镜下见大量炎症细胞、组织细胞及少量纤毛柱状上皮细胞;高倍镜下见部分组织细胞的细胞质内或炎性坏死物中见大小不等圆形/卵圆形孢子样物质(图 19-19A～D)。

特殊染色　六胺银染色阳性(图 19-19E),真菌 D-PAS 染色阳性(图 19-19F)。细胞蜡块特殊染色显示相同的结果(图 19-19G、H)。

细胞学诊断　肺隐球菌病。

诊断依据　炎症或肉芽肿背景中见大小不等散在分布的孢子样物质,呈圆或卵圆形,膜较真菌孢子更肥厚。

鉴别诊断

(1) 肺孢子菌肺炎(PCP):①分布方式,肺孢子菌肺炎一般是大丛抱团存在且大小相似,而隐球菌出芽生殖,大小不等、分散分布。②特殊染色,真菌 D-PAS 染色:隐球菌阳性,肺孢子菌阴性。

(2) 肺泡蛋白沉积症:镜下主要见大量组织细胞及少量蛋白样物质,PAS 染色阳性,而六胺银染色阴性。

(3) 含铁血黄素沉积:肺泡出血,大量含铁血黄素,巨噬细胞吞噬红细胞,铁染色阳性。

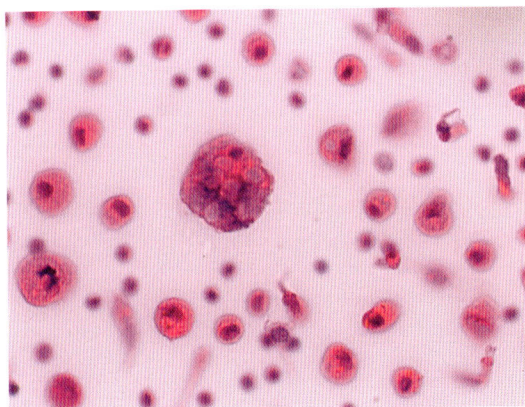

19A(HE × 400)

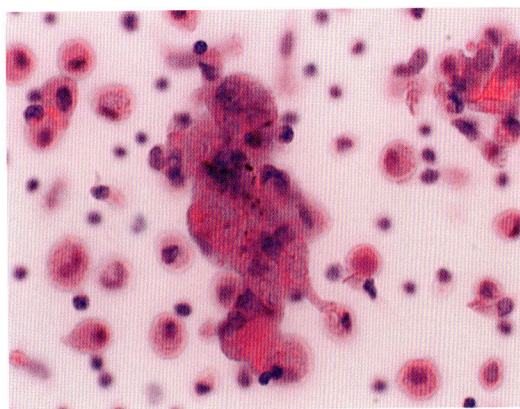

19B(HE × 400)

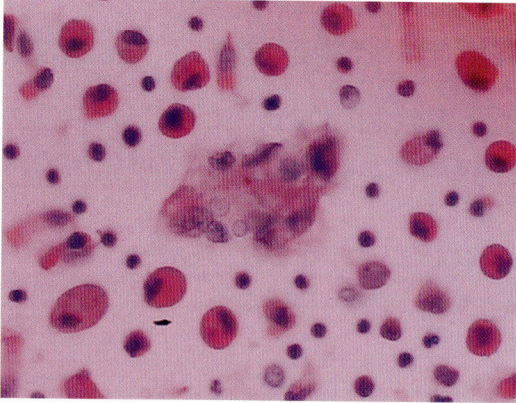

19C(HE×400)

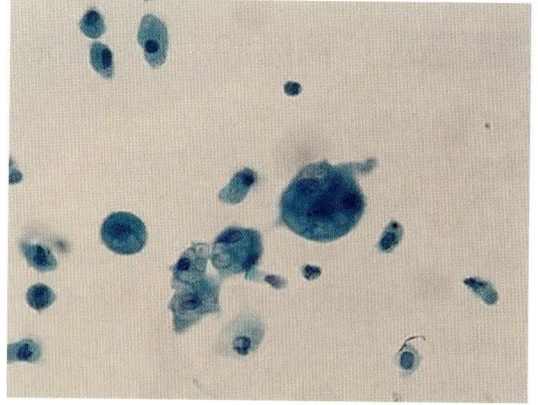

19D(巴氏×400)

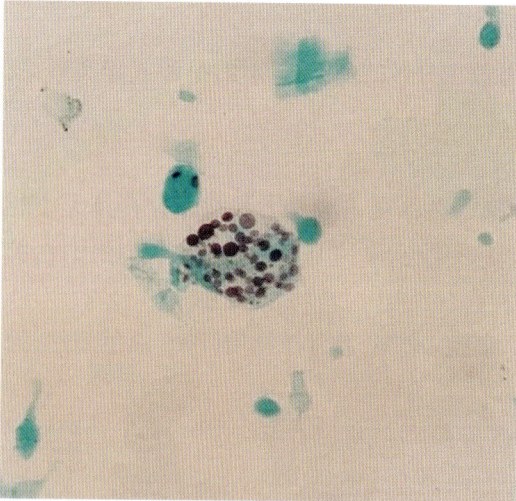

19E(液基涂片,六胺银×400)

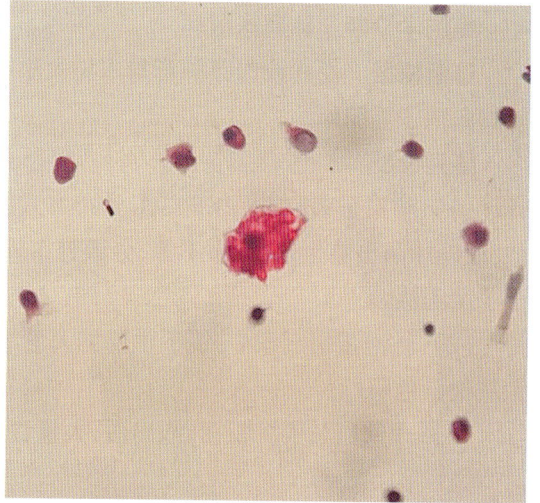

19F(液基涂片,D-PAS×400)

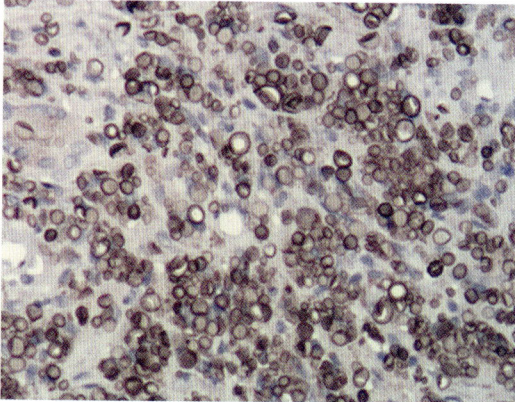

19G(细胞蜡块切片,六胺银×400)

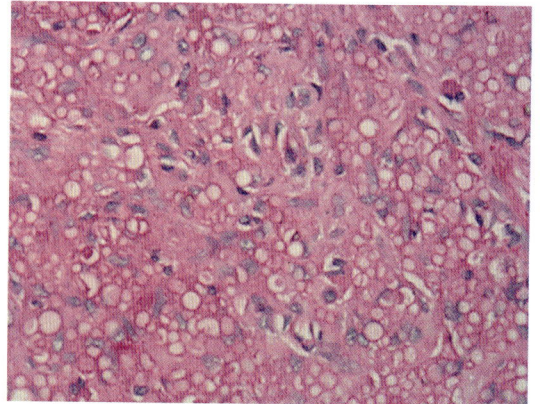

19H(细胞蜡块切片,D-PAS×400)

图 19-19　肺泡灌洗液-肺隐球菌病

注：病例 17、18、19 由宁波市临床病理诊断中心邵磊医生提供。

病例 20　纤维支气管镜下刷检细胞学：鳞状细胞癌细胞

基本资料　男,83 岁,咯血 1 个月。CT:右肺下叶基底段不规则肿物,最大截面约 6.0cm×4.5cm,分叶状。

镜下所见　大量角化的异型上皮细胞,细胞质染成亮丽的橘色,细胞呈明显多形性,条带样、梭形、不规则形,细胞核也呈梭形、不规则形,伴有深染、固缩(图 19-20);其中夹杂非角化的异型细胞,核明显增大,染色质分布不均匀,核型不规则,也可见固缩核,细胞质厚实,呈淡绿色(图 19-20A、C、D)。具有鳞状分化特征和恶性特征。

细胞学诊断　有鳞状细胞癌细胞。

活检病理　鳞状细胞癌。

诊断依据　肿瘤细胞由角化的异型鳞状上皮细胞组成,细胞有显著的多形性和异型性,细胞核增大、深染、形状不规则,符合高分化鳞状细胞癌的特点。高分化鳞状细胞癌形态以多形性为主,除了核的多形性,细胞质的不规则形也有提示作用。但仅有细胞质的异型而无核的异型时,不能作出鳞状细胞癌细胞的诊断。除了角化型鳞状细胞癌,涂片中还可见大量非角化型鳞状细胞癌,细胞质呈淡绿色,较厚实,无细胞质空泡,细胞核明显增大、异型。

鉴别诊断

(1) 反应性细胞改变:纤维支气管镜(fiberoptic bronchoscopy,FOB)刷检中有时可见到角化的细胞,是细胞受到刺激引起的反应性改变,此时核无异型,不能误诊为鳞状细胞癌。高分化鳞状细胞癌有时仅见角质碎片和角化的细胞残影,需要仔细寻找核异常,否则不能直接诊断高分化鳞状细胞癌。

(2) 鳞状上皮非典型增生:支气管黏膜上皮细胞在各种致病因素影响下可出现各种上皮化生、增生及非典型增生。细胞学表现为角化异常、核增大、轻度异型。与鳞癌的鉴别点是无显著多形性及坏死。

(3) 腺癌细胞:非角化型鳞状细胞癌需要与低分化腺癌鉴别。腺癌细胞排列呈乳头、腺腔、栅栏状等结构,细胞核偏位,细胞质较疏松,可见大小不等的细胞质内黏液分泌空泡,有时可见核仁。而非角化型鳞状细胞癌细胞质厚实,细胞核中位。免疫细胞化学有助于鳞状细胞癌(p40 和 CK5/6 阳性)和腺癌(TTF-1 和 napsin A 阳性)的鉴别。

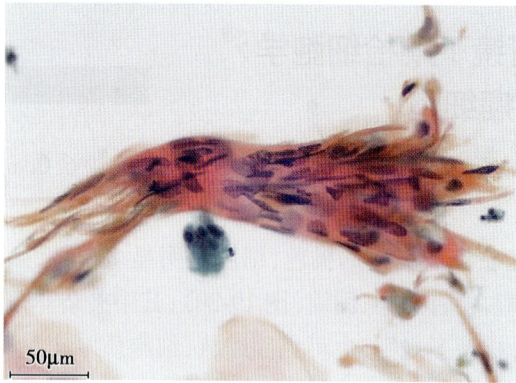

20A(液基涂片, 巴氏×200)

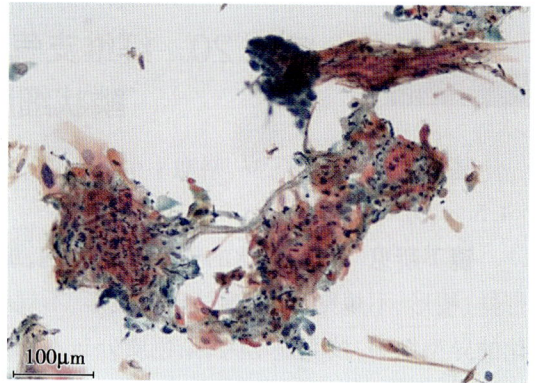

20B(液基涂片, 巴氏×100)

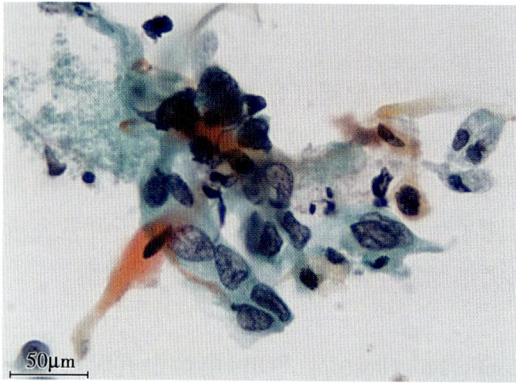

20C(液基涂片, 巴氏×400)

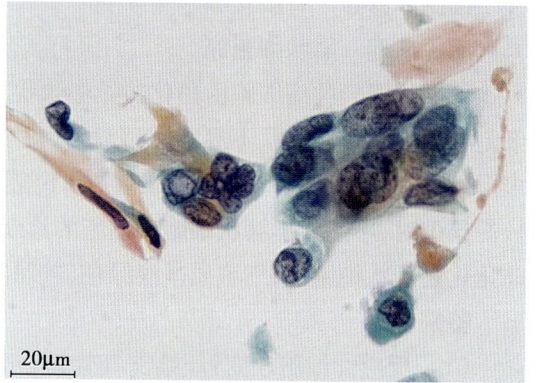

20D(液基涂片, 巴氏×400)

图 19-20　FOB 刷检细胞学-鳞状细胞癌细胞

病例 21　纤维支气管镜下刷检
细胞学：腺癌细胞

基本资料　女,78 岁,体检发现右肺中叶肿物。CT:右肺中叶可见肿物,边缘毛糙,大小约 5.4cm×5.0cm,紧贴叶间胸膜及膈肌。

镜下所见　涂片中见大量大小形态相对一致的腺上皮细胞(图 19-21A),排列拥挤呈乳头状(图 19-21B)、腺腔状(图 19-21A),可见聚集成团及单个散在细胞(图 19-21A)。细胞核增大,核质比增高,深染,可见小核仁,细胞质稀薄(图 19-21C、D)。

细胞学诊断　有腺癌细胞。

术后病理　(右肺中叶)肺低分化腺癌,呈乳头型、微乳头型、腺泡型及复杂腺体结构。

诊断依据　细胞大小形态相对一致、成分单一;细胞较支气管纤毛柱状上皮细胞明显增大,有异型性,核大,核质比高,核型不规则,染色质分布不均匀,有小核仁。部分细胞排列拥挤,部分细胞黏附性差,单个散在。

腺上皮分化特征:排列呈乳头状、腺腔样,细胞质疏松、稀薄。

鉴别诊断

(1) 反应性腺上皮细胞:FOB 刷检细胞学标本中易见到反应性腺上皮细胞,细胞核增大,可见核仁,但核膜光滑,染色质增加不明显。无显著异型。腺癌细胞均有不同程度的核增大和核质比增高及核深染。

(2) 非角化型鳞状细胞癌细胞:具有核中位,细胞质较厚实等鳞状分化的特点。

(3) 转移性腺癌:肺是很多肿瘤容易转移的器官。在诊断时需要关注临床信息,考虑到转移癌的可能。原发性肺腺癌与转移性肺腺癌的鉴别需要结合临床病史、免疫细胞化学及基因检测。

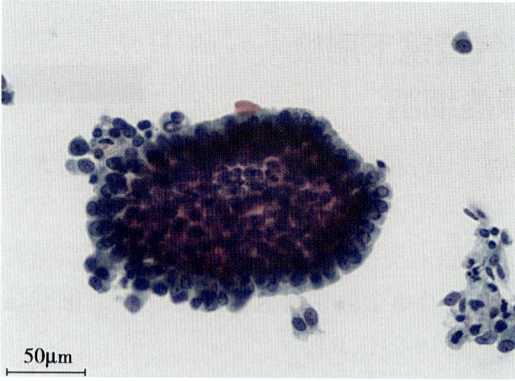

21A(液基涂片, 巴氏×200)

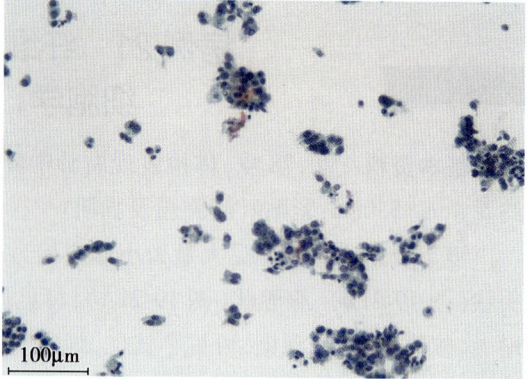

21B(液基涂片, 巴氏×100)

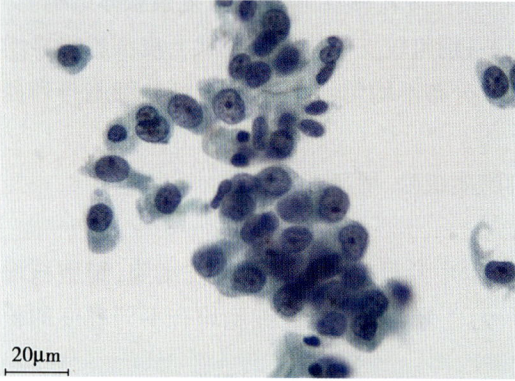

21C(液基涂片, 巴氏×400)

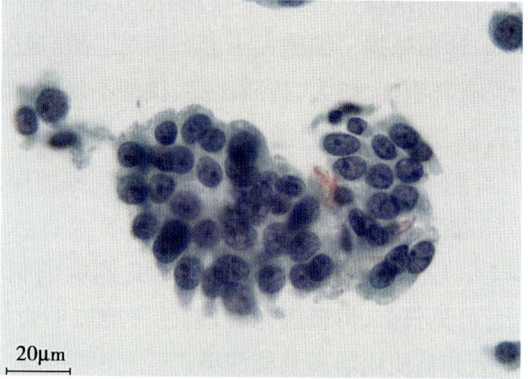

21D(液基涂片, 巴氏×400)

图 19-21　FOB 刷检细胞学-腺癌细胞

病例22　纤维支气管镜下筛检细胞学：小细胞癌细胞

基本资料　男,79岁,2015年8月行左肺鳞状细胞癌手术治疗。现复查CT:左胸呈术后改变,左肺下叶见新发肿物,与肺门淋巴结融合,形态不规则,范围约8.7cm×5.4cm,不均匀强化。双侧锁骨上、纵隔、双肺门多发淋巴结肿大,部分融合,大者短径3.0cm,考虑转移。

镜下所见　涂片中散在分布大量的小圆形细胞(图19-22A、B),细胞几乎呈裸核样,大小相对一致,核深染,呈圆形、卵圆形、瓜子仁形,部分细胞可见相互黏着、挤压(图19-22C、D),细胞核染色质细腻,不见核仁。未见鳞状分化特征的癌细胞。

免疫细胞化学:AE1/AE3(核旁点状+)支持上皮分化特征(图19-22E),CD56(2+),Syn(2+)(图19-22F)支持神经内分泌分化,P40(-)。

细胞学诊断　有小细胞性恶性肿瘤细胞。结合免疫细胞化学结果,符合小细胞癌细胞。

活检病理　小细胞癌。免疫组化结果显示:AE1/AE3(核旁点状+),CD56(3+),ChrA(1+),Ki-67(70%+),Syno(3+),TTF-1(3+),p40(-),p53(细胞质+,提示突变型表达模式)。

诊断依据　涂片背景中见大量单个散在小圆形裸核细胞,部分细胞相互黏着、挤压。细胞核染色质呈细腻的颗粒状,分布均匀,无核仁,符合小细胞癌形态特征。免疫细胞化学结果支持神经内分泌分化,不支持鳞状分化。

鉴别诊断

(1) 淋巴细胞/非霍奇金淋巴瘤:小圆形细胞在低倍镜下类似淋巴细胞。淋巴细胞往往散在分布,可松散堆积,但无相互连接的上皮样特征。淋巴细胞核染色质易有集结点或小核仁,而小细胞癌染色质细腻,一般不可见核仁。

(2) 类癌:细胞学表现为形态温和的细胞片或单个散在细胞,可见细胞质,核质比低。见不到核分裂象和坏死,Ki-67指数<2%。小细胞癌核质比高,几乎表现为裸核形态,有时可见核分裂象和坏死;Ki-67指数往往较高。不典型类癌形态与类癌相似,偶见坏死,但细胞学因为取材局限性,往往不作出这个诊断。

(3) 小细胞样鳞癌:细胞小,成片或单个散在。核质比高,核深染。必要时需要做免疫细胞化学辅助鉴别。本例患者曾有肺鳞状细胞癌病史,但复发的癌细胞从形态到免疫细胞化学结果均支持小细胞癌,而非鳞状细胞癌。

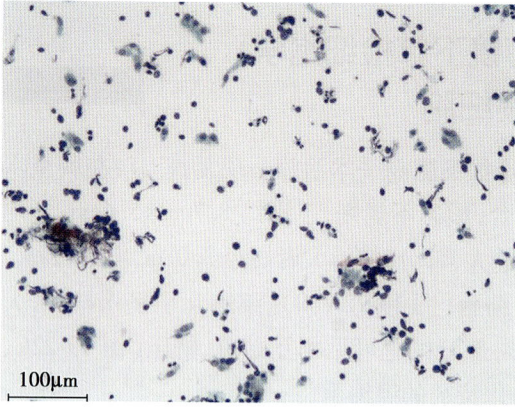

22A(液基涂片, 巴氏 × 100)

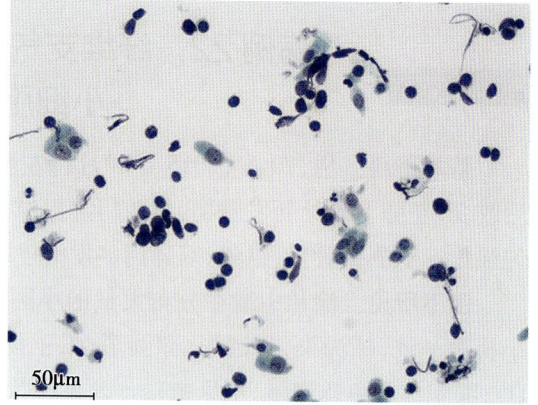

22B(液基涂片, 巴氏 × 200)

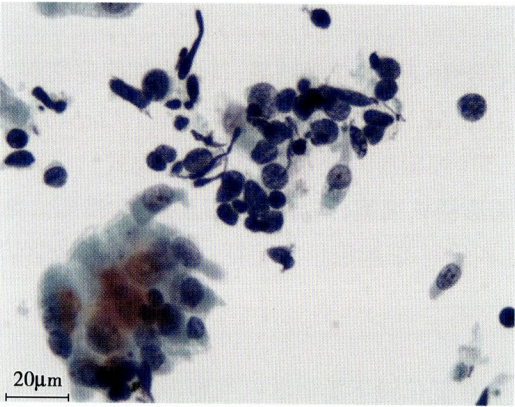

22C(液基涂片, 巴氏 × 400)

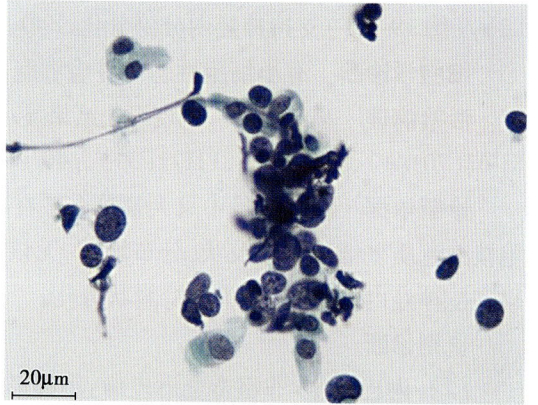

22D(液基涂片, 巴氏 × 400)

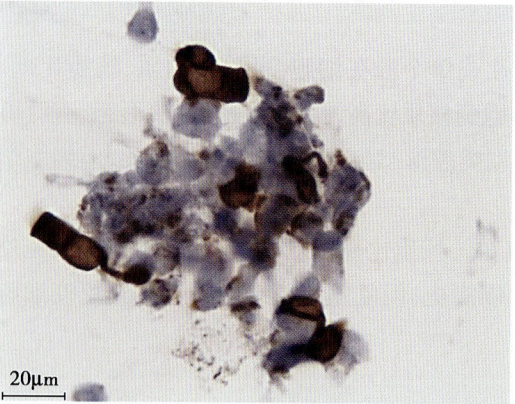

22E(液基涂片, AE1/AE3, × 400)

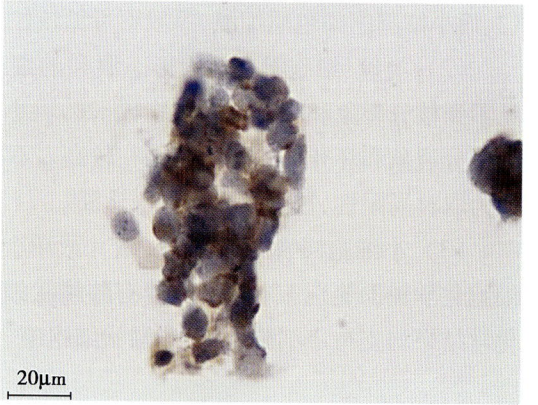

22F(液基涂片, Syn, × 400)

图 19-22　FOB 刷检细胞学-小细胞癌细胞

（三）泌尿道脱落细胞学

病例 23　尿自然脱落细胞：
高级别尿路上皮癌细胞

基本资料　男,41 岁,间断性血尿 10 月余。CT 示:膀胱右壁肿物,宽基底与膀胱壁相连,大小约 3.5cm×1.7cm,送检尿细胞学查癌细胞。

镜下所见　大量成片和散在的异型上皮细胞(图 19-23),核质比(nuclear-cytoplasmic ratio,N/C>0.7)高,核染色质深染,核型不规则(图 19-23B~D);细胞黏附性差,涂片背景中可见坏死细胞残影及核碎屑(图 19-23D)。

细胞学诊断　有高级别尿路上皮癌(high-grade urothelial carcinoma,HGUC)细胞。

活检病理　(膀胱肿瘤)膀胱浸润性高级别尿路上皮癌。

诊断依据　大量异型上皮细胞,核质比>0.7,伴有核染色质增粗、深染和细胞核轮廓不规则。细胞多数呈圆形、卵圆形。细胞黏附性差。背景可见坏死残留的细胞轮廓及核碎片,提示肿瘤的恶性特征。

鉴别诊断

(1) 低级别尿路上皮癌细胞:低级别尿路上皮癌的核质比范围在 0.5~0.7,核异型不显著,细胞学不易识别。而高级别尿路上皮癌的核质比高,细胞学容易识别。《尿细胞学巴黎报告系统》(The Paris system for reporting urinary cytology,TPS)强调尿细胞学的诊断任务是发现 HGUC 细胞。有时高级别癌和低级别癌可混合存在于同一涂片中,此时需要仔细寻找核质比高的高级别尿路上皮癌,避免漏诊。

(2) 鳞状细胞癌细胞:当高级别尿路上皮癌细胞与鳞状细胞癌细胞同时存在时,诊断为高级别尿路上皮癌伴鳞状分化。尿中单纯的鳞状细胞癌细胞较少见,需要排除有尿路上皮癌存在。鳞状细胞癌细胞可显示显著的多形性或角化。

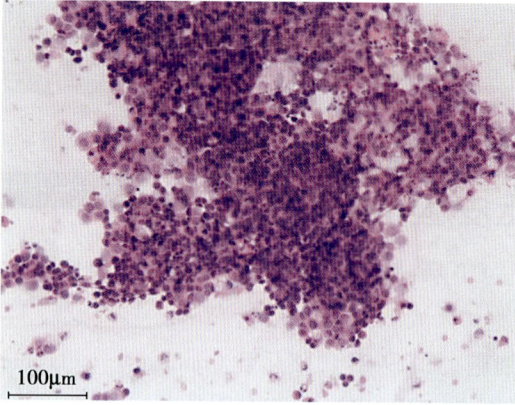

23A(常规涂片, HE×100)

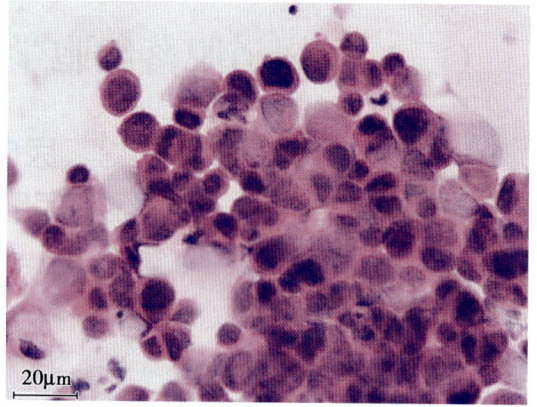

23B(常规涂片, HE×400)

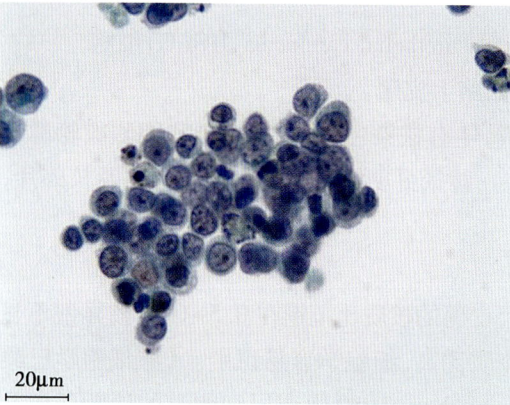

23C(液基涂片, 巴氏×400)

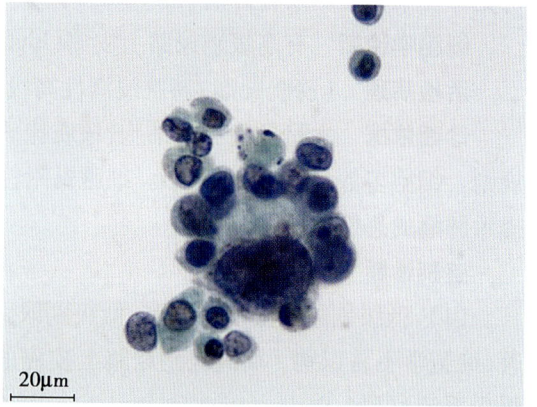

23D(液基涂片, 巴氏×400)

图 19-23　尿自然脱落细胞-HGUC 细胞

病例 24　尿自然脱落细胞：未见高级别尿路上皮癌细胞（正常尿路上皮细胞）

基本资料　男,55岁,肾透明细胞癌术后,常规复查。送检尿查肿瘤细胞。

镜下所见　涂片中见单个散在及小簇上皮细胞,细胞核中位,细胞质丰富、较厚实,细胞呈多边形,单层平铺(图19-24A、C),可见双核细胞(图19-24B),部分细胞核固缩、退变(图19-24D)。

细胞学诊断　未见高级别尿路上皮癌(negative for high grade urothelial carcinoma,NHGUC)细胞。

诊断依据　在大量鳞状上皮细胞背景中见多边形细胞,细胞质丰富,稠厚,无角化。细胞核中位,可见双核及退变的固缩核,这些均符合尿路上皮细胞形态。表层的尿路上皮细胞称为"伞细胞",体积大,细胞质更加丰富,稠厚(图19-24B),这些均是正常脱落的尿路上皮细胞,不可诊断为非典型尿路上皮细胞或肿瘤细胞。患者虽然有肾透明细胞癌病史,但尿脱落细胞涂片中未见到异型腺细胞。

鉴别诊断

(1) 低级别尿路上皮肿瘤:异型性小,核质比低,与正常脱落的尿路上皮细胞无明显分界,无法精准识别全部的低级别尿路上皮肿瘤,因此在细胞学诊断中,使用未见高级别尿路上皮癌更为恰当。当脱落的尿路上皮细胞较多,排列更为拥挤重叠、呈乳头状或大量单个散在时,需考虑到有低级别尿路上皮肿瘤的可能。

(2) 非典型尿路上皮细胞(Atypical Urothelial Cell,AUC):此诊断级别是指细胞异型超出了未见高级别尿路上皮癌所能接受的范围,但不能达到诊断为可疑高级别尿路上皮癌(Suspected High Grade Urothelial Carcinoma,SHGUC)的程度。第2版TPS(TPS2.0)量化了AUC的诊断标准:当尿路上皮细胞存在主要诊断特征,即$N/C \geqslant 0.5$,且存在次要诊断特征(核染色质增加、染色质粗糙、核膜不规则三者之一)时,即可诊断。由于TPS的主要诊断目标是HGUC,当存在多瘤病毒、肉芽肿、导尿、结石等病因时归入未见高级别尿路上皮癌,否则归入AUC。AUC对应的高级别恶性风险为24%~53%。TPS2.0提倡结合临床症状或其他检查个性化选择临床处理方案。对AUC这一诊断级别的把控需要一定的诊断经验,当患者有手术、灌注化疗、结石、感染等病史时,尿路上皮细胞均会出现程度不等的反应性改变;因此,需要识别出正常或反应性尿路上皮形态,避免过多将正常细胞归为AUC这个诊断级别。

另外,尿液不是细胞的培养基,尿路上皮细胞在尿液中极易退变,尿液标本送检后需尽快制片,防止细胞退变。退变的细胞表现为肿胀和固缩两种形态。肿胀的细胞核和细胞质同时增大,核浅染,核质比低。固缩的细胞核浓缩、深染呈墨块样,核质比低,不作为恶性肿瘤的诊断依据。在HGUC中可见大量核固缩的肿瘤细胞,此时需要寻找保存完好、非表层、非退变的高核质比的异型细胞作为诊断依据。

(3) 肾透明细胞癌:本例患者有肾透明细胞癌手术史,肾癌只有侵犯肾盂或输尿管才能脱落至尿中,肾透明细胞癌在尿中的形态表现为细胞质宽而透明,核增大,有时可见明显的核仁。尿路上皮细胞的细胞质稠厚,核仁不明显。本例未见到肾透明细胞癌细胞。

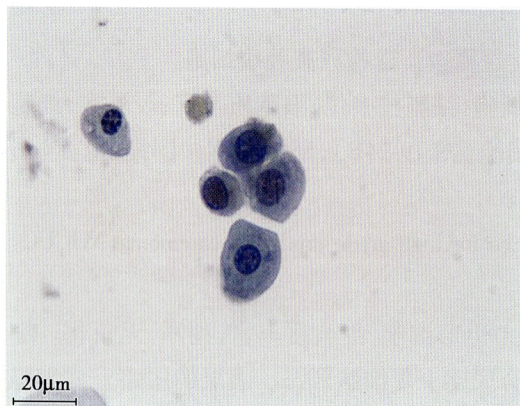

24A(液基涂片, 巴氏 × 400)

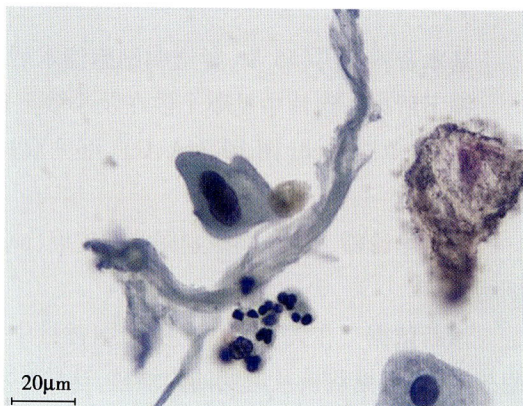

24B(液基涂片, 巴氏 × 400)

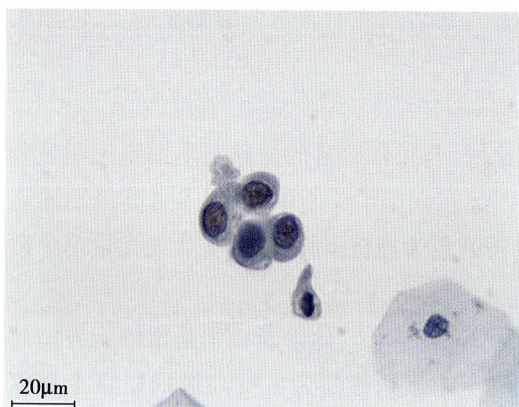

24C(液基涂片, 巴氏 × 400)

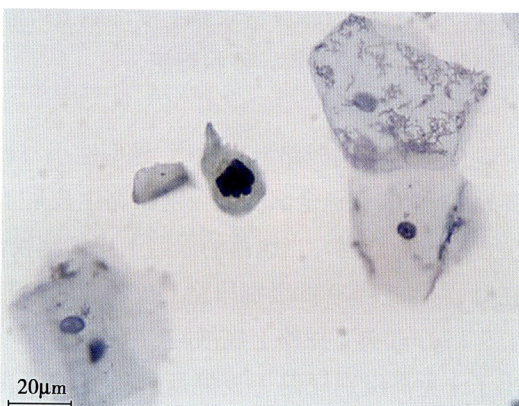

24D(液基涂片, 巴氏 × 400)

图 19-24　尿自然脱落细胞-NHGUC 细胞

病例25　尿自然脱落细胞：鳞状细胞癌细胞

基本资料　男,79 岁,肉眼血尿 3 个月。CT 示:膀胱占位大小 3.6cm×2.4cm。送检尿查癌细胞。

镜下所见　大量杂乱排列的上皮细胞,呈长短不等的梭形,部分细胞核质比高。细胞质相对厚实(图 19-25A),背景中见大量坏死碎片及坏死细胞残影(图 19-25B)。

细胞学诊断　有癌细胞,结合免疫细胞化学结果,AE1/AE3(3+),p40(2+),CK5/6(2+),CK20(-),符合鳞状细胞癌细胞。

术后病理　膀胱中低分化鳞状细胞癌。

诊断依据　大量多形性明显的上皮细胞,呈梭形杂乱排列,核质比高,核型不规则。背景可见肿瘤细胞坏死。免疫细胞化学结果支持上皮来源,P40(2+)、CK5/6(2+)支持鳞状分化,而 CK20(-)提示尿路上皮癌证据不足。

鉴别诊断

(1) 高级别尿路上皮癌:以核质比高为其特点,较少出现长梭形细胞。分化差的细胞可出现核畸形,在伴有鳞状分化特征时可出现角化细胞等鳞状特征。鳞状细胞癌细胞的诊断是排除了有尿路上皮癌的存在,但是尿脱落细胞学中所见的细胞有局限性,最终诊断需要术后充分取材而定。

(2) 间叶肿瘤:较少出现在尿脱落细胞中。当上皮样特征不明确时,需要行免疫细胞化学协助判断细胞来源。

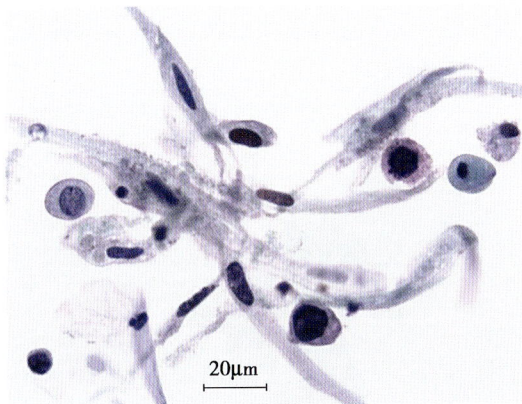

25A(液基涂片,巴氏×400)　　　　25B(常规涂片,HE×100)

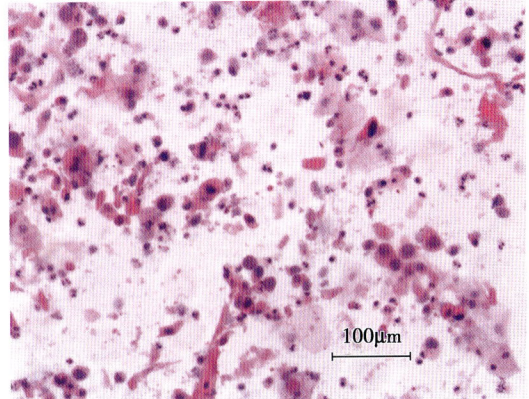

图 19-25　尿自然脱落细胞-鳞状细胞癌细胞

病例 26　尿自然脱落细胞：小细胞癌细胞

基本资料　女,59 岁,腰疼 1 个月,发现镜下血尿 3 天。CT 示:左肾盂及输尿管占位,大小 4.2cm×2.8cm。

镜下所见　常规涂片中见多团退变明显的细胞,核拥挤,结构不清,背景可见大量菌落(图 19-26A)。液基涂片中可见小圆形肿瘤细胞,核深染,核染色质呈椒盐样、均匀细腻的颗粒状,核质比高,细胞较小;排列呈镶嵌状,边缘似呈串状,伴有轻度核退变(图 19-26B)。将剩余细胞包埋,制成细胞蜡块切片,显示明显核质比增高的小圆形肿瘤细胞(图 19-26C)。

免疫细胞化学　AE1/AE3(+),CD56(2+),Syn(2+)(图 19-26D),Ki67(+,>70%)(图 19-26E),LCA(−)。

细胞学诊断　小细胞性恶性肿瘤细胞,结合免疫细胞化学结果,考虑小细胞癌细胞。

术后病理　输尿管小细胞癌(图 19-26F、G)。

诊断依据　涂片中见小个深染圆形肿瘤细胞,伴退变坏死。液基涂片中保存好的肿瘤细胞显示核质比高,染色质细颗粒状,排列呈串状,无核仁。免疫细胞化学:支持神经内分泌来源的癌,伴较高的增殖指数。

鉴别诊断

(1) 高级别尿路上皮癌:核质比高,但细胞较小细胞癌体积大,核染色质粗糙。小细胞癌易出现坏死、退变,保存好的细胞可见均匀细腻的染色质颗粒,镶嵌样排列。本例免疫细胞化学结果支持高级别神经内分泌癌。

(2) 非霍奇金淋巴瘤:细胞呈单个散在分布,或松散堆积成团。染色质粗糙,有染色质集结点或小核仁。小细胞癌呈镶嵌样排列的上皮样特征,染色质细颗粒状,一般不见核仁。免疫细胞化学显示小个的肿瘤细胞上皮标记物(+),而 LCA(−)。

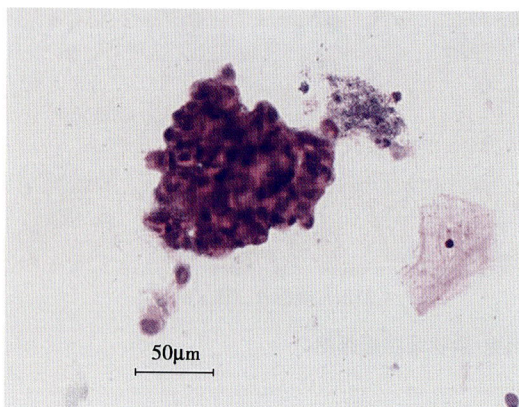

26A(常规涂片, HE×200)

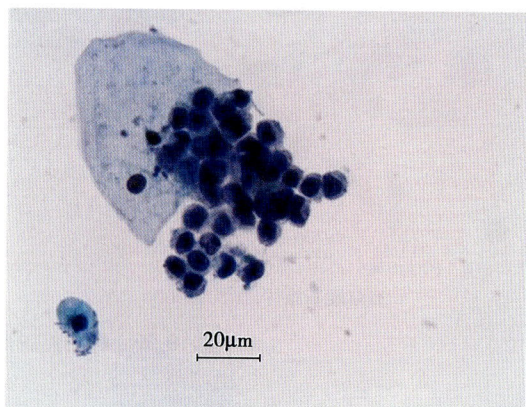

26B(液基涂片, 巴氏×400)

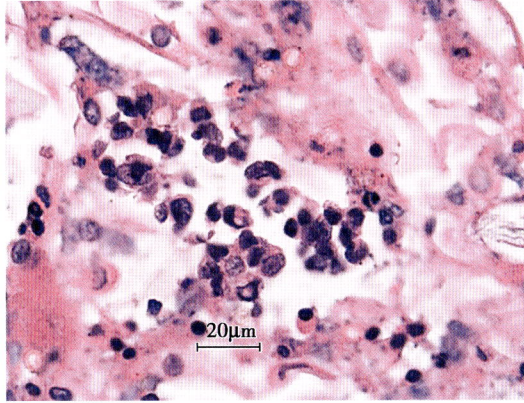

26C(细胞蜡块切片, HE × 400)

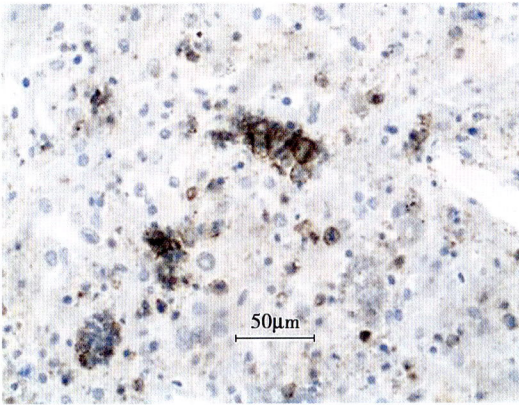

26D(Syn, × 200)

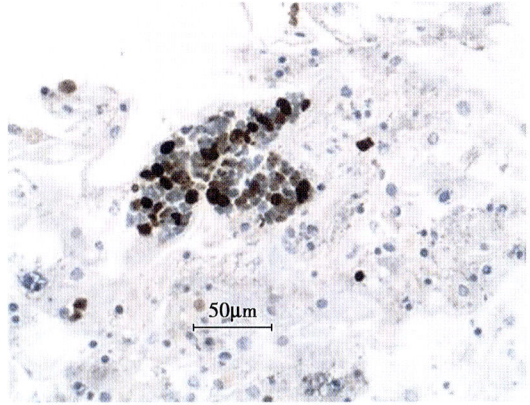

26E(Ki-67, × 200)

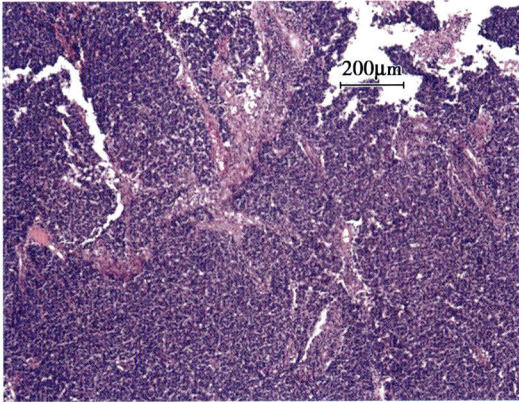

26F(术后组织病理HE × 40)

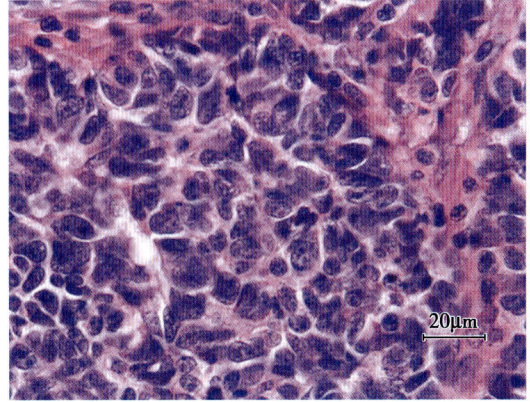

26G(术后组织病理HE × 400)

图 19-26　输尿管小细胞癌
A~E 为尿自然脱落细胞-小细胞癌细胞,F、G 为术后组织病理。

病例 27　尿自然脱落细胞：不除外低级别尿路上皮肿瘤

基本资料　女,71 岁,腰疼 2 周。于当地医院行 CT 发现左侧输尿管盆段肿物,肾积水。MR 显示:左输尿管盆段管腔内充盈缺损,局部可见软组织;增强扫描不均匀强化,最大截面约 1.4cm×1.2cm,考虑为癌;病变上方左侧输尿管、肾盂、肾盏积水扩张。

镜下所见　有大量乳头状排列的上皮细胞团,但未见纤维血管轴心。细胞核质比轻度增高,约 0.5,细胞异型性不明显,核呈圆形、卵圆形,核膜光滑。核略深染,染色质不粗糙、分布均匀(图 19-27)。无坏死物。未见高级别尿路上皮癌的细胞学特征。

细胞学诊断　未见高级别尿路上皮癌(TPS2.0:NHGUC)。有乳头状排列的上皮细胞,细胞轻度异型,不除外低级别尿路上皮肿瘤细胞。

术后病理　输尿管非浸润性乳头状尿路上皮癌,低级别。肿瘤最大径 1.5cm。

诊断依据　有乳头状排列的上皮细胞,细胞轻度异型,无坏死。细胞核质比约 0.5,未达到高级别尿路上皮癌标准,不支持诊断高级别尿路上皮癌。

根据 2004 年/2016 年世界卫生组织/国际泌尿病理学会(World Health Organization/International Society of Urological Pathology,WHO/ISUP)术语,低级别尿路上皮肿瘤被认为是低级别尿路乳头状上皮肿瘤的组合细胞学术语,包括尿路上皮乳头状肿瘤、恶性潜能未定的尿路上皮增生(urothelial proliferation of uncertain malignant potential,UPUMP)、低恶性潜能的乳头状尿路上皮肿瘤(papillary urothelial neoplasm of low malignant potential,PUNLMP)、低级别乳头状尿路上皮癌(low-grade papillary urothelial carcinoma,LGPUC)和平坦型低级别尿路上皮内瘤变。TPS2.0 观点认为不应该试图在尿路细胞学标本中区分这些病变。将这些病变从高级别尿路上皮癌[包括原位癌(carcinoma in situ,CIS)]中分离出来是至关重要的,再一次强调了尿细胞学的诊断目标为高级别尿路上皮癌。在细胞学上区分低级别病变和正常尿路上皮是极其困难的。唯一能证实低级别尿路上皮癌存在的证据是具备纤维血管轴心的乳头,这在自然排空尿脱落细胞中罕见。按照 TPS2.0 标准,本例报告为未见高级别尿路上皮癌。而实际上结合临床影像表现、镜下细胞特征具有轻度异型性,虽未能见到纤维血管轴心,我们在大分类为未见高级别尿路上皮癌的基础上依然进行了诊断备注,提示临床低级别尿路上皮肿瘤的可能。对于低级别尿路上皮癌细胞学诊断描述,需要考虑到送检人群的恶性占比、临床影像特点、自然排空尿或导尿的取材方式、涂片/细胞蜡块切片的制片方式,并结合形态学诊断经验及分子检测的辅助诊断等综合考虑。

鉴别诊断

(1) 尿路上皮细胞增生:尿脱落细胞中可以有不同形态的尿路上皮细胞脱落,尤其在炎症或结石刺激下,尿路上皮细胞可呈小团、乳头状增生脱落下来,此时与低级别尿路上皮肿瘤鉴别困难。

(2) 高级别尿路上皮癌:高级别和低级别尿路上皮癌的鉴别点在于核质比。高级别尿路上皮癌细胞的核质比大于 0.7,且伴有核深染、核轮廓不规则及粗糙不规则的染色质结构。本例核质比低,核异型不明显,未见坏死,不足以诊断高级别尿路上皮癌。

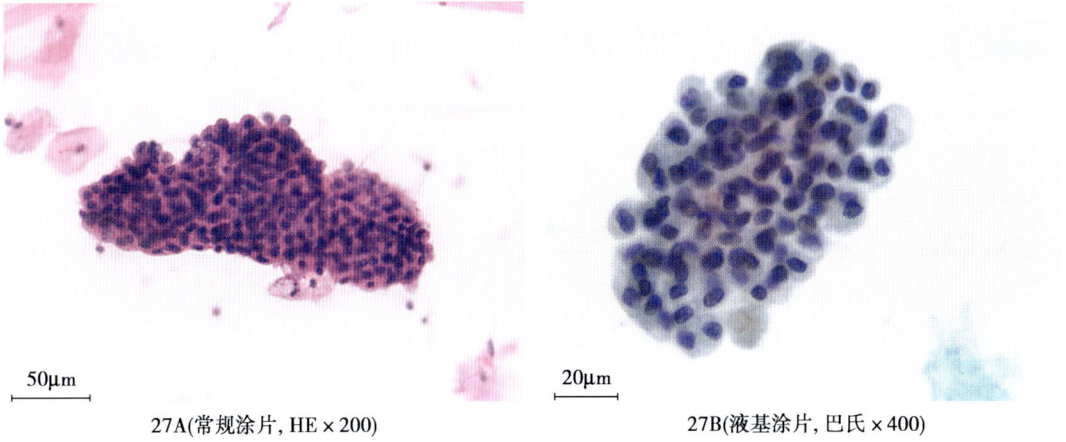

27A(常规涂片, HE × 200)　　　　27B(液基涂片, 巴氏 × 400)

图 19-27　尿自然脱落细胞-NHGUC,不除外低级别尿路上皮肿瘤

（四）浆膜腔积液脱落细胞学

病例 28　胸腔积液：肺腺癌

基本资料　男,75 岁,胸闷、憋气 1 个月。CT 显示：左胸腔大量液体影,左肺体积缩小,密度增高。左侧胸腔大量积液引流术后,左全肺压迫性肺不张(可能掩盖肿瘤)。引流出胸腔积液送检细胞学,查肿瘤细胞。

镜下所见　细胞量丰富,有大量排列呈小腺腔及小乳头状的细胞团,形态相对一致(图 19-28A~C),细胞团排列紧密(图 19-28C),组成小腺腔样结构的细胞核质比高,核型不规则,可见核仁。细胞质疏松,内可见空泡(图 19-28C、D)。

免疫细胞化学　MOC31(2+)(图 19-28E),CR(-)(图 19-28F),TTF-1(3+)(图 19-28G),napsin A(2+)(图 19-28H),p40(-),WT1(-)。

细胞学诊断　有腺癌细胞,免疫细胞化学结果支持肺来源。

诊断依据　有大量呈小乳头、腺腔排列的细胞,形态结构单一。细胞有明显异型性,核大,核质比高,核型不规则,具备恶性特征。腺癌与恶性间皮瘤需要鉴别。肿瘤细胞的细胞质较疏松,可见空泡,似黏液分泌性空泡。细胞团排列紧密,形态更支持腺癌细胞。免疫细胞化学：MOC31(2+),TTF-1(3+),napsin A(2+),p40(-)支持肺来源的腺癌细胞,CR(-),WT1(-),不支持间皮来源。

鉴别诊断

(1) 恶性间皮瘤：当小腺腔及小乳头结构的肿瘤细胞出现在浆膜腔积液中,一定需要与恶性间皮瘤鉴别,因为二者均有上述结构特征。间皮瘤细胞团内可见开窗,边缘呈扇贝样,细胞质较腺癌稠密厚实,核中位,较少见核内空泡(退变时可见空泡)。影像学提示肿瘤的位置有助于诊断。

(2) 其他部位转移性腺癌：胸腔积液中的腺癌需要鉴别肺来源或者其他部位的转移,需结合病史及免疫细胞化学结果综合考虑。

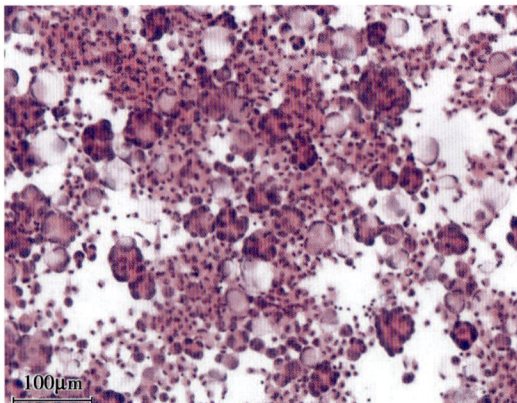

28A(常规涂片,HE×100)

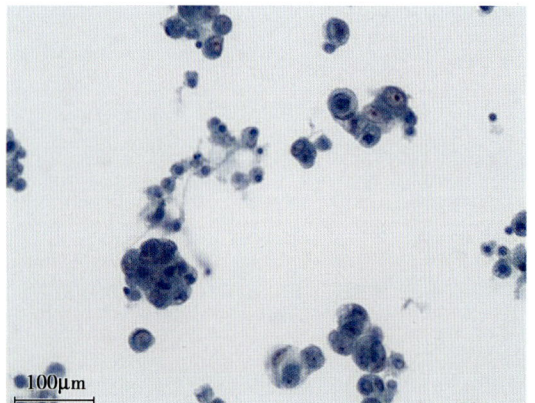

28B(液基涂片,巴氏×100)

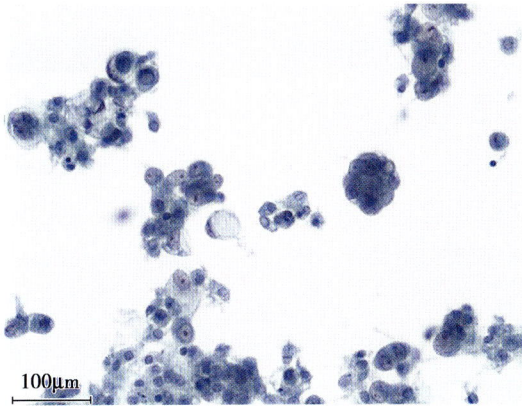

28C(液基涂片,巴氏×100)

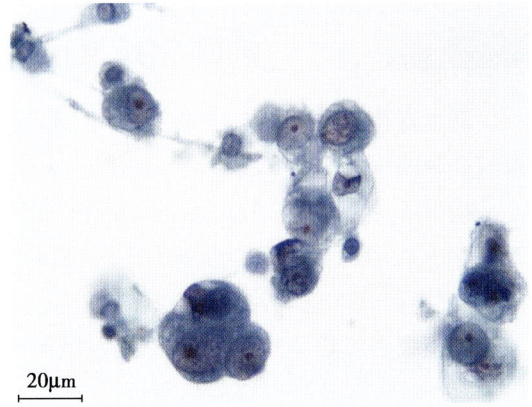

28D(液基涂片,巴氏×400)

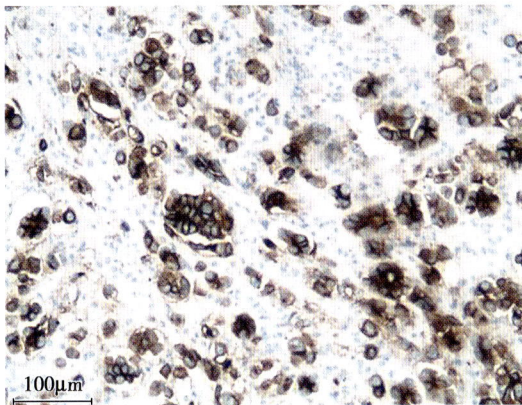

28E(细胞蜡块,MOC31,×100)

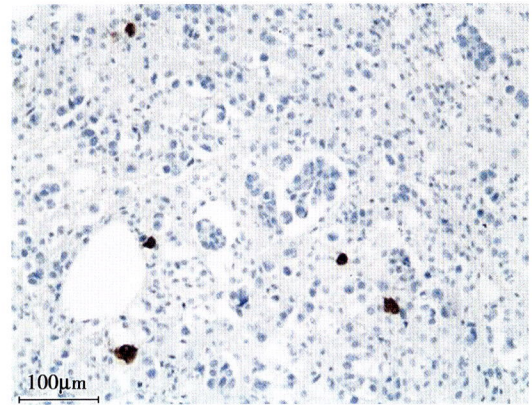

28F(细胞蜡块,CR,×100）

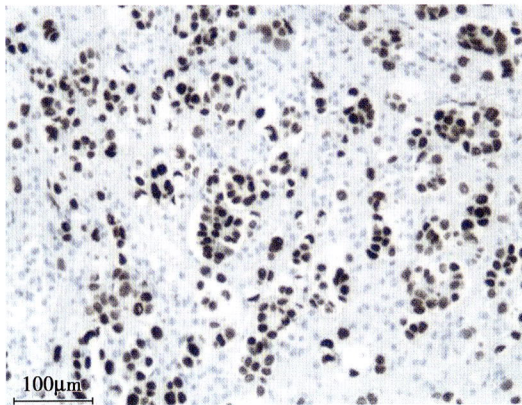

28G(细胞蜡块,TTF-1,×100）

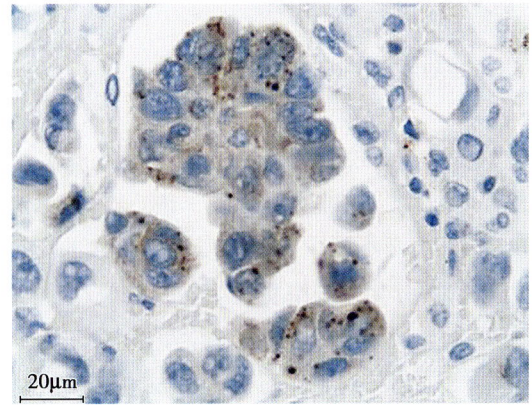

28H(细胞蜡块,napsin A,×400)

图 19-28　胸腔积液-肺来源的腺癌细胞

病例 29 胸腔积液：肺小细胞癌

基本资料 男,72 岁,咳嗽、胸痛、气短近 3 个月。吸烟史 50 余年。CT 显示大量胸腔积液。抽胸腔积液 200ml 送检。

镜下所见 大量散在一致的小圆形细胞,部分细胞相互挤压,可见镶嵌样排列(图 19-29A,箭头所示),这些小圆形细胞核质比高,核深染(图 19-29A~D)。在液基涂片中,细胞呈圆形,细颗粒状染色质,可见小核仁。

免疫细胞化学 AE1/AE3 核旁点状(+)(图 19-29E),TTF-1(3+)(图 19-29F),CD56(2+)(图 19-29G),Syn(2+)(图 19-29H),LCA(−)(图 19-29I),Ki-67(+,>80%)(图 19-29J)。

细胞学诊断 有小圆形恶性肿瘤细胞,结合免疫细胞化学结果,符合小细胞癌细胞。

诊断依据 大量散在一致的小圆形肿瘤细胞,可见镶嵌的排列特点,提示上皮来源。核染色质呈细颗粒状,提示神经内分泌分化特征。但在积液中的肿瘤细胞显示了不同程度的分化,可见少量的细胞质和小核仁,这不同于纤维支气管镜(FOB)脱落细胞学和细针穿刺术(FNA)所见的小细胞癌呈裸核样,不见核仁。但仍可见较高的核质比和较多的裸核样细胞。免疫细胞化学结果支持高级别神经内分泌癌。广谱上皮标记物 AE1/AE3 呈现特征性的核旁点状(+),神经内分泌标志物 CD56 和 Syn 均(+),均符合神经内分泌癌的特点。TTF-1 在分化差的神经内分泌癌可呈(+)。同时淋巴源性标记物 LCA 肿瘤细胞呈(−),其中夹杂的少许淋巴细胞呈(+)。Ki-67 指数高达 80% 以上。患者经引流后胸腔积液显著减少,胸部 CT 显示:肺部占位 10cm×8.2cm×5.4cm,伴纵隔淋巴结肿大,肝转移。化疗后肿物明显缩小,治疗效果显著。临床根据细胞学、影像资料及治疗反应已证实,胸腔积液来源于肺小细胞癌侵犯胸膜。

鉴别诊断

(1) 非霍奇金淋巴瘤:在胸腔积液中也会显示出散在一致的小圆形细胞,但无镶嵌样的排列特征。免疫细胞化学可提供鉴别依据。胸腔积液常见的淋巴瘤类型是纵隔大 B 细胞淋巴瘤,T 淋巴母细胞淋巴瘤。T 淋巴母细胞淋巴瘤的细胞学形态酷似小细胞癌,在形态特征的基础上,必不可少的是免疫细胞化学的支持。

(2) 分化差的鳞状细胞癌:在积液中可成片状或散在,核染色质呈粗颗粒状,有时可见洋葱皮样排列。免疫细胞化学呈鳞状分化的特征,而非神经内分泌分化。

(3) 尤文(Ewing)肉瘤:多发生于 10~20 岁儿童或年轻人,原发部位在软组织,可转移或累及胸膜形成胸腔积液。细胞形态与小细胞癌相似,均为黏附性差的小圆形细胞,染色质呈细颗粒状,均伴有神经内分泌分化特征。小细胞癌多发生于老年吸烟患者,原发灶肺最常见。CD99 免疫细胞化学和基因重排检测[t(11;22)(q24;q12)(*EWSR1-FLI1*),t(21;22)(q22;q12)(*EWSR1-ERG*)]有助于鉴别诊断。

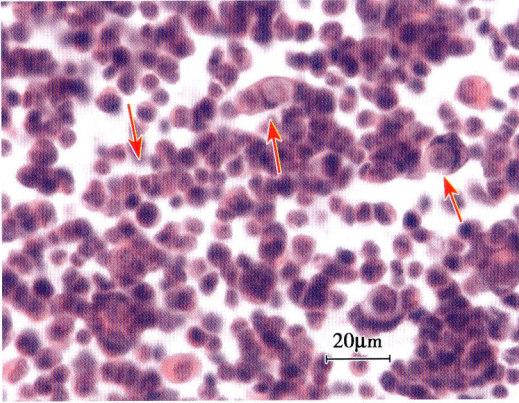

29A(常规涂片, HE染色 × 400)

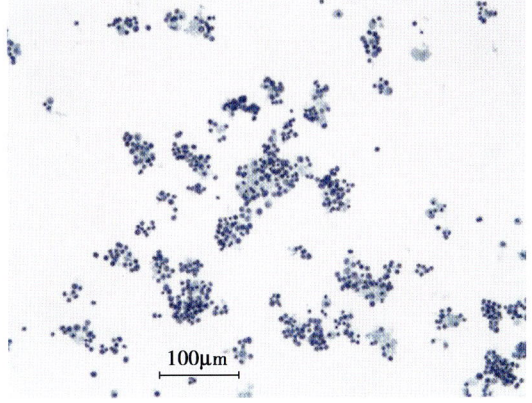

29B(液基涂片, 巴氏染色 × 100)

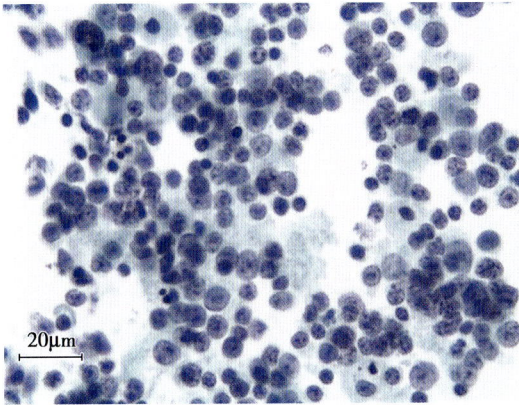

29C(液基涂片, 巴氏 × 400)

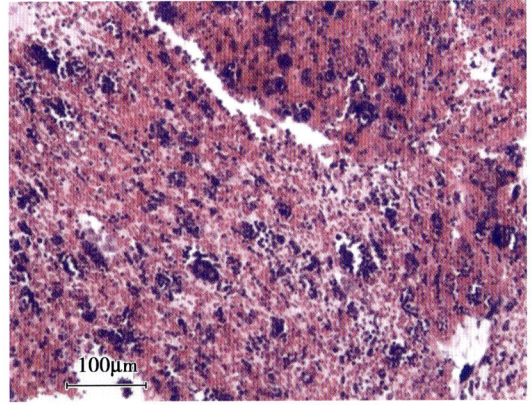

29D(细胞蜡块切片, HE × 100)

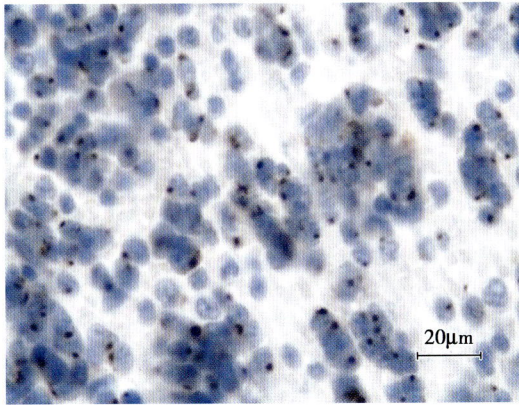

29E(AE1/AE3, × 400)

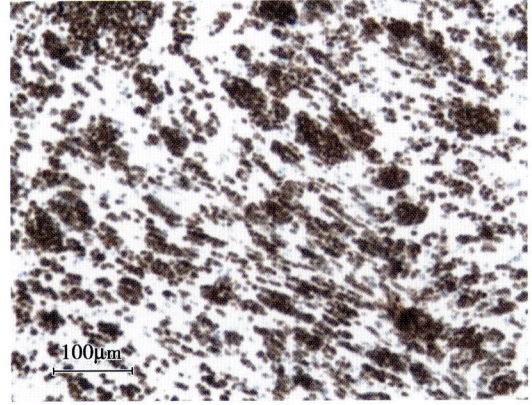

29F(TTF-1, × 100)

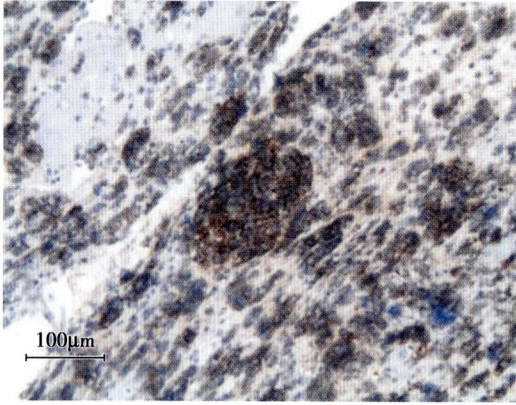

29G(CD56, × 100)

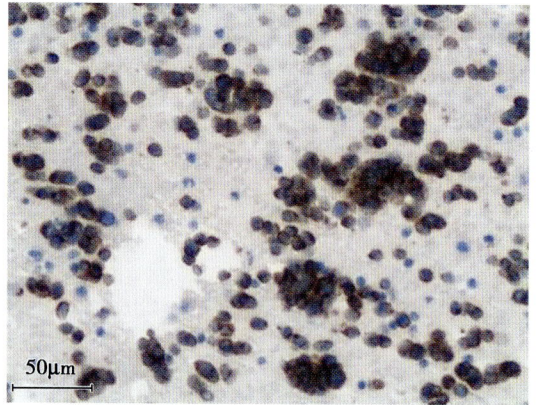

29H(Syn, × 200)

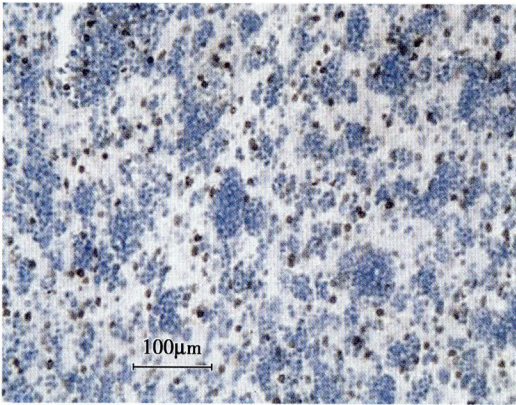

29I(LCA, × 100)

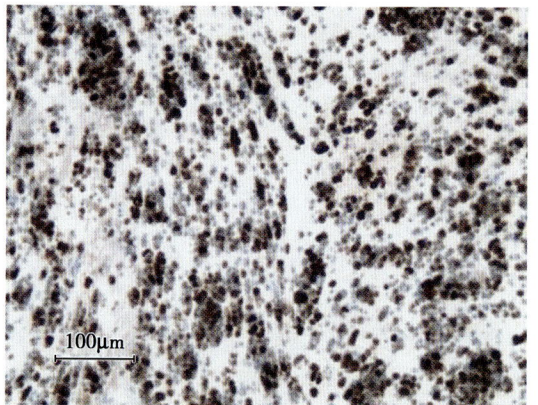

29J(Ki-67, × 100)

图 19-29 胸腔积液-小细胞癌细胞

病例30　腹腔积液：卵巢癌

基本资料　女,59岁,腹胀3个月。外院查CT显示大量腹腔积液。抽取积液送检细胞学,查肿瘤细胞。

镜下所见　在大量间皮细胞、组织细胞背景中见乳头状细胞团,细胞大小不一,明显核深染、核质比高,细胞质可见大空泡(图19-30A~D)。

免疫细胞化学　PAX8(3+)(图19-30H),WT1(3+)(图19-30G),CA125(2+)(图19-30F),EA(BerEP-4)(2+),符合苗勒管上皮来源的腺癌细胞。D2-40(图19-30E),CR间皮标记物(-),不支持间皮瘤。CDX-2、GATA-3均(-)。

细胞学诊断　有腺癌细胞,结合免疫细胞化学结果,符合苗勒管上皮来源。

术后病理　"化疗3疗程后"双卵巢高级别浆液性腺癌。

诊断依据　大量腹腔积液,腹腔积液中有大量乳头状排列的肿瘤细胞,细胞异型明显,细胞大小不一,核质比高,核型不规则。细胞质内可见空泡,有腺样分化特征,符合高级别腺癌细胞。免疫细胞化学:PAX8(3+),WT1(3+),CA125(2+),EA(BerEP-4)(2+),符合苗勒管上皮来源的腺癌细胞。D2-40,CR间皮标记物(-),不支持间皮瘤。CDX-2,GATA-3均(-),不考虑消化道、乳腺等常见腺癌的转移。

鉴别诊断

(1) 恶性间皮瘤:与癌的鉴别见病例28的鉴别诊断。

(2) 低级别浆液性癌:细胞异型性较小,有PAX8,WT1表达,p53呈野生型表达模式或(-)。Ki-67指数低。高级别浆液性癌细胞异型明显,有PAX8,WT1表达,p53呈突变型表达模式,p16阳性。

(3) 卵巢交界性上皮性肿瘤:具有上皮分化特征,但异型性小,形态与低级别细胞鉴别困难。

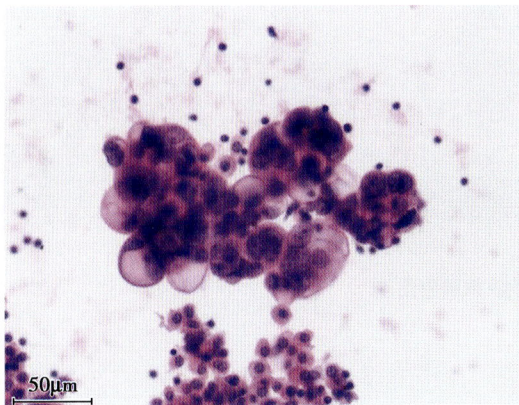

30A(常规涂片,HE×200)

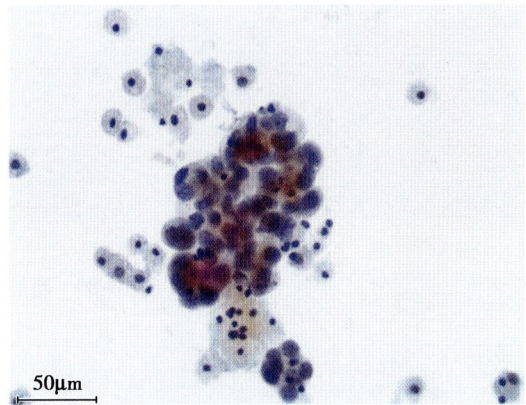

30B(液基涂片,巴氏染色×200)

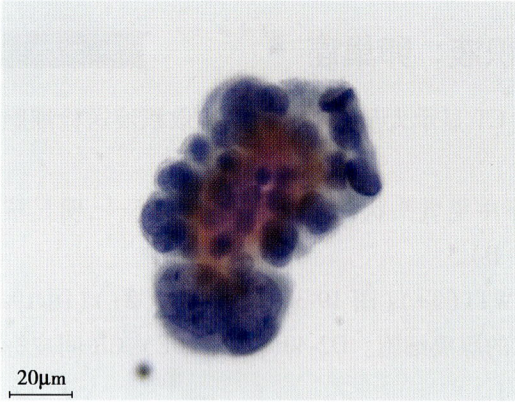

30C(液基涂片,巴氏×400)

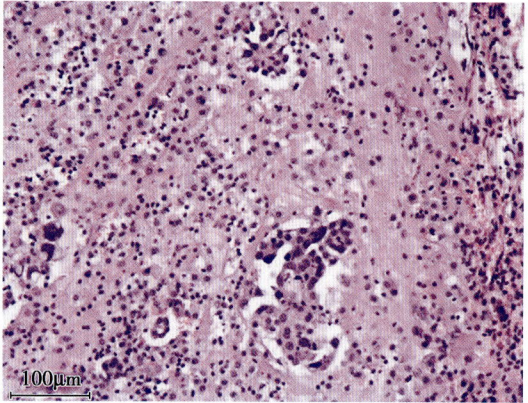

30D(石蜡切片,HE×100)

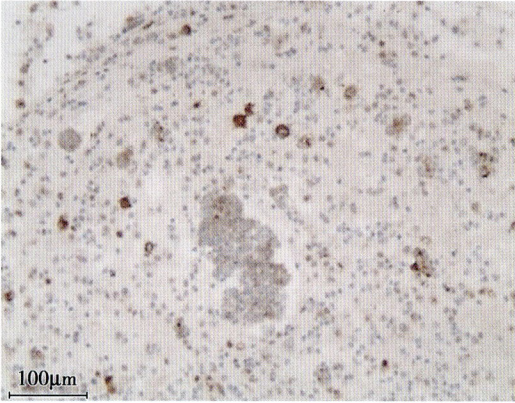

30E(D2-40×100)

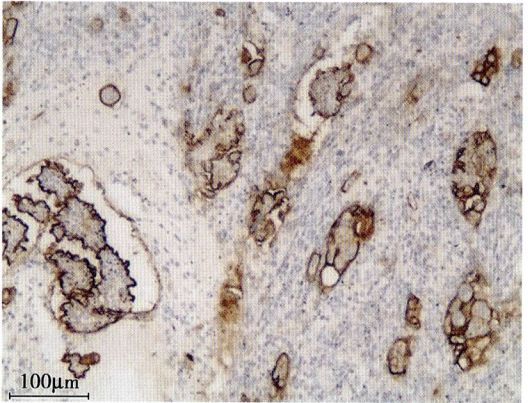

30F(CA125×100)

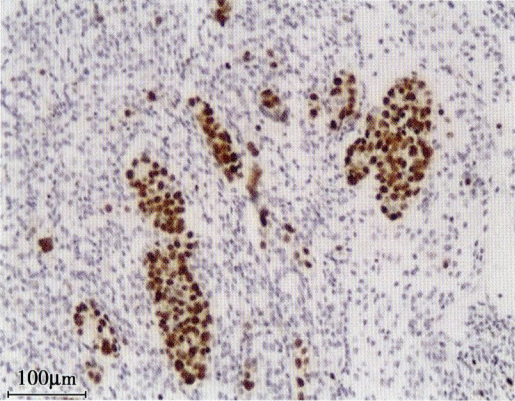

30G(WT1×100)

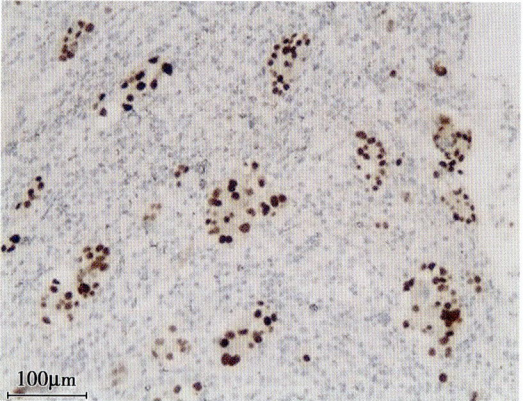

30H(PAX8×100)

图 19-30　腹腔积液-卵巢癌细胞

病例 31　腹腔积液：胃癌

基本资料　女,59 岁,大量腹腔积液。抽取腹腔积液送检细胞学,查肿瘤细胞。

镜下所见　在大量淋巴细胞、组织细胞背景中见单个散在异型细胞(图 19-31A ~ C),细胞较大,细胞质内含有大量黏液空泡,核被推挤到一端,呈印戒样(图 19-31A ~ C),细胞核增大,深染,核型不规则。部分细胞排列呈腺管状(图 19-31D),细胞质有黏液分泌。细胞蜡块切片中显示肿瘤细胞呈腺样排列(图 19-31E)。

免疫细胞化学　CDX-2(2+)(图 19-31F),CK20(2+),WT1(−),CA125(+),PAX8(−),TTF-1(−),napsin A(−),EA(+)。

细胞学诊断　有腺癌细胞,结合形态及免疫细胞化学结果,考虑为消化道来源。

化疗后手术标本病理　双卵巢、网膜、阑尾系膜均发现腺癌,结合形态及免疫组化考虑消化道来源,较卵巢原发癌可能性大。

胃镜活检　腺癌,主要呈印戒细胞癌。

诊断依据　肿瘤细胞体积较大,呈印戒细胞样形态。即:细胞质黏液丰富,核被推挤到一侧,核有显著异型。另外可见排列呈腺样的细胞,核质比高,有异型。免疫细胞化学:肿瘤细胞消化道标记物 CDX-2 和 CK20 均呈(+),女性生殖系统肿瘤标志物 PAX8、WT1 均(−)。

鉴别诊断

(1) 卵巢原发黏液腺癌:女性患者在诊断消化系统腺癌时,一定注意鉴别原发卵巢的黏液腺癌,腹腔积液中卵巢原发黏液腺癌与消化道转移性黏液腺癌在细胞形态、免疫细胞化学表型均有重叠,有一定的鉴别困难。消化道肿瘤更易出现典型的印戒细胞特征。卵巢原发黏液腺癌分为肠型和宫颈管型,肠型腺癌的 CDX-2 和 CK20 表达呈斑片状,阳性强度低于结直肠癌。PAX8 在卵巢黏液腺癌中部分(+),部分呈弱(+)或(−)表达。因此需要密切结合临床影像所见的肿瘤发生部位及病史。

(2) 退变的间皮细胞、组织细胞:浆膜腔积液中退变的细胞质内可见大空泡,核可被推挤到一侧,呈现出"假印戒"样细胞。鉴别的关键在于良性细胞的核无异型性、无核增大、无核深染及不规则。

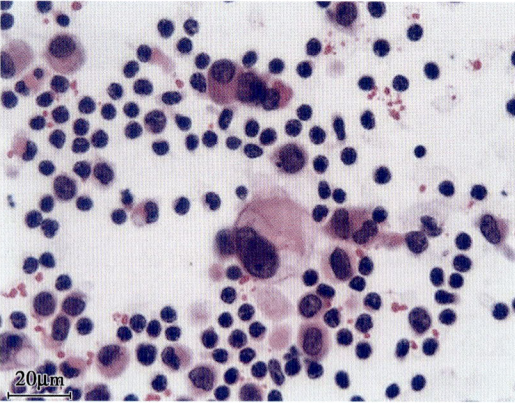
31A(常规涂片, HE×400)

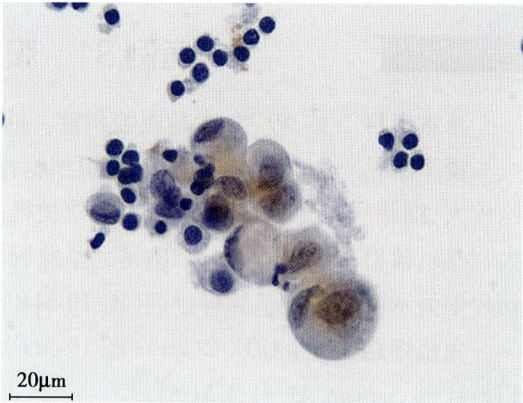
31B(液基涂片, 巴氏染色×400)

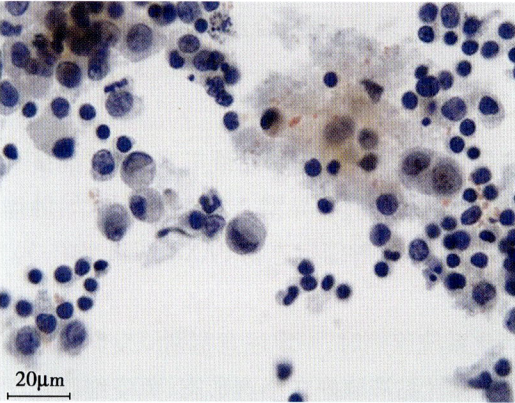
31C(液基涂片, HE×400)

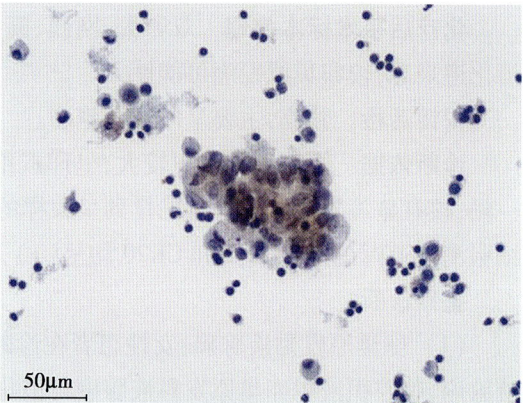
31D(液基涂片, 巴氏×200)

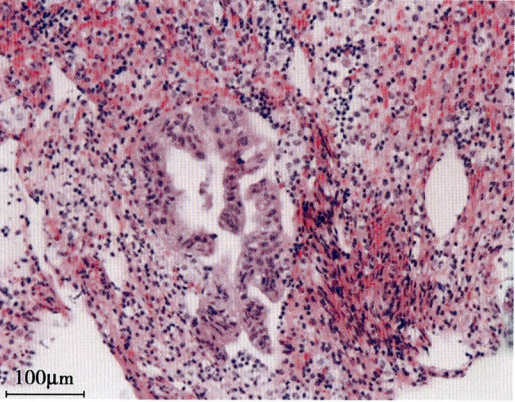
31E(细胞蜡块切片, HE×100)

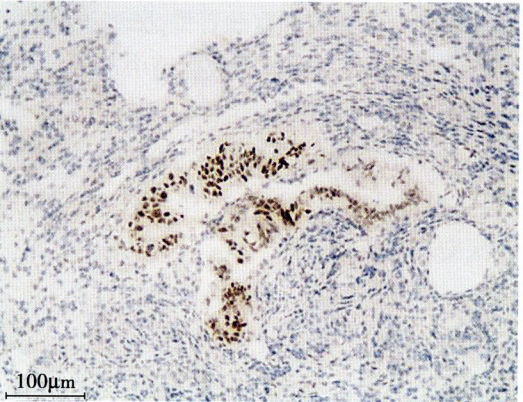
31F(CDX-2, ×100)

图 19-31　腹腔积液-胃腺癌细胞

病例 32　胸腔积液：间皮瘤

基本资料　男,57 岁,外院查体发现大量胸腔积液,伴胸膜增厚及多发结节。抽取胸腔积液送检细胞学。

镜下所见　在大量淋巴细胞、组织细胞背景中见小团细胞,呈乳头状或小的细胞群,细胞团边缘细胞呈扇贝样(图 19-32A、C、E);细胞片中的细胞之间可见细胞间裂隙,呈"开窗"现象(图 19-32B、D 箭头所示),核质比升高,细胞质厚实、浓染、不透亮。

免疫细胞化学　TTF-1(−),napsin A(−),CK7(2+),EA(−)(图 19-32J),p40(−),CK5/6(2+)(图 19-32H),WT1(2+),D2-40(2+)(图 19-32G),CR(2+)(图 19-32F),E-cadherin(图 19-32I)(2+)。

细胞学诊断　有肿瘤细胞,结合免疫细胞化学及影像学,考虑为间皮瘤。

活检病理　(右侧心缘旁纵隔胸膜病变穿刺)上皮样恶性肿瘤,结合免疫组化,符合恶性间皮瘤。免疫组化:CK5/6(+),p40(−),TTF-1(−),napsin A(−),HER2(−),CMET(−),Ki-67(80%),CR(2+),D2-40(2+),WT1(1+),GATA-3(2+)。

诊断依据　细胞量丰富,在淋巴细胞背景中见呈小团状、乳头状、单个散在的轻度异型细胞;细胞质厚实、浓染、不透亮,核中位,细胞团周围的细胞边缘呈扇贝样,细胞之间有裂隙呈开窗样,这些均是间皮细胞的形态及结构特征,间皮瘤仍保留部分间皮特征。临床资料显示:大量胸腔积液、胸膜增厚及结节。免疫细胞化学结果显示间皮标记物 CR、CK5/6、D2-40、WT1 均(+),而上皮标记物 EA(−)。E-Cadherin(+),腺癌和恶性间皮瘤均可(+),而增生间皮细胞(−)较多见。细胞学对间皮瘤的诊断除了上述形态学特征外还要结合临床病史(是否有石棉接触史及肿瘤病史)、临床症状及影像学特征(是否有浆膜腔积液,肿物发生部位及胸腹膜是否有增厚或结节)及免疫细胞化学结果。

鉴别诊断

(1) 腺癌:腺癌细胞在浆膜腔积液中表现为较大的肿瘤细胞团,呈大彩球样、乳头状、微乳头状、腺腔样、实性巢片状或单个散在。细胞异型较明显,高核质比、核深染、核仁出现。细胞质疏松,有黏液空泡或呈印戒样形态。腺癌细胞团周围细胞可呈融合样细胞质。

(2) 增生的间皮细胞:间皮细胞增生是浆膜腔积液细胞学经常见到的细胞形态,其增生程度明显时可出现小乳头结构,可能伴有一定程度的细胞异型性。诊断依据:①临床是否有影像学占位性病变及是否有浆膜腔积液的诱因,如肝硬化、心力衰竭、肺栓塞、外伤、感染、结核等。②细胞学诊断的间皮瘤主要为上皮样型,瘤细胞形态与良性或反应性间皮细胞有重叠。当出现大量形态单一、结构相对一致的异型细胞群时,需要警惕间皮瘤的可能,多数间皮瘤核质比低、异型性不明显。间皮瘤形态可分为低级别间皮瘤和高级别间皮瘤。高级别间皮瘤细胞分化较差,异型明显,很容易诊断为恶性肿瘤;低级别间皮瘤形态温和,不易与增生间皮细胞区分。免疫细胞化学有助于诊断,如:BAP1 核表达缺失,在上皮样间皮瘤中更常见。临床影像信息对诊断非常重要。

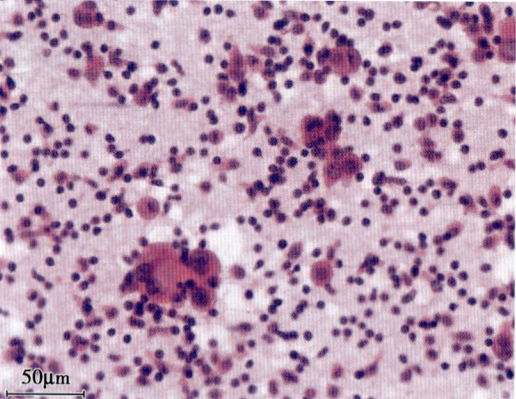

32A(常规涂片, HE×200)

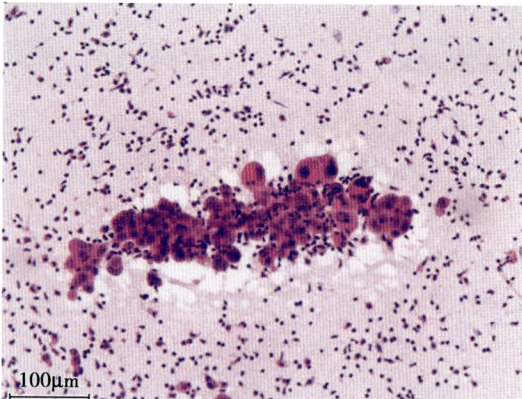

32B(常规涂片, HE×100)

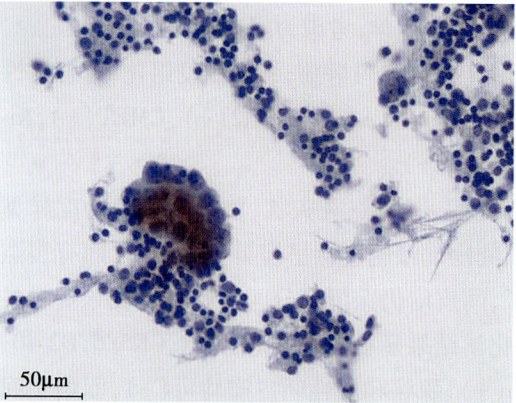

32C(液基涂片, 巴氏×200)

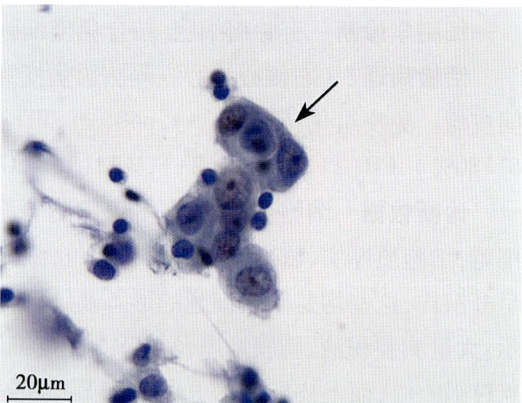

32D(液基涂片, 巴氏染色×400)

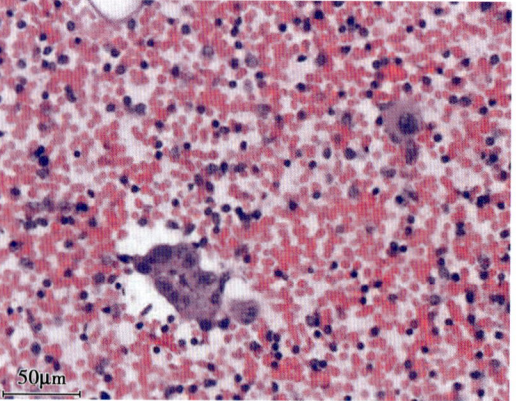

32E(HE×200)

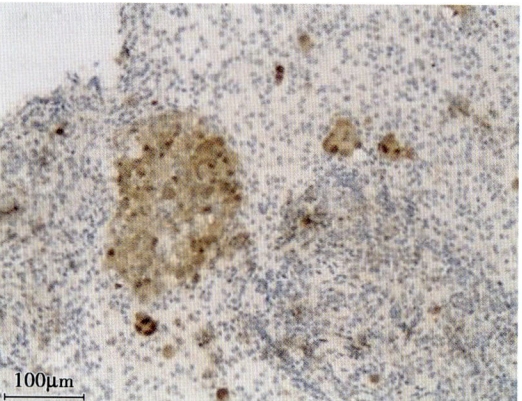

32F(CR, ×100)

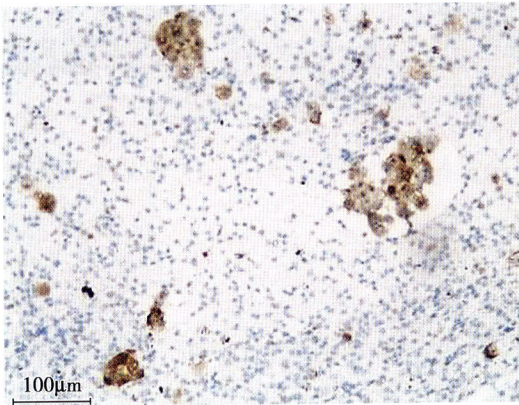

32G(D2-40×100)

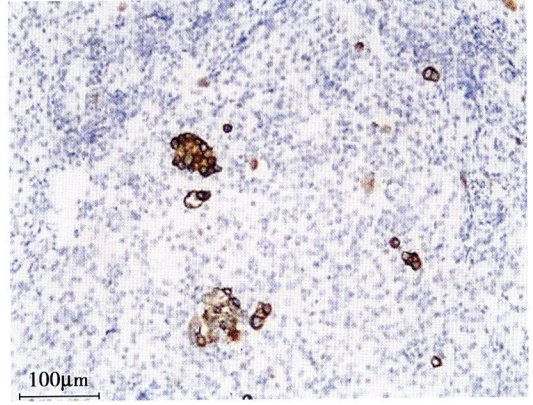

32H(CK5/6×100)

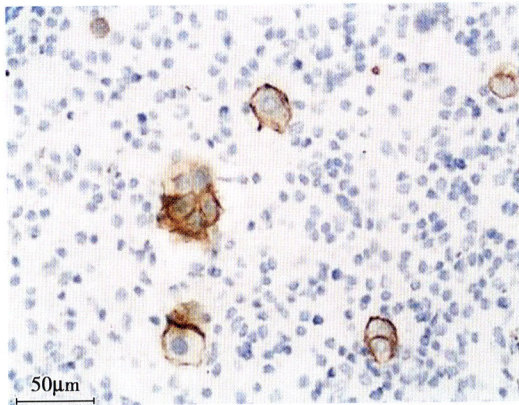

32I(E-Cadherin×200)

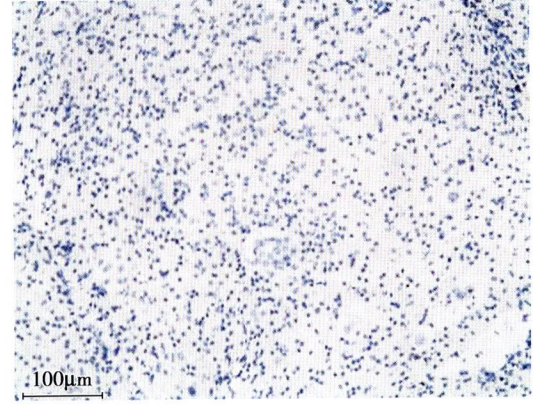

32J(EA×100)

图 19-32　胸腔积液-间皮瘤

病例 33　腹腔冲洗液：创伤性间皮细胞

基本资料　女,32 岁,畸胎瘤。送检术中冲洗液。

镜下所见　大量成片及散在的细胞,细胞形态温和(图 19-33A、B)。可见核增大及核型不规则,但染色质不深(图 19-33C)。背景中可见部分细胞周围有蓝色均质无结构物(图 19-33D、E)。细胞片中间可见裂隙(19-图 33C、F)。

细胞学诊断　未见肿瘤细胞。

诊断依据　术中冲洗液中可出现大片单层平铺的细胞片,细胞增大,核型有不规则,符合冲洗导致的"创伤性间皮"细胞特征,而非恶性特征。背景中蓝染均质的无结构物,是间皮细胞分泌的透明质酸,而非黏液,注意与上皮性肿瘤产生的黏液鉴别。成片细胞排列疏松,细胞间有间隙,即"开窗"现象,此为间皮细胞特有的结构,与间皮细胞之间微绒毛连接有关。上皮细胞之间排列紧密,较少见细胞裂隙。增生性、反应性间皮和创伤性间皮均有一定程度的细胞核增大、核型欠规则,但细胞核染色质不增多,核质比不高。

鉴别诊断

(1) 恶性间皮瘤:增生的间皮细胞与间皮瘤鉴别见病例 32。

(2) 上皮细胞:间皮细胞与上皮细胞的鉴别点在于间皮细胞温和居中、有开窗现象。腺上皮细胞的细胞质可分泌黏液,鳞状上皮细胞质含有角蛋白,较为厚实,而间皮细胞的细胞质分泌透明质酸,厚实程度较黏液高,而较角蛋白低。多数情况下显示稠厚、浓染的细胞质。本例患者是成熟性畸胎瘤的术中冲洗液,但涂片中显示的是大量反应性及创伤性间皮细胞,未见上皮细胞出现,未见原始神经管等未成熟畸胎瘤的细胞成分。

(3) 癌细胞:癌细胞具有不同程度的细胞异型性及上皮分化特征。间皮细胞反应性增生时显示细胞核增大、核型欠规则,但细胞核染色质不增多,核质比不高。

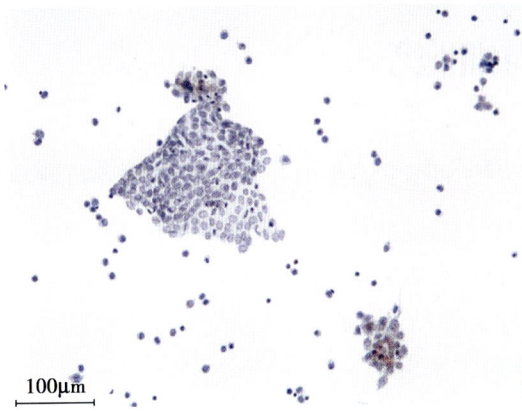

33A(液基涂片, 巴氏×100)

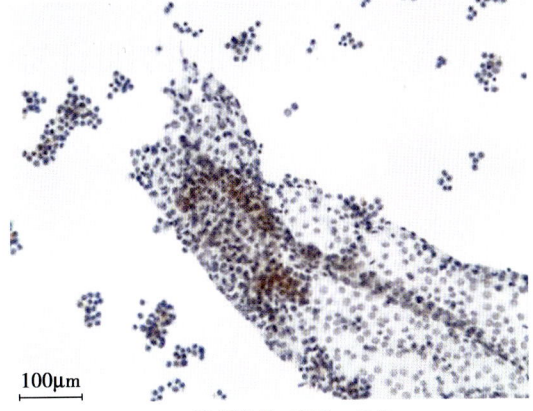

33B(液基涂片, 巴氏×100)

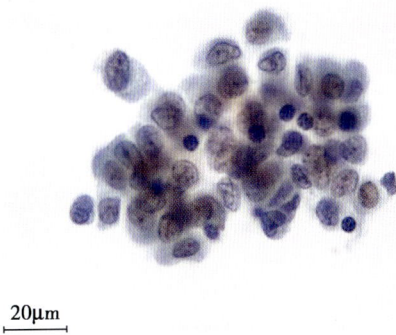

33C(液基涂片, 巴氏×400)

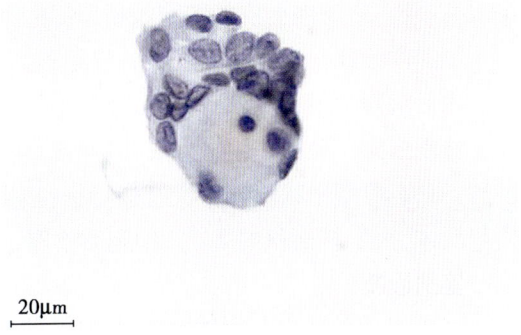

33D(液基涂片, 巴氏×400)

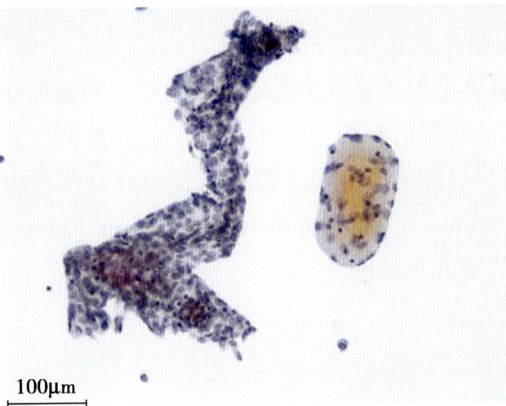

33E(液基涂片, 巴氏×100)

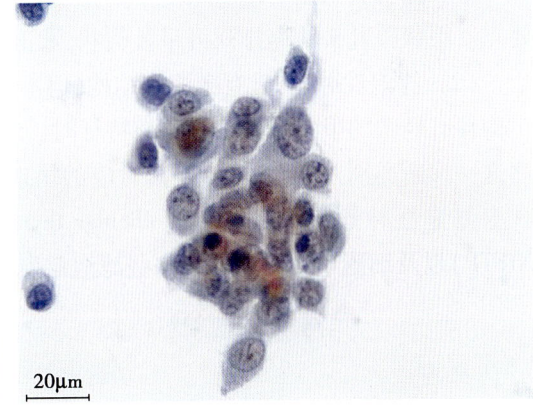

33F(液基涂片, 巴氏×400)

图 19-33　腹腔冲洗液-创伤性间皮细胞

（五）头颈部肿物细针穿刺细胞学

病例 34　甲状腺乳头状癌

基本资料　男,42 岁,超声发现甲状腺右叶中下部浅面被膜下低回声结节,约 1.9cm×1.0cm,界欠清,其内及其旁见多发点状强回声;双颈Ⅵ区见多个低回声淋巴结,较大者 0.9cm×0.5cm,界清,未见淋巴结门。甲状腺右叶实性结节,考虑恶性,双颈Ⅵ区淋巴结肿大,需警惕淋巴结转移。在超声引导下行 FNA 细胞学检查。

镜下所见　细胞呈乳头状、片状排列(图 19-34A、C、D)或单个散在(图 19-34B),排列拥挤(图 19-34A、C)。细胞核增大、核染色质苍白,核型不规则(图 19-34C),核染色质边集,可见核沟(图 19-34C),核膜清晰可见。核内可见大的核内包涵体(图 19-34B、C),细胞质呈化生改变,较正常滤泡上皮的细胞质稠厚(图 19-34C、D)。

细胞学诊断　有甲状腺乳头状癌细胞(TBSRTC:Ⅵ)。

术后病理　甲状腺乳头状癌,经典型。

诊断依据　肿瘤细胞排列成片,连接紧密,相互拥挤、排列紊乱或单层平铺,符合上皮性肿瘤。具有典型甲状腺乳头状癌核特征:核染色质苍白,核型不规则,可见核沟和典型的核内包涵体(大于核面积的 2/3),细胞质增厚,呈化生样改变。

鉴别诊断

(1) 增生的滤泡上皮细胞:可呈乳头状、核可以增大,但不具有甲状腺乳头状癌的核特征。甲状腺乳头状癌的诊断最重要的是具备上述核特征,反而乳头状结构不是必备的诊断要点。甲状腺乳头状癌排列可呈乳头状、滤泡状、单个散在和实性片状。

(2) 滤泡性肿瘤:具有微滤泡结构,但不具有典型甲状腺乳头状癌的核特征。当滤泡性结构伴有轻微的甲状腺乳头状癌核特征时(不包括典型的核内包涵体),仍可归入滤泡性肿瘤这一诊断类别并加以注释,与其对应的病理类型可能为具有乳头状核特征的非浸润性甲状腺滤泡性肿瘤(non-invasive follicular thyroid neoplasm with papillary-like nuclear feature,NIFTP)以及细胞学难以识别的一些滤泡亚型甲状腺乳头状癌。

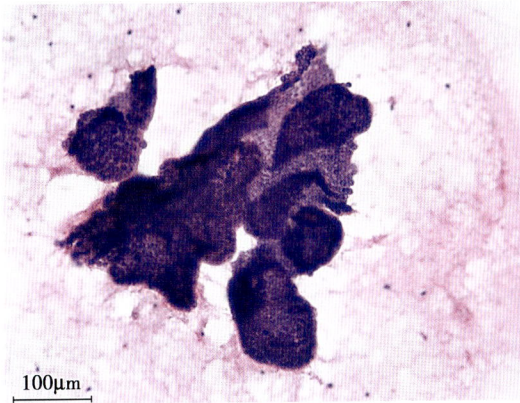

34A(常规涂片, HE × 100)

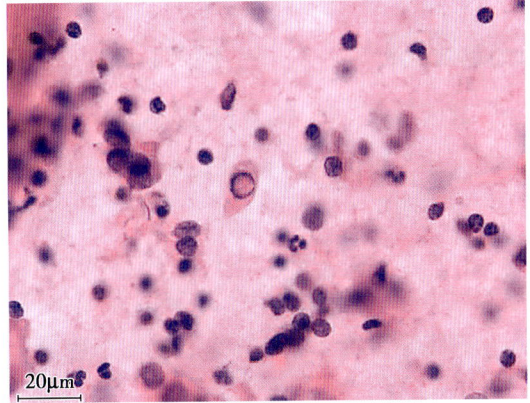

34B(常规涂片, HE × 400)

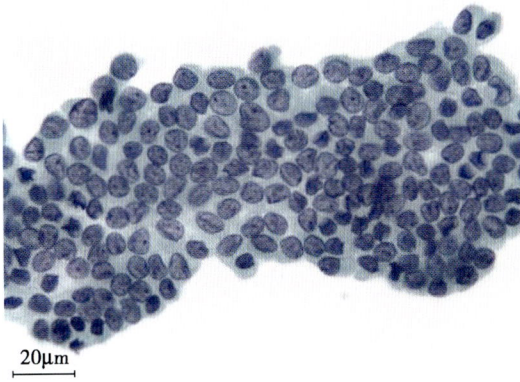

34C(常规涂片, HE × 400)

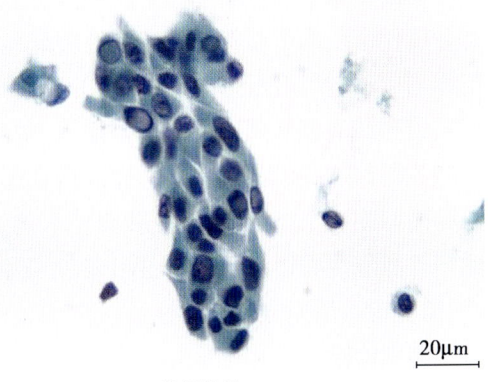

34D(常规涂片, HE × 400)

图 19-34　FNA-甲状腺乳头状癌细胞

病例 35　甲状腺滤泡性肿瘤

基本资料　男,56 岁,发现颈前肿物 3 年,逐渐增大。超声示:甲状腺右叶及峡部可见一肿物大小 5.6cm×4.1cm,在超声引导下行 FNA。

镜下所见　涂片中可见大量增生的滤泡上皮细胞,细胞形态单一,呈微滤泡结构,细胞排列较拥挤(图 19-35A~C)。微滤泡的特点是由十几个细胞组成,大小相似,组成微滤泡的细胞大小一致,较拥挤(图 19-35D)。高倍镜下观察细胞核无甲状腺乳头状癌的核特征。

细胞学诊断　增生的滤泡上皮细胞,可见大量微滤泡结构,考虑为甲状腺滤泡性肿瘤(TBSRTC:Ⅳ)(图 19-35E、F)。

病理诊断　甲状腺滤泡癌。

诊断依据　大量增生的甲状腺滤泡上皮细胞,可见大量微滤泡结构,形态、结构单一,符合肿瘤性增生的形态特征。滤泡性肿瘤包含了几种病变:甲状腺腺瘤、结节性甲状腺肿伴腺瘤样增生(甲状腺滤泡结节性病变)、NIFTP,滤泡亚型的甲状腺乳头状癌以及甲状腺滤泡癌等。因为滤泡癌病理诊断依据是血管、被膜、神经侵犯,而细胞学无法观察到浸润,因此,为了避免漏诊这些无法识别的恶性或潜在恶性病变,TBS 报告中将这类具有微滤泡结构特征的肿瘤归为一个类别:滤泡性肿瘤。本例无甲状腺乳头状癌核特征,但具有微滤泡结构,因此归入滤泡性肿瘤(TBSRTC:Ⅳ)诊断类别,细胞无显著异型性,细胞学不能提示是否为恶性,需要待术后充分取材定性。

鉴别诊断

(1) 增生的滤泡上皮细胞:滤泡上皮细胞增生可呈现大小不等的细胞片段,呈实性片状、乳头状、滤泡状结构等。背景中可出现组织细胞、胶质、淋巴细胞、多核巨细胞等。增生的细胞较少形成形态单一、结构相似的微滤泡形态。虽然滤泡性肿瘤这个诊断级别中有大部分可能是腺瘤样增生或良性增生(因为良性腺瘤发生率远高于滤泡癌),但增生和腺瘤之间在细胞形态上没有截然不同的界限。因此,在充分取材的基础上,识别单一形态的微滤泡特征对滤泡性肿瘤的诊断有一定提示意义。

(2) 滤泡亚型甲状腺乳头状癌:具有甲状腺乳头状癌核特征,见病例 34。当滤泡上皮细胞排列成滤泡或微滤泡结构,如果甲状腺乳头状癌核特征典型,应该归入可疑甲状腺乳头状癌:(TBSRTC:Ⅴ)或甲状腺乳头状癌(TBSRTC:Ⅵ)诊断级别,而非甲状腺滤泡性肿瘤(TBSRTC:Ⅳ)。

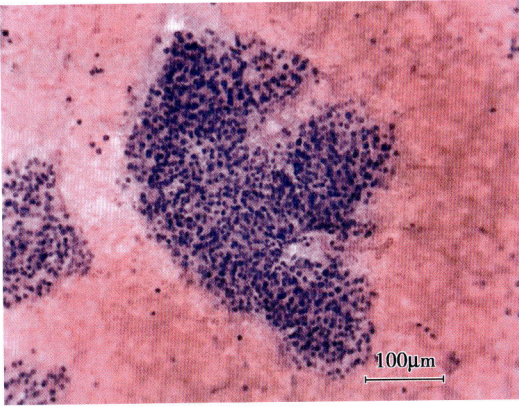

35A(常规涂片, HE染色×100)

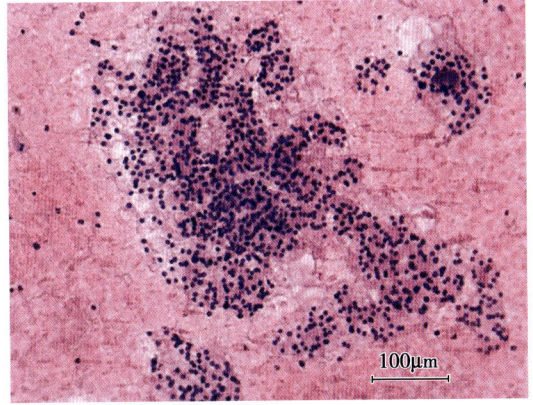

35B(常规涂片, HE染色×100)

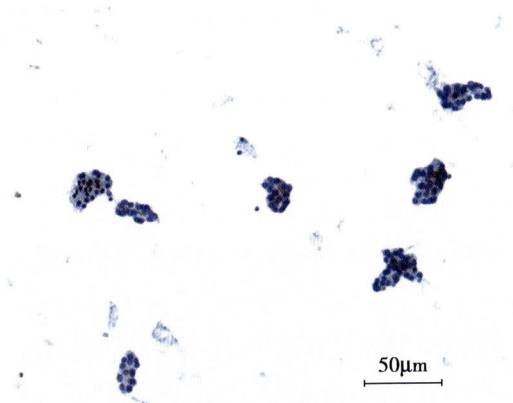

35C(常规涂片, HE染色×200)

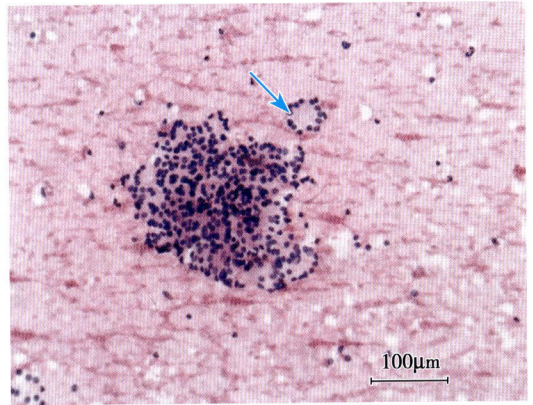

35D(常规涂片, HE染色×100)

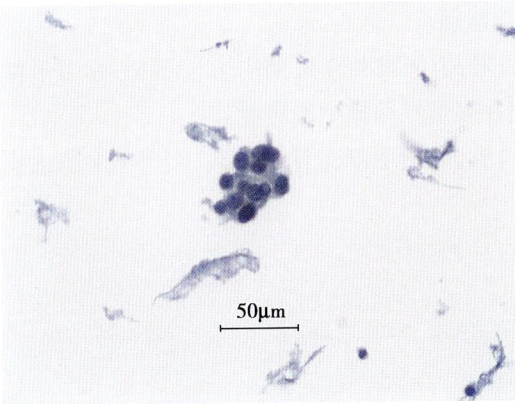

35E(常规涂片, HE染色×200)

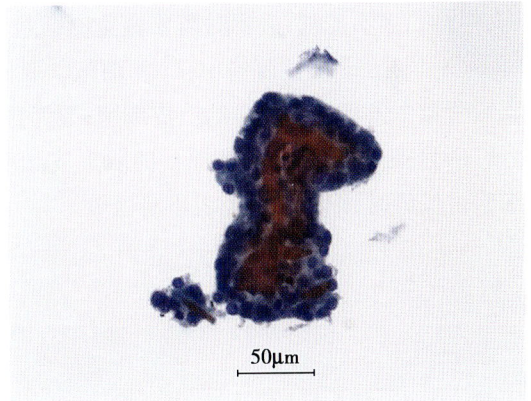

35F(常规涂片, HE染色×200)

图 19-35　FNA-甲状腺滤泡性肿瘤细胞

病例 36　涎腺多形性腺瘤

基本资料　女,59 岁,发现左颌下腺肿物 3 年,生长缓慢。超声示:左颌下腺囊实性肿物,分叶状,大小约 2.9cm×1.7cm,界清,后方透声增强,实性部分可见丰富血流信号。

镜下所见　涂片成分多样,包括成片及散在的上皮细胞,黏液样基质。上皮细胞呈实性巢片状,细胞形态呈圆形、卵圆形,散在细胞呈短梭形。核特征温和。黏液样物质无定形,可见短梭形细胞散在分布于其中(图 19-36)。

细胞学诊断　涎腺上皮来源的肿瘤细胞,考虑为多形性腺瘤。

诊断依据　以肌上皮细胞为主的肿瘤细胞与黏液软骨样基质混合存在于同一涂片中。独特的黏液软骨样基质呈纤维状、羽毛状,或稀薄或稠厚不等。肌上皮细胞呈短梭形、多边形、圆形。细胞无异型性,核特征温和。本例中较少见导管上皮细胞,但不影响多形性腺瘤的诊断。

病理诊断　(左颌下腺)多形性腺瘤。

鉴别诊断

(1) 黏液表皮样癌:由表皮样细胞、中间型细胞和黏液细胞以不同比例混合,背景可能含有丰富黏液。与多形性腺瘤的黏液样基质在细胞外不同,黏液表皮样癌的黏液细胞可见细胞内黏液。

(2) 腺样囊性癌:基底细胞样肿瘤细胞排列呈筛状结构,筛孔圆形,形态相对规则,筛孔内见粘液样基质。涂片背景中也可见脱落的球形粘液样基质,质地均匀。多形性腺瘤(pleomorphic adenoma,PA)的腺上皮细胞也可能会形成类似于腺样囊性癌的腺样结构或筛状结构,但筛孔多不规则,必要时需要做免疫细胞化学鉴别。

(3) 癌在多形性腺瘤中:FNA 细胞学取材局限,但如果肿物短期内生长迅速,在多形性腺瘤背景中发现异型明显的上皮细胞,要考虑癌在多形性腺瘤中的可能。

(4) 肌上皮瘤:由形态单一的肌上皮细胞构成,呈透明细胞样,梭形。当 PA 中肌上皮细胞占优势时,细胞学上二者不易区分。

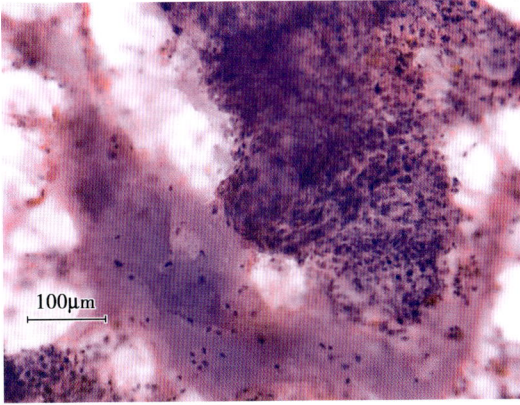

36A(常规涂片, HE × 100)

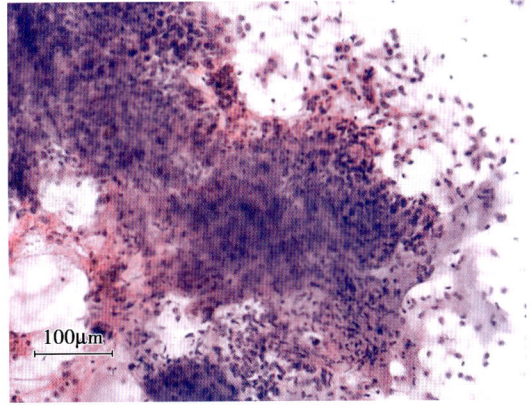

36B(常规涂片, HE × 100)

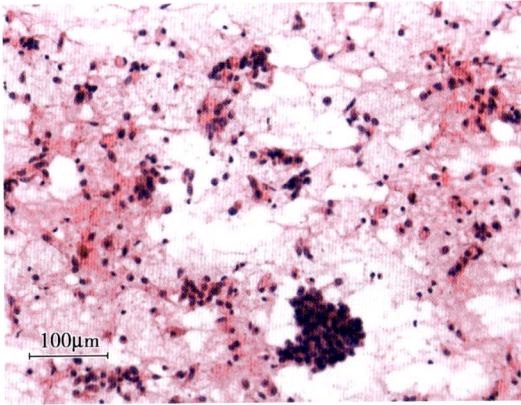

36C(常规涂片, HE × 100)

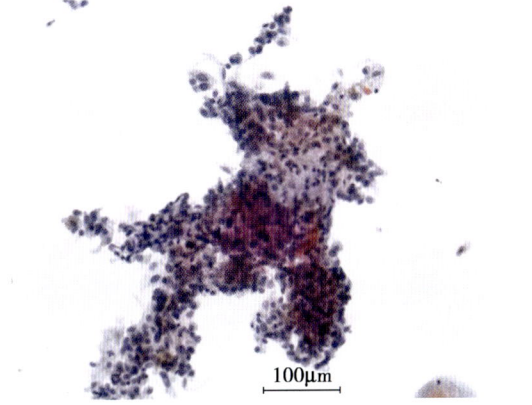

36D(液基涂片, 巴氏 × 100)

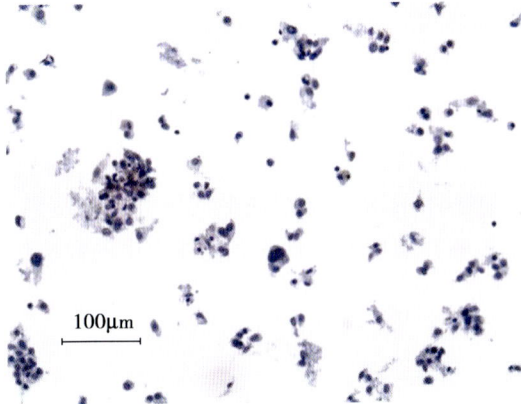

36E(液基涂片, 巴氏 × 100)

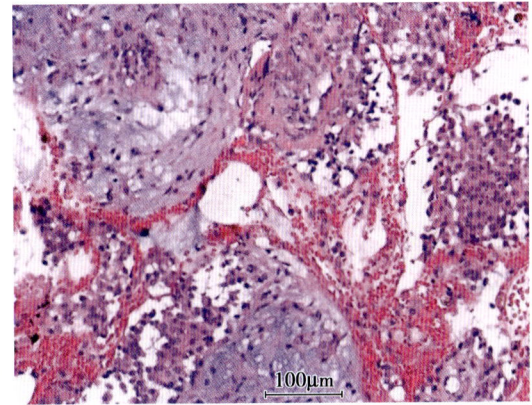

36F(细胞蜡块切片, HE × 100)

图 19-36　FNA-涎腺多形性腺瘤

病例 37　涎腺黏液表皮样癌

基本资料　女,65 岁,偶然发现左腮腺肿物,直径约 1.5cm,无不适。超声提示左侧腮腺浅叶低回声结节,大小约 1.7cm×1.4cm,界欠清,形态欠规则。炎症与肿瘤待鉴别,行 FNA 明确诊断。

镜下所见　大量成片的上皮细胞,单层平铺,部分细胞略拥挤。细胞质略厚实,不透亮,似鳞状上皮细胞片(图 19-37A,红箭头)。在其周围可见核小,细胞质内有黏液分泌空泡的黏液上皮细胞,形态温和(图 19-37A,蓝箭头,图 19-37E)。另外还可见介于两者之间的细胞片,核中位,细胞质略薄的中间型细胞(图 19-37B～D)。在细胞蜡块切片上可见大片表皮样细胞以及附近的黏液细胞(图 19-37F),涂片背景中可见细胞外黏液(图 19-37E)。

细胞学诊断　(左腮腺)涎腺上皮来源的肿瘤细胞,考虑为黏液表皮样癌。

病理诊断　(左腮腺)黏液表皮样癌,中级别。

诊断依据　具有三种细胞成分,表皮样细胞、黏液细胞及中间型细胞。表皮样细胞与中间型细胞无明确界限,可以有相互移行。黏液细胞的细胞质内含有丰富的黏液,核被挤向一侧,核小而温和。这样的细胞需要仔细寻找和辨认,否则极易漏诊。肿瘤细胞较温和,级别偏低。低级别肿瘤含有更多的黏液细胞,而高级别肿瘤以表皮样细胞为主。核异型性程度可以从轻度至明显。低中级别肿瘤具有囊性成分背景,富含细胞外黏液。

鉴别诊断

(1) 多形性腺瘤:由大量增生的肌上皮细胞、导管上皮细胞及黏液样、软骨样变性的间质组成。不见细胞质内黏液。黏液表皮样癌的表皮样细胞与多形性腺瘤中的上皮细胞有时不易区分,但细胞质内的黏液是鉴别要点,需要仔细寻找。

(2) 鳞状细胞癌:具有鳞状分化的上皮细胞,非角化型鳞状细胞癌与高级别黏液表皮样癌鉴别困难。方法仍是需要仔细寻找辨认有无黏液分泌的细胞。高级别黏液表皮样癌较少有角化细胞,与高分化鳞状细胞癌有所区别。

(3) 腺癌:黏液表皮样癌分泌的细胞伴有异型性时,需要与分泌黏液的导管腺癌鉴别。导管腺癌往往有腺管样、腺腔样的排列特征,细胞核的异型性也较黏液表皮样癌中的黏液细胞明显。

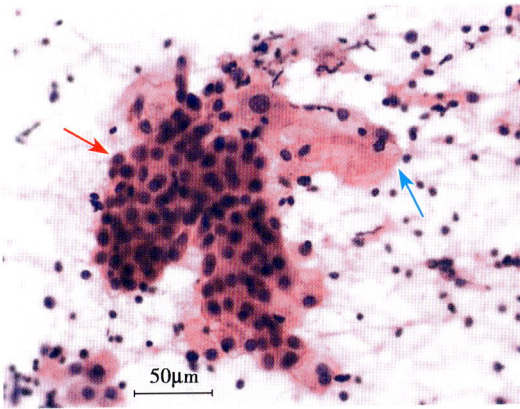

37A(常规涂片, HE×200)

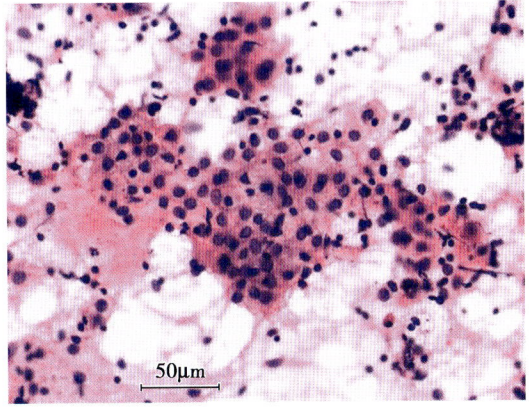

37B(常规涂片, HE×200)

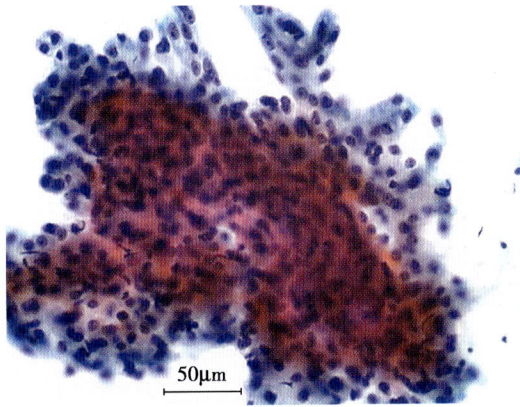

37C(常规涂片, HE×200)

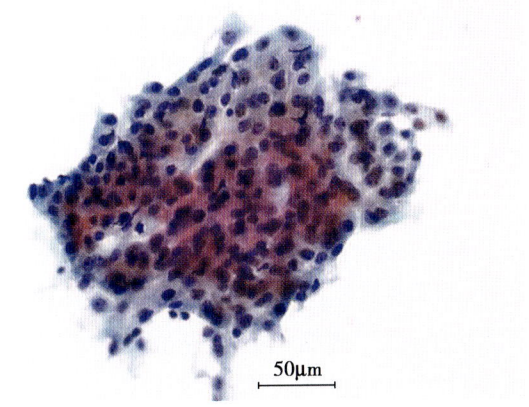

37D(常规涂片, HE×200)

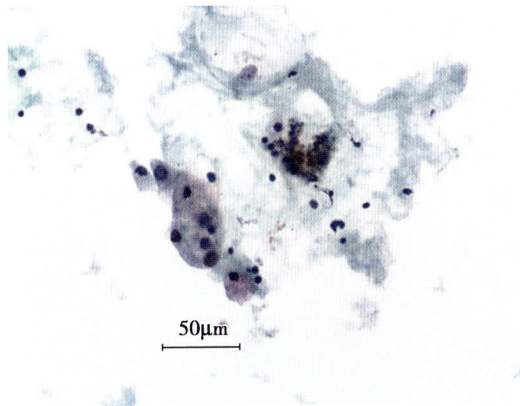

37E(液基涂片, HE染色×200)

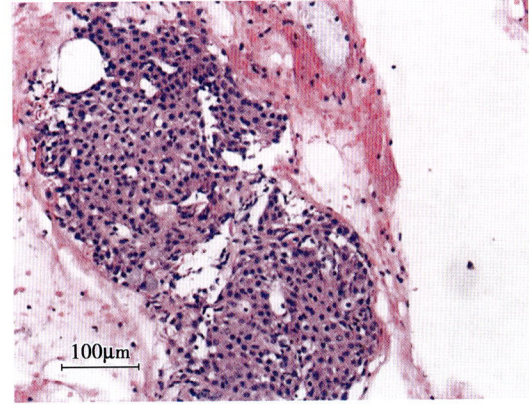

37F(细胞蜡块切片, HE染色×100)

图 19-37　FNA-涎腺黏液表皮样癌细胞

病例38　涎腺腺样囊性癌

基本资料　女,79岁,硬腭肿瘤外院术后4年(术后病理为腺样囊性癌)。2个月前在硬腭原病变前方又出现肿物,逐渐增大。因年龄较大不建议手术,建议放疗,治疗前申请FNA细胞学,以明确诊断。

镜下所见　大量成团片状上皮细胞,细胞排列呈筛状,筛孔较圆(图19-38A、B);筛孔中央可见黏液样物质(图19-38C~E)。细胞较小,小圆形,核深染,核质比高,细胞质少,呈基底细胞样。

细胞学诊断　(硬腭)涎腺上皮来源的肿瘤细胞,结合病史及免疫细胞化学结果,符合腺样囊性癌。

诊断依据　基底细胞样细胞组成,呈筛状、圆柱状、管状排列,筛孔中充满黏液样物。有时呈合体状、簇状。肿瘤细胞小而一致,基底细胞样,核质比高,细胞质少,或不明显。细胞核形态温和,核仁不明显。基质质地均一,半透明(图19-38A),可独立于细胞外呈黏液球样。免疫细胞化学显示P63(+)(图19-38F)、CD117(+)(图19-38G),支持诊断。

鉴别诊断

(1) 多形性腺瘤:可出现筛状结构,其细胞多沉埋于基质中,而腺样囊性癌的细胞与之相反,基底样细胞围绕基质排列。多形性腺瘤基质边界模糊或纤维丝状,腺样囊性癌基质呈规则的"球状",癌细胞小,呈基底细胞样形态,分化差的腺样囊性癌可出现坏死、细胞异型明显等高级别肿瘤的特点。

(2) 基底细胞腺癌:由基底细胞样细胞构成腺管、腺腔样结构。细胞形态学鉴别有一定困难。免疫细胞化学有助于诊断,大多数腺样囊性癌细胞学标记中,都会出现MYB阳性。另外,约90%腺样囊性癌表达CD117,有助于诊断。实际诊断中需要同时行一组免疫细胞化学染色及黏蛋白等特殊染色,必要时需要行分子检测,对涎腺肿瘤进行鉴别诊断。

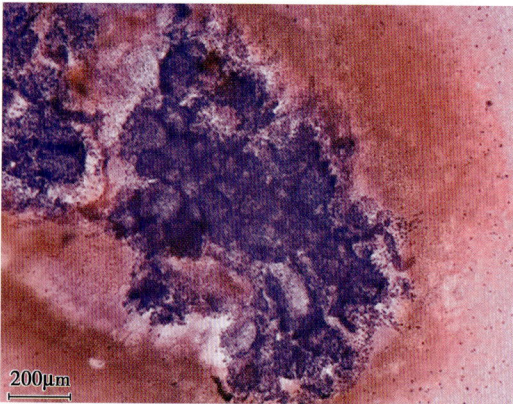

38A(常规涂片, HE×40)

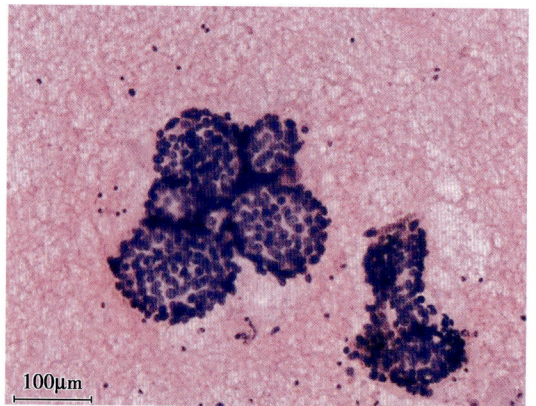

38B(常规涂片, HE×100)

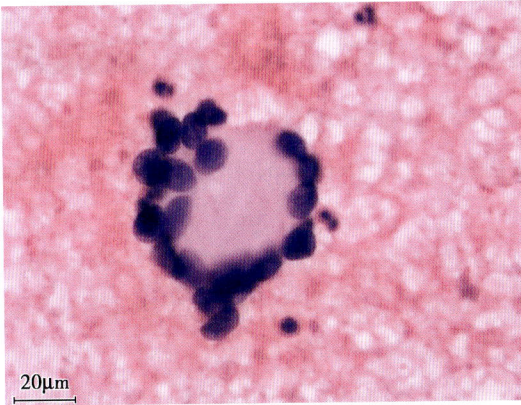
38C(常规涂片, HE × 400)

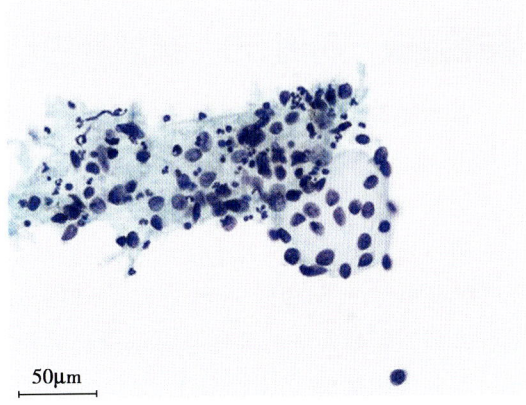
38D(常规涂片, HE × 200)

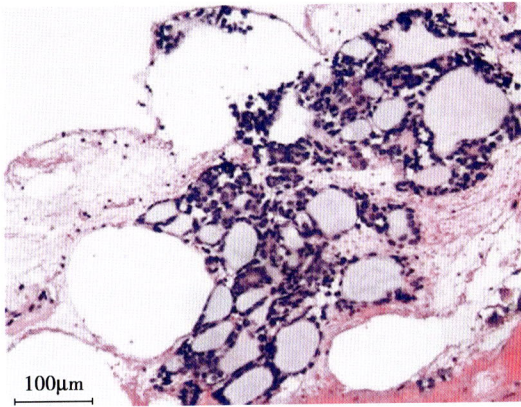
38E(细胞蜡块, HE × 100)

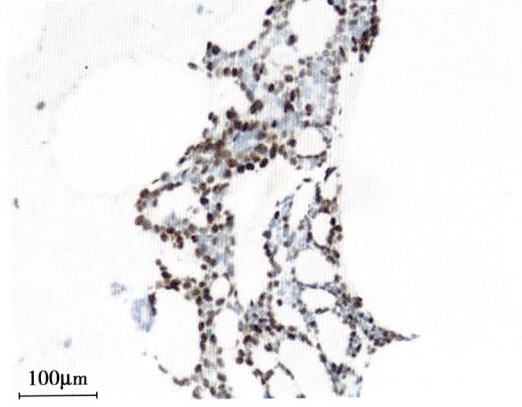
38F(细胞蜡块, p63 × 100)

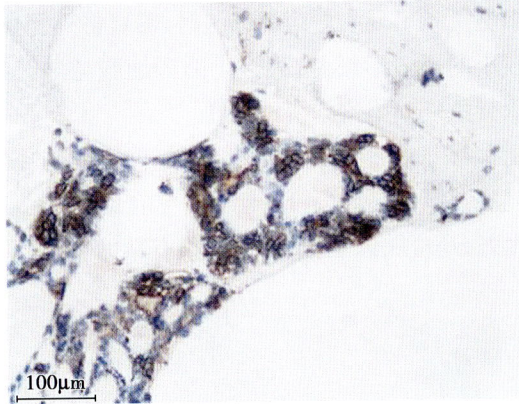
38G(细胞蜡块, CD117 × 100)

图 19-38　FNA-涎腺腺样囊性癌细胞

病例 39　颈部淋巴结转移癌（鼻咽癌转移）

基本资料　男,47 岁,鼻咽癌放疗后 5 年。右颈部僵硬伴麻木近 6 个月,复查超声显示右颈Ⅱ、Ⅲ、Ⅳ区多个低回声结节,较大者位于Ⅱ区,约 1.9cm×1.1cm,未见淋巴结门。考虑淋巴结转移。

镜下所见　大量成片上皮细胞,细胞排列呈流水样(图 19-39A),不规则形(图 19-39B、D);细胞增大,呈卵圆形、短梭形,核增大,核染色质有淡染区,有明显核仁(图 19-39C、D)液基剩余细胞制成细胞蜡块切片显示成片的异型上皮细胞(图 19-39E)。

免疫细胞化学　AE1/AE3(2+),CK5/6(3+)(图 19-39F),CK34βE12(3+)(图 19-39G),p40(+)。原位杂交结果显示:EBER(+)(图 19-39H)。

细胞学诊断　有鳞状细胞癌细胞,结合免疫细胞化学及原位杂交结果,符合鼻咽癌转移。

诊断依据　患者有鼻咽癌病史 5 年,本次复查超声显示颈部淋巴结多发肿大,考虑为转移癌,进行 FNA 细胞学检查。镜下所见有低分化鳞状细胞癌分化特征的细胞片。细胞呈短梭形,核染色不均匀,有核仁。免疫细胞化学和 EBER 原位杂交结果(+),支持鼻咽癌转移。

鉴别诊断

(1) 肉芽肿性淋巴结炎:肉芽肿性病变中的类上皮细胞呈短梭形、聚集成团,细胞界限不清,容易与上皮细胞团混淆。类上皮细胞是组织细胞来源,核染色质淡染,细胞核可呈弯黄瓜、茄子形,杂乱排列,无极向,细胞界不清,可呈合体样,细胞质宽,核质比低;有时可见多核巨细胞。鳞状细胞癌细胞有核异型性,典型鼻咽癌可见泡状核伴有大红核仁;也有呈短梭形,核深染的细胞群,夹杂在淋巴细胞及肉芽肿性病变的背景中不易辨认,需要借助免疫细胞化学的辅助。当淋巴细胞背景出现大量组织细胞时,需要格外警惕转移癌的可能,有时低分化鳞状细胞癌表现为较小的短梭形细胞,甚至小圆形细胞与淋巴细胞缠结在一起难以辨认,如果有相应病史,建议行免疫细胞化学协助诊断。

(2) 其他部位转移性鳞状细胞癌:颈部淋巴结是多种癌容易转移的部位,如头颈部、口咽、食管、喉部的鳞状细胞癌,肺转移癌等。EBER(+)更有助于提示鼻咽癌转移。作出诊断时不仅应观察细胞镜下形态,还应关注病史,对诊断很有帮助。

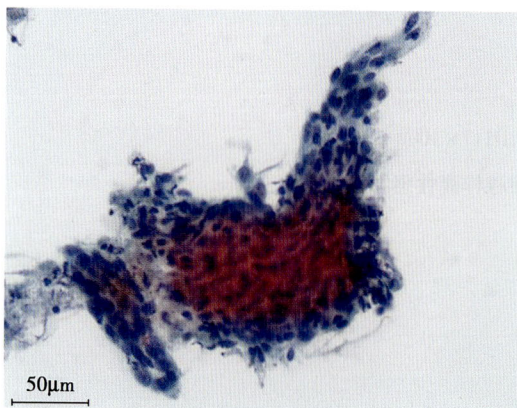

39A(液基涂片, 巴氏×200)

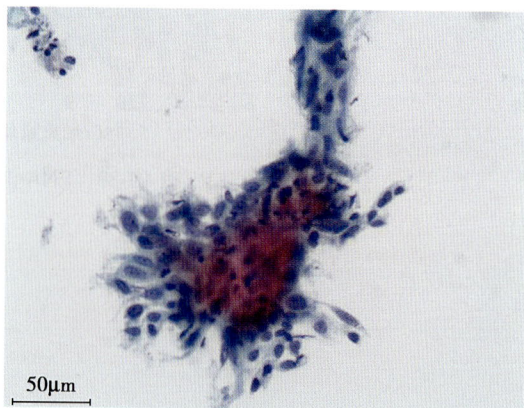

39B(液基涂片, 巴氏×200)

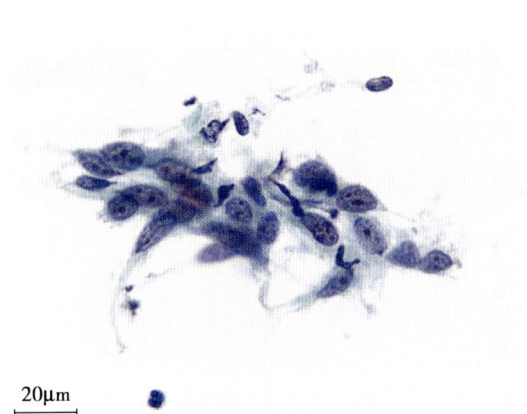

20μm

39C(液基涂片, 巴氏×400)

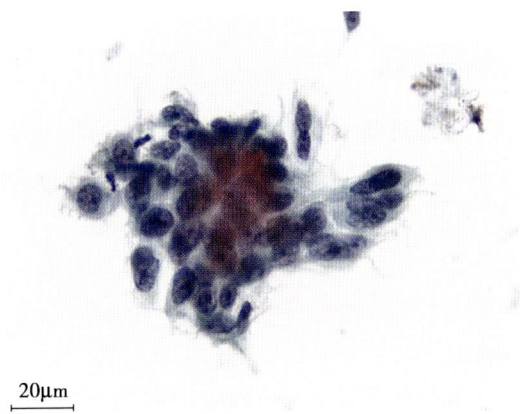

20μm

39D(液基涂片, 巴氏×400)

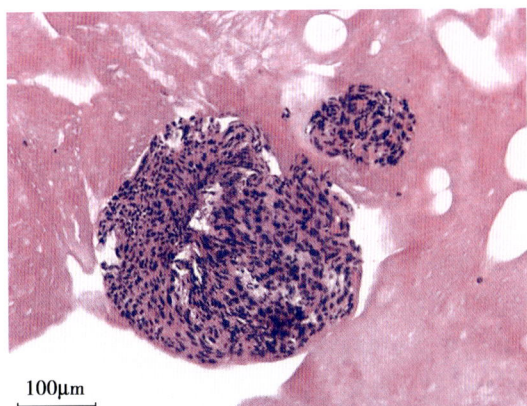

100μm

39E(细胞蜡块切片, HE×100)

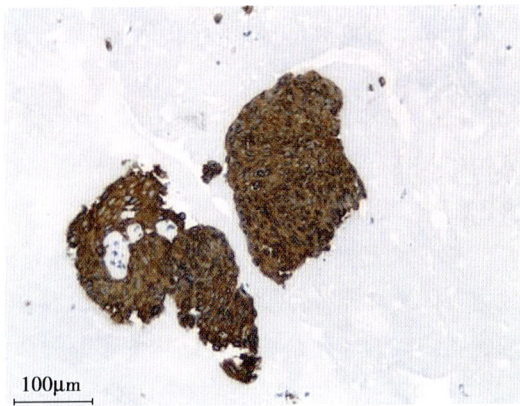

100μm

39F(细胞蜡块切片, CK5/6, ×100)

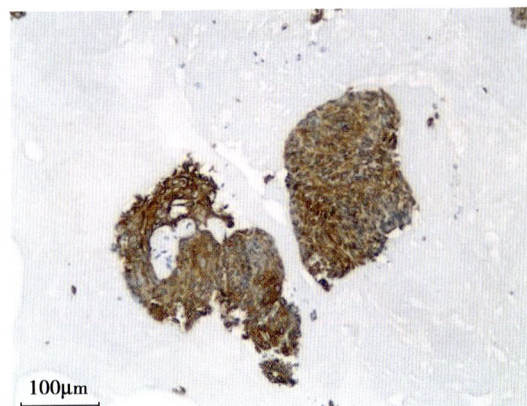

100μm

39G(细胞蜡块切片, CK34βE12, ×100)

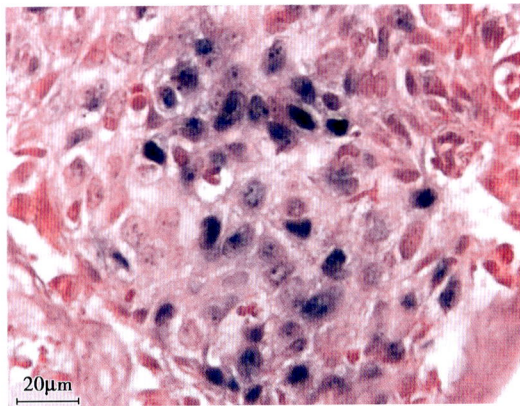

20μm

39H(细胞蜡块切片, EBER原位杂交, ×400)

图 19-39　FNA-颈淋巴结转移(鼻咽癌转移)

病例40　颈部淋巴结结核

基本资料　女,41岁,发现左颈部肿物4月余。超声示:左锁骨上区低回声区伴窦道样结构向皮下延伸,总范围约5.3cm×1.8cm,边缘见较丰富血流信号。周围见数个低回声结节,界清。行左颈肿物FNA细胞学检查。

镜下所见　淋巴细胞背景中见坏死物(图19-40A、C),类上皮细胞(图19-40B、C)。坏死物是较为彻底的坏死,均匀一致无结构,几乎见不到坏死的细胞轮廓以及核碎屑等(图19-40A、C、D)。

细胞学诊断　淋巴细胞、类上皮细胞及坏死物,符合肉芽肿性病变,考虑为结核。

诊断依据　淋巴细胞、类上皮细胞的存在提示淋巴结肉芽肿性病变。特征性坏死:干酪样坏死是一种彻底的坏死,显示的是均匀一致的无结构物,不见坏死细胞轮廓及核碎屑等。

鉴别诊断

(1) 非特异性炎症:由感染引起的非特异性炎症以中性粒细胞、组织细胞为主,脓性坏死物中是炎症细胞、细胞碎屑和蛋白样渗出物等。伴有慢性炎症时可见增生的成纤维细胞、淋巴细胞、浆细胞。

(2) 肿瘤性坏死:淋巴结中出现的坏死需要与转移癌中的坏死鉴别。肿瘤性坏死大多数为凝固性坏死,可见坏死的细胞轮廓、核碎屑,在坏死物中需要仔细寻找有无残存的肿瘤细胞。结核的坏死是均一无结构的干酪样坏死,有助于区分肿瘤性坏死。

(3) 肉芽肿性病变:结核是肉芽肿性病变的一种,只有伴有干酪样坏死,才能提示结核。细胞学形态学不能区分结节病、病原体(梅毒、真菌及细菌)引起的肉芽肿性病变以及与肿瘤伴发的肉芽肿性病变。如果怀疑有病原体感染需要做病原学检测。霍奇金淋巴瘤伴有肉芽肿性病变时,需要仔细寻找特征性的RS(Reed-Sternberg,RS)细胞,以防止漏诊。

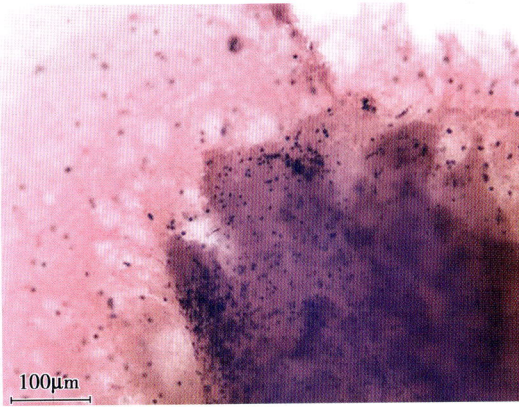

40A(常规涂片, HE × 100)

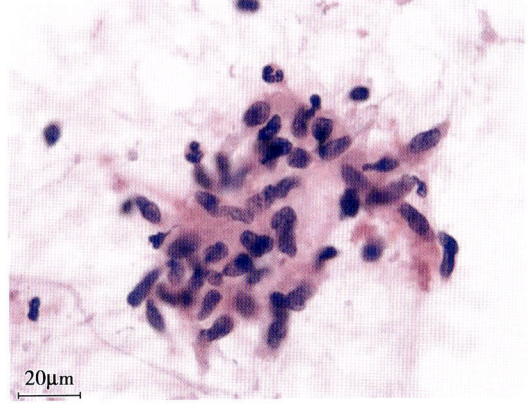

40B(常规涂片, HE × 400)

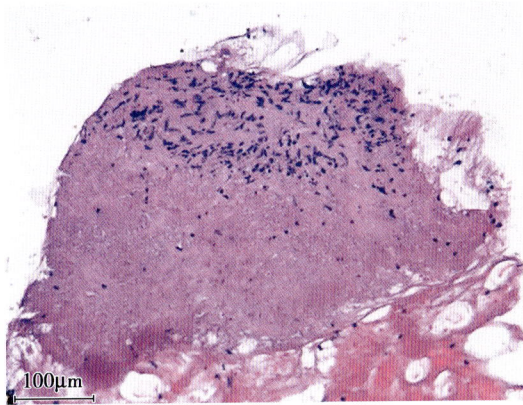

40C(细胞蜡块切片, HE × 100)

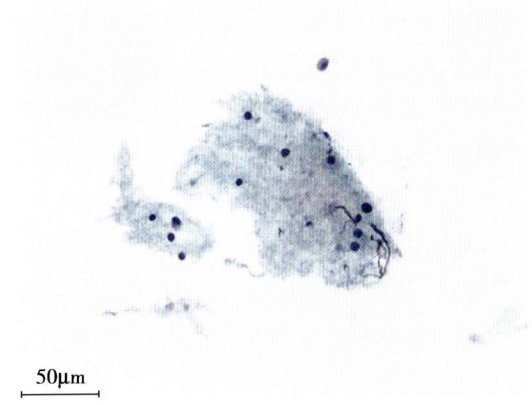

40D(液基涂片, HE × 200)

图 19-40　FNA-颈部淋巴结结核

病例 41　颈部淋巴结反应性增生

基本资料　男,24 岁,发现颌下淋巴结肿大 1 个月。肿物大小约 2cm。

镜下所见　大量散在的淋巴源细胞,细胞大小不一,可见大量核致密固缩的小个成熟的淋巴细胞,同时伴有大量大小不一的核增大细胞(图 19-41)。增生的淋巴细胞处于不同成熟阶段,混杂存在,核型规则。

细胞学诊断　成熟及转化的淋巴细胞。

活检病理　(左颌下肿物)淋巴结反应性增生。

诊断依据　大量散在的淋巴源细胞,细胞大小不一,可见大量核致密固缩的小个成熟的淋巴细胞,同时伴有大量大小不一的核增大细胞。增生的淋巴细胞处于不同成熟阶段,混杂存在,不具备形态单一性,而是表现为多克隆性增生。增生的细胞有核增大,核质比高,但核型正常,可见淋巴细胞的沟裂,无畸形及怪异细胞,无显著异型性。符合淋巴结反应性增生的特点。本例涂片中的淋巴细胞虽有增生非常活跃的细胞,但夹杂有更多成熟的淋巴细胞,且细胞无明显异型,更倾向于反应性改变。但细胞学取材局限,不易直接确定反应性增生的诊断结论,因此作出描述性诊断。

鉴别诊断

(1)非霍奇金淋巴瘤:表现为散在一致的淋巴源细胞,大小、形态相对一致,体现出肿瘤单克隆增生的特点。肿瘤细胞分化不成熟,常停留在某个分化的幼稚阶段,部分淋巴瘤细胞可表现为核型不规则、怪异核。

(2)霍奇金淋巴瘤:在混杂的淋巴细胞背景中见到特征性的 RS 细胞、爆米花样细胞、干尸细胞等肿瘤细胞形态。可有肉芽肿样或间质硬化性背景。

(3)转移癌:在大量淋巴细胞背景中仔细寻找是否有异型上皮细胞也是 FNA 细胞的诊断任务,颈部是转移癌的好发部位,本例涂片中未见转移癌证据。

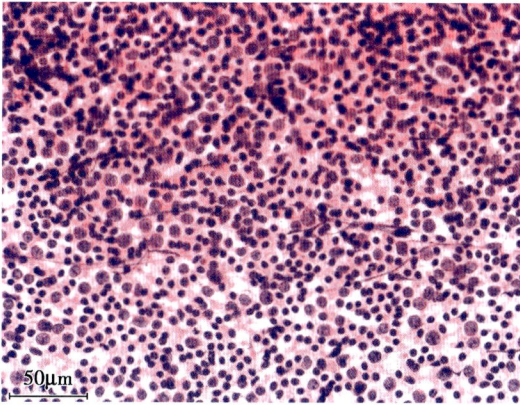

41A(常规涂片, HE×200)

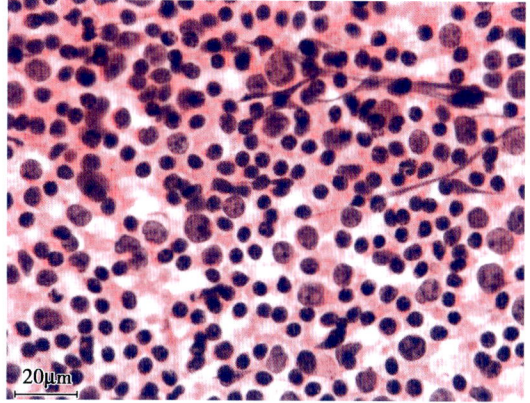

41B(常规涂片, HE×400)

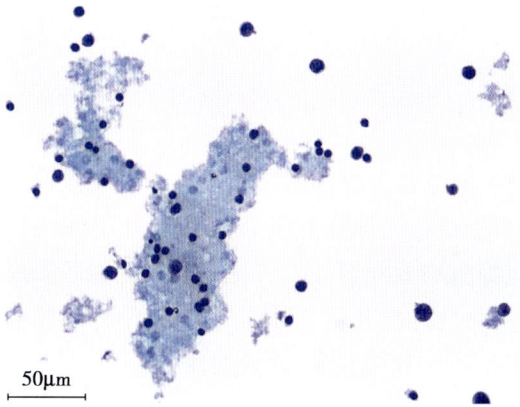

41C(液基涂片, HE×200)

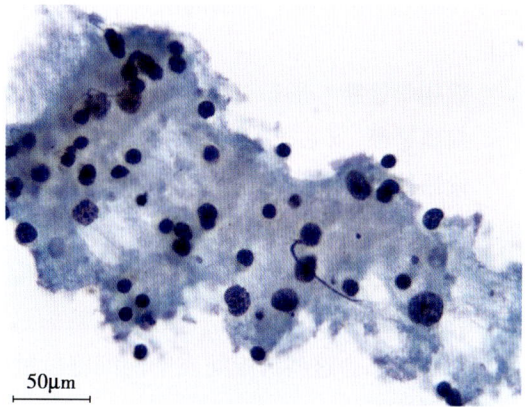

41D(液基涂片, HE×400)

图 19-41 FNA-颈部淋巴结反应性增生

（六）乳腺肿物细针穿刺细胞学

病例42　乳腺纤维腺瘤

基本资料　女,28岁,发现乳腺肿物2个月。超声示:右乳房外上低回声结节,大小约2.2cm×1.0cm,呈浅分叶状,见点状血流。双腋窝、双锁骨上未见明确异常肿大淋巴结。BI-RADS 3类。行右乳房肿物 FNA 细胞学检测。

镜下所见　涂片中可见大量上皮细胞及成团纤维间质(图 19-42A、C),有散在的大量双极裸核细胞(图 19-42B)和成片单层平铺的增生的导管上皮细胞(图 19-42D)两种细胞成分,细胞含量丰富。纤维间质伴黏液变性(图 19-42A、C)。上皮细胞和间质细胞均无异型性。

细胞学诊断　形态符合纤维腺瘤。

病理诊断　(右乳房肿物)纤维腺瘤。

诊断依据　肿瘤细胞丰富,成分包括大量增生的导管上皮细胞及散在大量的双极裸核细胞;增生的导管上皮细胞呈单层平铺的片状,双极裸核大部分为肌上皮细胞,也有脱失细胞质的导管上皮细胞。两种上皮成分均增生,但细胞均无异型性。可见成团的纤维间质成分,呈黏液样变的特化性间质,有观点认为这些特化的纤维间质是肿瘤的主质,是纤维腺瘤的特征性标志。这些纤维间质中的细胞呈短梭形,大小、密度正常,无异型性。

鉴别诊断

(1) 叶状肿瘤:和纤维腺瘤同属于纤维上皮性肿瘤,良性叶状肿瘤和纤维腺瘤在 FNA 细胞学无法区分。交界性和恶性叶状肿瘤 FNA 细胞学涂片中可见到异型的纤维间质细胞,细胞增多、肥胖、密度增加,黏附性差,有异型,成团或散在于背景中,需要与癌细胞相鉴别。纤维腺瘤虽然上皮及间质都增生活跃,但细胞核无异型性,是鉴别的关键。

(2) 癌细胞:涂片中可见成片及散在的上皮细胞,细胞成分单一,较少见肌上皮细胞,可见纤维间质。癌细胞排列拥挤重叠,极向紊乱,可有管状、条索状结构。异型的细胞单行排列或双排管状排列、细胞片一端可出现锐利的尖角或细胞与纤维间质缠结,这些特点提示浸润性生长方式。纤维腺瘤中增生的导管上皮细胞单层平铺,呈指套状分支,细胞团边缘钝圆,提示膨胀性生长方式。癌细胞涂片中散在的上皮细胞有异型性,往往可见细胞质或细胞质内黏液空泡。纤维腺瘤散在的细胞以肌上皮细胞为主,裸核样,个别有细胞质的细胞可能为脱落的导管上皮细胞,细胞均无异型性。癌细胞涂片中有时会出现间质成分,呈硬化性间质,间质中可见癌细胞穿插其中,显示浸润癌特点;有时候表现为纤维间质与癌细胞相互缠结。纤维腺瘤间质往往伴黏液变性,但当肿瘤生长时间较长,间质也可以发生硬化及玻璃样变,黏液性特征不明显,此时应更多关注细胞成分及有无异型性,用以和癌细胞鉴别。当无纤维间质、肌上皮细胞量较少时,导管上皮细胞出现增生活跃,排列拥挤、有核仁、黏附性差时,极易与癌混淆,是细胞学误诊的一大陷阱。

(3) 导管内乳头状肿瘤:特点是在组织细胞背景中见乳头状增生的导管上皮细胞,有时可见裸露的纤维血管轴心,上皮细胞脱落在背景中,呈小乳头结构。无特化的黏液性间质。纤维腺瘤有时可见乳头状增生及组织细胞背景,较少见纤维血管轴心,特化的黏液间质有助于诊断。

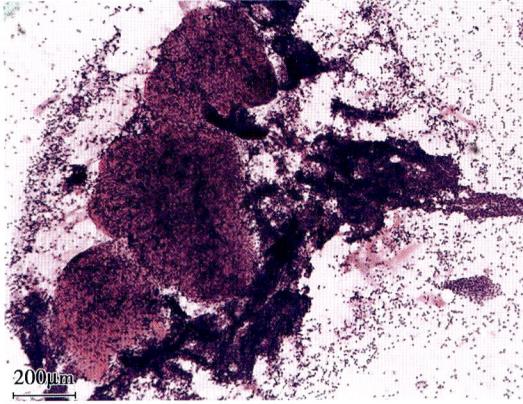

42A(常规涂片, HE×40)

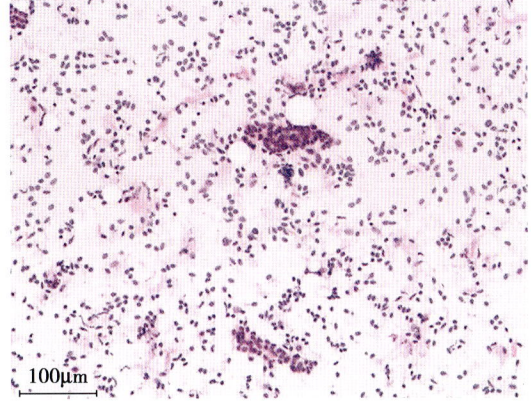

42B(常规涂片, HE×100)

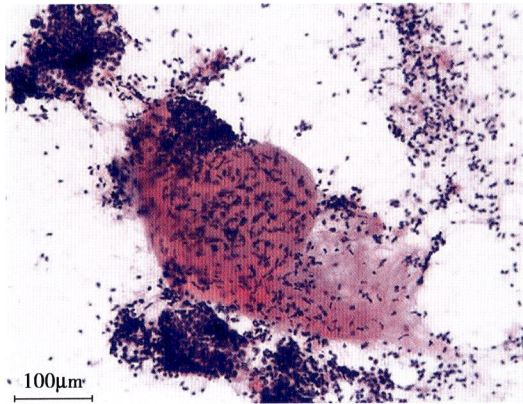

42C(常规涂片, HE×100)

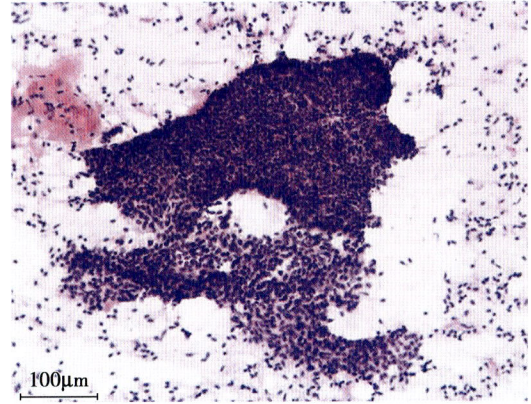

42D(常规涂片, HE×100)

图 19-42　FNA-乳腺纤维腺瘤

病例 43　乳腺导管内乳头状瘤

基本资料　女,42 岁。发现左乳肿物 3 个月。超声显示左乳房外上象限低回声结节,大小约 1.5cm×1.2cm。BI-RADS 4a 类。

镜下所见　组织细胞背景中见到增生的导管上皮细胞,背景中可见纤维血管轴心,其上的导管上皮细胞脱落在周围(图 19-43A、C)。增生的导管上皮细胞排列呈片状(图 19-43B)或乳头状(图 19-43D),细胞无异型性。

细胞学诊断　组织细胞背景中见乳头状增生的上皮细胞,考虑为导管内乳头状瘤。

术后病理　乳腺导管内乳头状瘤。

诊断依据　组织细胞背景中见到增生的导管上皮细胞,背景中可见纤维血管轴心,其上的导管上皮细胞脱落在周围,符合乳头状肿瘤。上皮细胞排列呈单层平铺的片状或乳头状。无拥挤重叠,细胞无异型性,未见到伴有非典型增生或导管内癌的证据。

鉴别诊断

(1) 导管内乳头状肿瘤:包括具有导管内乳头状瘤的组织结构特征的一系列肿瘤,从良性(导管内乳头状瘤)、非典型或导管内癌到浸润性乳头状癌。细胞学无法鉴别非典型增生与导管内癌,也无法鉴别导管内癌与浸润癌。细胞学诊断任务是①识别出是否为导管内乳头状肿瘤,这与普通导管增生性病变有着不一样的临床管理,乳头状肿瘤经长期随访,具有恶变潜能,较普通增生高,临床需要严密随诊或手术。②识别出有恶性特征的细胞,在乳头状瘤的背景中仔细寻找异型性明显的癌变细胞,表现为黏附性差、核大、深染、核型不规则,染色质增粗等高级别核特征,以及黏附性下降,拥挤重叠,筛状结构及核型不规则等低级别导管原位癌(ductal carcinoma in situ, DCIS)的特征。本例中没有上述恶性特征。组织学诊断中,免疫组化证实的肌上皮细胞消失是 DCIS 的诊断依据之一,而细胞学仅能从细胞异型性进行判断。因此这一类肿瘤的细胞学诊断必然与组织学有一定差异。故大多数情况下,将这一类肿瘤统称为导管内乳头状肿瘤。再对异型性的有无进行描述,推断出是否伴有非典型增生及导管内癌。

(2) DCIS:可见到乳头状、筛状排列的细胞团,细胞排列拥挤重叠。细胞形态单一,黏附性差,较少见到双极裸核样肌上皮细胞。高级别导管内癌可见坏死。

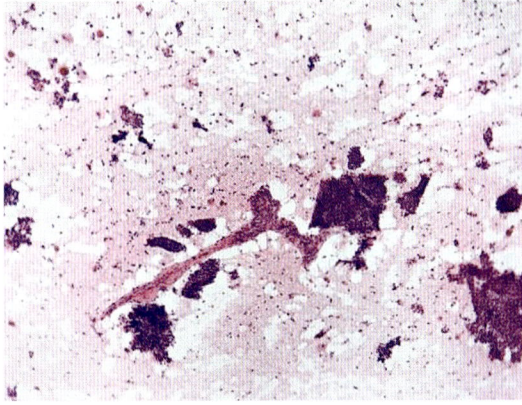

43A(常规涂片, HE × 40)

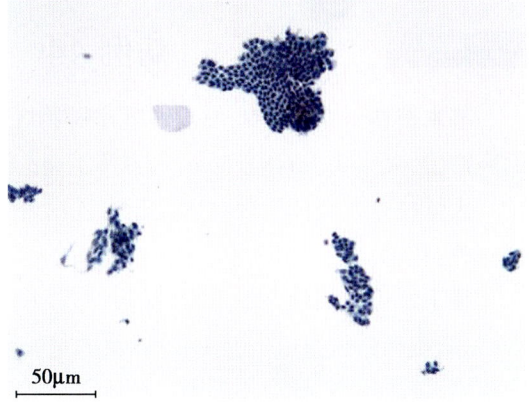

43B(液基涂片,HE × 200)

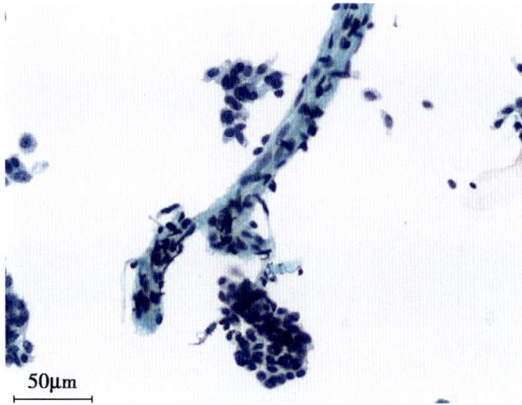

43C(液基涂片, HE × 200)

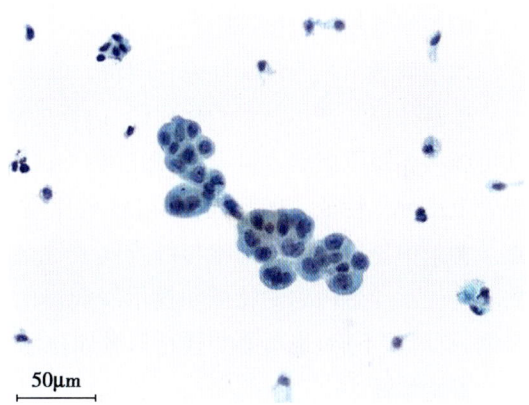

43D(液基涂片, HE × 200)

图 19-43　FNA-乳腺导管内乳头状瘤细胞

病例44　乳　腺　癌

基本资料　女,42岁,发现右乳房肿物3个月,略有增大。超声提示:右乳房外上象限低回声占位,大小2.1cm×1.5cm,边界不清,呈毛刺状。提示为BI-RADS 4c类。

大体检查　查体发现肿物位于右乳房外上象限,约2.5cm,界欠清,质硬,活动差。穿刺物:灰白颗粒。

镜下所见　细胞含量丰富,黏附性差(图19-44A)。可见细胞排列呈片状(图19-44B)、管状、细胞拥挤重叠(图19-44D)以及大量黏附性差的单个散在细胞(图19-44C)。细胞核染色深染、核质比高、核型不规则。细胞呈中等程度的异型性。涂片背景中可见硬化的纤维性间质与异型细胞混杂存在(图19-44A,箭头所示)。

细胞学诊断　有癌细胞。

术后病理　乳腺浸润性癌,非特指,Ⅱ级。

诊断依据　查体显示肿物质硬,边界欠清,活动差是恶性肿瘤的临床特征。超声提示恶性可能大。镜下细胞含量丰富,形态单一,具有肿瘤细胞的特点。细胞排列呈片状、管状,有导管上皮分化特征。细胞核深染、核质比高,核型轻度不规则,黏附性差,具有恶性肿瘤特点。背景中见异型上皮细胞与纤维间质混杂存在,推测不除外浸润癌。细胞学虽然能观察到一些提示导管内癌的特征和提示浸润癌的特征,但细胞学受取材局限性及观察范围小的限制,有时候不能,也不必要强行区分原位癌与浸润癌。

鉴别诊断

(1) 乳腺纤维腺瘤:是良性肿瘤,典型的纤维腺瘤由增生的导管上皮细胞、双极裸核和伴有黏液样变性的特化的纤维间质组成,上皮细胞可以增生非常活跃,可出现大片上皮细胞,核增大,黏附性也可下降。通过识别复杂成分的背景以及核无明显异型性可与癌区别开来。本例细胞成分单一,未见呈裸核样的肌上皮细胞及特化的间质。细胞涂片中的间质成分是硬化性间质,不是纤维腺瘤的典型特征。需要注意的是纤维腺瘤在细针穿刺取材时有可能特化的纤维间质不易取到,或出现纤维化而不易识别。当取材量少时,液基涂片方法可将裸核样的肌上皮细胞滤掉,涂片上观察到的仅是增生活跃的上皮细胞,仅能从异型性与癌进行区分,此时纤维腺瘤与分化好的癌容易混淆。充足的细胞含量、优质的常规涂片、临床及影像学提示,这些都是避免误诊的条件。另外,乳腺癌容易出现坏死、细胞质内黏液空泡等特征。本例未见到这些特征。纤维腺瘤很少出现坏死,偶有肿瘤内部发生缺血性梗死。

(2) 乳腺硬化性腺病:属于良性增生。在纤维化硬化的基础上见到导管上皮增生,部分病例显示导管上皮萎缩明显,裸核样、散在分布的肌上皮细胞占比较多,此时需要与黏附性差的癌细胞鉴别。这些裸核细胞几乎看不到细胞质,也无异型性。

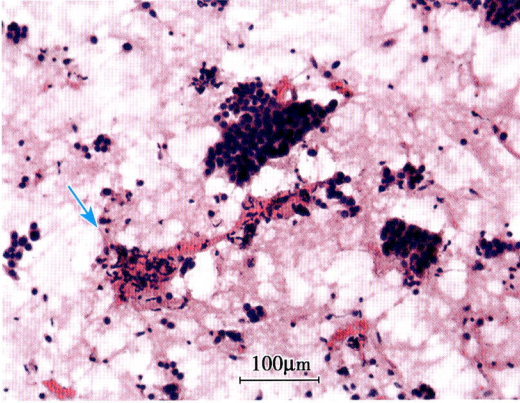

44A(常规涂片, HE × 100)

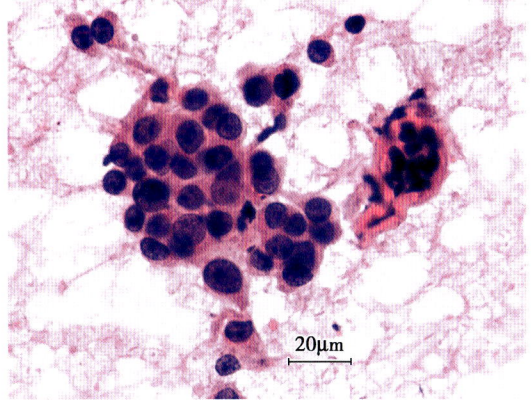

44B(常规涂片, HE × 400)

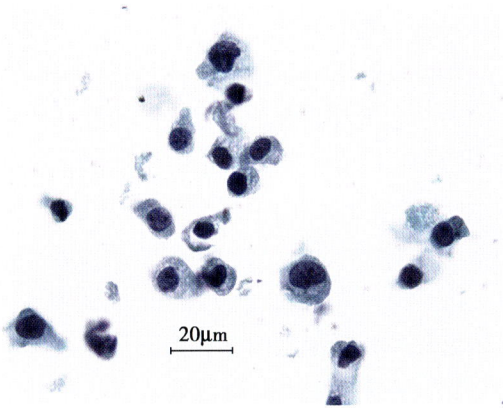

44C(液基涂片, 巴氏 × 400)

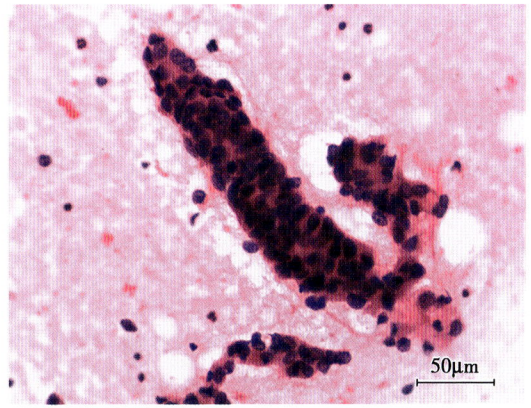

44D(常规涂片, HE × 200)

图 19-44　FNA-乳腺癌细胞

病例45 乳腺脂肪坏死

基本资料 女,45岁,左乳腺癌局部切除术后1年,手术切口旁皮下可触及一类圆形结节,大小2cm×1.5cm,边界清楚,增长缓慢。临床为明确肿物性质,申请细胞学穿刺。穿刺物性质:白色油脂样物。

镜下所见 在破碎的脂滴、钙化物、吞噬脂质的组织细胞背景(图19-45A)中见成片大细胞(图19-45B~D)。这些细胞核增大、浅染,核型轻度不规则,可见小核仁及染色质集结点。细胞质较宽,核质比低。细胞质疏松,部分细胞呈细小泡沫状(图19-45C,箭头所示)。细胞连接成片,细胞界不清,呈融合状细胞质。核偏位,部分细胞形成无核细胞质空白带(图19-45B、D,箭头所示)。

细胞学诊断 有脂滴、组织细胞及多核巨细胞,考虑为脂肪坏死。

诊断依据 患者有手术史,在手术切口附近正是脂肪损伤的部位,容易形成脂肪坏死。穿刺物性状:白色油脂样。人类新鲜脂肪呈淡黄色,故白色或棕褐色油脂对诊断脂肪坏死有提示作用。镜下可见破碎的脂滴及吞噬脂质的组织细胞,还有钙化物。图中所示的大片细胞均是组织细胞和多核巨细胞。这些细胞虽有增大,也融合呈片状,但无异型,核质比低,细胞质呈疏松、泡沫状,部分融合,符合组织细胞特点。

鉴别诊断

(1)上皮性细胞或上皮性肿瘤:大片的组织细胞及多核巨细胞因其连接成片易被误认为是上皮细胞。这些细胞核略增大,无极向,细胞质内吞噬的脂质空泡易被认为是黏液分泌。这些特征均需要与上皮细胞或上皮病变鉴别,避免误诊为非典型上皮细胞或癌细胞。脂肪坏死是良性改变,而非典型上皮细胞具有15%左右的恶性风险,临床管理有不同,因此仔细寻找辨认组织细胞的特征很重要。组织细胞在吞噬异物时会发生不同的形态变化,如:形成类上皮样细胞、多核巨细胞,还会连接成片,细胞质融合,与上皮细胞有相似之处。本例的形态学陷阱在于鉴别组织细胞与上皮细胞,想到这一点,就很容易作出诊断。组织细胞与癌的鉴别点是:①组织细胞核质比低,细胞质较宽,多个组织细胞可融合,细胞界限不清或形成多核巨细胞,细胞质可形成无细胞空白带。细胞质内可吞噬组织细胞碎片,脂质等异物。②组织细胞核可以轻度增大,形成多核,但核染色质不深染,无显著的染色质增多,核膜光滑,无显著畸形核。③背景特征是脂滴碎片、单个组织细胞、坏死物、钙化物等,提示脂肪坏死可能。④临床病史采集很重要,患者的手术史、外伤史对诊断提供一定帮助。⑤借助免疫细胞化学染色,组织细胞标记物CD68阳性,而广谱上皮性标记物AE1/AE3阴性。

(2)间叶来源的肿瘤:往往肿瘤细胞量较丰富,具有形态单一性和异型性。本例发生部位表浅,体积较小,生长缓慢,镜下背景有脂肪坏死,未见肿瘤性梗死,细胞成分含量不多,细胞无异型性,故可排除软组织肿瘤。

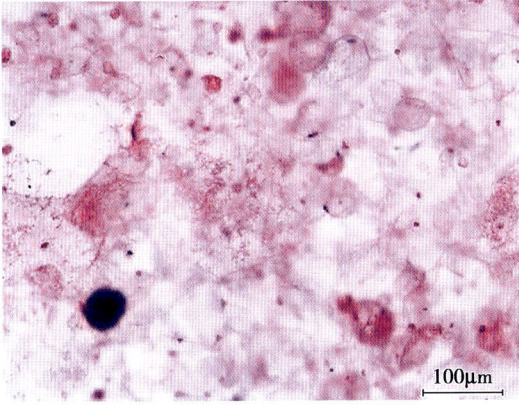

45A(常规涂片, HE×100)

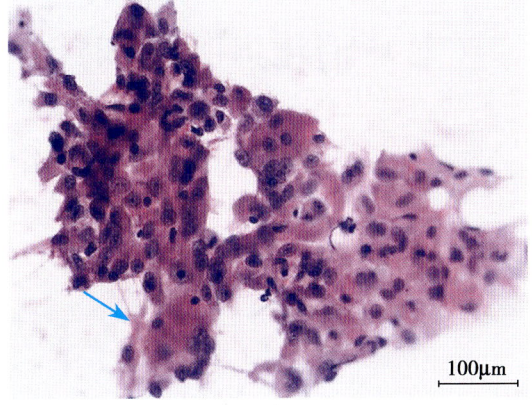

45B(常规涂片, HE×100)

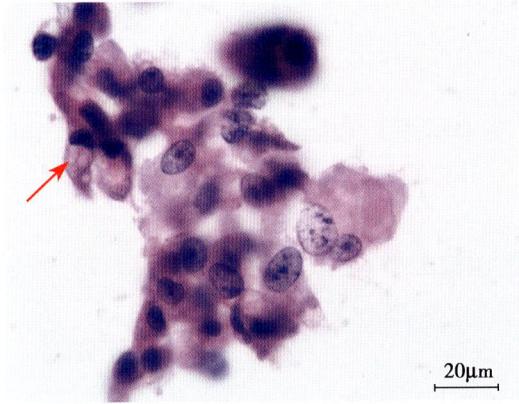

45C(常规涂片, HE×400)

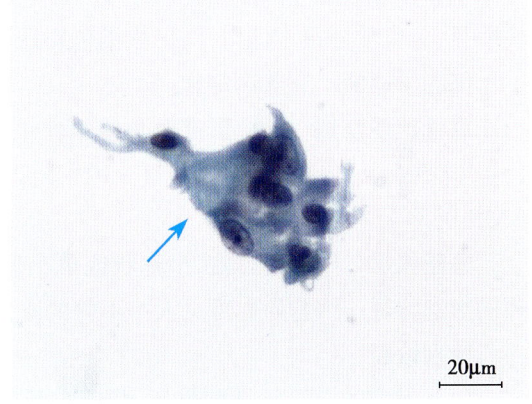

45D(液基涂片, 巴氏×400)

图 19-45　FNA-乳腺脂肪坏死

（七） 消化道肿物细针穿刺细胞学

病例46 超声内镜引导下细针穿刺活检
（EUS-guided FNA）：胰腺腺癌

基本资料 男,59岁,腹部不适1月余,伴梗阻性黄疸。MR显示胰头区异常信号肿物,形态欠规则,边界不清,大小约3.0cm×2.8cm,病变侵犯十二指肠。

镜下所见 细胞量丰富,由成片异型上皮细胞及单个散在上皮细胞组成（图19-46）,背景中可见明确坏死物（图19-46D）。单个散在的细胞质内可见大小不等的黏液空泡（图19-46B）,提示腺样分化。细胞呈不规则的巢片状排列,拥挤、极向紊乱,细胞大小不一,核异型性明显,染色质分布不均匀,可见核染色质透亮区,核膜不规则,可见明显的核仁。

细胞学诊断 有腺癌细胞。

活检组织病理 结合形态及免疫组化结果,符合腺癌。免疫组化:AE1/AE3(3+),AFP(-),CD56(-),ChrA(-),Ki-67(+10%),p53(+10%),Syn(-),CK7(3+),CK19(3+),CA19-9(3+)。

诊断依据 细胞量丰富,呈片状或单个散在,细胞大小不一,异型明显,可见坏死,符合癌的形态特征。细胞质内可见大小不等的黏液分泌空泡,提示腺样分化特征。

鉴别诊断

（1）胰腺炎:急、慢性胰腺炎,背景均可有分泌物及坏死物出现,呈絮状,可见细胞残影,伴有大量中性粒细胞或淋巴细胞组织细胞浸润,但上皮细胞无异型性。

（2）导管内乳头状黏液性肿瘤/黏液性囊腺瘤（intraductal papillary mucinous neoplasm/mucious cystadenoma,IPMN/MCN）:有增生的伴黏液分泌的上皮细胞,可呈乳头状排列,需要注意当伴有非典型增生或导管内癌时应与浸润癌的鉴别。理论上细胞学不能完全区分高级别上皮内瘤变和浸润癌,但是单个散在的异型细胞、坏死物的出现提示为浸润癌。栅栏状排列的低核质比的黏液性上皮细胞,无法与浸润癌区分,在无其他更有力的恶性证据的情况下,作出黏液性肿瘤的诊断更为客观,同时对细胞有无异型及核异型程度进行描述。胰腺FNA细胞学诊断最为重要的是结合影像学对肿物囊实性、大小、部位以及与胰管的关系的描述,综合分析得出诊断结论。

（3）转移癌:胰腺也是一个可发生转移癌的器官。常见的转移癌包括:肺癌、乳腺癌、胃肠道癌等,应密切结合病史,必要时加做免疫细胞化学辅助诊断。

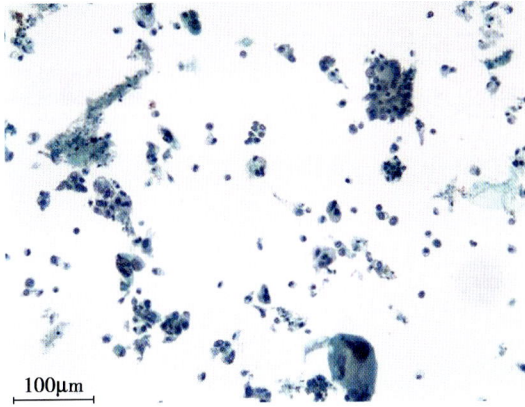

46A(液基涂片, HE×100)

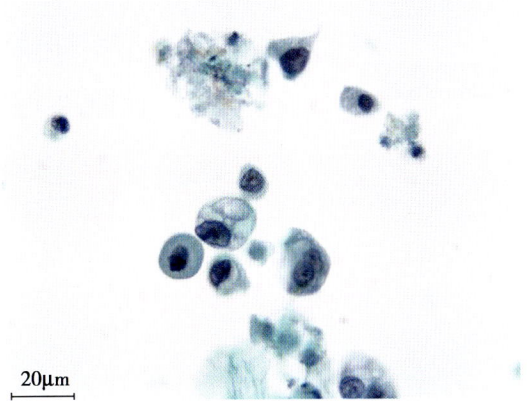

46B(液基涂片, 巴氏×400)

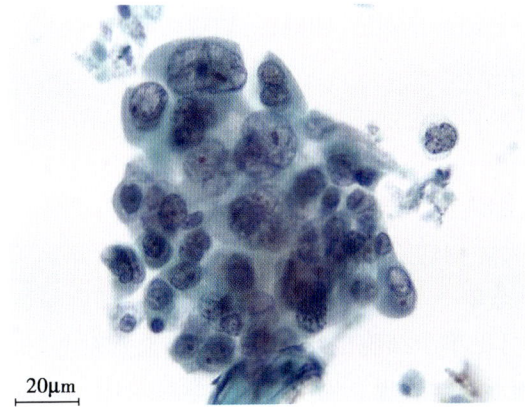

46C(液基涂片, HE×400)

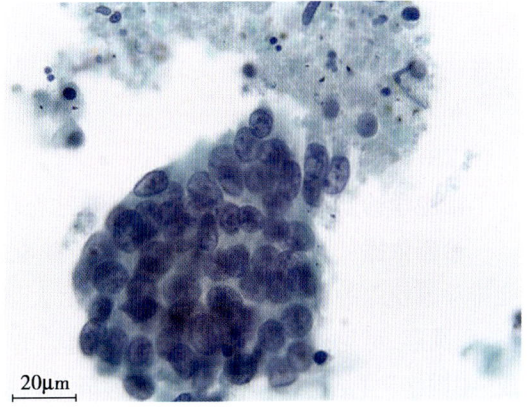

46D(液基涂片, 巴氏×400)

图 19-46　EUS-guided FNA-胰腺腺癌

病例 47　超声内镜引导下细针穿刺活检：胰腺实性假乳头状瘤

基本资料　女,58 岁,胰腺巨大肿物切除术后 40 年,术后病理不详。乳腺癌术后 18 个月,发现腹腔肿物 5 个月。腹部 CT 显示:胰头周围、门腔间隙、腹腔内肠系膜区、髂总动脉周围散在淋巴结,最大者短径约 2.0cm,考虑转移,建议密切追随。胰腺体尾部未见明确显示,建议结合临床。在超声引导下行 FNA,腹膜后淋巴结送检细胞以明确诊断(仅有液基涂片)。

镜下所见　大量形态单一的小圆形细胞,黏附性差,散在分布(图 19-47A、B、C、G)。细胞质被拉长,部分细胞呈疏松簇状排列(图 19-47C)。背景中可见纤维血管轴心结构,其上附有少量小圆形细胞(图 19-47B、E、F)。高倍镜下细胞呈圆形、卵圆形,细胞核略不规则,可见核沟(图 19-47D,蓝色箭头)。细胞核无显著异型性。

免疫细胞化学　β-catenin(核+)(图 19-47I),PR(个别细胞+)(图 19-47H),AE1/AE3(-),ER(-),GATA-3(-)。

细胞学诊断　有小圆形肿瘤细胞,结合免疫细胞化学结果,符合胰腺实性假乳头状瘤。

诊断依据　腹膜后肿物,40 年前行胰腺巨大肿物切除术,术后病理不详。本次穿刺不能排除原胰腺肿物复发可能。镜下显示大量形态单一、散在分布的小圆形细胞,细胞呈圆形、卵圆形,可见核沟。核异型性不明显。背景可见单个细胞围绕乳头的纤维血管轴心,形成"中国字"样结构,符合胰腺实性假乳头状瘤的形态学表现。免疫细胞化学显示:β-catenin(核+),PR(+)支持诊断。另外广谱上皮标记物(-)、ER(-)及 GATA-3(-)可排除乳腺癌转移。

鉴别诊断

(1) 乳腺转移癌:患者有乳腺癌病史,并且临床及影像学均怀疑为乳腺癌腹腔淋巴结转移。细胞表现为相对温和的小圆形细胞,与乳腺转移癌有相似之处,但异型性较小,并且可见纤维血管轴心,乳腺癌较少见到纤维血管轴心,除非是乳头状肿瘤伴癌变。本例诊断的关键是能考虑到胰腺较为特殊的肿瘤—胰腺实性假乳头状瘤的可能,才能更进一步行免疫细胞化学进行鉴别诊断。

(2) 胰腺神经内分泌肿瘤:FNA 细胞学表现为散在形态一致的小圆形肿瘤细胞,核染色质呈细腻颗粒状,偶见个别核大细胞,不常见复杂分支的纤维血管轴心结构。其形态与胰腺实性假乳头状瘤非常相似,鉴别依赖免疫细胞化学。

(3) 胰腺腺泡细胞癌:是小圆形肿瘤细胞,有时可见肿瘤细胞呈腺泡样排列,当腺泡细胞癌表现为小圆形细胞散在分布,异型性不明显时需要与实性假乳头状瘤(solid pseudopapillary neoplasm,SPN)和 NET 鉴别。D-PAS 染色及免疫细胞化学 Bcl-10、MUC1(EMA)、胰蛋白酶等可能有助于鉴别诊断。

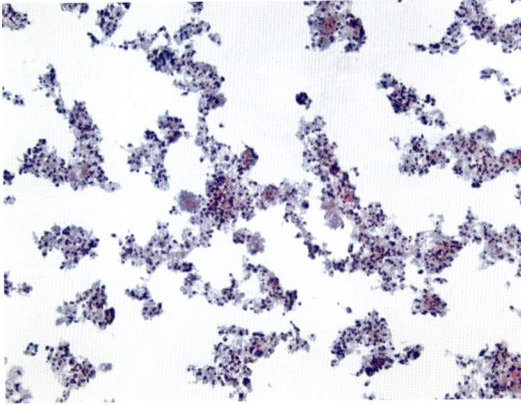

47A(液基涂片, 巴氏 × 100)

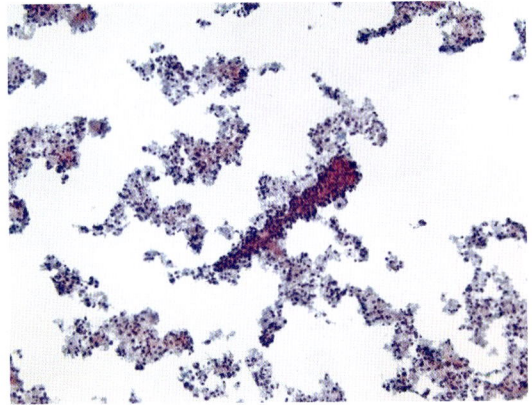

47B(液基涂片, 巴氏 × 100)

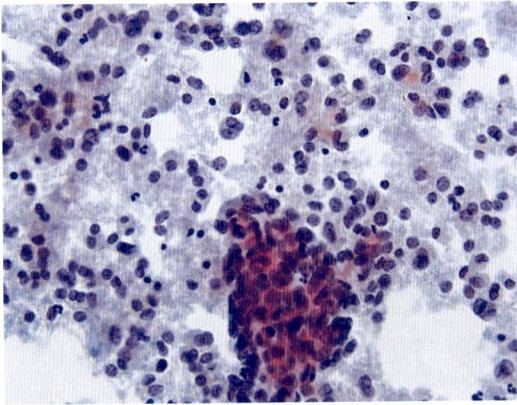

47C(液基涂片, 巴氏 × 200)

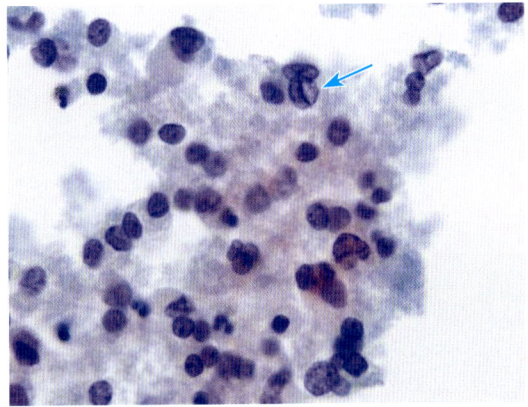

47D(液基涂片, 巴氏 × 400)

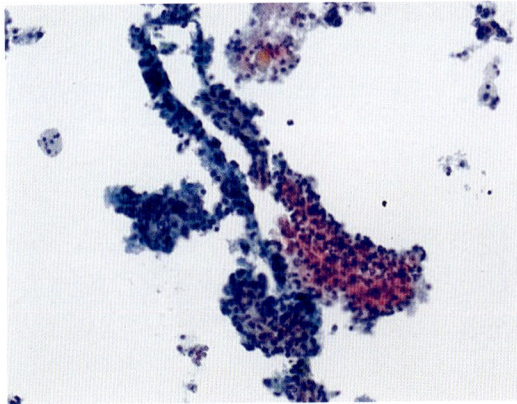

47E(液基涂片, 巴氏 × 100)

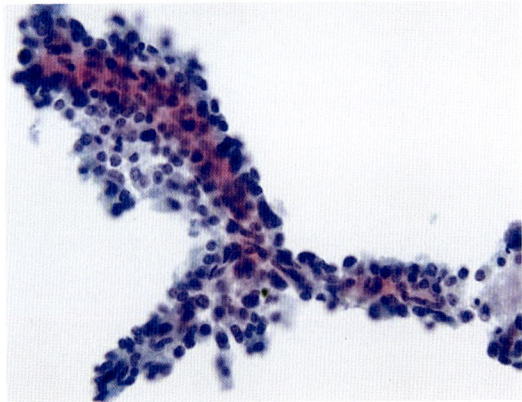

47F(液基涂片, 巴氏 × 200)

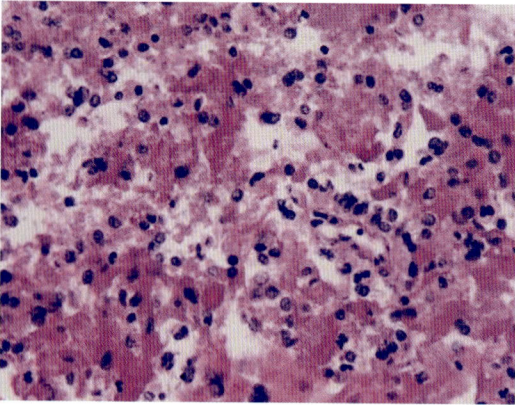

47G(细胞蜡块切片, HE×200)

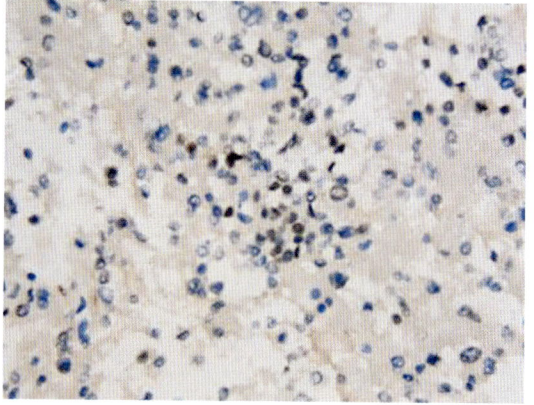

47H(PR, ×200)

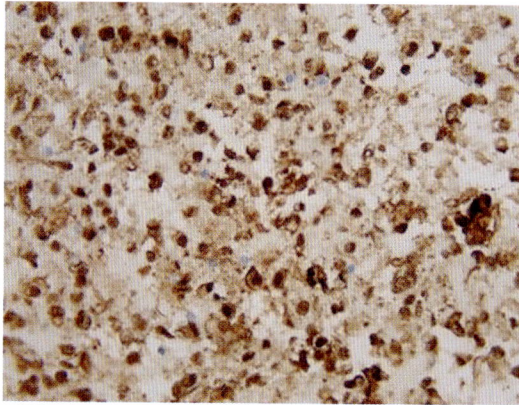

47I(β-catenin, ×200)

图 19-47　EUS-guided FNA-胰腺实性假乳头状瘤

病例 48　超声内镜引导下细针穿刺活检：胰腺神经内分泌肿瘤

基本资料　女，61 岁。CT 示：胰头区内肿物，4.8cm×3.3cm，密度不均，边缘可见钙化。超声内镜观察：胰腺体部近颈部可见囊实性肿物，最大截面直径约 3.5cm×4.4cm，超声引导下用 22G 普通穿刺针（COOK）抽出血性液体共 23ml，在厚壁实性部分穿刺。

镜下所见　大量小圆形细胞，细胞无排列，弥散（图 19-48A、B、E）。细胞有中等量的细胞质（图 19-48D）。在一致的小圆形细胞中可见个别相对怪异的大细胞（图 19-48C、D、F）。细胞核圆形，染色质细颗粒状，未见核仁。

免疫细胞化学　AE1/AE3（2+）（图 19-48G），Syn（2+）（图 19-48H），CD56（2+）（图 19-48I），ChrA（2+）（图 19-48J），SSTR2（3+）（图 19-48K），Ki-67（+，约 10%）（图 19-48L），NSE（+），AAT（2+），ACT（2+），β-catenin（胞膜+），CD10（-），PR（+），LCA（-），p53（-）。

细胞学诊断　有小圆形肿瘤细胞，结合免疫细胞化学结果，考虑神经内分泌瘤（NET G2）。

诊断依据　小圆形细胞，形态单一，无排列方式，弥漫散在。核染色质呈细腻的颗粒状，无核仁。其中偶见个别核增大的细胞，符合神经内分泌肿瘤特点。

鉴别诊断

（1）非霍奇金淋巴瘤：弥漫散在分布的形态单一的小圆形细胞，细胞质较少，近似裸核样。核染色质粗糙、往往可见集结点，部分淋巴瘤可见核型的不规则及核仁。

（2）胰腺实性假乳头状瘤：见病例 47。

（3）胰腺腺泡细胞癌：见病例 47。

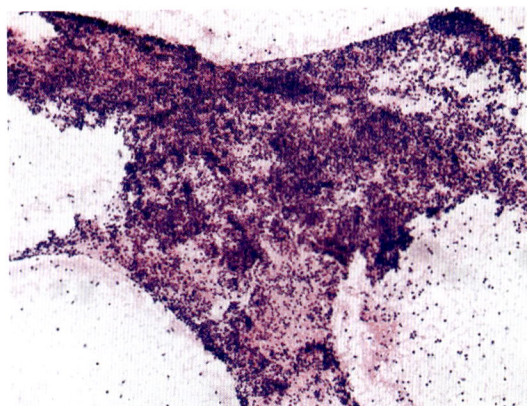

48A(常规涂片,HE×100)

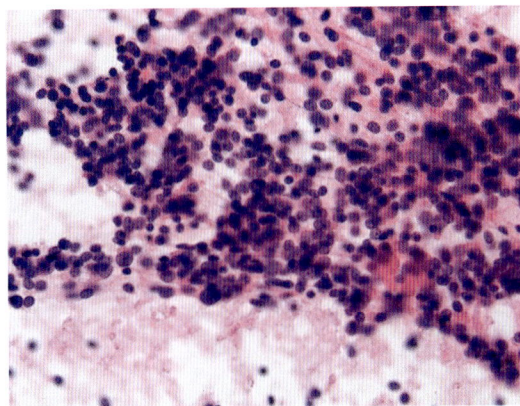

48B(常规涂片,HE×200)

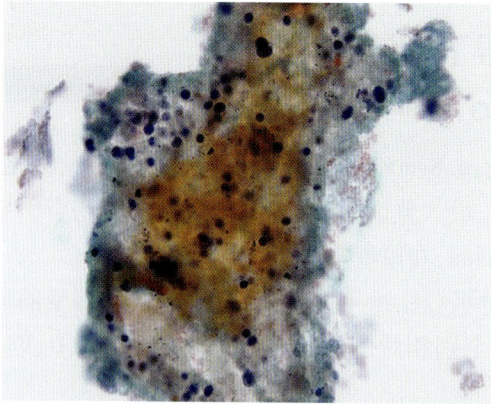

48C(常规涂片, 巴氏×200)

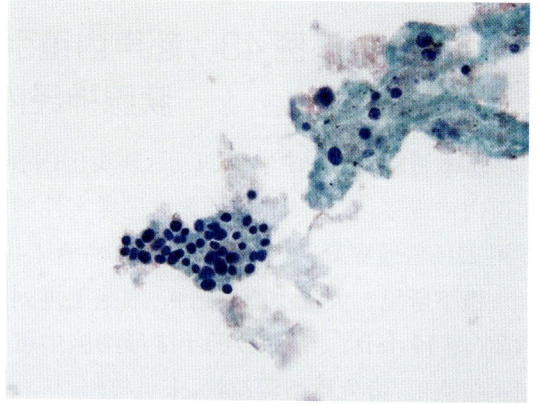

48D(常规涂片, 巴氏×200)

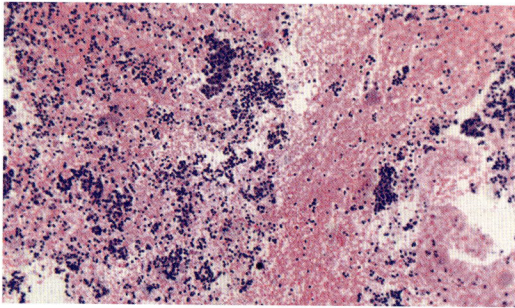

48E(细胞蜡块切片, HE×100)

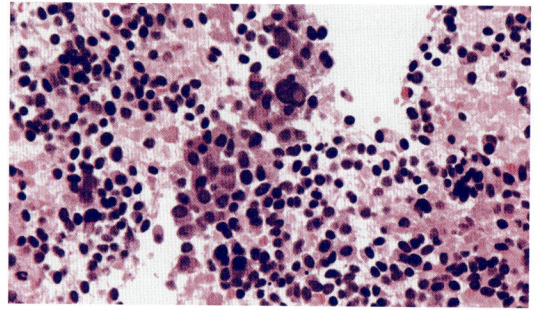

48F(细胞蜡块切片, HE×200)

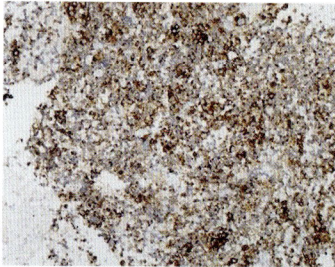

48G(AE1/AE3×100)

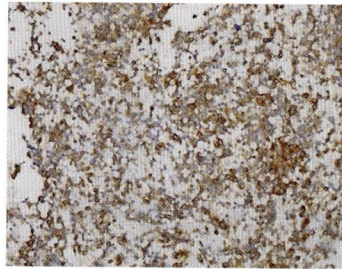

48H(Syn×100)

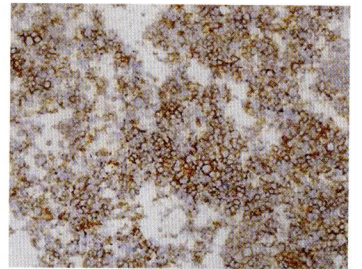

48I(CD56×200)

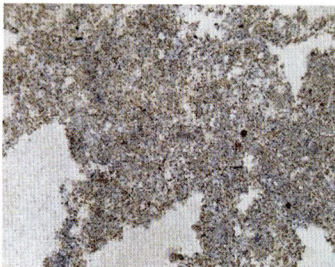

48J(ChrA×100)

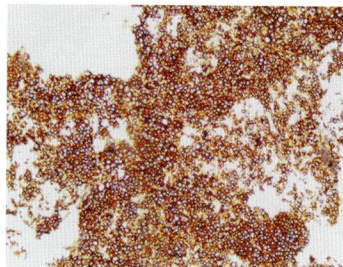

48K(SSTR2×100)

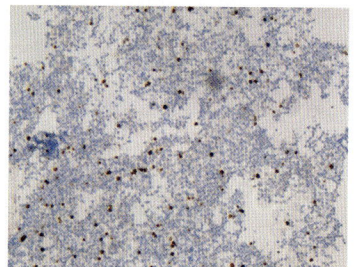

48L(Ki-67×100)

图 19-48 EBUS-guided FNA 胰腺神经内分泌肿瘤细胞

（赵焕 魏家聪）

（审校:张爽）

索　引

A 型胸腺瘤　198

AB 型胸腺瘤　206

ALK 阴性间变性大细胞淋巴瘤　602

B 淋巴母细胞白血病/淋巴瘤　568

B1 型胸腺瘤　200

B2 型胸腺瘤　202

B3 型胸腺瘤　204

Castleman 病(透明血管型)　237,564

EBV 阳性弥漫大 B 细胞淋巴瘤,非特指型　586

FH 缺陷型肾细胞癌　361

Kimura 病　556

Leydig 细胞瘤　412

Paget 病　786

Rathke 裂囊肿　343

T 淋巴母细胞白血病/淋巴瘤　566

T 淋巴母细胞性淋巴瘤　235

TFE3 易位肾细胞癌　364

Warthin 瘤　15

A

癌肉瘤　487

B

瘢痕疙瘩　764

伴有淋巴样间质的微结节型胸腺瘤　208

伴有髓样特征的浸润性癌　516

鲍恩病　784

鼻腔内翻性乳头状瘤　124

鼻息肉　116

鼻咽癌　129

鼻咽乳头状腺癌　131

扁平苔藓　760

扁桃体鳞状上皮乳头状瘤　122

表皮样囊肿　765

伯基特淋巴瘤　588

不典型类癌　175

C

肠腺癌肺转移　194

常规涂片、液基涂片和细胞蜡块切片　808

超声内镜引导下细针穿刺活检:胰腺神经内分泌肿瘤　899

超声内镜引导下细针穿刺活检:胰腺实性假乳头状瘤　896

超声内镜引导下细针穿刺活检:胰腺腺癌　894

成年型颗粒细胞瘤　492

成熟性囊性畸胎瘤　504,752

成釉细胞癌(淋巴结转移)　7

成釉细胞瘤(复发)　5

传染性软疣　759

垂体腺瘤　339

D

大细胞神经内分泌癌 177

大细胞未分化癌 179

单形性嗜上皮性肠 T 细胞淋巴瘤 596

胆固醇性息肉 264

胆囊癌 266

胆囊腺瘤 265

胆囊炎 263

导管扩张症 552

导管内乳头状癌 543

导管内乳头状瘤 541

导管上皮非典型增生 539

低度恶性潜能的多房囊性肾肿瘤 350

低度恶性潜能的尿路上皮肿瘤 385

低级别导管原位癌 530

低级别非浸润性尿路上皮乳头状癌 389

低级别鳞状上皮内病变细胞 822

低级别黏液表皮样癌 181

低级别子宫内膜间质肉瘤 466

滴虫 816

淀粉样变 43

窦组织细胞增生伴巨大淋巴结病 558

毒性甲状腺肿 314

多形性横纹肌肉瘤 659

多形性腺癌 32

多形性腺瘤 8

多形性小叶癌 520

多形性脂肪瘤 644

多形性脂肪肉瘤 690

E

恶性黑色素瘤 135,793

恶性间皮瘤 289

恶性间皮瘤（上皮样型） 248

恶性潜能未定的平滑肌肿瘤 461

恶性外周神经鞘膜瘤 678

恶性叶状肿瘤 549

耳 Schwann 细胞瘤 798

F

反应性细胞 821

放线菌 819

非典型腺细胞-倾向肿瘤 830

非典型小叶增生 534

肺部真菌病 153

肺低分化腺癌脑转移 755

肺放线菌病 164

肺浸润性黏液腺癌 168

肺泡灌洗液细胞学：肺孢子菌肺炎 834

肺泡灌洗液细胞学：肺曲霉菌 836

肺泡灌洗液细胞学：肺隐球菌病 839

肺曲霉菌感染 154

肺隐球菌病 153

肺原发性弥漫性大 B 细胞淋巴瘤 193

副神经节瘤 304,342

富于细胞性平滑肌瘤 458

腹膜假黏液瘤 291

腹腔冲洗液：创伤性间皮细胞 868

腹腔积液：卵巢癌 861

腹腔积液：胃癌 863

G

肝内胆管细胞癌 259

肝外胆管细胞癌 267

肝细胞肝癌 257

肝细胞腺瘤 255

肝转移性肿瘤 269

高分化脂肪肉瘤 417,649

高级别导管原位癌 533

高级别非浸润性尿路上皮乳头状癌 387

高级别浆液性癌 481

高级别鳞状上皮内病变细胞　824

高级别上皮内病变伴累腺　441

高级别子宫内膜间质肉瘤　467

宫颈低级别鳞状上皮内病变　439

宫颈高级别鳞状上皮内病变　440

宫颈尖锐湿疣　438

宫颈蓝痣　445

宫颈鳞状细胞癌　443

宫颈鳞状细胞癌肺转移　195

宫颈脱落细胞标本巴氏染色　813

宫颈微小浸润鳞状细胞癌　442

宫颈原位腺癌　444

孤立性纤维性肿瘤　189,241,626

骨的纤维结构不良　712

骨巨细胞瘤　708

骨母细胞瘤　703

骨肉瘤　705

骨软骨瘤　693

H

海绵状血管瘤　239,664

横纹肌肉瘤　243

喉结核　119

后肾腺瘤　396

壶腹癌　270

滑膜肉瘤　142,680

化脓性肉芽肿　665

化生及假上皮瘤样增生　121

坏死性涎腺化生　38

混合性肝细胞-胆管细胞癌　261

混合性生殖细胞肿瘤（精原细胞瘤+胚胎
　　性癌）　407

霍奇金淋巴瘤　610

J

机化性肺炎　161

肌上皮癌（复发）　26

肌上皮瘤　12

基底细胞癌　788

基底细胞腺瘤　10

畸胎瘤,青春期前型　405

集合管癌　358

甲状旁腺腺癌　331

甲状旁腺腺瘤　329

甲状旁腺增生　328

甲状舌管囊肿　41,344

甲状腺穿刺细胞标本 HE 染色和巴氏染色　812

甲状腺间变性癌（未分化癌）　326

甲状腺滤泡性肿瘤　872

甲状腺乳头状癌　318,870

甲状腺髓样癌　324

甲状腺腺瘤（滤泡性腺瘤）　316

尖锐湿疣　780

间变性少突胶质细胞瘤　730

间变性星形细胞瘤　726

间质性肺炎　163

腱鞘巨细胞瘤　638

浆细胞瘤　618

浆液性囊腺瘤　474

交界性浆液性肿瘤　477

交界性黏液性肿瘤　479

交界性叶状肿瘤　548

胶质母细胞瘤　727

节细胞神经瘤　302

结核病　156

结节病　157

结节性甲状腺肿　312

结节性筋膜炎　622

结节性淋巴细胞为主型霍奇金淋巴瘤　609

结节硬化型经典型霍奇金淋巴瘤　231

结外 NK/T 细胞淋巴瘤,鼻型　590

结外黏膜相关淋巴组织边缘区 B 细胞淋巴瘤　576

浸润性癌,非特殊型,Ⅰ级　510

浸润性癌,非特殊型,Ⅱ级 512

浸润性癌,非特殊型,Ⅲ级 514

浸润性尿路上皮癌 379

浸润性微乳头状癌 526

浸润性腺癌 166

浸润性小叶癌,经典型 518

经典型霍奇金淋巴瘤,富于淋巴细胞型 605

经典型霍奇金淋巴瘤,混合细胞型 608

经典型霍奇金淋巴瘤,结节硬化型 607

精原细胞瘤 401

颈部淋巴结反应性增生 884

颈部淋巴结结核 882

颈部淋巴结转移癌(鼻咽癌转移) 880

静脉畸形 717

酒精性肝病 253

局限型滑膜腱鞘巨细胞瘤 682

局灶性结节性增生 254

巨细胞瘤 144

K

颗粒细胞瘤 45

L

朗格汉斯细胞组织细胞增生症 710

类癌 173

类风湿性关节炎 714

良性叶状肿瘤 546

淋巴管畸形 47

淋巴管瘤 240,666

淋巴浆细胞淋巴瘤/华氏巨球蛋白血症 572

淋巴结边缘区 B 细胞淋巴瘤 578

淋巴结结节病 560

淋巴上皮癌 127

淋巴上皮性涎腺炎 36

淋巴细胞性甲状腺炎 309

鳞状细胞癌 125,170,790

鳞状细胞癌细胞 826

鳞状细胞乳头状瘤 2

鳞状细胞原位癌 3

隆突性皮肤纤维肉瘤 630,791

颅咽管瘤 150,340

滤泡树突状细胞肉瘤 616

滤泡性淋巴瘤 580

卵巢甲状腺肿 506

卵巢神经内分泌肿瘤 507

卵巢转移性肿瘤 508

卵黄囊瘤 500

卵黄囊瘤,青春期后型 403

卵泡膜细胞瘤 490

M

脉络丛乳头状瘤 737

慢性扁桃体炎 118

慢性病毒性肝炎/肝硬化 251

慢性淋巴细胞白血病/小淋巴细胞淋巴瘤 570

慢性输卵管炎 473

慢性胰腺炎 272

毛发上皮瘤 767

毛母质瘤 774

毛细胞型星形细胞瘤 733

毛细血管瘤 662

霉菌 818

弥漫大 B 细胞淋巴瘤 414

弥漫大 B 细胞淋巴瘤,非特指型 584

弥漫型滑膜腱鞘巨细胞瘤 684

弥漫性星形细胞瘤 724

木样甲状腺炎 315

幕上原始神经外胚层肿瘤 738

N

囊腺瘤 16

脑出血 721

脑梗死　720

脑膜瘤　741

脑囊虫病　723

脑脓肿　722

脑血栓　719

内耳内淋巴囊肿瘤　796

内翻性乳头状瘤　383

内生软骨瘤　695

黏膜相关淋巴组织结外边缘区淋巴瘤　233

黏膜相关淋巴组织边缘区 B 细胞淋巴瘤

　　191

黏液癌　524

黏液表皮样癌　20,139

黏液囊肿　40

黏液纤维肉瘤　632

黏液小管状和梭形细胞癌　394

黏液样/圆细胞脂肪肉瘤　651

黏液样脂肪肉瘤　298

尿路上皮乳头状瘤　381

尿路上皮原位癌　390

尿自然脱落细胞:不除外低级别尿路上皮

　　肿瘤　854

尿自然脱落细胞:高级别尿路上皮癌细胞

　　847

尿自然脱落细胞:鳞状细胞癌细胞　851

尿自然脱落细胞:未见高级别尿路上皮癌细胞

　　（正常尿路上皮细胞）　849

尿自然脱落细胞:小细胞癌细胞　852

P

胚胎性癌　502,753

胚胎性横纹肌肉瘤　653

皮病性淋巴结炎　562

皮内痣　762

脾边缘区 B 细胞淋巴瘤　574

脾血管肉瘤　612

平滑肌肉瘤　244

普通型导管上皮增生　538

普通型软骨肉瘤　701

Q

前列腺导管腺癌　420

前列腺腺泡腺癌　419

桥本甲状腺炎　310

球结膜色素痣　802

去分化脂肪肉瘤　295,688

R

韧带样纤维瘤病　624

乳头状肾细胞癌　352,354

乳腺癌　890

乳腺穿刺细胞标本 HE 染色和巴氏染色　811

乳腺导管内乳头状瘤　888

乳腺纤维腺瘤　886

乳腺脂肪坏死　892

软骨瘤型错构瘤　184

软骨母细胞瘤　697

软骨黏液样纤维瘤　699

软骨肉瘤　146

软纤维瘤　771

软组织巨细胞瘤　636

S

鳃裂囊肿　39

上皮-肌上皮癌　24

上皮样平滑肌瘤　459

上皮样肉瘤　686

上皮样血管内皮瘤　668

上皮样血管平滑肌脂肪瘤　647

少突胶质细胞瘤　728

神经鞘瘤　674,747,772

神经纤维瘤　676

肾混合性上皮间质肿瘤　398

索 引

肾结核 366

肾母细胞瘤 370

肾上腺单纯性囊肿 333

肾上腺节细胞神经瘤 338

肾上腺皮质结节状增生 334

肾上腺皮质腺瘤 335

肾透明细胞癌肺转移 196

肾嫌色细胞癌 356

肾盂尿路上皮癌 368

生殖细胞瘤 751

声带息肉 120

室管膜瘤 731

嗜铬细胞瘤 336

嗜酸细胞瘤 14,373

嗜酸性淋巴肉芽肿 34

髓母细胞瘤 740

髓脂肪瘤 293,337

梭形细胞横纹肌肉瘤 655

T

胎儿型腺癌 167

套细胞淋巴瘤 582

透明细胞癌 485

透明细胞乳头状肾细胞肿瘤 348

透明细胞肾细胞癌 346

唾液腺型癌 180

W

外阴 Paget 病 429

外阴恶性黑色素瘤 430

外阴尖锐湿疣 424

外阴鳞状细胞癌 428

外阴乳头状瘤 425

外阴上皮内肿瘤 426

外阴纤维上皮息肉 431

外阴血管肌纤维母细胞瘤 432

外周 T 细胞淋巴瘤,非特指型 599

微小浸润性乳腺癌 528

未成熟性畸胎瘤 505

未分化子宫肉瘤 471

无性细胞瘤 498

X

先天性囊性腺瘤样畸形 160

纤维瘤 300,489

纤维肉瘤 634

纤维腺瘤 545

纤维支气管镜下筛检细胞学:小细胞癌细胞 845

纤维支气管镜下刷检细胞学:鳞状细胞癌细胞 841

纤维支气管镜下刷检细胞学:腺癌细胞 843

纤维组织细胞瘤 641

(涎腺导管癌)癌在多形性腺瘤中 28

涎腺导管内癌 30

涎腺多形性腺瘤 874

涎腺黏液表皮样癌 876

涎腺腺样囊性癌 878

腺癌 165

腺癌细胞:宫颈来源 829

腺癌细胞:卵巢来源 832

腺癌细胞:直肠癌转移 833

腺癌细胞:子宫内膜来源 831

腺鳞癌 171

腺瘤样瘤 410

腺泡细胞癌(复发) 18

腺泡状横纹肌肉瘤 657

腺肉瘤 469

腺性膀胱炎 392

腺样囊性癌 22,137,180

小管癌 522

小细胞癌 176

小叶原位癌 536

心包囊肿　247

胸腔积液:肺腺癌　856

胸腔积液:肺小细胞癌　858

胸腔积液:间皮瘤　865

胸腺淋巴上皮样癌　212

胸腺鳞状细胞癌　210

胸腺囊肿　246

胸腺黏液表皮样癌　214

胸腺神经内分泌肿瘤-不典型类癌　218

胸腺神经内分泌肿瘤-典型类癌　216

胸腺神经内分泌肿瘤-小细胞癌　220

嗅神经母细胞瘤　133

血管畸形　46

血管免疫母细胞性 T 细胞淋巴瘤　593

血管母细胞瘤　743

血管平滑肌脂肪瘤　376,645

血管球瘤　672,776

血管肉瘤　670,782

血管脂肪瘤　643

血管周上皮样细胞肿瘤(PEComa)　187

寻常疣　757

Y

牙龈瘤　42

亚急性甲状腺炎　307

炎性肌成纤维细胞瘤　140

炎性肌成纤维细胞性肿瘤　628

炎性肌成纤维细胞肿瘤　185

眼恶性黑色素细胞瘤　800

胰腺导管内乳头状黏液性肿瘤　278

胰腺导管腺癌　282

胰腺浆液性囊腺瘤　274

胰腺黏液性囊性肿瘤　276

胰腺神经内分泌肿瘤　286

胰腺实性-假乳头状肿瘤　280

胰腺腺泡细胞癌　284

异位垂体腺瘤　147

阴道恶性黑色素瘤　434

阴道鳞状细胞癌　437

阴道子宫内膜异位症　436

硬化性肺细胞瘤　183

硬化性腺病　550

疣状癌　4

幼年型颗粒细胞瘤　494

原发性脑膜瘤　149

原发中枢神经系统弥漫大 B 细胞淋巴瘤　749

原发纵隔大 B 细胞淋巴瘤　229

原位腺癌　165

Z

造釉细胞型　340

造釉细胞型颅咽管瘤　745

真菌性鼻窦炎　117

真皮纤维瘤　769

支持-间质细胞瘤　496

支气管肺隔离症　158

支气管囊肿　245

支气管源性囊肿　159

脂肪坏死　551

脂肪瘤　778

脂肪平滑肌瘤　460

中级别导管原位癌　532

中枢神经细胞瘤　735

柱状细胞亚型　322

柱状细胞增生　540

转移性肿瘤　194

子宫内膜不典型增生(不典型增生/子宫内膜样
　上皮内瘤变)　450

子宫内膜间质结节　465

子宫内膜浆液性癌　454

子宫内膜透明细胞癌　456

子宫内膜息肉　446

子宫内膜样癌　451,483

子宫内膜样癌伴黏液分化　452

索 引

子宫内膜样囊腺瘤/腺纤维瘤 476

子宫内膜增生(不伴不典型性) 449

子宫内膜周期性改变 447

子宫平滑肌肉瘤 463

纵隔成熟型囊性畸胎瘤 225

纵隔精原细胞瘤 222

纵隔卵黄囊瘤 227

组织细胞肉瘤 614

组织细胞性坏死性淋巴结炎(Kikuchi 病) 554

86